OPS 2022

Systematisches Verzeichnis

OPS 2022
Systematisches Verzeichnis

Operationen- und Prozedurenschlüssel
Internationale Klassifikation der Prozeduren in der Medizin

Version 2022 – Stand: 22. Oktober 2021

Herausgegeben vom Bundesinstitut für Arzneimittel und Medizinprodukte (BfArM) im Auftrag des Bundesministeriums für Gesundheit (BMG) unter Beteiligung der Arbeitsgruppe OPS des Kuratoriums für Fragen der Klassifikation im Gesundheitswesen (KKG)

Bearbeitet von Prof. Dr. med. Thomas Auhuber

Deutscher Ärzteverlag

Die Bearbeitung unserer Klassifikationsbücher wurde 1995 von Dr. med. Bernd Graubner begründet und bis 2020 verantwortet.

Bearbeitet von:
Prof. Dr. med. Thomas Auhuber
Hofheim am Taunus
thomas@auhuber.com

ISBN 978-3-7691-3755-2

Weitere Informationen einschließlich eventueller Ergänzungen, Änderungen und Erratumlisten im Internet unter: aerzteverlag.de

Bestellungen bitte an Ihre Buchhandlung oder Deutscher Ärzteverlag:
Telefon: 02234 7011-314,
bestellung@aerzteverlag.de

Bibliografische Information der Deutschen Nationalbibliothek
Die Deutsche Nationalbibliothek verzeichnet diese Publikation in der Deutschen Nationalbibliografie; detaillierte bibliografische Daten sind im Internet über http: //dnb.dnb.de abrufbar.

Herausgegeben vom Bundesinstitut für Arzneimittel und Medizinprodukte (BfArM) im Auftrag des Bundesministeriums für Gesundheit (BMG).

Der Druck erfolgt unter Verwendung der maschinenlesbaren Fassung des Bundesinstituts für Arzneimittel und Medizinprodukte (BfArM).

Satz: (BfArM und) Deutscher Ärzteverlag GmbH, 50859 Köln
Druck/Bindung: CPI Ebner & Spiegel GmbH, 89075 Ulm

5 4 3 2 1 0

2021
Klimaneutraler Druck
mit firstclimate

Geleitwort zu dieser Buchausgabe

Struktur und Organisation des Gesundheitswesens wie auch die medizinische Wissenschaft unterliegen einer ständigen Veränderung und Entwicklung. Medizinische Klassifikationen müssen dem Rechnung tragen und immer wieder den realen Verhältnissen angepasst werden. Das gilt vor allem für die gesetzlich vorgeschriebenen Klassifikationen für Diagnosen und andere Behandlungsanlässe (ICD-10-GM) sowie für Operationen und andere medizinische Prozeduren (OPS). Die zu dokumentierenden Schlüsselnummern werden für Abrechnungszwecke benötigt, dienen jedoch auch der Gesundheitsberichterstattung und damit der sachgerechten Analyse und Steuerung des Gesundheitswesens sowie der Information der Ärzte und Gesundheitseinrichtungen selbst.

Die Anforderungen an die medizinische Dokumentation und die ihr zugrundeliegenden Klassifikationen ändern sich von Jahr zu Jahr. Wesentliche Einflussfaktoren sind die Entwicklung der medizinischen Diagnostik und Therapie sowie die notwendige regelmäßige Anpassung der Dokumentations- und Abrechnungssysteme in der ambulanten und stationären Gesundheitsversorgung. Diese ist erforderlich wegen der Weiterentwicklung des EBM, des Leistungskatalogs für ambulante Operationen und stationsersetzende Eingriffe, der morbiditätsbedingten Gesamtvergütungen im Rahmen der vertragsärztlichen Vergütung und des morbiditätsbezogenen Risikostrukturausgleiches sowie insbesondere des G-DRG-Entgeltsystems (German Diagnosis Related Groups) und der Vergütung für psychiatrische und psychosomatische Leistungen. Gemäß einer Entscheidung des Bundesinstituts für Arzneimittel und Medizinprodukte (BfArM) als Herausgeber werden ICD-10-GM und OPS jeweils zum 1. Januar revidiert, um diesen Änderungen gerecht zu werden. Damit die Klassifikationen hinsichtlich neuer Erkrankungsformen, innovativer Verfahren etc. möglichst aktuell gehalten, andererseits aber auch von unnötigem Ballast befreit werden können, bitten wir insbesondere die medizinischen Fachgesellschaften und Berufsverbände um ihre regelmäßige Beteiligung am jährlichen Antragsverfahren des BfArM zur Revision der ICD-10-GM sowie des OPS.

Wegen der inzwischen bestehenden Relevanz der Klassifikationen für die ambulante und stationäre Leistungsabrechnung sowie der damit zusammenhängenden Fallprüfungen wird es unerlässlich, die mit den aktuellen Fortschreibungen festgelegten Änderungen unmittelbar ab deren Inkrafttreten in die Diagnosen- und Prozedurendokumentation zu übernehmen. Um hier die Übersicht zu erleichtern, legt der Deutsche Ärzteverlag die vom BfArM in Dateiform herausgegebenen systematischen und alphabetischen Klassifikationsinhalte in nutzerfreundlich bearbeiteten Ausgaben vor (u.a. mit besonderer Kennzeichnung der Änderungen im Vergleich zur jeweiligen Vorversion), wofür ihm und den Bearbeitern herzlich gedankt sei.

Jeder Benutzer dieser Werke ist gebeten, Hinweise auf Unzulänglichkeiten, Fehler und Verbesserungsmöglichkeiten mitzuteilen, damit diese bei der Erarbeitung der nächsten Version berücksichtigt werden können.

Dr. med. (I)
Klaus Reinhardt
Präsident
der Bundesärztekammer

Dr. med.
Andreas Gassen
Vorstandsvorsitzender
der Kassenärztlichen
Bundesvereinigung

Dr. rer. pol.
Doris Pfeiffer
Vorstandsvorsitzende
des GKV-Spitzenverbandes

Prof. Josef Hecken
Vorsitzender
des Gemeinsamen
Bundesausschusses

Prof. Dr. med.
Rolf-Detlef Treede
Vorsitzender
des Kuratoriums für Fragen
der Klassifikation im
Gesundheitswesen

Frank Plate
Präsident
des Bundesamtes
für Soziale Sicherung

Inhaltsverzeichnis

Informationen zu dieser Buchausgabe

25 Jahre lang hat Dr. Bernd Graubner die OPS-Ausgaben des Deutschen Ärzteverlages bearbeitet. Mit dem OPS 2019 begann seine Zusammenarbeit mit Prof. Dr. Thomas Auhuber. Ab der Version 2020 hat dieser die Bearbeitung als sein Nachfolger übernommen. Dabei werden die bewährten Prinzipien der anwenderfreundlichen Gestaltung der Buchausgaben auf der Grundlage der jahrzehntelangen Arbeiten von Bernd Graubner in seinem Sinne fortgeführt.

Die formale Gestaltung dieser Ausgabe weicht wegen der verbesserten Benutzbarkeit etwas von den Buchvorlagen des BfArM ab (PDF- und ODT-Dateien). Das betrifft auch die Buchausgaben anderer Verlage, die in der Regel auf der Übernahme der praktisch unveränderten originalen BfArM-Dateien beruhen.

Die vorliegende Fassung wurde auf der Grundlage der ODT-Datei des BfArM und unter Berücksichtigung der zugehörigen PDF-Datei und der Aktualisierungslisten erarbeitet (Stand 22.10.2021 [veröffentlicht am 26.10.2021]). Der Deutsche Ärzteverlag setzt damit die Tradition seiner früheren OPS301-Ausgaben von 1995, 1996, 2001 und 2004 (OPS-301-Versionen 1.0, 1.1, 2.1 und 2004) sowie der Ausgaben des OPS 2005 bis 2021 fort, deren Verbesserungen den Wünschen der kodierenden Ärzte entsprechen.

Eine ausführlichere historische und inhaltliche Darstellung der Entwicklungsetappen des OPS (und der ICD) war in den Buchausgaben des OPS und der ICD10GM der Jahre 2008 bis 2017 enthalten. Auf sie mussten wir jedoch ab dem Jahr 2018 zur Reduzierung der Buchumfänge verzichten. Diesen Aufsatz finden Sie auf der Homepage des Deutschen Ärzteverlages bei den genannten Buchausgaben

Die redaktionelle Bearbeitung betrifft vor allem folgende Punkte:

- **Bereichsüberschriften und Dreisteller** sind deutlich hervorgehoben.
- **Listen sind nach Möglichkeit „aufgelöst“** bzw. „ausmultipliziert“ (siehe unten).
- Die Bereiche haben **„lebende“ Kopfzeilen** zur besseren Orientierung im Gesamtwerk.
- Am Seitenrand sind **Griffleisten** gedruckt.
- Die **Schlüsselnummern der Sechssteller** sind in derselben Spalte wie die drei- bis fünfstelligen Schlüsselnummern angeordnet, jedoch durch die Schriftart von diesen zusätzlich abgegrenzt.
- Die **Hinweise, Exklusiva und Inklusiva** sind einheitlich formatiert.
- Die **Seitenwechsel** sind in der Regel einerseits nach inhaltlichen Gesichtspunkten und andererseits formal nach fast jedem Bereich vorgenommen worden. Sechssteller zu einem Fünfsteller sind nach Möglichkeit nicht durch einen Seitenwechsel getrennt.
- Die vom DIMDI mit der Version 2006 eingeführte **neue Rechtschreibung** wird durchgängig benutzt. Zur Information über die dadurch verursachten Änderungen der Schreibweise wurden, ebenso wie in unseren ICD-10-GM-Ausgaben, bis zur Version 2018 Listen der betroffenen oder bisher unberücksichtigten Wörter beigefügt. Sie sollten bei der notwendigen Umstellung der bei einzelnen Softwarehäusern, Krankenhäusern, Arztpraxen und sonstigen Anwendern vorhandenen individuellen Prozedurenlisten helfen. Diese Listen halten wir jetzt für entbehrlich. Die Änderungen betreffen vor allem die Schreibung von ß versus ss, die Getrennt- oder Auseinanderschreibung von Wörtern, die Groß- oder Kleinschreibung sowie die gelegentliche Konsonantenverdreifachung (z.B. Abszessspaltung). Für einige Wörter hat das BfArM die bisherige und auch weiterhin zulässige Schreibweise beibehalten, z.B. -graphie und selbständig (im OPS außerdem auch „selbstständig“).
- **Vollständige Sätze** werden, analog zur ICD-10-GM, stets mit einem Punkt beendet. Erforderliche Textkorrekturen haben wir vorgenommen. Bei der **Verwendung von Klammern** haben wir konsequent die Regel angewendet, dass Klammern in Klammern abgewechselt werden, also auf eine runde Klammer eine eckige folgen sollte (vgl. z.B. bei den Mindestmerkmalen zu 8981).
- Die **OPS-Bekanntmachung des BMG** ist auf Seite XV abgedruckt.

- Gemäß § 295 Absatz 1 Satz 8 und § 301 Absatz 2 Satz 6 SGB V ist das Bundesinstitut für Arzneimittel und Medizinprodukte (BfArM) berechtigt, bei Auslegungsfragen zu ICD-10-GM und **OPS Klarstellungen und Änderungen mit Wirkung auch für die Vergangenheit** vorzunehmen, soweit diese nicht zu erweiterten Anforderungen an die Verschlüsselung erbrachter Leistungen führen. Der Anhang zum OPS ist ab Seite 807 abgedruckt.
- Damit die Benutzer dieser Ausgabe Veränderungen gegenüber der vorherigen Version leicht erkennen können, wurden **alle für die Verschlüsselung relevanten Änderungen, geänderte Verweise auf andere Schlüsselnummern, Löschungen und Textänderungen (Korrekturen) am äußeren Seitenrand mit einem vertikalen Einfachstrich markiert.**
- Das betrifft neue Kodes, Inhaltsänderungen schon früher vorhandener Kodes, Änderungen in der Zuordnung des Zusatzkennzeichens für die Seitenlokalisation sowie Änderungen sonstiger Verschlüsselungshinweise und zugeordneter Sechssteller.
  „Gewöhnliche" Änderungen (einschließlich Schlüsselnummernkorrekturen in den Verweisen), begriffliche Klarstellungen und Textkorrekturen sowie Änderungen eines Kodes hinsichtlich seiner Terminaleigenschaft. Keine Markierung erfolgte bei den zahlreichen Ergänzungen durch „ff." bei Kodes in den Inklusiva, Exklusiva und sonstigen Hinweisen, die das DIMDI vor allem ab der Version 2016 zur Verdeutlichung und Harmonisierung vorgenommen hat (siehe auch die Erläuterung zu „ff." im Kapitel „Hinweise für die Benutzung", Abschnitt „Klassenattribute: Ein- und Ausschlussbemerkungen und Hinweise", Seite XXX). Wir haben diese Darstellungsart seitdem konsequent übernommen (bis zur Version 2015 hatten wir die Kodes teilweise mit der zutreffenden Punkt-Strich-Notation versehen).
  Ebenso erfolgt der Hinweis auf **gelöschte Kodes** und sonstige gelöschte Informationen der Version 2021 durch einen **Einfachstrich** am äußeren Seitenrand des vorherigen Absatzes.
  Stehen in einer Zeile zwei oder drei Kodes (in zwei oder drei Spalten), so gilt der Randstrich für eine, zwei oder drei Spalten.
  Alle Markierungen wurden auf der Grundlage der vom BfArM veröffentlichten Aktualisierungslisten und eigener Vergleiche der ODT-Dateien vorgenommen. Die Striche sind auch angegeben, wenn es sich um Änderungen handelt, die sich nicht in den BfArM-Aktualisierungslisten, sondern nur in den detaillierten BfArM-Dateien befinden. Sie sind oft, aber keineswegs immer, auch unabhängig davon gesetzt, ob diese Änderungen vielleicht schon in einer vorherigen Buchausgabe des Deutschen Ärzteverlages vorgenommen worden sind. Aus technischen Gründen **entspricht die Länge der Markierungsstriche stets einem Absatz oder einer ganzen Tabellenzelle**.
  Der mit der Version 2021 vertraute Kodierer wird durch die Markierungen auf die Änderungen in der Version 2022 aufmerksam gemacht, die er dann vielleicht erst beim Vergleich dieser Buchausgabe mit einer der Version 2021 genauer erkennt. Für alle anderen Benutzer sind **die Markierungen** ohne Bedeutung, denn sie **kennzeichnen keine OPS-Stellen von besonderer Wichtigkeit.**
  Einen guten Überblick über die in der Version 2022 vorgenommenen Änderungen bieten der vom BfArM bereitgestellte Abschnitt „Was ist neu im OPS 2022?" (SeiteXXIII ff.) und die vom BfArM auf seiner Homepage veröffentlichten Aktualisierungsliste.
- Als **Kennzeichen für terminale Schlüsselnummern, für die eine Seitenlokalisation (R, L oder B) angegeben werden muss**, wird in allen OPS-Buchausgaben des Deutschen Ärzteverlages von Anfang an generell die **Raute** (♦) benutzt, die deutlich auffällt. Die DIMDI-Dateien des Systematischen Verzeichnisses verwendeten dafür bis zum OPS 2009 unterschiedliche Zeichen, nämlich den Doppelpfeil (⇆) in der PDF- und ODT-Buchversion und den zweiseitigen Pfeil (↔) in der HTML-Version. Seit dem OPS 2010 wird in allen genannten OPS-Systematik-Dateien des DIMDI nur noch der zweiseitige Pfeil verwendet.
- Analog zur ICD-10-GM haben wir in dieser Buchausgabe, ebenso wie bereits in unseren früheren OPS-Buchausgaben, die **Schlüsselnummern der Haupteinträge mit der Punkt-Strich-Notation** ergänzt, die für Vier- und Fünfsteller angibt, dass sie durch Fünf- bzw. Sechssteller unterteilt sind, also keine terminalen (endständigen), zur Verschlüsselung zugelassenen Schlüsselnummern darstellen (z.B. gehören zu 1276.– die terminalen Kodes 1276.0, .1, .x und .y und zu 1276.2- die ter-

minalen Kodes 1276.20, .21 und .22). Diese Ergänzung erfolgte nicht in den Inklusiva, Exklusiva und sonstigen Hinweisen.

- Die zahlreichen **„Listen" der Originalversion mit sechsstelligen Unterteilungen von Fünfstellern**, die bei der Suche nach der richtigen Schlüsselnummer häufig ein umständliches Blättern erforderlich machen, sind nach Möglichkeit so aufgelöst bzw. ausmultipliziert, dass unter jeder betroffenen fünfstelligen Schlüsselnummer alle zutreffenden Sechssteller angegeben sind (vgl. z.B. 5-071.0- ff.).

  Wenn im OPS für eine Liste vermerkt ist, dass nicht alle angegebenen Sechssteller mit allen Fünfstellern kombinierbar sind, wurde auf die Auflösung verzichtet und die Liste mit dem entsprechenden Hinweis belassen (das betrifft die Kodes 5144.–, 5426.–, 5427.–, 5455.–, 5590.–, 5790.–, 5791.– und 5792.–). Die jeweilige Liste ist jedoch stets bei jedem zutreffenden Viersteller abgedruckt, sodass sie immer im Zusammenhang mit allen betroffenen, durch zwei Sterne gekennzeichneten fünfstelligen Schlüsselnummern zu finden ist.

  Ebenso wurde in den Bereichen 578...586, 589...592 und beim Kode 8836.– (außer 8836.0- und 8836.n-) von der Auflösung sehr umfangreicher Listen abgesehen, um nicht seitenlang die gleichen Sechssteller drucken zu müssen (vgl. 5780.– ff.). Auch hier sind die jeweiligen Listen unter jedem zutreffenden Viersteller abgedruckt und die Fünfsteller mit zwei Sternen gekennzeichnet (z.B. **5780.0-). Dabei wurden in die jeweilige Liste nur die Kodes aufgenommen, die für die untergeordneten Fünfsteller auch tatsächlich gelten (z.B. sind bei 5781.– und 5782.– die Kodes j, v und w weggelassen). Allerdings sind in diesen Fällen die Sechssteller zusätzlich unter einzelnen Fünfstellern aufgelistet, wenn für diese eine explizite Zuordnungsdefinition für die Sechssteller vorliegt (z.B. 5-782.6- bis 5782.9-).

  Aufgrund dieser Auflistungen sind in unserer Ausgabe die in den BfArM-Dateien enthaltenen und in eckige Klammern unter die betroffenen Fünfsteller gesetzten Angaben der jeweils zutreffenden Sechssteller entfallen.

  Hinsichtlich der Reihenfolge der Kodes beachte man, dass der erst später in den OPS aufgenommene Sechssteller „z" vor „x Sonstige" einsortiert ist (siehe z.B. 5780.–), was in EDV-Dateien gelegentlich anders sein kann.

Aufgrund zahlreicher Anfragen weisen wir darauf hin, dass **nicht alle OPS-Kodes für den vertragsärztlichen Bereich gültig sind, sondern dort nur die im Anhang 2 des Einheitlichen Bewertungsmaßstabes (EBM) aufgeführten Kodes verwendet werden dürfen. Bestimmte Kodierungen dürfen zudem nur außerhalb des stationären Geltungsbereichs angewendet werden. Diese Kodes sind besonders gekennzeichnet mit dem Hinweis, dass diese Kodes im Geltungsbereich des GDRG-Systems (§ 17b KHG) nicht zu verwenden sind.** Dies betrifft z.B. die Kodes zum Einsatz von Materialkombinationen bei Osteosynthesen, die Entnahme von Spongiosa (5783.1 und 5-783.3) oder Operationen am Fuß bei Rezidiven (5-808.ae, 5-808.af, 5-808.b8).

Außerdem enthalten einige Kodes des OPS Hinweise, dass sie nur in bestimmten stationären Einrichtungen anzugeben sind. Das betrifft z.B. die Kodes 1-900.– bis 1-902.–, 8985.–, 9-40 und 941, die nur im Geltungsbereich des § 17b KHG anzuwenden sind (Krankenhäuser, für die die Bundespflegesatzverordnung gilt und die nach G-DRGs abrechnen), oder die Kodes 9-60 bis 964 und 965 bis 969, die nur im Geltungsbereich des § 17d KHG benutzt werden dürfen (psychiatrische und psychosomatische Einrichtungen, in denen das pauschalierende PEPP-Vergütungssystem eingeführt worden ist). Alle diese Anwendungsbeschränkungen müssen beachtet werden.

Zu diesem Systematischen Verzeichnis hat das BfArM jedes Jahr seit der Version 2004 ein **Alphabetisches Verzeichnis** veröffentlicht. Für die Version 2021 erschien ausschließlich eine EDV-Textfassung, so dass die OPS-Veränderungen manuell in das Alphabetische Verzeichnis integriert wurden. Auch für 2022 hat das BfArM ausschließlich eine EDV-Textfassung veröffentlicht, die ab dieser Version nicht mehr vom Deutschen Ärzteverlag aufgelegt wird.

Die Benutzer dieser Buchausgabe möchten wir schließlich darauf hinweisen, dass **vom BfArM ergänzende Kommentare und Anwendungshinweise für den OPS** auf der Homepage des BfArM

veröffentlicht werden, die vor allem für spezielle Problemstellungen hilfreich sind (FAQ = Frequently asked questions):

- https://www.dimdi.de/dynamic/de/klassifikationen/service/
- https://www.dimdi.de/dynamic/de/klassifikationen/ops/kodierfragen/

Sollten Interpretationsprobleme des OPS auftreten, so ziehe man in Zweifelsfällen die **amtliche BfArM-PDF-Datei als Referenzfassung** dieser Klassifikation zu Rate.

Trotz großer Sorgfalt können Druck- und Bearbeitungsfehler nicht ausgeschlossen werden. Alle Benutzer werden deshalb gebeten, dem Verlag oder den Unterzeichnenden **Hinweise auf Druckfehler und Verbesserungsmöglichkeiten sowie sonstige Anregungen** mitzuteilen. Sollten vom BfArM kodierrelevante Änderungen und Ergänzungen des OPS 2022 veröffentlicht werden, so werden diese im Internet auch auf der Homepage des Deutschen Ärzteverlages (https://kodierwerke.aerzteverlag.de) für diese Buchausgabe bereitgestellt. Falls sich in unserer Ausgabe kodierrelevante Irrtümer finden sollten, werden diese ebenfalls auf dieser Homepage in einer Erratumliste publiziert.

Für ihre Unterstützung bei der Erarbeitung dieser Buchausgabe danke ich herzlich Gabriele Graf und Christian Ruhmann (Deutscher Ärzteverlag).

Hofheim am Taunus, 29. November 2021 Thomas Auhuber

OPS-Bekanntmachung des BMG

Bekanntmachung nach den §§ 295 und 301 des Fünften Buches Sozialgesetzbuch (SGB V) zur Anwendung des Operationen- und Prozedurenschlüssels

Vom 16. November 2021

Am 1. Januar 2022 tritt der Operationen- und Prozedurenschlüssel (OPS) in den vom Bundesinstitut für Arzneimittel und Medizinprodukte im Auftrag des Bundesministeriums für Gesundheit herausgegebenen Fassungen als Schlüssel zur Angabe von Operationen und sonstigen Prozeduren nach den §§ 295 und 301 SGB V in der Version 2022 in Kraft. Verbindliche Referenzfassung ist das Systematische Verzeichnis des Operationen- und Prozedurenschlüssels Version 2022 als PDF. Die Bekanntmachung zur Anwendung des Operationen- und Prozedurenschlüssels vom 20. November 2020 (BAnz AT 14.12.2020 B6) tritt mit Ablauf des 31. Dezember 2021 außer Kraft.

Für die Anwendung des OPS wird Folgendes bestimmt:

- Für Prozeduren an paarigen Organen oder Körperteilen ist zur Angabe der Seitenlokalisation eines der nachgenannten Zusatzkennzeichen anzuwenden (obligatorische Anwendung):
  R für rechts
  L für links
  B für beidseitig

Für die Anwendung des OPS in der vertragsärztlichen Versorgung nach § 295 SGB V wird zusätzlich bestimmt, dass ausschließlich die vom Bewertungsausschuss für die ärztlichen Leistungen gemäß § 87 SGB V im Anhang 2 des einheitlichen Bewertungsmaßstabs aufgeführten Kodes zu verwenden sind.

Bonn, den 16. November 2021

215-20542-02

Bundesministerium für Gesundheit

Im Auftrag

Dr. O p t e n d r e n k

Quelle: Bundesanzeiger, hrsg. vom Bundesministerium der Justiz und für Verbraucherschutz: BAnz AT

Was ist neu im OPS Version 2022?

(BfArM, redaktionell bearbeitet)

Der OPS wird gemäß der Verfahrensordnung für die Festlegung der Internationalen Statistischen Klassifikation der Krankheiten, German Modification (ICD-10-GM) und des Operationen- und Prozedurenschlüssels (OPS) auf der Grundlage des § 295 Absatz 1 Satz 9 und § 301 Absatz 2 Satz 7 des Fünften Buches Sozialgesetzbuch (SGB V) jährlich überarbeitet.

Für die Version 2022 wurden 223 Vorschläge zur Anpassung des OPS an die Erfordernisse der Entgeltsysteme und der externen Qualitätssicherung von Vertretern der Fachgesellschaften und Verbände und von Einzelpersonen eingereicht. Hinzu kamen im diesjährigen Revisionsverfahren 39 Anträge aus dem NUB-Verfahren.

Die meisten Änderungen und Ergänzungen im amtlichen OPS Version 2022 sind mit den Selbstverwaltungspartnern im Rahmen der Arbeitsgruppe OPS des Kuratoriums für Fragen der Klassifikation im Gesundheitswesen (KKG) abgestimmt. Dazu fanden seit der letzten Revision des OPS 8 Beratungen der Arbeitsgruppe statt.

Darüber hinaus wurden weitere Anpassungen notwendig, die sich aus dem Kalkulationsverfahren ergeben haben und die dem BfArM vom Institut für das Entgeltsystem im Krankenhaus (InEK) mitgeteilt worden sind.

Alle Änderungen und Ergänzungen dienen – soweit sie über Fehlerkorrekturen hinausgehen – der Weiterentwicklung der Entgeltsysteme für die stationäre und ambulante Versorgung und der externen Qualitätssicherung.

Wir möchten uns bei den Mitgliedern der Arbeitsgruppe OPS des Kuratoriums für Fragen der Klassifikation im Gesundheitswesen (KKG) beim Bundesministerium für Gesundheit (BMG) und bei den Vertreterinnen und Vertretern der verschiedenen Mitgliedsgesellschaften der Arbeitsgemeinschaft der Wissenschaftlichen Medizinischen Fachgesellschaften (AWMF) und des Instituts für das Entgeltsystem im Krankenhaus (InEK) für ihre Zuarbeit, Beratung und fachliche Unterstützung bei der Bearbeitung dieser Version ausdrücklich bedanken.

Im den folgenden Seiten erhalten Sie einen Überblick über die wichtigsten Neuerungen in der Version 2022 des OPS.

Allgemeine Änderungen

Im Rahmen der Bearbeitung dieser Version wurden, soweit erforderlich, in der gesamten Klassifikation einschließlich Vorspann und Anhängen redaktionelle Korrekturen durchgeführt.

Neben der Einführung, Unterteilung, Verschiebung und Streichung von Kodes wurden Klassenattribute (Inklusiva, Exklusiva und Hinweise) ergänzt bzw. angepasst, um die Inhalte einzelner Klassen oder auch ganzer Gruppen präziser zu definieren und damit eine korrekte Verschlüsselung zu unterstützen. Hier sei insbesondere auf die geänderten Hinweise der Kodes 5-903 ff. und 5-926 ff. für die lokale Lappenplastik an Haut und Unterhaut hingewiesen.

Vorspann und Anhänge wurden, soweit erforderlich, inhaltlich an die Änderungen in der Klassifikation angepasst und ergänzt. So wurden im Vorspann in den Hinweisen für die Benutzung im Abschnitt „Klassenattribute“ unter „Hinweise“ die Erläuterungen zu Mindestmerkmalen und Strukturmerkmalen konkretisiert. Außerdem wurden im Abschnitt „Verwendete Begriffe und Symbole“ die Erläuterungen zur Verwendung des Begriffs der ärztlichen „Behandlungsleitung“ im OPS präzisiert und weitere Erläuterungen zur Verwendung der Begriffe „Einheit“, „werktäglich“, „werktags“ und

„arbeitstäglich“ ergänzt. Aufgrund von Unklarheiten im Rahmen der Strukturprüfungen nach § 275d SGB V wurde der Anhang Klarstellungen ergänzt. Dieser Anhang enthält Klarstellungen und Änderungen für Strukturmerkmale des OPS 2021, die rückwirkend ab dem 1. Januar 2021 gelten, und die auch für die jeweils aktuelle Version des OPS gültig sind.

Alle Änderungen in den Kodes der Klassifikation finden Sie im Detail in der **Aktualisierungsliste**, die an gewohnter Stelle auf den Webseiten des BfArM, Dienstsitz Köln, zu finden ist: www.dimdi.de – Klassifikationen – Downloads – OPS – Version 2022.

In der folgenden Darstellung wird daher nicht jede Änderung oder Ergänzung im Detail beschrieben, sondern es werden nur Hinweise auf die geänderten Stellen gegeben.

Änderungen nach Kapiteln

Die Reihenfolge der hier aufgeführten Änderungen orientiert sich an der Systematik des OPS.

Kapitel 1: Diagnostische Maßnahmen

Diagnostische Endoskopie

- Einführung neuer Kodes für die Verwendung eines flexiblen ultradünnen Instrumentes zur diagnostischen Tracheobronchoskopie, unterteilt nach der Art der durchgeführten Maßnahmen (1-620.3 ff.)

Andere diagnostische Maßnahmen

- Einführung neuer Kodes für die molekulargenetische Identifikation von krankheitsspezifischen Markern für die Bestimmung und für die krankheitsspezifische molekulargenetische Quantifizierung der Resttumorlast (1-991.2, 1-991.3)
- Einführung neuer Kodes für das DNA-methylierungsspezifische Hochdurchsatzverfahren (Array- oder NGS-basiert) zur Analyse epigenetischer Veränderungen bei/in soliden bösartigen Neubildungen, unterteilt nach der Art der Analysenproben und der Anzahl der Kilobasen (1-997 ff.)
- Einführung eines neuen Zusatzkodes für die Radarreflektor-Markierung (1-999.04)
- Einführung neuer Zusatzkodes für die Art des Zystoskops, unterteilt nach der Art des Zystoskops (1-999.4 ff.)

Kapitel 5: Operationen

Andere Operationen an Nerven und Nervenganglien

- Einführung eines neuen Kodes für die masseterico-faziale Anastomose zur Rekonstruktion eines Nerven und Nervenplexus (5-058.6)

Operationen an den Ohren

- Unterteilung des Kodes für die Operation an der Tuba auditiva am Mittel- und Innenohr nach der Art der angewendeten Technik (5-209.1 ff.)

Operationen an Nase und Nasennebenhöhlen

- Einführung neuer Kodes für die Septorhinoplastik mit Korrektur des Knorpels, des Knochens sowie des Knorpels und des Knochens mit Verwendung von alloplastischen Implantaten (5218.03, 5-218.13, 5-218.23)
- Einführung eines neuen Kodes für die komplexe plastische Rekonstruktion der inneren und äußeren Nase mit Verwendung von alloplastischen Implantaten (5-218.43)

Operationen an Pharynx, Larynx und Trachea

- Unterteilung des Kodes für die Thyroplastik zur Verengung des Larynx nach der Art der verwendeten Transplantate und Implantate (5-310.2 ff.)
- Einführung eines neuen Kodes für die Arytänoidadduktion zur Verengung des Larynx (5310.3)

Operationen an Lunge und Bronchus

- Einführung neuer Kodes für die Destruktion von erkranktem Lungengewebe durch perkutane Radiofrequenz- und Mikrowellenablation (5-339.25, 5-339.26)
- Einführung eines neuen Kodes für die bronchoskopische, nicht destruierende Blutstillung als selbständiger Eingriff (5-339.a)
- Einführung eines Zusatzkodes für die Verwendung eines ultradünnen Tracheobronchoskops (5-339.b)

Operationen an Brustwand, Pleura, Mediastinum und Zwerchfell

- Einführung eines neuen Kodes für die Brustwandteilresektion mit plastischer Deckung durch allogenes Material (5-346.82)

Operationen am Herzen

- Überarbeitung und Erweiterung der Kodes für die Implantation und den Wechsel von Herzklappenprothesen. Verschiebung der Kodes 5-354.08, 5-354.09, 5-354.0c für die Implantation klappentragender mechanischer und biologischer Gefäßprothesen der Aorten- Pulmonalklappe sowie für den Aortenklappenersatz durch Autotransplantation (Ross-Operation) in den Kodebereich 5351. Erweiterung der Subklassifikationslisten für die Art des Transplantates und Einführung neuer Sechssteller für dezellularisierte Allotransplantate (5351 ff. und 5-352 ff.)
- Überarbeitung und Erweiterung der Kodes für die Operationen bei kongenitalen Klappenanomalien des Herzens. Erweiterung der Subklassifikationsliste für die Art des Transplantates und Einführung neuer Sechssteller für dezellularisierte Allotransplantate (5358 ff.)
- Umstrukturierung der Kodes für die minimalinvasive Implantation eines Aorten- und Mitralklappenersatzes. Auslagerung der Zusatzinformationen zu den verwendeten Implantaten und Systemen auf neue Zusatzkodes für die Anwendung spezieller Methoden bei minimalinvasivem Aorten- und Mitralklappenersatz, unterteilt nach der Art der verwendeten Systeme und Implantate (5-35a.0 ff., 5-35a.3 ff., 5-35b.1 ff., 5-35b.2 ff.)
- Unterteilung der minimalinvasiven Implantation eines Pulmonalklappenersatzes nach der Art des Zugangs (5-35a.10, 5-35a.11)
- Verschiebung der Zusatzkodes für die Anzahl der verwendeten Clips bei der transvenösen Mitral- oder Trikuspidalklappensegelplastik in den neuen Zusatzkodebereich „Zusatzinformationen zu Operationen an Herzklappen“ (5-35b.0 ff.)
- Streichung der Kodes für die Implantation, Entfernung, Wechsel und Korrektur eines nicht näher bezeichneten (n.n.bez.) Schrittmachers (5-377.0, bei 5-378 ff. 6. Stelle 0)
- Einführung eines neuen Zusatzkodes für die Verwendung eines Herzschrittmachers mit quadripolarer Stimulationsfunktion (5-377.h1)
- Einführung neuer Kodes für die Implantation eines Herzschrittmacher-Systems zur Stimulation des Leitungssystems, unterteilt nach der Anzahl der verwendeten Elektroden (5377.n ff)
- Einführung eines neuen Kodes für die endovaskuläre Implantation einer Stent-Prothese mit Klappenfunktion in den rechten Vorhof (5-379.e)

Operationen an den Blutgefäßen

- Unterteilung des Zusatzkodes für die endovaskuläre Implantation von patientenindividuell hergestellten Stent-Prothesen nach ohne und mit Öffnung (5-38a.w ff.)

- Verschiebung des Zusatzkodes für die Verwendung eines extraluminalen adaptierbaren alloplastischen Anastomosenstabilisators in einen Sechssteller (5-392.81)
- Einführung eines neuen Zusatzkodes für die Verwendung eines extraluminalen alloplastischen Venenstabilisators (5-392.81)
- Einführung eines neuen Kodes für die Elektrochemotherapie bei Gefäßmalformation (5-399.g)

Operationen am Verdauungstrakt

- Verschiebung der Zusatzkodes für die Endoskopie durch Push-and-pull-back-Technik und für die motorisierte Spiral-Endoskopie in den neuen Zusatzkodebereich „Zusatzinformationen zu Operationen am Darm“ (5-46b ff.)
- Einführung eines Zusatzkodes für das Einlegen eines Systems zum Anastomosenschutz bei Operationen am Darm (5-46b.2)
- Streichung und Überleitung der Kodes für die lokale Destruktion durch hochfrequenzinduzierte Thermotherapie auf neue Kodes für die lokale Destruktion durch Radiofrequenzablation und Mikrowellenablation an der Leber (5-501.9 ff., 5-501.a ff.)
- Unterteilung der Kodes für die Implantation, die Revision und die Entfernung eines subkutan getunnelten Katheterverweilsystems in den bzw. im Bauchraum nach dem Zweck der Anwendung (5-549.2 ff., 5-549.3 ff., 5-549.4 ff.)
- Einführung neuer Kodes für den Wechsel eines subkutan getunnelten Katheterverweilsystems, unterteilt nach dem Zweck der Anwendung (5-549.d ff.)

Operationen an den Harnorganen

- Erweiterung der Kodes für die laparoskopische Exzision und Destruktion von (erkranktem) Gewebe der Niere, für die laparoskopische partielle Resektion der Niere, für die laparoskopische Nephrektomie, für die laparoskopische Rekonstruktion der Niere, für andere laparoskopische Operationen an der Niere, für die laparoskopische Resektion des Ureterostiums und für die laparoskopsiche Ureterotomie um den Zugang retroperitoneoskopisch (5-552.3, 5-552.7, 5-553 ff., 5-554 ff., 5-557 ff., 5-559 ff., 5-561.8, 5-562.1)
- Einführung neuer Kodes für die partielle Harnblasenresektion durch Umsteigen laparoskopisch auf offen chirurgisch (5-575.02, 5-575.22, 5-575.32, 5-575.42, 5-575.62, 5-575.72, 5-575.82, 5-575.92, 5-575.x2)
- Einführung neuer Kodes für die Zystektomie durch Umsteigen laparoskopisch auf offen chirurgisch (5-576.02, 5-576.12, 5-576.22, 5-576.32, 5-576.42, 5-576.52, 5-576.62, 5-576.72, 5-576.82, 5-576.x2)
- Einführung neuer Kodes für den Ersatz der Harnblase durch Umsteigen laparoskopisch auf offen chirurgisch (5-577.02, 5-577.12, 5-577.22, 5-577.32, 5-577.42, 5-577.x2)
- Einführung neuer Kodes für die andere plastische Rekonstruktion der Harnblase durch Umsteigen laparoskopisch auf offen chirurgisch (5-578.02, 5-578.12, 5-578.22, 5-578.32, 5-578.42, 5-578.52, 5-578.62, 5-578.72, 5-578.82, 5-578.x2)
- Einführung neuer Kodes für andere Operationen an der Harnblase durch Umsteigen laparoskopisch auf offen chirurgisch (5-579.02, 5-579.12, 5-579.22, 5-579.32, 5-579.42, 5-579.52, 5-579.62, 5-579.72, 5-579.x2)
- Einführung neuer Kodes für die Inzision und Exzision von retroperitonealem Gewebe durch Umsteigen laparoskopisch auf offen chirurgisch (5-590.05, 5-590.15, 5-590.25, 5-590.35, 5-590.45, 5-590.55, 5-590.85, 5-590.x5)

Operationen an den männlichen Genitalorganen

- Einführung eines neuen Kodes für die retropubische Exzision und Destruktion von Prostatagewebe durch Umsteigen laparoskopisch auf offen chirurgisch (5-603.12)

Geburtshilfliche Operationen

- Einführung eines neuen Kodes für die kontinuierliche Amnioninfusion über einen intraamnialen Katheter zur intrauterinen Therapie des Fetus (5-754.8)

Operationen an den Bewegungsorganen

- Einführung eines neuen Zusatzkodes für die Verwendung einer winkelstabilen Platte mit integriertem Band zur Osteosynthese (5-786.q)
- Einführung neuer Kodes für die Verwendung eines Fixateur interne zur geschlossenen Reposition einer Fraktur oder Epiphysenlösung mit Osteosynthese (5-790.qd, 5-790.qx)
- Einführung neuer Kodes für die offene chirurgische vordere und hintere Kreuzbandplastik unter Verwendung einer allogenen Sehne (5-803.b, 5-803.c)
- Einführung eines neuen Kodes für die offene chirurgische Fusion des distalen Tibiofibulargelenkes (5-809.5)

Operationen an Haut und Unterhaut

- Einführung neuer Kodes für die lokale Exzision von erkranktem Gewebe an Haut und Unterhaut mit Transplantation oder lokaler Lappenplastik (5-894.3 ff.)
- Einführung neuer Kodes für den permanenten Hautersatz durch autogene Fibroblasten (5902.k ff., 5-902.m ff., 5-925.k ff., 5-925.m ff.)

Zusatzinformationen zu Operationen

- Einführung eines neuen Zusatzkodes für die Art der Beschichtung von Gefäßprothesen mit antimikrobieller Oberfläche (5-938.1)
- Einführung eines neuen Zusatzkodes für die Anwendung eines Navigationssystems mit Radarreflektor-Markierung (5-988.4)
- Streichung und Überleitung der Zusatzkodes für die Anzahl der Kryoablationsnadeln und der Nadeln zur irreversiblen Elektroporation auf neue Zusatzkodes für die Anzahl der Nadeln zur Destruktion (5-98h ff.)
- Einführung neuer Zusatzkodes für die Art des verwendeten Zystoskops, unterteilt nach der Art des Zystoskops (5-98k ff.)

Kapitel 6: Medikamente

- Erweiterung der Dosisklassen bei den Wirkstoffen/Medikamenten Bortezomib, parenteral (6001.9 ff.), liposomales Doxorubicin, parenteral (6-001.b ff.), Rituximab, intravenös (6001.h ff.), pegyliertes liposomales Doxorubicin, parenteral (6-002.8 ff.), Panitumumab, parenteral (6-004.7 ff.), Azacytidin, parenteral (6-005.0 ff.)
- Einführung von Dosisklassen für die Wirkstoffe/Medikamente Dinutuximab beta, parenteral (6009.b ff.) und Midostaurin, oral (6-00a.b ff.)
- Streichung des Kodes für den Wirkstoff/das Medikament Eptotermin alfa, Implantation am Knochen
- Streichung der Kodes für die parenterale Applikation und Einführung neuer Kodes für die intravenöse (6-005.p ff.) und die subkutane Applikation (6-005.q ff.) des Wirkstoffes/ Medikamentes Ustekinumab mit Unterteilung in Dosisklassen
- Einführung neuer Kodes für bestimmte Wirkstoffe/Medikamente (6-00d.0 bis 6-00d.j)

Kapitel 8: Nicht operative therapeutische Maßnahmen

Applikation von Medikamenten und Nahrung

- Einführung eines neuen Kodes für die teilstationäre intravenöse Applikation von Medikamenten über das Gefäßsystem bei Kindern und Jugendlichen (8-01a)

Manipulation am Harntrakt

- Unterteilung des Kodes für die Entfernung einer Ureterschiene nach der Art des Zugangs (8137.2 ff.)
- Einführung neuer Kodes für die Ballondilatation der Urethra, unterteilt nach ohne und mit Medikamentenbeschichtung des Ballonkatheters (8-139.1 ff.)

Strahlentherapie

- Einführung eines neuen Zusatzkodes für eine oder mehrere simultan-integrierte Boost-Bestrahlungen (8-52e)

Nuklearmedizinische Therapie

- Unterteilung des Kodes für die Therapie mit offenen Radionukliden bei Knochenmetastasen nach der Art der emittierenden Strahlung der Radionuklide (8-530.1 ff.)

Zytostatische Chemotherapie, Immuntherapie und antiretrovirale Therapie

- Überarbeitung und Umstrukturierung der Kodes für die nicht komplexe Chemotherapie (8542 ff.), die mittelgradig komplexe und intensive Blockchemotherapie (8-543 ff.) und die hochgradig komplexe und intensive Blockchemotherapie (8-544). Streichung der in den Inklusiva aufgeführten Beispiellisten zur Zuordnung der Chemotherapien. Zukünftig erfolgt die Zuordnung der Chemotherapien primär über die Anzahl der verwendeten Substanzen und Tage. Hierfür Streichung der Kodes für mindestens 3 Substanzen und 2 oder mehr Tage bei der nicht komplexen Chemotherapie. Streichung der Kodes für 2 oder weniger Substanzen an einem Tag und mindestens 2 Substanzen an 5 oder mehr Tagen bei der mittelgradig komplexen und intensiven Blockchemotherapie. Streichung der Unterteilung für die Anzahl der Chemotherapieblöcke bei 8-544. Therapieblöcke mit mindestens 2 Substanzen an 5 oder mehr Tagen und bestimmte Chemotherapien, die in dem Hinweis unter dem Kode 8-544 aufgeführt sind, werden der hochgradig komplexen und intensiven Blockchemotherapie zugeordnet.

Maßnahmen für das Atmungssystem

- Präzisierung der Strukturmerkmale bei den Kodes für die prolongierte Beatmungsentwöhnung auf spezialisierter intensivmedizinischer und nicht intensivmedizinischer Beatmungsentwöhnungs-Einheit (8-718.8 ff., 8-718.9 ff.)

Therapeutische Katheterisierung und Kanüleneinlage in Gefäße

- Einführung neuer Kodes für die Thrombektomie an Gefäßen des Lungenkreislaufes (8838.n ff.)
- Einführung neuer Kodes für die endovaskuläre Implantation und den Wechsel einer parakorporalen pulsatilen Membranpumpe mit integrierter Gegenpulsation zur Kreislaufunterstützung oder Perfusionsaugmentation an der Aorta (8-839.b5, 8-839.b6)
- Einführung eines neuen Zusatzkodes für die Anwendung von (teil-)resorbierbaren medikamentbeladenen Partikeln zur selektiven Embolisation (8-83b.15)
- Überarbeitung und Umstrukturierung der Zusatzkodes für die Verwendung von Instrumenten zur Thrombektomie oder Fremdkörperentfernung (8-83b.8 ff.). Streichung und Überleitung der Zusatzkodes für die Anwendung von Mikrodrahtretriever-Systemen (8-83b.80 bis 8-83b.83) und des

Zusatzkodes zur Verwendung von flexiblen intrakraniellen Aspirationsmikrokathetersystemen (8-83b.d) auf neue Zusatzkodes für Thrombektomie-Aspirationskatheter, unterteilt nach der Anzahl der eingesetzten Instrumente (8-83b.87 bis 8-83b.89)
- Einführung neuer Zusatzkodes für die Verwendung von Multizonen-Stentretrievern, unterteilt nach der Anzahl der eingesetzten Instrumente (8-83b.8a bis 8-83b.8c)
- Einführung neuer Zusatzkodes für die periphere Verwendung von Coring-Kathetern, unterteilt nach der Anzahl der eingesetzten Instrumente (8-83b.8d bis 8-83b.8e)
- Einführung eines neuen Zusatzkodes für die Verwendung eines Stents mit thrombogenitätsreduzierender Beschichtung (8-83b.e3)
- Einführung eines neuen Zusatzkodes für die Verwendung eines Ballonführungskatheters zur Gefäßokklusion (8-83b.s)
- Einführung eines neuen Kodes für die intermittierende druckkontrollierte Katheter-Okklusion des Karotissinus (8-83d.8)

(Perkutan-)transluminale Stentimplantation

- Einführung neuer Kodes für die (perkutan-)transluminale Implantation von Stents mit Embolieprotektion bei Stenosen, unterteilt nach der Anzahl der verwendeten Stents (8-84e ff.)

Therapie mit besonderen Zellen und Blutbestandteilen

- Einführung eines neuen Kodes für die allogene Stammzelltherapie mit Stammzellen aus Hautgewebe (8-863.02)

Komplexbehandlung

- Überarbeitung der Strukturmerkmale der Kodes für die intensivmedizinische Komplexbehandlung, die intensivmedizinische Komplexbehandlung im Kindesalter und die aufwendige intensivmedizinische Komplexbehandlung (8-980 ff., 8-98d ff., 8-98f ff.)
- Unterteilung des Kodes für die ernährungsmedizinische Komplexbehandlung nach der Anzahl der Behandlungstage (8-98j ff.)

Kapitel 9: Ergänzende Maßnahmen

Behandlung bei psychischen und psychosomatischen Störungen und Verhaltensstörungen

- Überarbeitung der Struktur- und Mindestmerkmale mehrerer Kodes für die Behandlung bei psychischen und psychosomatischen Störungen und Verhaltensstörungen bei Erwachsenen sowie bei Kindern und Jugendlichen (9-61, 9-642, 9-643 ff., 9-64a ff., 9-68, 9-801 ff.)

Belegte und nicht belegte Schlüsselnummern

- Übernahme der unterjährig für den OPS 2021 belegten Schlüsselnummern für die parenterale Applikation von Remdesivir mit Unterteilung in Dosisklassen (9-999.00 bis 9-999.10)

Hinweise für die Benutzung

(BfArM, redaktionell bearbeitet)

Anwendungsbereich

Zur Erfüllung der Vorgaben des § 301 und des § 295 Absatz 2 SGB V sind allein die Kodes des hier vorliegenden Operationen- und Prozedurenschlüssels (OPS) zugrunde zu legen. Diese Kodes bilden auch die Grundlage für die Zuordnung der Fallgruppen im G-DRG-System (German Diagnosis Related Groups) und im PEPP-Entgeltsystem (Pauschalierendes Entgeltsystem für Psychiatrie und Psychosomatik).

Bei Kodierung der stationären Krankenhausbehandlung sind die Deutschen Kodierrichtlinien (DKR) und in psychiatrischen und psychosomatischen Einrichtungen die Deutschen Kodierrichtlinien für die Psychiatrie/Psychosomatik (DKR-Psych) in der jeweils gültigen Fassung zu berücksichtigen. Ebenso zu beachten sind die als Kodierregeln geltenden Entscheidungen des Schlichtungsausschusses nach § 19 KHG zur Klärung strittiger Kodier- und Abrechnungsfragen.

Die nachfolgenden Hinweise für die Benutzung des OPS wurden so weit als möglich mit den Allgemeinen und den Speziellen Kodierrichtlinien abgestimmt. Sofern zwischen diesen Benutzungshinweisen zum OPS einerseits und den DKR und den DKR-Psych andererseits in einzelnen Fällen Abweichungen bestehen, sind im Anwendungsbereich der DKR bzw. der DKR-Psych die DKR bzw. DKR-Psych maßgeblich.

Über die Operationen- und Prozedurenkodierung nach § 301 SGB V hinaus können Krankenhäuser andere (z.B. umfangreichere) Operationenschlüssel in eigener Verantwortung einsetzen.

Zusatzkennzeichen für die Seitenangabe

Seit dem OPS Version 2005 sind für die Seitenangabe die gleichen Zusatzkennzeichen wie in der ICD-10-GM anzuwenden:

R	rechts,
L	links,
B	beidseitig.

Diese Zusatzkennzeichen sind für Prozeduren an paarigen Organen oder Körperteilen (Augen, Ohren, Nieren, Extremitäten etc.) verpflichtend. Alle Schlüsselnummern, die mit einem Zusatzkennzeichen versehen werden müssen, sind im Druck besonders gekennzeichnet (in den Referenzausgaben (PDF) des BfArM mit einem Doppelpfeil). *[Anmerkung der Bearbeiter: In den beiden Buchausgaben des Deutschen Ärzteverlages erfolgt die Kennzeichnung mit einer Raute (♦).]*

Berechnung von Aufwandspunkten und Therapieeinheiten

Im Anhang zum OPS finden Sie Tabellen und Hinweise zur Berechnung von Aufwandspunkten und Therapieeinheiten für folgende Bereiche:

- Aufwandspunkte für die intensivmedizinische Komplexbehandlung (Basisprozedur) für Erwachsene (SAPS, TISS) (Kode 8-980, 8-98f) und für Kinder (Kode 8-98d)

- Therapieeinheiten für die Behandlung bei psychischen und psychosomatischen Störungen pro Patient für Erwachsene sowie für Kinder und Jugendliche (Therapieeinheiten Psych) (Kodes 9649 ff. für die Behandlungsbereiche 9-60 bis 9-63 sowie 9-696 ff. für die Bereiche 9-65 bis 968)

Aufbau und Kodestruktur

Der Operationen- und Prozedurenschlüssel ist ein überwiegend numerischer, hierarchisch strukturierter Schlüssel. Er weist überwiegend einen 5-stelligen Differenzierungsgrad auf, bezogen auf die International Classification of Procedures in Medicine (ICPM) der WHO. Einige Kodes sind jedoch nur 4-stellig differenziert.

Es gibt folgende Hierarchieebenen:

1 Kapitel
2 Bereiche (Gruppen)
3 Dreisteller
4 Viersteller
5 Fünfsteller
6 Sechssteller

Dreisteller-Klassen werden auch als Kategorien, Vier- bis Sechssteller als (Sub)kategorien bezeichnet. (Siehe dazu auch die Abschnitte „Klassenattribute: Ein- und Ausschlussbemerkungen und Hinweise“ sowie „Verwendete Begriffe und Symbole“.)

In einigen Kodebereichen wird eine alphanumerische Gliederungsstruktur verwendet, da die zur Verfügung stehenden zehn numerischen Untergliederungen für die erforderlichen Inhalte nicht ausreichend waren. Die alphanumerischen Notationen finden sich in der 4., 5. und 6. Stelle der Systematik.

Eine alphanumerische Angabe wurde ebenfalls für die Bezeichnung der Resteklassen „Sonstige Operationen“ und „Nicht näher bezeichnete Operationen“ gewählt. Dadurch war es möglich, zwei weitere numerische Positionen für fachspezifische Inhalte zu gewinnen. Die Position „x“ beinhaltet dabei sonstige Operationen, die Position „y“ nicht näher bezeichnete Operationen. Die 4-stelligen Kodes „Andere Operationen/Prozeduren ...“ sind als Platzhalter für spätere Erweiterungen durch Neuentwicklungen und bisher nicht berücksichtigte Operationen und Prozeduren gedacht.

Die Textbeschreibung auf der 5. und 6. Gliederungsstelle wurde aus Gründen der Übersichtlichkeit verkürzt angegeben und enthält nur die wesentlichen Unterscheidungsmerkmale gegenüber der zugehörigen Textbeschreibung der jeweils übergeordneten Gliederungsstelle.

Endständige Kodierung

Es ist so spezifisch wie möglich zu verschlüsseln. Das bedeutet:

1. Zunächst wird für die dokumentierte Prozedur die passende Kategorie im OPS aufgesucht.
2. Zum Kodieren dürfen nur die endständigen (terminalen) Schlüsselnummern/Kodes einer Kategorie verwendet werden. Endständige Kodes sind solche, die keine Subkodes enthalten.
3. Von den endständigen Kodes ist derjenige zu wählen, der für die dokumentierte Prozedur als der spezifischste Kode angesehen wird.
4. Die Resteklasse „Sonstige“ soll nur dann verwendet werden, wenn eine spezifische Prozedur dokumentiert ist, aber keiner der spezifischen Kodes der übergeordneten Kategorie passt.
5. Die Resteklasse „N.n.bez.“ (Nicht näher bezeichnet) soll nur dann verwendet werden, wenn die dokumentierte Prozedur keine hinreichende Information für eine Zuordnung zu einer der spezifischeren Schlüsselnummern der übergeordneten Kategorie aufweist.

Reihenfolge und Besetzung der Kodes

Im vorliegenden Schlüssel sind nicht alle 4-stelligen Kodepositionen besetzt. Auf ein „Aufrücken" der nachfolgenden Kodes wurde aus Gründen der Vergleichbarkeit mit der ICPM der WHO verzichtet. Die freien Kodes stehen für ggf. später erforderliche Erweiterungen zur Verfügung.

Topographische Gliederung

Der Operationen- und Prozedurenschlüssel weist in Kapitel 5 Operationen eine topographisch-anatomische Gliederung auf. Auf eine fachgebietsbezogene Gliederung wurde verzichtet. Dies bedeutet, dass Eingriffe, die von mehreren Fachgebieten durchgeführt werden, in dem jeweiligen Organkapitel zu finden sind. So wurden z.B. die kinderchirurgischen Prozeduren in die jeweiligen organbezogenen Kapitel integriert.

Abweichend vom Kapitel 5 sind die Kapitel 1, 3, 6, 8 und 9 nach dem Verfahren strukturiert.

Mehrfachkodierung

In einigen Bereichen ist eine Kodierung von Operationen und sonstigen Prozeduren mit mehreren Kodes vorgesehen. Dies ist insbesondere für die Abbildung komplexer Eingriffe erforderlich. In diesen Fällen gibt es oft, aber nicht in jedem Fall, einen Hinweis beim Kode des leitenden Eingriffs, der auf die gesonderte Kodierung von durchgeführten Teilmaßnahmen eines komplexen Eingriffs verweist.

Sofern mehrere Kodes zur vollständigen Dokumentation eines komplexen Eingriffs erforderlich sind, ist der inhaltlich leitende Eingriff an erster Stelle zu dokumentieren.

Eingeschränkte Gültigkeit von Kodes

Bestimmte Kodes in den Kapiteln 1 und 8 des Operationen- und Prozedurenschlüssels bilden für eine spezifische Patientenklientel bzw. für eine spezifische Altersgruppe ein Unterscheidungskriterium für die Zuordnung zu unterschiedlichen Fallgruppen in Entgeltsystemen. Diese Kodes sind deshalb mit einem Hinweis auf ihre eingeschränkte Anwendung versehen. Eine breite Anwendung dieser Kodes für den gesamten Krankenhausbereich hätte eine Überdokumentation zur Folge, die nicht sinnvoll ist.

Zusatzkodes

Der Operationen- und Prozedurenschlüssel sieht vor, weitere ergänzende Angaben zu einer Operation oder Maßnahme zusätzlich zu kodieren.

Diese Zusatzkodes sind ergänzend zu verwenden, sofern die Information nicht schon im Kode selbst enthalten ist.

Zusatzkodes sind sekundäre Kodes und dürfen nicht selbständig, sondern nur zusätzlich zu einem primären Kode benutzt werden. Sie sind also nur in Kombination mit dem durchgeführten, inhaltlich leitenden Eingriff zulässig. Dabei kann der Primärkode auch durch zwei oder mehr Zusatzkodes ergänzt werden.

Zusatzkodes sind durch die Verwendung von Begriffen wie „Zusatzkode", „Zusatzkodierung", „Zusatzinformation" o.Ä. im Klassentitel oder im Hinweis zu erkennen.

Zusatzinformationen

Zusatzkodes können außer als Einzelkodes in speziellen Bereichen (z.B. am Ende des Kapitels 5: Zusatzinformationen zu Operationen [5-93 bis 5-99]) vorhanden sein.

Einmalkodes

Einmalkodes sind Kodes, die gemäß Hinweis zum jeweiligen Kode nur einmal pro stationären Aufenthalt anzugeben sind.

Klassenattribute: Ein- und Ausschlussbemerkungen und Hinweise

Zur korrekten Anwendung des Schlüssels wurden Hinweise und Einschluss- und Ausschlussbemerkungen (Inklusiva und Exklusiva) formuliert. Diese Klassenattribute kann es auf jeder Hierarchieebene geben: nach Kapitelüberschriften, nach Bereichsüberschriften und nach Klassentiteln von Kategorien und Subkategorien.

Beim Kodieren ist daher für jeden Kode/jede Kategorie jeweils bis zur höchstmöglichen Hierarchieebene zu prüfen, ob sich dort Ein- und Ausschlussbemerkungen und Hinweise finden, die auf den Kode/die Kategorie anzuwenden sind.

Folgende Begriffe und Symbole werden dafür verwendet:

Einschlussbemerkungen („Inkl.:“)

Die Einschlussbemerkungen eines Kodes dienen der näheren Beschreibung des Inhaltes des Kodes, z.B. Nennung von Bestandteilen der Prozedur, die enthalten sind und nicht zusätzlich kodiert werden, oder geben Beispiele für Maßnahmen, die diesem Kode (ebenfalls) zugeordnet sind.

Grundsätzlich gilt, dass regelhafte Bestandteile einer Prozedur (Blutstillung, Drainage, Verband etc.) nicht explizit als Inklusivum aufgeführt sind, eine explizite Nennung kann aber zur Verdeutlichung erfolgen. Ausnahmen für Subkodes können über Hinweise (*Hinw.:*) angezeigt werden.

Beispiele für ein Inklusivum zur näheren Beschreibung:

1-415 Biopsie ohne Inzision an der Gesichtshaut

Inkl.: *Kopfhaut*

Die Biopsie ohne Inzision an der Kopfhaut ist mit dem Kode 1-415 zu verschlüsseln.

5-038.4 Implantation oder Wechsel einer Medikamentenpumpe zur intrathekalen und/oder epiduralen Infusion

Inkl.: *Ersteinstellung*

Die Ersteinstellung der Medikamentenpumpe ist in den Kodes im Bereich 5-038.4 enthalten und nicht gesondert zu kodieren.

Beispiel für ein Inklusivum mit beispielhaft genannten Maßnahmen:

3-035 Komplexe differenzialdiagnostische Sonographie des Gefäßsystems mit quantitativer Auswertung

Inkl.: *B-Flow-Verfahren, Farbdopplersonographie/Farbduplexsonographie, fetomaternale Dopplersonographie*

Das B-Flow-Verfahren, die Farbdopplersonographie, die Farbduplexsonographie und die fetomaternale Dopplersonographie sind mit dem Kode 3-035 zu kodieren.

Es kann auch ein und dasselbe Inklusivum entweder als Bestandteil der Prozedur im Kode enthalten sein oder, sofern die Art der Durchführung dem Kode entspricht, als eigenständige Maßnahme mit diesem Kode verschlüsselt werden.

Beispiel:

5-451 Lokale Exzision und Destruktion von erkranktem Gewebe des Dünndarmes

Inkl.: *Blutstillung*

Die im Rahmen einer lokalen Exzision oder Destruktion von erkranktem Gewebe des Dünndarmes erfolgte Blutstillung ist in den Kodes im Bereich 5-451 enthalten und nicht gesondert zu kodieren; eine Ausnahme hiervon wird z.B. für den Subkode 5-451.7 durch einen Hinweis (*Hinw.:*) angezeigt.

Die lokale Destruktion von erkranktem Gewebe des Dünndarmes ausschließlich zum Zweck der Blutstillung und nicht im Rahmen eines anderen Eingriffs ist ebenfalls mit einem Kode aus 5-451 zu verschlüsseln.

Ausschlussbemerkungen („Exkl.:")

Die Ausschlussbemerkungen eines Kodes dienen der Abgrenzung des Inhaltes des Kodes und nennen Maßnahmen, die einem oder mehreren **anderen** Kodes zuzuordnen sind; der oder die zutreffenden anderen Kodes sind jeweils angegeben.

Ausschlussbemerkungen werden i.d.R. nicht angegeben, wenn der auszuschließende Inhalt in der unmittelbar nachfolgenden Kodeliste enthalten ist.

Eine als Ausschluss genannte Maßnahme ist eine - gegenüber der im Kode selbst klassifizierten Maßnahme - abgrenzbare und andersartige Maßnahme, die folglich auch anders klassifiziert wird. Werden beide Maßnahmen am Patienten durchgeführt, können auch beide Kodes nebeneinander verwendet werden.

Beispiel:

5-784 Knochentransplantation und -transposition

Exkl.: *Knorpeltransplantation (5-801.b ff., 5-812.9 ff.)*

Eine Knorpeltransplantation ist mit einem Kode aus den Bereichen 5-801.b ff. oder 5-812.9 ff. zu kodieren.

Beispiel:

Wurde bei einem Patienten eine offene autogene Spongiosa-Transplantation **und** eine offene Knorpeltransplantation durchgeführt, sind ein Kode aus dem Bereich 5-784 **und** ein Kode aus 5801.b ff. anzugeben.

Wenn eine Ausschlussbemerkung keine Kodeangabe enthält, ist die Maßnahme nicht zu kodieren.

Beispiel:

1-334 Urodynamische Untersuchung

Exkl.: *Uroflowmetrie*

Hinweise („Hinw.:")

Die aufgeführten Hinweise haben z.B. folgende Funktion:

- Anmerkung zur gesonderten Kodierung von Teilkomponenten einer komplexen Operation (siehe Abschnitt Mehrfachkodierung),
- Anmerkung zur zusätzlichen Kodierung von ergänzenden Angaben einer Operation (siehe Abschnitte Zusatzkodes und Zusatzinformationen),
- Hinweis auf die gesonderte Kodierung des Zuganges,

- Hinweis, wann dieser Kode verwendet werden kann,
- Hinweis, dass der Kode nur einmal pro stationären Aufenthalt anzugeben ist (siehe Abschnitt Einmalkodes),
- Mindestmerkmale, die patientenbezogen zu erfüllen sind, damit der Kode angegeben werden darf,
- Strukturmerkmale, die gemäß SGB V § 275d einzuhalten sind, damit der Kode angegeben werden darf; ist beim Kode spezifisch angegeben, dass ein Strukturmerkmal am Standort des Krankenhauses verfügbar sein muss, kann es auch unabhängig von der Trägerschaft des Kooperationspartners durch Kooperation erfüllt werden, wenn die Verfügbarkeit analog zu den in der Standortdefinition festgelegten räumlichen Grenzen für Flächenstandorte (§ 2 Abs. 5c der Vereinbarung über die Definition von Standorten der Krankenhäuser und ihrer Ambulanzen gemäß § 2a Abs. 1 KHG in der jeweils gültigen Fassung) kodespezifisch sichergestellt ist.

und folgende ("ff.")

In den Ausschlussbemerkungen und Hinweisen kann auf einzelne Kodes oder Kodegruppen verwiesen werden. Das „ff." wird verwandt, um alle untergeordneten Kodes der jeweiligen Schlüsselnummer zu bezeichnen. So bedeutet 1-212 ff. alle endständigen Kodes unter 1-212, also 1-212.0 bis 1-212.y. Das „ff." kann ab den vierstelligen Kodes abwärts angewendet werden.

Listen

Listen wurden eingeführt, um für einen oder mehrere Kodes geltende, einheitliche Untergliederungen in der 6. Stelle aus Gründen der Übersicht zusammenzufassen. Listen werden z.B. in folgenden Bereichen verwendet:
- Lokalisationsangaben für die Bezeichnung der Blutgefäße,
- Bezeichnungen von Knochen und Gelenken,
- Angaben zu Zugängen und Verfahren.

Wird in den Listen mit Lokalisationsangaben ein „und" verwendet, ist dies immer sowohl im Sinne von „und" als auch im Sinne von „oder" zu verstehen (s.a. Verwendung von „und").

Auf die Gültigkeit einer Liste für einen Kode wird jeweils durch einen Hinweis aufmerksam gemacht. Listen gelten generell nur für die durch zwei Sterne (**) gekennzeichneten spezifischen Kodepositionen und nie für die Resteklasse „y Nicht näher bezeichnet".

An einigen Stellen ist darauf zu achten, dass nicht jede Listenposition mit jedem Fünfsteller kombinierbar ist. *[Anmerkung der Bearbeiter: In der vorliegenden Buchausgabe sind die meisten Listen „aufgelöst" bzw. „ausmultipilziert", wodurch die Kodes einfacher zu finden sind.]*

Fortsetzungsbereiche

Da die Anzahl von Kodes innerhalb einer Kategorie begrenzt ist, werden in einigen Bereichen weitere Prozeduren in einer zusätzlichen Kategorie derselben Ebene aufgeführt. Der ursprüngliche Klassentitel wird in dieser Fortsetzungskategorie durch „andere" oder „weitere" ergänzt; in diesem Zusammenhang sind diese Begriffe als synonym zu betrachten. Fortsetzungen dieser Art können innerhalb der 4- oder 5-Steller-Ebene erfolgen und durch Hinweise angezeigt werden.

Beispiel:

8-836 (Perkutan-)transluminale Gefäßintervention

Hinw.: *Weitere (perkutan-)transluminale Gefäßinterventionen sind unter 8-83c ff. zu finden*

8-83c Andere (perkutan-)transluminale Gefäßintervention

Hinw.: Weitere (perkutan-)transluminale Gefäßinterventionen sind unter 8-836 ff. zu finden

Beispiel:

5-429 Andere Operationen am Ösophagus

Hinw.: Weitere Operationen am Ösophagus sind unter 5-42a ff. zu finden

5-42a Weitere Operationen am Ösophagus

Hinw.: Weitere Operationen am Ösophagus sind unter 5-429 ff. zu finden

Beispiel:

8-800.d Pathogeninaktiviertes Apherese-Thrombozytenkonzentrat

Hinw.: Bei Transfusion von 134 oder mehr pathogeninaktivierten Apherese-Thrombozytenkonzentraten ist ein Kode aus dem Bereich 8-800.j ff. zu verwenden

8-800.j Weitere pathogeninaktivierte Apherese-Thrombozytenkonzentrate

Verwendete Begriffe und Symbole

Folgende Begriffe und Symbole werden verwendet:

Verwendung des Begriffs der ärztlichen „Behandlungsleitung"

Die Behandlungsleitung erfolgt durch mindestens einen Facharzt mit der jeweils kodespezifisch geforderten Qualifikation. Sie kann durch unterschiedliche Personen mit der jeweils kodespezifisch geforderten Qualifikation sichergestellt werden.

Die Behandlungsleitung trägt die fachlich-inhaltliche Verantwortung für die Versorgung des Patienten. Sie plant, koordiniert und überwacht die Leistungen und ärztlichen Tätigkeiten am Patienten. Sofern für die Behandlungsleitung Vorgaben für die Anwesenheit und die Teilnahme an den Teambesprechungen zu erfüllen sind, ist dies kodespezifisch bei den jeweiligen Kodes angegeben.

Verwendung des Begriffs „Einheit"

Eine Einheit führt die Patientenversorgung mit ihren kodespezifisch ggf. festgelegten Vorgaben durch. Sofern keine kodespezifischen Vorgaben zu erfüllen sind, kann die Einheit am Standort des Krankenhauses Teil einer Station oder einer Abteilung sein oder als eine eigene räumlich oder organisatorisch abgegrenzte Einheit betrieben werden.

Verwendung der Begriffe „werktäglich", „werktags", „arbeitstäglich"

Die Begriffe „werktäglich", „werktags" und „arbeitstäglich" werden im OPS synonym verwendet. Gemeint sind die Wochentage Montag bis Freitag, ausgenommen sind gesetzliche Feiertage.

Doppelstern **

Ein Doppelstern (**) links neben dem jeweiligen Kode kennzeichnet Fünfsteller, bei denen für die Kodierung eine 6-stellige Untergliederung zu benutzen ist, die durch die Kombination des Fünfstellers mit einer Liste entsteht.

Runde Klammern ( )

Runde Klammern innerhalb einer Prozedurenbezeichnung (Klassentitel) enthalten ergänzende Bezeichnungen oder Erläuterungen zu dieser Prozedurenbezeichnung. Diese Angaben können vorliegen, aber auch fehlen, ohne dass die Verschlüsselung dadurch beeinflusst wird.

Runde Klammern, die nicht innerhalb einer Prozedurenbezeichnung stehen, enthalten ergänzende Angaben wie z.B. Erläuterungen oder Beispiele.

Runde Klammern umschließen die Angaben von Kodes oder Kodebereichen in Hinweisen und Exklusiva.

Eckige Klammern [ ]

Eckige Klammern enthalten Synonyme, alternative Formulierungen, andere Schreibweisen und Abkürzungen zu einer Bezeichnung.

Eckige Klammern umschließen Angaben zu den gültigen 6. Stellen bei postkombinierten Kodes. *[Anmerkung der Bearbeiter: In der Buchausgabe des Deutschen Ärzteverlages sind diese Listen aufgelöst, sodass diese Angaben entfallen.]*

Verwendung von „und“

Der Begriff „und“ wird in folgenden Fällen im Sinne von „und/oder“ verwendet:

- bei 3- und 4-stelligen Kodes, z.B. bei der Aufzählung von Prozeduren wie „Inzision, Exzision und Destruktion ...“ oder von Lokalisationen wie „... Naht eines Nerven und Nervenplexus“
- bei nicht endständigen 5-stelligen Kodes, deren Klassentitel ausschließlich Lokalisationsangaben ohne weiteren Zusatz enthält und die ihre 6. Stelle über eine Lokalisationsliste erhalten (z.B. 5380.1 Arterien Schulter und Oberarm)
- bei endständigen 5-stelligen Kodes, deren Klassentitel ausschließlich Lokalisationsangaben ohne weiteren Zusatz enthält (Bsp. 1-502.2 Oberarm und Ellenbogen)
- in den Lokalisationslisten für die 6. Stellen (z.B. Liste unter 5-890)

Bei nicht endständigen 5-stelligen Kodes mit Lokalisationsangaben, die ihre 6. Stelle nicht über eine Lokalisationsliste erhalten, sondern z.B. über eine Zugangsliste, wird „und“ also ausschließlich im Sinne von „und“ verwendet. Dasselbe gilt für endständige und nicht endständige 5-stellige Kodes, deren Klassentitel außer Lokalisationsangaben weitere Zusätze enthält, hier ist das „und“ tatsächlich als kumulatives „und“ zu verstehen (Bsp. 5-016.4 Schädelbasis und Hirnhäute, Tumorgewebe; 5455.9** Resektion des Colon ascendens mit Coecum und rechter Flexur und Colon transversum [Hemikolektomie rechts mit Transversumresektion]).

Verwendete Schreibweisen

Die Nomenklatur im vorliegenden Schlüssel lehnt sich an die deutsche Fassung der ICD-10 an. Entsprechend werden Prozedurenbezeichnungen sowie Fachbezeichnungen der Anatomie in der Regel in deutscher Schreibweise angegeben. Sofern es sich um Fachbezeichnungen aus mehreren Wörtern oder um lateinische Termini technici handelt, wurde die lateinische Schreibweise verwendet. Trivialbezeichnungen sind in deutscher Schreibweise angegeben. Deutsch-lateinische Mischformen wurden nach Möglichkeit vermieden. Grundsätzlich wurde die im medizinischen Duden verwendete Schreibweise übernommen.

Abkürzungsverzeichnis

3D	Dreidimensional
4D	Vierdimensional
A.	Arteria
Aa.	Arteriae
ADI	Autism Diagnostic Interview
ADOS	Autism Diagnostic Observation Schedule
AEP	Akustisch evozierte Potenziale
ALK	Anaplastic lymphoma kinase
ALL	Akute lymphatische Leukämie
AMDP	Arbeitsgemeinschaft für Methodik und Dokumentation in der Psychiatrie
AML	Akute myeloische Leukämie
APD	Ambulatory peritoneal dialysis
AV	Arterio-venös
AV	Atrio-ventrikular
AZGP1	Alpha-2-glycoprotein 1, zinc-binding
BASDAI	Bath Ankylosing Spondylitis Disease Activity Index
BASFI	Bath Ankylosing Spondylitis Functional Index
BAT25	Bethesda A-tandem repeat 25
BCL2	B-cell CLL/lymphoma 2
BCR-ABL	Breakpoint cluster region – Abelson-Tyrosinkinase
BERA	Brainstem electric response audiometry
BIRC5	Baculoviral IAP repeat containing 5
BIS	Bispektraler Index
BRAF	Rapidly accelerated fibrosarcoma B-type
BSS	Beeinträchtigungs-Schwere-Score
BWS	Brustwirbelsäule
CAD	Computer assisted design
CAM	Computer assisted manufacture
CAPD	Continuous ambulatory peritoneal dialysis
CAVH	Continuous arteriovenous hemofiltration
CAVHDF	Continuous arteriovenous hemodiafiltration
CCM	Cardiac Contractility Modulation
CD274	Programmed cell death 1 ligand 1
CERA	Cortical evoked response audiometry (Spät-akustisch evozierte Potenziale)
CIONM	Kontinuierliches intraoperatives Neuromonitoring
CLL	Chronische lymphatische Leukämie
CMV	Zytomegalie-Virus
CNP	Continuous negative pressure
CO	Kohlenmonoxid
CO_2	Kohlendioxid
CP-Stent	Cheatham-Platinum-Stent
CPAP	Continuous positive airway pressure
CpG	5‘-C-phosphate-G-3‘
CPM	Continuous passive motion (Motorschienenbehandlung)
CPPV	Continuous positive pressure ventilation
CRT	Cardiac Resynchronization Therapy (Kardiale Resynchronisationstherapie)
CSP	Conduction System Pacing
CT	Computertomographie
CTC	Circulating tumor cells

CUP	Cancer of unknown primary
cVEMP	Zervikale vestibulär evozierte myogene Potenziale
CVVH	Continuous venovenous hemofiltration
CVVHD	Continuous venovenous hemodialysis
CVVHDF	Continuous venovenous hemodiafiltration
DACI	Direct Acoustic Cochlear Implant
DAS 28	Disease activity score 28
DDG	Deutsche Diabetes-Gesellschaft
delins	Deletion and insertion
DFPP	Doppelfiltrationsplasmapherese
DHCR7	7-dehydrocholesterol reductase
DIEP	Deep inferior epigastric perforator
DIPI	Direkte intraperitoneale Insemination
DISYPS	Diagnostiksystem für psychische Störungen im Kindes- und Jugendalter
DNA	Deoxyribonucleic Acid
DOTA	1,4,7,10-Tetraazacyclododecane-1,4,7,10-tetraacetic acid
DSA	Digitale Subtraktionsangiographie
EBT	Elektronenstrahltomographie
ECCE	Extracapsular cataract extraction (Extrakapsuläre Extraktion der Linse)
ECLS	Extracorporeal life support
ECMES	Embrochage centro-medullaire élastique Stable
ECMO	Extrakorporale Membranoxygenation
EDTA	Ethylene diamine tetraacetic acid (Ethylendiamintetraessigsäure)
EDTMP	Ethylen-Diamin-Tetramethylen-Phosphonat
EEG	Elektroenzephalographie
EFTR	Endoscopic full-thickness resection (endoskopische transmurale Vollwandexzision)
EGFR	Epidermal growth factor receptor
EKG	Elektrokardiographie
EKT	Elektrokonvulsionstherapie
EMG	Elektromyographie
EMILOS	Endoscopic Mini- or Less-open Sublay
EML4	Echinoderm microtubule associated protein like 4
EOG	Elektrookulographie
ePTFE	Expandiertes Polytetrafluoroethylen
ERBB2	Erb-b2 receptor tyrosine kinase 2
ERC	Endoskopische retrograde Cholangiographie
ERCP	Endoskopische retrograde Cholangio-Pankreatikographie
ERG	Elektroretinographie
ERP	Endoskopische retrograde Pankreatikographie
ESD	Endoskopische submukosale Dissektion
ESIN	Elastisch stabile intramedulläre Nagelung
ESWL	Extrakorporale Stoßwellenlithotripsie
ET	Embryotransfer
eTEP	Enhanced-view total extraperitoneal
EVLT	Endovenöse Lasertherapie
EXIT	Ex utero intrapartum treatment
Exkl.	Exklusivum
FACS	Fluorescence-activated cell sorting
FAEP	Früh-akustisch evozierte Potenziale
FEIBA	Faktor-VIII-Inhibitor-Bypass-Aktivität

FFbH	Funktionsfragebogen Hannover
FFRmyo	Fraktionelle myokardiale Flussreserve
FIRM	Focal impulse and rotor modulation
FISH	Fluorescent in situ hybridization (Fluoreszenz-in-situ-Hybridisierung)
FR1 – FR4	Framework 1 - Framework 4
FSSEP	Früh-somatosensorisch evozierte Potenziale
g	Gramm
GAF	Global assessment of functioning
G-DRG	German Diagnosis Related Groups
GBA	Geriatrisches Basisassessment
GBq	Gigabecquerel
GIFT	Intratubarer Gametentransfer
GvHD	Graft versus Host-Krankheit
Gy	Gray
HAART	Hochaktive antiretrovirale Therapie
HBO	Hyperbare Oxygenation
hdEEG	Hochauflösende Elektroenzephalographie
HDR	High-dose-rate
HER2	Human epidermal growth factor receptor 2
HFJV	High frequency jet ventilation
HFNC	High flow nasal cannula
HFOV	High frequency oscillatory ventilation
HFV	High frequency ventilation
HIFU	Hochintensiver fokussierter Ultraschall
HIPEC	Hypertherme intraperitoneale Chemotherapie
HI-Virus	Humanes Immundefizienz-Virus
Hinw.	Hinweis
HITOC	Hypertherme intrathorakale Chemotherapie
HLA	Humanes Leukozyten-Antigen
HNO	Hals Nasen Ohren
HSA	Human serum albumin
HSV-TK Mut2	Herpes-simplex-Virus-Typ-I-Thymidinkinase Mut2
HTS	High throughput sequencing (Hochdurchsatz-Sequenzierungsverfahren)
HWS	Halswirbelsäule
IBZM	[123I]-3-Jodo-6-methoxybenzamin
ICA	Immunhistochemische Analyse
ICD	Implantierbarer Kardioverter/Defibrillator
ICD-10-GM	Internationale statistische Klassifikation der Krankheiten und verwandter Gesundheitsprobleme, 10. Revision - German Modification -
ICE	Intrakardiale Echokardiographie
ICH	Immunhistochemische Analyse
IE	Internationale Einheiten
IGH	Immunoglobulin heavy locus
IGRT	Image-guided radiotherapy
IL6ST	Interleukin 6 signal transducer
IMA	Internal mammary artery (Arteria mammaria interna)
IMV	Intermittent mandatory ventilation
Inkl.	Inklusivum
IONM	Nicht kontinuierliches intraoperatives Neuromonitoring
IPD	Intermittent peritoneal dialysis
IPOM	Intraperitoneales Onlay-Mesh
IPPV	Intermittent positive pressure ventilation
IUD	Intrauterine device
IVF	In-vitro-Fertilisation

IVUS	Intravaskulärer Ultraschall der Koronargefäße
K-SADS	Schedule for Affective Disorders and Schizophrenia for School-Age Children
KEP	Kognitiv evozierte Potenziale
KHG	Krankenhausfinanzierungsgesetz
Ki67	Kiel 67 (Marker of proliferation)
KRAS	Kirsten rat sarcoma
KTP-Laser	Kalium-Titanyl-Phosphat-Laser
L-Dopa	L-3,4-Dihydroxyphenylalanin
LBO-Laser	Lithium-Triborat-Laser
LDL	Low density lipoproteins
LEER	Laterale erweiterte endopelvine Resektion
Lig.	Ligament
LWS	Lendenwirbelsäule
M.	Musculus
Mm.	Musculi
MAPCA	Multiple major aortopulmonary collateral artery
MBS	Mehrdimensionale Bereichsdiagnostik der Sozialpädiatrie
MDS	Myelodysplastisches Syndrom
MEG	Magnetenzephalographie
MEP	Motorisch evozierte Potenziale
MeV	Megaelektronenvolt
mg	Milligramm
MGP	Matrix Gla protein
MIBG	Metaiodobenzylguanidin
MILOS	Mini- or Less-open Sublay
MLC	Multi-leaf collimator
MLH1	MutL homolog 1
MNA	Minimal Nutritional Assessment
MPFL	Mediales patellofemorales Ligament
MRCP	Magnetresonanz-Cholangiopankreatikographie
MRD	Minimal Residual Disease (Resttumorlast)
MRgFUS	Magnetresonanz-gesteuerter fokussierter Ultraschall
MRT	Magnetresonanztomographie
MSLT	Multipler Schlaflatenztest
MTX	Metothrexat
MWT	Multipler Wachbleibetest
N.	Nervus
n-BCA/NBCA	N-Butyl-2-Cyanoacrylat, Enbucrilat
NAVA	Neurally Adjusted Ventilatory Assist
NGS	Next generation sequencing (Hochdurchsatz-Sequenzierungsverfahren)
NHL	Non-Hodgkin-Lymphom
NK-Zellen	Natural-Killer-Zellen
N.n.bez.	Nicht näher bezeichnet
Nn.	Nervi
NOTES	Natural orifice transluminal endoscopic surgery
NRS	Numeric rating scale
NRS	Nutritional Risk Screening
NSM	Nipple sparing mastectomy
NTMS	Navigierte transkranielle Magnetstimulation
NUTRIC	Nutrition Risk in Critically Ill
OAE	Otoakustische Emissionen
OCT	Optische Kohärenztomographie
OP	Operation
OPD	Operationalisierte psychodynamische Diagnostik
OPD	Ostium protection device
oVEMP	Okuläre vestibulär evozierte myogene Potenziale
PBA	Palliativmedizinisches Basisassessment
PCA	Patientengesteuerte Analgesie

PCR	Polymerase chain reaction (Polymerase-Kettenreaktion)
PDL1	Programmed cell death 1 ligand 1
PDT	Photodynamische Therapie
PE	Probeexzision
PECLA	Pumpless extracorporeal lung assist
PEG	Perkutan-endoskopische Gastrostomie
PEG	Polyethylenglykol
PEJ	Perkutan-endoskopische Jejunostomie
PEP	Positive expiratory pressure
PEPP	Pauschalierende Entgelte Psychiatrie und Psychosomatik
PES	Pharyngeale elektrische Stimulation
pESS	Powered endoscopic sinonasal surgery
PET	Positronenemissionstomographie
PICC	Peripherally inserted central venous catheter (Peripher eingeführter zentralvenöser Katheter)
PIPAC	Pressurized intra peritoneal aerosol chemotherapy (Intraperitoneale Druck-Aerosolchemotherapie)
PMR	Percutaneous transluminal transmyocardial laser revascularization
POCS	Perorale Cholangioskopie
POPS	Perorale Pankreatikoskopie
PSAP	Posteriore sagittale Anoproktoplastik
PSARP	Posteriore sagittale Anorektoplastik
PSMA	Prostataspezifisches Membranantigen
Psy-BaDo	Basisdokumentation in der Psychotherapie
PTC	Perkutane transhepatische Cholangiographie
PTCA	Percutaneous transluminal coronary angioplasty (Perkutane transluminale Koronarangioplastie)
PTFE	Polytetrafluorethylen
PUVA	Photochemotherapie (Psoralen plus UV-A)
PVDF	Polyvinylidenfluorid
R.	Ramus, Ast
rh-TSH	Rekombinantes Thyreotropin
rTMS	Repetitive transkranielle Magnetstimulation
RA-PA-ECMO	ECMO-Modul mit Kanülen im rechten Vorhof und in der Pulmonalarterie
RBBP8	Retinoblastom binding protein 8, endonuclease
RNA	Ribonukleinsäure
RSV	Respiratory syncytial virus
SAPS	Simplified acute physiology score
S-CPPV	Synchronized continuous positive pressure ventilation
SCN1A	Sodium channel neuronal typ 1 alpha
SeHCA-Test	Selen-Homotaurocholsäure-Test
SEP	Somatisch evozierte Potenziale
sFlt-1	Lösliche, FMS-ähnliche Tyrosinkinase 1
SIB	Simultan-integrierter Boost
S-IPPV	Synchronized intermittent positive pressure ventilation
SIEP	Superficial inferior epigastric perforator
SIRT	Selektive intravaskuläre Radionuklidtherapie
SIS	Small intestinal submucosa
SLNE	Sentinel-Lymphonodektomie
SPECT	Single-Photon-Emissionscomputertomographie
SSEP	Somatosensorisch evozierte Potenziale

SSM	Skin sparing mastectomy
STC2	Stanniocalcin 2
STEP	Serielle transverse Enteroplastie
SUP	Selektive Ultraviolettphototherapie
sup.	superior
SZT	Stammzelltherapie
TAPP	Transabdominal präperitoneal
TDI	Tissue Doppler imaging
TE	Therapieeinheit
TE	Transfusionseinheit
TEA	Thrombendarteriektomie
TEE	Transösophageale Echokardiographie
TEN	Titanic elastic nail
TENS	Transkutane elektrische Nervenstimulation
TEP	Endoskopisch total extraperitoneal
TES	Totally endoscopic sublay
TFCC	Triangular fibrocartilage complex
TFG	Transfusionsgesetz
TGA	Transposition der großen Arterien
TIA	Transitorische ischämische Attacke
TIPP	Transinguinal präperitoneal
TIPS	Transjugular intrahepatic portosystemic shunt
TISS	Therapeutic Intervention Scoring System
TMLR	Transmyokardiale Laserrevaskularisation
TMMR	Totale mesometriale Resektion des Uterus
TOT	Trans obturator tape (Transobturatorisches Band)
TRAM	Transversaler Rectus-abdominis-Muskellappen
TRUS	Transrektale Ultraschallbildgebung
TUNA	Transurethrale Nadelablation
TVT	Tension free vaginal tape
TVT-O	Tension free vaginal tape obturator (TVT-Obturator)
UBE2E	Ubiquitin conjugating enzyme E2 E2
V.	Vena
Vv.	Venae
VAS	Visual Analogue Scale
VCV	Varicella-Zoster-Virus
VEMP	Vestibulär evozierte myogene Potenziale
VEP	Visuell evozierte Potenziale
VEPTR	Vertikale expandierbare prothetische Titanrippe
VHI	Voice Handicap Index
VLAP	Visuell kontrollierte laserunterstützte Resektion
VNTR	Variable number of tandem repeats
WIT	Wasserinduzierte Thermotherapie
WPW	Wolff-Parkinson-White
YAG-Laser	Yttrium-Aluminium-Granat-Laser
ZIFT	Intratubärer Zygotentransfer
ZNS	Zentrales Nervensystem

1 DIAGNOSTISCHE MASSNAHMEN

1-10...1-10 Klinische Untersuchung

1-10 Klinische Untersuchung

1-100 Klinische Untersuchung in Allgemeinanästhesie

Hinw.: Die Allgemeinanästhesie ist im Kode enthalten.
Dieser Kode ist nur dann zu verwenden, wenn die Untersuchung unter Anästhesie als selbständige Maßnahme durchgeführt wird. Erfolgt in der gleichen Sitzung ein invasiver oder operativer Eingriff, der eine Anästhesie erfordert, ist die Untersuchung nicht gesondert zu kodieren.

1-20...1-33 Untersuchung einzelner Körpersysteme

Hinw.: Das Anästhesieverfahren bei einer diagnostischen Maßnahme kann zusätzlich kodiert werden, sofern die diagnostische Maßnahme üblicherweise ohne Allgemeinanästhesie durchgeführt wird (8-90).

1-20 Neurologische Untersuchungen

Hinw.: Das neurologische Monitoring ist gesondert zu kodieren (8-92).

1-202.– Diagnostik zur Feststellung des irreversiblen Hirnfunktionsausfalls

Hinw.: Diese Kodes sind nur zu verwenden bei Diagnostik nach der jeweils gültigen Fortschreibung der Richtlinie der Bundesärztekammer zur Feststellung des irreversiblen Hirnfunktionsausfalls (siehe im Zusammenhang mit einer Organspende auch § 5 und § 16 Abs. 1 Satz 1 Nr. 1 Transplantationsgesetz).
Die durchgeführten Einzelmaßnahmen sind nicht gesondert zu kodieren.

1-202.0- Bei einem potenziellen Organspender

Hinw.: Als Datum der Leistungserbringung ist das Datum anzugeben, an welchem mit der Diagnostik des irreversiblen Hirnfunktionsausfalls begonnen wurde.
Nicht angegeben werden dürfen diese Kodes, wenn der Patient zu Lebzeiten einer möglichen Organspende widersprochen hat oder medizinische Kontraindikationen für eine Organspende vorliegen.

.00 Ohne Feststellung des irreversiblen Hirnfunktionsausfalls

.01 Mit Feststellung des irreversiblen Hirnfunktionsausfalls

1-202.1 Bei sonstigen Patienten

1-203.– Invasive Funktionsdiagnostik des Nervensystems

Exkl.: Invasive präoperative Video-EEG-Intensivdiagnostik bei Epilepsie (1-211)

Hinw.: Der Zugang ist gesondert zu kodieren (5-010 ff., 5-011 ff., 5-030 ff., 5-031 ff., 5-032 ff.).

1-203.0 Mit Stimulationselektroden, zerebral

1-203.1 Mit Stimulationselektroden, spinal

1-203.2 Mit pharmakologischer Testung

1-203.x Sonstige

1-203.y N.n.bez.

1-204.– Untersuchung des Liquorsystems

1-204.0 Messung des Hirndruckes

1-204.1 Messung des lumbalen Liquordruckes

1-204.2 Lumbale Liquorpunktion zur Liquorentnahme

1-204.3 Subokzipitale Liquorpunktion zur Liquorentnahme

1-204.4 Fontanellenpunktion zur Liquorentnahme

1-204.5 Liquorentnahme aus einem liegenden Katheter

1-204.6 Infusionstest

1-204.7 Pharmakologischer Test

1-204.x Sonstige

1-204.y N.n.bez.

1-205 Elektromyographie [EMG]

Inkl.: Ausführliches Nadel-EMG
Neuromuskuläre Frequenzbelastung
Einzelfaser-EMG
Makro-EMG
Mehrkanalige EMG-Ableitung

1-206 Neurographie

1-207.– Elektroenzephalographie [EEG]

1-207.0 Routine-EEG (10-20-System)

Inkl.: Provokationsmethoden

1-207.1 Schlaf-EEG (10-20-System)

1-207.2 Video-EEG (10-20-System)

Exkl.: Video-EEG im Rahmen der präoperativen und intraoperativen Epilepsiediagnostik (1-210, 1-211, 1-212 ff.)

Hinw.: Dauer mindestens 24 Stunden.

1-207.3 Mobiles Kassetten-EEG (10-20-System)

Hinw.: Dauer mindestens 4 Stunden.

1-207.x Sonstige

1-207.y N.n.bez.

1-208.– Registrierung evozierter Potenziale

1-208.0 Akustisch [AEP]

1-208.1 Früh-akustisch [FAEP/BERA]

1-208.2 Somatosensorisch [SSEP]

1-208.3 Früh-somatosensorisch [FSSEP]

1-208.4 Motorisch [MEP]

1-208.5 Spät-akustisch [CERA]

1-208.6 Visuell [VEP]

1-208.7 Kognitiv [KEP]

1-208.8 Otoakustische Emissionen [OAE]

1-208.9 Vestibulär myogen [VEMP]

Inkl.: Zervikale vestibulär evozierte myogene Potenziale [cVEMP]
Okuläre vestibulär evozierte myogene Potenziale [oVEMP]

1-208.x Sonstige

1-208.y N.n.bez.

1-209 Komplexe Diagnostik bei Spina bifida

Inkl.: Sozialanamnese, Schul- und Arbeitsplatzanamnese, neuropsychologische und psychiatrische Diagnostik

Hinw.: Mit diesem Kode ist die multidisziplinäre somatische (Pädiatrie, Neurochirurgie, Orthopädie, Ophthalmologie, Urologie), psychologische und psychosoziale Diagnostik bei Patienten mit Spina bifida zu kodieren.
Die bildgebende Diagnostik (3-05), invasive funktionelle Diagnostik (Kap.1) und EEG-Diagnostik (1-207 ff.) sind gesondert zu kodieren.

1-20a.– Andere neurophysiologische Untersuchungen

1-20a.2- Neurologische Untersuchung bei Bewegungsstörungen

.20 Untersuchung der Pharmakosensitivität mit quantitativer Testung

.21 Untersuchung der operativen Behandelbarkeit von Bewegungsstörungen

Hinw.: Die bildgebende Diagnostik ist gesondert zu kodieren (Kap. 3).
Mindestmerkmale:

- quantitative Testung mit pharmakologischer Stimulation (ggf. mehrfach).
- neuropsychologische und psychiatrische Untersuchung.
- Untersuchung auf den Ebenen Struktur, Funktion, Aktivität, Partizipation, sozialer Kontext.
- Beratung bezüglich eines lebensverändernden Eingriffs.

1-20a.3- Neurophysiologische Diagnostik bei Schwindelsyndromen

.30 Elektro- und/oder Video-Nystagmographie

.31 Video-Kopfimpulstest

.32 Bestimmung der subjektiven visuellen Vertikalen

.33 Posturographie

1-20b.– Magnetenzephalographie [MEG]

1-20b.0 Zur Lokalisation epileptischer Foci

1-20b.1 Zur Lokalisation funktioneller Hirnareale

1-20b.x Sonstige

1-20b.y N.n.bez.

1-20c.– Navigierte transkranielle Magnetstimulation [nTMS]

1-20c.0 Zur Identifizierung von Hirnarealen für die Motorik (Motormapping)

1-20c.1 Zur Identifizierung von Hirnarealen für die Sprache (Speechmapping)

1-20c.x Sonstige

1-20c.y N.n.bez.

1-20d.– Hochauflösende Elektroenzephalographie [hdEEG]

Hinw.: Mit diesem Kode ist die Ableitung eines EEGs mit mindestens 64 Kanälen über mindestens 30 Minuten zu kodieren, wenn dabei im Quellenraum unter Einbeziehung individueller oder atlasbasierter (kanonischer) Kopfmodelle eine Rekonstruktion epilepsietypischer Muster (individuell oder als Mittelung) oder eine Analyse aufgabenbasierter Aktivität (evozierte Potenziale) oder eine Analyse der Ruhenetzwerkaktivität erfolgt.

1-20d.0 Zur Lokalisation epileptischer Foci

1-20d.1 Zur Lokalisation funktioneller Hirnareale

1-20d.x Sonstige

1-20d.y N.n.bez.

1-21 Epilepsiediagnostik

1-210 Nicht invasive Video-EEG-Intensivdiagnostik zur Evaluation einer Epilepsie oder eines Verdachts auf Epilepsie

Inkl.: Evaluation der Art der Anfälle
Evaluation des Epilepsiesyndroms
Evaluation bei therapierefraktärer Epilepsie
Evaluation zur weiteren Therapieplanung
Evaluation einer epilepsiechirurgischen Operationsindikation

Hinw.: Dieser Kode umfasst:

- das Anbringen von Oberflächenelektroden mindestens nach dem 10-20-System (ggf. mit ergänzenden, lokal dicht gesetzten oder zusätzlich gesetzten Elektroden, z.B. subtemporal oder anterior-temporal) und das ggf. durchgeführte Einbringen von Sphenoidalelektroden,
- das Video-EEG-Intensivmonitoring für i.d.R. mindestens 3 Tage,
- die Begleitung, Dokumentation und Auswertung (Medizin, MTA, Medizintechnik/Medizinphysik),
- die psychosoziale Betreuung des Patienten während des diagnostischen Prozesses.

Für die Durchführung gelten die Qualitätsstandards der Arbeitsgemeinschaft für präoperative Epilepsiediagnostik und operative Epilepsietherapie.

Der Kode kann auch angewendet werden, wenn als Ergebnis der Video-EEG-Intensivdiagnostik im Sinne einer differenzialdiagnostischen Klärung nicht epileptische Anfälle diagnostiziert werden.

Die Durchführung einer Magnetenzephalographie ist gesondert zu kodieren (1-20b ff.).

Die Durchführung einer hochauflösenden Elektroenzephalographie ist gesondert zu kodieren (1-20d ff.).

1-211 Invasive Video-EEG-Intensivdiagnostik bei Epilepsie zur Klärung einer epilepsiechirurgischen Operationsindikation

Hinw.: Dieser Kode umfasst:

- die Ableitung mit epiduralen, subduralen oder Foramen-ovale-Elektroden oder Tiefenelektroden,
- die ggf. durchgeführte kortikale Stimulation bei subduralen Plattenelektroden,
- das Video-EEG-Intensivmonitoring für i.d.R. mindestens 3 Tage,
- die Begleitung, Dokumentation und Auswertung,
- die psychosoziale Betreuung des Patienten während des diagnostischen Prozesses.

Für die Durchführung gelten die Qualitätsstandards der Arbeitsgemeinschaft für präoperative Epilepsiediagnostik und operative Epilepsietherapie.

Die Implantation der Elektroden ist gesondert zu kodieren (5-014.9 ff., 5-028.20, 5-028.21).

Der Zugang ist gesondert zu kodieren (5-010 ff., 5-011 ff.).

Die Durchführung einer Magnetenzephalographie ist gesondert zu kodieren (1-20b ff.).

Die Durchführung einer hochauflösenden Elektroenzephalographie ist gesondert zu kodieren (1-20d ff.).

1-212.– Invasive intraoperative Epilepsiediagnostik

Inkl.: Video-EEG

Hinw.: Für die Durchführung gelten die Qualitätsstandards der Arbeitsgemeinschaft für präoperative Epilepsiediagnostik und operative Epilepsietherapie.

1-212.0 Elektrokortikographie

1-212.1 Elektrostimulation in Allgemeinanästhesie

1-212.2 Elektrostimulation im Wachzustand

1-212.3 Evozierte Potenziale

1-212.x Sonstige

1-212.y N.n.bez.

1-213 Syndromdiagnose bei komplizierten Epilepsien

Inkl.: Sozialanamnese, Arbeitsplatzanamnese, neuropsychologische und psychiatrische Diagnostik

Exkl.: EEG-Diagnostik (1-207 ff.)

Hinw.: Mindestmerkmale:

- Diagnostik über mindestens 14 Tage.
- Standardisiertes multidisziplinäres Assessment in mindestens 3 Problemfeldern (Medikamentensynopse mit Nebenwirkungsprofilen und Resistenzprüfung, berufliche und soziale Defizite durch die Epilepsie, neuropsychologische Funktionsstörungen, psychiatrisch relevante Persönlichkeits- und Verhaltensstörungen inklusive epilepsiebezogene psychiatrische Erkrankungen).

1-22 Untersuchungen der Augen

1-220.– Messung des Augeninnendruckes

1-220.0 Tages- und Nachtdruckmessung über 24 Stunden

1-221 Teilstationäre Augenuntersuchung bei Kindern und Jugendlichen mit der Notwendigkeit der Bewegungslosigkeit

Hinw.: Dieser Kode ist nur für Patienten bis zur Vollendung des 18. Lebensjahres anzugeben.

Strukturmerkmale:

- Vorhandensein einer Fachabteilung für Kinder- und Jugendmedizin am Standort des Krankenhauses.

Mindestmerkmale:

- Analgosedierung oder Anästhesie für eine Dauer von mindestens 5 Minuten durch einen Facharzt (Facharzt für Anästhesie oder Facharzt für Kinder- und Jugendmedizin) und eine Pflegekraft.

Die Analgosedierung oder Anästhesie ist nicht gesondert zu kodieren.

1-24 Untersuchungen im HNO-Bereich

Exkl.: Kardiorespiratorische Polysomnographie (1-790)

1-242 Audiometrie

Inkl.: Pädaudiometrie

Exkl.: Registrierung evozierter Potenziale (1-208 ff.)

1-243 Phoniatrie

1-245 Rhinomanometrie

1-247 Olfaktometrie und Gustometrie

Exkl.: Registrierung evozierter Potenziale (1-208 ff.)

1-26 Untersuchungen der elektrophysiologischen Aktivität des Herzens

1-265.– Elektrophysiologische Untersuchung des Herzens, kathetergestützt

Hinw.: Entsprechend deutschen und internationalen Leitlinien erfolgt die Definition hier anhand der vorliegenden Diagnose.

1-265.0 Bei Störungen der Sinusknotenfunktion

1-265.1 Bei Störungen der AV-Überleitung

1-265.3 Bei intraventrikulären Leitungsstörungen (faszikuläre Blockierungen)

1-265.4 Bei Tachykardien mit schmalem QRS-Komplex oder atrialen Tachykardien

1-265.5 Bei WPW-Syndrom

1-265.6 Bei Tachykardien mit breitem QRS-Komplex

1-265.7 Bei nicht anhaltenden Kammertachykardien und/oder ventrikulären Extrasystolen

1-265.8 Bei Synkopen unklarer Genese

1-265.9 Bei Zustand nach Herz-Kreislauf-Stillstand

1-265.a Nach kurativer Therapie eines angeborenen Herzfehlers

1-265.b Nach palliativer Therapie eines angeborenen Herzfehlers

1-265.d Bei Zustand nach Herztransplantation

1-265.e Bei Vorhofflimmern

1-265.f Bei Vorhofflattern

1-265.x Sonstige

1-265.y N.n.bez.

1-266.– Elektrophysiologische Untersuchung des Herzens, nicht kathetergestützt

1-266.0 Bei implantiertem Schrittmacher

Inkl.: Induktion von Vorhofflimmern zur Testung des "mode-switch"
Reprogrammierung eines permanenten Schrittmachers
Messung des Lungenwassers ggf. mit Programmierung der Flüssigkeitsschwelle

1-266.1 Bei implantiertem Kardioverter/Defibrillator [ICD]

Inkl.: Zur Bestimmung der Defibrillationsschwelle
Messung des Lungenwassers ggf. mit Programmierung der Flüssigkeitsschwelle

1-266.2 Kipptisch-Untersuchung zur Abklärung von Synkopen

1-266.3 Medikamentöser Provokationstest (zur Erkennung von Arrhythmien)

1-266.x Sonstige

1-266.y N.n.bez.

1-268.– Kardiales Mapping

1-268.0 Rechter Vorhof

1-268.1 Linker Vorhof

1-268.2 Gemeinsamer Vorhof

1-268.3 Rechter Ventrikel

1-268.4 Linker Ventrikel

1-268.5 Funktionell/morphologisch univentrikuläres Herz

1-268.x Sonstige

1-268.y N.n.bez.

1-269 Magnetokardiographie

1-27 Diagnostische Katheteruntersuchung an Herz und Kreislauf

Exkl.: Kathetergestützte elektrophysiologische Untersuchung des Herzens (1-265 ff.)

1-273.– Rechtsherz-Katheteruntersuchung

Inkl.: Katheteruntersuchung von A. pulmonalis, rechtem Ventrikel, rechtem Vorhof und V. cava
Druckmessung, Druckgradientenbestimmung, Messung des Herzzeitvolumens, Bestimmung des pulmonalen Gefäßwiderstandes und Messung unter Belastung

Hinw.: Bei einer kombinierten Links- und Rechtsherz-Katheteruntersuchung ist jeweils ein Kode für die Rechtsherz-Katheteruntersuchung und ein Kode für die Linksherz-Katheteruntersuchung anzugeben.

1-273.1 Oxymetrie

1-273.2 Druckmessung mit Messung des Shuntvolumens

1-273.5 Messung der pulmonalen Flussreserve

1-273.6 Messung des Lungenwassers

1-273.x Sonstige

1-273.y N.n.bez.

1-274.– Transseptale Linksherz-Katheteruntersuchung

Inkl.: Katheteruntersuchung von Aorta, linkem Ventrikel, linkem Vorhof und Pulmonalvenen
Punktion des Vorhofseptums

1-274.0 Druckmessung

Inkl.: Druckgradientenbestimmung

1-274.1 Oxymetrie

1-274.2 Druckmessung mit Messung des Shuntvolumens

1-274.3 Sondierung des Vorhofseptums

1-274.4 Sondierung des Ventrikelseptums

1-274.x Sonstige

1-274.y N.n.bez.

1-275.– Transarterielle Linksherz-Katheteruntersuchung

Hinw.: Bei einer kombinierten Links- und Rechtsherz-Katheteruntersuchung ist jeweils ein Kode für die Rechtsherz-Katheteruntersuchung und ein Kode für die Linksherz-Katheteruntersuchung anzugeben.

1-275.0 Koronarangiographie ohne weitere Maßnahmen

1-275.1 Koronarangiographie und Druckmessung im linken Ventrikel

1-275.2 Koronarangiographie, Druckmessung und Ventrikulographie im linken Ventrikel

1-275.3 Koronarangiographie, Druckmessung und Ventrikulographie im linken Ventrikel, Druckmessung in der Aorta und Aortenbogendarstellung

1-275.4 Koronarangiographie, Druckmessung in der Aorta und Aortenbogendarstellung

1-275.5 Koronarangiographie von Bypassgefäßen

1-275.6 Ventrikulographie mit Druckmessung im linken Ventrikel und Aortenbogendarstellung

1-275.x Sonstige

1-275.y N.n.bez.

1-276.– Angiokardiographie als selbständige Maßnahme

1-276.0 Pulmonalisangiographie

1-276.1 Aortographie

1-276.2- Ventrikulographie

.20 Rechter Ventrikel

.21 Linker Ventrikel

.22 Rechter und linker Ventrikel

1-276.x Sonstige

1-276.y N.n.bez.

1-277.– Herzkatheteruntersuchung bei funktionell/morphologisch univentrikulärem Herzen

1-277.0 Ohne Duktusabhängigkeit

1-277.1 Mit duktusabhängigem Blutfluss im Lungenkreislauf

1-277.2 Mit duktusabhängigem Blutfluss im Körperkreislauf

1-277.x Sonstige

1-277.y N.n.bez.

1-279.– Andere diagnostische Katheteruntersuchung an Herz und Gefäßen

1-279.0 Bestimmung des Herzvolumens und der Austreibungsfraktion

1-279.1 Quantitative regionale Funktionsanalyse

1-279.2 Densitometrie des Ventrikels

1-279.3 Densitometrie des Myokardes

1-279.4 Densitometrie der großen Gefäße

1-279.5- Intrakardiale Kontraktionsanalyse

.50 Im dreidimensionalen System

.51 Mit einem Druck und Kontraktilität messenden Dopplerdraht (DPDT)

.5x Sonstige

1-279.6 Sondierung des Ductus arteriosus Botalli

1-279.7 Sondierung eines operativ angelegten Shuntes

1-279.8 Sondierung von Kollateralgefäßen

1-279.9 Angioskopie

Hinw.: Eine durchgeführte Biopsie ist gesondert zu kodieren (1-497 ff.).

1-279.a Koronarangiographie mit Bestimmung der intrakoronaren Druckverhältnisse durch Druckdrahtmessung

Inkl.: Bestimmung der fraktionellen myokardialen Flussreserve (FFRmyo)
Bestimmung von Druckindizes ohne Vasodilatation

1-279.b Messung des Lebervenenverschlussdruckes

1-279.x Sonstige

1-279.y N.n.bez.

1-31 Funktionsuntersuchungen des Verdauungstraktes

Exkl.: Diagnostische Endoskopie des Verdauungstraktes (1-63, 1-64, 1-65)

1-313.– Ösophagusmanometrie

1-313.0 Durchzugsmanometrie

1-313.1 Hochauflösende Manometrie

Inkl.: High-Resolution-Ösophagus-Manometrie [HRM]

Hinw.: Die Sonde verfügt über mindestens 20 Druckabnahmepunkte.

1-313.2 Impedanz-Planimetrie

1-313.x Sonstige

1-314 Manometrie der Gallen- und Pankreasgänge

Inkl.: Papillenmanometrie

1-315 Anorektale Manometrie

1-316.– pH-Metrie des Ösophagus

1-316.0 Einfach

1-316.1- Langzeit-pH-Metrie
.10 Ohne Langzeit-Impedanzmessung
.11 Mit Langzeit-Impedanzmessung

1-316.x Sonstige

1-316.y N.n.bez.

1-317.– pH-Metrie des Magens

1-317.0 Einfach

1-317.1 Langzeit-pH-Metrie

1-317.x Sonstige

1-317.y N.n.bez.

1-318 Dünndarmmanometrie

1-319 Dickdarmmanometrie

Inkl.: Barostat

Exkl.: Anorektale Manometrie

1-33 Untersuchung des Harntraktes

1-334.– Urodynamische Untersuchung

Exkl.: Uroflowmetrie

1-334.0 Urodynamische Untersuchung mit gleichzeitiger Anwendung elektrophysiologischer Methoden

1-334.1 Blasendruckmessung

Inkl.: Langzeitdruckmessung

1-334.2 Video-Urodynamik

1-334.x Sonstige

1-334.y N.n.bez.

1-335 Messung des Urethradruckprofils

1-336 Harnröhrenkalibrierung

1-40...1-49 Biopsie ohne Inzision

Inkl.: Perkutane (Fein-)Nadelbiopsie, Stanzbiopsie [Punchbiopsie], durch bildgebende Verfahren gesteuerte perkutane Biopsie, endoskopische Biopsie, endosonographische Biopsie, arthroskopische Biopsie, Saugbiopsie

Exkl.: Biopsie durch Inzision, intraoperative Biopsie, Biopsie bei diagnostischer Endoskopie durch Inzision und intraoperativ (1-50 bis 1-58)

Hinw.: Das Anästhesieverfahren bei einer diagnostischen Maßnahme kann zusätzlich kodiert werden, sofern die diagnostische Maßnahme üblicherweise ohne Allgemeinanästhesie durchgeführt wird (8-90).

1-40 Biopsie ohne Inzision an Nervensystem und endokrinen Organen

1-401.– Perkutane Biopsie an intrakraniellem Gewebe mit Steuerung durch bildgebende Verfahren

1-401.0 Großhirn

1-401.1 Stammganglien

1-401.2 Hirnstamm

1-401.3 Kleinhirn

1-401.4 Hirnnerven und Ganglien, intrakraniell

1-401.5 Hirnhäute

1-401.x Sonstige

1-401.y N.n.bez.

1-404.– Perkutane (Nadel-)Biopsie an intraspinalem Gewebe

1-404.0 Rückenmark

1-404.1 Rückenmarknerven und Spinalganglien, intraspinal

1-404.2 Rückenmarkhäute

1-404.x Sonstige

1-404.y N.n.bez.

1-405.– Perkutane (Nadel-)Biopsie an peripheren Nerven

1-405.0♦ Hirnnerven, extrakraniell

1-405.1♦ Plexus brachialis

1-405.2♦ Nerven Schulter

1-405.3♦ Nerven Arm

1-405.4♦ Nerven Hand

1-405.5 Nerven Rumpf

1-405.6♦ Plexus lumbosacralis

1-405.7♦ Nerven Leiste und Beckenboden

1-405.8♦ Nerven Bein

1-405.9♦ Nerven Fuß

1-405.x♦ Sonstige

1-405.y N.n.bez.

1-406.– Perkutane (Nadel-)Biopsie an endokrinen Organen

Exkl.: Perkutane (Nadel-)Biopsie des Pankreas (1-441.2)
Perkutane (Nadel-)Biopsie am Hoden (1-463.4)
Perkutane (Nadel-)Biopsie am Ovar (1-470.0)

1-406.0 Hypophyse

1-406.1 Corpus pineale

1-406.2 Schilddrüse

1-406.3♦ Nebenschilddrüsen

1-406.5♦ Nebenniere

1-406.x♦ Sonstige

1-406.y N.n.bez.

1-407.– Perkutane Biopsie an endokrinen Organen mit Steuerung durch bildgebende Verfahren

Exkl.: Perkutane (Nadel-)Biopsie des Pankreas (1-442.2)
Perkutane (Nadel-)Biopsie am Hoden (1-465.4)
Perkutane (Nadel-)Biopsie am Ovar (1-474.0)

1-407.0 Hypophyse

1-407.1 Corpus pineale

1-407.2 Schilddrüse

1-407.3♦ Nebenschilddrüsen

1-407.5♦ Nebenniere

1-407.x♦ Sonstige

1-407.y N.n.bez.

1-408.– Endosonographische Biopsie an endokrinen Organen

1-408.0♦ Nebenniere

Hinw.: Eine Endosonographie ist gesondert zu kodieren (3-05a).

1-408.x♦ Sonstige

1-408.y N.n.bez.

1-41 Biopsie ohne Inzision an Auge, Ohr, Nase und Haut von Gesicht und Kopf

Inkl.: Endoskopische Biopsie

1-410♦ Biopsie ohne Inzision an der Ohrmuschel

1-411♦ Biopsie ohne Inzision am äußeren Gehörgang durch Otoskopie

1-412.– Biopsie ohne Inzision an Augenlid und Augenbraue

1-412.0♦ Augenlid

1-412.1♦ Augenbraue

1-413.– Biopsie ohne Inzision an Konjunktiva und Kornea

1-413.0♦ Konjunktiva

1-413.1♦ Kornea

1-414.– Biopsie ohne Inzision an der Nase

1-414.0 Naseninnenraum

1-414.1 Nasennebenhöhlen

1-414.x Sonstige

1-414.y N.n.bez.

1-415 Biopsie ohne Inzision an der Gesichtshaut

Inkl.: Kopfhaut

1-42 Biopsie ohne Inzision an Mund, Mundhöhle, Larynx, Pharynx und blutbildenden Organen

Inkl.: Endoskopische Biopsie

1-420.– Biopsie ohne Inzision an Mund und Mundhöhle

1-420.0 Lippe

1-420.1 Zunge

1-420.2 Gaumen

1-420.3 Gingiva

1-420.4 Alveolarkamm

1-420.5 Wangenschleimhaut

1-420.6 Mundboden

1-420.7♦ Speicheldrüse und Speicheldrüsenausführungsgang

1-420.x♦ Sonstige

1-420.y N.n.bez.

1-421.– Biopsie ohne Inzision am Larynx

1-421.0 Supraglottis

1-421.1 Glottis

1-421.2 Subglottis

1-421.x Sonstige

1-421.y N.n.bez.

1-422.– Biopsie ohne Inzision am Pharynx

1-422.0- Oropharynx

.00 Uvula

.01♦ Tonsillen

.0x♦ Sonstige

1-422.1 Hypopharynx

1-422.2 Nasopharynx

1-422.x Sonstige

1-422.y N.n.bez.

1-424 Biopsie ohne Inzision am Knochenmark

Inkl.: Stanzbiopsie

1-425.– (Perkutane) (Nadel-)Biopsie an Lymphknoten, Milz und Thymus

1-425.0♦ Lymphknoten, zervikal

1-425.1♦ Lymphknoten, supraklavikulär (Virchow-Drüse)

1-425.2♦ Lymphknoten, axillär

1-425.3 Lymphknoten, mediastinal

1-425.4 Lymphknoten, paraaortal

1-425.5♦ Lymphknoten, iliakal

1-425.6♦ Lymphknoten, pelvin

1-425.7♦ Lymphknoten, inguinal

1-425.8 Milz

1-425.9 Thymus

1-425.x♦ Sonstige

1-425.y N.n.bez.

1-426.– (Perkutane) Biopsie an Lymphknoten, Milz und Thymus mit Steuerung durch bildgebende Verfahren

Hinw.: Eine Endosonographie ist gesondert zu kodieren.

1-426.0♦ Lymphknoten, zervikal

1-426.1♦ Lymphknoten, supraklavikulär (Virchow-Drüse)

1-426.2♦ Lymphknoten, axillär

1-426.3 Lymphknoten, mediastinal

1-426.4 Lymphknoten, paraaortal

1-426.5♦ Lymphknoten, iliakal

1-426.6♦ Lymphknoten, pelvin

1-426.7♦ Lymphknoten, inguinal

1-426.8 Milz

1-426.9 Thymus

1-426.a♦ Lymphknoten, mesenterial

1-426.x♦ Sonstige

1-426.y N.n.bez.

1-43 Biopsie ohne Inzision an respiratorischen Organen

Inkl.: Endoskopische Biopsie

Hinw.: Eine Endoskopie ist gesondert zu kodieren.
Eine Endosonographie ist gesondert zu kodieren.

1-430.– Endoskopische Biopsie an respiratorischen Organen

Hinw.: Die nachfolgenden Kodes umfassen die Entnahme von 1 bis 5 Biopsien.
Die Entnahme von mehr als 5 Biopsien ist mit dem Kode Stufenbiopsie zu kodieren.

1-430.0- Trachea

.00 Zangenbiopsie

.01 Kryobiopsie

.0x Sonstige

1-430.1- Bronchus

.10♦ Zangenbiopsie

.11♦ Kryobiopsie

.12♦ Biopsie durch Schlingenabtragung

.1x♦ Sonstige

1-430.2- Lunge

Inkl.: Transösophageale Biopsie, transbronchiale Biopsie

.20♦ Zangenbiopsie

.21♦ Kryobiopsie

.2x♦ Sonstige

1-430.3- Stufenbiopsie

.30 Zangenbiospie

.31 Kryobiopsie

.3x Sonstige

1-430.x♦ Sonstige

1-430.y N.n.bez.

1-431.– Perkutane (Nadel-)Biopsie an respiratorischen Organen

1-431.0♦ Lunge

1-431.1♦ Pleura

1-431.2 Zwerchfell

1-431.x♦ Sonstige

1-431.y N.n.bez.

1-432.– Perkutane Biopsie an respiratorischen Organen mit Steuerung durch bildgebende Verfahren

Exkl.: Endoskopische Biopsie an respiratorischen Organen (1-430 ff.)

1-432.0- Lunge

.00♦ Durch Feinnadelaspiration

.01♦ Durch Stanzbiopsie ohne Clip-Markierung der Biopsieregion

.02♦ Durch Stanzbiopsie mit Clip-Markierung der Biopsieregion

.0x♦ Sonstige

1-432.1♦ Pleura

1-432.2 Zwerchfell

1-432.x♦ Sonstige

1-432.y N.n.bez.

1-44 Biopsie ohne Inzision an den Verdauungsorganen

Inkl.: Biopsie an hepatobiliärem System und Pankreas
Endoskopische Biopsie

Hinw.: Eine Endoskopie ist gesondert zu kodieren.

1-440.– Endoskopische Biopsie an oberem Verdauungstrakt, Gallengängen und Pankreas

Hinw.: Die Entnahme von mehr als 5 Biopsien ist mit dem Kode Stufenbiopsie zu kodieren.

1-440.6 Gallengänge

1-440.7 Sphincter Oddi und Papilla duodeni major

1-440.8 Pankreas

1-440.9 Stufenbiopsie am oberen Verdauungstrakt

1-440.a 1 bis 5 Biopsien am oberen Verdauungstrakt

1-440.x Sonstige

1-440.y N.n.bez.

1-441.– Perkutane (Nadel-)Biopsie an hepatobiliärem System und Pankreas

1-441.0 Leber

1-441.1 Gallenblase

1-441.2 Pankreas

1-442.– Perkutane Biopsie an hepatobiliärem System und Pankreas mit Steuerung durch bildgebende Verfahren

Exkl.: Endoskopische Biopsie an Gallengängen und Pankreas (1-440 ff.)

1-442.0 Leber

1-442.1 Gallenblase

1-442.2 Pankreas

1-442.3- Gallengänge

.30 Nadelbiopsie

.31 Transluminal, mit Schleuse

1-442.4 Sphincter Oddi und Papilla duodeni major

1-442.x Sonstige

1-442.y N.n.bez.

1-444.– Endoskopische Biopsie am unteren Verdauungstrakt

Hinw.: Die Entnahme von mehr als 5 Biopsien ist mit dem Kode Stufenbiopsie zu kodieren.

1-444.6 Stufenbiopsie

1-444.7 1 bis 5 Biopsien

1-444.x Sonstige

1-444.y N.n.bez.

1-445 Endosonographische Feinnadelpunktion am oberen Verdauungstrakt

Hinw.: Eine Endosonographie ist gesondert zu kodieren (3-051, 3-053, 3-054).

1-446 Endosonographische Feinnadelpunktion am unteren Verdauungstrakt

Hinw.: Eine Endosonographie ist gesondert zu kodieren (3-057, 3-058).

1-447 Endosonographische Feinnadelpunktion am Pankreas

Hinw.: Eine Endosonographie ist gesondert zu kodieren (3-056).

1-448.– Endosonographische Feinnadelpunktion am hepatobiliären System

Hinw.: Eine Endosonographie ist gesondert zu kodieren (3-055 ff., 3-05x).

1-448.0 Leber

1-448.1 Gallengänge

1-448.x Sonstige

1-448.y N.n.bez.

1-449.– Andere Biopsie ohne Inzision an anderen Verdauungsorganen

1-449.0 Analkanal

1-449.1 Analrand

1-449.2 Perianalregion

1-449.x Sonstige

1-449.y N.n.bez.

1-46 Biopsie ohne Inzision an Harnorganen und männlichen Genitalorganen

Inkl.: Endoskopische Biopsie
Biopsie bei diagnostischer Endoskopie über ein Stoma

Hinw.: Eine Endoskopie ist gesondert zu kodieren.

1-460.– Transurethrale Biopsie an Harnorganen und Prostata

Hinw.: Die nachfolgenden Kodes umfassen die Entnahme von 1 bis 5 Biopsien.
Die Entnahme von mehr als 5 Biopsien ist mit dem Kode Stufenbiopsie zu kodieren.
| Die Art des Zystoskops ist gesondert zu kodieren (1-999.4 ff.).

1-460.0♦ Nierenbecken

1-460.1♦ Ureter

1-460.2 Harnblase

1-460.3 Urethra

1-460.4 Prostata

1-460.5 Stufenbiopsie

1-460.x♦ Sonstige

1-460.y N.n.bez.

1-461.– Perkutan-nephroskopische Biopsie an Harnorganen

| *Hinw.:* Die Art des Zystoskops ist gesondert zu kodieren (1-999.4 ff.).

1-461.0♦ Nierenbecken

1-461.1♦ Ureter

1-461.x♦ Sonstige

1-461.y N.n.bez.

1-462.– Perkutan-zystoskopische Biopsie an Harnorganen und Prostata

| *Hinw.:* Die Art des Zystoskops ist gesondert zu kodieren (1-999.4 ff.).

1-462.0♦ Nierenbecken

1-462.1♦ Ureter

1-462.2 Harnblase

1-462.3 Urethra

1-462.4 Prostata

1-462.x♦ Sonstige

1-462.y N.n.bez.

1-463.– Perkutane (Nadel-)Biopsie an Harnorganen und männlichen Genitalorganen

Exkl.: Perkutane Biopsie an Harnorganen und männlichen Genitalorganen mit Steuerung durch bildgebende Verfahren (1-465 ff.)

1-463.0♦ Niere

1-463.1- Prostata

.10 Stanzbiopsie

.11 Saugbiopsie

1-463.2♦ Vesiculae seminales

1-463.3 Penis

1-463.4♦ Hoden

1-463.5♦ Epididymis

1-463.6♦ Ductus deferens

1-463.7♦ Funiculus spermaticus

1-463.8 Skrotum

1-463.9 Perineum

1-463.x♦ Sonstige

1-463.y N.n.bez.

1-464.– Transrektale Biopsie an männlichen Genitalorganen

Exkl.: Transrektale Biopsie an männlichen Genitalorganen mit Steuerung durch bildgebende Verfahren (1-466 ff.)

1-464.0- Prostata, Stanzbiopsie

.00 Weniger als 20 Zylinder

.01 20 oder mehr Zylinder

Inkl.: Extensive Prostatastanzbiopsie

1-464.1 Prostata, Saugbiopsie

1-464.2♦ Vesiculae seminales

1-464.x♦ Sonstige

1-464.y N.n.bez.

1-465.– Perkutane Biopsie an Harnorganen und männlichen Genitalorganen mit Steuerung durch bildgebende Verfahren

Hinw.: Die nachfolgenden Kodes umfassen die Entnahme von 1 bis 5 Biopsien.
Die Entnahme von mehr als 5 Biopsien ist mit dem Kode Stufenbiopsie zu kodieren.
Die Anwendung eines diagnostischen Navigationssystems ist gesondert zu kodieren (1-999.0 ff.).

1-465.0♦ Niere

1-465.2♦ Vesiculae seminales

1-465.3 Penis

1-465.4♦ Hoden

1-465.5♦ Epididymis

1-465.6♦ Ductus deferens

1-465.7♦ Funiculus spermaticus

1-465.8 Stufenbiopsie

1-465.9- Prostata, Stanzbiopsie

.90 Weniger als 20 Zylinder

.91 20 oder mehr Zylinder

Inkl.: Extensive Prostatastanzbiopsie

1-465.a Prostata, Saugbiopsie

1-465.x♦ Sonstige

1-465.y N.n.bez.

1-466.– Transrektale Biopsie an männlichen Genitalorganen mit Steuerung durch bildgebende Verfahren

Hinw.: Die Anwendung eines diagnostischen Navigationssystems ist gesondert zu kodieren (1-999.0 ff.).

1-466.0- Prostata, Stanzbiopsie

.00 Weniger als 20 Zylinder

.01 20 oder mehr Zylinder

Inkl.: Extensive Prostatastanzbiopsie

1-466.1♦ Vesiculae seminales

1-466.x♦ Sonstige

1-466.y N.n.bez.

1-47 Biopsie ohne Inzision an weiblichen Genitalorganen

Inkl.: Biopsie ohne Inzision am graviden Uterus

1-470.– (Perkutane) (Nadel-)Biopsie an weiblichen Genitalorganen

1-470.0♦ Ovar

1-470.1♦ Tuba(e) uterina(e)

1-470.2 Uterus

1-470.3♦ Ligamente des Uterus

1-470.4 Vagina

1-470.5 Vulva

Exkl.: Exzision von erkranktem Gewebe der Vulva (5-712.0)

1-470.6 Perineum

Exkl.: Exzision an der Vulva unter Mitnahme der Haut des Perineums (5-712.0)

1-470.x♦ Sonstige

1-470.y N.n.bez.

1-471.– Biopsie ohne Inzision am Endometrium

1-471.0 Diagnostische Mikrokürettage (Strichkürettage)

1-471.1 Diagnostische Aspirationskürettage

1-471.2 Diagnostische fraktionierte Kürettage

1-471.x Sonstige

1-471.y N.n.bez.

1-472.– Biopsie ohne Inzision an der Cervix uteri

1-472.0 Zervixabrasio

1-472.x Sonstige

1-472.y N.n.bez.

1-473.– Biopsie ohne Inzision am graviden Uterus mit Steuerung durch bildgebende Verfahren

1-473.0 Chorionzotten, perkutan

1-473.1 Chorionzotten, transvaginal

1-473.2 Fetus

1-473.3 Nabelschnurgefäße [Chordozentese]

1-473.x Sonstige

1-473.y N.n.bez.

1-474.– (Perkutane) Biopsie an weiblichen Genitalorganen mit Steuerung durch bildgebende Verfahren

Hinw.: Eine durchgeführte diagnostische Kolposkopie ist gesondert zu kodieren (1-671).

1-474.0♦ Ovar

1-474.1♦ Tuba(e) uterina(e)

1-474.2 Uterus

1-474.3♦ Ligamente des Uterus

1-474.4 Vagina

1-474.5 Vulva

Exkl.: Exzision von erkranktem Gewebe der Vulva (5-712.0)

1-474.6 Perineum

Exkl.: Exzision an der Vulva unter Mitnahme der Haut des Perineums (5-712.0)

1-474.x♦ Sonstige

1-474.y N.n.bez.

1-48 Biopsie ohne Inzision an Knochen und Gelenken

Inkl.: Biopsie ohne Inzision an Schleimbeuteln

Exkl.: Biopsie ohne Inzision am Knochenmark (1-424)

1-480.– Perkutane (Nadel-)Biopsie an Knochen

1-480.0 Skapula, Klavikula, Rippen und Sternum

1-480.1♦ Humerus

1-480.2♦ Radius und Ulna

1-480.3♦ Karpale, Metakarpale und Phalangen Hand

1-480.4 Wirbelsäule

1-480.5 Becken

1-480.6♦ Femur und Patella

1-480.7♦ Tibia und Fibula

1-480.8♦ Tarsale, Metatarsale und Phalangen Fuß

1-480.x♦ Sonstige

1-480.y N.n.bez.

1-481.– Biopsie ohne Inzision an Knochen mit Steuerung durch bildgebende Verfahren

1-481.0 Skapula, Klavikula, Rippen und Sternum

1-481.1♦ Humerus

1-481.2♦ Radius und Ulna

1-481.3♦ Karpale, Metakarpale und Phalangen Hand

1-481.4 Wirbelsäule

1-481.5 Becken

1-481.6♦ Femur und Patella

1-481.7♦ Tibia und Fibula

1-481.8♦ Tarsale, Metatarsale und Phalangen Fuß

1-481.x♦ Sonstige

1-481.y N.n.bez.

1-482.– Arthroskopische Biopsie an Gelenken

Hinw.: Die Arthroskopie ist gesondert zu kodieren (1-697 ff.).

1-482.0♦ Kiefergelenk

1-482.1♦ Schultergelenk

1-482.2♦ Akromioklavikulargelenk

1-482.3♦ Sternoklavikulargelenk

1-482.4♦ Ellenbogengelenk

1-482.5♦ Handgelenk

1-482.6♦ Hüftgelenk

1-482.7♦ Kniegelenk

1-482.8♦ Oberes Sprunggelenk

1-482.9♦ Sonstige Gelenke am Fuß

1-482.a♦ Fingergelenk

1-482.x♦ Sonstige

1-482.y N.n.bez.

1-483.– Perkutane (Nadel-)Biopsie an Gelenken und Schleimbeuteln

1-483.0♦ Kiefergelenk

1-483.1♦ Gelenke des Schultergürtels

1-483.2♦ Ellenbogengelenk

1-483.3♦ Handgelenk

1-483.4♦ Thorakales Gelenk

1-483.5♦ Gelenk an der Wirbelsäule

1-483.6♦ Hüftgelenk

1-483.7♦ Kniegelenk

1-483.8♦ Oberes Sprunggelenk

1-483.9♦ Sonstige Gelenke am Fuß

1-483.a Schleimbeutel

1-483.b♦ Fingergelenk

1-483.x♦ Sonstige

1-483.y N.n.bez.

1-484.– Perkutane Biopsie an Gelenken und Schleimbeuteln mit Steuerung durch bildgebende Verfahren

1-484.0♦ Kiefergelenk

1-484.1♦ Gelenke des Schultergürtels

1-484.2♦ Ellenbogengelenk

1-484.3♦ Handgelenk

1-484.4♦ Thorakales Gelenk

1-484.5♦ Gelenk an der Wirbelsäule

1-484.6♦ Hüftgelenk

1-484.7♦ Kniegelenk

1-484.8♦ Oberes Sprunggelenk

1-484.9♦ Sonstige Gelenke am Fuß

1-484.a Schleimbeutel

1-484.b♦ Fingergelenk

1-484.x♦ Sonstige

1-484.y N.n.bez.

1-49 Biopsie ohne Inzision an anderen Organen und Geweben

Inkl.: Biopsie ohne Inzision an Peritoneum und Retroperitoneum

Exkl.: Biopsie ohne Inzision am männlichen Perineum (1-463.9)
Biopsie ohne Inzision am weiblichen Perineum (1-470.6)

1-490.– Biopsie ohne Inzision an Haut und Unterhaut

Inkl.: Biopsie an der Haut durch Inzision

1-490.0 Hals

1-490.1♦ Schulterregion

1-490.2♦ Oberarm und Ellenbogen

1-490.3♦ Unterarm und Hand

1-490.4 Rumpf

1-490.5♦ Oberschenkel

1-490.6♦ Unterschenkel

1-490.7♦ Fuß

1-490.x♦ Sonstige

1-490.y N.n.bez.

1-491.– Perkutane (Nadel-)Biopsie an Muskeln und Weichteilen

1-491.0 Hals

1-491.1♦ Schulterregion

1-491.2♦ Oberarm und Ellenbogen

1-491.3♦ Unterarm und Hand

1-491.4 Rumpf

1-491.5♦ Oberschenkel

1-491.6♦ Unterschenkel

1-491.7♦ Fuß

1-491.x♦ Sonstige

1-491.y N.n.bez.

1-492.– Perkutane Biopsie an Muskeln und Weichteilen mit Steuerung durch bildgebende Verfahren

1-492.0 Hals

1-492.1♦ Schulterregion

1-492.2♦ Oberarm und Ellenbogen

1-492.3♦ Unterarm und Hand

1-492.4 Rumpf

1-492.5♦ Oberschenkel

1-492.6♦ Unterschenkel

1-492.7♦ Fuß

1-492.x♦ Sonstige

1-492.y N.n.bez.

1-493.– Perkutane (Nadel-)Biopsie an anderen Organen und Geweben

Exkl.: Biopsie ohne Inzision an Lymphknoten, Milz und Thymus (1-425 ff.)
Biopsie ohne Inzision am männlichen Perineum (1-463.9)
Biopsie ohne Inzision am weiblichen Perineum (1-470.6)

1-493.0 Myokard

1-493.1 Perikard

1-493.2 Mediastinum

1-493.3- Mamma

.30♦ Durch Feinnadelaspiration

.31♦ Durch Stanzbiopsie ohne Clip-Markierung der Biopsieregion

.32♦ Durch Stanzbiopsie mit Clip-Markierung der Biopsieregion

.3x♦ Sonstige

1-493.4 Brustwand

1-493.5 Bauchwand

Inkl.: Nabel

1-493.6 Peritoneum

1-493.7 Beckenperitoneum

1-493.8 Retroperitoneales Gewebe

1-493.9 Perivesikales Gewebe

1-493.a Periprostatisches Gewebe

1-493.b Lymphozele

1-493.c♦ Urozele

1-493.x♦ Sonstige

1-493.y N.n.bez.

1-494.– (Perkutane) Biopsie an anderen Organen und Geweben mit Steuerung durch bildgebende Verfahren

Exkl.: Biopsie ohne Inzision an Lymphknoten, Milz und Thymus (1-426 ff.)

Hinw.: Das bildgebende Verfahren (z.B. Endosonographie) ist gesondert zu kodieren (Kap. 3).

1-494.0 Myokard

Exkl.: Transvenöse und transarterielle Biopsie (1-497 ff.)

1-494.1 Perikard

1-494.2 Mediastinum

1-494.3- Mamma

.30♦ Durch Feinnadelaspiration

.31♦ Durch Stanzbiopsie ohne Clip-Markierung der Biopsieregion

.32♦ Durch Stanzbiopsie mit Clip-Markierung der Biopsieregion

.3x♦ Sonstige

1-494.4 Brustwand

1-494.5 Bauchwand

Inkl.: Nabel

1-494.6 Peritoneum

1-494.7 Beckenperitoneum

1-494.8 Retroperitoneales Gewebe

1-494.9 Perivesikales Gewebe

1-494.a Periprostatisches Gewebe

1-494.b Lymphozele

1-494.c♦ Urozele

1-494.x♦ Sonstige

1-494.y N.n.bez.

1-497.– Transvenöse oder transarterielle Biopsie

1-497.0 Endokard

1-497.1 Endomyokard

1-497.2 Myokard

1-497.3 Leber

1-497.x Sonstige

1-497.y N.n.bez.

1-50...1-58 Biopsie durch Inzision

Inkl.: Intraoperative Biopsie, Biopsie bei diagnostischer Endoskopie durch Inzision und intraoperativ

Exkl.: Biopsie ohne Inzision (1-40 bis 1-49)
Arthroskopische Biopsie (1-482 ff.)
Biopsie bei Staging-Laparotomie zur Diagnostik lymphatischer Systemerkrankungen (5-401.6)
Biopsie bei Staging-Laparoskopie zur Diagnostik lymphatischer Systemerkrankungen (5-401.b)

Hinw.: Die Bezeichnung "durch Inzision" bezieht sich auf die Art des Zuganges.
Das Anästhesieverfahren bei einer diagnostischen Maßnahme kann zusätzlich kodiert werden, sofern die diagnostische Maßnahme üblicherweise ohne Allgemeinanästhesie durchgeführt wird (8-90).

1-50 Biopsie an Mamma, Knochen und Muskeln durch Inzision

1-501♦ Biopsie der Mamma durch Inzision

Exkl.: Exzisionsbiopsie der Mamma (5-870.9 ff.)

1-502.– Biopsie an Muskeln und Weichteilen durch Inzision

1-502.0 Hals
1-502.1♦ Schulterregion
1-502.2♦ Oberarm und Ellenbogen
1-502.3♦ Unterarm und Hand
1-502.4 Rumpf
1-502.5♦ Oberschenkel
1-502.6♦ Unterschenkel
1-502.7♦ Fuß
1-502.x♦ Sonstige
1-502.y N.n.bez.

1-503.– Biopsie an Knochen durch Inzision

Exkl.: Biopsie an Schädelknochen durch Inzision (1-510 ff.)

1-503.0 Skapula, Klavikula, Rippen und Sternum
1-503.1♦ Humerus
1-503.2♦ Radius und Ulna
1-503.3♦ Karpale, Metakarpale und Phalangen Hand
1-503.4 Wirbelsäule
1-503.5 Becken
1-503.6♦ Femur und Patella
1-503.7♦ Tibia und Fibula
1-503.8♦ Tarsale, Metatarsale und Phalangen Fuß
1-503.y N.n.bez.

1-504.– Biopsie an Gelenken und Schleimbeuteln durch Inzision

1-504.0♦ Kiefergelenk
1-504.1♦ Gelenke des Schultergürtels
1-504.2♦ Ellenbogengelenk
1-504.3♦ Handgelenk

1-504.4♦ Thorakales Gelenk

1-504.5♦ Gelenk an der Wirbelsäule

1-504.6♦ Hüftgelenk

1-504.7♦ Kniegelenk

1-504.8♦ Oberes Sprunggelenk

1-504.9♦ Sonstige Gelenke am Fuß

1-504.a Schleimbeutel

1-504.b♦ Fingergelenk

1-504.c♦ Sonstige Gelenke an der Hand

1-504.x♦ Sonstige

1-504.y N.n.bez.

1-51 Biopsie an Nervengewebe, Hypophyse, Corpus pineale durch Inzision und Trepanation von Schädelknochen

Inkl.: Stereotaktische Biopsie an intrakraniellem Gewebe

1-510.– Biopsie an intrakraniellem Gewebe durch Inzision und Trepanation von Schädelknochen

Hinw.: Der Zugang ist gesondert zu kodieren (5-010 ff., 5-011 ff.).

1-510.0 Großhirn

1-510.1 Stammganglien

1-510.2 Hirnstamm

1-510.3 Kleinhirn

1-510.4 Intrakranielle Teile von Hirnnerven und Ganglien

1-510.5 Intrakranielle Blutgefäße

1-510.6 Hirnhäute

1-510.7 Kalotte

1-510.8 Schädelbasis

1-510.9 Gesichtsschädel

1-510.x Sonstige

1-510.y N.n.bez.

1-511.– Stereotaktische Biopsie an intrakraniellem Gewebe

Hinw.: Der Zugang ist hier nicht gesondert zu kodieren.

1-511.0- Großhirn

.00 1 bis 5 Entnahmestellen

.01 Mehr als 5 Entnahmestellen

1-511.1 Stammganglien

1-511.2 Hirnstamm

1-511.3 Kleinhirn

1-511.4 Intrakranielle Teile von Hirnnerven und Ganglien

1-511.5 Intrakranielle Blutgefäße

1-511.6 Hirnhäute

1-511.x Sonstige

1-511.y N.n.bez.

1-512.– Biopsie an intraspinalem Gewebe durch Inzision

1-512.0 Rückenmark

1-512.1 Intraspinale Teile von Rückenmarknerven und Spinalganglien

1-512.2 Rückenmarkhäute

1-512.3 Diagnostische Eröffnung des Rückenmarkkanals

1-512.x Sonstige

1-512.y N.n.bez.

1-513.– Biopsie an peripheren Nerven durch Inzision

1-513.0♦ Hirnnerven, extrakraniell

1-513.1♦ Plexus brachialis

1-513.2♦ Nerven Schulter

1-513.3♦ Nerven Arm

1-513.4♦ Nerven Hand

1-513.5 Nerven Rumpf

1-513.6♦ Plexus lumbosacralis

1-513.7♦ Nerven Leiste und Beckenboden

1-513.8♦ Nerven Bein

1-513.9♦ Nerven Fuß

1-513.x♦ Sonstige

1-513.y N.n.bez.

1-514.– Biopsie an Hypophyse und Corpus pineale durch Inzision

1-514.0 Hypophyse transseptal/transsphenoidal

1-514.1 Corpus pineale transseptal/transsphenoidal

1-515.– Stereotaktische Biopsie an Hypophyse und Corpus pineale

1-515.0 Hypophyse

1-515.1 Corpus pineale

1-52 Biopsie an Augen und Augenanhangsgebilden durch Inzision

1-520♦ Biopsie am Augenlid durch Inzision

1-522♦ Biopsie an Tränendrüse und Tränendrüsenausführungsgang durch Inzision

1-529.– Biopsie an anderen Teilen des Auges durch Inzision

1-529.0♦ Iris

1-529.1♦ Corpus ciliare

1-529.2♦ Sklera

1-529.3♦ Linse

1-529.4♦ Retina

1-529.5♦ Choroidea

1-529.6♦ Augenmuskel oder Augenmuskelsehne

1-529.7♦ Orbita

1-529.8♦ Tränenwege

1-529.x♦ Sonstige

1-529.y N.n.bez.

1-53 Biopsie an Ohr und Nase durch Inzision

1-531♦ Biopsie am äußeren Gehörgang durch Inzision

1-532.– Biopsie an anderen Teilen des Ohres durch Inzision

1-532.0♦ Mittelohr

1-532.1♦ Innenohr

1-532.x♦ Sonstige

1-532.y N.n.bez.

1-537 Biopsie am Naseninnenraum durch Inzision

1-538♦ Biopsie an den Nasennebenhöhlen durch Inzision

1-539 Biopsie an anderen Teilen der Nase durch Inzision

1-54 Biopsie an Mund, Mundhöhle und Pharynx durch Inzision

1-542♦ Biopsie an Speicheldrüse und Speicheldrüsenausführungsgang durch Inzision

1-545.– Biopsie an anderen Strukturen des Mundes und der Mundhöhle durch Inzision

Exkl.: Biopsie an der Mundschleimhaut (1-420 ff.)

1-545.1 Alveolarkamm

1-545.3 Mundboden

1-545.x Sonstige

1-545.y N.n.bez.

1-546 Biopsie am Oropharynx durch Inzision

1-547 Biopsie am Hypopharynx durch Inzision

1-548 Biopsie am Nasopharynx durch Inzision

1-549.– Biopsie am Larynx durch Inzision

1-549.0 Supraglottis

1-549.1 Glottis

1-549.2 Subglottis

1-549.x Sonstige

1-549.y N.n.bez.

1-55 Biopsie an anderen Verdauungsorganen, Zwerchfell und (Retro-)Peritoneum durch Inzision

1-550 Biopsie am Zwerchfell durch Inzision

1-551.– Biopsie an der Leber durch Inzision

Exkl.: Biopsie an der Leber bei Staging-Laparotomie (5-401.6)
Biopsie an der Leber bei Staging-Laparoskopie (5-401.b)

1-551.0 Durch Exzision

1-551.1 Nadelbiopsie

1-551.x Sonstige

1-551.y N.n.bez.

1-552.– Biopsie an Gallenblase und Gallengängen durch Inzision

1-552.0 Gallenblase

1-552.1 Gallengänge

1-552.2 Sphincter Oddi und Papilla duodeni major

1-553 Biopsie am Pankreas durch Inzision

1-554 Biopsie am Magen durch Inzision

1-555.– Biopsie am Dünndarm durch Inzision

1-555.0 Duodenum

1-555.1 Ileum

Inkl.: Meckel-Divertikel

1-555.2 Jejunum

1-556.– Biopsie am Kolon durch Inzision

1-556.0 Colon ascendens

1-556.1 Colon transversum

1-556.2 Colon descendens

1-556.3 Colon sigmoideum

1-557.– Biopsie an Rektum und perirektalem Gewebe durch Inzision

1-557.0 Rektum

1-557.1 Perirektales Gewebe

1-559.– Biopsie an anderen Verdauungsorganen, Peritoneum und retroperitonealem Gewebe durch Inzision

1-559.0 Ösophagus

1-559.1 Darm, n.n.bez.

1-559.2 Mesenterium

1-559.3 Omentum

1-559.4 Peritoneum

1-559.5 Retroperitoneales Gewebe

Exkl.: Retroperitoneale Lymphadenektomie (5-404.d, 5-404.e)

1-559.x Sonstige

1-559.y N.n.bez.

1-56 Biopsie an Harnwegen und männlichen Genitalorganen durch Inzision

1-560.– Biopsie an Niere und perirenalem Gewebe durch Inzision

1-560.0♦ Niere

1-560.1♦ Perirenales Gewebe

1-561.– Biopsie an Urethra und periurethralem Gewebe durch Inzision

1-561.0 Urethra

1-561.1 Periurethrales Gewebe

1-562.– Biopsie an anderen Harnorganen durch Inzision

Exkl.: Endoskopische Biopsie (1-46)

1-562.0♦ Ureter

1-562.1♦ Periureterales Gewebe

1-562.2 Harnblase

1-562.3 Perivesikales Gewebe

1-562.x Sonstige

1-562.y N.n.bez.

1-563.– Biopsie an Prostata und periprostatischem Gewebe durch Inzision

1-563.0 Prostata

1-563.1 Periprostatisches Gewebe

1-564.– Biopsie am Penis durch Inzision

Exkl.: Biopsie an der Haut des Penis (1-463.3)

1-564.0 Glans penis

1-564.1 Penisschaft

1-564.y N.n.bez.

1-565♦ Biopsie am Hoden durch Inzision

1-566 Biopsie am männlichen Perineum durch Inzision

Exkl.: Biopsie an der Haut des Perineums beim Mann (1-463.9)

1-569.– Biopsie an anderen männlichen Genitalorganen durch Inzision

1-569.0♦ Epididymis

1-569.1♦ Ductus deferens

1-569.2♦ Vesiculae seminales

1-569.3♦ Funiculus spermaticus

1-569.y N.n.bez.

1-57 Biopsie an weiblichen Genitalorganen durch Inzision

1-570.– Biopsie an Ovar, Tuba(e) uterina(e) und Ligamenten des Uterus durch Inzision

1-570.0♦ Ovar

1-570.1♦ Tuba(e) uterina(e)

1-570.2♦ Ligamente des Uterus

1-571.– Biopsie an Uterus und Cervix uteri durch Inzision

Exkl.: Endoskopische Biopsie (1-47)

1-571.0 Corpus uteri

1-571.1 Cervix uteri

1-572 Biopsie an der Vagina durch Inzision

1-574 Biopsie am weiblichen Perineum durch Inzision

Exkl.: Biopsie an der Haut des Perineums bei der Frau (1-470.6, 1-474.6)

1-579.– Biopsie an anderen weiblichen Genitalorganen durch Inzision

1-579.0 Vaginale Biopsie des Douglasraumes

1-579.x Sonstige

1-579.y N.n.bez.

1-58 Biopsie an anderen Organen durch Inzision

1-580.– Biopsie an Herz und Perikard durch Inzision

1-580.0 Herz

1-580.1 Perikard

1-581.– Biopsie am Mediastinum und anderen intrathorakalen Organen durch Inzision

1-581.0 Mediastinum

Exkl.: Biopsie an mediastinalen Lymphknoten durch Inzision (1-586.3)

1-581.1 Thymus

1-581.2♦ Bronchus

1-581.3♦ Lunge

1-581.4♦ Pleura

1-581.x♦ Sonstige

1-581.y N.n.bez.

1-582.– Biopsie an Schilddrüse und Nebenschilddrüsen durch Inzision

1-582.0 Schilddrüse

1-582.1♦ Nebenschilddrüsen

1-583 Biopsie an anderen Organen des Halses durch Inzision

1-584♦ Biopsie an der Nebenniere durch Inzision

1-585.– Biopsie an anderen intraabdominalen Organen durch Inzision

1-585.0 Milz

1-585.x Sonstige

1-585.y N.n.bez.

1-586.– Biopsie an Lymphknoten durch Inzision

Exkl.: Biopsie an Lymphknoten bei Staging-Laparotomie (5-401.6)
Biopsie an Lymphknoten bei Staging-Laparoskopie (5-401.b)

1-586.0♦ Zervikal

1-586.1♦ Supraklavikulär

1-586.2♦ Axillär

1-586.3 Mediastinal

1-586.4 Paraaortal

1-586.5♦ Iliakal

1-586.6♦ Inguinal

1-586.7♦ Pelvin

1-586.8♦ Mesenterial

1-586.x♦ Sonstige

1-586.y N.n.bez.

1-587.– Biopsie an Blutgefäßen durch Inzision

Exkl.: Biopsie an intrakraniellen Blutgefäßen durch Inzision (1-510.5)

1-587.0♦ Gefäße Kopf und Hals, extrakraniell

1-587.1♦ Gefäße von Schulter, Arm und Hand

1-587.2 Thorakale Gefäße

1-587.3 Abdominale Gefäße

1-587.4 Viszerale Gefäße

1-587.5♦ Gefäße Oberschenkel

1-587.6♦ Gefäße Unterschenkel und Fuß

1-587.x♦ Sonstige

1-587.y N.n.bez.

1-589.– Biopsie an anderen Organen und Geweben durch Inzision

Exkl.: Biopsie an der Haut (1-490 ff.)

1-589.0 Brustwand

1-589.1 Bauchwand
Inkl.: Nabel

1-589.x Sonstige

1-589.y N.n.bez.

1-61...1-69 Diagnostische Endoskopie

Inkl.: Foto- und Videodokumentation

Exkl.: Endoskopische Fremdkörperentfernung (8-100 ff.)

Hinw.: Eine durchgeführte endoskopische Biopsie ist gesondert zu kodieren (1-40 bis 1-49).
Das Anästhesieverfahren bei einer diagnostischen Maßnahme kann zusätzlich kodiert werden, sofern die diagnostische Maßnahme üblicherweise ohne Allgemeinanästhesie durchgeführt wird (8-90).

1-61 Diagnostische Endoskopie der oberen Atemwege

Hinw.: Eine durchgeführte endoskopische Biopsie ist gesondert zu kodieren (1-414 ff., 1-421 ff., 1-422 ff.).

1-610.– Diagnostische Laryngoskopie

1-610.0 Direkt

1-610.1 Indirekt

1-610.2 Mikrolaryngoskopie

1-610.x Sonstige

1-610.y N.n.bez.

1-611.– Diagnostische Pharyngoskopie

1-611.0- Direkt

.00 Ohne weitere Maßnahmen

.01 Mit flexiblem Endoskop (unter Sedierung) im Schlaf [Schlafendoskopie]

.0x Sonstige

1-611.1 Indirekt

1-611.x Sonstige

1-611.y N.n.bez.

1-612 Diagnostische Rhinoskopie

1-613 Evaluation des Schluckens mit flexiblem Endoskop

Exkl.: Diagnostische Laryngoskopie (1-610 ff.)
Diagnostische Pharyngoskopie (1-611 ff.)
Frührehabilitationsassessment von Patienten mit Kopf-Hals-Tumoren (1-775 ff.)

1-62 Diagnostische Tracheobronchoskopie

Hinw.: Eine durchgeführte endoskopische Biopsie ist gesondert zu kodieren (1-430 ff.).

1-620.– Diagnostische Tracheobronchoskopie

Inkl.: Über ein Stoma

1-620.0- Mit flexiblem Instrument

.00 Ohne weitere Maßnahmen

.01 Mit bronchoalveolärer Lavage

.02 Mit Alveoloskopie

.03 Mit katheterbasierter Luftstrommessung

.0x Sonstige

1-620.1- Mit starrem Instrument

.10 Ohne weitere Maßnahmen

.11 Mit katheterbasierter Luftstrommessung

.1x Sonstige

1-620.2 Mit Autofluoreszenzlicht

1-620.3- Mit flexiblem ultradünnen Instrument

Hinw.: Ultradünne Instrumente haben einen Außendurchmesser von 4 mm oder weniger.
Diese Kodes sind nur für Patienten, die bei stationärer Aufnahme das 12. Lebensjahr vollendet haben, anzugeben.

.30 Ohne weitere Maßnahmen

.31 Mit bronchoalveolärer Lavage

.32 Mit Alveoloskopie

.3x Sonstige

1-620.x Sonstige

1-620.y N.n.bez.

1-63 Diagnostische Endoskopie des oberen Verdauungstraktes

Hinw.: Eine durchgeführte endoskopische Biopsie ist gesondert zu kodieren (1-440.9, 1-440.a).
Die Chromoendoskopie des oberen Verdauungstraktes ist gesondert zu kodieren (1-63b).

1-630.– Diagnostische Ösophagoskopie

1-630.0 Mit flexiblem Instrument

1-630.1 Mit starrem Instrument

1-630.x Sonstige

1-630.y N.n.bez.

1-631.– Diagnostische Ösophagogastroskopie

1-631.0 Bei normalem Situs

Inkl.: Bei axialer Gleithernie

Hinw.: Mit diesem Kode ist die diagnostische Ösophagogastroskopie bei normaler makroskopisch-anatomischer Lage zu kodieren.

1-631.1 Bei Anastomosen an Ösophagus und/oder Magen

1-631.x Sonstige

Inkl.: Bei Lageanomalie

1-631.y N.n.bez.

1-632.– Diagnostische Ösophagogastroduodenoskopie

1-632.0 Bei normalem Situs

Inkl.: Bei axialer Gleithernie

Hinw.: Mit diesem Kode ist die diagnostische Ösophagogastroduodenoskopie bei normaler makroskopisch-anatomischer Lage zu kodieren.

1-632.1 Bei Anastomosen an Ösophagus, Magen und/oder Duodenum

1-632.x Sonstige

Inkl.: Bei Lageanomalie

1-632.y N.n.bez.

1-635.– Diagnostische Jejunoskopie

1-635.0 Bei normalem Situs

Inkl.: Bei axialer Gleithernie

Hinw.: Mit diesem Kode ist die diagnostische Jejunoskopie bei normaler makroskopisch-anatomischer Lage zu kodieren.

1-635.1 Bei Anastomosen an Ösophagus, Magen und/oder Dünndarm

1-635.x Sonstige

Inkl.: Bei Lageanomalie

1-635.y N.n.bez.

1-636.– Diagnostische Intestinoskopie (Endoskopie des tiefen Jejunums und Ileums)

Hinw.: Diese Kodes sind zu verwenden, wenn die Untersuchung peroral vorgenommen wird.

1-636.0 Einfach (durch Push-Technik)

1-636.1 Durch Push-and-pull-back-Technik

Inkl.: Single-Ballon-Enteroskopie
Doppel-Ballon-Enteroskopie

1-636.2 Durch motorisierte Spiral-Endoskopie

1-636.x Sonstige

1-638.– Diagnostische Endoskopie des oberen Verdauungstraktes über ein Stoma

1-638.0 Diagnostische Ösophagoskopie

1-638.1 Diagnostische Ösophagogastroduodenoskopie

1-638.2 Diagnostische Gastroskopie

1-638.3 Diagnostische Duodenoskopie

1-638.4 Diagnostische Jejunoskopie

1-638.x Sonstige

1-638.y N.n.bez.

1-63a Kapselendoskopie des Dünndarmes

1-63b Chromoendoskopie des oberen Verdauungstraktes

Hinw.: Dieser Kode ist ein Zusatzkode. Er kann zusätzlich zu anderen Kodes aus dem Bereich 1-63 Diagnostische Endoskopie des oberen Verdauungstraktes angegeben werden.

1-64 Diagnostische Endoskopie der Gallen- und Pankreaswege

Exkl.: Endoskopische Operationen an Gallengängen (5-513 ff. und am Pankreasgang , 5-526 ff.)

Hinw.: Eine durchgeführte endoskopische Biopsie ist gesondert zu kodieren (1-440.6, 1-440.7, 1-440.8, 1-440.x).

1-640 Diagnostische retrograde Darstellung der Gallenwege

Inkl.: Darstellung der Gallenwege (ERC)

Exkl.: Darstellung der Gallenwege mit Papillotomie (5-513.1)

1-641 Diagnostische retrograde Darstellung der Pankreaswege

Inkl.: Darstellung der Pankreaswege (ERP)

Exkl.: Darstellung der Pankreaswege mit Papillotomie (5-526.1)

1-642 Diagnostische retrograde Darstellung der Gallen- und Pankreaswege

Inkl.: Darstellung der Gallen- und Pankreaswege (ERCP)

Exkl.: Darstellung der Gallenwege mit Papillotomie (5-513.1)
Darstellung der Pankreaswege mit Papillotomie (5-526.1)

1-643.– Diagnostische direkte Endoskopie der Gallenwege [duktale Endoskopie] [POCS]

1-643.2 Cholangioskopie der Gallenwege distal der Hepatikusgabel

Inkl.: Cholangioskopie der extrahepatischen Gallenwege

1-643.3 Cholangioskopie der Gallenwege proximal der Hepatikusgabel

Inkl.: Cholangioskopie der intrahepatischen Gallenwege

1-644 Diagnostische direkte Endoskopie des Pankreasganges [duktale Endoskopie] [POPS]

1-645 Zugang durch retrograde Endoskopie

Hinw.: Dieser Kode ist ein Zusatzkode. Er ist nur anzugeben, wenn eine retrograde Endoskopie als Zugang für eines der unter 1-640 bis 1-644 aufgeführten Verfahren eingesetzt wurde.
Mit diesem Kode soll ausschließlich die aufgrund von Voroperationen (z.B. nach partieller Pankreatoduodenektomie, bei Roux-Y-Anastomose nach totaler oder partieller Gastrektomie) retrograd (von weiter aboral gelegenen Darmabschnitten in Richtung weiter oral gelegener Darmabschnitte) durchgeführte Endoskopie zur diagnostischen Untersuchung der Gallen- oder Pankreaswege verschlüsselt werden.

1-646 Diagnostische Endoskopie der Gallen- und Pankreaswege bei anatomischer Besonderheit

Hinw.: Dieser Kode ist ein Zusatzkode. Er ist nur anzugeben, wenn bei Durchführung einer der unter 1-640 bis 1-642 aufgeführten Verfahren eine der folgenden Besonderheiten vorlag:
- Lage der Papilla Vateri am Rand oder innerhalb eines Duodenaldivertikels oder
- Pancreas divisum mit Erfordernis der Kanülierung der Papilla minor oder
- Stenosierende Neubildung der Papilla Vateri bei erstmaliger, erfolgreicher Kanülierung.

1-647 Verwendung eines Einmal-Duodenoskops

Hinw.: Dieser Kode ist ein Zusatzkode. Er ist nur anzugeben, wenn bei Durchführung eines der unter 1-640 bis 1-642 aufgeführten Verfahren ein nicht wiederaufbereitbares Einmal-Duodenoskop verwendet wird.

1-65 Diagnostische Endoskopie des unteren Verdauungstraktes

Hinw.: Eine durchgeführte endoskopische Biopsie ist gesondert zu kodieren (1-444 ff.).
Die Chromoendoskopie des unteren Verdauungstraktes ist gesondert zu kodieren (1-655).

1-650.– Diagnostische Koloskopie

Hinw.: Eine (Ileo-)Koloskopie durch Push-and-pull-back-Technik ist gesondert zu kodieren (1-657).
Eine (Ileo-)Koloskopie durch motorisierte Spiral-Endoskopie ist gesondert zu kodieren (1-658).

1-650.0 Partiell

1-650.1 Total, bis Zäkum

1-650.2 Total, mit Ileoskopie

1-650.x Sonstige

1-650.y N.n.bez.

1-651 Diagnostische Sigmoideoskopie

1-652.– Diagnostische Endoskopie des Darmes über ein Stoma

1-652.0 Ileoskopie

1-652.1 Koloskopie

1-652.2 Sigmoideoskopie

1-652.3 Proktoskopie

1-652.4 Rektoskopie

1-652.x Sonstige

1-652.y N.n.bez.

1-653 Diagnostische Proktoskopie

1-654.– Diagnostische Rektoskopie

Inkl.: Pouchoskopie

1-654.0 Mit flexiblem Instrument

1-654.1 Mit starrem Instrument

1-654.x Sonstige

1-654.y N.n.bez.

1-655 Chromoendoskopie des unteren Verdauungstraktes

Hinw.: Dieser Kode ist ein Zusatzkode. Er kann zusätzlich zu anderen Kodes aus dem Bereich 1-65 Diagnostische Endoskopie des unteren Verdauungstraktes angegeben werden.

1-656 Kapselendoskopie des Kolons

1-657 (Ileo-)Koloskopie durch Push-and-pull-back-Technik

Inkl.: Single-Ballon-Enteroskopie
Doppel-Ballon-Enteroskopie

Hinw.: Dieser Kode ist ein Zusatzkode. Er kann zusätzlich zu anderen Kodes aus dem Bereich 1-65 Diagnostische Endoskopie des unteren Verdauungstraktes angegeben werden.

1-658 (Ileo-)Koloskopie durch motorisierte Spiral-Endoskopie

Hinw.: Dieser Kode ist ein Zusatzkode. Er kann zusätzlich zu anderen Kodes aus dem Bereich 1-65 Diagnostische Endoskopie des unteren Verdauungstraktes angegeben werden.

1-66 Diagnostische Endoskopie der Harnwege

Hinw.: Eine durchgeführte endoskopische Biopsie ist gesondert zu kodieren (1-46).

1-660 Diagnostische Urethroskopie

| *Hinw.:* Die Art des Zystoskops ist gesondert zu kodieren (1-999.4 ff.).

1-661 Diagnostische Urethrozystoskopie

| *Hinw.:* Die Art des Zystoskops ist gesondert zu kodieren (1-999.4 ff.).

1-663.– Diagnostische Urethrozystoskopie einer augmentierten Harnblase

| *Hinw.:* Die Art des Zystoskops ist gesondert zu kodieren (1-999.4 ff.).

1-663.0 Ohne künstlichen Sphinkter

1-663.1 Mit künstlichem Sphinkter

1-663.y N.n.bez.

1-665♦ **Diagnostische Ureterorenoskopie**

Hinw.: Die Anwendung eines flexiblen Ureterorenoskops ist gesondert zu kodieren (1-999.2 ff.).

1-666.– **Diagnostische Endoskopie einer Harnableitung**

Hinw.: Die Art des Zystoskops ist gesondert zu kodieren (1-999.4 ff.).

1-666.0 Darmreservoir

1-666.1 Ersatzblase

1-666.2 Conduit

1-666.x Sonstige

1-666.y N.n.bez.

1-668.– **Diagnostische Endoskopie der Harnwege über ein Stoma**

Hinw.: Die Anwendung eines flexiblen Ureterorenoskops ist gesondert zu kodieren (1-999.2 ff.).
Die Art des Zystoskops ist gesondert zu kodieren (1-999.4 ff.).

1-668.0 Diagnostische Urethroskopie

1-668.1 Diagnostische Urethrozystoskopie

1-668.2♦ Diagnostische Ureterorenoskopie

1-668.x♦ Sonstige

1-668.y N.n.bez.

1-67 Diagnostische Endoskopie der weiblichen Genitalorgane

Hinw.: Eine durchgeführte endoskopische Biopsie ist gesondert zu kodieren (1-47).

1-670 **Diagnostische Vaginoskopie**

1-671 **Diagnostische Kolposkopie**

1-672 **Diagnostische Hysteroskopie**

1-673 **Diagnostische Hysterosalpingoskopie**

1-674 **Diagnostische Embryofetoskopie**

1-68 Andere diagnostische Endoskopie

1-681♦ **Diagnostische Endoskopie der Tränenwege**

1-682♦ **Diagnostische Endoskopie der Milchgänge**

1-683♦ **Diagnostische Sialendoskopie der Glandula submandibularis oder der Glandula parotis**

1-69 Diagnostische Endoskopie durch Inzision und intraoperativ

Exkl.: Diagnostische Angioskopie (1-279.9)

Hinw.: Die Bezeichnung "durch Inzision" bezieht sich auf die Art des Zuganges.
Eine durchgeführte Biopsie ist gesondert zu kodieren (1-50 bis 1-58).

1-690.– **Diagnostische Bronchoskopie und Tracheoskopie durch Inzision und intraoperativ**

1-690.0 Bronchoskopie

1-690.1 Tracheoskopie

1-691.– Diagnostische Thorakoskopie und Mediastinoskopie

1-691.0 Thorakoskopie

1-691.1 Mediastinoskopie

1-693.– Diagnostische Endoskopie der Harnwege durch Inzision und intraoperativ

Hinw.: Die Anwendung eines flexiblen Ureterorenoskops ist gesondert zu kodieren (1-999.2 ff.).

1-693.0♦ Pyeloskopie

1-693.1♦ Ureterorenoskopie

1-693.2 Zystoskopie

1-693.x♦ Sonstige

1-693.y N.n.bez.

1-694 Diagnostische Laparoskopie (Peritoneoskopie)

Inkl.: Diagnostische Pelviskopie
Diagnostische Laparoskopie mittels eines Ballonsystems

Exkl.: Staging-Laparoskopie (5-401.b)

1-695.– Diagnostische Endoskopie des Verdauungstraktes durch Inzision und intraoperativ

1-695.0 Magen

1-695.1 Dünndarm

1-695.2 Dickdarm

1-695.4- Gallenwege

.42 Durch Inzision der Gallenwege, der Gallenblase oder über den Zystikusstumpf

.43 Perkutan-transhepatisch mit normalkalibrigem Cholangioskop

Hinw.: Der Außendurchmesser eines normalkalibrigen Cholangioskops beträgt mehr als 4 mm.

.44 Perkutan-transhepatisch mit kleinkalibrigem Cholangioskop

Hinw.: Der Außendurchmesser eines kleinkalibrigen Cholangioskops beträgt 4 mm oder weniger.

1-695.x Sonstige

1-695.y N.n.bez.

1-696 Diagnostische Endoskopie des Douglasraumes (Kuldoskopie)

1-697.– Diagnostische Arthroskopie

Inkl.: Diagnostische Endoskopie periartikulär

Exkl.: Therapeutische arthroskopische Gelenkspülung (5-810.0 ff., 5-810.1 ff.)
Therapeutische Spülung eines Gelenkes (8-178 ff.)

Hinw.: Die Gelenkspülung im Rahmen der diagnostischen Arthroskopie ist im Kode enthalten.

1-697.0♦ Kiefergelenk

1-697.1♦ Schultergelenk

1-697.2♦ Ellenbogengelenk

1-697.3♦ Handgelenk

1-697.4♦ Thorakales Gelenk

1-697.5♦ Gelenk an der Wirbelsäule

1-697.6♦ Hüftgelenk

1-697.7♦ Kniegelenk

1-697.8♦ Oberes Sprunggelenk

1-697.9♦ Sonstige Gelenke am Fuß

1-697.a♦ Fingergelenk

1-697.b♦ Sonstige Gelenke an der Hand

1-697.x♦ Sonstige

1-697.y N.n.bez.

1-698.– Diagnostische Endoskopie durch Punktion, Inzision und intraoperativ am Zentralnervensystem

Inkl.: Bohrlochtrepanation

1-698.0 Intrakranielle diagnostische Endoskopie

1-698.1 Intraspinale diagnostische Endoskopie

1-698.x Sonstige

1-698.y N.n.bez.

1-699.– Andere diagnostische Endoskopie durch Punktion, Inzision und intraoperativ

1-699.0 Endoskopie der Nasennebenhöhlen

1-699.2 Amnioskopie

1-699.x Sonstige

1-699.y N.n.bez.

1-70...1-79 Funktionstests

1-70 Provokationstestung

1-700 Spezifische allergologische Provokationstestung

Inkl.: Kutane, orale, nasale, bronchiale, subkutane oder intravenöse allergologische Provokationstestung
Allergologische Provokationstestung durch Stichprovokation

Hinw.: Die Anwendung dieses Kodes setzt die kontinuierliche ärztliche Überwachung in Notfallbereitschaft voraus.

1-71 Pneumologische Funktionsuntersuchungen

1-710 Ganzkörperplethysmographie

Inkl.: Untersuchung mit Applikation pharmakodynamisch wirksamer Substanzen

Hinw.: Spirometrie und Flussvolumenkurve sind im Kode enthalten.

1-711 Bestimmung der CO-Diffusionskapazität

Inkl.: Single-breath- und Steady-state-Verfahren

1-712 Spiroergometrie

1-713 Messung der funktionellen Residualkapazität [FRC] mit der Helium-Verdünnungsmethode

1-714 Messung der bronchialen Reaktivität

Inkl.: Untersuchung unter pharmakologischer Belastung, Kaltluft oder Laufbelastung

1-715 Sechs-Minuten-Gehtest nach Guyatt

1-716 Messung des fraktionierten exhalierten Stickstoffmonoxids [FeNO]

1-717.– Feststellung des Beatmungsstatus und des Beatmungsentwöhnungspotenzials

Exkl.: Feststellung des Beatmungsstatus und des Beatmungsentwöhnungspotenzials im Rahmen der prolongierten Beatmungsentwöhnung auf intensivmedizinischer oder nicht intensivmedizinischer spezialisierter Beatmungsentwöhnungs-Einheit (8-718.8 ff., 8-718.9 ff.)

Hinw.: Diese Kodes sind nur für Patienten, die bei stationärer Aufnahme das 14. Lebensjahr vollendet haben, anzugeben.

Diese Kodes sind für Patienten anzugeben, die über Tubus oder Tracheostoma beatmet entlassen oder verlegt werden sollen, sofern der Patient nicht auf einer spezialisierten Beatmungsentwöhnungs-Einheit weiterbehandelt wird.

Diese Kodes können auch im Laufe der Behandlung für Patienten angegeben werden, die über Tubus oder Tracheostoma beatmet werden, wenn die Dauer der Beatmung entsprechend den Regelungen der Deutschen Kodierrichtlinien zur Berechnung der Beatmungsdauer ab Beginn der Beatmung mehr als 95 Stunden an aufeinanderfolgenden Tagen beträgt.

Die Einleitung einer häuslichen maschinellen Beatmung während desselben stationären Aufenthaltes ist gesondert zu kodieren (8-716 ff.).

Mindestmerkmale:

- Durchführung durch einen Facharzt mit der Zusatzbezeichnung Intensivmedizin oder einen Facharzt mit mindestens 3-jähriger Erfahrung in der prolongierten Beatmungsentwöhnung auf einer auf die Beatmungsentwöhnung von langzeitbeatmeten Patienten spezialisierten Beatmungsentwöhnungs-Einheit. Der Facharzt soll nicht an der Behandlung des Patienten beteiligt gewesen sein. Die Durchführung kann auch telemedizinisch erfolgen.
- Erhebung folgender Kriterien zur Entwöhnungsbereitschaft:
  - Atemmechanik (z.B. Hustenstoß, Sekretion),
  - Hämodynamischer Status (z.B. Blutdruck, Herzfrequenz),
  - Sedierungsscore (z.B. Richmond Agitation-Sedation Scale).

- Beurteilung der NIV-Fähigkeit.
- Feststellung der Gasaustauschparameter (z.B. pO_2, pH, pCO_2, sO_2) mit invasiven oder nicht invasiven Messverfahren (z.B. Blutgasanalyse, Pulsoxymetrie, transkutane Oxymetrie und CO_2-Messung).
- Feststellung der Geräteeinstellungen (mindestens Beatmungsmodus, Beatmungsdrücke, Atemfrequenz, FiO_2 oder O_2-Fluss; die Feststellung der Atemfrequenz ist entbehrlich, sofern eine Beatmungsform gewählt wurde, bei der eine Einstellung der maschinellen Atemfrequenz nicht vorgesehen ist).
- Feststellung der Gerätemesswerte (mindestens Atemfrequenz, Atemzugvolumen, Atemminutenvolumen, Beatmungsdrücke).
- Klinische Einschätzung der Prognose der Grund- und Begleiterkrankungen und der Entwicklung der akuten Erkrankungsphase, die zur Beatmung geführt hat.
- Klinische Einschätzung des Regenerationspotenzials und der Compliance (Mitarbeit) des Patienten.
- Evaluation des (mutmaßlichen) Patientenwillens (ggf. unter Einbezug eines Ethik-Fallgesprächs).
- Beurteilung des Beatmungsentwöhnungspotenzials unter Berücksichtigung der erhobenen Befunde.

1-717.0 Mit Feststellung eines nicht vorhandenen Beatmungsentwöhnungspotenzials

1-717.1 Mit Indikationsstellung zur weiteren Beatmungsentwöhnungsbehandlung

1-76 Metabolische Funktionsuntersuchung

1-760 Belastungstest mit Substanzen zum Nachweis einer Stoffwechselstörung

Inkl.: Orale Leucin-, Carnitin-, Phenylpropionsäure-, Glukose-, Laktose- oder Fettbelastung
Intravenöse Pyruvatbelastung
Fastentest

Hinw.: Die Anwendung dieses Kodes setzt die kontinuierliche ärztliche Überwachung in Notfallbereitschaft voraus.

1-761 Pankreasfunktionstest mit Aspiration von Duodenalsaft über eine Duodenalsonde

Inkl.: Sekretin-Test

1-762 Leberfunktionstest mit intravenöser Applikation eines ^{13}C-markierten Substrates

Inkl.: Intravenöse ^{13}C-Methacetin-Applikation

Hinw.: Die Anwendung dieses Kodes setzt die kontinuierliche Messung der $^{13}CO_2$-Abatmung über eine Atemmaske direkt am Patienten voraus.

1-77 Palliativmedizinische, geriatrische und frührehabilitative Funktionsuntersuchung

1-770 Multidimensionales geriatrisches Screening und Minimalassessment

Exkl.: Standardisiertes geriatrisches Basisassessment (1-771)
Geriatrische frührehabilitative Komplexbehandlung (8-550 ff.)

Hinw.: Hier soll die Kurzform des Basisassessments kodiert werden.
Die Anwendung dieses Kodes setzt die Untersuchung von mindestens drei Bereichen (z.B. Mobilität, Selbsthilfefähigkeit und Kognition) voraus, die mit standardisierten Messverfahren untersucht werden.

1-771 Standardisiertes geriatrisches Basisassessment (GBA)

Exkl.: Geriatrische frührehabilitative Komplexbehandlung (8-550 ff.)

Hinw.: Die Anwendung dieses Kodes setzt die Untersuchung von mindestens fünf Bereichen (z.B. Mobilität, Selbsthilfefähigkeit, Stimmung, Ernährung, Kontinenz, Kognition und soziale Situation) voraus, die mit standardisierten Messverfahren untersucht werden.

1-773 Multidimensionales palliativmedizinisches Screening und Minimalassessment

Exkl.: Standardisiertes palliativmedizinisches Basisassessment (1-774)
Palliativmedizinische Komplexbehandlung (8-982 ff.)
Spezialisierte stationäre palliativmedizinische Komplexbehandlung (8-98e ff.)

Hinw.: Dieser Kode ist nur einmal pro stationären Aufenthalt anzugeben.
Hier soll die Kurzform des Basisassessments kodiert werden.
Die Anwendung dieses Kodes setzt die Untersuchung von mindestens drei Bereichen der Palliativversorgung (z.B. Schmerzanamnese, Symptomintensität, Lebensqualität, psychosoziale Belastetheit, Alltagskompetenz) voraus, die mit standardisierten Messverfahren untersucht werden.

1-774 Standardisiertes palliativmedizinisches Basisassessment (PBA)

Exkl.: Palliativmedizinische Komplexbehandlung (8-982 ff.)
Spezialisierte stationäre palliativmedizinische Komplexbehandlung (8-98e ff.)
Spezialisierte palliativmedizinische Komplexbehandlung durch einen Palliativdienst (8-98h ff.)

Hinw.: Dieser Kode ist nur einmal pro stationären Aufenthalt anzugeben.
Die Anwendung dieses Kodes setzt die Untersuchung von mindestens fünf Bereichen der Palliativversorgung (z.B. Schmerzanamnese, Symptomintensität, Lebensqualität, Mobilität, Selbsthilfefähigkeit, Stimmung, Ernährung, soziale Situation, psychosoziale Belastetheit, Alltagskompetenz) voraus, die mit standardisierten Messverfahren untersucht werden.

1-775.– Frührehabilitationsassessment von Patienten mit Kopf-Hals-Tumoren

Inkl.: Wiederholte Erhebung einzelner Assessmentbestandteile je nach Zustand des Patienten

Exkl.: Frührehabilitative Komplexbehandlung von Patienten mit Kopf-Hals-Tumoren (8-553 ff.)

Hinw.: Diese Kodes sind nur einmal pro stationären Aufenthalt anzugeben.
Die Durchführung der Evaluation des Schluckens mit flexiblem Endoskop (1-613) ist nicht gesondert zu kodieren.
Mindestmerkmale:

- Standardisiertes Frührehabilitationsassessment zur Erfassung und Wertung der Funktionsdefizite in mindestens 2 der folgenden 5 Bereiche:
  - standardisiertes Assessment der Dysphonie: Stroboskopie, Stimmanalyse und ein subjektiver Bewertungsbogen (z.B. VHI),
  - standardisiertes Assessment der Dysglossie: Morphologisch-funktioneller Organbefund, Sprechanalyse und Lautbestandsprüfung, Überprüfung des Hirnnervenstatus,
  - standardisiertes Assessment der Dysphagie: Fiberendoskopische Schluckuntersuchung (z.B. nach Langmore 2001) oder Videofluoroskopie, die Durchführung erfolgt interdisziplinär durch 2 Untersucher,
  - standardisiertes Screening des Nutritionsstatus: Nutritional Risk Screening (NRS 2002) nach Kondrup,
  - standardisiertes Assessment des Kauens: Zahnärztliches Konsil zur frühzeitigen kaufunktionellen zahnärztlichen Versorgung.
- Die Zeiten beinhalten die Vor- und Nachbereitung des Patienten und die Erstellung eines differenzierten standardisierten Befundberichtes zur Entwicklung eines Frührehabilitationskonzeptes.

1-775.0 Dauer mindestens 60 bis 90 Minuten

1-775.1 Dauer mehr als 90 Minuten

1-79 Physiologische Funktionstests

1-790 Polysomnographie

Inkl.: Kardiorespiratorische Polysomnographie
Neurologische Polysomnographie
Pneumologische Polysomnographie

Hinw.: Dauer mindestens 6 Stunden.
Obligate Verfahren: Videomonitoring, 2 x EEG, 3 x EMG, 2 x EOG, Schnarchgeräusch-Messung, Bestimmung der Körperposition, Überwachung des oro-nasalen Atemflusses, Überwachung der thorakalen und abdominalen Atemexkursionen, EKG und Pulsoxymetrie (mindestens 14 Kanäle).
Fakultative Verfahren: Ösophagusdruckmessung, Bestimmung des transkutanen Sauerstoff-/Kohlendioxid-Partialdruckes, transkranielle Dopplersonographie, Körpertemperaturmessung, Aktographie, Blutdruckmessung, Tumeszenzmessung.

1-791 Kardiorespiratorische Polygraphie

Hinw.: Dauer mindestens 6 Stunden.
Obligate Verfahren: Schnarchgeräusch, Bestimmung von Körperposition, oro-nasalem Atemfluss, thorakalen und abdominalen Atemexkursionen, EKG und Pulsoxymetrie (mindestens 7 Kanäle).
Fakultative Verfahren: Ösophagusdruckmessung, Bestimmung des transkutanen Sauerstoff-/Kohlendioxid-Partialdruckes, Blutdruckmessung.

1-795 Multipler Schlaflatenztest (MSLT)/multipler Wachbleibetest (MWT)

Hinw.: Dauer mindestens 4 x 20 Minuten, Videomonitoring, 2 x EEG, 1 x EMG, 2 x EOG, EKG, ggf. Bestimmung des oro-nasalen Atemflusses (mindestens 6 Kanäle).

1-797.– Komplexe endokrinologische Funktionsuntersuchung

Hinw.: Die Anwendung eines Kodes aus diesem Bereich setzt die kontinuierliche ärztliche Überwachung in Notfallbereitschaft oder einen Zeitaufwand von mehr als 6 Stunden voraus.

1-797.0 Ohne invasive Katheteruntersuchung

Inkl.: Durstversuch, Insulin-Basalratenermittlung, Insulinhypoglykämietest, Wachstumshormon-Spontansekretion

1-797.1 Mit invasiver Katheteruntersuchung

Inkl.: Endokrinologische Lokalisationsdiagnostik bei hormoneller Exzessproduktion
Radiologische Diagnostik

1-798.– Instrumentelle 3D-Ganganalyse

1-798.0 Mit Kinematik

Hinw.: Hierbei ist die Erfassung der Gelenkwinkelverläufe der unteren Extremität in allen 3 Ebenen durchzuführen.

1-798.1 Mit Kinetik

Hinw.: Hierbei ist die Erfassung von Bodenreaktionskräften zur Bestimmung von Gelenkkraftmomenten und Gelenkleistungen durchzuführen.

1-798.2 Mit Elektromyographie

Hinw.: Hierbei ist die dynamische Erfassung der Muskelaktivität von Muskelgruppen der unteren Extremität beim Gehen durch Oberflächen-Elektromyographie durchzuführen.

1-798.x Sonstige

1-798.y N.n.bez.

1-799.– Instrumentelle 3D-Funktionsanalyse der Wirbelsäule

1-799.0 Kurzzeitmessung

Hinw.: Hierbei sollen mindestens Haltung, Dynamik, Bewegungsumfang und Form der Wirbelsäule erfasst werden.

1-799.1 Langzeitmessung

Hinw.: Hierbei ist die Erfassung der Wirbelsäulenfunktion über mindestens 12 Stunden erforderlich.
Die erforderliche Kurzzeitmessung ist nicht gesondert zu kodieren.

1-799.x Sonstige

1-799.y N.n.bez.

1-79a Ballon-Okklusionstest einer Arterie

Inkl.: Ballon-Okklusionstest der A. carotis

Hinw.: Die Ultraschalluntersuchung ist im Kode enthalten.

1

1-84...1-85 Explorative diagnostische Maßnahmen

1-84 Diagnostische Punktion und Aspiration

Exkl.: (Nadel-)Biopsie (1-40 bis 1-49)

1-840.– Diagnostische Punktion an Auge und Augenanhangsgebilden

1-840.0♦ Vordere Augenkammer

1-840.1♦ Glaskörper

1-840.2♦ Orbita

1-840.x♦ Sonstige

1-840.y N.n.bez.

1-841 Diagnostische Punktion und Aspiration eines intrakraniellen Hohlraumes

Exkl.: Diagnostische Liquorpunktion (1-204.3, 1-204.4, 1-204.5)

1-842 Diagnostische Punktion des Perikardes [Perikardiozentese]

Exkl.: Therapeutische perkutane Punktion des Perikardes (8-152.0)

1-843♦ Diagnostische Aspiration aus dem Bronchus

1-844♦ Diagnostische perkutane Punktion der Pleurahöhle

Exkl.: Therapeutische perkutane Punktion der Pleurahöhle (8-152.1)

Hinw.: Dieser Kode ist nur einmal pro stationären Aufenthalt anzugeben.

1-845 Diagnostische perkutane Punktion und Aspiration der Leber

Inkl.: Punktion einer Zyste

1-846.– Diagnostische perkutane Punktion von Harnorganen

Inkl.: Punktion einer Zyste

1-846.0♦ Niere

1-846.1♦ Nierenbecken

1-846.2♦ Ureter

1-846.3 Harnblase

1-846.x♦ Sonstige

1-846.y N.n.bez.

1-847.– Diagnostische perkutane Punktion und Aspiration der männlichen Genitalorgane

1-847.0♦ Hoden

1-847.1♦ Nebenhoden

1-847.2♦ Hydrozele

1-847.3♦ Spermatozele

1-847.4 Prostata

1-847.5♦ Vesiculae seminales

1-847.x♦ Sonstige

1-847.y N.n.bez.

1-85 Andere diagnostische Punktion und Aspiration

1-850 Diagnostische perkutane Aspiration einer Zyste, n.n.bez.

1-851♦ Diagnostische (perkutane) Punktion des Ovars

Inkl.: Punktion einer Zyste

1-852 Diagnostische Amniozentese [Amnionpunktion]

Exkl.: Therapeutische Amniozentese (5-753 ff.)

1-853.– Diagnostische (perkutane) Punktion und Aspiration der Bauchhöhle

1-853.0 Parazentese

Inkl.: Diagnostische Peritoneallavage

1-853.1 Douglaspunktion

1-853.2 Aszitespunktion

Exkl.: Therapeutische Aszitespunktion (8-153)

Hinw.: Dieser Kode ist nur einmal pro stationären Aufenthalt anzugeben.

1-853.x Sonstige

1-853.y N.n.bez.

1-854.– Diagnostische perkutane Punktion eines Gelenkes oder Schleimbeutels

1-854.0♦ Kiefergelenk

1-854.1♦ Schultergelenk

1-854.2♦ Ellenbogengelenk

1-854.3♦ Handgelenk

1-854.4♦ Thorakales Gelenk

1-854.5♦ Gelenk an der Wirbelsäule

1-854.6♦ Hüftgelenk

1-854.7♦ Kniegelenk

1-854.8♦ Oberes Sprunggelenk

1-854.9♦ Sonstige Gelenke am Fuß

1-854.a Schleimbeutel

1-854.x♦ Sonstige

1-854.y N.n.bez.

1-859.– Andere diagnostische Punktion und Aspiration

1-859.0 Schilddrüse

1-859.1 Pankreas, perkutan

Inkl.: Punktion einer (Pseudo-)Zyste

1-859.x Sonstige

1-859.y N.n.bez.

1-90...1-99 Andere diagnostische Maßnahmen

1-90 Psychosomatische, psychotherapeutische, (neuro-)psychologische, psychosoziale und testpsychologische Untersuchung

1-900.– Psychosomatische und psychotherapeutische Diagnostik

Hinw.: Ein Kode aus diesem Bereich ist nur für Leistungen anzugeben, die in Einrichtungen im Geltungsbereich des § 17b KHG erbracht wurden.

1-900.0 Einfach

Hinw.: Dauer mindestens 60 Minuten.

1-900.1 Komplex

Hinw.: Dauer mindestens 3 Stunden.

1-901.– (Neuro-)psychologische und psychosoziale Diagnostik

Inkl.: Psychologische, psychotherapeutische, psychosoziale und neuropsychologische Verfahren zur Erhebung, Indikationsstellung, Verlaufsbeurteilung und Erfolgskontrolle, ggf. Erhebung biographischer Daten

Hinw.: Ein Kode aus diesem Bereich ist nur für Leistungen anzugeben, die in Einrichtungen im Geltungsbereich des § 17b KHG erbracht wurden.

1-901.0 Einfach

Hinw.: Dauer mindestens 60 Minuten.

1-901.1 Komplex

Hinw.: Dauer mindestens 3 Stunden.

1-902.– Testpsychologische Diagnostik

Hinw.: Ein Kode aus diesem Bereich ist nur für Leistungen anzugeben, die in Einrichtungen im Geltungsbereich des § 17b KHG erbracht wurden.

1-902.0 Einfach

Hinw.: Dauer mindestens 60 Minuten.

1-902.1 Komplex

Hinw.: Dauer mindestens 3 Stunden.

1-91 Diagnostik bei chronischen Schmerzzuständen

1-910 Interdisziplinäre algesiologische Diagnostik

Hinw.: Mit diesem Kode ist die standardisierte interdisziplinäre (somatische, psychologische und psychosoziale) Diagnostik bei Patienten mit chronischen Schmerzzuständen zu kodieren, die mindestens drei der nachfolgenden Merkmale aufweisen:

- manifeste oder drohende Beeinträchtigung der Lebensqualität und/oder der Arbeitsfähigkeit,
- Fehlschlag einer vorherigen unimodalen Schmerztherapie, eines schmerzbedingten operativen Eingriffs oder einer Entzugsbehandlung,
- bestehende(r) Medikamentenabhängigkeit oder -fehlgebrauch,
- schmerzunterhaltende psychische Begleiterkrankung,
- gravierende somatische Begleiterkrankung.

Strukturmerkmale:

- Behandlungsleitung durch einen Arzt mit der Zusatzqualifikation Spezielle Schmerztherapie.

Mindestmerkmale:

- Mitarbeit von mindestens zwei Fachdisziplinen (davon eine psychiatrische, psychosomatische oder psychologisch-psychotherapeutische Disziplin),
- eine psychometrische und physische Funktionstestung mit anschließender Teambesprechung zur Erstellung eines Therapieplanes.

1-911 Erweiterte apparativ-überwachte interventionelle Schmerzdiagnostik mit standardisierter Erfolgskontrolle

Inkl.: Kontrollierte diagnostische Injektion und Infiltration in Organe und Gewebe unter Anwendung eines bildgebenden Verfahrens oder eines Neurostimulators
Testung von Medikamenten zur Schmerzdiagnostik durch systemische oder regionale Applikation

Hinw.: Dieser Kode umfasst die Dokumentation und Auswertung der erwünschten neurophysiologischen und analgetischen sowie der unerwünschten Wirkungen über einen Zeitraum von mindestens 12 Stunden und die daraus resultierende Erstellung eines schriftlichen Behandlungsplanes.

1-912 Neurophysiologische apparative Testverfahren zur Schmerzdiagnostik

Inkl.: Apparative Verfahren wie Schmerzschwellenmessung, somatosensorische Testung oder Funktionsmessung am sympathischen Nervensystem
Alle zur Schmerzdiagnostik geeigneten Methoden unter Einsatz funktioneller bildgebender oder elektrophysiologischer Verfahren

1-92 Medizinische Evaluation zur Transplantation

1-920.– Medizinische Evaluation und Entscheidung über die Indikation zur Transplantation

Hinw.: Der Zeitpunkt der Aufnahme auf die Warteliste kann auch nach dem stationären Aufenthalt liegen, in dem die vollständige Evaluation durchgeführt wurde.

1-920.0- Vollständige Evaluation, ohne Aufnahme eines Patienten auf eine Warteliste zur Organtransplantation

.00 Nierentransplantation
.01 Herztransplantation
.02 Lungentransplantation
.03 Herz-Lungen-Transplantation
.04 Lebertransplantation
.05 Pankreastransplantation
.06 Dünndarmtransplantation

1-920.1- Teilweise Evaluation, ohne Aufnahme eines Patienten auf eine Warteliste zur Organtransplantation

Inkl.: Abbruch der Evaluation

.10 Nierentransplantation
.11 Herztransplantation
.12 Lungentransplantation
.13 Herz-Lungen-Transplantation
.14 Lebertransplantation
.15 Pankreastransplantation
.16 Dünndarmtransplantation

1-920.2- Vollständige Evaluation, mit Aufnahme eines Patienten auf eine Warteliste zur Organtransplantation

Hinw.: Ein Kode aus diesem Bereich darf pro geplanter Transplantation nur einmal angegeben werden.

.20 Nierentransplantation
.21 Herztransplantation
.22 Lungentransplantation
.23 Herz-Lungen-Transplantation
.24 Lebertransplantation
.25 Pankreastransplantation
.26 Dünndarmtransplantation

1-920.3- Re-Evaluation, mit Aufnahme oder Verbleib eines Patienten auf eine(r) Warteliste zur Organtransplantation

.30 Nierentransplantation

.31 Herztransplantation

.32 Lungentransplantation

.33 Herz-Lungen-Transplantation

.34 Lebertransplantation

.35 Pankreastransplantation

.36 Dünndarmtransplantation

1-920.4- Re-Evaluation, mit Herausnahme eines Patienten aus einer Warteliste zur Organtransplantation

.40 Nierentransplantation

.41 Herztransplantation

.42 Lungentransplantation

.43 Herz-Lungen-Transplantation

.44 Lebertransplantation

.45 Pankreastransplantation

.46 Dünndarmtransplantation

1-920.x Sonstige

1-93 Infektiologisches Monitoring und molekularbiologisch-mikrobiologische Diagnostik

1-930.– Infektiologisches Monitoring

1-930.0 Infektiologisch-mikrobiologisches Monitoring bei Immunsuppression

Inkl.: Patienten mit Immunkompromittierung

Hinw.: Monitoring auf Infektionen (z.B. durch M. tuberculosis, nicht tuberkulöse Mykobakterien, Mykoplasmen, Legionellen, Zytomegalie-Virus, Herpes-simplex-Virus, Varicella-Zoster-Virus, Chlamydia pneumoniae, Pneumocystis carinii (jirove-ci), Toxoplasma gondii, Aspergillus und andere Fadenpilze sowie Candida) mit speziellen Methoden (Nukleinsäurenachweis, Antigennachweis, Spezialkulturen) bei Immunsuppression.

Das infektiologisch-mikrobiologische Monitoring beinhaltet immer die Untersuchung mehrerer Erreger.

1-930.1 Quantitative Virus-Nukleinsäurebestimmung

1-930.3 Bestimmung der HI-Viruslast zur Verlaufsbeurteilung

1-930.4 Genotypische oder phänotypische Resistenzbestimmung von Viren (HI-Viren oder Hepatitis-B-Virus) gegen antiretrovirale Substanzen

1-931.– Molekularbiologisch-mikrobiologische Diagnostik

Inkl.: Multiplex-PCR, FISH [Fluoreszenz-in-situ-Hybridisierung], 16S-rDNA-Sequenzierung, Mehrfach-PCR

Exkl.: Infektiologisch-mikrobiologisches Monitoring bei Immunsuppression (1-930.0)

Hinw.: Ein Kode aus diesem Bereich ist zu verwenden bei Verfahren zur schnellen Erregeridentifikation z.B. bei Blutstrominfektionen, schweren respiratorischen Infektionen, Meningitis, Enzephalitis, Gewebs- und Implantatinfektionen.

Mindestmerkmale:

- Es werden in einem einzigen diagnostischen Schritt mit einem spezialisierten Verfahren zum Nukleinsäurenachweis (mit/ohne Amplifikation) mindestens 10 Erreger gleichzeitig bestimmt.

1-931.0 Ohne Resistenzbestimmung

1-931.1 Mit Resistenzbestimmung

1-94 Komplexe Diagnostik

1-940 Komplexe Diagnostik bei hämatologischen und onkologischen Erkrankungen bei Kindern und Jugendlichen

Hinw.: Mindestmerkmale:
- Umfassende Diagnostik im Rahmen der Initial- und Verlaufsdiagnostik einer Erkrankung aus Kapitel II bzw. III der ICD-10-GM.
- Alle nachfolgenden Leistungen müssen im Rahmen desselben stationären Aufenthaltes erbracht werden.
- Es müssen mindestens eine Untersuchung aus den Bereichen Knochenmarkpunktion, Histologie mit immunhistologischen Spezialfärbungen und Referenzbegutachtung und mindestens drei Untersuchungen mit mindestens zwei der folgenden Verfahren Magnetresonanztomographie [MRT], Positronenemissionstomographie [PET], Computertomographie [CT] und Szintigraphie (außer szintigraphische Teiluntersuchung) erbracht werden. Bei zwei Untersuchungen mit demselben Verfahren (z.B. CT) muss es sich um unterschiedliche Lokalisationen handeln.
- Dieser Kode ist nur für Patienten mit einem Alter von unter 19 Jahren anzugeben.

| 1-941.– Komplexe Diagnostik bei myeloischen und lymphatischen Neubildungen

Hinw.: Ein Kode aus diesem Bereich darf nur angegeben werden, sofern die aufgeführten Zusatzuntersuchungen nicht durch Dritte erfolgen wie z.B. im Rahmen der Referenzleistungsvereinbarung für Therapieoptimierungsstudien zwischen der Gesellschaft für Pädiatrische Onkologie und Hämatologie (GPOH) und der GKV.

Mindestmerkmale:
- Umfassende Diagnostik im Rahmen der Initial- bzw. Rezidivdiagnostik einer Erkrankung aus den Kategorien C82–C88, C90–C95, D46 und D47 der ICD-10-GM.

1-941.0 Komplexe Diagnostik

Hinw.: Alle nachfolgenden Leistungen müssen im Rahmen desselben stationären Aufenthaltes erbracht werden.

Die Durchführung einer niedrigauflösenden oder hochauflösenden HLA-Typisierung ist gesondert zu kodieren (1-941.2 ff., 1-941.3 ff.).

Mindestmerkmale:
- Knochenmarkpunktion/Knochenmarkaspiration,
- Durchführung folgender Zusatzuntersuchungen: Morphologische Beurteilung, Immunphänotypisierung/FACS-Analyse [Fluorescence-activated cell sorting], mindestens ein molekular- oder zytogenetisches Verfahren.

1-941.2- Niedrigauflösende HLA-Typisierung [Einfeldauflösung] mit Bestimmung von HLA-A, HLA-B und HLA-DR

Inkl.: Niedrigauflösende HLA-Typisierung der Eltern
Niedrigauflösende HLA-Typisierung der Geschwister

Hinw.: Mit einem Kode aus diesem Bereich ist die niedrigauflösende HLA-Typisierung zur Identifikation eines möglichen verwandten Spenders für eine allogene Stammzelltransplantation zu kodieren.

.20 Beim Patienten

.21 Bei einem oder mehreren Verwandten

1-941.3- Hochauflösende HLA-Typisierung [Zweifeldauflösung] mit Bestimmung von HLA-A, HLA-B, HLA-C, HLA-DR und HLA-DQ

Hinw.: Mit einem Kode aus diesem Bereich ist die hochauflösende HLA-Typisierung (Zweifeldauflösung) als Voraussetzung zur Einleitung einer Fremdspendersuche für eine allogene Stammzelltransplantation zu kodieren.

.30 Beim Patienten

.31 Bei einem oder mehreren Verwandten

1-942.– Komplexe neuropädiatrische Diagnostik

Hinw.: Alle nachfolgenden Leistungen müssen im Rahmen desselben stationären Aufenthaltes erbracht werden.
Die Kodes sind nur für Patienten bis zur Vollendung des 18. Lebensjahres anzugeben.
Alle im OPS einzeln kodierbaren diagnostischen Maßnahmen sind gesondert zu kodieren (z.B. EEG, Muskel-, Nerv- oder Hautbiopsie).
Mindestmerkmale:
- kranielle Magnetresonanztomographie in Sedierung oder i.v.-Anästhesie,
- Lumbalpunktion mit mindestens folgenden Untersuchungen: Zytologie, Mikrobiologie, Liquorkultur, Nachweis von Gesamteiweiß und Glukose im Liquor,
- neurophysiologische Diagnostik (mindestens EEG).

1-942.0 Ohne weitere Maßnahmen

1-942.1 Mit neurometabolischer Labordiagnostik und/oder infektiologischer/autoimmunentzündlicher Labordiagnostik

Hinw.: Zur neurometabolischen Labordiagnostik gehören z.B. die Bestimmung von organischen Säuren, Aminosäuren, Acyl-Carnitine, ultralangkettige Fettsäuren, Guanidinoacetat, Oligosaccharide, Mukopolysaccharide, Neurotransmitter, Abklärung der angeborenen Störung der Glykosylierung.
Zur infektiologischen/autoimmunentzündlichen Labordiagnostik gehören z.B. die Untersuchung auf oligoklonale Banden, Zytomegalievirus, Toxoplasmose, Herpes-simplex-Virus, Rubella, Varizella-zoster-Virus, Lues.
Es müssen insgesamt mindestens 3 dieser Untersuchungen erfolgen.

1-942.2 Mit erweiterter genetischer Diagnostik

Hinw.: Zur erweiterten genetischen Diagnostik gehören die Untersuchungen zur Abklärung mindestens einer Verdachtsdiagnose wie z.B. DiGeorge-Syndrom, Rett-Syndrom, Angelmann-Syndrom, Fragiles-X-Syndrom, spinale Muskelatrophie, myotone Dystrophie, Mutation des SCN1A-Gens, Prader-Willi-Syndrom, sonstige Mikrodeletionssyndrome.

1-942.3 Mit neurometabolischer Labordiagnostik und/oder infektiologischer/autoimmunentzündlicher Labordiagnostik und erweiterter genetischer Diagnostik

Hinw.: Es müssen die Bedingungen von Kode 1-942.1 und von Kode 1-942.2 erfüllt sein.

1-943.– Komplexe Diagnostik bei Verdacht auf Lungenerkrankungen bei Kindern und Jugendlichen

Hinw.: Alle nachfolgenden Leistungen müssen im Rahmen desselben stationären Aufenthaltes erbracht werden.
Die Kodes sind nur für Patienten bis zur Vollendung des 18. Lebensjahres anzugeben.
Sedierungen und Anästhesien bei Untersuchungen, die gewöhnlich ohne Sedierung oder Anästhesie durchgeführt werden, sind gesondert zu kodieren (8-90).
Alle im OPS einzeln kodierbaren diagnostischen Maßnahmen sind gesondert zu kodieren (z.B. Lungenbiopsie, Bronchoskopie).
Mindestmerkmale:
- Bronchoskopie,
- bronchoalveoläre Lavage mit Mikrobiologie und Virologie (z.B. Polymerase-Kettenreaktion [PCR] oder Antigen-Nachweis) sowie Zytologie oder Histologie,
- kontinuierliche Messung der Sauerstoffsättigung über mindestens 12 Stunden,
- lungenphysiologische Diagnostik in Abhängigkeit vom Alter des Kindes (z.B. durch Impulsoszillometrie oder durch Ganzkörperplethysmographie und Fluß-Volumen-Kurve).

1-943.0 Ohne weitere Maßnahmen

1-943.1 Mit Lungenbiopsie mit Immunhistochemie oder Elektronenmikroskopie

1-943.2 Mit hochauflösender oder Spiral-Computertomographie

1-943.3 Mit Lungenbiopsie mit Immmunhistochemie oder Elektronenmikroskopie und mit hochauflösender oder Spiral-Computertomographie

1-944.– Basisdiagnostik bei unklarem Symptomkomplex bei Neugeborenen, Säuglingen und Kindern

Hinw.: Alle nachfolgenden Leistungen müssen im Rahmen desselben stationären Aufenthaltes erbracht werden.

Sedierungen und Anästhesien bei Untersuchungen, die gewöhnlich ohne Sedierung oder Anästhesie durchgeführt werden, sind gesondert zu kodieren (8-90).

Alle im OPS einzeln kodierbaren diagnostischen Maßnahmen sind gesondert zu kodieren (z.B. EEG, Muskel-, Nerv- oder Hautbiopsie).

Mindestmerkmale:

- Ein ausführliches Konsil von jeweils mindestens 30 Minuten von mindestens 3 Fachdisziplinen (z.B. Humangenetik, Kinderradiologie, Pathologie, Neuropädiatrie, Kinder-Endokrinologie und Diabetologie, Kinderchirurgie, Kinderkardiologie, HNO-Heilkunde, Mund-Kiefer-Gesichtschirurgie, Gynäkologie, Kinder-Orthopädie).
- Durchführung von mindestens 4 Untersuchungen aus mindestens 2 der folgenden Bereiche:
  - infektiologische, endokrinologische oder metabolische Untersuchungen inklusive Funktionstests (außer Astrup, Routine-Neugeborenenscreening),
  - Stoffwechseldiagnostik (z.B. Bestimmungen von oder mit Enzymen, (Tandem-) Massenspektrometrie, Gaschromatographie, Hochdruck-Flüssigkeitschromatographie, Gelchromatographie oder Dünnschichtchromatographie),
  - Röntgenkontrast-, CT- oder MRT-Untersuchung,
  - Lumbalpunktion mit Zytologie, Mikrobiologie und Serologie und/oder Polymerase-Kettenreaktion [PCR],
  - neuro- oder kardiophysiologische Diagnostik (mindestens EEG oder EKG),
  - Organpunktion oder -biopsie mit histopathologischer oder molekulargenetischer Untersuchung (z.B. Nieren-, Leber-, Hirn- oder gastrointestinale Biopsie).

1-944.0- Ohne weitere Maßnahmen

.00 Bei Neugeborenen und Säuglingen

.01 Bei Kindern

Hinw.: Dieser Kode gilt für Patienten, die bei stationärer Aufnahme älter als 365 Tage sind, aber das 14. Lebensjahr noch nicht vollendet haben.

1-944.1- Mit erweiterter molekulargenetischer Diagnostik

Hinw.: Zur erweiterten molekulargenetischen Diagnostik gehören die Untersuchungen zur Abklärung mindestens einer Verdachtsdiagnose auf genetisch verursachte Erkrankungen wie z.B. Di-George-Syndrom, Rett-Syndrom, Angelmann-Syndrom, Fragiles-X-Syndrom, spinale Muskelatrophie, myotone Dystrophie, Mutation des SCN1A-Gens, Prader-Willi-Syndrom, sonstige Mikrodeletionssyndrome.

.10 Bei Neugeborenen und Säuglingen

.11 Bei Kindern

Hinw.: Dieser Kode gilt für Patienten, die bei stationärer Aufnahme älter als 365 Tage sind, aber das 14. Lebensjahr noch nicht vollendet haben.

1-944.2- Mit Chromosomenanalyse (Zytogenetische Diagnostik)

Hinw.: Zur zytogenetischen Diagnostik (Chromosomenanalyse) gehören die Untersuchungen zur Abklärung mindestens einer Verdachtsdiagnose wie z.B. Down-Syndrom.

.20 Bei Neugeborenen und Säuglingen

.21 Bei Kindern

Hinw.: Dieser Kode gilt für Patienten, die bei stationärer Aufnahme älter als 365 Tage sind, aber das 14. Lebensjahr noch nicht vollendet haben.

1-944.3- Mit erweiterter molekulargenetischer Diagnostik und Chromosomenanalyse (Zytogenetische Diagnostik)

.30 Bei Neugeborenen und Säuglingen

.31 Bei Kindern

Hinw.: Dieser Kode gilt für Patienten, die bei stationärer Aufnahme älter als 365 Tage sind, aber das 14. Lebensjahr noch nicht vollendet haben.

1-945.– Diagnostik bei Verdacht auf Gefährdung von Kindeswohl und Kindergesundheit

Hinw.: Mit diesem Kode ist die standardisierte und multiprofessionelle (somatische, psychologische und psychosoziale) Diagnostik bei Verdacht auf Kindesmisshandlung, -missbrauch und -vernachlässigung sowie bei Münchhausen-Stellvertreter-Syndrom [Münchhausen syndrome by proxy] zu kodieren.

Alle nachfolgenden Leistungen müssen im Rahmen desselben stationären Aufenthaltes erbracht werden.

Die Kodes sind nur für Patienten bis zur Vollendung des 18. Lebensjahres anzugeben.

Strukturmerkmale:

- Multiprofessionelles Team (mindestens ein Arzt, ein Sozialarbeiter, ein Psychologe und eine Fachkraft für Gesundheits- und Kinderkrankenpflege) mit Behandlungsleitung durch einen Facharzt für Kinder- und Jugendmedizin, Kinderchirurgie oder Kinder- und Jugendpsychiatrie.

Mindestmerkmale:

- Mehrdimensionale Diagnostik von jeweils mindestens 30 Minuten in mindestens 3 Disziplinen wie Kinder- und Jugendmedizin, Kinderchirurgie, Kinderradiologie, Kinder- und Jugendpsychiatrie, Psychologie und Sozialdienst bzw. solchen mit Expertise für Kinderschutz und/oder für Patienten des Kindes- und Jugendalters (z.B. Rechtsmedizin, Chirurgie, Radiologie, Psychiatrie und Psychotherapie, Gynäkologie, Neurologie und Neurochirurgie, Ophthalmologie, Zahnmedizin und Mund-, Kiefer-, Gesichtschirurgie). Es werden im diagnostischen Einzelkontakt durch die oben genannten Berufsgruppen alle folgenden Leistungen in Summe erbracht:
  - ausführliche ärztliche oder psychologische diagnostische Gespräche (biographische Anamnese, soziale Anamnese, Familienanamnese),
  - Verhaltens- und Interaktionsbeobachtung,
  - strukturierte Befunderhebung und Befunddokumentation unter Verwendung spezifischer Anamnese- und Befundbögen.
- Durchführung von mindestens einer Fallbesprechung mit mindestens 3 Fachdisziplinen zusammen mit einer Fachkraft für Gesundheits- und Kinderkrankenpflege mit Dokumentation.
- Ggf. Kontaktaufnahme mit der Jugendhilfe.

1-945.0 Ohne weitere Maßnahmen

1-945.1 Mit Durchführung von mindestens einer spezifisch protokollierten Fallkonferenz

Hinw.: Die Fallkonferenz findet unter Mitwirkung der einbezogenen Fachdisziplinen sowie einem Vertreter der Jugendhilfe und zumeist der Eltern/Sorgeberechtigten mit einer Dauer von mindestens 30 Minuten und mit Erstellung eines Therapie- und Hilfeplanes statt.

1-99 Andere diagnostische Maßnahmen

1-990.– Ex-vivo-Zellkultursystem zur prätherapeutischen Chemosensibilitätstestung

Inkl.: Testung von bis zu 7 Medikamenten

Hinw.: Bei Testung von mehr als 7 Medikamenten ist der jeweilige Kode erneut anzugeben.

1-990.0 Durch Analyse der genomischen DNA-Synthese

1-990.1 Durch Analyse von Parametern des Metabolismus

Inkl.: ATP-Gehalt oder Aktivität der Atmungskette mit Farbstoffen

1-990.2 Durch Analyse von Parametern der Apoptose

Inkl.: Anfärben toter oder apoptotischer Zellen oder Messung der Caspasenaktivität

1-990.x Sonstige

1-991.– Molekulares Monitoring der Resttumorlast [MRD]

Hinw.: Ein Kode aus diesem Bereich darf nur angegeben werden, sofern die aufgeführten Zusatzuntersuchungen nicht durch Dritte erfolgen wie z.B. im Rahmen der Referenzleistungsvereinbarung für Therapieoptimierungsstudien zwischen der Gesellschaft für Pädiatrische Onkologie und Hämatologie (GPOH) und der GKV.

1-991.0 Molekulargenetische Identifikation und Herstellung von patientenspezifischen Markern für die Bestimmung der Resttumorlast (Minimal Residual Disease [MRD])

Inkl.: PCR- und Sequenzanalyse zur Markeridentifikation
Sensitivitäts- und Spezifitätstestung

Hinw.: Dieser Kode ist nur einmal pro stationären Aufenthalt anzugeben.

1-991.1 Patientenspezifische molekulargenetische Quantifizierung der Resttumorlast [MRD-Monitoring]

Hinw.: Es sind mindestens 2 quantitative Polymerasekettenreaktionen (PCR) pro Untersuchung der Resttumorlast durchzuführen.

1-991.2 Molekulargenetische Identifikation von krankheitsspezifischen Markern für die Bestimmung der Resttumorlast (Minimal Residual Disease [MRD])

1-991.3 Krankheitsspezifische molekulargenetische Quantifizierung der Resttumorlast [MRD-Monitoring]

1-992.– Durchführung von Genexpressionsanalysen in soliden bösartigen Neubildungen

Inkl.: Genexpressionsanalyse von Tumor- oder Zellmaterial aus Primärtumor oder Metastasen, Analysen zur Therapieplanung oder -steuerung in einem malignen Tumor durch quantitative Verfahren, z.B. PCR-Analyse, FISH, hybridisierungsbasierte Verfahren
Zielstrukturen: AZGP1, BIRC5, DHCR7, ERBB2(HER2)-Amplifikation, IL6ST, Ki67, MGP, PDL1, RBBP8, STC2, UBE2E

Exkl.: Molekulares Monitoring der Resttumorlast [MRD] (1-991 ff.)
Hochdurchsatz-Sequenzierungsverfahren [NGS] zur Analyse genetischer Veränderungen bei/in soliden bösartigen Neubildungen (1-996 ff.)

Hinw.: Ein Kode aus diesem Bereich ist jeweils nur einmal pro stationären Aufenthalt anzugeben.
Bei der kombinierten Durchführung von Genexpressionsanalysen und Analysen genetischer Veränderungen sind ein Kode aus 1-992 ff. und ein Kode aus 1-995 ff. anzugeben.
Für die Bestimmung der Anzahl der Zielstrukturen sind für jede durchgeführte Analyse die gemäß klinischer Indikation zu untersuchenden Veränderungen auf Expressionsebene (z.B. mRNA, Protein) zu zählen.
Der Aufwand für die Aufbereitung und Präanalytik des Tumormaterials oder der Biopsate oder für zusätzliche Untersuchungen zur Amplifikations-, Kontaminations- oder Identitätskontrolle sind im Kode enthalten und nicht gesondert zu kodieren.
Bei Genexpressionsanalysen, die zur Identifikation von Expressionsmustern für eine gezielte medikamentöse Arzneimitteltherapie durchgeführt werden, können diese Kodes nur für die Diagnostik in Bezug auf zugelassene Anwendungsgebiete der jeweiligen Arzneimittel angegeben werden.

1-992.0 Analyse von 1 bis 2 Zielstrukturen

1-992.2 Analyse von 3 bis 12 Zielstrukturen

1-992.3 Analyse von 13 oder mehr Zielstrukturen

1-993 Automatisierte Anreicherung mit immunzytochemischer Detektion zirkulierender Tumorzellen [CTC]

1-994 In-vitro-Bestimmung des Genexpressionsprofils mittels RNA aus Monozyten des peripheren Blutes bei Zustand nach Transplantation

1-995.– (Gezielte) Analyse genetischer Veränderungen in soliden bösartigen Neubildungen

Inkl.: Analyse von Tumor- oder Zellmaterial aus Primärtumor und Metastasen zur molekularen Charakterisierung, Therapieplanung oder -steuerung

Exkl.: Komplexe neuropädiatrische Diagnostik mit erweiterter genetischer Diagnostik (1-942.2)
Basisdiagnostik bei unklarem Symptomkomplex bei Neugeborenen, Säuglingen und Kindern mit erweiterter genetischer Diagnostik (1-944.1 ff.)
Molekulares Monitoring der Resttumorlast [MRD] (1-991 ff.)
Diagnostik von Tumorprädispositionssyndromen in der Keimbahn
Histologische Untersuchungen eines Materials ohne topographische oder pathogenetische Beziehung zum Krankheitsprozess
Hochdurchsatz-Sequenzierungsverfahren [NGS] zur Analyse genetischer Veränderungen bei/in soliden bösartigen Neubildungen (1-996 ff.)

Hinw.: Bei der kombinierten Durchführung von Analysen genetischer Veränderungen und Genexpressionsanalysen sind ein Kode aus 1-992 ff. und ein Kode aus 1-995 ff. anzugeben.
Für die Bestimmung der Anzahl der Zielstrukturen sind für jede durchgeführte Analyse die gemäß klinischer Indikation zu untersuchenden Mutationen zu zählen.
Der Aufwand für die Aufbereitung und Präanalytik des Tumormaterials oder der Biopsate oder zusätzliche Untersuchungen zur Amplifikations-, Kontaminations- oder Identitätskontrolle sind im Kode enthalten und nicht gesondert zu kodieren.
Bei Analysen tumorgenetischer Veränderungen, die zur Identifikation von Mutationen für eine gezielte medikamentöse Arzneimitteltherapie durchgeführt werden, können diese Kodes nur für die Diagnostik in Bezug auf die zugelassenen Anwendungsgebiete der jeweiligen Arzneimittel angegeben werden.

1-995.0- Untersuchung auf chromosomale Alterationen/Aberrationen

Inkl.: Deletionen, Duplikationen/Amplifikationen, Translokationen, Inversionen, Insertionen, Genfusionen
Zielstrukturen: ERBB2(HER2)-Amplifikation, EML4-ALK-Inversion oder -Fusion, BCR-ABL-, BCL2-IGH-Translokation oder -Fusion

.00 Analyse von 1 Zielstruktur

.01 Analyse von 2 bis 3 Zielstrukturen

.02 Analyse von 4 bis 10 Zielstrukturen

.03 Analyse von 11 oder mehr Zielstrukturen

1-995.1- Untersuchung auf Genmutationen

Inkl.: Punktmutationen, Deletionen, Insertionen, Inversionen, dynamische Mutationen/VNTR-Veränderungen (variable number of tandem repeats)
Zielstrukturen: BRAF c.1799, KRAS c.34, EGFR c.2235-2251delins, EGFR c.2316delins, BAT25-Instabilität (VNTR)

.10 Analyse von 1 Zielstruktur

.11 Analyse von 2 bis 3 Zielstrukturen

.12 Analyse von 4 bis 10 Zielstrukturen

.13 Analyse von 11 oder mehr Zielstrukturen

1-995.2- Untersuchung auf abnorme DNA-Methylierungsmuster

Inkl.: Methylierung eines CpG (z.B. MLH1-Promoter/Enhancer)

.20 Analyse von 1 Zielstruktur

.21 Analyse von 2 bis 3 Zielstrukturen

.22 Analyse von 4 bis 10 Zielstrukturen

.23 Analyse von 11 oder mehr Zielstrukturen

1-995.3- Klonalitätsanalyse

Inkl.: Klonalität IgL (Immunglobulin leichte-Ketten-Lokus), IgH (Immunglobulin schwere-Ketten-Lokus), TCRαβ (T-Zellrezeptor alpha/beta), TCRγδ (T-Zellrezeptor gamma/delta)
Zielstrukturen: IgH FR1/FR4, IgH FR2/FR4, IgH FR3/FR4

.30 Analyse von 1 Zielstruktur

.31 Analyse von 2 bis 3 Zielstrukturen

.32 Analyse von 4 bis 10 Zielstrukturen

.33 Analyse von 11 oder mehr Zielstrukturen

1-996.– Hochdurchsatz-Sequenzierungsverfahren [NGS] zur Analyse genetischer Veränderungen bei/in soliden bösartigen Neubildungen

Inkl.: Next generation sequencing (NGS), High throughput sequencing (HTS), Massive parallel sequencing

Analysen von Tumor- oder Zellmaterial aus Primärtumor und Metastasen oder Flüssigbiopsaten (zirkulierende freie Nukleinsäuren, Nukleinsäuren in Vesikeln) zur Therapieplanung und -steuerung bei einem soliden malignen Tumor

Exkl.: Komplexe neuropädiatrische Diagnostik mit erweiterter genetischer Diagnostik (1-942.2)

Basisdiagnostik bei unklarem Symptomkomplex bei Neugeborenen, Säuglingen und Kindern mit erweiterter genetischer Diagnostik (1-944.1 ff.)

Molekulares Monitoring der Resttumorlast [MRD] (1-991 ff.)

Diagnostik von Tumordispositionssyndromen in der Keimbahn

Hinw.: Bei einem Hochdurchsatz-Sequenzierungsverfahren werden gleichzeitig einzelne oder mehrere krankheitsrelevante oder krankheitsauslösende Gene mit ihren zugehörigen regulatorischen Sequenzen hinsichtlich genetischer Veränderungen untersucht.

Der Aufwand für die Aufbereitung und Präanalytik des Tumormaterials oder der (liquiden) Biopsate oder zusätzliche Untersuchungen zur Amplifikations-, Kontaminations- oder Identitätskontrolle sind im Kode enthalten und nicht gesondert zu kodieren.

Bei Genmutationsanalysen, die zur Identifikation von Mutationen für eine gezielte medikamentöse Arzneimitteltherapie durchgeführt werden, können diese Kodes nur für die Diagnostik in Bezug auf zugelassene Anwendungsgebiete der jeweiligen Arzneimittel angegeben werden.

Mindestmerkmale:

- Bioinformatische Auswertung der erhobenen Sequenzdaten mit Ergebnisdokumentation (ggf. mit Darlegung möglicher Konsequenzen für den Therapieplan).

1-996.0- Analyse von kodierender Sequenz einschließlich zugehöriger regulatorischer Sequenzen, Gewebeprobe

Hinw.: Mindestmerkmale:

- Durchführung eines validierten Verfahrens, für das anhand von Vergleichsproben Nachweisgrenzen von ≤ 5 % belegt werden können.

.00 bis zu 5 Kilobasen

.01 mehr als 5 bis zu 10 Kilobasen

.02 mehr als 10 bis zu 15 Kilobasen

.03 mehr als 15 bis zu 20 Kilobasen

.04 mehr als 20 bis zu 25 Kilobasen

.05 mehr als 25 bis zu 30 Kilobasen

.06 mehr als 30 bis zu 35 Kilobasen

.07 mehr als 35 bis zu 40 Kilobasen

.08 mehr als 40 Kilobasen

1-996.1- Analyse von kodierender Sequenz einschließlich zugehöriger regulatorischer Sequenzen, Flüssigbiopsat

Hinw.: Flüssigbiopsate sind durch Biopsie gewonnene Körperflüssigkeiten, z.B. Blut, Liquor.

Mindestmerkmale:

- Durchführung eines validierten Verfahrens, für das anhand von Vergleichsproben Nachweisgrenzen von ≤ 1 % belegt werden können.

.10 bis zu 5 Kilobasen

.11 mehr als 5 bis zu 10 Kilobasen

.12 mehr als 10 bis zu 15 Kilobasen

.13 mehr als 15 bis zu 20 Kilobasen

.14 mehr als 20 bis zu 25 Kilobasen

.15 mehr als 25 bis zu 30 Kilobasen

.16 mehr als 30 bis zu 35 Kilobasen

.17 mehr als 35 bis zu 40 Kilobasen

.18 mehr als 40 Kilobasen

1-997.– DNA-methylierungsspezifische Hochdurchsatzverfahren (Array- oder NGS-basiert) zur Analyse epigenetischer Veränderungen bei/in soliden bösartigen Neubildungen

Inkl.: Analysen von Tumor- oder Zellmaterial aus Primärtumor und Metastasen oder Flüssigbiopsaten (zirkulierende freie Nukleinsäuren, Nukleinsäuren in Vesikeln) zur Therapieplanung und -steuerung bei einem soliden malignen Tumor

Exkl.: Komplexe neuropädiatrische Diagnostik mit erweiterter genetischer Diagnostik (1-942.2)
Basisdiagnostik bei unklarem Symptomkomplex bei Neugeborenen, Säuglingen und Kindern mit erweiterter genetischer Diagnostik (1-944.1 ff.)
Molekulares Monitoring der Resttumorlast [MRD] (1-991 ff.)
Diagnostik von Tumordispositionssyndromen in der Keimbahn

Hinw.: Bei einem DNA-methylierungsspezifischen Hochdurchsatzverfahren werden gleichzeitig einzelne oder mehrere krankheitsrelevante oder krankheitsauslösende Gene mit ihren zugehörigen regulatorischen Sequenzen hinsichtlich epigenetischer Veränderungen untersucht.
Der Aufwand für die Aufbereitung und Präanalytik des Tumormaterials oder der (liquiden) Biopsate oder zusätzliche Untersuchungen zur Amplifikations-, Kontaminations- oder Identitätskontrolle sind im Kode enthalten und nicht gesondert zu kodieren.
Bei DNA-methylierungsspezifischen Analysen, die zur Identifikation von epigenetischen Veränderungen für eine gezielte medikamentöse Arzneimitteltherapie durchgeführt werden, können diese Kodes nur für die Diagnostik in Bezug auf zugelassene Anwendungsgebiete der jeweiligen Arzneimittel angegeben werden.
Mindestmerkmale:
- Bioinformatische Auswertung der erhobenen Sequenzdaten mit Ergebnisdokumentation (ggf. mit Darlegung möglicher Konsequenzen für den Therapieplan).

1-997.0- Analyse von kodierender Sequenz einschließlich zugehöriger regulatorischer Sequenzen, Gewebeprobe

Hinw.: Mindestmerkmale:
- Durchführung eines validierten Verfahrens, für das anhand von Vergleichsproben Nachweisgrenzen von ≤ 5 % belegt werden können.

.00 bis zu 5 Kilobasen

.01 mehr als 5 bis zu 10 Kilobasen

.02 mehr als 10 bis zu 15 Kilobasen

.03 mehr als 15 bis zu 20 Kilobasen

.04 mehr als 20 bis zu 25 Kilobasen

.05 mehr als 25 bis zu 30 Kilobasen

.06 mehr als 30 bis zu 35 Kilobasen

.07 mehr als 35 bis zu 40 Kilobasen

.08 mehr als 40 Kilobasen

1-997.1- Analyse von kodierender Sequenz einschließlich zugehöriger regulatorischer Sequenzen, Flüssigbiopsat

Hinw.: Flüssigbiopsate sind durch Biopsie gewonnene Körperflüssigkeiten, z.B. Blut, Liquor.
Mindestmerkmale:
- Durchführung eines validierten Verfahrens, für das anhand von Vergleichsproben Nachweisgrenzen von ≤ 1 % belegt werden können.

.10 bis zu 5 Kilobasen

.11 mehr als 5 bis zu 10 Kilobasen

.12 mehr als 10 bis zu 15 Kilobasen

.13 mehr als 15 bis zu 20 Kilobasen

.14 mehr als 20 bis zu 25 Kilobasen

.15 mehr als 25 bis zu 30 Kilobasen

.16 mehr als 30 bis zu 35 Kilobasen

.17 mehr als 35 bis zu 40 Kilobasen

.18 mehr als 40 Kilobasen

1-999.– Zusatzinformationen zu diagnostischen Maßnahmen

Hinw.: Die folgenden Positionen sind ausschließlich zur Kodierung von Zusatzinformationen zu diagnostischen Maßnahmen zu benutzen, sofern sie nicht schon im Kode selbst enthalten sind. Sie dürfen nicht als selbständige Kodes benutzt werden und sind nur im Sinne einer Zusatzkodierung zulässig.

1-999.0- Anwendung eines diagnostischen Navigationssystems

.00 Radiologisch

.01 Elektromagnetisch

Inkl.: Verwendung eines steuerbaren Katheters

.02 Sonographisch

.03 Optisch

.04 Radarreflektor-Markierung

.0x Sonstige

1-999.1 Fluoreszenzgestützte diagnostische Verfahren

1-999.2- Diagnostische Anwendung eines flexiblen Ureterorenoskops

.20 Einmal-Ureterorenoskop

.2x Sonstige

1-999.3 Teilstationäre pädiatrische Diagnostik mit der Notwendigkeit der Bewegungslosigkeit

Hinw.: Dieser Kode ist nur für Patienten bis zur Vollendung des 18. Lebensjahres anzugeben.
Dieser Kode ist für jeden Tag mit teilstationärer pädiatrischer Diagnostik gesondert zu kodieren.
Dieser Kode kann nur für folgende diagnostische Verfahren als Zusatzkode angegeben werden:
- Untersuchung des Liquorsystems oder Biopsie am Knochenmark (1-204 ff., 1-424).
- Endoskopische Untersuchung des oberen oder unteren Verdauungstraktes oder der Atemwege (1-61, 1-62, 1-63, 1-65).
- CT, MRT, PET oder Szintigraphie (3-20, 3-22, 3-24, 3-70, 3-74, 3-75, 3-80, 3-82, 3-84).

Strukturmerkmale:
- Vorhandensein einer Fachabteilung für Kinder- und Jugendmedizin am Standort des Krankenhauses.

Mindestmerkmale:
- Analgosedierung oder Anästhesie für eine Dauer von mindestens 5 Minuten durch einen Facharzt (Facharzt für Anästhesie oder Facharzt für Kinder- und Jugendmedizin) und eine Pflegekraft.

Die Analgosedierung oder Anästhesie ist nicht gesondert zu kodieren.

1-999.4- Art des Zystoskops

.40 Starres Zystoskop

.41 Flexibles Einmal-Zystoskop

.42 Flexibles wiederverwendbares Zystoskop

.4x Sonstige

3 BILDGEBENDE DIAGNOSTIK

3-03...3-05 Ultraschalluntersuchungen

Hinw.: Die Anwendung von 3D/4D-Technik und die intraoperative Anwendung der Verfahren sind gesondert zu kodieren (3-99).
Die mittels Ultraschalltechnik durchgeführten Prozeduren sind im jeweiligen Kapitel gesondert zu kodieren (z.B. Drainage, Biopsien, Punktionen ...).
Die zusätzliche quantitative Bestimmung von Parametern ist gesondert zu kodieren (3-993).

3-03 Komplexe differenzialdiagnostische Sonographie mit digitaler Bild- und Videodokumentation

Hinw.: Der untersuchende Arzt muss Facharzt im jeweiligen Fachgebiet sein.

3-030 Komplexe differenzialdiagnostische Sonographie mit Kontrastmittel

Exkl.: Stress-Echokardiographie mit Kontrastmittel (3-031)

Hinw.: Die Durchführung der Kontrastmittel-Sonographie setzt eine vorher durchgeführte Farbdopplersonographie voraus.

3-031 Komplexe differenzialdiagnostische transthorakale Stress-Echokardiographie

Inkl.: Ergometrische Stress-Echokardiographie
Pharmakologische Stress-Echokardiographie
Stress-Echokardiographie mit Kontrastmittel

3-032 Komplexe sonographische Erkrankungs- und Fehlbildungsdiagnostik bei Feten

Hinw.: Die Anwendung dieses Kodes setzt das Vorhandensein eines auffälligen Befundes nach Routinediagnostik voraus.

3-033.– Komplexe differenzialdiagnostische Sonographie bei Neugeborenen und Kleinkindern

3-033.0 Sonographie des Körperstammes

Hinw.: Die Anwendung dieses Kodes setzt den Einsatz der Farbdopplersonographie voraus.
Die Anwendung dieses Kodes setzt die Untersuchung von mindestens 4 Organen (z.B. Leber, Milz, Pankreas, Gallenwege, Nieren oder Herz) voraus. Die regionalen Lymphknotenstationen gehören zum jeweiligen Organ dazu.

3-034 Komplexe differenzialdiagnostische Sonographie mittels Tissue Doppler Imaging [TDI] und Verformungsanalysen von Gewebe [Speckle Tracking]

Inkl.: Elastographie von parenchymatösen Organen und Tumoren
High-End-Echokardiographie

3-035 Komplexe differenzialdiagnostische Sonographie des Gefäßsystems mit quantitativer Auswertung

Inkl.: B-Flow-Verfahren, Farbdopplersonographie/Farbduplexsonographie, fetomaternale Dopplersonographie

3-036 Komplexe differenzialdiagnostische Sonographie bei Weichteiltumoren mit quantitativer Vermessung

Inkl.: Farbdopplersonographie, Sonographie zur postinterventionellen Kontrolle

Hinw.: Die Untersuchung der regionalen Lymphknotenstationen ist für die Anwendung des Kodes zwingend erforderlich.

3-05 Endosonographie

Inkl.: Duplexsonographie

Hinw.: Es ist das Zielorgan der Untersuchung zu kodieren.

3-050 Endosonographie von Mundhöhle und Hypopharynx

3-051 Endosonographie des Ösophagus

3-052 Transösophageale Echokardiographie [TEE]

Inkl.: Untersuchung der großen Gefäße

3-053 Endosonographie des Magens

3-054 Endosonographie des Duodenums

3-055.– Endosonographie der Gallenwege und der Leber

3-055.0 Gallenwege

3-055.1 Leber

3-056 Endosonographie des Pankreas

3-057 Endosonographie des Kolons

3-058 Endosonographie des Rektums

3-059 Endosonographie der Bauchhöhle [Laparoskopische Sonographie]

3-05a Endosonographie des Retroperitonealraumes

Inkl.: Untersuchung der Nebennieren

3-05b.– Endosonographie der Harnblase und der Urethra

3-05b.0 Transrektal

3-05b.1 Transurethral

3-05c.– Endosonographie der männlichen Genitalorgane

3-05c.0 Transrektal

3-05c.1 Transurethral

3-05d Endosonographie der weiblichen Genitalorgane

3-05e.– Intravaskuläre Endosonographie der Blutgefäße

Hinw.: Für die Zuordnung einzelner Gefäße zu den Gruppen siehe auch Liste der Gefäße vor 5-38. *[Anmerkung der Bearbeiter: Unsere Buchausgabe enthält diese Liste nicht, da, wie in den einleitenden Informationen ausgeführt, die meisten Listen aufgelöst sind. Alle Gefäße sind bei den jeweils zutreffenden Fünfstellern der Kodes 5-380.– bis 5-397.– angegeben.]*

3-05e.0♦ Gefäße Schulter und Oberarm

3-05e.1♦ Gefäße Unterarm

3-05e.2 Aorta

3-05e.3 V. cava

3-05e.4♦ Andere Gefäße abdominal und pelvin

3-05e.5 Gefäße viszeral

3-05e.6♦ Gefäße Oberschenkel

3-05e.7♦ Gefäße Unterschenkel

3-05e.x♦ Sonstige

3-05f Transbronchiale Endosonographie

3-05g.– Endosonographie des Herzens

3-05g.0 Intravaskulärer Ultraschall der Koronargefäße [IVUS]

3-05g.1 Intrakoronare Flussmessung

3-05g.2 Intrakardiale Echokardiographie [ICE]
Inkl.: Flussmessung

3-05g.x Sonstige

3-05x Andere Endosonographie

3-10...3-13 Projektionsradiographie

Hinw.: Die Basisverfahren der Projektionsradiographie sind nicht zu kodieren.
Die Anwendung von 3D/4D-Technik und die intraoperative Anwendung der Verfahren sind gesondert zu kodieren (3-99).
Die zusätzliche quantitative Bestimmung von Parametern ist gesondert zu kodieren (3-993).

3-10 Projektionsradiographie mit Spezialverfahren

3-100.– Mammographie

| *Hinw.:* Die Anwendung eines diagnostischen Navigationssystems ist gesondert zu kodieren (1-999.0 ff.).

3-100.0 Eine oder mehr Ebenen

3-100.1 Präparatradiographie

3-13 Projektionsradiographie mit Kontrastmittelverfahren

Exkl.: Endoskopisch-retrograde Cholangiographie [ERC] (1-640)
Endoskopisch-retrograde Pankreatikographie [ERP] (1-641)
Endoskopisch-retrograde Cholangiopankreatikographie [ERCP] (1-642)

3-130 Myelographie

3-131 Diskographie

3-134 Pharyngographie

3-135 Bronchographie

3-136 Galaktographie

3-137 Ösophagographie

3-138 Gastrographie

3-139 Isolierte Dünndarmdarstellung [Enteroklysma]

3-13a Kolonkontrastuntersuchung

3-13b Magen-Darm-Passage (fraktioniert)

3-13c.– Cholangiographie

3-13c.0 Intravenös

3-13c.1 Perkutan-transhepatisch [PTC]

3-13c.2 Über T-Drainage

Exkl.: Intraoperative Cholangiographie über T-Drainage (3-13c.3)

3-13c.3 Durch Zugang im Rahmen einer Laparotomie oder Laparoskopie

Inkl.: Intraoperative Cholangiographie über T-Drainage

3-13d.– Urographie

3-13d.0 Intravenös

3-13d.5♦ Retrograd

3-13d.6♦ Perkutan

3-13e Miktionszystourethrographie

3-13f Zystographie

3-13g **Urethrographie**

3-13h **Hysterosalpingographie**

3-13j **Vasovesikulographie**

3-13k **Arthrographie**

3-13m **Fistulographie**

3-13n **Sinugraphie**

3-13p **Projektionsradiographie der Leber mit Kontrastmittel**

3-13x **Andere Projektionsradiographie mit Kontrastmittelverfahren**

3-20...3-26 Computertomographie [CT]

Hinw.: Die Anwendung von 3D/4D-Technik und die intraoperative Anwendung der Verfahren sind gesondert zu kodieren (3-99).
Die zusätzliche quantitative Bestimmung von Parametern ist gesondert zu kodieren (3-993).
Die virtuelle 3D-Rekonstruktionstechnik ist gesondert zu kodieren (3-994).
Die Anwendung eines 3D-Bildwandlers ist gesondert zu kodieren (3-996).

3-20 Computertomographie [CT], nativ

Hinw.: Eine durchgeführte Biopsie ist gesondert zu kodieren (1-40 bis 1-49).

3-200 Native Computertomographie des Schädels
Inkl.: Kraniozervikaler Übergang

3-201 Native Computertomographie des Halses

3-202 Native Computertomographie des Thorax

3-203 Native Computertomographie von Wirbelsäule und Rückenmark

3-204 Native Computertomographie des Herzens

3-205 Native Computertomographie des Muskel-Skelett-Systems
Inkl.: Gelenke

3-206 Native Computertomographie des Beckens

3-207 Native Computertomographie des Abdomens

3-208 Native Computertomographie der peripheren Gefäße

3-20x Andere native Computertomographie

3-22 Computertomographie [CT] mit Kontrastmittel

Hinw.: Eine durchgeführte Biopsie ist gesondert zu kodieren (1-40 bis 1-49).
Die in gleicher Sitzung durchgeführte native Computertomographie ist im Kode enthalten.

3-220 Computertomographie des Schädels mit Kontrastmittel
Inkl.: Kraniozervikaler Übergang

3-221 Computertomographie des Halses mit Kontrastmittel

3-222 Computertomographie des Thorax mit Kontrastmittel
Inkl.: Computertomographie der A. pulmonalis mit Kontrastmittel

3-223 Computertomographie von Wirbelsäule und Rückenmark mit Kontrastmittel

3-224.– Computertomographie des Herzens mit Kontrastmittel

3-224.0 In Ruhe

3-224.1 Unter physischer Belastung

3-224.2 Unter pharmakologischer Belastung

3-224.3- CT-Koronarangiographie

Hinw.: Diese Kodes setzen die Durchführung der CT-Koronarangiographie mindestens mit einem 64-Schicht-Multidetektorgerät voraus.

.30 Ohne Bestimmung der fraktionellen myokardialen Flussreserve [FFRmyo]

.31 Mit Bestimmung der fraktionellen myokardialen Flussreserve [FFRmyo]

3-224.x Sonstige

3-225 Computertomographie des Abdomens mit Kontrastmittel

3-226 Computertomographie des Beckens mit Kontrastmittel

3-227 Computertomographie des Muskel-Skelett-Systems mit Kontrastmittel

Inkl.: Gelenke

3-228 Computertomographie der peripheren Gefäße mit Kontrastmittel

3-22x Andere Computertomographie mit Kontrastmittel

3-24 Computertomographie [CT], Spezialverfahren

3-240 CT-Ventrikulographie

3-241 CT-Myelographie

3-24x Andere Computertomographie-Spezialverfahren

3-26 Elektronenstrahltomographie [EBT]

3-260 Elektronenstrahltomographie des Gehirns

3-261 Elektronenstrahltomographie des Herzens

3-262 Elektronenstrahltomographie der peripheren Gefäße

3-26x Andere Elektronenstrahltomographie

3-30...3-31 Optische Verfahren

3-30 Optische laserbasierte Verfahren

3-300.– Optische Kohärenztomographie [OCT]

3-300.0♦ Retina

3-300.1 Koronargefäße

3-300.2 Haut

3-300.3 Periphere Gefäße

3-300.x Sonstige

3-300.y N.n.bez.

3-301.– Konfokale Mikroskopie

3-301.0 Verdauungstrakt, endoskopisch

Inkl.: Konfokale Mikroskopie der Papilla duodeni major

3-301.1♦ Auge

Inkl.: Konfokale Hornhautmikroskopie

3-301.2 Haut

Inkl.: Endothelmikroskopie

3-301.3 Harnwege, endoskopisch

3-301.x Sonstige

3-301.y N.n.bez.

3-302 3D-Oberflächenvermessung durch Laserscanning

3-30x Andere laserbasierte Verfahren mit digitaler Bildverarbeitung

3-31 Andere optische Verfahren

3-310 Optische foto- und videogestützte Verfahren zur metrischen Form- und Oberflächendarstellung

Inkl.: Streifenlichtscan zur metrischen Form- und Oberflächendarstellung
3D-Oberflächenvermessung des Schädels durch Photogrammetrie

Exkl.: Zahnmedizinische Abformmethoden

3-60...3-69 Darstellung des Gefäßsystems

3-60 Arteriographie

Inkl.: Digitale Subtraktionsangiographie

Exkl.: Koronarangiographie (1-275 ff.)
Ventrikulographie (1-276.2 ff.)

3-600 **Arteriographie der intrakraniellen Gefäße**

3-601 **Arteriographie der Gefäße des Halses**

Inkl.: Extrakranielle hirnversorgende Gefäße

3-602 **Arteriographie des Aortenbogens**

3-603 **Arteriographie der thorakalen Gefäße**

3-604 **Arteriographie der Gefäße des Abdomens**

Inkl.: Viszerale Gefäße, indirekte Splenoportographie

3-605 **Arteriographie der Gefäße des Beckens**

3-606♦ **Arteriographie der Gefäße der oberen Extremitäten**

3-607♦ **Arteriographie der Gefäße der unteren Extremitäten**

3-608 **Superselektive Arteriographie**

3-60a **Arteriographie der Rückenmarkgefäße (Spinale Arteriographie)**

3-60x **Andere Arteriographie**

3-61 Phlebographie

Inkl.: Digitale Subtraktionsangiographie

3-610 **Phlebographie der intrakraniellen Gefäße**

3-611.– **Phlebographie der Gefäße von Hals und Thorax**

3-611.0 Obere Hohlvene

3-611.1 Pulmonalvenen

3-611.2 Koronarsinusvenen

3-611.x Sonstige

3-612.– **Phlebographie der Gefäße von Abdomen und Becken**

3-612.0 Untere Hohlvene

3-612.1 Nierenvene

3-612.2 Milzvene

3-612.3 Mesenterialvenen

3-612.4 Iliakalvenen

3-612.5 Pfortader

3-612.x Sonstige

3-613♦ Phlebographie der Gefäße einer Extremität

3-614♦ Phlebographie der Gefäße einer Extremität mit Darstellung des Abflussbereiches

Hinw.: Ergänzend zu den tiefen Venen am Arm Darstellung der V. subclavia, V. anonyma und V. cava superior sowie zu den tiefen Venen am Bein Darstellung der V. iliaca externa, V. iliaca communis und V. cava inferior.

3-615 Kavernosographie

3-61x Andere Phlebographie

3-62 Lymphographie

3-620 Lymphographie einer Extremität

3-621 Lymphographie von zwei Extremitäten

3-62x Andere Lymphographie

3-69 Andere Darstellung des Gefäßsystems

3-690♦ Angiographie am Auge

3-70...3-76 Nuklearmedizinische diagnostische Verfahren

3

Hinw.: Die Anwendung von 3D/4D-Technik und die intraoperative Anwendung der Verfahren sind gesondert zu kodieren (3-99).
Die zusätzliche quantitative Bestimmung von Parametern ist gesondert zu kodieren (3-993).
Die Dosimetrie zur Therapieplanung ist gesondert zu kodieren (3-995).

3-70 Szintigraphie

3-700 Szintigraphie von Gehirn und Liquorräumen

3-701 Szintigraphie der Schilddrüse

3-702.– Szintigraphie anderer endokriner Organe

3-702.0 Nebenschilddrüse

3-702.1 Nebenniere

3-702.x Sonstige

3-703.– Szintigraphie der Lunge

3-703.0 Perfusionsszintigraphie

3-703.1 Ventilationsszintigraphie

3-703.2 Perfusions- und Ventilationsszintigraphie

3-704.– Radionuklidventrikulographie des Herzens

Exkl.: Myokardszintigraphie (3-721 ff.)

3-704.0 Radionuklidventrikulographie in Ruhe

3-704.1 Radionuklidventrikulographie unter physischer Belastung

3-704.2 Radionuklidventrikulographie unter pharmakologischer Belastung

3-704.x Sonstige

3-705.– Szintigraphie des Muskel-Skelett-Systems

Hinw.: Die Ein-Phasen-Szintigraphie ist die Szintigraphie in der Spät- bzw. Knochenphase.
Die Mehr-Phasen-Szintigraphie besteht aus der statischen Szintigraphie in der Frühphase, ggf. mit Perfusionsszintigraphie, und der Szintigraphie in der Spätphase.

3-705.0 Ein-Phasen-Szintigraphie

3-705.1 Mehr-Phasen-Szintigraphie

3-706.– Szintigraphie der Nieren

3-706.0 Statisch

3-706.1 Dynamisch

Inkl.: Clearancebestimmung, Diuresestimulation und ggf. Refluxprüfung

3-707.– Szintigraphie des Gastrointestinaltraktes

3-707.0 Speicheldrüsen

Inkl.: Bestimmung von Uptake und Exkretion

3-707.1 Ösophagus

Inkl.: Bestimmung der Passagezeit

3-707.2 Magen

Inkl.: Bestimmung der Passagezeit

3-707.3 Intestinum
Inkl.: Intestinale Blutungsdiagnostik

3-707.4 Kolon
Inkl.: Bestimmung der Kolontransitzeit

3-707.5 Nachweis eines Meckel-Divertikels

3-707.6 Hepatobiliäre Sequenzszintigraphie

3-707.x Sonstige

3-708.– Szintigraphie der Blutgefäße

3-708.0- Intraarterielle Applikation
Hinw.: Mit diesem Kode ist z.B. die Bestimmung des Lungenshunts vor geplanter Radioembolisation von Lebertumoren zu kodieren.
Die Dosimetrie zur Therapieplanung ist gesondert zu kodieren (3-995).

.00 Evaluation mit Technetium-99m-markierten Eiweißpartikeln zur selektiven intravaskulären Radionuklidtherapie [SIRT]

.01 Evaluation mit Holmium-166-markierten Mikrosphären zur selektiven intravaskulären Radionuklidtherapie [SIRT]

.02 Evaluation mit sonstigen Substanzen zur selektiven intravaskulären Radionuklidtherapie [SIRT]

.0x Sonstige

3-708.1 Intravenöse Applikation
Inkl.: Szintigraphie zur Diagnostik des irreversiblen Hirnfunktionsausfalls

3-709.– Szintigraphie des Lymphsystems

3-709.0- Planare Lymphszintigraphie zur Lokalisationsdiagnostik
Inkl.: Darstellung des Lymphabflusses aus Tumoren

.00 Mit Gabe von radioaktiv markierten ungerichteten Substanzen
Inkl.: Technetium-99m-markierte Kolloide, Technetium-99m-HSA

.01 Mit Gabe von radioaktiv markierten rezeptorgerichteten Substanzen
Inkl.: Technetium-99m-Tilmanocept

.0x Mit Gabe sonstiger Substanzen

3-709.x Sonstige
Inkl.: Quantitative Bestimmung des Lymphabflusses der Extremitäten

3-70a.– Szintigraphie des hämatopoetischen Systems

3-70a.0 Knochenmark oder retikuloendotheliales System von Leber und Milz

3-70a.1 Bestimmung der Thrombozytenüberlebenszeit
Inkl.: Leber-Milz-Szintigraphie mit Bestimmung des Thrombozytenabbaus

3-70a.2 Bestimmung der Erythrozytenüberlebenszeit und des Erythrozytenabbauortes

3-70a.3 Bestimmung des Blutvolumens

3-70a.4 Messungen zur Erythropoese (Ferrokinetik)

3-70a.x Sonstige

3-70b.– Resorptions- und Exkretionstests mit Radionukliden

3-70b.0 Radiojod-2-Phasentest

3-70b.1 Schillingtest

3-70b.2 SeHCA-Test

3-70b.3 Messung der Eisenresorption

3-70b.x Sonstige

3-70c.– Ganzkörper-Szintigraphie zur Lokalisationsdiagnostik

3-70c.0- Ganzkörper-Szintigraphie mit Radiojod

Hinw.: Ein Kode aus diesem Bereich ist nur einmal pro Behandlungsfall anzugeben.

.00 Ohne Gabe von rekombinantem Thyreotropin [rh-TSH]

.01 Mit Gabe von rekombinantem Thyreotropin [rh-TSH]

Hinw.: Dieser Kode ist nur von dem Krankenhaus zu verwenden, bei dem der Aufwand für die Gabe von rekombinantem Thyreotropin im Rahmen der stationären oder vorstationären Behandlung entstanden ist.

3-70c.1- Tumorszintigraphie mit tumorselektiven Substanzen

Hinw.: Zu den tumorselektiven Substanzen gehören z.B. Antikörper oder rezeptorgerichtete Substanzen.

.10 Mit Technetium-99m-PSMA

.11 Mit Technetium-99m-Octreotid

.12 Mit Technetium-Indium-111-Octreotid

.13 Mit Jod-123-MIBG

.1x Mit sonstigen tumorselektiven Substanzen

3-70c.2 Ganzkörper-Szintigraphie zur Entzündungsdiagnostik

3-70c.x Sonstige

3-70d.– Teilkörper-Szintigraphie zur Lokalisationsdiagnostik

3-70d.0 Teilkörper-Szintigraphie des Herzens mit rezeptorgerichteten Substanzen

Inkl.: Teilkörper-Szintigraphie mit 123-Jod-Meta-Jod-Benzylguanidin [MIBG]

3-70d.x Sonstige

3-70x Andere Szintigraphien

3-72 Single-Photon-Emissionscomputertomographie [SPECT]

3-720.– Single-Photon-Emissionscomputertomographie des Gehirns

3-720.0 Mit Perfusionsmarkern

3-720.1- Mit rezeptorgerichteten Substanzen

.10 Mit Dopamin-Transporter-Liganden

Inkl.: SPECT mit Jod-123-Ioflupan

.11 Mit Dopamin-Rezeptor-Liganden

Inkl.: SPECT mit 123-Jodbenzamiden (IBZM)

.1x Mit sonstigen rezeptorgerichteten Substanzen

3-720.x Sonstige

3-721.– Single-Photon-Emissionscomputertomographie des Herzens

Hinw.: Unter Anwendung von Perfusions- oder Vitalitätsmarkern.

3-721.0- Myokardszintigraphie in Ruhe

.00 Ohne EKG-Triggerung

.01 Mit EKG-Triggerung

3-721.1- Myokardszintigraphie unter physischer Belastung

.10 Ohne EKG-Triggerung

.11 Mit EKG-Triggerung

3-721.2- Myokardszintigraphie unter pharmakologischer Belastung
.20 Ohne EKG-Triggerung
.21 Mit EKG-Triggerung
3-721.x Sonstige

3-722.– Single-Photon-Emissionscomputertomographie der Lunge

3-722.0 Perfusions-Single-Photon-Emissionscomputertomographie
3-722.1 Ventilations-Single-Photon-Emissionscomputertomographie
3-722.2 Perfusions- und Ventilations-Single-Photon-Emissionscomputertomographie

3-724.– Teilkörper-Single-Photon-Emissionscomputertomographie ergänzend zur planaren Szintigraphie

Hinw.: Die durchgeführte Szintigraphie ist gesondert zu kodieren (3-70).

3-724.0 Knochen
3-724.1 Herz
Inkl.: SPECT mit 123-Jod-Meta-Jod-Benzylguanidin [MIBG]
3-724.x Sonstige

3-72x Andere Single-Photon-Emissionscomputertomographie

3-73 Single-Photon-Emissionscomputertomographie mit Computertomographie [SPECT/CT]

3-730 Single-Photon-Emissionscomputertomographie mit Computertomographie [SPECT/CT] des Gehirns

3-731 Single-Photon-Emissionscomputertomographie mit Computertomographie [SPECT/CT] des Herzens

3-732.– Single-Photon-Emissionscomputertomographie mit Computertomographie [SPECT/CT] der Lunge

3-732.0 Mit Niedrigdosis-Computertomographie zur Schwächungskorrektur
3-732.1 Mit diagnostischer Computertomographie
3-732.x Sonstige

3-733.– Single-Photon-Emissionscomputertomographie mit Computertomographie [SPECT/CT] des Skelettsystems

3-733.0 Mit Niedrigdosis-Computertomographie zur Schwächungskorrektur
3-733.1 Mit diagnostischer Computertomographie
3-733.x Sonstige

3-73x Andere Single-Photon-Emissionscomputertomographie mit Computertomographie [SPECT/CT]

3-74 Positronenemissionstomographie [PET] mit Vollring-Scanner

3-740 Positronenemissionstomographie des Gehirns

3-741 Positronenemissionstomographie des Herzens

3-742 Positronenemissionstomographie des gesamten Körperstammes

3-74x Andere Positronenemissionstomographie

3-75 Positronenemissionstomographie mit Computertomographie [PET/CT]

3-750 Positronenemissionstomographie mit Computertomographie [PET/CT] des Gehirns

3-751 Positronenemissionstomographie mit Computertomographie [PET/CT] des Herzens

3-752.– Positronenemissionstomographie mit Computertomographie [PET/CT] des gesamten Körperstammes

3-752.0 Mit Niedrigdosis-Computertomographie zur Schwächungskorrektur

3-752.1 Mit diagnostischer Computertomographie

3-752.x Sonstige

3-753.– Positronenemissionstomographie mit Computertomographie [PET/CT] des ganzen Körpers

3-753.0 Mit Niedrigdosis-Computertomographie zur Schwächungskorrektur

3-753.1 Mit diagnostischer Computertomographie

3-753.x Sonstige

3-754.– Positronenemissionstomographie mit Computertomographie [PET/CT] des gesamten Körperstammes und des Kopfes

3-754.0- Mit Niedrigdosis-Computertomographie zur Schwächungskorrektur

.00 Mit rezeptorgerichteten Peptiden

Inkl.: DOTA-markierte Somatostatinrezeptorliganden

.0x Mit sonstigen rezeptorgerichteten Substanzen

3-754.1- Mit diagnostischer Computertomographie

.10 Mit rezeptorgerichteten Peptiden

Inkl.: DOTA-markierte Somatostatinrezeptorliganden

.1x Mit sonstigen rezeptorgerichteten Substanzen

3-754.x Sonstige

3-75x Andere Positronenemissionstomographie mit Computertomographie [PET/CT]

3-76 Sondenmessungen und Inkorporationsmessungen

3-760 Sondenmessung im Rahmen der SLNE (Sentinel Lymphnode Extirpation)

3-761 Sondenmessung bei der Parathyreoidektomie

3-762 Sondenmessung zur Tumorlokalisation

3-763 Teilkörper-Inkorporationsmessungen

3-764 Ganzkörpermessungen mit dem Ganzkörper-Inkorporationsmessplatz

3-765 Sondenmessung zur intraoperativen Leckageüberwachung bei isolierter bzw. hyperthermer Extremitätenperfusion

3-80...3-84 Magnetresonanztomographie [MRT]

Hinw.: Die Anwendung von 3D/4D-Technik und die intraoperative Anwendung der Verfahren sind gesondert zu kodieren (3-99).
Die zusätzliche quantitative Bestimmung von Parametern ist gesondert zu kodieren (3-993).
Die virtuelle 3D-Rekonstruktionstechnik ist gesondert zu kodieren (3-994).

3-80 Magnetresonanztomographie [MRT], nativ

Hinw.: Eine durchgeführte Biopsie ist gesondert zu kodieren (1-40 bis 1-49).

3-800 Native Magnetresonanztomographie des Schädels

Inkl.: Kraniozervikaler Übergang
Gesichtsschädel

Exkl.: Magnetresonanz-Ventrikulographie (3-840)

3-801 Native Magnetresonanztomographie des Halses

3-802 Native Magnetresonanztomographie von Wirbelsäule und Rückenmark

Exkl.: Magnetresonanz-Myelographie (3-841)

3-803.– Native Magnetresonanztomographie des Herzens

3-803.0 In Ruhe

3-803.1 Unter physischer Belastung

3-803.2 Unter pharmakologischer Belastung

3-803.x Sonstige

3-804 Native Magnetresonanztomographie des Abdomens

3-805 Native Magnetresonanztomographie des Beckens

3-806 Native Magnetresonanztomographie des Muskel-Skelett-Systems

3-807 Native Magnetresonanztomographie der Mamma

3-808 Native Magnetresonanztomographie der peripheren Gefäße

3-809 Native Magnetresonanztomographie des Thorax

3-80b Native Magnetresonanztomographie des Fetus

Hinw.: Die Bestimmung fetaler und feto-pelviner Maße ist im Kode enthalten.

3-80x Andere native Magnetresonanztomographie

3-82 Magnetresonanztomographie [MRT] mit Kontrastmittel

Hinw.: Eine durchgeführte Biopsie ist gesondert zu kodieren (1-40 bis 1-49).
Die in gleicher Sitzung durchgeführte native Magnetresonanztomographie ist im Kode enthalten.

3-820 Magnetresonanztomographie des Schädels mit Kontrastmittel

Inkl.: Kraniozervikaler Übergang
Gesichtsschädel

Exkl.: Magnetresonanz-Ventrikulographie (3-840)

3-821 Magnetresonanztomographie des Halses mit Kontrastmittel

3-822 Magnetresonanztomographie des Thorax mit Kontrastmittel

3-823 **Magnetresonanztomographie von Wirbelsäule und Rückenmark mit Kontrastmittel**
Exkl.: Magnetresonanz-Myelographie (3-841)

3-824.– **Magnetresonanztomographie des Herzens mit Kontrastmittel**

3-824.0 In Ruhe

3-824.1 Unter physischer Belastung

3-824.2 Unter pharmakologischer Belastung

3-824.x Sonstige

3-825 **Magnetresonanztomographie des Abdomens mit Kontrastmittel**

3-826 **Magnetresonanztomographie des Muskel-Skelett-Systems mit Kontrastmittel**

3-827 **Magnetresonanztomographie der Mamma mit Kontrastmittel**

3-828 **Magnetresonanztomographie der peripheren Gefäße mit Kontrastmittel**

3-82a **Magnetresonanztomographie des Beckens mit Kontrastmittel**

3-82b **Magnetresonanztomographie des Fetus mit Kontrastmittel**
Hinw.: Die Bestimmung fetaler und feto-pelviner Maße ist im Kode enthalten.

3-82x **Andere Magnetresonanztomographie mit Kontrastmittel**

3-84 Magnetresonanztomographie [MRT], Spezialverfahren

Inkl.: Funktionelle MRT und MR-Spektroskopie

3-840 **Magnetresonanz-Ventrikulographie**

3-841 **Magnetresonanz-Myelographie**

3-842 **Magnetresonanz-Sialographie**

3-843.– **Magnetresonanz-Cholangiopankreatikographie [MRCP]**

3-843.0 Ohne Sekretin-Unterstützung

3-843.1 Mit Sekretin-Unterstützung

3-844 **Magnetresonanz-Arthrographie**

3-845 **Magnetresonanz-Elastographie**

3-846 **Magnetresonanztomographie der Leber zur Bestimmung des Eisengehaltes**
Hinw.: Ein MRT des Abdomens ist im Kode enthalten.

3-84x **Andere Magnetresonanz-Spezialverfahren**

3-90...3-90 Andere bildgebende Verfahren

3-90 Andere bildgebende Verfahren

3-900 Knochendichtemessung (alle Verfahren)

3-901 Elektroimpedanzspektroskopie der Haut

3-902 Radiofrequenzspektroskopie von Brustgewebe

3-903 Elektrische Impedanztomographie

3-99...3-99 Zusatzinformationen zu bildgebenden Verfahren

3-99 Zusatzinformationen zu bildgebenden Verfahren

Hinw.: Die folgenden Positionen sind ausschließlich zur Kodierung von Zusatzinformationen zur bildgebenden Diagnostik zu benutzen, sofern sie nicht schon im Kode selbst enthalten sind. Sie dürfen nicht als selbständige Kodes benutzt werden und sind nur im Sinne einer Zusatzkodierung zulässig.

3-990 Computergestützte Bilddatenanalyse mit 3D-Auswertung

3-991 Computergestützte Bilddatenanalyse mit 4D-Auswertung

3-992 Intraoperative Anwendung der Verfahren

3-993 Quantitative Bestimmung von Parametern

Hinw.: Unter "quantitativ" ist z.B. die Messung von Organfunktionen, Flussparametern, Volumenfluss oder Widerstandsindizes zu verstehen.

3-994 Virtuelle 3D-Rekonstruktionstechnik

3-995 Dosimetrie zur Therapieplanung

3-996 Anwendung eines 3D-Bildwandlers

Hinw.: Dieser Kode kann als Zusatzkode zu einem Kode aus dem Kap. 5 angegeben werden.

3-997 Computertechnische Bildfusion verschiedener bildgebender Modalitäten

Inkl.: PET oder PET/CT mit MRT

3-998 Serieller Vergleich von mehr als zwei PET- oder PET/CT-Untersuchungen

5 OPERATIONEN

5-01...5-05 Operationen am Nervensystem

Hinw.: Folgende Verfahren oder Operationsumstände sind zusätzlich zu kodieren, sofern sie nicht als eigener Kode angegeben sind:
- mikrochirurgische Technik (5-984)
- Lasertechnik (5-985 ff.)
- minimalinvasive Technik (5-986 ff.)
- OP-Roboter (5-987 ff.)
- Navigationssystem (5-988 ff.)
- Operation im Rahmen der Versorgung einer Mehrfachverletzung (5-981)
- Operation im Rahmen der Versorgung eines Polytraumas (5-982 ff.)
- Durchführung einer Reoperation (5-983)
- vorzeitiger Abbruch einer Operation (5-995)
- Anwendung fluoreszenzgestützter Resektionsverfahren (5-989)
- Anwendung eines Endoskopiesystems (5-059.b), falls der Kode für den Eingriff diese Information nicht enthält

5-01 Inzision (Trepanation), Exzision und Destruktion an Schädel, Gehirn und Hirnhäuten

Inkl.: Operationen an intrakraniellen Anteilen von Hirnnerven oder intrakraniellen Ganglien

Hinw.: Eine durchgeführte präoperative Epilepsiediagnostik ist gesondert zu kodieren (1-210, 1-211).

5-010.– Schädeleröffnung über die Kalotte

Exkl.: Kraniotomie und Kraniektomie als selbständiger Eingriff (5-012 ff.)
Stereotaktische Operationen (5-014 ff.)

Hinw.: Diese Kodes sind lediglich zur Angabe des Zuganges im Rahmen einer Operation zu verwenden. Ausgenommen sind stereotaktische Operationen (5-014 ff.).

5-010.0- Kraniotomie (Kalotte)
.00 Kalotte
.01 Kalotte über die Mittellinie
.02 Bifrontal
.03 Temporal
.04 Subokzipital
.0x Sonstige

5-010.1- Kraniektomie (Kalotte)
.10 Kalotte
.11 Kalotte über die Mittellinie
.12 Bifrontal
.13 Temporal
.14 Subokzipital
.1x Sonstige

5-010.2 Bohrlochtrepanation

5-010.3 Stereotaktisch geführt

5-010.4 Kombinationen

5-010.x Sonstige

5-010.y N.n.bez.

5-011.– Zugang durch die Schädelbasis

Hinw.: Diese Kodes sind lediglich zur Angabe des Zuganges im Rahmen einer Operation zu verwenden. Ausgenommen sind stereotaktische Operationen (5-014).

5-011.0 Transorbital

5-011.1 Transethmoidal

5-011.2 Transsphenoidal

5-011.3 Transoral

5-011.4 Transoral mit Spaltung des weichen Gaumens

5-011.5 Transoral mit Spaltung des weichen und harten Gaumens

5-011.6 Transpyramidal

5-011.7 Le-Fort-I-Osteotomie

5-011.8 Transkondylär

5-011.9 Translabyrinthär

5-011.a Transmastoidal

5-011.x Sonstige

5-011.y N.n.bez.

5-012.– Inzision der Schädelknochen [Kraniotomie und Kraniektomie]

Hinw.: Mit einem Kode aus diesem Bereich ist nur die isolierte Kraniotomie oder Kraniektomie zu kodieren. Die Kraniotomie oder Kraniektomie als Zugang im Rahmen einer Operation ist gesondert zum jeweiligen Eingriff zu kodieren (5-010 ff.).

5-012.0 Dekompression

5-012.1 Drainage epiduraler Flüssigkeit

Inkl.: Drainage einer nicht infektiösen Zyste

5-012.2 Entleerung eines epiduralen Hämatoms

Inkl.: Drainage

5-012.3 Entleerung eines epiduralen Empyems

Inkl.: Drainage

5-012.4 Entfernung eines Fremdkörpers aus einem Schädelknochen

Inkl.: Entfernung eines Fremdkörpers aus dem Epiduralraum

5-012.5 Entfernung von alloplastischem Material aus einem Schädelknochen

5-012.6 Reoperation mit Einbringen einer Drainage

5-012.7 Einlegen eines Medikamententrägers

5-012.8 Entfernung eines Medikamententrägers

Inkl.: Wechsel eines Medikamententrägers

5-012.x Sonstige

5-012.y N.n.bez.

5-013.– Inzision von Gehirn und Hirnhäuten

Inkl.: Instillation von Medikamenten

Exkl.: Stereotaktische Operationen (5-014 ff.)
Inzision von intrakraniellen Gefäßen (5-025.0)

Hinw.: Der Zugang ist gesondert zu kodieren (5-010 ff., 5-011 ff.).

5-013.0 Drainage von subduraler Flüssigkeit

Inkl.: Fensterung oder Entfernung einer Membran
Drainage einer nicht infektiösen Zyste

5-013.1 Entleerung eines subduralen Hämatoms

Inkl.: Drainage

5-013.2 Entleerung eines subduralen Empyems

Inkl.: Drainage

5-013.3 Drainage intrazerebraler Flüssigkeit

Inkl.: Drainage intrazerebellärer Flüssigkeit
Drainage einer nicht infektiösen Zyste

5-013.4- Entleerung eines intrazerebralen Hämatoms

Inkl.: Entleerung eines intrazerebellären Hämatoms
Drainage

.40 Offen chirurgisch
.41 Endoskopisch, ohne geräteassoziierte mechanische Fragmentation
.42 Endoskopisch, mit geräteassoziierter mechanischer Fragmentation
.4x Sonstige

5-013.5- Entleerung eines intrazerebralen Abszesses

Inkl.: Entleerung eines intrazerebellären Abszesses
Entleerung einer infektiösen Zyste

.50 Offen chirurgisch
.51 Endoskopisch, ohne geräteassoziierte mechanische Fragmentation
.52 Endoskopisch, mit geräteassoziierter mechanischer Fragmentation
.5x Sonstige

5-013.6 Entfernung eines intrazerebralen Fremdkörpers

Inkl.: Entfernung eines intrazerebellären Fremdkörpers

5-013.7- Leukotomie [Lobotomie] oder Traktotomie

Inkl.: Ausschaltung epileptogener Herde

.70 Cingulotomie
.71 Pallidotomie
.72 Thalamotomie
.73 Callosotomie
.74 Multiple subpiale Transsektionen, unilobulär
.75 Multiple subpiale Transsektionen, multilobulär
.76 Multiple Lobotomie

Inkl.: Hemisphärotomie bzw. funktionelle Hemisphärektomie

.7x Sonstige

5-013.8 Debridement einer Kontusion

5-013.x Sonstige

5-013.y N.n.bez.

5-014.– Stereotaktische Operationen an Schädel, Gehirn und Hirnhäuten

Exkl.: Stereotaktische Biopsie an intrakraniellem Gewebe (1-511 ff.)

Hinw.: Der Zugang ist im Kode enthalten.
Die stereotaktische Lokalisation ist im Kode enthalten.

5-014.0 Entleerung intrakranieller Flüssigkeit

Inkl.: Entleerung einer nicht infektiösen Zyste

Exkl.: Stereotaktische Eingriffe am Liquorsystem (5-014.3)

5-014.1- Entleerung eines intrakraniellen Hämatoms

.10 Offen chirurgisch

.11 Endoskopisch, ohne geräteassoziierte mechanische Fragmentation

.12 Endoskopisch, mit geräteassoziierter mechanischer Fragmentation

.1x Sonstige

5-014.2- Entleerung eines intrakraniellen Abszesses

Inkl.: Entleerung einer infektiösen Zyste

.20 Offen chirurgisch

.21 Endoskopisch, ohne geräteassoziierte mechanische Fragmentation

.22 Endoskopisch, mit geräteassoziierter mechanischer Fragmentation

.2x Sonstige

5-014.3 Eingriffe am Liquorsystem

5-014.4 Unterbrechung von Bahnsystemen

Inkl.: Ausschaltung epileptogener Herde

Exkl.: Destruktion durch Magnetresonanz-gesteuerten fokussierten Ultraschall (5-014.e)

5-014.6- Implantation oder Explantation von radioaktivem Material als selbständiger Eingriff (interstitielle Brachytherapie)

Hinw.: Die genaue Form der Brachytherapie ist gesondert zu kodieren (8-524 ff., 8-525 ff.).

.60 Implantation entfernbarer Strahler in einer Ebene

.61 Implantation entfernbarer Strahler in mehreren Ebenen

.62 Implantation nicht entfernbarer Strahler in einer Ebene

.63 Implantation nicht entfernbarer Strahler in mehreren Ebenen

.64 Explantation von radioaktivem Material

5-014.7 Implantation von Gewebe

5-014.8 Instillation von Medikamenten als selbständiger Eingriff

5-014.9- Implantation oder Wechsel von intrazerebralen Elektroden

Inkl.: Neurophysiologische und klinisch-neurologische Untersuchung und Ersteinstellung
Kranielle Zielpunktberechnung und Ventrikulographie

.90 Implantation von temporären Mikroelektroden zur monolokulären Ableitung und Stimulation

.92 Implantation oder Wechsel einer permanenten Elektrode zur Dauerstimulation

.93 Implantation oder Wechsel mehrerer permanenter Elektroden zur Dauerstimulation

.94 Implantation von temporären Mikroelektroden zur multilokulären Ableitung und Stimulation, 1 bis 5 Elektroden

.95 Implantation von temporären Mikroelektroden zur multilokulären Ableitung und Stimulation, 6 bis 10 Elektroden

.96 Implantation von temporären Mikroelektroden zur multilokulären Ableitung und Stimulation, 11 oder mehr Elektroden

.9x Sonstige

5-014.a Implantation oder Wechsel von intrazerebralen Kathetern zur intraventrikulären Infusion

5-014.b- Revision von intrazerebralen Elektroden

Inkl.: Neurophysiologische und klinisch-neurologische Untersuchung und Ersteinstellung

.b0 Eine permanente Elektrode zur Dauerstimulation

.b1 Mehrere permanente Elektroden zur Dauerstimulation

5-014.c Revision von intrazerebralen Kathetern zur intraventrikulären Infusion

5-014.d Instillation von magnetischen Nanopartikeln

Hinw.: Die nachfolgende Thermotherapie ist gesondert zu kodieren (8-651).

5-014.e Destruktion durch Magnetresonanz-gesteuerten fokussierten Ultraschall

Hinw.: Die Dauer der Behandlung durch Magnetresonanz-gesteuerten fokussierten Ultraschall ist gesondert zu kodieren (8-660 ff.).

5-014.x Sonstige

5-014.y N.n.bez.

5-015.– Exzision und Destruktion von erkranktem intrakraniellem Gewebe

Exkl.: Stereotaktische Operationen (5-014 ff.)
Exzision und Destruktion von intrakraniellen Gefäßen (5-025 ff.)
Exzision und Destruktion von intrakraniellen Anteilen von Hirnnerven und Ganglien (5-017 ff.)

Hinw.: Der Zugang ist gesondert zu kodieren (5-010 ff., 5-011 ff.).

5-015.0 Intrazerebrales Tumorgewebe, hirneigen

5-015.1 Intrazerebrales Tumorgewebe, nicht hirneigen

5-015.2- Intrazerebrales sonstiges erkranktes Gewebe

Inkl.: Ausschaltung epileptogener Herde

.20 Monolobulär

.21 Multilobulär

5-015.3 Hirnhäute, Tumorgewebe ohne Infiltration von intrakraniellem Gewebe

Inkl.: Exzision eines Meningeoms

5-015.4 Hirnhäute, Tumorgewebe mit Präparation von infiltriertem Nachbargewebe

Inkl.: Exzision eines Meningeoms

5-015.5 Hirnhäute, sonstiges erkranktes Gewebe

5-015.x Sonstige

5-015.y N.n.bez.

5-016.– Exzision und Destruktion von erkranktem Gewebe der Schädelknochen

Inkl.: Gleichzeitige Exzision von Schädelknochen und Hirnhäuten

Exkl.: Behandlung einer Impressionsfraktur (5-020.1 ff.)
Exzision von erkranktem Gewebe der Gesichtsschädelknochen (5-770 ff.)

Hinw.: Der Zugang ist gesondert zu kodieren (5-010 ff., 5-011 ff.).

5-016.0- Schädelbasis, Tumorgewebe

.00 Vordere Schädelgrube

.01 Mittlere Schädelgrube

.02 Hintere Schädelgrube

.03 Kombination mehrerer Schädelgruben

5-016.1- Schädelbasis, sonstiges erkranktes Gewebe

.10 Vordere Schädelgrube

.11 Mittlere Schädelgrube

.12 Hintere Schädelgrube

.13 Kombination mehrerer Schädelgruben

5-016.2 Kalotte, Tumorgewebe

5-016.3 Kalotte, sonstiges erkranktes Gewebe
Inkl.: Debridement von infektiösem Gewebe

5-016.4- Schädelbasis und Hirnhäute, Tumorgewebe
Exkl.: Exzision eines Meningeoms (5-015.3, 5-015.4)

.40 Vordere Schädelgrube

.41 Mittlere Schädelgrube

.42 Hintere Schädelgrube

.43 Kombination mehrerer Schädelgruben

5-016.5- Schädelbasis und Hirnhäute, sonstiges erkranktes Gewebe

.50 Vordere Schädelgrube

.51 Mittlere Schädelgrube

.52 Hintere Schädelgrube

.53 Kombination mehrerer Schädelgruben

5-016.6 Kalotte und Hirnhäute, Tumorgewebe
Exkl.: Exzision eines Meningeoms (5-015.3, 5-015.4)

5-016.7 Kalotte und Hirnhäute, sonstiges erkranktes Gewebe
Inkl.: Debridement von infektiösem Gewebe

5-016.x Sonstige

5-016.y N.n.bez.

5-017.– Inzision, Resektion und Destruktion an intrakraniellen Anteilen von Hirnnerven und Ganglien

Hinw.: Der Zugang ist gesondert zu kodieren (5-010 ff., 5-011 ff.).

5-017.0- Durchtrennung
Inkl.: Neurotomie

.00 N. trigeminus

.01 N. vestibulocochlearis

.0x Sonstige

5-017.1 Resektion
Inkl.: Tumorresektion

5-017.2 Destruktion

5-017.x Sonstige

5-017.y N.n.bez.

5-018.– Mikrovaskuläre Dekompression von intrakraniellen Nerven

Hinw.: Der Zugang ist gesondert zu kodieren (5-010 ff., 5-011 ff.).

5-018.0 Ohne Implantat (Zwischenpolster)

5-018.1 Mit Implantation von autogenem Material

5-018.2 Mit Implantation von alloplastischem Material

5-018.x Sonstige

5-018.y N.n.bez.

5-02 Andere Operationen an Schädel, Gehirn und Hirnhäuten

Inkl.: Rekonstruktion, Verschluss und sonstige Operationen an intrakraniellen Blutgefäßen

Hinw.: Der Zugang ist gesondert zu kodieren (5-010 ff., 5-011 ff.).

5-020.– Kranioplastik

Hinw.: Die Entnahme eines Knochentransplantates ist gesondert zu kodieren (5-783 ff.).

5-020.0 Eröffnung der Schädelnähte

5-020.1- Behandlung einer Impressionsfraktur

Exkl.: Reposition einer Stirnhöhlenwandfraktur (5-767 ff.)

.10 Elevation einer geschlossenen Fraktur

.11 Elevation einer offenen Fraktur

.12 Elevation einer offenen Fraktur mit Debridement

.1x Sonstige

5-020.2 Schädeldach mit Transposition (mit zuvor entferntem Schädelknochenstück)

5-020.3 Schädeldach mit Transplantation

5-020.4 Schädelbasis

Exkl.: Rekonstruktion der Stirnhöhlenvorder- und Stirnhöhlenhinterwand (5-225.1, 5-225.2)

5-020.5 Frontoorbital, zur Verlagerung

5-020.6- Rekonstruktion von Hirn- und Gesichtsschädel oder Gesichtsschädel, allein

.60 Mit Transplantation

.61 Mit einfachem Implantat (z.B. Knochenzement)

.65 Rekonstruktion des Gesichtsschädels ohne Beteiligung des Hirnschädels bis zu 2 Regionen mit computerassistiert vorgefertigtem Implantat [CAD-Implantat]

.66 Rekonstruktion des Gesichtsschädels ohne Beteiligung des Hirnschädels ab 3 Regionen mit computerassistiert vorgefertigtem Implantat [CAD-Implantat]

.67 Rekonstruktion des Hirnschädels mit Beteiligung von Orbita, Temporalregion oder frontalem Sinus (bis zu 2 Regionen) mit computerassistiert vorgefertigtem Implantat [CAD-Implantat]

.68 Rekonstruktion des Hirnschädels mit Beteiligung multipler Regionen des Gesichtsschädels (ab 3 Regionen) mit computerassistiert vorgefertigtem Implantat [CAD-Implantat]

.6b Rekonstruktion des Gesichtsschädels ohne Beteiligung des Hirnschädels bis zu 2 Regionen mit computerassistiert vorgefertigtem Implantat, mit nicht resorbierbarem, mikroporösem Material mit fibrovaskulärer Integration

.6c Rekonstruktion des Gesichtsschädels ohne Beteiligung des Hirnschädels ab 3 Regionen mit computerassistiert vorgefertigtem Implantat, mit nicht resorbierbarem, mikroporösem Material mit fibrovaskulärer Integration

.6d Rekonstruktion des Hirnschädels mit Beteiligung von Orbita, Temporalregion oder frontalem Sinus (bis zu 2 Regionen) mit computerassistiert vorgefertigtem Implantat, mit nicht resorbierbarem, mikroporösem Material mit fibrovaskulärer Integration

.6e Rekonstruktion des Hirnschädels mit Beteiligung multipler Regionen des Gesichtsschädels (ab 3 Regionen) mit computerassistiert vorgefertigtem Implantat, mit nicht resorbierbarem, mikroporösem Material mit fibrovaskulärer Integration

5-020.7- Rekonstruktion des Hirnschädels ohne Beteiligung des Gesichtsschädels, mit alloplastischem Material

.70 Mit einfachem Implantat (z.B. Knochenzement)

.71 Mit computerassistiert vorgefertigtem Implantat [CAD-Implantat], einfacher Defekt

.72 Mit computerassistiert vorgefertigtem Implantat [CAD-Implantat], großer oder komplexer Defekt

.74 Mit computerassistiert vorgefertigtem Implantat [CAD-Implantat], einfacher Defekt, mit nicht resorbierbarem, mikroporösem Material mit fibrovaskulärer Integration

.75 Mit computerassistiert vorgefertigtem Implantat [CAD-Implantat], großer oder komplexer Defekt, mit nicht resorbierbarem, mikroporösem Material mit fibrovaskulärer Integration

5-020.8 Osteosynthese durch ultraschallgeformtes, resorbierbares Material

Hinw.: Dieser Kode ist ein Zusatzkode. Die durchgeführten Eingriffe sind gesondert zu kodieren.

5-020.x Sonstige

5-020.y N.n.bez.

5-021.– Rekonstruktion der Hirnhäute

Inkl.: Kombinierte Rekonstruktion von Hirnhäuten und Schädelknochen
Verwendung von klebbarem Material zur Durchführung einer Duraplastik

Hinw.: Die Entnahme eines Knochentransplantates ist gesondert zu kodieren (5-783 ff.).

5-021.0 Duraplastik an der Konvexität

5-021.1 Duraplastik, laterobasal

5-021.2 Duraplastik, frontobasal

Inkl.: Verschluss einer Liquorfistel

5-021.3 Duraplastik am kraniozervikalen Übergang

5-021.4 Duraplastik mit Kranioplastik an der Konvexität

5-021.5 Duraplastik mit Kranioplastik, laterobasal

5-021.6 Duraplastik mit Kranioplastik, frontobasal

Exkl.: Rekonstruktion der Stirnhöhlenvorder- und Stirnhöhlenhinterwand (5-225.1, 5-225.2)

5-021.7 Duraplastik mit Kranioplastik am kraniozervikalen Übergang

5-021.x Sonstige

5-021.y N.n.bez.

5-022.– Inzision am Liquorsystem

Exkl.: Stereotaktische Operationen (5-014 ff.)
Therapeutische Punktion des zerebralen Liquorsystems (8-151.4)
Diagnostische Liquorpunktion (1-204.2, 1-204.3, 1-204.4)
Diagnostische Punktion und Aspiration eines intrakraniellen Hohlraumes (1-841)

Hinw.: Die Anwendung eines Endoskopiesystems ist gesondert zu kodieren (5-059.b).

5-022.0- Anlegen einer externen Drainage
.00 Ventrikulär
.01 Zisternal
.02 Subdural
.0x Sonstige

5-022.1- Anlegen eines Reservoirs
.10 Ventrikulär
.11 Zisternal
.12 Subdural
.13 Intrazystisch
.1x Sonstige

5-022.2- Stomien
.20 Ventrikulozisternostomie
.21 Zystozisternostomie
.22 Subdurozisternostomie
.23 Zystoventrikulostomie
.2x Sonstige

5-022.x Sonstige

5-022.y N.n.bez.

5-023.– Anlegen eines Liquorshuntes [Shunt-Implantation]

5-023.0- Ableitung in den Herzvorhof

Hinw.: Die Implantation eines telemetrischen Shuntsensors ist gesondert zu kodieren (5-023.3).

.00 Ventrikuloatrial

.01 Zisternoatrial

.02 Subduroatrial

.0x Sonstige

5-023.1- Ableitung in den Peritonealraum

Hinw.: Die Implantation eines telemetrischen Shuntsensors ist gesondert zu kodieren (5-023.3).

.10 Ventrikuloperitoneal

.11 Zisternoperitoneal

.12 Subduroperitoneal

.1x Sonstige

5-023.2- Ableitung in den Pleuraspalt

Hinw.: Die Implantation eines telemetrischen Shuntsensors ist gesondert zu kodieren (5-023.3).

.20 Ventrikulopleural

.21 Zisternopleural

.22 Subduropleural

.2x Sonstige

5-023.3 Implantation oder Wechsel eines telemetrischen Shuntsensors

Hinw.: Dieser Kode ist ein Zusatzkode. Er kann auch angegeben werden, wenn der telemetrische Shuntsensor zu einem bestehenden Shuntsystem zusätzlich implantiert wird. In diesen Fällen ist als Primärkode die Revision des zentralen Katheters anzugeben (5-024.1).

5-023.x Sonstige

5-023.y N.n.bez.

5-024.– Revision und Entfernung von Liquorableitungen

5-024.0 Revision eines Ventils

Inkl.: Wechsel des Ventils
Implantation eines weiteren Ventils

5-024.1 Revision eines zentralen Katheters

Inkl.: Wechsel des zentralen Katheters

5-024.2 Revision eines peripheren Katheters

Inkl.: Wechsel des peripheren Katheters

Hinw.: Der Zugang ist hier nicht gesondert zu kodieren.

5-024.3 Revision, komplett

Inkl.: Kompletter Wechsel einer Liquorableitung

5-024.4 Probatorisches Abklemmen des peripheren Katheters

Hinw.: Der Zugang ist hier nicht gesondert zu kodieren.

5-024.5 Umwandlung eines Liquorshuntes (oder Hirnwasserableitung) in eine Mehrfachableitung

5-024.6 Entfernung eines Liquorshuntes (oder Hirnwasserableitung)

5-024.7 Entfernung einer externen Drainage

5-024.8 Entfernung eines Reservoirs

5-024.9 Revision einer Pumpe zur Liquorableitung
Hinw.: Der Zugang ist hier nicht gesondert zu kodieren.

5-024.x Sonstige

5-024.y N.n.bez.

5-025.– Inzision, Exzision, Destruktion und Verschluss von intrakraniellen Blutgefäßen

Inkl.: Operationen bei Aneurysmen und arterio-venösen Malformationen

5-025.0 Inzision
Inkl.: Inzision zur Embolektomie

5-025.1 Exzision einer vaskulären Läsion

5-025.2 Präparation und Resektion

5-025.3 Präparation und Abklippen, intrazerebral
Hinw.: Die Anzahl der Clips ist gesondert zu kodieren (5-026.4 ff.).

5-025.4 Präparation und Abklippen, extrazerebral
Hinw.: Die Anzahl der Clips ist gesondert zu kodieren (5-026.4 ff.).

5-025.5 Präparation und Destruktion, intrazerebral

5-025.6 Präparation und Destruktion, extrazerebral

5-025.7 Abklippen
Hinw.: Die Anzahl der Clips ist gesondert zu kodieren (5-026.4 ff.).

5-025.8 Ligatur
Inkl.: Obliteration einer Carotis-Sinus-cavernosus-Fistel

5-025.9 Sonstige kombinierte Verfahren
Hinw.: Die Anzahl der Clips ist gesondert zu kodieren (5-026.4 ff.).

5-025.x Sonstige

5-025.y N.n.bez.

5-026.– Rekonstruktion von intrakraniellen Blutgefäßen

Inkl.: Operationen bei Aneurysmen

5-026.0 Naht (nach Verletzung)

5-026.1 Muskelumscheidung

5-026.2 Umscheidung mit alloplastischem Material

5-026.3 Kombinierte Verfahren
Hinw.: Die Anzahl der Clips ist gesondert zu kodieren (5-026.4 ff.).

5-026.4- Anzahl der Clips an intrakraniellen Blutgefäßen
Hinw.: Diese Kodes sind Zusatzkodes. Sie können zusätzlich zu den Kodes 5-025.3, 5-025.4, 5-025.7, 5-025.9 und 5-026.3 angegeben werden.

.40 1 Clip

.41 2 Clips

.42 3 Clips

.43 4 Clips

.44 5 Clips

.45 6 oder mehr Clips

5-026.x Sonstige

5-026.y N.n.bez.

5-027.– Anlegen eines Bypasses und Transposition von intrakraniellen Blutgefäßen

5-027.0♦ Extra-intrakranieller Bypass ohne Interponat [Transposition]

5-027.1♦ Extra-intrakranieller Bypass mit Interponat

5-027.2 Intra-intrakranieller Bypass ohne Interponat [Transposition]

5-027.3 Intra-intrakranieller Bypass mit Interponat

5-027.x Sonstige

5-027.y N.n.bez.

5-028.– Funktionelle Eingriffe an Schädel, Gehirn und Hirnhäuten

Exkl.: Stereotaktische Operationen (5-014 ff.)
Leukotomie und Traktotomie (5-013.7 ff.)

5-028.1- Implantation oder Wechsel einer Medikamentenpumpe zur intraventrikulären Infusion

.10 Vollimplantierbare Medikamentenpumpe mit konstanter Flussrate

.11 Vollimplantierbare Medikamentenpumpe mit programmierbarem variablen Tagesprofil

.1x Sonstige

5-028.2- Implantation oder Wechsel einer Neurostimulationselektrode (z.B. Epilepsiechirurgie)

Inkl.: Neurophysiologische und klinisch-neurologische Untersuchung und Ersteinstellung

.20 Implantation einer temporären Neurostimulationselektrode zur kortikalen Teststimulation

.21 Implantation oder Wechsel einer permanenten Neurostimulationselektrode zur kortikalen Dauerstimulation

.23 Implantation oder Wechsel eines Oberflächenelektrodenträgers zur auditorischen Hirnstammstimulation

.24 Implantation oder Wechsel eines Oberflächenelektrodenträgers und eines Trägers für penetrierende Elektroden zur auditorischen Hirnstamm- oder Mittelhirnstimulation

.2x Sonstige

5-028.3 Revision eines Neurostimulators zur Hirnstimulation

5-028.4 Revision einer Medikamentenpumpe zur intraventrikulären Infusion

5-028.5 Revision einer permanenten Neurostimulationselektrode zur Dauerstimulation

Inkl.: Neurophysiologische und klinisch-neurologische Untersuchung und Ersteinstellung

5-028.6 Entfernung eines Neurostimulators zur Hirnstimulation oder einer Medikamentenpumpe zur intraventrikulären Infusion

5-028.7 Entfernung einer Neurostimulationselektrode

5-028.8 Entfernung eines intrazerebralen Katheters zur intraventrikulären Infusion

5-028.9- Implantation oder Wechsel eines Neurostimulators zur Hirnstimulation mit Implantation oder Wechsel einer Neurostimulationselektrode

Inkl.: Neurophysiologische und klinisch-neurologische Untersuchung und Ersteinstellung

Exkl.: Wechsel eines Neurostimulators zur Hirnstimulation ohne Wechsel einer Neurostimulationselektrode (5-028.a ff.)
Implantation eines Neurostimulators zur Hirnstimulation ohne Implantation einer Neurostimulationselektrode (5-028.c ff.)

Hinw.: Die Implantation oder der Wechsel der Neurostimulationselektrode sind gesondert zu kodieren (5-028.2 ff., 5-014.9 ff.).
Ein Kode aus diesem Bereich ist auch zu verwenden bei zweizeitiger Implantation einer Neurostimulationselektrode und eines Neurostimulators zur Hirnstimulation während desselben stationären Aufenthaltes.

.90 Einkanalstimulator, vollimplantierbar, nicht wiederaufladbar

.91 Mehrkanalstimulator, vollimplantierbar, nicht wiederaufladbar

.92 Mehrkanalstimulator, vollimplantierbar, mit wiederaufladbarem Akkumulator

5-028.a- Wechsel eines Neurostimulators zur Hirnstimulation ohne Wechsel einer Neurostimulationselektrode

Inkl.: Neurophysiologische und klinisch-neurologische Untersuchung und Ersteinstellung

Exkl.: Implantation oder Wechsel eines Neurostimulators zur Hirnstimulation mit Implantation oder Wechsel einer Neurostimulationselektrode (5-028.9 ff.)
Implantation eines Neurostimulators zur Hirnstimulation ohne Implantation einer Neurostimulationselektrode (5-028.c ff.)

Hinw.: Der Zugang ist hier nicht gesondert zu kodieren.

.a0 Einkanalstimulator, vollimplantierbar, nicht wiederaufladbar

.a1 Mehrkanalstimulator, vollimplantierbar, nicht wiederaufladbar

.a2 Mehrkanalstimulator, vollimplantierbar, mit wiederaufladbarem Akkumulator

5-028.b- Implantation eines temporären subduralen Neuroelektrodensystems (Grid)

.b0 1 bis 5 subdurale Neuroelektrodensysteme mit 1 bis 31 Kontakten pro System

.b1 6 bis 10 subdurale Neuroelektrodensysteme mit 1 bis 31 Kontakten pro System

.b2 11 oder mehr subdurale Neuroelektrodensysteme mit 1 bis 31 Kontakten pro System

.b3 1 subdurales Neuroelektrodensystem mit 32 oder mehr Kontakten pro System

.b4 2 oder mehr subdurale Neuroelektrodensysteme mit 32 oder mehr Kontakten pro System

5-028.c- Implantation eines Neurostimulators zur Hirnstimulation ohne Implantation einer Neurostimulationselektrode

Inkl.: Neurophysiologische und klinisch-neurologische Untersuchung und Ersteinstellung

Exkl.: Implantation oder Wechsel eines Neurostimulators zur Hirnstimulation mit Implantation oder Wechsel einer Neurostimulationselektrode (5-028.9 ff.)
Wechsel eines Neurostimulators zur Hirnstimulation ohne Wechsel einer Neurostimulationselektrode (5-028.a ff.)

Hinw.: Der Zugang ist hier nicht gesondert zu kodieren.
Ein Kode aus diesem Bereich ist zu verwenden bei zweizeitiger Implantation einer Neurostimulationselektrode und eines Neurostimulators zur Hirnstimulation für die Implantation des Neurostimulators während des zweiten stationären Aufenthaltes.

.c0 Einkanalstimulator, vollimplantierbar, nicht wiederaufladbar

.c1 Mehrkanalstimulator, vollimplantierbar, nicht wiederaufladbar

.c2 Mehrkanalstimulator, vollimplantierbar, mit wiederaufladbarem Akkumulator

5-028.x Sonstige

5-028.y N.n.bez.

5-029.– Andere Operationen an Schädel, Gehirn und Hirnhäuten

Exkl.: Stereotaktische Operationen (5-014 ff.)
Leukotomie und Traktotomie (5-013.7 ff.)

5-029.1- Implantation oder Wechsel einer intrakraniellen Messsonde

.10 Zur Messung des intrakraniellen Druckes oder der Sauerstoffsättigung im Hirngewebe

.11 Zur kombinierten Messung des intrakraniellen Druckes und der Sauerstoffsättigung im Hirngewebe

.12 Zur Messung des Gehirngewebestoffwechsels (zerebrale Mikrodialyse)

.13 Zur Messung des zerebralen Blutflusses (Thermodiffusions-Flussmessung)

.1x Sonstige

5-029.4 Implantation oder Wechsel einer Neuroprothese

5-029.6 Revision einer intrakraniellen Messsonde

5-029.8 Revision einer Neuroprothese

5-029.b Entfernung einer Neuroprothese

5-029.c Entfernung einer intrakraniellen Messsonde

Hinw.: Dieser Kode ist nicht zu verwenden beim alleinigen Entfernen einer Messsonde ohne operativen Zugang.

5-029.d Implantation eines Katheter-Ballon-Systems zur intrazerebralen Brachytherapie

Hinw.: Die Brachytherapie ist gesondert zu kodieren (8-530.c2).

5-029.e Entfernung eines Katheter-Ballon-Systems zur intrazerebralen Brachytherapie

5-029.f Implantation von Knochenankern zur Vorbereitung auf die stereotaktische Einführung von Stimulationselektroden

5-029.g Entfernung von Knochenankern

5-029.x Sonstige

5-029.y N.n.bez.

5-03 Operationen an Rückenmark, Rückenmarkhäuten und Spinalkanal

Inkl.: Operationen an intraspinalen Teilen von Rückenmarknerven oder spinalen Ganglien

Exkl.: Operationen an der knöchernen Wirbelsäule (5-83)

5-030.– Zugang zum kraniozervikalen Übergang und zur Halswirbelsäule

Inkl.: Zervikothorakaler Übergang

Hinw.: Diese Kodes sind auch zur Angabe des Zuganges im Rahmen einer Operation zu verwenden.

5-030.0 Kraniozervikaler Übergang, transoral

5-030.1 Kraniozervikaler Übergang, dorsal

5-030.2 Kraniozervikaler Übergang, lateral

5-030.3- HWS, dorsal
- .30 1 Segment
- .31 2 Segmente
- .32 Mehr als 2 Segmente

5-030.4- Laminotomie HWS
- .40 1 Segment
- .41 2 Segmente
- .42 Mehr als 2 Segmente

5-030.5- Hemilaminektomie HWS
- .50 1 Segment
- .51 2 Segmente
- .52 Mehr als 2 Segmente

5-030.6- Laminektomie HWS
- .60 1 Segment
- .61 2 Segmente
- .62 Mehr als 2 Segmente

5-030.7- HWS, ventral
- .70 1 Segment
- .71 2 Segmente
- .72 Mehr als 2 Segmente

5-030.8 HWS, lateral

5-030.x Sonstige

5-030.y N.n.bez.

5-031.– Zugang zur Brustwirbelsäule

Inkl.: Thorakolumbaler Übergang

Hinw.: Diese Kodes sind auch zur Angabe des Zuganges im Rahmen einer Operation zu verwenden.

5-031.0- BWS, dorsal
.00 1 Segment
.01 2 Segmente
.02 Mehr als 2 Segmente

5-031.1- Laminotomie BWS
.10 1 Segment
.11 2 Segmente
.12 Mehr als 2 Segmente

5-031.2- Hemilaminektomie BWS
.20 1 Segment
.21 2 Segmente
.22 Mehr als 2 Segmente

5-031.3- Laminektomie BWS
.30 1 Segment
.31 2 Segmente
.32 Mehr als 2 Segmente

5-031.4 Obere BWS, ventral mit Sternotomie

5-031.5 BWS, transpleural

5-031.6 BWS, retropleural

5-031.7 BWS, dorsolateral

5-031.8 Kombiniert transpleural-retroperitoneal

5-031.9 Kombiniert extrapleural-retroperitoneal

5-031.x Sonstige

5-031.y N.n.bez.

5-032.– Zugang zur Lendenwirbelsäule, zum Os sacrum und zum Os coccygis

Inkl.: Lumbosakraler Übergang

Hinw.: Diese Kodes sind auch zur Angabe des Zuganges im Rahmen einer Operation zu verwenden.

5-032.0- LWS, dorsal
.00 1 Segment
.01 2 Segmente
.02 Mehr als 2 Segmente

5-032.1- Flavektomie LWS
.10 1 Segment
.11 2 Segmente
.12 Mehr als 2 Segmente

5-032.2- Laminotomie LWS
.20 1 Segment
.21 2 Segmente
.22 Mehr als 2 Segmente

5-032.3- Hemilaminektomie LWS

Inkl.: Teil-Hemilaminektomie mit Kontinuitätsdurchtrennung des Wirbelbogens

.30 1 Segment

.31 2 Segmente

.32 Mehr als 2 Segmente

5-032.4- Laminektomie LWS

.40 1 Segment

.41 2 Segmente

.42 Mehr als 2 Segmente

5-032.5 LWS, transperitoneal

5-032.6 LWS, retroperitoneal

5-032.7 LWS, dorsolateral

5-032.8 Os sacrum und Os coccygis, dorsal

5-032.9 Os sacrum und Os coccygis, ventral

5-032.a Kombiniert pararektal-retroperitoneal

5-032.b Kombiniert thorako-retroperitoneal

5-032.c Transiliakaler Zugang nach Judet

5-032.x Sonstige

5-032.y N.n.bez.

5-033.– Inzision des Spinalkanals

Exkl.: Operationen an der knöchernen Wirbelsäule (5-83)

Hinw.: Der Zugang ist gesondert zu kodieren (5-030 ff., 5-031 ff., 5-032 ff.).

5-033.0 Dekompression

5-033.1 Drainage sonstiger epiduraler Flüssigkeit

5-033.2 Entleerung eines epiduralen Hämatoms

5-033.3 Entleerung eines epiduralen Empyems

Inkl.: Drainage

5-033.4 Entfernung eines Fremdkörpers aus dem Epiduralraum

5-033.x Sonstige

5-033.y N.n.bez.

5-034.– Inzision von Rückenmark und Rückenmarkhäuten

Hinw.: Der Zugang ist gesondert zu kodieren (5-030 ff., 5-031 ff., 5-032 ff.).

5-034.0 Drainage von subduraler Flüssigkeit

5-034.1 Entleerung eines subduralen Hämatoms

5-034.2 Entleerung eines subduralen Empyems

5-034.3 Drainage von intramedullärer Flüssigkeit

5-034.4 Entleerung eines intramedullären Hämatoms

5-034.5 Entleerung eines intramedullären Abszesses

5-034.6 Entfernung eines intraspinalen Fremdkörpers

5-034.7 Durchtrennung einer Nervenwurzel (Rhizotomie, Radikulotomie)

5-034.x Sonstige

5-034.y N.n.bez.

5-035.– Exzision und Destruktion von erkranktem Gewebe des Rückenmarkes und der Rückenmarkhäute

Inkl.: Gleichzeitige Exzision von Rückenmarkhäuten und Knochen

Exkl.: Operationen an der knöchernen Wirbelsäule (5-83)

Hinw.: Der Zugang ist gesondert zu kodieren (5-030 ff., 5-031 ff., 5-032 ff.).

5-035.0 Intramedulläres Tumorgewebe

5-035.1 Intramedulläres sonstiges erkranktes Gewebe

5-035.2 Rückenmarkhäute, Tumorgewebe

Inkl.: Epiduraler Tumor

5-035.3 Rückenmarkhäute, sonstiges erkranktes Gewebe

5-035.4 Rückenmarkhäute und Knochen, Tumorgewebe

5-035.5 Rückenmarkhäute und Knochen, sonstiges erkranktes Gewebe

5-035.6 Intraspinale Nervenwurzeln und/oder Ganglien, Tumorgewebe

5-035.7 Intraspinale Nervenwurzeln und/oder Ganglien, sonstiges erkranktes Gewebe

5-035.x Sonstige

5-035.y N.n.bez.

5-036.– Plastische Operationen an Rückenmark und Rückenmarkhäuten

Exkl.: Rekonstruktion bei Sinus pilonidalis (5-897.1 ff.)

Hinw.: Bei gleichzeitiger Korrektur mehrerer kongenitaler Anomalien des Rückenmarkes sind die einzelnen Eingriffe gesondert zu kodieren.
Der Zugang ist gesondert zu kodieren (5-030 ff., 5-031 ff., 5-032 ff.).

5-036.0 Verschluss einer spinalen Meningozele (Spina bifida aperta)

5-036.1 Verschluss einer spinalen Meningozystozele

5-036.2 Verschluss einer spinalen Meningomyelozele

Inkl.: Verschluss einer Meningomyelozele mit Lipom

5-036.3 Verschluss einer spinalen Meningomyelozystozele

5-036.4 Verschluss einer Diastematomyelie

5-036.5 Verschluss einer Fistel

5-036.6 Adhäsiolyse (Sekundäreingriff)

5-036.7 Durchtrennung eines Filum terminale

5-036.8 Spinale Duraplastik

Inkl.: Verwendung von klebbarem Material zur Durchführung einer Duraplastik

5-036.x Sonstige

5-036.y N.n.bez.

5-037.– Operationen an intraspinalen Blutgefäßen

Inkl.: Operationen bei Aneurysmen und arterio-venösen Malfomationen

Hinw.: Der Zugang ist gesondert zu kodieren (5-030 ff., 5-031 ff., 5-032 ff.).

5-037.0 Präparation und Resektion

5-037.1 Präparation und Destruktion

5-037.2 Ligatur

5-037.x Sonstige

5-037.y N.n.bez.

5-038.– Operationen am spinalen Liquorsystem

Exkl.: Therapeutische Punktion des spinalen Liquorsystems (8-151.4)

5-038.0 Anlegen einer externen Drainage

Hinw.: Der Zugang ist gesondert zu kodieren (5-030 ff., 5-031 ff., 5-032 ff.).

5-038.1 Anlegen eines Shuntes

Hinw.: Der Zugang ist gesondert zu kodieren (5-030 ff., 5-031 ff., 5-032 ff.).

5-038.2- Implantation oder Wechsel eines Katheters zur intrathekalen und/oder epiduralen Infusion

Inkl.: Ersteinstellung

.20 Temporärer Katheter zur Testinfusion

.21 Permanenter Katheter zur Dauerinfusion

5-038.3 Anlegen eines subkutanen Reservoirs

5-038.4- Implantation oder Wechsel einer Medikamentenpumpe zur intrathekalen und/oder epiduralen Infusion

Inkl.: Ersteinstellung

.40 Vollimplantierbare Medikamentenpumpe mit konstanter Flussrate

.41 Vollimplantierbare Medikamentenpumpe mit programmierbarem variablen Tagesprofil

.4x Sonstige

5-038.5 Revision eines Shuntes

Inkl.: Wechsel eines Shuntes

Hinw.: Der Zugang ist gesondert zu kodieren (5-030 ff., 5-031 ff., 5-032 ff.).

5-038.6 Revision eines Katheters zur intrathekalen und/oder epiduralen Infusion

5-038.7 Revision eines subkutanen Reservoirs

5-038.8 Revision einer Medikamentenpumpe zur intrathekalen und/oder epiduralen Infusion

Inkl.: Ersteinstellung

5-038.9 Entfernung einer externen Drainage

5-038.a Entfernung eines Shuntes

5-038.b Entfernung eines Katheters zur intrathekalen und/oder epiduralen Infusion

5-038.c Entfernung eines subkutanen Reservoirs

5-038.d Entfernung einer Medikamentenpumpe zur intrathekalen und/oder epiduralen Infusion

5-038.x Sonstige

5-038.y N.n.bez.

5-039.– Andere Operationen an Rückenmark und Rückenmarkstrukturen

Exkl.: Implantation, Revision und Entfernung einer Medikamentenpumpe (5-038 ff.)

Hinw.: Der Zugang ist gesondert zu kodieren (5-030 ff., 5-031 ff., 5-032 ff.).
Die Verwendung MRT-fähiger Materialien ist gesondert zu kodieren (5-934 ff.).

5-039.0 Chordotomie, offen chirurgisch

Inkl.: Traktotomie

5-039.1 Chordotomie, perkutan

Inkl.: Traktotomie

5-039.3- Implantation oder Wechsel einer Neurostimulationselektrode zur Rückenmarkstimulation

.32 Implantation einer temporären Elektrode zur epiduralen Teststimulation

.33 Implantation mehrerer temporärer Elektroden zur epiduralen Teststimulation

.34 Implantation oder Wechsel einer permanenten Elektrode zur epiduralen Dauerstimulation, perkutan

.35 Implantation oder Wechsel mehrerer permanenter Elektroden zur epiduralen Dauerstimulation, perkutan

.36 Implantation oder Wechsel einer permanenten Elektrode (Plattenelektrode) zur epiduralen Dauerstimulation, offen chirurgisch

.37 Implantation oder Wechsel mehrerer permanenter Elektroden (Plattenelektroden) zur epiduralen Dauerstimulation, offen chirurgisch

.38 Implantation einer temporären Multifunktionselektrode in den Epidural- oder Spinalraum zur gepulsten Radiofrequenzbehandlung, perkutan

Inkl.: Gepulste Radiofrequenzbehandlung an Spinalganglien

.39 Implantation oder Wechsel einer permanenten Elektrode zur epiduralen Stimulation mit einem extrakorporalen Neurostimulator, perkutan

5-039.8 Implantation oder Wechsel einer subduralen Elektrode zur Vorderwurzelstimulation

5-039.a- Entfernung von Elektroden

.a2 Eine epidurale Stabelektrode

.a3 Mehrere epidurale Stabelektroden

.a4 Eine epidurale Plattenelektrode

.a5 Mehrere epidurale Plattenelektroden

.a6 Eine subdurale Elektrode

.a7 Mehrere subdurale Elektroden

.a8 Spinalganglion, eine Elektrode

.a9 Spinalganglion, mehrere Elektroden

5-039.b Revision von Neurostimulatoren zur epiduralen Rückenmarkstimulation oder zur Vorderwurzelstimulation

5-039.c- Revision von Elektroden

.c0 Eine epidurale Stabelektrode

.c1 Mehrere epidurale Stabelektroden

.c2 Eine epidurale Plattenelektrode

.c3 Mehrere epidurale Plattenelektroden

.c4 Eine subdurale Elektrode

.c5 Mehrere subdurale Elektroden

.c6 Spinalganglion, eine Elektrode

.c7 Spinalganglion, mehrere Elektroden

5-039.d Entfernung von Neurostimulatoren zur epiduralen Rückenmarkstimulation oder zur Vorderwurzelstimulation

5-039.e- Implantation oder Wechsel eines Neurostimulators zur epiduralen Rückenmarkstimulation mit Implantation oder Wechsel einer Neurostimulationselektrode

Inkl.: Ersteinstellung

Exkl.: Wechsel eines Neurostimulators zur epiduralen Rückenmarkstimulation ohne Wechsel einer Neurostimulationselektrode (5-039.f ff.)

Implantation eines Neurostimulators zur epiduralen Rückenmarkstimulation ohne Implantation einer Neurostimulationselektrode (5-039.n ff.)

Anlegen oder Wechsel eines extrakorporalen Neurostimulators (8-631.5)

Hinw.: Die Implantation oder der Wechsel der Neurostimulationselektrode zur epiduralen Rückenmarkstimulation ist für die Kodes 5-039.e0 bis 5-039.e2 gesondert zu kodieren, 5-039.3 ff.).

Ein Kode aus diesem Bereich ist auch zu verwenden bei zweizeitiger Implantation einer Neurostimulationselektrode und eines Neurostimulators zur epiduralen Rückenmarkstimulation während desselben stationären Aufenthaltes.

.e0 Einkanalstimulator, vollimplantierbar, nicht wiederaufladbar

.e1 Mehrkanalstimulator, vollimplantierbar, nicht wiederaufladbar

.e2 Mehrkanalstimulator, vollimplantierbar, mit wiederaufladbarem Akkumulator

.e3 Mehrkanalstimulator, vollimplantierbar, mit elektromagnetischer Energieübertragung, Mikrowellen

Inkl.: Neurostimulationselektrode, Empfangsantenne

Hinw.: Die Anwendung der extrakorporalen Energieversorgung ist im Kode enthalten.

5-039.f- Wechsel eines Neurostimulators zur epiduralen Rückenmarkstimulation ohne Wechsel einer Neurostimulationselektrode

Inkl.: Ersteinstellung

Exkl.: Implantation oder Wechsel eines Neurostimulators zur epiduralen Rückenmarkstimulation mit Implantation oder Wechsel einer Neurostimulationselektrode (5-039.e ff.)
Implantation eines Neurostimulators zur epiduralen Rückenmarkstimulation ohne Implantation einer Neurostimulationselektrode (5-039.n ff.)

Hinw.: Der Zugang ist hier nicht gesondert zu kodieren.

.f0 Einkanalstimulator, vollimplantierbar, nicht wiederaufladbar

.f1 Mehrkanalstimulator, vollimplantierbar, nicht wiederaufladbar

.f2 Mehrkanalstimulator, vollimplantierbar, mit wiederaufladbarem Akkumulator

5-039.g Implantation oder Wechsel eines Neurostimulators zur Vorderwurzelstimulation mit Implantation oder Wechsel einer subduralen Elektrode

Inkl.: Ersteinstellung

Exkl.: Wechsel eines Neurostimulators zur Vorderwurzelstimulation ohne Wechsel einer subduralen Elektrode (5-039.h)
Implantation eines Neurostimulators zur Vorderwurzelstimulation ohne Implantation einer subduralen Elektrode (5-039.p)

Hinw.: Die durchgeführte Deafferenzierung ist gesondert zu kodieren (5-034.7).
Die Implantation oder der Wechsel einer subduralen Elektrode zur Vorderwurzelstimulation sind gesondert zu kodieren (5-039.8).
Ein Kode aus diesem Bereich ist auch zu verwenden bei zweizeitiger Implantation einer subduralen Elektrode und eines Neurostimulators zur Vorderwurzelstimulation während desselben stationären Aufenthaltes.

5-039.h Wechsel eines Neurostimulators zur Vorderwurzelstimulation ohne Wechsel einer subduralen Elektrode

Inkl.: Ersteinstellung

Exkl.: Implantation oder Wechsel eines Neurostimulators zur Vorderwurzelstimulation mit Implantation oder Wechsel einer subduralen Elektrode (5-039.g)
Implantation eines Neurostimulators zur Vorderwurzelstimulation ohne Implantation einer subduralen Elektrode (5-039.p)

Hinw.: Die durchgeführte Deafferenzierung ist gesondert zu kodieren (5-034.7).
Der Zugang ist hier nicht gesondert zu kodieren.

5-039.j- Implantation oder Wechsel von Neurostimulationselektroden zur Stimulation von Spinalganglien

.j0 Eine Elektrode zur Ganglienstimulation

.j1 Mehrere Elektroden zur Ganglienstimulation

5-039.k- Implantation oder Wechsel eines Neurostimulators zur Stimulation von Spinalganglien mit Implantation oder Wechsel einer Neurostimulationselektrode

Inkl.: Ersteinstellung

Exkl.: Wechsel eines Neurostimulators zur Stimulation von Spinalganglien ohne Wechsel einer Neurostimulationselektrode (5-039.m ff.)
Implantation eines Neurostimulators zur Stimulation von Spinalganglien ohne Implantation einer Neurostimulationselektrode (5-039.q ff.)

Hinw.: Die Implantation oder der Wechsel von Neurostimulationselektroden zur Stimulation von Spinalganglien ist für die Kodes 5-039.k0 bis 5-039.k1 gesondert zu kodieren , 5-039.j ff.).

.k0 Einkanalstimulator, vollimplantierbar, nicht wiederaufladbar

.k1 Mehrkanalstimulator, vollimplantierbar, nicht wiederaufladbar

.k2 Mehrkanalstimulator, vollimplantierbar, mit elektromagnetischer Energieübertragung, Mikrowellen

Inkl.: Neurostimulationselektrode, Empfangsantenne

Hinw.: Die Anwendung der extrakorporalen Energieversorgung ist im Kode enthalten.

5-039.m- Wechsel eines Neurostimulators zur Stimulation von Spinalganglien ohne Wechsel einer Neurostimulationselektrode

Inkl.: Ersteinstellung

Exkl.: Implantation oder Wechsel eines Neurostimulators zur Stimulation von Spinalganglien mit Implantation oder Wechsel einer Neurostimulationselektrode (5-039.k ff.)
Implantation eines Neurostimulators zur Stimulation von Spinalganglien ohne Implantation einer Neurostimulationselektrode (5-039.q ff.)

.m0 Einkanalstimulator, vollimplantierbar, nicht wiederaufladbar

.m1 Mehrkanalstimulator, vollimplantierbar, nicht wiederaufladbar

5-039.n- Implantation eines Neurostimulators zur epiduralen Rückenmarkstimulation ohne Implantation einer Neurostimulationselektrode

Inkl.: Ersteinstellung

Exkl.: Implantation oder Wechsel eines Neurostimulators zur epiduralen Rückenmarkstimulation mit Implantation oder Wechsel einer Neurostimulationselektrode (5-039.e ff.)
Wechsel eines Neurostimulators zur epiduralen Rückenmarkstimulation ohne Wechsel einer Neurostimulationselektrode (5-039.f ff.)

Hinw.: Der Zugang ist hier nicht gesondert zu kodieren.
Ein Kode aus diesem Bereich ist zu verwenden bei zweizeitiger Implantation einer Neurostimulationselektrode und eines Neurostimulators zur epiduralen Rückenmarkstimulation für die Implantation des Neurostimulators während des zweiten stationären Aufenthaltes.

.n0 Einkanalstimulator, vollimplantierbar, nicht wiederaufladbar

.n1 Mehrkanalstimulator, vollimplantierbar, nicht wiederaufladbar

.n2 Mehrkanalstimulator, vollimplantierbar, mit wiederaufladbarem Akkumulator

5-039.p Implantation eines Neurostimulators zur Vorderwurzelstimulation ohne Implantation einer subduralen Elektrode

Inkl.: Ersteinstellung

Exkl.: Implantation oder Wechsel eines Neurostimulators zur Vorderwurzelstimulation mit Implantation oder Wechsel einer subduralen Elektrode (5-039.g)
Wechsel eines Neurostimulators zur Vorderwurzelstimulation ohne Wechsel einer subduralen Elektrode (5-039.h)

Hinw.: Die durchgeführte Deafferenzierung ist gesondert zu kodieren (5-034.7).
Der Zugang ist hier nicht gesondert zu kodieren.
Dieser Kode ist zu verwenden bei zweizeitiger Implantation einer subduralen Elektrode und eines Neurostimulators zur Vorderwurzelstimulation für die Implantation des Neurostimulators während des zweiten stationären Aufenthaltes.

5-039.q- Implantation eines Neurostimulators zur Stimulation von Spinalganglien ohne Implantation einer Neurostimulationselektrode

Inkl.: Ersteinstellung

Exkl.: Implantation oder Wechsel eines Neurostimulators zur Stimulation von Spinalganglien mit Implantation oder Wechsel einer Neurostimulationselektrode (5-039.k ff.)
Wechsel eines Neurostimulators zur Stimulation von Spinalganglien ohne Wechsel einer Neurostimulationselektrode (5-039.m ff.)

Hinw.: Der Zugang ist hier nicht gesondert zu kodieren.
Ein Kode aus diesem Bereich ist zu verwenden bei zweizeitiger Implantation einer Neurostimulationselektrode und eines Neurostimulators zur Stimulation von Spinalganglien für die Implantation des Neurostimulators während des zweiten stationären Aufenthaltes.

.q0 Einkanalstimulator, vollimplantierbar, nicht wiederaufladbar

.q1 Mehrkanalstimulator, vollimplantierbar, nicht wiederaufladbar

5-039.r Entfernung eines Neurostimulators zur Spinalganglienstimulation

5-039.x Sonstige

5-039.y N.n.bez.

5-04 Operationen an Nerven und Nervenganglien

Exkl.: Operationen an intrakraniellen Anteilen von Hirnnerven und intrakraniellen Ganglien (5-017 ff.)
Operationen an intraspinalen Anteilen von Rückenmarknerven und intraspinalen Ganglien (5-035.6, 5-035.7)

5-040.– Inzision von Nerven

Inkl.: Inzision von Nervenganglien

5-040.0♦ Hirnnerven extrakraniell

5-040.1♦ Plexus brachialis

5-040.2♦ Nerven Schulter

5-040.3♦ Nerven Arm

5-040.4♦ Nerven Hand

5-040.5 Nerven Rumpf

5-040.6♦ Plexus lumbosacralis

5-040.7♦ Nerven Leiste und Beckenboden

5-040.8♦ Nerven Bein

5-040.9♦ Nerven Fuß

5-040.x♦ Sonstige

5-040.y N.n.bez.

5-041.– Exzision und Destruktion von (erkranktem) Gewebe von Nerven

Inkl.: Exzision und Destruktion an Nervenganglien

5-041.0♦ Hirnnerven extrakraniell

5-041.1♦ Plexus brachialis

5-041.2♦ Nerven Schulter

5-041.3♦ Nerven Arm

5-041.4♦ Nerven Hand

5-041.5 Nerven Rumpf

5-041.6♦ Plexus lumbosacralis

5-041.7♦ Nerven Leiste und Beckenboden

5-041.8♦ Nerven Bein

5-041.9♦ Nerven Fuß

5-041.x♦ Sonstige

5-041.y N.n.bez.

5-042.– Exzision eines Nerven zur Transplantation

5-042.0♦ N. suralis, freies Transplantat

5-042.1♦ Plexus cervicalis, freies Transplantat

5-042.2♦ N. suralis, gefäßgestieltes Transplantat

5-042.3♦ N. saphenus, gefäßgestieltes Transplantat

5-042.4♦ N. obturatorius, gefäßgestieltes Transplantat

5-042.5♦ N. spinalis, gefäßgestieltes Transplantat

5-042.x♦ Sonstige

5-042.y N.n.bez.

5-043.– Sympathektomie

5-043.0 Zervikal

5-043.1 Thorakal

5-043.2 Lumbosakral

5-043.x Sonstige

5-043.y N.n.bez.

5-044.– Epineurale Naht eines Nerven und Nervenplexus, primär

5-044.0♦ Hirnnerven extrakraniell

5-044.1♦ Plexus brachialis

5-044.2♦ Nerven Schulter

5-044.3♦ Nerven Arm

5-044.4♦ Nerven Hand

5-044.5 Nerven Rumpf

5-044.6♦ Plexus lumbosacralis

5-044.7♦ Nerven Leiste und Beckenboden

5-044.8♦ Nerven Bein

5-044.9♦ Nerven Fuß

5-044.x♦ Sonstige

5-044.y N.n.bez.

5-045.– Interfaszikuläre Naht eines Nerven und Nervenplexus, primär

5-045.0♦ Hirnnerven extrakraniell

5-045.1♦ Plexus brachialis

5-045.2♦ Nerven Schulter

5-045.3♦ Nerven Arm

5-045.4♦ Nerven Hand

5-045.5 Nerven Rumpf

5-045.6♦ Plexus lumbosacralis

5-045.7♦ Nerven Leiste und Beckenboden

5-045.8♦ Nerven Bein

5-045.9♦ Nerven Fuß

5-045.x♦ Sonstige

5-045.y N.n.bez.

5-046.– Epineurale Naht eines Nerven und Nervenplexus, sekundär

5-046.0♦ Hirnnerven extrakraniell

5-046.1♦ Plexus brachialis

5-046.2♦ Nerven Schulter

5-046.3♦ Nerven Arm

5-046.4♦ Nerven Hand

5-046.5 Nerven Rumpf

5-046.6♦ Plexus lumbosacralis

5-046.7♦ Nerven Leiste und Beckenboden

5-046.8♦ Nerven Bein

5-046.9♦ Nerven Fuß

5-046.x♦ Sonstige

5-046.y N.n.bez.

5-047.– Interfaszikuläre Naht eines Nerven und Nervenplexus, sekundär

5-047.0♦ Hirnnerven extrakraniell

5-047.1♦ Plexus brachialis

5-047.2♦ Nerven Schulter

5-047.3♦ Nerven Arm

5-047.4♦ Nerven Hand

5-047.5 Nerven Rumpf

5-047.6♦ Plexus lumbosacralis

5-047.7♦ Nerven Leiste und Beckenboden

5-047.8♦ Nerven Bein

5-047.9♦ Nerven Fuß

5-047.x♦ Sonstige

5-047.y N.n.bez.

5-048.– Epineurale Naht eines Nerven und Nervenplexus mit Transplantation

Hinw.: Die Entnahme eines Nerventransplantates ist gesondert zu kodieren (5-042 ff.).

5-048.0♦ Hirnnerven extrakraniell

5-048.1♦ Plexus brachialis

5-048.2♦ Nerven Schulter

5-048.3♦ Nerven Arm

5-048.4♦ Nerven Hand

5-048.5 Nerven Rumpf

5-048.6♦ Plexus lumbosacralis

5-048.7♦ Nerven Leiste und Beckenboden

5-048.8♦ Nerven Bein

5-048.9♦ Nerven Fuß

5-048.x♦ Sonstige

5-048.y N.n.bez.

5-049.– Interfaszikuläre Naht eines Nerven und Nervenplexus mit Transplantation

Hinw.: Die Entnahme eines Nerventransplantates ist gesondert zu kodieren (5-042 ff.).

5-049.0♦ Hirnnerven extrakraniell

5-049.1♦ Plexus brachialis

5-049.2♦ Nerven Schulter

5-049.3♦ Nerven Arm

5-049.4♦ Nerven Hand

5-049.5 Nerven Rumpf

5-049.6♦ Plexus lumbosacralis

5-049.7♦ Nerven Leiste und Beckenboden

5-049.8♦ Nerven Bein

5-049.9♦ Nerven Fuß

5-049.x♦ Sonstige

5-049.y N.n.bez.

5-04a.– Perkutane Sympathikolyse mit Steuerung durch bildgebende Verfahren

5-04a.0 Zervikal

5-04a.1 Thorakal

5-04a.2 Lumbosakral

5-04b.– Exploration eines Nerven

Inkl.: Exploration eines Nervenganglions

Exkl.: Neurolyse und Dekompression eines Nerven oder eines Nervenganglions (5-056 ff., 5-057 ff.)

Hinw.: Ein Kode aus diesem Bereich ist nicht zu verwenden, wenn es sich um einen regelhaften Bestandteil einer weiteren Prozedur handelt, z.B. die zugangsbedingte Darstellung von Nerven bei einer Frakturversorgung.

5-04b.0♦ Hirnnerven extrakraniell

5-04b.1♦ Plexus brachialis

5-04b.2♦ Nerven Schulter

5-04b.3♦ Nerven Arm

5-04b.4♦ Nerven Hand

5-04b.5 Nerven Rumpf

5-04b.6♦ Plexus lumbosacralis

5-04b.7♦ Nerven Leiste und Beckenboden

5-04b.8♦ Nerven Bein

5-04b.9♦ Nerven Fuß

5-04b.x♦ Sonstige

5-04b.y N.n.bez.

5-05 Andere Operationen an Nerven und Nervenganglien

Exkl.: Operationen an intrakraniellen Anteilen von Hirnnerven und intrakraniellen Ganglien (5-017 ff.)
Operationen an intraspinalen Anteilen von Rückenmarknerven und intraspinalen Ganglien (5-035.6, 5-035.7)

5-050.– Epineurale Naht eines Nerven und Nervenplexus mit Transposition, primär

Exkl.: Transposition im Rahmen einer Neurolyse und Dekompression (5-057 ff.)

5-050.0♦ Hirnnerven extrakraniell

5-050.1♦ Plexus brachialis

5-050.2♦ Nerven Schulter

5-050.3♦ Nerven Arm

5-050.4♦ Nerven Hand

5-050.5 Nerven Rumpf

5-050.6♦ Plexus lumbosacralis

5-050.7♦ Nerven Leiste und Beckenboden

5-050.8♦ Nerven Bein

5-050.9♦ Nerven Fuß

5-050.x♦ Sonstige

5-050.y N.n.bez.

5-051.– Interfaszikuläre Naht eines Nerven und Nervenplexus mit Transposition, primär

Exkl.: Transposition im Rahmen einer Neurolyse und Dekompression (5-057 ff.)

5-051.0♦ Hirnnerven extrakraniell

5-051.1♦ Plexus brachialis

5-051.2♦ Nerven Schulter

5-051.3♦ Nerven Arm

5-051.4♦ Nerven Hand

5-051.5 Nerven Rumpf

5-051.6♦ Plexus lumbosacralis

5-051.7♦ Nerven Leiste und Beckenboden

5-051.8♦ Nerven Bein

5-051.9♦ Nerven Fuß

5-051.x♦ Sonstige

5-051.y N.n.bez.

5-052.– Epineurale Naht eines Nerven und Nervenplexus mit Transposition, sekundär

Exkl.: Transposition im Rahmen einer Neurolyse und Dekompression (5-057 ff.)

5-052.0♦ Hirnnerven extrakraniell

5-052.1♦ Plexus brachialis

5-052.2♦ Nerven Schulter

5-052.3♦ Nerven Arm

5-052.4♦ Nerven Hand

5-052.5 Nerven Rumpf

5-052.6♦ Plexus lumbosacralis

5-052.7♦ Nerven Leiste und Beckenboden

5-052.8♦ Nerven Bein

5-052.9♦ Nerven Fuß

5-052.x♦ Sonstige

5-052.y N.n.bez.

5-053.– Interfaszikuläre Naht eines Nerven und Nervenplexus mit Transposition, sekundär

Exkl.: Transposition im Rahmen einer Neurolyse und Dekompression (5-057 ff.)

5-053.0♦ Hirnnerven extrakraniell

5-053.1♦ Plexus brachialis

5-053.2♦ Nerven Schulter

5-053.3♦ Nerven Arm

5-053.4♦ Nerven Hand

5-053.5 Nerven Rumpf

5-053.6♦ Plexus lumbosacralis

5-053.7♦ Nerven Leiste und Beckenboden

5-053.8♦ Nerven Bein

5-053.9♦ Nerven Fuß

5-053.x♦ Sonstige

5-053.y N.n.bez.

5-054.– Epineurale Naht eines Nerven und Nervenplexus mit Transplantation und Transposition

Hinw.: Die Entnahme eines Nerventransplantates ist gesondert zu kodieren (5-042 ff.).

5-054.0♦ Hirnnerven extrakraniell

5-054.1♦ Plexus brachialis

5-054.2♦ Nerven Schulter

5-054.3♦ Nerven Arm

5-054.4♦ Nerven Hand

5-054.5 Nerven Rumpf

5-054.6♦ Plexus lumbosacralis

5-054.7♦ Nerven Leiste und Beckenboden

5-054.8♦ Nerven Bein

5-054.9♦ Nerven Fuß

5-054.x♦ Sonstige

5-054.y N.n.bez.

5-055.– Interfaszikuläre Naht eines Nerven und Nervenplexus mit Transplantation und Transposition

Hinw.: Die Entnahme eines Nerventransplantates ist gesondert zu kodieren (5-042 ff.).

5-055.0♦ Hirnnerven extrakraniell

5-055.1♦ Plexus brachialis

5-055.2♦ Nerven Schulter

5-055.3♦ Nerven Arm

5-055.4♦ Nerven Hand

5-055.5 Nerven Rumpf

5-055.6♦ Plexus lumbosacralis

5-055.7♦ Nerven Leiste und Beckenboden

5-055.8♦ Nerven Bein

5-055.9♦ Nerven Fuß

5-055.x♦ Sonstige

5-055.y N.n.bez.

5-056.– Neurolyse und Dekompression eines Nerven

Inkl.: Neurolyse und Dekompression eines Nervenganglions

Exkl.: Exploration eines Nerven oder eines Nervenganglions (5-04b ff.)

5-056.0♦ Hirnnerven extrakraniell

5-056.1♦ Plexus brachialis

5-056.2♦ Nerven Schulter

5-056.3♦ Nerven Arm

5-056.4- Nerven Hand

.40♦ Offen chirurgisch

.41♦ Endoskopisch

.4x♦ Sonstige

5-056.5 Nerven Rumpf

5-056.6♦ Plexus lumbosacralis

5-056.7♦ Nerven Leiste und Beckenboden

5-056.8♦ Nerven Bein

5-056.9♦ Nerven Fuß

5-056.x♦ Sonstige

5-056.y N.n.bez.

5-057.– Neurolyse und Dekompression eines Nerven mit Transposition

Inkl.: Neurolyse und Dekompression eines Nervenganglions mit Transposition

Exkl.: Exploration eines Nerven oder eines Nervenganglions (5-04b ff.)

5-057.0♦ Hirnnerven extrakraniell

5-057.1♦ Plexus brachialis

5-057.2♦ Nerven Schulter

5-057.3♦ Nerven Arm

5-057.4♦ Nerven Hand

5-057.5 Nerven Rumpf

5-057.6♦ Plexus lumbosacralis

5-057.7♦ Nerven Leiste und Beckenboden

5-057.8♦ Nerven Bein

5-057.9♦ Nerven Fuß

5-057.x♦ Sonstige

5-057.y N.n.bez.

5-058.– Andere Rekonstruktion eines Nerven und Nervenplexus

5-058.0♦ Hypoglosso-faziale Anastomose

5-058.1♦ Akzessorio-faziale Anastomose

5-058.2 Fazio-faziale Anastomose

5-058.3 Interkosto-faszikuläre Anastomose

5-058.4- Rekonstruktion mit Nervenröhrchen (Nerven-Conduit)
- .40♦ Nerven Arm
- .41♦ Nerven Hand
- .42♦ Nerven Bein
- .43♦ Nerven Fuß
- .4x♦ Sonstige

5-058.5- Rekonstruktion mit Muskel-Venen-Interponat
- .50♦ Nerven Arm
- .51♦ Nerven Hand
- .52♦ Nerven Bein
- .53♦ Nerven Fuß
- .5x♦ Sonstige

| 5-058.6 Masseterico-faziale Anastomose

5-058.x♦ Sonstige

5-058.y N.n.bez.

5-059.– Andere Operationen an Nerven und Ganglien

5-059.1 Revision eines Neurostimulators zur Stimulation des peripheren Nervensystems

5-059.2 Entfernung eines Neurostimulators zur Stimulation des peripheren Nervensystems

5-059.3 Entfernung eines Nerventransplantates

5-059.5- Implantation einer peripheren Neuroprothese
- .50 Zur Elektrostimulation der motorischen Anteile des N. peronaeus communis
- .5x Sonstige

5-059.6 Revision einer peripheren Neuroprothese

5-059.7 Entfernung einer peripheren Neuroprothese

5-059.8- Implantation oder Wechsel von Neurostimulationselektroden zur Stimulation des peripheren Nervensystems
- .80 Implantation einer temporären Elektrode zur Teststimulation
- .81 Implantation mehrerer temporärer Elektroden zur Teststimulation
- .82 Implantation oder Wechsel einer permanenten Elektrode
- .83 Implantation oder Wechsel mehrerer permanenter Elektroden
- .84 Implantation oder Wechsel einer Vagusnervstimulator-Elektrode

  Inkl.: Implantation oder Wechsel einer kardialen Vagusnervstimulator-Elektrode
- .85♦ Implantation oder Wechsel einer Elektrode für ein System zur Barorezeptoraktivierung
- | .86♦ Implantation oder Wechsel einer Elektrode für ein System zur Hypoglossusnerv-Stimulation

  Inkl.: Implantation oder Wechsel eines interkostalen Drucksensors zur Detektion des Atemsignals

  Hinw.: Die Ersteinstellung oder Nachprogrammierung des Systems ist gesondert zu kodieren (8-631.3 ff.).
- .87 Implantation oder Wechsel einer Elektrode für ein System zur Phrenikusnerv-Stimulation
- .88 Implantation oder Wechsel einer Elektrode zur Stimulation mit einem extrakorporalen Neurostimulator, perkutan

5-059.9- Revision von Neurostimulationselektroden zur Stimulation des peripheren Nervensystems

.90 Eine Elektrode

.91 Mehrere Elektroden

.92 Vagusnervstimulator-Elektroden

Inkl.: Revision einer kardialen Vagusnervstimulator-Elektrode

.93♦ Elektrode für ein System zur Barorezeptoraktivierung

.94♦ Elektrode für ein System zur Hypoglossusnerv-Stimulation

Inkl.: Revision eines interkostalen Drucksensors zur Detektion des Atemsignals

Hinw.: Die Nachprogrammierung des Systems ist gesondert zu kodieren (8-631.31).

.95 Elektrode für ein System zur Phrenikusnerv-Stimulation

5-059.a- Entfernung von Neurostimulationselektroden zur Stimulation des peripheren Nervensystems

.a0 Eine Elektrode

.a1 Mehrere Elektroden

.a2 Vagusnervstimulator-Elektroden

Inkl.: Entfernung einer kardialen Vagusnervstimulator-Elektrode

.a3♦ Elektrode für ein System zur Barorezeptoraktivierung

.a4♦ Elektrode für ein System zur Hypoglossusnerv-Stimulation

Inkl.: Entfernung eines interkostalen Drucksensors zur Detektion des Atemsignals

.a5 Elektrode für ein System zur Phrenikusnerv-Stimulation

5-059.b Anwendung eines Endoskopiesystems

Hinw.: Dieser Kode ist ein Zusatzkode für alle Eingriffe am Nervensystem. Die durchgeführten Eingriffe sind gesondert zu kodieren.
Dieser Kode ist nur anzugeben, wenn der Kode für den Eingriff diese Information nicht enthält.

5-059.c- Implantation oder Wechsel eines Neurostimulators zur Stimulation des peripheren Nervensystems mit Implantation oder Wechsel einer Neurostimulationselektrode

Inkl.: Ersteinstellung

Exkl.: Wechsel eines Neurostimulators zur Stimulation des peripheren Nervensystems ohne Wechsel einer Neurostimulationselektrode (5-059.d ff.)
Implantation eines Neurostimulators zur Stimulation des peripheren Nervensystems ohne Implantation einer Neurostimulationselektrode (5-059.g ff.)
Anlegen oder Wechsel eines extrakorporalen Neurostimulators (8-631.5)

Hinw.: Die Implantation oder der Wechsel der Neurostimulationselektrode zur Stimulation des peripheren Nervensystems ist für die Kodes 5-059.c0 bis 5-059.ce gesondert zu kodieren, 5-059.8 ff.).
Ein Kode aus diesem Bereich ist auch zu verwenden bei zweizeitiger Implantation einer Neurostimulationselektrode und eines Neurostimulators zur Stimulation des peripheren Nervensystems während desselben stationären Aufenthaltes.

.c0 Einkanalstimulator, vollimplantierbar, nicht wiederaufladbar

Exkl.: Implantation oder Wechsel spezieller Neurostimulationssysteme (5-059.c4 bis 5-059.cb)

.c1 Mehrkanalstimulator, vollimplantierbar, nicht wiederaufladbar

Exkl.: Implantation oder Wechsel spezieller Neurostimulationssysteme (5-059.c4 bis 5-059.cb)

.c4 Kardiales Vagusnervstimulationssystem

Hinw.: Die Verwendung eines Neurostimulators zur Stimulation des peripheren Nervensystems mit zusätzlicher Mess- und/oder Stimulationsfunktion ist gesondert zu kodieren (5-059.h ff.).

.c6 System zur Barorezeptoraktivierung

.c7 System zur Hypoglossusnerv-Stimulation

Hinw.: Die Ersteinstellung oder Nachprogrammierung ist bei diesem Verfahren gesondert zu kodieren (8-631.3 ff.).
Die Verwendung eines Neurostimulators zur Stimulation des peripheren Nervensystems mit zusätzlicher Mess- und/oder Stimulationsfunktion ist gesondert zu kodieren (5-059.h ff.).

.c8 Vagusnervstimulationssystem

Exkl.: Kardiales Vagusnervstimulationssystem (5-059.c4)

Hinw.: Die Verwendung eines Neurostimulators zur Stimulation des peripheren Nervensystems mit zusätzlicher Mess- und/oder Stimulationsfunktion ist gesondert zu kodieren (5-059.h ff.).

.cb System zur Phrenikusnerv-Stimulation

Hinw.: Die Erst- oder Neueinstellung ist bei diesem Verfahren gesondert zu kodieren (8-631.4).

.cc Mehrkanalstimulator, vollimplantierbar, mit wiederaufladbarem Akkumulator

Exkl.: Implantation oder Wechsel spezieller Neurostimulationssysteme (5-059.c4 bis 5-059.cb)

.cd Mehrkanalstimulator, vollimplantierbar, mit elektromagnetischer Energieübertragung, induktiv

Exkl.: Implantation oder Wechsel spezieller Neurostimulationssysteme (5-059.c4 bis 5-059.cb)

.ce Einkanalstimulator, vollimplantierbar, mit wiederaufladbarem Akkumulator

Exkl.: Implantation oder Wechsel spezieller Neurostimulationssysteme (5-059.c4 bis 5-059.cb)

.cf Mehrkanalstimulator, vollimplantierbar, mit elektromagnetischer Energieübertragung, Mikrowellen

Inkl.: Neurostimulationselektrode, Empfangsantenne

Hinw.: Die Anwendung der extrakorporalen Energieversorgung ist im Kode enthalten.

5-059.d- Wechsel eines Neurostimulators zur Stimulation des peripheren Nervensystems ohne Wechsel einer Neurostimulationselektrode

Inkl.: Ersteinstellung

Exkl.: Implantation oder Wechsel eines Neurostimulators zur Stimulation des peripheren Nervensystems mit Implantation oder Wechsel einer Neurostimulationselektrode (5-059.c ff.)
Implantation eines Neurostimulators zur Stimulation des peripheren Nervensystems ohne Implantation einer Neurostimulationselektrode (5-059.g ff.)

.d0 Einkanalstimulator, vollimplantierbar, nicht wiederaufladbar

Exkl.: Wechsel spezieller Neurostimulationssysteme (5-059.d4 bis 5-059.db)

.d1 Mehrkanalstimulator, vollimplantierbar, nicht wiederaufladbar

Exkl.: Wechsel spezieller Neurostimulationssysteme (5-059.d4 bis 5-059.db)

.d4 Kardiales Vagusnervstimulationssystem

Hinw.: Die Verwendung eines Neurostimulators zur Stimulation des peripheren Nervensystems mit zusätzlicher Mess- und/oder Stimulationsfunktion ist gesondert zu kodieren (5-059.h ff.).

.d6 System zur Barorezeptoraktivierung

.d7 System zur Hypoglossusnerv-Stimulation

Hinw.: Die Nachprogrammierung ist bei diesem Verfahren gesondert zu kodieren (8-631.31).
Die Verwendung eines Neurostimulators zur Stimulation des peripheren Nervensystems mit zusätzlicher Mess- und/oder Stimulationsfunktion ist gesondert zu kodieren (5-059.h ff.).

.d8 Vagusnervstimulationssystem

Exkl.: Kardiales Vagusnervstimulationssystem (5-059.d4)

Hinw.: Die Verwendung eines Neurostimulators zur Stimulation des peripheren Nervensystems mit zusätzlicher Mess- und/oder Stimulationsfunktion ist gesondert zu kodieren (5-059.h ff.).

.db System zur Phrenikusnerv-Stimulation

Hinw.: Die Neueinstellung ist bei diesem Verfahren gesondert zu kodieren (8-631.4).

.dc Mehrkanalstimulator, vollimplantierbar, mit wiederaufladbarem Akkumulator

Exkl.: Wechsel spezieller Neurostimulationssysteme (5-059.d4 bis 5-059.db)

.dd Mehrkanalstimulator, vollimplantierbar, mit elektromagnetischer Energieübertragung, induktiv

Exkl.: Wechsel spezieller Neurostimulationssysteme (5-059.d4 bis 5-059.db)

.de Einkanalstimulator, vollimplantierbar, mit wiederaufladbarem Akkumulator

Exkl.: Wechsel spezieller Neurostimulationssysteme (5-059.d4 bis 5-059.db)

5-059.e Isolierter Wechsel des Sensors in der rechten Herzkammer bei einem kardialen Vagusnervstimulationssystem

5-059.f- Gepulste Radiofrequenzbehandlung an Ganglien
.f0 Durch Radiofrequenzkanüle
.f1 Durch Multifunktionselektrode
.fx Sonstige

5-059.g- Implantation eines Neurostimulators zur Stimulation des peripheren Nervensystems ohne Implantation einer Neurostimulationselektrode

Inkl.: Ersteinstellung

Exkl.: Implantation oder Wechsel eines Neurostimulators zur Stimulation des peripheren Nervensystems mit Implantation oder Wechsel einer Neurostimulationselektrode (5-059.c ff.)
Wechsel eines Neurostimulators zur Stimulation des peripheren Nervensystems ohne Wechsel einer Neurostimulationselektrode (5-059.d ff.)

Hinw.: Ein Kode aus diesem Bereich ist zu verwenden bei zweizeitiger Implantation einer Neurostimulationselektrode und eines Neurostimulators zur Stimulation des peripheren Nervensystems für die Implantation des Neurostimulators während des zweiten stationären Aufenthaltes.

.g0 Einkanalstimulator, vollimplantierbar, nicht wiederaufladbar
.g1 Mehrkanalstimulator, vollimplantierbar, nicht wiederaufladbar
.g3 Mehrkanalstimulator, vollimplantierbar, mit wiederaufladbarem Akkumulator
.g4 Mehrkanalstimulator, vollimplantierbar, mit elektromagnetischer Energieübertragung, induktiv
.g5 Einkanalstimulator, vollimplantierbar, mit wiederaufladbarem Akkumulator

5-059.h- Verwendung eines Neurostimulators zur Stimulation des peripheren Nervensystems mit zusätzlicher Mess- und/oder Stimulationsfunktion

Hinw.: Diese Kodes sind Zusatzkodes. Die Implantation oder der Wechsel eines Neurostimulators zur Stimulation des peripheren Nervensystems sind gesondert zu kodieren.

.h0 Mit Positionierung eines Sensors in der rechten Herzkammer
.h1 Mit automatisierter täglicher Impedanzprüfung
.h2 Mit herzfrequenzgestützter Erkennung zerebraler Anfälle und automatischer Stimulation
.h3 Mit Positionierung eines interkostalen Drucksensors zur Detektion des Atemsignals
.hx Sonstige

5-059.x Sonstige

5-059.y N.n.bez.

5-06...5-07 Operationen an endokrinen Drüsen

Hinw.: Folgende Verfahren oder Operationsumstände sind zusätzlich zu kodieren, sofern sie nicht als eigener Kode angegeben sind:
- mikrochirurgische Technik (5-984)
- Lasertechnik (5-985 ff.)
- Operation im Rahmen der Versorgung einer Mehrfachverletzung (5-981)
- Operation im Rahmen der Versorgung eines Polytraumas (5-982 ff.)
- Durchführung einer Reoperation (5-983)
- vorzeitiger Abbruch einer Operation (5-995)

5-06 Operationen an Schilddrüse und Nebenschilddrüse

Hinw.: Eine durchgeführte Neck dissection ist gesondert zu kodieren (5-403 ff.).

5-060.– Inzision im Gebiet der Schilddrüse

5-060.0 Ohne weitere Maßnahmen

5-060.1 Drainage

5-060.2 Exploration

Inkl.: Biopsie der Schilddrüse

5-060.3 Revision der Operationswunde

5-060.x Sonstige

5-060.y N.n.bez.

5-061.– Hemithyreoidektomie

Hinw.: Eine durchgeführte Neck dissection ist gesondert zu kodieren (5-403 ff.).
Das Monitoring des N. recurrens ist gesondert zu kodieren (5-069.4 ff.).

5-061.0 Ohne Parathyreoidektomie

5-061.2 Mit Parathyreoidektomie

5-061.x Sonstige

5-061.y N.n.bez.

5-062.– Andere partielle Schilddrüsenresektion

Hinw.: Das Monitoring des N. recurrens ist gesondert zu kodieren (5-069.4 ff.).

5-062.0♦ Exzision von erkranktem Gewebe

5-062.1♦ Exzision eines Knotens

5-062.4 Subtotale Resektion, einseitig mit Exzision eines Knotens der Gegenseite

5-062.5 Subtotale Resektion, einseitig mit Hemithyreoidektomie der Gegenseite

5-062.6♦ Reexploration mit partieller Resektion

5-062.7 Resektion des Isthmus

5-062.8♦ Subtotale Resektion

5-062.x Sonstige

5-062.y N.n.bez.

5-063.– Thyreoidektomie

Hinw.: Eine durchgeführte Neck dissection ist gesondert zu kodieren (5-403 ff.).
Das Monitoring des N. recurrens ist gesondert zu kodieren (5-069.4 ff.).

5-063.0 Ohne Parathyreoidektomie

5-063.2 Mit Parathyreoidektomie

5-063.4 Reexploration mit Thyreoidektomie

5-063.x Sonstige

5-063.y N.n.bez.

5-064.– Operationen an der Schilddrüse durch Sternotomie

Hinw.: Eine durchgeführte Neck dissection ist gesondert zu kodieren (5-403 ff.).
Das Monitoring des N. recurrens ist gesondert zu kodieren (5-069.4 ff.).

5-064.0♦ Exzision von erkranktem Gewebe

5-064.1♦ Subtotale Resektion

5-064.2 Hemithyreoidektomie

5-064.3 Thyreoidektomie

5-064.x Sonstige

5-064.y N.n.bez.

5-065.– Exzision des Ductus thyreoglossus

5-065.0 Exzision einer medianen Halszyste, ohne Resektion des medialen Zungenbeines

5-065.1 Exzision einer medianen Halszyste, mit Resektion des medialen Zungenbeines

5-065.2 Exzision einer medianen Halsfistel, ohne Resektion des medialen Zungenbeines

5-065.3 Exzision einer medianen Halsfistel, mit Resektion des medialen Zungenbeines

5-065.4 Sekundärer Eingriff, ohne Resektion des medialen Zungenbeines

5-065.5 Sekundärer Eingriff, mit Resektion des medialen Zungenbeines

5-065.x Sonstige

5-065.y N.n.bez.

5-066.– Partielle Nebenschilddrüsenresektion

Hinw.: Das Monitoring des N. recurrens ist gesondert zu kodieren (5-069.4 ff.).

5-066.0♦ Exzision von erkranktem Gewebe

5-066.1♦ Reexploration mit partieller Resektion

5-066.x♦ Sonstige

5-066.y N.n.bez.

5-067.– Parathyreoidektomie

Hinw.: Das Monitoring des N. recurrens ist gesondert zu kodieren (5-069.4 ff.).

5-067.0 Ohne Replantation

5-067.1 Mit Replantation (Autotransplantation)

5-067.y N.n.bez.

5-068.– Operationen an der Nebenschilddrüse durch Sternotomie

Hinw.: Das Monitoring des N. recurrens ist gesondert zu kodieren (5-069.4 ff.).

5-068.0 Exzision von erkranktem Gewebe

5-068.1 Parathyreoidektomie ohne Replantation

5-068.2 Parathyreoidektomie mit Replantation (Autotransplantation)

5-068.x Sonstige

5-068.y N.n.bez.

5-069.– Andere Operationen an Schilddrüse und Nebenschilddrüsen

5-069.0- Naht (nach Verletzung)
.00 Schilddrüse
.01 Nebenschilddrüse

5-069.1- Plastische Rekonstruktion
.10 Schilddrüse
.11 Nebenschilddrüse

5-069.2- Exzision einer Zungengrundschilddrüse
.20 Transoral
.21 Transzervikal, ohne Resektion des medialen Zungenbeines
.22 Transzervikal, mit Resektion des medialen Zungenbeines
.2x Sonstige

5-069.3- Replantation einer Nebenschilddrüse
.30 Orthotop
.31 Heterotop (z.B. Oberarm)

5-069.4- Monitoring des N. recurrens im Rahmen einer anderen Operation
.40 Nicht kontinuierlich [IONM]
.41 Kontinuierlich [CIONM]

5-069.x Sonstige

5-069.y N.n.bez.

5-07 Operationen an anderen endokrinen Drüsen

5-070.– Exploration der (Umgebung der) Nebenniere

5-070.2♦ Offen chirurgisch lumbal

5-070.3♦ Offen chirurgisch abdominal

5-070.4♦ Thorakoabdominal

5-070.5♦ Laparoskopisch

5-070.x♦ Sonstige

5-070.y N.n.bez.

5-071.– Partielle Adrenalektomie

5-071.0- Exzision von erkranktem Gewebe
.00♦ Offen chirurgisch lumbal
.01♦ Offen chirurgisch abdominal
.02♦ Thorakoabdominal
.03♦ Laparoskopisch
.0x♦ Sonstige

5-071.4- Partielle Adrenalektomie
.40♦ Offen chirurgisch lumbal
.41♦ Offen chirurgisch abdominal
.42♦ Thorakoabdominal
.43♦ Laparoskopisch
.4x♦ Sonstige

5-071.x- Sonstige
.x0♦ Offen chirurgisch lumbal
.x1♦ Offen chirurgisch abdominal
.x2♦ Thorakoabdominal
.x3♦ Laparoskopisch
.xx♦ Sonstige

5-071.y N.n.bez.

5-072.– Adrenalektomie

5-072.0- Ohne Ovariektomie
.00♦ Offen chirurgisch lumbal
.01♦ Offen chirurgisch abdominal
.02♦ Thorakoabdominal
.03♦ Laparoskopisch
.0x♦ Sonstige

5-072.1- Mit Ovariektomie
.10♦ Offen chirurgisch lumbal
.11♦ Offen chirurgisch abdominal
.12♦ Thorakoabdominal
.13♦ Laparoskopisch
.1x♦ Sonstige

5-072.2- Rest-Adrenalektomie
.20♦ Offen chirurgisch lumbal
.21♦ Offen chirurgisch abdominal
.22♦ Thorakoabdominal
.23♦ Laparoskopisch
.2x♦ Sonstige

5-072.x- Sonstige
.x0♦ Offen chirurgisch lumbal
.x1♦ Offen chirurgisch abdominal
.x2♦ Thorakoabdominal
.x3♦ Laparoskopisch
.xx♦ Sonstige

5-072.y N.n.bez.

5-073.– Andere Operationen an der Nebenniere

5-073.0- Inzision

Inkl.: Mit Drainage

.00♦ Offen chirurgisch lumbal

.01♦ Offen chirurgisch abdominal

.02♦ Thorakoabdominal

.03♦ Laparoskopisch

.0x♦ Sonstige

5-073.1- Plastische Rekonstruktion

.10♦ Offen chirurgisch lumbal

.11♦ Offen chirurgisch abdominal

.12♦ Thorakoabdominal

.13♦ Laparoskopisch

.1x♦ Sonstige

5-073.2- Reimplantation von Nebennierengewebe (Autotransplantation)

.20♦ Offen chirurgisch lumbal

.21♦ Offen chirurgisch abdominal

.22♦ Thorakoabdominal

.23♦ Laparoskopisch

.2x♦ Sonstige

5-073.4- Destruktion

.40 Durch Radiofrequenzablation

Hinw.: Die Anzahl der verwendeten Nadeln zur Destruktion ist gesondert zu kodieren (5-98h ff.).

.41 Durch Mikrowellenablation

Hinw.: Die Anzahl der verwendeten Nadeln zur Destruktion ist gesondert zu kodieren (5-98h ff.).

.42 Durch irreversible Elektroporation

Hinw.: Die Anzahl der verwendeten Nadeln zur Destruktion ist gesondert zu kodieren (5-98h ff.).

.43 Durch Elektrochemotherapie

.4x Sonstige

5-073.x- Sonstige

.x0♦ Offen chirurgisch lumbal

.x1♦ Offen chirurgisch abdominal

.x2♦ Thorakoabdominal

.x3♦ Laparoskopisch

.xx♦ Sonstige

5-073.y N.n.bez.

5-074.– Exzision und Resektion von erkranktem Gewebe des Corpus pineale

5-074.0 Ohne Präparation von infiltriertem Nachbargewebe

5-074.1 Mit Präparation von infiltriertem Nachbargewebe

5-074.y N.n.bez.

5-075.– Exzision und Resektion von erkranktem Gewebe der Hypophyse

Hinw.: Der Zugang ist gesondert zu kodieren (5-010 ff., 5-011 ff.).
Die Anwendung eines Endoskopiesystems ist gesondert zu kodieren (5-059.b).

5-075.0 Intrasellär, partiell

5-075.1 Intrasellär, total

5-075.2 Extrasellär

5-075.3 Extrasellär mit Präparation von infiltriertem Nachbargewebe

5-075.4 Kombiniert intra- und extrasellär

5-075.x Sonstige

5-075.y N.n.bez.

5-076 Andere Operationen an der Hypophyse

5-077.– Exzision und Resektion des Thymus

5-077.0 Exzision, durch Mediastinoskopie

5-077.1 Exzision, durch Thorakotomie

5-077.2 Exzision, durch Sternotomie

5-077.3 Exzision, durch kollare Mediastinotomie

5-077.4 Resektion

5-077.5 Exzision, durch Thorakoskopie

5-077.x Sonstige

5-077.y N.n.bez.

5-078.– Andere Operationen am Thymus

5-078.0 Transplantation

5-078.x Sonstige

5-078.y N.n.bez.

5-079 Operationen an anderen endokrinen Drüsen

Exkl.: Operation an Glomus caroticum und anderen Paraganglien (5-398 ff.)
Operationen am Pankreas (5-52)
Operationen am Hoden (5-62)
Operationen am Ovar (5-65)

5-08...5-16 Operationen an den Augen

Hinw.: Folgende Verfahren oder Operationsumstände sind zusätzlich zu kodieren, sofern sie nicht als eigener Kode angegeben sind:
- mikrochirurgische Technik (5-984)
- Lasertechnik (5-985 ff.)
- minimalinvasive Technik (5-986 ff.)
- Navigationssystem (5-988 ff.)
- Operation im Rahmen der Versorgung einer Mehrfachverletzung (5-981)
- Operation im Rahmen der Versorgung eines Polytraumas (5-982 ff.)
- Durchführung einer Reoperation (5-983)
- vorzeitiger Abbruch einer Operation (5-995)

5-08 Operationen an Tränendrüse und Tränenwegen

Exkl.: Therapeutische Spülung des Auges (8-170 ff.)

Hinw.: Eingriffe am Auge ohne näher bezeichnete Lokalisation sind unter (5-16) zu kodieren.

5-080.– Inzision der Tränendrüse

5-080.0♦ Ohne weitere Maßnahmen

5-080.2♦ Drainage

5-080.x♦ Sonstige

5-080.y N.n.bez.

5-081.– Exzision von (erkranktem) Gewebe der Tränendrüse

5-081.0♦ Partielle Exzision

5-081.1♦ Komplette Exzision

5-081.x♦ Sonstige

5-081.y N.n.bez.

5-082.– Andere Operationen an der Tränendrüse

5-082.0♦ Refixation

5-082.x♦ Sonstige

5-082.y N.n.bez.

5-084.– Inzision von Tränensack und sonstigen Tränenwegen

5-084.0- Tränensack

.00♦ Ohne weitere Maßnahmen

.01♦ Entfernung eines Fremdkörpers oder Steines

.02♦ Drainage

.0x♦ Sonstige

5-084.1- Sonstige Tränenwege

.10♦ Ohne weitere Maßnahmen

.11♦ Entfernung eines Fremdkörpers oder Steines

.12♦ Drainage

.1x♦ Sonstige

5-084.y N.n.bez.

5-085.– Exzision von erkranktem Gewebe an Tränensack und sonstigen Tränenwegen

5-085.0♦ Tränenpunkt

5-085.1♦ Tränenkanal

5-085.2♦ Tränensack

5-085.3♦ Ductus nasolacrimalis

5-085.x♦ Sonstige

5-085.y N.n.bez.

5-086.– Rekonstruktion des Tränenkanals und Tränenpunktes

5-086.0- Invertierung des Tränenpunktes

.00♦ Durch Thermokauterisation

.01♦ Durch Spindel- oder Rautenexzision

.0x♦ Sonstige

5-086.1♦ Erweiterung des Tränenpunktes

5-086.2♦ Sonstige Rekonstruktion des Tränenpunktes

5-086.3- Rekonstruktion des Tränenkanals

.30♦ Mit Ringintubation

.31♦ Mit sonstiger Intubation

.3x♦ Sonstige

5-086.x♦ Sonstige

5-086.y N.n.bez.

5-087.– Dakryozystorhinostomie

5-087.0- Transkutan

.00♦ Ohne Intubation

.01♦ Mit Intubation

.0x♦ Sonstige

5-087.1♦ Endonasal

5-087.2♦ Canaliculorhinostomie

5-087.x♦ Sonstige

5-087.y N.n.bez.

5-088.– Andere Rekonstruktion der Tränenwege

5-088.0- Konjunktivorhinostomie

.00♦ Mit Schleimhautplastik

.01♦ Mit Röhrchen

.0x♦ Sonstige

5-088.1- Konjunktivodakryozystostomie

.10♦ Mit Schleimhautplastik

.11♦ Mit Röhrchen

.1x♦ Sonstige

5-088.2♦ Rekonstruktion des Ductus nasolacrimalis

5-088.3♦ Endoskopische Rekonstruktion

5-088.4♦ Stent-Implantation

5-088.x♦ Sonstige

5-088.y N.n.bez.

5-089.– Andere Operationen an den Tränenwegen

5-089.0- Verschluss eines Tränenpunktes
.00♦ Temporär
.01♦ Permanent
5-089.1♦ Wechsel eines Röhrchens
Inkl.: Repositionierung
5-089.2♦ Entfernung eines Röhrchens
5-089.3♦ Entfernung einer Tränenwegsintubation
5-089.4♦ Entfernung eines temporären Verschlusses des Tränenpunktes
5-089.x♦ Sonstige
5-089.y N.n.bez.

5-09 Operationen an den Augenlidern

Exkl.: Operationen an den Augenlidern bei Verbrennungen (5-92)

5-090.– Inzision des (erkrankten) Augenlides

Exkl.: Kanthotomie (5-092.3)
Biopsie am Augenlid durch Inzision (1-520)

5-090.0♦ Ohne weitere Maßnahmen
5-090.1♦ Kürettage
5-090.2♦ Drainage
5-090.3♦ Fremdkörperentfernung
5-090.x♦ Sonstige
5-090.y N.n.bez.

5-091.– Exzision und Destruktion von (erkranktem) Gewebe des Augenlides

Hinw.: Unter mikrographischer Chirurgie (histographisch kontrolliert) werden Eingriffe verstanden, bei denen die Exzision des Tumors mit topographischer Markierung und anschließender Aufarbeitung der gesamten Exzidataußenfläche/-grenze erfolgt.

5-091.0- Oberflächliche Exzision
.00♦ Ohne Beteiligung der Lidkante
.01♦ Mit Beteiligung der Lidkante
5-091.1- Oberflächliche Exzision, histographisch kontrolliert (mikrographische Chirurgie)
.10♦ Ohne Beteiligung der Lidkante
.11♦ Mit Beteiligung der Lidkante
5-091.2- Tiefe Exzision
.20♦ Ohne Beteiligung der Lidkante
.21♦ Mit Beteiligung der Lidkante
5-091.3- Tiefe Exzision, histographisch kontrolliert (mikrographische Chirurgie)
.30♦ Ohne Beteiligung der Lidkante
.31♦ Mit Beteiligung der Lidkante

5-091.4- Destruktion
.40♦ Durch Thermokoagulation
.41♦ Durch Laserkoagulation
.42♦ Durch Kryokoagulation
.4x♦ Sonstige

5-091.x♦ Sonstige

5-091.y N.n.bez.

5-092.– Operationen an Kanthus und Epikanthus

5-092.0- Tarsorrhaphie
.00♦ Ohne Lidkantenexzision
.01♦ Mit Lidkantenexzision

5-092.1♦ Kanthopexie, medial

5-092.2♦ Kanthopexie, lateral

5-092.3♦ Kanthotomie

5-092.4- Korrekturoperation bei Epikanthus
.40♦ Y-V-Plastik
.41♦ Doppel-Z-Plastik
.4x♦ Sonstige

5-092.5♦ Eröffnen einer Tarsorrhaphie

5-092.x♦ Sonstige

5-092.y N.n.bez.

5-093.– Korrekturoperation bei Entropium und Ektropium

5-093.0♦ Durch Thermokoagulation

5-093.1♦ Durch Naht

5-093.2♦ Durch horizontale Verkürzung des Augenlides

5-093.3♦ Durch Operation an den Lidretraktoren
Hinw.: Die Entnahme eines Faszien-Transplantates ist gesondert zu kodieren (5-852.g ff.).

5-093.4♦ Durch Transplantation oder Implantation

5-093.5♦ Durch Verschiebe- oder Schwenkplastik

5-093.6♦ Durch Reposition einer Lidlamelle

5-093.x♦ Sonstige

5-093.y N.n.bez.

5-094.– Korrekturoperation bei Blepharoptosis

5-094.0♦ Tarsusresektion

5-094.1♦ Levator-/Aponeurosenfaltung

5-094.2♦ Levator-/Aponeurosenresektion

5-094.3♦ Levatorreinsertion

5-094.4♦ Frontalissuspension

5-094.x♦ Sonstige

5-094.y N.n.bez.

5-095.– Naht des Augenlides

Exkl.: Naht der Augenbraue (5-900.04)

5-095.0- Verschluss oberflächlicher Liddefekte
.00♦ Ohne Beteiligung der Lidkante
.01♦ Mit Beteiligung der Lidkante
5-095.1- Verschluss tiefer Liddefekte
.10♦ Ohne Beteiligung der Lidkante
.11♦ Mit Beteiligung der Lidkante
5-095.2♦ Naht einer Avulsion
5-095.x♦ Sonstige
5-095.y N.n.bez.

5-096.– Andere Rekonstruktion der Augenlider

5-096.0- Durch Hautlappenplastik
.00♦ Mit Hautverschiebung
.01♦ Mit Hautschwenkung
.02♦ Mit Hautrotation
.0x♦ Sonstige
5-096.1- Durch Verschiebeplastik der Lidkante
.10♦ Mit Kanthotomie
.11♦ Mit Bogenverschiebeplastik
.1x♦ Sonstige
5-096.2- Durch Transplantation
.20♦ Haut
.21♦ Schleimhaut
.22♦ Knorpel
.23♦ Schleimhaut und Knorpel, kombiniert
.24♦ Alloplastisches Material
.2x♦ Sonstige
5-096.3- Mit Tarsokonjunktival-Transplantat
.30♦ Gestielt
.31♦ Frei
.32♦ Tarsomarginal
.3x♦ Sonstige
5-096.4- Mit Verschiebe- und Rotationsplastik des Lides
.40♦ Wangenrotationsplastik
.41♦ Schwenklappenplastik
.42♦ Oberlidersatz durch Unterlidplastik
.4x♦ Sonstige
5-096.5- Rekonstruktion des Lidwinkels
.50♦ Medial
.51♦ Lateral
5-096.6♦ Lideröffnung nach Lidrekonstruktion
5-096.x♦ Sonstige
5-096.y N.n.bez.

5-097.– Blepharoplastik

5-097.0♦ Hebung der Augenbraue

5-097.1♦ Blepharoplastik des Oberlides

5-097.2♦ Blepharoplastik des Unterlides

5-097.3♦ Entfernung eines Fettgewebeprolapses der Orbita

5-097.4♦ Oberflächenbehandlung mit Laser

5-097.x♦ Sonstige

5-097.y N.n.bez.

5-098.– Vertikale Lidverlängerung

5-098.0- Oberlidverlängerung

.00♦ Mit Z-Plastik

.01♦ Mit Transplantat

.02♦ Durch Rezession des Oberlidretraktors

.03♦ Durch Ektomie des Müller-Muskels (M. tarsalis sup.)

.0x♦ Sonstige

5-098.1♦ Unterlidverlängerung

5-098.x♦ Sonstige

5-098.y N.n.bez.

5-099.– Andere Operationen am Augenlid

5-099.0♦ Fixation von Gewichten am Augenlid

5-099.1♦ Entfernung einer Naht

5-099.x♦ Sonstige

5-099.y N.n.bez.

5-10 Operationen an den Augenmuskeln

Hinw.: Revisionsoperationen sind mit dem Kode für den jeweiligen Eingriff und dem Zusatzkode 5-983 zu kodieren.
Kombinierte Operationen an mehreren Augenmuskeln sind unter 5-10k ff. zu kodieren.

5-10a.– Verstärkende Eingriffe an einem geraden Augenmuskel

5-10a.0♦ Resektion

5-10a.1♦ Faltung

5-10a.2♦ Vorlagerung

5-10a.3♦ Kombination aus Resektion, Faltung und/oder Vorlagerung

5-10a.x♦ Sonstige

5-10a.y N.n.bez.

5-10b.– Schwächende Eingriffe an einem geraden Augenmuskel

5-10b.0♦ Einfache Rücklagerung

5-10b.1♦ Rücklagerung an Schlingen

5-10b.2♦ Tenotomie, Myotomie, Tenektomie und/oder Myektomie

5-10b.3♦ Partielle Tenotomie und/oder Myotomie

5-10b.4♦ Rücklagerung mit Interponat

5-10b.x♦ Sonstige

5-10b.y N.n.bez.

5-10c.– Chirurgie der Abrollstrecke (Faden-Operation, Myopexie)

5-10c.0♦ Einfach

5-10c.1♦ Kombiniert mit weiteren Maßnahmen am selben Muskel

5-10c.y N.n.bez.

5-10d.– Transposition eines geraden Augenmuskels

5-10d.0♦ Gesamter Muskel

5-10d.1♦ Muskelteil

5-10d.y N.n.bez.

5-10e.– Andere Operationen an den geraden Augenmuskeln

5-10e.0♦ Adhäsiolyse

5-10e.1♦ Entfernen einer Muskelnaht

5-10e.2♦ Absetzen eines Augenmuskels

5-10e.3♦ Refixation eines Augenmuskels

5-10e.4♦ Operation mit justierbaren Fäden

5-10e.x♦ Sonstige

5-10e.y N.n.bez.

5-10f.– Verstärkende Eingriffe an einem schrägen Augenmuskel

5-10f.0♦ Resektion

5-10f.1♦ Faltung

5-10f.2♦ Vorlagerung

5-10f.3♦ Kombination aus Resektion, Faltung und/oder Vorlagerung

5-10f.x♦ Sonstige

5-10f.y N.n.bez.

5-10g.– Schwächende Eingriffe an einem schrägen Augenmuskel

5-10g.0♦ Einfache Rücklagerung

5-10g.1♦ Rücklagerung an Schlingen

5-10g.2♦ Tenotomie, Myotomie, Tenektomie und/oder Myektomie

5-10g.3♦ Partielle Tenotomie und/oder Myotomie

5-10g.x♦ Sonstige

5-10g.y N.n.bez.

5-10h.– Transposition eines schrägen Augenmuskels

5-10h.0♦ Gesamter Muskel

5-10h.1♦ Muskelteil

5-10h.y N.n.bez.

5-10j.– Andere Operationen an den schrägen Augenmuskeln

5-10j.0♦ Adhäsiolyse

5-10j.1♦ Entfernen einer Muskelnaht

5-10j.2♦ Absetzen eines Augenmuskels

5-10j.3♦ Refixation eines Augenmuskels

5-10j.x♦ Sonstige

5-10j.y N.n.bez.

5-10k.– Kombinierte Operationen an den Augenmuskeln

Hinw.: Kombinierte Operationen an mehreren Augenmuskeln sind zwingend mit einem Kode aus diesem Bereich zu kodieren.
Die Anzahl der operierten Augenmuskeln (auch bei Operationen an beiden Augen) ist zu addieren und ein entsprechender Kode zu verwenden.

5-10k.0♦ Operation an 2 geraden Augenmuskeln

5-10k.1♦ Operation an mindestens 3 geraden Augenmuskeln

5-10k.2♦ Operation an 2 schrägen Augenmuskeln

5-10k.3 Operation an mindestens 3 schrägen Augenmuskeln

5-10k.4♦ Operation an mindestens 2 geraden und mindestens 2 schrägen Augenmuskeln

5-10k.5♦ Operation an 1 geraden Augenmuskel und 1 schrägen Augenmuskel

5-10k.6♦ Operation an 1 geraden Augenmuskel und 2 schrägen Augenmuskeln

5-10k.7♦ Operation an 2 geraden Augenmuskeln und 1 schrägen Augenmuskel

5-10k.8♦ Myopexie an 2 geraden Augenmuskeln

5-10k.9♦ Myopexie an mindestens 2 geraden Augenmuskeln mit Operation an mindestens 1 weiteren Augenmuskel

5-10k.x♦ Sonstige

5-10m Andere Operationen an den Augenmuskeln

5-11 Operationen an der Konjunktiva

5-110.– Operative Entfernung eines Fremdkörpers aus der Konjunktiva

Exkl.: Entfernung eines Fremdkörpers aus der Konjunktiva ohne Inzision (8-101.2)

5-110.1♦ Durch Inzision

5-110.x♦ Sonstige

5-110.y N.n.bez.

5-112.– Exzision und Destruktion von (erkranktem) Gewebe der Konjunktiva

5-112.0- Destruktion

.00♦ Durch Thermokoagulation

.01♦ Durch Laserkoagulation

.02♦ Durch Kryokoagulation

.0x♦ Sonstige

5-112.1♦ Exzision ohne Plastik

5-112.2♦ Exzision mit Plastik

5-112.3♦ Peritomie

5-112.4♦ Periektomie

5-112.x♦ Sonstige

5-112.y N.n.bez.

5-113.– Konjunktivaplastik

5-113.0- Transplantation von Bindehaut oder Stammzellen des Limbus
.00♦ Vom ipsilateralen Auge
.01♦ Vom kontralateralen Auge
.02♦ Allogen
.0x♦ Sonstige

5-113.1♦ Transplantation von Nasenschleimhaut

5-113.2♦ Transplantation von Mundschleimhaut

5-113.3♦ Tenonplastik

5-113.4♦ Transplantation von Amnionmembran

5-113.x♦ Sonstige

5-113.y N.n.bez.

5-114.– Lösung von Adhäsionen zwischen Konjunktiva und Augenlid

5-114.0♦ Ohne Bindehautplastik

5-114.1♦ Mit Bindehautplastik

5-114.x♦ Sonstige

5-114.y N.n.bez.

5-115♦ Naht der Konjunktiva

5-119.– Andere Operationen an der Konjunktiva

5-119.0♦ Inzision und Drainage

5-119.1♦ Entfernung einer Naht

5-119.x♦ Sonstige

5-119.y N.n.bez.

5-12 Operationen an der Kornea

5-120.– Operative Entfernung eines Fremdkörpers aus der Kornea

Exkl.: Entfernung eines Fremdkörpers aus der Kornea ohne Inzision und ohne Magnet (8-101.1)
Entfernung einer Hornhautnaht (5-129.4)

5-120.0♦ Mit Magnet

5-120.1♦ Durch Inzision

5-120.2♦ Säuberung des Wundbettes

5-120.x♦ Sonstige

5-120.y N.n.bez.

5-121.– Inzision der Kornea

Exkl.: Keratotomie als Refraktionschirurgie (5-126.0 ff.)

5-121.0♦ Chirurgisch

5-121.1♦ Durch Laser

5-121.x♦ Sonstige

5-121.y N.n.bez.

5-122.– Operationen bei Pterygium

5-122.0♦ Exzision ohne Plastik

5-122.1♦ Exzision mit Bindehautplastik

5-122.2♦ Mit phototherapeutischer Keratektomie

5-122.3♦ Mit medikamentöser Rezidivprophylaxe

5-122.4♦ Exzision mit sonstiger Plastik oder freiem Transplantat

5-122.x♦ Sonstige

5-122.y N.n.bez.

5-123.– Exzision und Destruktion von (erkranktem) Gewebe der Kornea

Hinw.: Die Art der verwendeten Lasertechnik ist gesondert zu kodieren (5-985 ff.).

5-123.0- Destruktion

.00♦ Durch Thermokoagulation

.01♦ Durch Laserkoagulation

.02♦ Durch Kryokoagulation

.0x♦ Sonstige

5-123.2- Keratektomie

Exkl.: Keratektomie als Refraktionschirurgie (5-126.1)

.20♦ Superfiziell

.21♦ Mit EDTA

.2x♦ Sonstige

5-123.3♦ Phototherapeutische Keratektomie

5-123.4♦ Hornhautentnahme oder Entfernung des Augapfels [Enukleation] zur Hornhautentnahme, postmortal (zur Transplantation)

5-123.x♦ Sonstige

5-123.y N.n.bez.

5-124♦ Naht der Kornea

5-125.– Hornhauttransplantation und Keratoprothetik

5-125.0- Hornhauttransplantation, lamellär

.00♦ Anterior

.01♦ Posterior

5-125.1- Hornhauttransplantation, perforierend

.10♦ Nicht HLA-typisiert

.11♦ HLA-typisiert

5-125.2♦ Autorotationskeratoplastik

5-125.3♦ Austausch-Keratoplastik

5-125.4- Insertion einer Keratoprothese

.40♦ Ohne biologische Beschichtung, nicht patientenindividuell

.41♦ Mit biologischer Beschichtung, patientenindividuell

.42♦ Ohne biologische Beschichtung, patientenindividuell

5-125.5♦ Hornhaut-Retransplantation während desselben stationären Aufenthaltes

5-125.x♦ Sonstige

5-125.y N.n.bez.

5-126.– Refraktive Keratoplastik und andere Rekonstruktion der Kornea

Exkl.: Keratektomie aus anderer Indikation (5-123.2 ff.)

Hinw.: Die Art der verwendeten Lasertechnik ist gesondert zu kodieren (5-985 ff.).

5-126.0- Keratotomie

.00♦ Radiär

.01♦ Nicht radiär

.0x♦ Sonstige

5-126.1♦ Photorefraktive Keratektomie

5-126.2♦ Keratomileusis

5-126.7♦ Implantation eines intrastromalen Ringsegmentes

5-126.8♦ Vernetzung der Hornhaut mit Riboflavin und UV-A-Bestrahlung [Korneales Crosslinking]

5-126.x♦ Sonstige

5-126.y N.n.bez.

5-129.– Andere Operationen an der Kornea

5-129.0♦ Tätowierung

5-129.1♦ Deckung der Kornea durch Bindehaut

5-129.2♦ Deckung der Kornea durch eine Amnionmembran

5-129.3♦ Verschluss eines Defektes mit Gewebekleber

5-129.4♦ Entfernung einer Hornhautnaht

5-129.5♦ Entfernung einer Keratoprothese

5-129.x♦ Sonstige

5-129.y N.n.bez.

5-13 Operationen an Iris, Corpus ciliare, vorderer Augenkammer und Sklera

5-130.– Operative Entfernung eines Fremdkörpers aus der vorderen Augenkammer

Exkl.: Entfernung eines Fremdkörpers aus der Sklera ohne Inzision und ohne Magnet (8-101.0)
Entfernung eines Fremdkörpers aus der Sklera durch Inzision (5-138.01)
Entfernung einer Naht (5-139.5)

5-130.0♦ Mit Magnet

5-130.1♦ Durch Inzision

5-130.x♦ Sonstige

5-130.y N.n.bez.

5-131.– Senkung des Augeninnendruckes durch filtrierende Operationen

5-131.0- Gedeckte Goniotrepanation oder Trabekulektomie

.00♦ Ohne adjuvante medikamentöse Therapie

.01♦ Mit Einbringen von Medikamenten zur Fibrosehemmung

.0x♦ Sonstige

5-131.4- Revision einer Sklerafistel
.40♦ Revision eines Sickerkissens
.41♦ Sekundärer Verschluss eines Skleradeckels
.42♦ Öffnen eines Skleradeckelfadens
.4x♦ Sonstige

5-131.5♦ Lasersklerostomie

5-131.6- Filtrationsoperation
.61♦ Mit nicht nahtfixiertem Implantat, mit Abfluss in den Kammerwinkel
.62♦ Mit nicht nahtfixiertem Implantat, mit Abfluss in den suprachoroidalen Raum
.63♦ Mit nicht nahtfixiertem Implantat, mit Abfluss unter die Bindehaut
.64♦ Mit nahtfixiertem Implantat, mit Abfluss unter die Bindehaut
Inkl.: Filtrationsoperation mit episkleralem nahtfixierten Plattenimplantat
.6x♦ Mit sonstigem Implantat

5-131.7♦ Trabekulotomie
Exkl.: Intraokulare Laser-Trabekulotomie (5-133.80)

5-131.8♦ Goniotomie

5-131.x♦ Sonstige

5-131.y N.n.bez.

5-132.– Senkung des Augeninnendruckes durch Operationen am Corpus ciliare

5-132.1♦ Zyklokryotherapie

5-132.2- Zyklophotokoagulation
.20♦ Offen chirurgisch
.21♦ Endoskopisch
.22♦ Transskleral
.2x♦ Sonstige

5-132.x♦ Sonstige

5-132.y N.n.bez.

5-133.– Senkung des Augeninnendruckes durch Verbesserung der Kammerwasserzirkulation

5-133.0♦ Chirurgische Iridektomie

5-133.3♦ Lasertrabekuloplastik

5-133.4♦ Gonioplastik oder Iridoplastik durch Laser

5-133.5♦ Zyklodialyse

5-133.6♦ Laseriridotomie

5-133.7♦ Aspiration am Trabekelwerk bei Pseudoexfoliationsglaukom

5-133.8- Intraokulare Trabekulotomie
.80♦ Durch Laser
.81♦ Durch Elektroablation
Inkl.: Intraokulare Trabekulotomie mit Trabektom
.8x♦ Sonstige

5-133.x♦ Sonstige

5-133.y N.n.bez.

5-134.– Senkung des Augeninnendruckes durch nicht filtrierende Operationen

5-134.0- Viskokanalostomie
.00♦ Ohne Einbringen von Medikamenten zur Fibrosehemmung
.01♦ Mit Einbringen von Medikamenten zur Fibrosehemmung
5-134.1- Tiefe Sklerektomie
.10♦ Ohne Einbringen von Medikamenten zur Fibrosehemmung
.11♦ Mit Einbringen von Medikamenten zur Fibrosehemmung
5-134.2♦ Viskokanaloplastik
5-134.x♦ Sonstige
5-134.y N.n.bez.

5-135.– Exzision und Destruktion von erkranktem Gewebe an Iris, Corpus ciliare und Sklera

5-135.0♦ Exzision von erkranktem Gewebe der Iris
5-135.1♦ Exzision von erkranktem Gewebe des Corpus ciliare
5-135.2♦ Exzision von erkranktem Gewebe der Sklera
5-135.3♦ Destruktion von erkranktem Gewebe der Iris
5-135.4♦ Destruktion von erkranktem Gewebe des Corpus ciliare
5-135.5♦ Destruktion von erkranktem Gewebe der Sklera
5-135.x♦ Sonstige
5-135.y N.n.bez.

5-136.– Andere Iridektomie und Iridotomie

5-136.1♦ Iridotomie mit Laser
5-136.3♦ Exzision der prolabierten Iris
5-136.x♦ Sonstige
5-136.y N.n.bez.

5-137.– Andere Operationen an der Iris

5-137.0♦ Pupillenplastik durch Laser
5-137.1♦ Iridoplastik, chirurgisch
5-137.2♦ Lösung vorderer Synechien (zwischen Iris und Kornea)
5-137.3♦ Lösung von Goniosynechien (Augenkammerwinkel)
5-137.4♦ Lösung hinterer Synechien (zwischen Iris und Linse)
5-137.5♦ Entfernung einer Pupillarmembran
5-137.6♦ Operation mit Implantation eines künstlichen Irisdiaphragmas
5-137.7♦ Temporäre chirurgische Pupillenerweiterung
5-137.x♦ Sonstige
5-137.y N.n.bez.

5-138.– Operationen an der Sklera

5-138.0- Entfernung eines Fremdkörpers
.00♦ Mit Magnet
.01♦ Durch Inzision
.0x♦ Sonstige

5-138.1- Naht der Sklera
.10♦ Primäre Naht
.13♦ Revision
.1x♦ Sonstige

5-138.x♦ Sonstige

5-138.y N.n.bez.

5-139.– Andere Operationen an Sklera, vorderer Augenkammer, Iris und Corpus ciliare

5-139.0♦ Parazentese

5-139.1- Vorderkammerspülung
.10♦ Ohne weitere Maßnahmen
.11♦ Mit Entfernung von Silikonöl
.12♦ Mit Einbringen von Medikamenten
.1x♦ Sonstige

5-139.2♦ Einbringen von Gas in die Vorderkammer

5-139.3♦ Exzision einer Epitheleinwachsung

5-139.4♦ Fixation des Ziliarkörpers

5-139.5♦ Entfernung einer Naht

5-139.6♦ Implantation oder Wechsel eines telemetrischen Augeninnendrucksensors

5-139.7♦ Entfernung eines telemetrischen Augeninnendrucksensors

5-139.x♦ Sonstige

5-139.y N.n.bez.

5-14 Operationen an der Linse

5-140.– Entfernung eines Fremdkörpers aus der Augenlinse

5-140.0♦ Mit Magnet

5-140.1♦ Durch Inzision

5-140.x♦ Sonstige

5-140.y N.n.bez.

5-142.– Kapsulotomie der Linse

5-142.0♦ Laserpolitur der Intraokularlinse

5-142.1♦ Kapsulotomie, chirurgisch

5-142.2♦ Kapsulotomie durch Laser

5-142.3♦ Nachstarabsaugung

5-142.x♦ Sonstige

5-142.y N.n.bez.

5-143.– Intrakapsuläre Extraktion der Linse

Hinw.: Die verwendete Sonderform der Intraokularlinse ist für die 6. Stelle e bis h und k gesondert zu kodieren (5-149.2 ff.).

5-143.0- Über sklero-kornealen Zugang
.00♦ Ohne Implantation einer alloplastischen Linse
.05♦ Mit Einführung einer kammerwinkelgestützten Vorderkammerlinse
.06♦ Mit Einführung einer irisfixierten Vorderkammerlinse
.07♦ Mit Einführung einer sonstigen Vorderkammerlinse
.08♦ Mit Einführung einer Vorderkammerlinse, n.n.bez.
.0a♦ Mit Einführung einer kapselfixierten Hinterkammerlinse, monofokale Intraokularlinse
.0b♦ Mit Einführung einer sulkusfixierten Hinterkammerlinse, monofokale Intraokularlinse
.0c♦ Mit Einführung einer sklerafixierten Hinterkammerlinse, monofokale Intraokularlinse
.0d♦ Mit Einführung einer Hinterkammerlinse, n.n.bez., monofokale Intraokularlinse
.0e♦ Mit Einführung einer kapselfixierten Hinterkammerlinse, Sonderform der Intraokularlinse
.0f♦ Mit Einführung einer sulkusfixierten Hinterkammerlinse, Sonderform der Intraokularlinse
.0g♦ Mit Einführung einer sklerafixierten Hinterkammerlinse, Sonderform der Intraokularlinse
.0h♦ Mit Einführung einer Hinterkammerlinse, n.n.bez., Sonderform der Intraokularlinse
.0j♦ Mit Einführung einer irisfixierten Hinterkammerlinse, monofokale Intraokularlinse
.0k♦ Mit Einführung einer irisfixierten Hinterkammerlinse, Sonderform der Intraokularlinse
.0x♦ Sonstige

5-143.1- Über kornealen Zugang
.10♦ Ohne Implantation einer alloplastischen Linse
.15♦ Mit Einführung einer kammerwinkelgestützten Vorderkammerlinse
.1a♦ Mit Einführung einer kapselfixierten Hinterkammerlinse, monofokale Intraokularlinse
.1b♦ Mit Einführung einer sulkusfixierten Hinterkammerlinse, monofokale Intraokularlinse
.1c♦ Mit Einführung einer sklerafixierten Hinterkammerlinse, monofokale Intraokularlinse
.1d♦ Mit Einführung einer Hinterkammerlinse, n.n.bez., monofokale Intraokularlinse
.1e♦ Mit Einführung einer kapselfixierten Hinterkammerlinse, Sonderform der Intraokularlinse
.1f♦ Mit Einführung einer sulkusfixierten Hinterkammerlinse, Sonderform der Intraokularlinse
.1g♦ Mit Einführung einer sklerafixierten Hinterkammerlinse, Sonderform der Intraokularlinse
.1h♦ Mit Einführung einer Hinterkammerlinse, n.n.bez., Sonderform der Intraokularlinse
.1j♦ Mit Einführung einer irisfixierten Hinterkammerlinse, monofokale Intraokularlinse
.1k♦ Mit Einführung einer irisfixierten Hinterkammerlinse, Sonderform der Intraokularlinse
.1x♦ Sonstige

5-143.x- Sonstige
.x0♦ Ohne Implantation einer alloplastischen Linse
.x5♦ Mit Einführung einer kammerwinkelgestützten Vorderkammerlinse
.x6♦ Mit Einführung einer irisfixierten Vorderkammerlinse
.x7♦ Mit Einführung einer sonstigen Vorderkammerlinse
.x8♦ Mit Einführung einer Vorderkammerlinse, n.n.bez.
.x9♦ Mit Einführung mehrerer alloplastischer Linsen
.xa♦ Mit Einführung einer kapselfixierten Hinterkammerlinse, monofokale Intraokularlinse
.xb♦ Mit Einführung einer sulkusfixierten Hinterkammerlinse, monofokale Intraokularlinse
.xc♦ Mit Einführung einer sklerafixierten Hinterkammerlinse, monofokale Intraokularlinse
.xd♦ Mit Einführung einer Hinterkammerlinse, n.n.bez., monofokale Intraokularlinse
.xe♦ Mit Einführung einer kapselfixierten Hinterkammerlinse, Sonderform der Intraokularlinse
.xf♦ Mit Einführung einer sulkusfixierten Hinterkammerlinse, Sonderform der Intraokularlinse

.xg♦ Mit Einführung einer sklerafixierten Hinterkammerlinse, Sonderform der Intraokularlinse
.xh♦ Mit Einführung einer Hinterkammerlinse, n.n.bez., Sonderform der Intraokularlinse
.xj♦ Mit Einführung einer irisfixierten Hinterkammerlinse, monofokale Intraokularlinse
.xk♦ Mit Einführung einer irisfixierten Hinterkammerlinse, Sonderform der Intraokularlinse
.xx♦ Sonstige

5-143.y N.n.bez.

5-144.– Extrakapsuläre Extraktion der Linse [ECCE]

Inkl.: Linsenberechnung, ggf. auch optisch

Hinw.: Eine durchgeführte Iridektomie und eine Spülung sind im Kode enthalten.
Eine durchgeführte Vitrektomie ist gesondert zu kodieren (5-158 ff., 5-159 ff.).
Die verwendete Sonderform der Intraokularlinse ist für die 6. Stelle e bis h und k gesondert zu kodieren (5-149.2 ff.).
Die Angabe der Linsenimplantation ist bei den mit ** gekennzeichneten Kodes in der 6. Stelle nach folgender Liste zu kodieren. **Es ist jedoch nicht jede Listenposition mit jedem 5-stelligen Kode kombinierbar.**

0♦ Ohne Implantation einer alloplastischen Linse
5♦ Mit Einführung einer kammerwinkelgestützten Vorderkammerlinse
6♦ Mit Einführung einer irisfixierten Vorderkammerlinse
7♦ Mit Einführung einer sonstigen Vorderkammerlinse
8♦ Mit Einführung einer Vorderkammerlinse, n.n.bez.
9♦ Mit Einführung mehrerer alloplastischer Linsen
a♦ Mit Einführung einer kapselfixierten Hinterkammerlinse, monofokale Intraokularlinse
b♦ Mit Einführung einer sulkusfixierten Hinterkammerlinse, monofokale Intraokularlinse
c♦ Mit Einführung einer sklerafixierten Hinterkammerlinse, monofokale Intraokularlinse
d♦ Mit Einführung einer Hinterkammerlinse, n.n.bez., monofokale Intraokularlinse
e♦ Mit Einführung einer kapselfixierten Hinterkammerlinse, Sonderform der Intraokularlinse
f♦ Mit Einführung einer sulkusfixierten Hinterkammerlinse, Sonderform der Intraokularlinse
g♦ Mit Einführung einer sklerafixierten Hinterkammerlinse, Sonderform der Intraokularlinse
h♦ Mit Einführung einer Hinterkammerlinse, n.n.bez., Sonderform der Intraokularlinse
j♦ Mit Einführung einer irisfixierten Hinterkammerlinse, monofokale Intraokularlinse
k♦ Mit Einführung einer irisfixierten Hinterkammerlinse, Sonderform der Intraokularlinse
x♦ Sonstige

** 5-144.2- Linsenkernexpression und/oder -Aspiration über sklero-kornealen Zugang

** 5-144.3- Linsenkernverflüssigung [Phakoemulsifikation] über sklero-kornealen Zugang

** 5-144.4- Linsenkernexpression und/oder -Aspiration über kornealen Zugang

** 5-144.5- Linsenkernverflüssigung [Phakoemulsifikation] über kornealen Zugang

** 5-144.x- Sonstige

5-144.y N.n.bez.

5-145.– Andere Linsenextraktionen

Hinw.: Die verwendete Sonderform der Intraokularlinse ist für die 6. Stelle e bis h und k gesondert zu kodieren (5-149.2 ff.).

5-145.0- Über die Pars plana
.00♦ Ohne Implantation einer alloplastischen Linse
.05♦ Mit Einführung einer kammerwinkelgestützten Vorderkammerlinse
.06♦ Mit Einführung einer irisfixierten Vorderkammerlinse
.07♦ Mit Einführung einer sonstigen Vorderkammerlinse

.08♦ Mit Einführung einer Vorderkammerlinse, n.n.bez.
.0a♦ Mit Einführung einer kapselfixierten Hinterkammerlinse, monofokale Intraokularlinse
.0b♦ Mit Einführung einer sulkusfixierten Hinterkammerlinse, monofokale Intraokularlinse
.0c♦ Mit Einführung einer sklerafixierten Hinterkammerlinse, monofokale Intraokularlinse
.0d♦ Mit Einführung einer Hinterkammerlinse, n.n.bez., monofokale Intraokularlinse
.0e♦ Mit Einführung einer kapselfixierten Hinterkammerlinse, Sonderform der Intraokularlinse
.0f♦ Mit Einführung einer sulkusfixierten Hinterkammerlinse, Sonderform der Intraokularlinse
.0g♦ Mit Einführung einer sklerafixierten Hinterkammerlinse, Sonderform der Intraokularlinse
.0h♦ Mit Einführung einer Hinterkammerlinse, n.n.bez., Sonderform der Intraokularlinse
.0j♦ Mit Einführung einer irisfixierten Hinterkammerlinse, monofokale Intraokularlinse
.0k♦ Mit Einführung einer irisfixierten Hinterkammerlinse, Sonderform der Intraokularlinse
.0x♦ Sonstige

5-145.1- Entfernung einer luxierten Linse aus der Vorderkammer
.10♦ Ohne Implantation einer alloplastischen Linse
.1x♦ Sonstige

5-145.2- Entfernung einer luxierten Linse aus dem Glaskörper
.20♦ Ohne Implantation einer alloplastischen Linse
.25♦ Mit Einführung einer kammerwinkelgestützten Vorderkammerlinse
.26♦ Mit Einführung einer irisfixierten Vorderkammerlinse
.27♦ Mit Einführung einer sonstigen Vorderkammerlinse
.28♦ Mit Einführung einer Vorderkammerlinse, n.n.bez.
.2a♦ Mit Einführung einer kapselfixierten Hinterkammerlinse, monofokale Intraokularlinse
.2b♦ Mit Einführung einer sulkusfixierten Hinterkammerlinse, monofokale Intraokularlinse
.2c♦ Mit Einführung einer sklerafixierten Hinterkammerlinse, monofokale Intraokularlinse
.2d♦ Mit Einführung einer Hinterkammerlinse, n.n.bez., monofokale Intraokularlinse
.2e♦ Mit Einführung einer kapselfixierten Hinterkammerlinse, Sonderform der Intraokularlinse
.2f♦ Mit Einführung einer sulkusfixierten Hinterkammerlinse, Sonderform der Intraokularlinse
.2g♦ Mit Einführung einer sklerafixierten Hinterkammerlinse, Sonderform der Intraokularlinse
.2h♦ Mit Einführung einer Hinterkammerlinse, n.n.bez., Sonderform der Intraokularlinse
.2j♦ Mit Einführung einer irisfixierten Hinterkammerlinse, monofokale Intraokularlinse
.2k♦ Mit Einführung einer irisfixierten Hinterkammerlinse, Sonderform der Intraokularlinse
.2x♦ Sonstige

5-145.x- Sonstige
.x0♦ Ohne Implantation einer alloplastischen Linse
.x5♦ Mit Einführung einer kammerwinkelgestützten Vorderkammerlinse
.x6♦ Mit Einführung einer irisfixierten Vorderkammerlinse
.x7♦ Mit Einführung einer sonstigen Vorderkammerlinse
.x8♦ Mit Einführung einer Vorderkammerlinse, n.n.bez.
.x9♦ Mit Einführung mehrerer alloplastischer Linsen
.xa♦ Mit Einführung einer kapselfixierten Hinterkammerlinse, monofokale Intraokularlinse
.xb♦ Mit Einführung einer sulkusfixierten Hinterkammerlinse, monofokale Intraokularlinse
.xc♦ Mit Einführung einer sklerafixierten Hinterkammerlinse, monofokale Intraokularlinse
.xd♦ Mit Einführung einer Hinterkammerlinse, n.n.bez., monofokale Intraokularlinse
.xe♦ Mit Einführung einer kapselfixierten Hinterkammerlinse, Sonderform der Intraokularlinse
.xf♦ Mit Einführung einer sulkusfixierten Hinterkammerlinse, Sonderform der Intraokularlinse
.xg♦ Mit Einführung einer sklerafixierten Hinterkammerlinse, Sonderform der Intraokularlinse
.xh♦ Mit Einführung einer Hinterkammerlinse, n.n.bez., Sonderform der Intraokularlinse

.xj♦ Mit Einführung einer irisfixierten Hinterkammerlinse, monofokale Intraokularlinse
.xk♦ Mit Einführung einer irisfixierten Hinterkammerlinse, Sonderform der Intraokularlinse
.xx♦ Sonstige
5-145.y N.n.bez.

5-146.– (Sekundäre) Einführung und Wechsel einer alloplastischen Linse

Hinw.: Die verwendete Sonderform der Intraokularlinse ist für die 6. Stelle e bis h und k gesondert zu kodieren (5-149.2 ff.).

5-146.0- Sekundäre Einführung bei aphakem Auge
.00♦ Ohne Implantation einer alloplastischen Linse
.05♦ Mit Einführung einer kammerwinkelgestützten Vorderkammerlinse
.06♦ Mit Einführung einer irisfixierten Vorderkammerlinse
.07♦ Mit Einführung einer sonstigen Vorderkammerlinse
.08♦ Mit Einführung einer Vorderkammerlinse, n.n.bez.
.0a♦ Mit Einführung einer kapselfixierten Hinterkammerlinse, monofokale Intraokularlinse
.0b♦ Mit Einführung einer sulkusfixierten Hinterkammerlinse, monofokale Intraokularlinse
.0c♦ Mit Einführung einer sklerafixierten Hinterkammerlinse, monofokale Intraokularlinse
.0d♦ Mit Einführung einer Hinterkammerlinse, n.n.bez., monofokale Intraokularlinse
.0e♦ Mit Einführung einer kapselfixierten Hinterkammerlinse, Sonderform der Intraokularlinse
.0f♦ Mit Einführung einer sulkusfixierten Hinterkammerlinse, Sonderform der Intraokularlinse
.0g♦ Mit Einführung einer sklerafixierten Hinterkammerlinse, Sonderform der Intraokularlinse
.0h♦ Mit Einführung einer Hinterkammerlinse, n.n.bez., Sonderform der Intraokularlinse
.0j♦ Mit Einführung einer irisfixierten Hinterkammerlinse, monofokale Intraokularlinse
.0k♦ Mit Einführung einer irisfixierten Hinterkammerlinse, Sonderform der Intraokularlinse
.0x♦ Sonstige
5-146.1- Einführung bei phakem Auge
.10♦ Ohne Implantation einer alloplastischen Linse
.15♦ Mit Einführung einer kammerwinkelgestützten Vorderkammerlinse
.16♦ Mit Einführung einer irisfixierten Vorderkammerlinse
.17♦ Mit Einführung einer sonstigen Vorderkammerlinse
.18♦ Mit Einführung einer Vorderkammerlinse, n.n.bez.
.1a♦ Mit Einführung einer kapselfixierten Hinterkammerlinse, monofokale Intraokularlinse
.1b♦ Mit Einführung einer sulkusfixierten Hinterkammerlinse, monofokale Intraokularlinse
.1c♦ Mit Einführung einer sklerafixierten Hinterkammerlinse, monofokale Intraokularlinse
.1d♦ Mit Einführung einer Hinterkammerlinse, n.n.bez., monofokale Intraokularlinse
.1e♦ Mit Einführung einer kapselfixierten Hinterkammerlinse, Sonderform der Intraokularlinse
.1f♦ Mit Einführung einer sulkusfixierten Hinterkammerlinse, Sonderform der Intraokularlinse
.1g♦ Mit Einführung einer sklerafixierten Hinterkammerlinse, Sonderform der Intraokularlinse
.1h♦ Mit Einführung einer Hinterkammerlinse, n.n.bez., Sonderform der Intraokularlinse
.1j♦ Mit Einführung einer irisfixierten Hinterkammerlinse, monofokale Intraokularlinse
.1k♦ Mit Einführung einer irisfixierten Hinterkammerlinse, Sonderform der Intraokularlinse
.1x♦ Sonstige
5-146.2- Wechsel
.20♦ Ohne Implantation einer alloplastischen Linse
.25♦ Mit Einführung einer kammerwinkelgestützten Vorderkammerlinse
.26♦ Mit Einführung einer irisfixierten Vorderkammerlinse
.27♦ Mit Einführung einer sonstigen Vorderkammerlinse
.28♦ Mit Einführung einer Vorderkammerlinse, n.n.bez.

.2a♦ Mit Einführung einer kapselfixierten Hinterkammerlinse, monofokale Intraokularlinse
.2b♦ Mit Einführung einer sulkusfixierten Hinterkammerlinse, monofokale Intraokularlinse
.2c♦ Mit Einführung einer sklerafixierten Hinterkammerlinse, monofokale Intraokularlinse
.2d♦ Mit Einführung einer Hinterkammerlinse, n.n.bez., monofokale Intraokularlinse
.2e♦ Mit Einführung einer kapselfixierten Hinterkammerlinse, Sonderform der Intraokularlinse
.2f♦ Mit Einführung einer sulkusfixierten Hinterkammerlinse, Sonderform der Intraokularlinse
.2g♦ Mit Einführung einer sklerafixierten Hinterkammerlinse, Sonderform der Intraokularlinse
.2h♦ Mit Einführung einer Hinterkammerlinse, n.n.bez., Sonderform der Intraokularlinse
.2j♦ Mit Einführung einer irisfixierten Hinterkammerlinse, monofokale Intraokularlinse
.2k♦ Mit Einführung einer irisfixierten Hinterkammerlinse, Sonderform der Intraokularlinse
.2x♦ Sonstige

5-146.x- Sonstige
.x0♦ Ohne Implantation einer alloplastischen Linse
.x5♦ Mit Einführung einer kammerwinkelgestützten Vorderkammerlinse
.x6♦ Mit Einführung einer irisfixierten Vorderkammerlinse
.x7♦ Mit Einführung einer sonstigen Vorderkammerlinse
.x8♦ Mit Einführung einer Vorderkammerlinse, n.n.bez.
.x9♦ Mit Einführung mehrerer alloplastischer Linsen
.xa♦ Mit Einführung einer kapselfixierten Hinterkammerlinse, monofokale Intraokularlinse
.xb♦ Mit Einführung einer sulkusfixierten Hinterkammerlinse, monofokale Intraokularlinse
.xc♦ Mit Einführung einer sklerafixierten Hinterkammerlinse, monofokale Intraokularlinse
.xd♦ Mit Einführung einer Hinterkammerlinse, n.n.bez., monofokale Intraokularlinse
.xe♦ Mit Einführung einer kapselfixierten Hinterkammerlinse, Sonderform der Intraokularlinse
.xf♦ Mit Einführung einer sulkusfixierten Hinterkammerlinse, Sonderform der Intraokularlinse
.xg♦ Mit Einführung einer sklerafixierten Hinterkammerlinse, Sonderform der Intraokularlinse
.xh♦ Mit Einführung einer Hinterkammerlinse, n.n.bez., Sonderform der Intraokularlinse
.xj♦ Mit Einführung einer irisfixierten Hinterkammerlinse, monofokale Intraokularlinse
.xk♦ Mit Einführung einer irisfixierten Hinterkammerlinse, Sonderform der Intraokularlinse
.xx♦ Sonstige

5-146.y N.n.bez.

5-147.– Revision und Entfernung einer alloplastischen Linse

5-147.0♦ Revision einer Vorderkammerlinse
5-147.1♦ Revision einer Hinterkammerlinse
5-147.2♦ Entfernung einer Vorderkammerlinse
5-147.3♦ Entfernung einer Hinterkammerlinse
5-147.x♦ Sonstige
5-147.y N.n.bez.

5-149.– Andere Operationen an der Linse

5-149.0♦ Einführung eines Kapselspannringes
5-149.1♦ Verschluss eines Defektes mit Gewebekleber

5-149.2- Sonderform der Intraokularlinse

Hinw.: Diese Kodes sind Zusatzkodes. Die durchgeführte Operation ist gesondert zu kodieren.

.20♦ Multifokale Intraokularlinse

.21♦ Torische Intraokularlinse

.22♦ Akkommodative Intraokularlinse

.23♦ Irisprint-Intraokularlinse, patientenindividuell

.24♦ Intraokularlinse mit Vergrößerungsfaktor

Hinw.: Der Vergrößerungsfaktor beträgt mindestens 1,3.

.2x♦ Sonstige

5-149.x♦ Sonstige

5-149.y N.n.bez.

5-15 Operationen an Retina, Choroidea und Corpus vitreum

5-150.– Entfernung eines Fremdkörpers aus dem hinteren Augenabschnitt

5-150.0♦ Mit Magnet, transskleral

5-150.1♦ Durch Inzision, transskleral

5-150.2♦ Transpupillar

5-150.x♦ Sonstige

5-150.y N.n.bez.

5-152.– Fixation der Netzhaut durch eindellende Operationen

Hinw.: Weitere Maßnahmen zur Fixation der Netzhaut sind gesondert zu kodieren.

5-152.0♦ Durch permanente Plombe

5-152.1♦ Durch temporäre Plombe

5-152.2♦ Durch Cerclage

5-152.x♦ Sonstige

5-152.y N.n.bez.

5-153.– Revision, Wechsel und Entfernung einer Cerclage oder Plombe, die zur Fixation der Netzhaut angelegt wurde

5-153.0♦ Revision

5-153.1♦ Wechsel

5-153.2♦ Entfernung

Inkl.: Durchtrennung

5-153.y N.n.bez.

5-154.– Andere Operationen zur Fixation der Netzhaut

Hinw.: Eine gleichzeitig durchgeführte Cerclage ist gesondert zu kodieren (5-152.2).
Ein gleichzeitig durchgeführter Eingriff am Glaskörper ist gesondert zu kodieren (5-158 ff., 5-159 ff.).

5-154.0♦ Kryopexie

5-154.2♦ Laser-Retinopexie

5-154.3♦ Endotamponade (Gas)

5-154.4♦ Durch schwere Flüssigkeiten

5-154.x♦ Sonstige

5-154.y N.n.bez.

5-155.– Destruktion von erkranktem Gewebe an Retina und Choroidea

Hinw.: Eine durchgeführte Vitrektomie ist gesondert zu kodieren (5-158 ff., 5-159 ff.).

5-155.0♦ Durch Diathermie

5-155.1♦ Durch Kryokoagulation

5-155.2♦ Durch Photokoagulation

5-155.3♦ Durch lokale Laserkoagulation

5-155.4♦ Durch flächige Laserkoagulation

5-155.5♦ Durch transpupillare Thermotherapie

5-155.6♦ Durch photodynamische Therapie

5-155.7♦ Durch sonstige Lasertherapie

5-155.8- Brachytherapie durch Aufnähen eines strahlenden Applikators

Exkl.: Lagekorrektur eines strahlenden Applikators (5-156.7)
Entfernung eines strahlenden Applikators (5-156.8)

.80♦ Beta-strahlend

.81♦ Gamma-strahlend

.8x♦ Sonstige

5-155.x♦ Sonstige

5-155.y N.n.bez.

5-156.– Andere Operationen an der Retina

Hinw.: Eine durchgeführte Vitrektomie ist gesondert zu kodieren (5-158 ff., 5-159 ff.).

5-156.0♦ Retinotomie

5-156.1♦ Retinektomie

5-156.2♦ Transplantation der Retina oder Zellen der Retina

5-156.3♦ Rotation der Netzhaut

5-156.5♦ Fixierung von Markierungsplättchen für die Strahlentherapie

5-156.6♦ Entfernung von Markierungsplättchen für die Strahlentherapie

5-156.7♦ Lagekorrektur eines strahlenden Applikators

5-156.8♦ Entfernung eines strahlenden Applikators

5-156.9♦ Injektion von Medikamenten in den hinteren Augenabschnitt

5-156.a- Implantation einer Netzhautprothese

.a0♦ Subretinale Netzhautprothese

.a1♦ Epiretinale Netzhautprothese

.ax♦ Sonstige

5-156.x♦ Sonstige

5-156.y N.n.bez.

5-157.– Andere Operationen an der Choroidea

Hinw.: Eine durchgeführte Vitrektomie ist gesondert zu kodieren (5-158 ff., 5-159 ff.).

5-157.0♦ Subretinale Drainage

5-157.1♦ Exzision von subretinalem Gewebe

5-157.2- Blockexzision der Choroidea
.20♦ Mit Sklera in voller Dicke
.21♦ Mit lamellärem Skleradeckel

5-157.3♦ Transplantation von Aderhaut und Pigmentepithel

5-157.x♦ Sonstige

5-157.y N.n.bez.

5-158.– Pars-plana-Vitrektomie

Hinw.: Weitere Maßnahmen an Retina und Choroidea sind gesondert zu kodieren: 5-152 ff., 5-154 ff., 5-155 ff., 5-156 ff., 5-157 ff..
Die Durchführung als nahtlose transkonjunktivale Vitrektomie mit Einmalinstrumenten ist gesondert zu kodieren (5-159.4).

5-158.0- Vordere Vitrektomie über Pars plana
.00♦ Elektrolytlösung
.01♦ Luft
.02♦ Andere Gase
.03♦ Silikonölimplantation
.04♦ Silikonölwechsel/-auffüllung
.05♦ Silikonölentfernung
.06♦ Medikamente
.0x♦ Sonstige

5-158.1- Ohne chirurgische Manipulation der Netzhaut
.10♦ Elektrolytlösung
.11♦ Luft
.12♦ Andere Gase
.13♦ Silikonölimplantation
.14♦ Silikonölwechsel/-auffüllung
.15♦ Silikonölentfernung
.16♦ Medikamente
.1x♦ Sonstige

5-158.2- Mit Entfernung epiretinaler Membranen
.20♦ Elektrolytlösung
.21♦ Luft
.22♦ Andere Gase
.23♦ Silikonölimplantation
.24♦ Silikonölwechsel/-auffüllung
.25♦ Silikonölentfernung
.26♦ Medikamente
.2x♦ Sonstige

5-158.3- Mit Entfernung subretinaler Membranen
.30♦ Elektrolytlösung
.31♦ Luft
.32♦ Andere Gase
.33♦ Silikonölimplantation
.34♦ Silikonölwechsel/-auffüllung
.35♦ Silikonölentfernung
.36♦ Medikamente
.3x♦ Sonstige

5-158.4- Mit Entfernung netzhautabhebender Membranen
.40♦ Elektrolytlösung
.41♦ Luft
.42♦ Andere Gase
.43♦ Silikonölimplantation
.44♦ Silikonölwechsel/-auffüllung
.45♦ Silikonölentfernung
.46♦ Medikamente
.4x♦ Sonstige

5-158.5 Anfärben von Glaskörper, epiretinalen Membranen oder der Membrana limitans interna mit Triamcinolon oder Farbstofflösungen

Hinw.: Dieser Kode ist ein Zusatzkode. Die durchgeführte Vitrektomie ist gesondert zu kodieren.

5-158.x- Sonstige
.x0♦ Elektrolytlösung
.x1♦ Luft
.x2♦ Andere Gase
.x3♦ Silikonölimplantation
.x4♦ Silikonölwechsel/-auffüllung
.x5♦ Silikonölentfernung
.x6♦ Medikamente
.xx♦ Sonstige

5-158.y N.n.bez.

5-159.– Vitrektomie über anderen Zugang und andere Operationen am Corpus vitreum

Hinw.: Weitere Maßnahmen an Retina und Choroidea sind gesondert zu kodieren: 5-152 ff., 5-154 ff., 5-155 ff., 5-156 ff., 5-157 ff..

5-159.0- Vordere Vitrektomie über anderen Zugang als Pars plana

Hinw.: Die Durchführung als nahtlose transkonjunktivale Vitrektomie mit Einmalinstrumenten ist gesondert zu kodieren (5-159.4).
Das Anfärben von Glaskörper, epiretinalen Membranen oder der Membrana limitans interna mit Triamcinolon oder Farbstofflösungen ist gesondert zu kodieren (5-158.5).

.00♦ Elektrolytlösung
.05♦ Silikonölentfernung
.06♦ Medikamente
.0x♦ Sonstige

5-159.1- Abtragung eines Glaskörperprolapses
.10♦ Elektrolytlösung
.15♦ Silikonölentfernung
.16♦ Medikamente
.1x♦ Sonstige

5-159.2- Entfernung von Glaskörpersträngen
.20♦ Elektrolytlösung
.25♦ Silikonölentfernung
.26♦ Medikamente
.2x♦ Sonstige

5-159.3 Durchtrennung der hinteren Glaskörpermembran durch Laser

5-159.4 Nahtlose transkonjunktivale Vitrektomie mit Einmalinstrumenten

Hinw.: Dieser Kode ist ein Zusatzkode. Die durchgeführte Vitrektomie ist gesondert zu kodieren.

5-159.x- Sonstige
.x0♦ Elektrolytlösung
.x1♦ Luft
.x2♦ Andere Gase
.x3♦ Silikonölimplantation
.x4♦ Silikonölwechsel/-auffüllung
.x5♦ Silikonölentfernung
.x6♦ Medikamente
.xx♦ Sonstige
5-159.y N.n.bez.

5-16 Operationen an Orbita und Augapfel

Exkl.: Offene Reposition einer Orbitafraktur (5-766 ff.)

5-160.– Orbitotomie

5-160.0♦ Lateraler transossärer Zugang
5-160.1♦ Transfrontaler Zugang
5-160.2♦ Transkonjunktivaler anteriorer Zugang
5-160.3♦ Transkutaner anteriorer Zugang
5-160.4♦ Transethmoidaler Zugang
5-160.x♦ Sonstige
5-160.y N.n.bez.

5-161.– Entfernung eines Fremdkörpers aus Orbita und Augapfel, n.n.bez.

Inkl.: Fremdkörperentfernung mit Magnet
Hinw.: Eine durchgeführte Orbitotomie ist gesondert zu kodieren (5-160 ff.).

5-161.0♦ Orbita, mit Magnet
5-161.1♦ Augapfel, n.n.bez., mit Magnet
5-161.2♦ Orbita, durch Inzision
5-161.3♦ Augapfel, n.n.bez., durch Inzision
5-161.x♦ Sonstige
5-161.y N.n.bez.

5-162.– Entfernung des Augeninhaltes [Eviszeration]

Exkl.: Sekundäre Einführung eines Orbitaimplantates (5-165 ff.)

5-162.0♦ Ohne Einführung eines Orbitaimplantates
5-162.1♦ Mit gleichzeitiger Einführung eines Orbitaimplantates in die Skleraschale
5-162.x♦ Sonstige
5-162.y N.n.bez.

5-163.– Entfernung des Augapfels [Enukleation]

Exkl.: Sekundäre Einführung eines Orbitaimplantates (5-165 ff.)

5-163.0♦ Ohne Einführung eines Orbitaimplantates

5-163.1- Mit gleichzeitiger Einführung eines Orbitaimplantates in die Tenonsche Kapsel
.10♦ Alloplastisches Implantat
.11♦ Ummanteltes alloplastisches Implantat
.12♦ Haut-Fettgewebe-Transplantat
.13♦ Bulbusplatzhalter aus nicht resorbierbarem, mikroporösem Material, mit fibrovaskulärer Integration, ohne Titannetz
.14♦ Bulbusplatzhalter aus nicht resorbierbarem, mikroporösem Material, mit fibrovaskulärer Integration, mit Titannetz
.1x♦ Sonstige

5-163.2- Mit gleichzeitiger Einführung eines Orbitaimplantates außerhalb der Tenonschen Kapsel
.20♦ Alloplastisches Implantat
.21♦ Ummanteltes alloplastisches Implantat
.22♦ Haut-Fettgewebe-Transplantat
.23♦ Bulbusplatzhalter aus nicht resorbierbarem, mikroporösem Material, mit fibrovaskulärer Integration, ohne Titannetz
.24♦ Bulbusplatzhalter aus nicht resorbierbarem, mikroporösem Material, mit fibrovaskulärer Integration, mit Titannetz
.2x♦ Sonstige

5-163.x♦ Sonstige

5-163.y N.n.bez.

5-164.– Andere Exzision, Destruktion und Exenteration der Orbita und Orbitainnenhaut

Hinw.: Eine durchgeführte Exzision von Orbitaknochen ist gesondert zu kodieren (5-770.4).
Die Orbitotomie ist gesondert zu kodieren (5-160 ff.).

5-164.0♦ Destruktion

5-164.1♦ Teilexzision von erkranktem Gewebe

5-164.2♦ Totalexzision von erkranktem Gewebe

5-164.3- Exenteration der Orbita mit Erhalt der Lidhaut
.30♦ Ohne Einführung von Gewebe oder alloplastischem Material
.31♦ Mit Hauttransplantation
.32♦ Mit Transplantation/Transposition von sonstigem Gewebe
.33♦ Mit Einführung von alloplastischem Material
.3x♦ Sonstige

5-164.4- Exenteration der Orbita ohne Erhalt der Lidhaut
.40♦ Ohne Einführung von Gewebe oder alloplastischem Material
.41♦ Mit Hauttransplantation
.42♦ Mit Transplantation/Transposition von sonstigem Gewebe
.43♦ Mit Einführung von alloplastischem Material
.4x♦ Sonstige

5-164.x♦ Sonstige

5-164.y N.n.bez.

5-165.– Sekundäre Einführung, Revision und Entfernung eines Orbitaimplantates

Exkl.: Primäre Einführung eines Orbitaimplantates (5-162.1, 5-163.1 ff., 5-163.2 ff.)

5-165.0- Sekundäre Einführung eines Orbitaimplantates in die Tenonsche Kapsel

Hinw.: Als selbständiger Eingriff.

.00♦ Alloplastisches Implantat

.01♦ Ummanteltes alloplastisches Implantat

.02♦ Haut-Fettgewebe-Transplantat

.03♦ Bulbusplatzhalter aus nicht resorbierbarem, mikroporösem Material, mit fibrovaskulärer Integration, ohne Titannetz

.04♦ Bulbusplatzhalter aus nicht resorbierbarem, mikroporösem Material, mit fibrovaskulärer Integration, mit Titannetz

.0x♦ Sonstige

5-165.1- Sekundäre Einführung eines Orbitaimplantates außerhalb der Tenonschen Kapsel

.10♦ Alloplastisches Implantat

.11♦ Ummanteltes alloplastisches Implantat

.12♦ Haut-Fettgewebe-Transplantat

.13♦ Bulbusplatzhalter aus nicht resorbierbarem, mikroporösem Material, mit fibrovaskulärer Integration, ohne Titannetz

.14♦ Bulbusplatzhalter aus nicht resorbierbarem, mikroporösem Material, mit fibrovaskulärer Integration, mit Titannetz

.1x♦ Sonstige

5-165.2♦ Revision eines Orbitaimplantates

5-165.3- Wechsel eines Orbitaimplantates

.30♦ Mit Einführung eines alloplastischen Implantates

.31♦ Mit Einführung eines ummantelten alloplastischen Implantates

.32♦ Mit Einführung eines Haut-Fettgewebe-Transplantates

.33♦ Mit Einführung eines Bulbusplatzhalters aus nicht resorbierbarem, mikroporösem Material, mit fibrovaskulärer Integration, ohne Titannetz

.34♦ Mit Einführung eines Bulbusplatzhalters aus nicht resorbierbarem, mikroporösem Material, mit fibrovaskulärer Integration, mit Titannetz

.3x♦ Sonstige

5-165.4♦ Entfernung eines Orbitaimplantates

5-165.x♦ Sonstige

5-165.y N.n.bez.

5-166.– Revision und Rekonstruktion von Orbita und Augapfel

5-166.0- Plastische Rekonstruktion der Orbita

.00♦ Ohne Transplantat

.01♦ Mit Schleimhauttransplantat

.02♦ Mit Hauttransplantat

.03♦ Mit sonstigem autogenen Material

.04♦ Mit alloplastischem Material

.0x♦ Sonstige

5-166.1♦ Primäre Rekonstruktion des Augapfels

5-166.2♦ Sekundäre Rekonstruktion des Augapfels

5-166.3♦ Revision der Orbitahöhle

5-166.x♦ Sonstige

5-166.y N.n.bez.

5-167.– Rekonstruktion der Orbitawand

Hinw.: Die Orbitotomie ist gesondert zu kodieren (5-160 ff.).

5-167.0♦ Mit Osteoplastik

5-167.1♦ Mit Metallplatten oder Implantaten

5-167.2♦ Mit alloplastischem Material

5-167.3♦ Mit Galea-Lappen

5-167.4♦ Mit mikrovaskulärem Lappen

5-167.x♦ Sonstige

5-167.y N.n.bez.

5-168.– Operationen am N. opticus

Hinw.: Die Orbitotomie ist gesondert zu kodieren (5-160 ff.).

5-168.0♦ Optikusscheidenfensterung

5-168.1♦ Exzision von erkranktem Gewebe des N. opticus

5-168.x♦ Sonstige

5-168.y N.n.bez.

5-169.– Andere Operationen an Orbita, Auge und Augapfel

Hinw.: Die Orbitotomie ist gesondert zu kodieren (5-160 ff.).

5-169.0- Knöcherne Dekompression der Orbita

.00♦ Eine Wand

.01♦ Zwei Wände

.02♦ Drei Wände

.0x♦ Sonstige

5-169.1♦ Resektion von Fettgewebe aus der Orbita

5-169.2♦ Einlegen eines intraokularen Medikamententrägers

5-169.3♦ Einlegen eines extrabulbären Medikamententrägers

5-169.4♦ Temporäre intraokulare Druckerhöhung

5-169.5♦ Entfernung eines Implantates nach Glaukomoperation

5-169.x♦ Sonstige

5-169.y N.n.bez.

5-18...5-20 Operationen an den Ohren

Hinw.: Folgende Verfahren oder Operationsumstände sind zusätzlich zu kodieren, sofern sie nicht als eigener Kode angegeben sind:
- mikrochirurgische Technik (5-984)
- Lasertechnik (5-985 ff.)
- OP-Roboter (5-987 ff.)
- Navigationssystem (5-988 ff.)
- Operation im Rahmen der Versorgung einer Mehrfachverletzung (5-981)
- Operation im Rahmen der Versorgung eines Polytraumas (5-982 ff.)
- Durchführung einer Reoperation (5-983)
- vorzeitiger Abbruch einer Operation (5-995)

5-18 Operationen an Ohrmuschel und äußerem Gehörgang

Exkl.: Operationen bei Verbrennungen am äußeren Ohr (5-92)

5-180.– Inzision am äußeren Ohr

5-180.0♦ Ohrmuschel

5-180.1♦ Äußerer Gehörgang

5-180.2♦ Präaurikulär

5-180.3♦ Retroaurikulär

5-180.x♦ Sonstige

5-180.y N.n.bez.

5-181.– Exzision und Destruktion von erkranktem Gewebe des äußeren Ohres

Hinw.: Unter mikrographischer Chirurgie (histographisch kontrolliert) werden Eingriffe verstanden, bei denen die Exzision des Tumors mit topographischer Markierung und anschließender Aufarbeitung der gesamten Exzidataußenfläche/-grenze erfolgt.

5-181.0♦ Exzision an der Ohrmuschel

5-181.1♦ Exzision an der Ohrmuschel, histographisch kontrolliert (mikrographische Chirurgie)

5-181.2♦ Hämatomausräumung

5-181.3♦ Exzision präaurikulär

5-181.4♦ Exzision präaurikulär, histographisch kontrolliert (mikrographische Chirurgie)

5-181.5♦ Exzision retroaurikulär

5-181.6♦ Exzision retroaurikulär, histographisch kontrolliert (mikrographische Chirurgie)

5-181.7♦ Exzision am äußeren Gehörgang

Exkl.: Exzision und Destruktion am knöchernen äußeren Gehörgang (5-181.9)

5-181.8♦ Destruktion

Exkl.: Exzision und Destruktion am knöchernen äußeren Gehörgang (5-181.9)

5-181.9♦ Exzision und/oder Destruktion am knöchernen äußeren Gehörgang

Inkl.: Operation eines Gehörgangscholesteatoms
Operation von Gehörgangsexostosen

5-181.x♦ Sonstige

5-181.y N.n.bez.

5-182.– Resektion der Ohrmuschel

Hinw.: Unter mikrographischer Chirurgie (histographisch kontrolliert) werden Eingriffe verstanden, bei denen die Exzision des Tumors mit topographischer Markierung und anschließender Aufarbeitung der gesamten Exzidataußenfläche/-grenze erfolgt.

5-182.0♦ Partiell

5-182.1♦ Partiell, histographisch kontrolliert (mikrographische Chirurgie)

5-182.2♦ Total

5-182.3♦ Total, histographisch kontrolliert (mikrographische Chirurgie)

5-182.x♦ Sonstige

5-182.y N.n.bez.

5-183.– Wundversorgung am äußeren Ohr

5-183.0♦ Naht (nach Verletzung)

5-183.1♦ Replantation

5-183.x♦ Sonstige

5-183.y N.n.bez.

5-184.– Plastische Korrektur abstehender Ohren

5-184.0♦ Durch Korrektur des Ohrknorpels

5-184.1♦ Durch Exzision von Weichteilen

5-184.2♦ Durch Korrektur des Ohrknorpels und Exzision von Weichteilen

5-184.3♦ Concharotation

5-184.x♦ Sonstige

5-184.y N.n.bez.

5-185.– Konstruktion und Rekonstruktion des äußeren Gehörganges

5-185.0♦ Erweiterung (z.B. bei Gehörgangsstenose)

5-185.1♦ Konstruktion eines (nicht bestehenden) äußeren Gehörganges (z.B. bei Atresie)

5-185.2♦ Rekonstruktion eines (bestehenden) äußeren Gehörganges

5-185.x♦ Sonstige

5-185.y N.n.bez.

5-186.– Plastische Rekonstruktion von Teilen der Ohrmuschel

Exkl.: Plastische Rekonstruktion der Ohrmuschel bei Verbrennungen (5-92)

5-186.0♦ Mit Gewebeexpander

5-186.1♦ Mit Galea-Lappen

5-186.2♦ Mit Knorpeltransplantat

5-186.3♦ Mit mikrovaskulärem Lappen

5-186.x♦ Sonstige

5-186.y N.n.bez.

5-187.– Plastische Rekonstruktion der gesamten Ohrmuschel

Exkl.: Plastische Rekonstruktion der Ohrmuschel bei Verbrennungen (5-92)

5-187.0♦ Mit Gewebeexpander

5-187.1♦ Mit Galea-Lappen

5-187.2♦ Mit Knorpeltransplantat

5-187.3♦ Mit mikrovaskulärem Lappen

5-187.4♦ Mit alloplastischem Material

5-187.x♦ Sonstige

5-187.y N.n.bez.

5-188.– Andere Rekonstruktion des äußeren Ohres

5-188.0♦ Reduktionsplastik (z.B. bei Makrotie)

5-188.1♦ Korrektur eines Schneckenohres

5-188.2♦ Korrektur eines Stahlohres

5-188.3♦ Plastik des Ohrläppchens

5-188.x♦ Sonstige

5-188.y N.n.bez.

5-189.– Andere Operationen am äußeren Ohr

5-189.0♦ Entnahme von Ohrknorpel zur Transplantation

5-189.x♦ Sonstige

5-189.y N.n.bez.

5-19 Mikrochirurgische Operationen am Mittelohr

Hinw.: Alle Eingriffe unter dem Kode 5-19 beinhalten die mikrochirurgische Technik, bedürfen also nicht des zusätzlichen Kodes 5-984 (vgl. Hinweise zu 5-18...5-20 und 5-93...5-99).

5-192.– Revision einer Stapedektomie

5-192.0- Ohne Wiedereröffnung des ovalen Fensters

.00♦ Ohne Implantation einer Prothese

.01♦ Mit Implantation einer autogenen Prothese (z.B. nach Schuknecht)

.02♦ Mit Implantation einer alloplastischen Prothese (z.B. Piston)

5-192.1- Mit Wiedereröffnung des ovalen Fensters

.10♦ Ohne Implantation einer Prothese

.11♦ Mit Implantation einer autogenen Prothese (z.B. nach Schuknecht)

.12♦ Mit Implantation einer alloplastischen Prothese (z.B. Piston)

5-192.y N.n.bez.

5-193 Andere Operationen an den Gehörknöchelchen

Hinw.: Siehe auch andere Operationen an Mittel- und Innenohr (5-20).

5-194.– Myringoplastik [Tympanoplastik Typ I]

Hinw.: Die Entnahme von Temporalisfaszie ist gesondert zu kodieren (5-852.g ff.).

5-194.0♦ Endaural

5-194.1♦ Retroaurikulär

5-194.2♦ Aufrichtung des Trommelfells (bei frischer Verletzung)

5-194.x♦ Sonstige

5-194.y N.n.bez.

5-195.– Tympanoplastik (Verschluss einer Trommelfellperforation und Rekonstruktion der Gehörknöchelchen)

Hinw.: Siehe auch andere Operationen an Mittel- und Innenohr (5-20).
Die Entnahme von Temporalisfaszie ist gesondert zu kodieren (5-852.g ff.).

5-195.9- Tympanoplastik Typ II bis V
.90♦ Ohne Implantation einer Prothese
.91♦ Mit Implantation einer autogenen Prothese (z.B. Auto-Ossikel)
.92♦ Mit Implantation einer alloplastischen Prothese
.93♦ Mit Implantation einer allogenen oder xenogenen Prothese (z.B. Homoio-Ossikel)
.9x♦ Sonstige

5-195.a- Tympanoplastik mit Attikotomie oder Attikoantrotomie
.a0♦ Ohne Implantation einer Prothese
.a1♦ Mit Implantation einer autogenen Prothese (z.B. Auto-Ossikel)
.a2♦ Mit Implantation einer alloplastischen Prothese
.a3♦ Mit Implantation einer allogenen oder xenogenen Prothese (z.B. Homoio-Ossikel)
.ax♦ Sonstige

5-195.b- Tympanoplastik mit Antrotomie oder Mastoidektomie
Inkl.: Tympanoplastik mit posteriorem Zugang
.b0♦ Ohne Implantation einer Prothese
.b1♦ Mit Implantation einer autogenen Prothese (z.B. Auto-Ossikel)
.b2♦ Mit Implantation einer alloplastischen Prothese
.b3♦ Mit Implantation einer allogenen oder xenogenen Prothese (z.B. Homoio-Ossikel)
.bx♦ Sonstige

5-195.c- Tympanoplastik mit Anlage einer Ohrradikalhöhle
.c0♦ Ohne Implantation einer Prothese
.c1♦ Mit Implantation einer autogenen Prothese (z.B. Auto-Ossikel)
.c2♦ Mit Implantation einer alloplastischen Prothese
.c3♦ Mit Implantation einer allogenen oder xenogenen Prothese (z.B. Homoio-Ossikel)
.cx♦ Sonstige

5-195.x♦ Sonstige

5-195.y N.n.bez.

5-197.– Stapesplastik

Inkl.: Stapedotomie, Stapedektomie

5-197.0♦ Ohne Implantation einer Prothese

5-197.1♦ Mit Implantation einer autogenen Prothese (z.B. nach Schuknecht)

5-197.2♦ Mit Implantation einer alloplastischen Prothese (z.B. Piston)

5-197.x♦ Sonstige

5-197.y N.n.bez.

5-198.– Fensterungsoperation des Promontoriums

5-198.0♦ Ohne Implantation einer Prothese

5-198.1♦ Mit Implantation einer autogenen Prothese (z.B. nach Schuknecht)

5-198.2♦ Mit Implantation einer alloplastischen Prothese (z.B. Piston)

5-198.x♦ Sonstige

5-198.y N.n.bez.

5-199 Andere mikrochirurgische Operationen am Mittelohr

5-20 Andere Operationen an Mittel- und Innenohr

5-200.– Parazentese [Myringotomie]

Hinw.: Die Durchführung mit Lasertechnik ist gesondert zu kodieren (5-985 ff.).

5-200.4♦ Ohne Legen einer Paukendrainage

5-200.5♦ Mit Einlegen einer Paukendrainage

5-200.y N.n.bez.

5-201♦ Entfernung einer Paukendrainage

5-202.– Inzision an Warzenfortsatz und Mittelohr

5-202.0♦ Antrotomie

5-202.1♦ Attikotomie

5-202.2♦ Explorative Tympanotomie

5-202.5♦ Tympanotomie mit Abdichtung der runden und/oder ovalen Fenstermembran

5-202.x♦ Sonstige

5-202.y N.n.bez.

5-203.– Mastoidektomie

Exkl.: Remastoidektomie (5-209.6)
Mastoidektomie mit Tympanoplastik (5-195 ff.)
Resektion des Os temporale (5-016.2, 5-016.3)

5-203.0♦ Einfache Mastoidektomie

5-203.1♦ Radikale Mastoidektomie [Anlage einer Ohrradikalhöhle]

5-203.7- Mit Freilegung des Fazialiskanals

.70♦ Ohne Dekompression des Nerven

.71♦ Mit Dekompression des Nerven

5-203.9♦ Totale Resektion des Felsenbeins [Petrosektomie]

5-203.a♦ Partielle Resektion des Felsenbeins

5-203.x♦ Sonstige

5-203.y N.n.bez.

5-204.– Rekonstruktion des Mittelohres

Hinw.: Die Rekonstruktion des N. facialis ist unter 5-04 zu kodieren.

5-204.0♦ Verkleinerung der Radikalhöhle

5-204.1♦ Reimplantation der hinteren Gehörgangswand

5-204.2♦ Rekonstruktion der hinteren Gehörgangswand

5-204.3♦ Erweiterungsplastik des Gehörgangs oder Radikalhöhleneingangs

5-204.x♦ Sonstige

5-204.y N.n.bez.

5-205.– Andere Exzisionen an Mittel- und Innenohr

Inkl.: Cholesteatom- und Tumorentfernung

Exkl.: Exzision am Glomus tympanicum (5-041 ff.)

5-205.0♦ An der Paukenhöhle

5-205.1♦ Am Labyrinth

5-205.2♦ An der Pyramidenspitze

5-205.3♦ An der Otobasis

5-205.4♦ Am Mastoid

5-205.x♦ Sonstige

5-205.y N.n.bez.

5-208.– Inzision [Eröffnung] und Destruktion [Ausschaltung] des Innenohres

5-208.0♦ Kochleosaccotomie

5-208.1♦ Dekompression oder Drainage des Saccus endolymphaticus (mit Shunt)

5-208.2♦ Labyrinthektomie, transtympanal

5-208.3♦ Labyrinthektomie, transmastoidal

5-208.4♦ Labyrinthdestruktion, transtympanal

5-208.5♦ Labyrinthdestruktion, transmastoidal

5-208.x♦ Sonstige

5-208.y N.n.bez.

5-209.– Andere Operationen am Mittel- und Innenohr

5-209.0♦ Tympanosympathektomie

5-209.1- Operation an der Tuba auditiva
.10♦ Ballondilatation
.1x♦ Sonstige

5-209.2- Einführung eines Kochleaimplantates
.23♦ Mit mehreren Elektroden (z.B. Doppel-Array)
.24♦ Mit Einzelelektrode, nicht gehörerhaltend
.25♦ Mit Einzelelektrode, gehörerhaltend
.2x♦ Sonstige

5-209.3- Implantation von Knochenankern zur Befestigung eines Hörgerätes
.30♦ Ohne Befestigung einer Kupplung am Knochenanker
.31♦ Mit Befestigung einer Kupplung am Knochenanker

5-209.4♦ Verschluss einer Labyrinthfistel

5-209.5♦ Verschluss einer Mastoidfistel

5-209.6♦ Remastoidektomie

5-209.7♦ Wechsel eines Kochleaimplantates

5-209.8♦ Entfernung eines Kochleaimplantates

5-209.b♦ Wechsel eines aktiven mechanischen Hörimplantates

5-209.c♦ Entfernung eines aktiven mechanischen Hörimplantates

5-209.d♦ Befestigung einer Kupplung an einem bereits implantierten Knochenanker als selbständiger Eingriff

5-209.e- Einführung eines aktiven mechanischen Hörimplantates
.e0♦ An das runde Fenster
.e1♦ An das ovale Fenster
.e2♦ An den Steigbügel
.e3♦ An die Gehörknöchelchenkette
.e4♦ An den Knochen
.ex♦ An sonstige Strukturen

5-209.f♦ Einführung eines Implantates zur direkten akustischen Stimulation der Kochlea [DACI]

5-209.g♦ Wechsel eines Implantates zur direkten akustischen Stimulation der Kochlea [DACI]

5-209.h♦ Entfernung eines Implantates zur direkten akustischen Stimulation der Kochlea [DACI]

5-209.x♦ Sonstige

5-209.y N.n.bez.

5-21...5-22 Operationen an Nase und Nasennebenhöhlen

Hinw.: Folgende Verfahren oder Operationsumstände sind zusätzlich zu kodieren, sofern sie nicht als eigener Kode angegeben sind:
- mikrochirurgische Technik (5-984)
- Lasertechnik (5-985 ff.)
- Navigationssystem (5-988 ff.)
- Operation im Rahmen der Versorgung einer Mehrfachverletzung (5-981)
- Operation im Rahmen der Versorgung eines Polytraumas (5-982 ff.)
- Durchführung einer Reoperation (5-983)
- vorzeitiger Abbruch einer Operation (5-995)
- Einsatz der pESS-Technik (5-98f)

5-21 Operationen an der Nase

Exkl.: Operationen an der Nase bei Verbrennungen (5-92)

5-210.– Operative Behandlung einer Nasenblutung

5-210.0 Ätzung oder Kaustik

5-210.1 Elektrokoagulation

5-210.2 Kryokoagulation

5-210.3 Laserkoagulation

5-210.4 Ligatur einer Arterie (A. maxillaris oder A. ethmoidalis)

5-210.5 Dermatoplastik am Vestibulum nasi

Exkl.: Verschluss einer Septumperforation mit Schleimhaut-Verschiebelappen (5-214.4)

5-210.6 Endonasales Clippen einer Arterie

5-210.x Sonstige

5-210.y N.n.bez.

5-211.– Inzision der Nase

5-211.0 Drainage eines Septumhämatoms

5-211.1- Drainage eines Hämatoms sonstiger Teile der Nase
.10 Ohne Einnähen von Septumstützfolien
.11 Mit Einnähen von Septumstützfolien

5-211.2- Drainage eines Septumabszesses
.20 Ohne Einnähen von Septumstützfolien
.21 Mit Einnähen von Septumstützfolien

5-211.3 Drainage eines Abszesses sonstiger Teile der Nase

5-211.4- Durchtrennung von Synechien

Exkl.: Durchtrennung von Synechien bei Verbrennungen (5-927 ff.)
.40 Ohne Einnähen von Septumstützfolien
.41 Mit Einnähen von Septumstützfolien

5-211.x Sonstige

5-211.y N.n.bez.

5-212.– Exzision und Destruktion von erkranktem Gewebe der Nase

Hinw.: Unter mikrographischer Chirurgie (histographisch kontrolliert) werden Eingriffe verstanden, bei denen die Exzision des Tumors mit topographischer Markierung und anschließender Aufarbeitung der gesamten Exzidataußenfläche/-grenze erfolgt.

5-212.0 Exzision an der äußeren Nase

Inkl.: Dermabrasion
Shaving

Hinw.: Eine zusätzlich durchgeführte Hauttransplantation oder Hauttransposition ist gesondert zu kodieren (5-902 ff., 5-903 ff., 5-905 ff., 5-906 ff.).

5-212.1 Exzision an der äußeren Nase, histographisch kontrolliert (mikrographische Chirurgie)

Hinw.: Eine zusätzlich durchgeführte Hauttransplantation oder Hauttransposition ist gesondert zu kodieren (5-902 ff., 5-903 ff., 5-905 ff., 5-906 ff.).

5-212.2 Exzision an der inneren Nase, endonasal

5-212.3 Exzision an der inneren Nase durch laterale Rhinotomie

5-212.4 Exzision an der inneren Nase mit Midfacedegloving

5-212.5 Destruktion an der äußeren Nase

5-212.6 Destruktion an der inneren Nase

5-212.x Sonstige

5-212.y N.n.bez.

5-213.– Resektion der Nase

Hinw.: Unter mikrographischer Chirurgie (histographisch kontrolliert) werden Eingriffe verstanden, bei denen die Exzision des Tumors mit topographischer Markierung und anschließender Aufarbeitung der gesamten Exzidataußenfläche/-grenze erfolgt.

5-213.0 Partiell

5-213.1 Partiell, histographisch kontrolliert (mikrographische Chirurgie)

5-213.2 Subtotal

5-213.3 Subtotal, histographisch kontrolliert (mikrographische Chirurgie)

5-213.4 Total [Ablatio nasi]

5-213.5 Total, histographisch kontrolliert (mikrographische Chirurgie)

5-213.x Sonstige

5-213.y N.n.bez.

5-214.– Submuköse Resektion und plastische Rekonstruktion des Nasenseptums

Hinw.: Die Entnahme von Rippenknorpel ist gesondert zu kodieren (5-349.4).
Die Entnahme von Ohrknorpel ist gesondert zu kodieren (5-189.0).

5-214.0 Submuköse Resektion

5-214.3 Septumunterfütterung (z.B. bei Ozaena)

5-214.4 Verschluss einer Septumperforation mit Schleimhaut-Verschiebelappen

Exkl.: Dermatoplastik am Vestibulum nasi (5-210.5)

5-214.5 Plastische Korrektur ohne Resektion

5-214.6 Plastische Korrektur mit Resektion

5-214.7- Plastische Rekonstruktion des Nasenseptums
.70 Mit lokalen autogenen Transplantaten (Austauschplastik)
.71 Mit distalen autogenen Transplantaten (z.B. Rippenknorpel)
.72 Mit allogenen oder xenogenen Transplantaten
.7x Sonstige

5-214.x Sonstige

5-214.y N.n.bez.

5-215.– Operationen an der unteren Nasenmuschel [Concha nasalis]

Hinw.: Die gleichzeitige Operation an der mittleren Nasenmuschel ist im Kode enthalten.

5-215.0- Destruktion
.00♦ Diathermie
.01♦ Kryokoagulation
.02♦ Laserkoagulation
.0x♦ Sonstige

5-215.1♦ Konchotomie und Abtragung von hinteren Enden

5-215.2♦ Konchektomie

5-215.3♦ Submuköse Resektion

5-215.4♦ Lateralisation

5-215.5♦ Medialisation

5-215.x♦ Sonstige

5-215.y N.n.bez.

5-216.– Reposition einer Nasenfraktur

5-216.0 Geschlossen

5-216.1 Offen, endonasal

5-216.2 Offen, von außen

5-216.x Sonstige

5-216.y N.n.bez.

5-217.– Plastische Rekonstruktion der äußeren Nase

Exkl.: Plastische Rekonstruktion der äußeren Nase bei Verbrennungen (5-92)
Plastische Rekonstruktion nur der Nasenhaut (5-90)

Hinw.: Die Entnahme von Ohrknorpel ist gesondert zu kodieren (5-189.0).

5-217.0 Nasensteg

Exkl.: Nasenstegverlängerung bei Lippen-Kiefer-Gaumenspalte (5-218.0 ff.)

5-217.1 Nasenflügel

Inkl.: Isolierte Nasenspitzenplastik

5-217.2 Nasenrücken

5-217.3 Mehrere Teile der Nase

5-217.x Sonstige

5-217.y N.n.bez.

5-218.– Plastische Rekonstruktion der inneren und äußeren Nase [Septorhinoplastik]

Exkl.: Plastische Rekonstruktion der äußeren Nase bei Verbrennungen (5-92)

5-218.0- Septorhinoplastik mit Korrektur des Knorpels

Hinw.: Die Entnahme von Rippenknorpel ist gesondert zu kodieren (5-349.4).
Die Entnahme von Ohrknorpel ist gesondert zu kodieren (5-189.0).
Eine gleichzeitige Nasenspitzenkorrektur und/oder Nasenklappenkorrektur ist im Kode enthalten.

.00 Mit lokalen autogenen Transplantaten

.01 Mit distalen autogenen Transplantaten

.02 Mit allogenen oder xenogenen Transplantaten

.03 Mit alloplastischen Implantaten

.0x Sonstige

5-218.1- Septorhinoplastik mit Korrektur des Knochens

.10 Mit lokalen autogenen Transplantaten

.11 Mit distalen autogenen Transplantaten

.12 Mit allogenen oder xenogenen Transplantaten

.13 Mit alloplastischen Implantaten

.1x Sonstige

5-218.2- Septorhinoplastik mit Korrektur des Knorpels und Knochens

Hinw.: Die Entnahme von Rippenknorpel ist gesondert zu kodieren (5-349.4).
Die Entnahme von Ohrknorpel ist gesondert zu kodieren (5-189.0).
Eine gleichzeitige Nasenspitzenkorrektur und/oder Nasenklappenkorrektur ist im Kode enthalten.

.20 Mit lokalen autogenen Transplantaten

.21 Mit distalen autogenen Transplantaten

.22 Mit allogenen oder xenogenen Transplantaten

.23 Mit alloplastischen Implantaten

.2x Sonstige

5-218.3 Septorhinoplastik mit lokalen oder distalen Lappen

Hinw.: Die verwendeten Transplantate sind gesondert zu kodieren.

5-218.4- Komplexe plastische Rekonstruktion der inneren und äußeren Nase

Inkl.: Aufbau einer komplexen Sattelnase, Revisions-Septorhinoplastik mit komplexer Rekonstruktion der inneren und äußeren Nase

Hinw.: Die Entnahme von Rippenknorpel ist gesondert zu kodieren (5-349.4).
Die Entnahme von Ohrknorpel ist gesondert zu kodieren (5-189.0).

.40 Mit lokalen autogenen Transplantaten

.41 Mit distalen autogenen Transplantaten

.42 Mit allogenen oder xenogenen Transplantaten

.43 Mit alloplastischen Implantaten

.4x Sonstige

5-218.x Sonstige

5-218.y N.n.bez.

5-219.– Andere Operationen an der Nase

5-219.0 Exstirpation einer Nasenfistel

5-219.1♦ Resektion einer Choanalatresie, transpalatinal

5-219.2♦ Resektion einer Choanalatresie, endonasal

5-219.x Sonstige

5-219.y N.n.bez.

5-22 Operationen an den Nasennebenhöhlen

5-220.– Nasennebenhöhlenpunktion

5-220.0♦ Scharfe Kieferhöhlenpunktion (über unteren Nasengang)
Inkl.: Spülung und Drainage

5-220.1♦ Stumpfe Kieferhöhlenpunktion (über mittleren Nasengang)
Inkl.: Spülung und Drainage

5-220.2♦ Kieferhöhlenpunktion über Fossa canina

5-220.3♦ Stirnhöhlenpunktion nach Beck

5-220.4♦ Keilbeinhöhlenpunktion, endonasal

5-220.x♦ Sonstige

5-220.y N.n.bez.

5-221.– Operationen an der Kieferhöhle

Inkl.: Polypenentfernung
Exkl.: Fistelverschluss (5-225.4, 5-225.5)
Hinw.: Der transorale Zugang entspricht dem Zugang nach Caldwell-Luc.

5-221.0♦ Fensterung über unteren Nasengang

5-221.1♦ Fensterung über mittleren Nasengang

5-221.4♦ Radikaloperation (z.B. Operation nach Caldwell-Luc)

5-221.6♦ Endonasal

5-221.7♦ Osteoplastische Operation, transoral

5-221.x♦ Sonstige

5-221.y N.n.bez.

5-222.– Operation am Siebbein und an der Keilbeinhöhle

Inkl.: Polypenentfernung
Elektrokoagulation von Blutungen
Exkl.: Dakryozystorhinostomie (5-087 ff.)
Ethmoidsphenoidektomie (5-224.3)

5-222.0♦ Infundibulotomie

5-222.1- Ethmoidektomie von außen
.10♦ Ohne Darstellung der Schädelbasis
.11♦ Mit Darstellung der Schädelbasis

5-222.2- Ethmoidektomie, endonasal
Inkl.: Infundibulotomie
.20♦ Ohne Darstellung der Schädelbasis
.21♦ Mit Darstellung der Schädelbasis

5-222.3- Ethmoidektomie, transmaxillär
.30♦ Ohne Darstellung der Schädelbasis
.31♦ Mit Darstellung der Schädelbasis

5-222.4♦ Sphenoidotomie, endonasal

5-222.5- Sphenoidektomie von außen
.50♦ Ohne Darstellung der Schädelbasis
.51♦ Mit Darstellung der Schädelbasis

5-222.6♦ Sphenoidektomie, transseptal

5-222.7- Sphenoidektomie, transmaxilloethmoidal

.70♦ Ohne Darstellung der Schädelbasis

.71♦ Mit Darstellung der Schädelbasis

5-222.8♦ Ballondilatation des Eingangs der Keilbeinhöhle

5-222.9♦ Einlegen oder Wechsel eines medikamentefreisetzenden selbstexpandierenden bioresorbierbaren Implantates

Inkl.: Einlegen oder Wechsel eines Mometasonfuroat freisetzenden selbstexpandierenden bioresorbierbaren Implantates

5-222.x♦ Sonstige

5-222.y N.n.bez.

5-223.– Operationen an der Stirnhöhle

Inkl.: Polypenentfernung

5-223.0♦ Von außen mit Fensterung des Stirnhöhlenbodens (OP nach Ritter-Jansen)

5-223.1♦ Von außen mit Fensterung des Stirnhöhlenbodens und der Stirnhöhlenvorderwand (OP nach Killian)

5-223.2♦ Radikaloperation von außen mit Resektion des Stirnhöhlenbodens und der Stirnhöhlenvorderwand (OP nach Riedel)

5-223.3♦ Osteoplastische Operation

5-223.5♦ Endonasale Stirnhöhlenoperation

Exkl.: Ballondilatation des Eingangs der Stirnhöhle (5-223.7)

5-223.6 Anlage einer Mediandrainage

5-223.7♦ Ballondilatation des Eingangs der Stirnhöhle

5-223.8♦ Einlegen oder Wechsel eines medikamentefreisetzenden selbstexpandierenden bioresorbierbaren Implantates

Inkl.: Einlegen oder Wechsel eines Mometasonfuroat freisetzenden selbstexpandierenden bioresorbierbaren Implantates

5-223.x Sonstige

5-223.y N.n.bez.

5-224.– Operationen an mehreren Nasennebenhöhlen

5-224.0♦ Sanierung der Sinus maxillaris et ethmoidalis, kombiniert endonasal und transantral (Luc-de Lima)

5-224.1♦ Sanierung der Sinus frontalis et ethmoidalis, kombiniert endonasal und von außen (nach Lynch, osteoplastische Operation)

5-224.2♦ Sanierung der Sinus maxillaris, ethmoidalis et sphenoidalis, transmaxillo-ethmoidal

5-224.3♦ Ethmoidsphenoidektomie, endonasal

5-224.4♦ Mehrere Nasennebenhöhlen, radikal

5-224.5♦ Mehrere Nasennebenhöhlen, radikal mit Einbruch in die Flügelgaumengrube, kombiniert transfazial und transmandibulär

Inkl.: Nasenrachen
Einbruch in die Orbita

5-224.6- Mehrere Nasennebenhöhlen, endonasal
.60♦ Mit Teilentfernung der Lamina papyracea
.61♦ Mit Schlitzung der Periorbita
.62♦ Mit Entlastung eines Abszesses
.63♦ Mit Darstellung der Schädelbasis (endonasale Pansinusoperation)
.64♦ Mit Versorgung der Schädelbasis
.6x♦ Sonstige

5-224.7- Mehrere Nasennebenhöhlen, kombiniert endonasal und von außen
.70♦ Mit Teilentfernung der Lamina papyracea
.71♦ Mit Schlitzung der Periorbita
.72♦ Mit Entlastung eines Abszesses
.73♦ Mit Darstellung der Schädelbasis
.74♦ Mit Versorgung der Schädelbasis
.7x♦ Sonstige

5-224.8♦ Ballondilatation des Eingangs mehrerer Nasennebenhöhlen

5-224.x♦ Sonstige

5-224.y N.n.bez.

5-225.– Plastische Rekonstruktion der Nasennebenhöhlen

Exkl.: Kranioplastik (5-020 ff.)

5-225.0 Durch Rekonstruktion des Stirnbeins

5-225.1 Rekonstruktion der Stirnhöhlenvorderwand

5-225.2 Rekonstruktion der Stirnhöhlenhinterwand

5-225.3 Kranialisation der Stirnhöhle

5-225.4♦ Verschluss einer alveoloantralen Fistel

5-225.5♦ Verschluss einer oroantralen Verbindung
Inkl.: Verschluss einer oroantralen Fistel
Verschluss einer akuten Mund-Antrum-Verbindung

5-225.x♦ Sonstige

5-225.y N.n.bez.

5-229 Andere Operationen an den Nasennebenhöhlen

5-23...5-28 Operationen an Mundhöhle und Gesicht

Hinw.: Folgende Verfahren oder Operationsumstände sind zusätzlich zu kodieren, sofern sie nicht als eigener Kode angegeben sind:
- mikrochirurgische Technik (5-984)
- Lasertechnik (5-985 ff.)
- Navigationssystem (5-988 ff.)
- Operation im Rahmen der Versorgung einer Mehrfachverletzung (5-981)
- Operation im Rahmen der Versorgung eines Polytraumas (5-982 ff.)
- Durchführung einer Reoperation (5-983)
- vorzeitiger Abbruch einer Operation (5-995)

5-23 Entfernung und Wiederherstellung von Zähnen

5-230.– Zahnextraktion

Hinw.: Der Verschluss einer akuten Mund-Antrum-Verbindung ist gesondert zu kodieren (5-225.5).

5-230.0 Einwurzeliger Zahn

5-230.1 Mehrwurzeliger Zahn

5-230.2 Mehrere Zähne eines Quadranten
Inkl.: Mit Glättung des Kieferknochens

5-230.3 Mehrere Zähne verschiedener Quadranten

5-230.4 Sämtliche Zähne einer Kieferhälfte

5-230.5 Sämtliche Zähne

5-230.x Sonstige

5-230.y N.n.bez.

5-231.– Operative Zahnentfernung (durch Osteotomie)

Hinw.: Der Verschluss einer akuten Mund-Antrum-Verbindung ist gesondert zu kodieren (5-225.5).

5-231.0- Tief zerstörter Zahn
.00 Ein Zahn
.01 Mehrere Zähne eines Quadranten
.02 Mehrere Zähne eines Kiefers
.03 Mehrere Zähne beider Kiefer

5-231.1- Teilweise retinierter oder verlagerter Zahn
.10 Ein Zahn
.11 Mehrere Zähne eines Quadranten
.12 Mehrere Zähne eines Kiefers
.13 Mehrere Zähne beider Kiefer

5-231.2- Vollständig retinierter oder verlagerter (impaktierter) Zahn
.20 Ein Zahn
.21 Mehrere Zähne eines Quadranten
.22 Mehrere Zähne eines Kiefers
.23 Mehrere Zähne beider Kiefer

5-231.3- Hemisektion
.30 Ein Zahn
.31 Mehrere Zähne eines Quadranten
.32 Mehrere Zähne eines Kiefers
.33 Mehrere Zähne beider Kiefer

5-231.4- Entnahme eines Zahnes zur Transplantation
.40 Ein Zahn
.41 Mehrere Zähne eines Quadranten
.42 Mehrere Zähne eines Kiefers
.43 Mehrere Zähne beider Kiefer

5-231.5- Entfernung einer frakturierten Wurzel oder Radix relicta
.50 Ein Zahn
.51 Mehrere Zähne eines Quadranten
.52 Mehrere Zähne eines Kiefers
.53 Mehrere Zähne beider Kiefer

5-231.6- Entfernung eines Zahnfragmentes aus Weichgewebe
.60 Ein Zahn
.61 Mehrere Zähne eines Quadranten
.62 Mehrere Zähne eines Kiefers
.63 Mehrere Zähne beider Kiefer

5-231.x- Sonstige
.x0 Ein Zahn
.x1 Mehrere Zähne eines Quadranten
.x2 Mehrere Zähne eines Kiefers
.x3 Mehrere Zähne beider Kiefer

5-231.y N.n.bez.

5-232.– Zahnsanierung durch Füllung

5-232.0- Adhäsive Füllungstechnik
.00 Ein Zahn
.01 Mehrere Zähne eines Quadranten
.02 Mehrere Zähne eines Kiefers
.03 Mehrere Zähne beider Kiefer

5-232.1- Compositeadhäsive Füllungstechnik
.10 Ein Zahn
.11 Mehrere Zähne eines Quadranten
.12 Mehrere Zähne eines Kiefers
.13 Mehrere Zähne beider Kiefer

5-232.2- Inlay
.20 Ein Zahn
.21 Mehrere Zähne eines Quadranten
.22 Mehrere Zähne eines Kiefers
.23 Mehrere Zähne beider Kiefer

5-232.3- Aufbaufüllung
.30 Ein Zahn
.31 Mehrere Zähne eines Quadranten
.32 Mehrere Zähne eines Kiefers
.33 Mehrere Zähne beider Kiefer

5-232.x- Sonstige
.x0 Ein Zahn
.x1 Mehrere Zähne eines Quadranten
.x2 Mehrere Zähne eines Kiefers
.x3 Mehrere Zähne beider Kiefer

5-232.y N.n.bez.

5-233.– Prothetischer Zahnersatz

5-233.0 Krone

5-233.1 Brücke

5-233.2 Herausnehmbarer Zahnersatz

5-233.x Sonstige

5-233.y N.n.bez.

5-235.– Replantation, Transplantation, Implantation und Stabilisierung eines Zahnes

5-235.0 Replantation (in die ursprüngliche Alveole)

5-235.1 Transplantation

5-235.2 Implantation, enossal

5-235.3 Implantation, subperiostal

5-235.4 Freilegung eines enossalen Implantates mit Aufsetzen einer Distanzhülse

5-235.5 Stabilisierung, endodontisch

5-235.6 Stabilisierung, transdental

5-235.7 Entfernung eines enossalen Implantates

5-235.8 Entfernung eines subperiostalen Implantates

5-235.9 Kieferaufbau durch Anwendung eines enoralen Distraktors

5-235.x Sonstige

5-235.y N.n.bez.

5-236 Entfernung eines transplantierten Zahnes

5-237.– Wurzelspitzenresektion und Wurzelkanalbehandlung

Hinw.: Bei Behandlung mehrerer Zähne in einer Sitzung ist jede Zahnbehandlung gesondert zu kodieren.

5-237.0 Wurzelkanalbehandlung

5-237.1- Wurzelspitzenresektion im Frontzahnbereich
.10 Ohne Wurzelkanalbehandlung
.11 Mit Wurzelkanalbehandlung, orthograd
.12 Mit Wurzelkanalbehandlung, retrograd

5-237.2- Wurzelspitzenresektion im Seitenzahnbereich
.20 Ohne Wurzelkanalbehandlung
.21 Mit Wurzelkanalbehandlung, orthograd
.22 Mit Wurzelkanalbehandlung, retrograd

5-237.x Sonstige

5-237.y N.n.bez.

5-24 Operationen an Zahnfleisch, Alveolen und Kiefer

5-240.– Inzision des Zahnfleisches und Osteotomie des Alveolarkammes

5-240.0 Inzision des Zahnfleisches

5-240.1 Drainage des Parodonts

5-240.2 Osteotomie des Alveolarkammes [Alveolotomie]

5-240.x Sonstige

5-240.y N.n.bez.

5-241.– Gingivaplastik

5-241.0 Lappenoperation

5-241.1 Mit Schleimhauttransplantat

5-241.2 Mit Knochenimplantat

5-241.3 Mit alloplastischem Implantat

5-241.4 Korrektur von Schleimhautbändern

5-241.x Sonstige

5-241.y N.n.bez.

5-242.– Andere Operationen am Zahnfleisch

5-242.0 Kürettage von Zahnfleischtaschen

5-242.1 Operation am Schlotterkamm

5-242.2 Exzision von erkranktem Gewebe

5-242.3 Gingivektomie

5-242.4 Naht

5-242.5 Entnahme eines Schleimhauttransplantates vom harten Gaumen

5-242.6 Entnahme eines Schleimhauttransplantates von der Wange

5-242.x Sonstige

5-242.y N.n.bez.

5-243.– Exzision einer odontogenen pathologischen Veränderung des Kiefers

Hinw.: Die Auffüllung mit einem Knochenersatzmaterial ist gesondert zu kodieren (5-774.70, 5-775.70).
Die Stabilisierung mit einer Interpositionsplastik ist gesondert zu kodieren (5-774.2, 5-775.3).
Die Stabilisierung mit einer Osteosynthese ist gesondert zu kodieren (5-786 ff.).
Die Knochentransplantation ist gesondert zu kodieren (5-77b ff., 5-784 ff.).
Die Entnahme eines Transplantates ist gesondert zu kodieren (5-783 ff.).
Die Augmentation durch Einbringen einer Folie/Membran oder sonstiger Materialien ist gesondert zu kodieren (5-774.6, 5-774.x, 5-775.8, 5-775.x).

5-243.0 Am Oberkiefer ohne Eröffnung der Kieferhöhle

5-243.1 Am Oberkiefer mit Eröffnung der Kieferhöhle

5-243.2 Am Oberkiefer mit Eröffnung des Nasenbodens

5-243.3 Am Unterkiefer

5-243.4 Am Unterkiefer mit Darstellung des N. alveolaris inferior

5-243.5 Am Unterkiefer mit Darstellung des N. lingualis

5-243.x Sonstige

5-243.y N.n.bez.

5-244.– Alveolarkammplastik und Vestibulumplastik

Exkl.: Resektion des Alveolarkammes (5-771.0 ff.)
Alveolarkammerhöhung (5-774 ff., 5-775 ff.)

Hinw.: Die Entnahme eines Transplantates ist gesondert zu kodieren (5-242.5, 5-242.6, 5-783 ff., 5-858 ff., 5-901 ff., 5-904 ff.).

5-244.0- Alveolarkammplastik (Umschlagfalte)
.00 Ohne Transplantat
.01 Mit Hauttransplantat
.02 Mit Schleimhauttransplantat
.03 Mit Knochentransplantat
.0x Sonstige

5-244.1- Mundbodensenkung
Inkl.: Verlagerung der Mundbodenmuskulatur
.10 Ohne Transplantat
.11 Mit Hauttransplantat
.12 Mit Schleimhauttransplantat
.13 Mit Knochentransplantat
.1x Sonstige

5-244.2- Vestibulumplastik
.20 Ohne Transplantat
.21 Mit Hauttransplantat
.22 Mit Schleimhauttransplantat
.23 Mit Knochentransplantat
.2x Sonstige

5-244.3- Mundbodensenkung mit Vestibulumplastik
.30 Ohne Transplantat
.31 Mit Hauttransplantat
.32 Mit Schleimhauttransplantat
.33 Mit Knochentransplantat
.3x Sonstige

5-244.4- Tuberplastik
.40 Ohne Transplantat
.41 Mit Hauttransplantat
.42 Mit Schleimhauttransplantat
.43 Mit Knochentransplantat
.4x Sonstige

5-244.x- Sonstige
.x0 Ohne Transplantat
.x1 Mit Hauttransplantat
.x2 Mit Schleimhauttransplantat
.x3 Mit Knochentransplantat
.xx Sonstige

5-244.y N.n.bez.

5-245.– Zahnfreilegung

5-245.0 Ohne Osteotomie

5-245.1 Mit Osteotomie

5-245.y N.n.bez.

5-249.– Andere Operationen und Maßnahmen an Gebiss, Zahnfleisch und Alveolen

Exkl.: Osteotomie an Mandibula und Maxilla (5-776 ff., 5-777 ff.)

5-249.0 Operative Blutstillung

5-249.1 Diastemaoperation

Inkl.: Durchtrennung des bindegewebigen Septums

5-249.2 Operative Fixation eines kieferorthopädischen Gerätes

Inkl.: Latham-Apparat

5-249.3 Operative Fixation einer Verbandplatte oder einer Gaumenplatte

5-249.4 Anpassung einer herausnehmbaren Verbandplatte

5-249.5 Entfernung einer Verbandplatte oder einer Gaumenplatte

5-249.6 Anpassung einer Gaumenplatte

Inkl.: Endoskopische Kontrolle

5-249.x Sonstige

5-249.y N.n.bez.

5-25 Operationen an der Zunge

5-250.– Inzision, Exzision und Destruktion von erkranktem Gewebe der Zunge

5-250.0 Inzision am Zungenrand

5-250.1 Inzision am Zungenkörper

5-250.2 Exzision

5-250.3- Destruktion

.30 Elektrokoagulation

.31 Laserkoagulation

.32 Thermokoagulation

.33 Kryokoagulation

.34 Photodynamische Therapie

.35 Elektrochemotherapie

.3x Sonstige

5-250.x Sonstige

5-250.y N.n.bez.

5-251.– Partielle Glossektomie

Hinw.: Eine durchgeführte Neck dissection ist gesondert zu kodieren (5-403 ff.).
Die Anwendung von Lasertechnik ist gesondert zu kodieren (5-985 ff.).
Die Entnahme eines Transplantates ist gesondert zu kodieren (5-242.5, 5-242.6, 5-858 ff., 5-901 ff., 5-904 ff.).
Eine partielle Resektion der Mandibula und deren Rekonstruktion sind gesondert zu kodieren (5-772 ff., 5-775 ff.).

5-251.0- Transoral

.00 Rekonstruktion mit gestieltem regionalen Lappen

.01 Rekonstruktion mit nicht vaskularisiertem Transplantat

.02 Rekonstruktion mit freiem mikrovaskulär-anastomosierten Transplantat

.03 Rekonstruktion mit gestieltem Fernlappen

.0x Sonstige

5-251.1- Durch temporäre Mandibulotomie
.10 Rekonstruktion mit gestieltem regionalen Lappen
.11 Rekonstruktion mit nicht vaskularisiertem Transplantat
.12 Rekonstruktion mit freiem mikrovaskulär-anastomosierten Transplantat
.13 Rekonstruktion mit gestieltem Fernlappen
.1x Sonstige

5-251.2- Durch Pharyngotomie
.20 Rekonstruktion mit gestieltem regionalen Lappen
.21 Rekonstruktion mit nicht vaskularisiertem Transplantat
.22 Rekonstruktion mit freiem mikrovaskulär-anastomosierten Transplantat
.23 Rekonstruktion mit gestieltem Fernlappen
.2x Sonstige

5-251.x- Sonstige
.x0 Rekonstruktion mit gestieltem regionalen Lappen
.x1 Rekonstruktion mit nicht vaskularisiertem Transplantat
.x2 Rekonstruktion mit freiem mikrovaskulär-anastomosierten Transplantat
.x3 Rekonstruktion mit gestieltem Fernlappen
.xx Sonstige

5-251.y N.n.bez.

5-252.– Glossektomie

Hinw.: Eine durchgeführte Neck dissection ist gesondert zu kodieren (5-403 ff.).
Die Entnahme eines Transplantates ist gesondert zu kodieren (5-242.5, 5-242.6, 5-858 ff., 5-901 ff., 5-904 ff.).

5-252.0- Transoral
.00 Rekonstruktion mit gestieltem regionalen Lappen
.01 Rekonstruktion mit nicht vaskularisiertem Transplantat
.02 Rekonstruktion mit freiem mikrovaskulär-anastomosierten Transplantat
.03 Rekonstruktion mit gestieltem Fernlappen
.0x Sonstige

5-252.1- Durch temporäre Mandibulotomie
.10 Rekonstruktion mit gestieltem regionalen Lappen
.11 Rekonstruktion mit nicht vaskularisiertem Transplantat
.12 Rekonstruktion mit freiem mikrovaskulär-anastomosierten Transplantat
.13 Rekonstruktion mit gestieltem Fernlappen
.1x Sonstige

5-252.2- Durch Pharyngotomie
.20 Rekonstruktion mit gestieltem regionalen Lappen
.21 Rekonstruktion mit nicht vaskularisiertem Transplantat
.22 Rekonstruktion mit freiem mikrovaskulär-anastomosierten Transplantat
.23 Rekonstruktion mit gestieltem Fernlappen
.2x Sonstige

5-252.3- Mit Resektion der Mandibula, partiell, ohne Kontinuitätsdurchtrennung
.30 Rekonstruktion mit gestieltem regionalen Lappen
.31 Rekonstruktion mit nicht vaskularisiertem Transplantat
.32 Rekonstruktion mit freiem mikrovaskulär-anastomosierten Transplantat
.33 Rekonstruktion mit gestieltem Fernlappen
.3x Sonstige

5-252.4- Mit Resektion der Mandibula, partiell, mit Kontinuitätsdurchtrennung
.40 Rekonstruktion mit gestieltem regionalen Lappen
.41 Rekonstruktion mit nicht vaskularisiertem Transplantat
.42 Rekonstruktion mit freiem mikrovaskulär-anastomosierten Transplantat
.43 Rekonstruktion mit gestieltem Fernlappen
.4x Sonstige

5-252.x- Sonstige
.x0 Rekonstruktion mit gestieltem regionalen Lappen
.x1 Rekonstruktion mit nicht vaskularisiertem Transplantat
.x2 Rekonstruktion mit freiem mikrovaskulär-anastomosierten Transplantat
.x3 Rekonstruktion mit gestieltem Fernlappen
.xx Sonstige

5-252.y N.n.bez.

5-253.– Rekonstruktion der Zunge

5-253.0 Naht (nach Verletzung)

5-253.1 Plastische Rekonstruktion

5-253.2 Reduktionsplastik

5-253.x Sonstige

5-253.y N.n.bez.

5-259.– Andere Operationen an der Zunge

5-259.0 Verlagerung der Zungenaufhängung

5-259.1 Durchtrennung des Frenulum linguae

5-259.2 Plastik des Frenulum linguae

5-259.x Sonstige

5-259.y N.n.bez.

5-26 Operationen an Speicheldrüsen und Speicheldrüsenausführungsgängen

5-260.– Inzision und Schlitzung einer Speicheldrüse und eines Speicheldrüsenausführungsganges

5-260.0♦ Ohne weitere Maßnahmen

5-260.1- Drainage
.10♦ Speicheldrüse
.11♦ Ausführungsgang
.1x♦ Sonstige

5-260.2- Entfernung eines Speichelsteines
.20♦ Speicheldrüse
.21♦ Ausführungsgang
.2x♦ Sonstige

5-260.x♦ Sonstige

5-260.y N.n.bez.

5-261.– Exzision von erkranktem Gewebe einer Speicheldrüse und eines Speicheldrüsenausführungsganges

5-261.0♦ Marsupialisation des Ductus parotideus [Stenon-Gang]

5-261.1♦ Marsupialisation des Ductus submandibularis [Wharton-Gang]

5-261.2♦ Marsupialisation an der Glandula sublingualis (Ranula)

5-261.3♦ Exzision an der Glandula parotis

5-261.4♦ Exzision an der Glandula submandibularis

5-261.5♦ Exzision an der Glandula sublingualis (Ranula)

5-261.6 Exzision an den kleinen Speicheldrüsen

5-261.x♦ Sonstige

5-261.y N.n.bez.

5-262.– Resektion einer Speicheldrüse

Hinw.: Eine durchgeführte Neck dissection ist gesondert zu kodieren (5-403 ff.).

5-262.0- Parotidektomie, partiell

.02♦ Ohne intraoperatives Fazialismonitoring, ohne Entfernung von erkranktem Gewebe im oberen Parapharyngeal- und/oder Infratemporalraum

.03♦ Ohne intraoperatives Fazialismonitoring, mit Entfernung von erkranktem Gewebe im oberen Parapharyngeal- und/oder Infratemporalraum

.04♦ Mit intraoperativem Fazialismonitoring, ohne Entfernung von erkranktem Gewebe im oberen Parapharyngeal- und/oder Infratemporalraum

.05♦ Mit intraoperativem Fazialismonitoring, mit Entfernung von erkranktem Gewebe im oberen Parapharyngeal- und/oder Infratemporalraum

.0x♦ Sonstige

5-262.1- Parotidektomie, komplett mit Erhalt des N. facialis

.12♦ Ohne intraoperatives Fazialismonitoring, ohne Entfernung von erkranktem Gewebe im oberen Parapharyngeal- und/oder Infratemporalraum

.13♦ Ohne intraoperatives Fazialismonitoring, mit Entfernung von erkranktem Gewebe im oberen Parapharyngeal- und/oder Infratemporalraum

.14♦ Mit intraoperativem Fazialismonitoring, ohne Entfernung von erkranktem Gewebe im oberen Parapharyngeal- und/oder Infratemporalraum

.15♦ Mit intraoperativem Fazialismonitoring, mit Entfernung von erkranktem Gewebe im oberen Parapharyngeal- und/oder Infratemporalraum

.1x♦ Sonstige

5-262.2- Parotidektomie, komplett mit Resektion des N. facialis

.22♦ Mit Teilresektion des N. facialis, ohne Entfernung von erkranktem Gewebe im oberen Parapharyngeal- und/oder Infratemporalraum

.23♦ Mit Teilresektion des N. facialis, mit Entfernung von erkranktem Gewebe im oberen Parapharyngeal- und/oder Infratemporalraum

.24♦ Mit Resektion des N. facialis, ohne Entfernung von erkranktem Gewebe im oberen Parapharyngeal- und/oder Infratemporalraum

.25♦ Mit Resektion des N. facialis, mit Entfernung von erkranktem Gewebe im oberen Parapharyngeal- und/oder Infratemporalraum

.2x♦ Sonstige

5-262.3♦ Parotidektomie, komplett mit Resektion und Rekonstruktion des N. facialis

5-262.4- Glandula submandibularis

.40♦ Ohne intraoperatives Monitoring des Ramus marginalis des N. facialis

.41♦ Mit intraoperativem Monitoring des Ramus marginalis des N. facialis

5-262.5♦ Glandula sublingualis

5-262.6 Kleine Speicheldrüsen

5-262.x♦ Sonstige

5-262.y N.n.bez.

5-263.– Rekonstruktion einer Speicheldrüse und eines Speicheldrüsenausführungsganges

5-263.0- Naht (nach Verletzung)
- .00♦ Speicheldrüse
- .01♦ Ausführungsgang
- .0x♦ Sonstige

5-263.1- Verschluss einer Fistel
- .10♦ Speicheldrüse
- .11♦ Ausführungsgang
- .1x♦ Sonstige

5-263.2♦ Verlagerung eines Speicheldrüsenausführungsganges

5-263.x♦ Sonstige

5-263.y N.n.bez.

5-269.– Andere Operationen an Speicheldrüse und Speicheldrüsenausführungsgang

5-269.0♦ Unterbindung des Ductus parotideus (Stenon-Gang)

5-269.1♦ Destruktion einer Speicheldrüse

5-269.2- Sialendoskopie der Glandula submandibularis oder der Glandula parotis
- .20♦ Mit Dilatation
- .21♦ Mit Entfernung eines Fremdkörpers oder Steins
- .22♦ Mit intraduktaler Lithotripsie und Entfernung eines Steins
- .2x♦ Sonstige

5-269.3♦ Elektrochemotherapie

5-269.4- Entfernung von erkranktem Gewebe im oberen Parapharyngeal- und/oder Infratemporalraum mit Verlagerung der Glandula parotis
- .40♦ Ohne intraoperatives Fazialismonitoring
- .41♦ Mit intraoperativem Fazialismonitoring

5-269.x♦ Sonstige

5-269.y N.n.bez.

5-27 Andere Operationen an Mund und Gesicht

5-270.– Äußere Inzision und Drainage im Mund-, Kiefer- und Gesichtsbereich

Inkl.: Inzision von Logenabszessen
Fremdkörperentfernung

Exkl.: Inzision in der Mundhöhle (5-273 ff.)

5-270.0♦ Temporal

5-270.1♦ Periorbital

5-270.2♦ Paranasal

Inkl.: Fossa canina

5-270.3♦ Wangenbereich
Inkl.: Oberlippe

5-270.4♦ Parotisregion

5-270.5 Submandibulär

5-270.6♦ Submandibulär, kieferwinkelnah

5-270.7 Submental

5-270.8 Zungengrund
Inkl.: Inzision einer Mundbodenphlegmone von außen

5-270.9♦ Bereich des M. sternocleidomastoideus

5-270.x♦ Sonstige

5-270.y N.n.bez.

5-271.– Inzision des harten und weichen Gaumens

5-271.0 Ohne weitere Maßnahmen

5-271.1 Drainage

5-271.2 Uvulotomie

5-271.x Sonstige

5-271.y N.n.bez.

5-272.– Exzision und Destruktion des (erkrankten) harten und weichen Gaumens
Hinw.: Eine durchgeführte Neck dissection ist gesondert zu kodieren (5-403 ff.).

5-272.0 Exzision, lokal

5-272.1 Exzision, partiell

5-272.2 Exstirpation, total, transoral

5-272.3 Exzision, radikal [En-bloc-Resektion], transmandibulär

5-272.4 Exzision, radikal [En-bloc-Resektion], transfazial

5-272.5 Uvulektomie

5-272.6- Destruktion
.60 Elektrokoagulation
.61 Laserkoagulation
.62 Thermokoagulation
.63 Kryokoagulation
.64 Photodynamische Therapie
.65 Elektrochemotherapie
.6x Sonstige

5-272.x Sonstige

5-272.y N.n.bez.

5-273.– Inzision, Exzision und Destruktion in der Mundhöhle
Inkl.: Exzision einer Weichteilzyste
Exzision einer papillären Hyperplasie
Exkl.: Resektion des Mundbodens mit plastischer Rekonstruktion (5-277 ff.)
Resektion der Wange mit plastischer Rekonstruktion (5-278 ff.)

5-273.0 Inzision und Drainage, vestibulär submukös

5-273.1 Inzision und Drainage, vestibulär subperiostal

5-273.2 Inzision und Drainage, sublingual

5-273.3 Exzision, lokal, Mundboden

5-273.4♦ Exzision, lokal, Wange

5-273.5 Exzision, lokal, Lippe

5-273.6 Exzision, partiell, Mundboden

5-273.7♦ Exzision, partiell, Wange

5-273.8 Exzision, partiell, Lippe

5-273.9- Destruktion
.90 Elektrokoagulation
.91 Laserkoagulation
.92 Thermokoagulation
.93 Kryokoagulation
.94 Photodynamische Therapie
.95 Elektrochemotherapie
.9x Sonstige

5-273.x♦ Sonstige

5-273.y N.n.bez.

5-274.– Mundbodenplastik

Exkl.: Mundbodensenkung (5-244.1 ff., 5-244.3 ff.)

5-274.0 Naht (nach Verletzung)

5-274.1 Plastische Rekonstruktion

5-274.2 Verschluss einer Fistel

5-274.x Sonstige

5-274.y N.n.bez.

5-275.– Palatoplastik

Exkl.: Palatopharyngoplastik (5-294.4)
Operative Fixation eines kieferorthopädischen Gerätes (5-249.2)

5-275.0 Naht (nach Verletzung)

5-275.1 Primäre Hartgaumenplastik ohne Knochentransplantat

5-275.2 Primäre Hartgaumenplastik mit Knochentransplantat
Hinw.: Die Entnahme eines Knochentransplantates ist gesondert zu kodieren (5-783 ff.).

5-275.3 Sekundäre Hartgaumenplastik ohne Knochentransplantat

5-275.4 Sekundäre Hartgaumenplastik mit Knochentransplantat
Hinw.: Die Entnahme eines Knochentransplantates ist gesondert zu kodieren (5-783 ff.).

5-275.7 Velopharyngolyse

5-275.8 Velopharyngoplastik

5-275.9 Primäre Segelplastik
Inkl.: Uvulaplastik

5-275.a Sekundäre Segelplastik
Inkl.: Uvulaplastik

5-275.x Sonstige

5-275.y N.n.bez.

5-276.– Plastische Rekonstruktion einer (angeborenen) Lippenspalte und Lippen-Kieferspalte

5-276.7♦ Sekundäroperation der Lippenspalte

5-276.8♦ Operation bei Makrostomie

5-276.9♦ Sekundäroperation der Kieferspalte

5-276.a♦ Lippenplastik

5-276.b♦ Kieferplastik

5-276.c♦ Kieferplastik, mit Osteoplastik

5-276.x♦ Sonstige

5-276.y N.n.bez.

5-277.– Resektion des Mundbodens mit plastischer Rekonstruktion

Exkl.: Partielle Exzision des Mundbodens ohne Rekonstruktion (5-273.6)
Lokale Exzision des Mundbodens ohne Rekonstruktion (5-273.3)

Hinw.: Eine durchgeführte Neck dissection ist gesondert zu kodieren (5-403 ff.).
Die Entnahme eines Transplantates ist gesondert zu kodieren (5-242.5, 5-242.6, 5-858 ff., 5-901 ff.).

5-277.0- Transoral
.00 Rekonstruktion mit gestieltem regionalen Lappen
.01 Rekonstruktion mit nicht vaskularisiertem Transplantat
.02 Rekonstruktion mit freiem mikrovaskulär-anastomosierten Transplantat
.03 Rekonstruktion mit gestieltem Fernlappen
.0x Sonstige

5-277.1- Durch temporäre Mandibulotomie
.10 Rekonstruktion mit gestieltem regionalen Lappen
.11 Rekonstruktion mit nicht vaskularisiertem Transplantat
.12 Rekonstruktion mit freiem mikrovaskulär-anastomosierten Transplantat
.13 Rekonstruktion mit gestieltem Fernlappen
.1x Sonstige

5-277.2- Mit Resektion der Mandibula, partiell, ohne Kontinuitätsdurchtrennung
.20 Rekonstruktion mit gestieltem regionalen Lappen
.21 Rekonstruktion mit nicht vaskularisiertem Transplantat
.22 Rekonstruktion mit freiem mikrovaskulär-anastomosierten Transplantat
.23 Rekonstruktion mit gestieltem Fernlappen
.2x Sonstige

5-277.3- Mit Resektion der Mandibula, partiell, mit Kontinuitätsdurchtrennung
.30 Rekonstruktion mit gestieltem regionalen Lappen
.31 Rekonstruktion mit nicht vaskularisiertem Transplantat
.32 Rekonstruktion mit freiem mikrovaskulär-anastomosierten Transplantat
.33 Rekonstruktion mit gestieltem Fernlappen
.3x Sonstige

5-277.x- Sonstige
.x0 Rekonstruktion mit gestieltem regionalen Lappen
.x1 Rekonstruktion mit nicht vaskularisiertem Transplantat
.x2 Rekonstruktion mit freiem mikrovaskulär-anastomosierten Transplantat
.x3 Rekonstruktion mit gestieltem Fernlappen
.xx Sonstige

5-277.y N.n.bez.

5-278.– Resektion der Wange mit plastischer Rekonstruktion

Exkl.: Partielle Exzision der Wange ohne Rekonstruktion (5-273.7)
Lokale Exzision der Wange ohne Rekonstruktion (5-273.4)

Hinw.: Eine durchgeführte Neck dissection ist gesondert zu kodieren (5-403 ff.).
Die Entnahme eines Transplantates ist gesondert zu kodieren (5-242.5, 5-242.6, 5-858 ff., 5-901 ff.).

5-278.0- Transoral
.00♦ Rekonstruktion mit gestieltem regionalen Lappen
.01♦ Rekonstruktion mit nicht vaskularisiertem Transplantat
.02♦ Rekonstruktion mit einem freien mikrovaskulär-anastomosierten Transplantat
.03♦ Rekonstruktion mit gestieltem Fernlappen
.04♦ Rekonstruktion mit zwei freien mikrovaskulär-anastomosierten Transplantaten
.05♦ Rekonstruktion mit einer Kombination aus gestielten und mikrovaskulär-anastomosierten Lappen
.0x♦ Sonstige

5-278.1- Durch temporäre Mandibulotomie
.10♦ Rekonstruktion mit gestieltem regionalen Lappen
.11♦ Rekonstruktion mit nicht vaskularisiertem Transplantat
.12♦ Rekonstruktion mit einem freien mikrovaskulär-anastomosierten Transplantat
.13♦ Rekonstruktion mit gestieltem Fernlappen
.14♦ Rekonstruktion mit zwei freien mikrovaskulär-anastomosierten Transplantaten
.15♦ Rekonstruktion mit einer Kombination aus gestielten und mikrovaskulär-anastomosierten Lappen
.1x♦ Sonstige

5-278.2- Mit Resektion der Mandibula, partiell, ohne Kontinuitätsdurchtrennung
.20♦ Rekonstruktion mit gestieltem regionalen Lappen
.21♦ Rekonstruktion mit nicht vaskularisiertem Transplantat
.22♦ Rekonstruktion mit einem freien mikrovaskulär-anastomosierten Transplantat
.23♦ Rekonstruktion mit gestieltem Fernlappen
.24♦ Rekonstruktion mit zwei freien mikrovaskulär-anastomosierten Transplantaten
.25♦ Rekonstruktion mit einer Kombination aus gestielten und mikrovaskulär-anastomosierten Lappen
.2x♦ Sonstige

5-278.3- Mit Teilresektion der Mandibula, mit Kontinuitätsdurchtrennung
.30♦ Rekonstruktion mit gestieltem regionalen Lappen
.31♦ Rekonstruktion mit nicht vaskularisiertem Transplantat
.32♦ Rekonstruktion mit einem freien mikrovaskulär-anastomosierten Transplantat
.33♦ Rekonstruktion mit gestieltem Fernlappen
.34♦ Rekonstruktion mit zwei freien mikrovaskulär-anastomosierten Transplantaten
.35♦ Rekonstruktion mit einer Kombination aus gestielten und mikrovaskulär-anastomosierten Lappen
.3x♦ Sonstige

5-278.4- Mit Teilresektion der Maxilla
.40♦ Rekonstruktion mit gestieltem regionalen Lappen
.41♦ Rekonstruktion mit nicht vaskularisiertem Transplantat
.42♦ Rekonstruktion mit einem freien mikrovaskulär-anastomosierten Transplantat
.43♦ Rekonstruktion mit gestieltem Fernlappen
.44♦ Rekonstruktion mit zwei freien mikrovaskulär-anastomosierten Transplantaten
.45♦ Rekonstruktion mit einer Kombination aus gestielten und mikrovaskulär-anastomosierten Lappen
.4x♦ Sonstige

5-278.x- Sonstige
- .x0♦ Rekonstruktion mit gestieltem regionalen Lappen
- .x1♦ Rekonstruktion mit nicht vaskularisiertem Transplantat
- .x2♦ Rekonstruktion mit einem freien mikrovaskulär-anastomosierten Transplantat
- .x3♦ Rekonstruktion mit gestieltem Fernlappen
- .x4♦ Rekonstruktion mit zwei freien mikrovaskulär-anastomosierten Transplantaten
- .x5♦ Rekonstruktion mit einer Kombination aus gestielten und mikrovaskulär-anastomosierten Lappen
- .xx♦ Sonstige

5-278.y N.n.bez.

5-279.– Andere Operationen am Mund

5-279.0 Operative Blutstillung
Exkl.: Operative Blutstillung an Gebiss, Zahnfleisch und Alveolen (5-249.0)

5-279.1 Frenulotomie

5-279.x Sonstige

5-279.y N.n.bez.

5-28 Operationen im Bereich des Naso- und Oropharynx

5-280.– Transorale Inzision und Drainage eines pharyngealen oder parapharyngealen Abszesses

5-280.0 (Peri)tonsillär

5-280.1 Parapharyngeal

5-280.2 Retropharyngeal

5-280.3 Im Bereich des Zungengrundes

5-280.x Sonstige

5-280.y N.n.bez.

5-281.– Tonsillektomie (ohne Adenotomie)

Exkl.: Operative Blutstillung nach Tonsillektomie (5-289.1)
Hinw.: Eine durchgeführte Neck dissection ist gesondert zu kodieren (5-403 ff.).

5-281.0 Mit Dissektionstechnik

5-281.1 Abszesstonsillektomie

5-281.2 Radikal, transoral

5-281.3 Radikal, durch Pharyngotomie

5-281.4 Rest-Tonsillektomie

5-281.5 Partiell, transoral
Inkl.: Tonsillotomie

5-281.x Sonstige

5-281.y N.n.bez.

5-282.– Tonsillektomie mit Adenotomie

5-282.0 Mit Dissektionstechnik

5-282.1 Partiell, transoral

Inkl.: Tonsillotomie mit Adenotomie

Hinw.: Dieser Kode ist im Geltungsbereich des G-DRG-Systems (§ 17b KHG) nicht zu verwenden. Dafür ist bei einer partiellen Tonsillektomie mit gleichzeitiger Adenotomie der Kode 5-281.5 zusammen mit einem Kode aus 5-285 ff. anzugeben.

5-282.x Sonstige

5-282.y N.n.bez.

5-284.– Exzision und Destruktion einer Zungengrundtonsille

5-284.0 Transoral

5-284.1 Durch Pharyngotomie

5-284.x Sonstige

5-284.y N.n.bez.

5-285.– Adenotomie (ohne Tonsillektomie)

Exkl.: Operative Blutstillung nach Adenotomie (5-289.2)

5-285.0 Primäreingriff

5-285.1 Readenotomie

5-285.x Sonstige

5-285.y N.n.bez.

5-289.– Andere Operationen an Gaumen- und Rachenmandeln

5-289.0- Destruktion von erkranktem Gewebe

.00 Elektrokoagulation

.01 Laserkoagulation

.02 Thermokoagulation

.03 Kryokoagulation

.04 Photodynamische Therapie

.0x Sonstige

5-289.1 Operative Blutstillung nach Tonsillektomie

5-289.2 Operative Blutstillung nach Adenotomie

5-289.3 Narbenexzision

5-289.4 Exzision von erkranktem Gewebe

5-289.x Sonstige

5-289.y N.n.bez.

5-29...5-31 Operationen an Pharynx, Larynx und Trachea

Hinw.: Folgende Verfahren oder Operationsumstände sind zusätzlich zu kodieren, sofern sie nicht als eigener Kode angegeben sind:
- mikrochirurgische Technik (5-984)
- Lasertechnik (5-985 ff.)
- minimalinvasive Technik (5-986 ff.)
- Operation im Rahmen der Versorgung einer Mehrfachverletzung (5-981)
- Operation im Rahmen der Versorgung eines Polytraumas (5-982 ff.)
- Durchführung einer Reoperation (5-983)
- vorzeitiger Abbruch einer Operation (5-995)

5-29 Operationen am Pharynx

5-290.– Pharyngotomie

Hinw.: Eine durchgeführte Neck dissection ist gesondert zu kodieren (5-403 ff.).
Mit einem Kode aus diesem Bereich ist nur die isolierte Pharyngotomie zu kodieren. Die Pharyngotomie als Zugang im Rahmen einer nachfolgenden Operation ist unter dem jeweiligen Eingriff zu kodieren.

5-290.0 Median

5-290.1 Median, translingual

5-290.2 Median, transhyoidal

5-290.3 Lateral

5-290.x Sonstige

5-290.y N.n.bez.

5-291.– Operationen an Kiemengangsresten

5-291.0 Inzision

5-291.1 Exzision einer lateralen Halszyste

5-291.2 Exzision einer lateralen Halsfistel

5-291.3 Sekundärer Eingriff

5-291.x Sonstige

5-291.y N.n.bez.

5-292.– Exzision und Destruktion von erkranktem Gewebe des Pharynx

Hinw.: Eine durchgeführte Neck dissection ist gesondert zu kodieren (5-403 ff.).

5-292.0 Exzision, lokal

5-292.3- Destruktion
- .30 Elektrokoagulation
- .31 Laserkoagulation
- .32 Thermokoagulation
- .33 Kryokoagulation
- .34 Photodynamische Therapie
- .35 Elektrochemotherapie
- .3x Sonstige

5-292.x Sonstige

5-292.y N.n.bez.

5-293.– Pharyngoplastik

Exkl.: Partielle Resektion des Pharynx mit Rekonstruktion (5-295 ff.)
Radikale Resektion des Pharynx mit Rekonstruktion (5-296 ff.)

Hinw.: Diese Kodes sind für die alleinige Pharyngoplastik ohne Resektion des Pharynx zu verwenden.

5-293.0 Mit lokaler Schleimhaut

5-293.1 Mit gestieltem myokutanen Lappen

5-293.2 Mit mikrovaskulär anastomosiertem Transplantat

5-293.3 Mit freiem Hautlappen

5-293.4 Mit freiem Darmtransplantat

5-293.5 Mit Magenhochzug

5-293.x Sonstige

5-293.y N.n.bez.

5-294.– Andere Rekonstruktionen des Pharynx

5-294.0 Naht (nach Verletzung)

5-294.1 Verschluss einer Fistel

5-294.2 Verschluss einer Hypopharynxperforation

5-294.3 Adhäsiolyse

5-294.4 (Uvulo-)Palatopharyngoplastik

5-294.x Sonstige

5-294.y N.n.bez.

5-295.– Partielle Resektion des Pharynx [Pharynxteilresektion]

Hinw.: Eine durchgeführte Neck dissection ist gesondert zu kodieren (5-403 ff.).

5-295.0- Transoral
.00 Ohne Rekonstruktion
.01 Rekonstruktion mit lokaler Schleimhaut
.02 Rekonstruktion mit gestieltem regionalen Lappen
.03 Rekonstruktion mit nicht vaskularisiertem Transplantat
.04 Rekonstruktion mit freiem mikrovaskulär-anastomosierten Transplantat
.05 Rekonstruktion mit gestieltem Fernlappen
.0x Sonstige

5-295.1- Durch Pharyngotomie
.10 Ohne Rekonstruktion
.11 Rekonstruktion mit lokaler Schleimhaut
.12 Rekonstruktion mit gestieltem regionalen Lappen
.13 Rekonstruktion mit nicht vaskularisiertem Transplantat
.14 Rekonstruktion mit freiem mikrovaskulär-anastomosierten Transplantat
.15 Rekonstruktion mit gestieltem Fernlappen
.1x Sonstige

5-295.2- Durch Spaltung des weichen und/oder harten Gaumens
.20 Ohne Rekonstruktion
.21 Rekonstruktion mit lokaler Schleimhaut
.22 Rekonstruktion mit gestieltem regionalen Lappen
.23 Rekonstruktion mit nicht vaskularisiertem Transplantat
.24 Rekonstruktion mit freiem mikrovaskulär-anastomosierten Transplantat

.25 Rekonstruktion mit gestieltem Fernlappen
.2x Sonstige

5-295.3- Transmandibulär
.30 Ohne Rekonstruktion
.31 Rekonstruktion mit lokaler Schleimhaut
.32 Rekonstruktion mit gestieltem regionalen Lappen
.33 Rekonstruktion mit nicht vaskularisiertem Transplantat
.34 Rekonstruktion mit freiem mikrovaskulär-anastomosierten Transplantat
.35 Rekonstruktion mit gestieltem Fernlappen
.3x Sonstige

5-295.x- Sonstige
.x0 Ohne Rekonstruktion
.x1 Rekonstruktion mit lokaler Schleimhaut
.x2 Rekonstruktion mit gestieltem regionalen Lappen
.x3 Rekonstruktion mit nicht vaskularisiertem Transplantat
.x4 Rekonstruktion mit freiem mikrovaskulär-anastomosierten Transplantat
.x5 Rekonstruktion mit gestieltem Fernlappen
.xx Sonstige

5-295.y N.n.bez.

5-296.– Radikale Resektion des Pharynx [Pharyngektomie]

Hinw.: Eine durchgeführte Neck dissection ist gesondert zu kodieren (5-403 ff.).

5-296.0- Transoral
.00 Ohne Rekonstruktion
.01 Rekonstruktion mit lokaler Schleimhaut
.02 Rekonstruktion mit gestieltem regionalen Lappen
.03 Rekonstruktion mit nicht vaskularisiertem Transplantat
.04 Rekonstruktion mit freiem mikrovaskulär-anastomosierten Transplantat
.05 Rekonstruktion mit gestieltem Fernlappen
.06 Rekonstruktion mit freiem Darmtransplantat
.07 Rekonstruktion mit Magenhochzug
.0x Sonstige

5-296.1- Durch Pharyngotomie
.10 Ohne Rekonstruktion
.11 Rekonstruktion mit lokaler Schleimhaut
.12 Rekonstruktion mit gestieltem regionalen Lappen
.13 Rekonstruktion mit nicht vaskularisiertem Transplantat
.14 Rekonstruktion mit freiem mikrovaskulär-anastomosierten Transplantat
.15 Rekonstruktion mit gestieltem Fernlappen
.16 Rekonstruktion mit freiem Darmtransplantat
.17 Rekonstruktion mit Magenhochzug
.1x Sonstige

5-296.2- Durch Spaltung des weichen und/oder harten Gaumens
.20 Ohne Rekonstruktion
.21 Rekonstruktion mit lokaler Schleimhaut
.22 Rekonstruktion mit gestieltem regionalen Lappen
.23 Rekonstruktion mit nicht vaskularisiertem Transplantat

.24 Rekonstruktion mit freiem mikrovaskulär-anastomosierten Transplantat
.25 Rekonstruktion mit gestieltem Fernlappen
.26 Rekonstruktion mit freiem Darmtransplantat
.27 Rekonstruktion mit Magenhochzug
.2x Sonstige

5-296.3- Transmandibulär
.30 Ohne Rekonstruktion
.31 Rekonstruktion mit lokaler Schleimhaut
.32 Rekonstruktion mit gestieltem regionalen Lappen
.33 Rekonstruktion mit nicht vaskularisiertem Transplantat
.34 Rekonstruktion mit freiem mikrovaskulär-anastomosierten Transplantat
.35 Rekonstruktion mit gestieltem Fernlappen
.36 Rekonstruktion mit freiem Darmtransplantat
.37 Rekonstruktion mit Magenhochzug
.3x Sonstige

5-296.x- Sonstige
.x0 Ohne Rekonstruktion
.x1 Rekonstruktion mit lokaler Schleimhaut
.x2 Rekonstruktion mit gestieltem regionalen Lappen
.x3 Rekonstruktion mit nicht vaskularisiertem Transplantat
.x4 Rekonstruktion mit freiem mikrovaskulär-anastomosierten Transplantat
.x5 Rekonstruktion mit gestieltem Fernlappen
.x6 Rekonstruktion mit freiem Darmtransplantat
.x7 Rekonstruktion mit Magenhochzug
.xx Sonstige

5-296.y N.n.bez.

5-299.– Andere Operationen am Pharynx

5-299.0- Myotomie des M. constrictor pharyngis
.00 Ohne Pharyngotomie
.01 Mit Pharyngotomie

5-299.1 Ausstopfen eines Zenker-Divertikels, endoskopisch

5-299.2 Schwellendurchtrennung eines Zenker-Divertikels, endoskopisch

5-299.x Sonstige

5-299.y N.n.bez.

5-30 Exzision und Resektion am Larynx

5-300.– Exzision und Destruktion von erkranktem Gewebe des Larynx

Hinw.: Eine durchgeführte Neck dissection ist gesondert zu kodieren (5-403 ff.).

5-300.0 Exzision, endolaryngeal
Inkl.: Exzision einer Laryngozele

5-300.1 Exzision, laryngoskopisch

5-300.2 Exzision, mikrolaryngoskopisch

5-300.3- Destruktion
.30 Elektrokoagulation
.31 Laserkoagulation
.32 Thermokoagulation
.33 Kryokoagulation
.34 Photodynamische Therapie
.35 Elektrochemotherapie
.3x Sonstige

5-300.4 Dekortikation einer Stimmlippe, durch Thyreotomie

5-300.5 Dekortikation einer Stimmlippe, mikrolaryngoskopisch

5-300.6 Stripping einer Stimmlippe, durch Thyreotomie

5-300.7 Stripping einer Stimmlippe, mikrolaryngoskopisch

5-300.x Sonstige

5-300.y N.n.bez.

5-301.– Hemilaryngektomie

Hinw.: Eine durchgeführte Neck dissection ist gesondert zu kodieren (5-403 ff.).

5-301.0 Horizontal, supraglottisch

5-301.1 Horizontal, supraglottisch mit Zungengrundresektion

5-301.2 Vertikal, modifiziert (Hautant)

5-301.3 Vertikal, komplett (Gluck-Sörensen)

5-301.x Sonstige

5-301.y N.n.bez.

5-302.– Andere partielle Laryngektomie

Hinw.: Eine durchgeführte Neck dissection ist gesondert zu kodieren (5-403 ff.).

5-302.0 Epiglottektomie, endolaryngeal

5-302.1 Chordektomie, endolaryngeal

5-302.2 Chordektomie durch Thyreotomie

5-302.3 Cricothyreoidektomie

5-302.4 Partielle Larynx-Pharynx-Resektion

5-302.5 Endoskopische Laserresektion

5-302.6 Teilresektion, frontal (Huet)

5-302.7 Teilresektion, frontolateral (Leroux-Robert)

5-302.8 Arytenoidektomie, laryngoskopisch

5-302.9 Arytenoidektomie, mikrolaryngoskopisch

5-302.x Sonstige

5-302.y N.n.bez.

5-303.– Laryngektomie

Inkl.: Tracheotomie

Hinw.: Eine durchgeführte Neck dissection ist gesondert zu kodieren (5-403 ff.).

5-303.0- Einfache Laryngektomie
.00 Ohne Rekonstruktion
.01 Rekonstruktion mit lokaler Schleimhaut
.02 Rekonstruktion mit gestieltem regionalen Lappen
.03 Rekonstruktion mit nicht vaskularisiertem Transplantat
.04 Rekonstruktion mit freiem mikrovaskulär-anastomosierten Transplantat
.05 Rekonstruktion mit gestieltem Fernlappen
.06 Rekonstruktion mit freiem Darmtransplantat
.07 Rekonstruktion mit Magenhochzug
.0x Sonstige

5-303.1- Mit Pharyngektomie
.10 Ohne Rekonstruktion
.11 Rekonstruktion mit lokaler Schleimhaut
.12 Rekonstruktion mit gestieltem regionalen Lappen
.13 Rekonstruktion mit nicht vaskularisiertem Transplantat
.14 Rekonstruktion mit freiem mikrovaskulär-anastomosierten Transplantat
.15 Rekonstruktion mit gestieltem Fernlappen
.16 Rekonstruktion mit freiem Darmtransplantat
.17 Rekonstruktion mit Magenhochzug
.1x Sonstige

5-303.2- Mit Pharyngektomie und Schilddrüsenresektion
.20 Ohne Rekonstruktion
.21 Rekonstruktion mit lokaler Schleimhaut
.22 Rekonstruktion mit gestieltem regionalen Lappen
.23 Rekonstruktion mit nicht vaskularisiertem Transplantat
.24 Rekonstruktion mit freiem mikrovaskulär-anastomosierten Transplantat
.25 Rekonstruktion mit gestieltem Fernlappen
.26 Rekonstruktion mit freiem Darmtransplantat
.27 Rekonstruktion mit Magenhochzug
.2x Sonstige

5-303.x- Sonstige
.x0 Ohne Rekonstruktion
.x1 Rekonstruktion mit lokaler Schleimhaut
.x2 Rekonstruktion mit gestieltem regionalen Lappen
.x3 Rekonstruktion mit nicht vaskularisiertem Transplantat
.x4 Rekonstruktion mit freiem mikrovaskulär-anastomosierten Transplantat
.x5 Rekonstruktion mit gestieltem Fernlappen
.x6 Rekonstruktion mit freiem Darmtransplantat
.x7 Rekonstruktion mit Magenhochzug
.xx Sonstige

5-303.y N.n.bez.

5-31 Andere Larynxoperationen und Operationen an der Trachea

5-310.– Larynxverengende Eingriffe

5-310.0 Injektion in die Stimmlippen (z.B. zur Verschmälerung der Stimmritze)

5-310.1 Injektion in die Taschenfalten

5-310.2- Thyroplastik
Inkl.: Thyroplastik zur Stimmlippenmedialisierung

.20 Mit autogenem Gewebe

.21 Mit sekundär adjustierbarem alloplastischen Implantat
Inkl.: Titankeil mit nachfüllbarem Silikonkissen

.2x Sonstige

5-310.3 Arytänoidadduktion
Inkl.: Arytänoidadduktion zur Stellknorpelmedialisierung

5-310.x Sonstige

5-310.y N.n.bez.

5-311.– Temporäre Tracheostomie

Inkl.: Notfalltracheotomie

5-311.0 Tracheotomie

5-311.1 Punktionstracheotomie

5-311.2 Minitracheotomie

5-311.3 Koniotomie [Interkrikothyreotomie]

5-311.x Sonstige

5-311.y N.n.bez.

5-312.– Permanente Tracheostomie

Exkl.: Erweiterungsplastik eines Tracheostomas (5-316.3)
Sternale Tracheostomie bei Resektion der Trachea (5-314.1 ff.)

5-312.0 Tracheotomie

5-312.1 Re-Tracheotomie

5-312.2 Tracheotomie mit mukokutaner Anastomose

5-312.x Sonstige

5-312.y N.n.bez.

5-313.– Inzision des Larynx und andere Inzisionen der Trachea

5-313.0 Larynx, endolaryngeal
Inkl.: Thyreotomie, Laryngofissur

5-313.1 Larynx, laryngoskopisch

5-313.2 Larynx, mikrolaryngoskopisch

5-313.3 Trachea

5-313.x Sonstige

5-313.y N.n.bez.

5-314.– Exzision, Resektion und Destruktion (von erkranktem Gewebe) der Trachea

5-314.0- Exzision
.00 Offen chirurgisch
.01 Thorakoskopisch
.02 Tracheobronchoskopisch
.0x Sonstige

5-314.1- Resektion
.11 Mit End-zu-End-Anastomose
.12 Mit Anlegen eines Tracheostomas
.13 Mit Plastik (Stent)
.1x Sonstige

5-314.2- Destruktion
Hinw.: Die Anwendung einer Kryosonde ist gesondert zu kodieren (5-31a.0).
.20 Offen chirurgisch
.21 Thorakoskopisch
.22 Tracheobronchoskopisch
.2x Sonstige

5-314.3- Resektion, krikotracheal
.30 Mit End-zu-End-Anastomose
.31 Mit Anlegen eines Tracheostomas
.32 Mit Plastik (Stent)
.3x Sonstige

5-314.x Sonstige

5-314.y N.n.bez.

5-315.– Rekonstruktion des Larynx

Exkl.: Dilatation des Larynx (5-319.0)

5-315.0 Naht (nach Verletzung)
Inkl.: Larynxfraktur

5-315.1 Verschluss einer Fistel

5-315.2 Erweiterungsplastik der Glottis (endolaryngeal)

5-315.3 Konstruktion einer Neoglottis

5-315.4 Erweiterungsplastik des Larynx

5-315.5 Plastische Rekonstruktion des Larynx
Exkl.: Laryngektomie mit Rekonstruktion (5-303 ff.)

5-315.6 Plastische Rekonstruktion einer Stimmlippe

5-315.7 Revision einer Neoglottis

5-315.8 Revision einer Stimmlippenplastik

5-315.9 Lateralfixation der Stimmlippen von außen

5-315.a Implantation oder Wechsel eines künstlichen Larynx

5-315.b Entfernung eines künstlichen Larynx

5-315.c Einsetzen oder Wechsel eines Ventilsystems für den künstlichen Larynx

5-315.d Entfernung eines Ventilsystems für den künstlichen Larynx

5-315.x Sonstige

5-315.y N.n.bez.

5-316.– Rekonstruktion der Trachea

Exkl.: Dilatation der Trachea (5-319.1 ff.)

5-316.0 Naht (nach Verletzung)

5-316.1 Verschluss einer Fistel

Exkl.: Verschluss einer erworbenen Ösophagotrachealfistel (5-429.4 ff.)

5-316.2 Verschluss eines Tracheostomas

5-316.3 Erweiterungsplastik eines Tracheostomas

5-316.4 Resektion mit Implantation einer Prothese

5-316.5- Plastische Rekonstruktion (Tracheatransplantation)

.50 Zervikal

.51 Zervikal mit Tracheostomie

.52 Intrathorakal

.5x Sonstige

5-316.6- Beseitigung einer Trachealstenose

.60 Mit End-zu-End-Anastomose

.61 Mit Plastik (Stent)

.6x Sonstige

5-316.7 Tracheopexie

5-316.8 End-zu-End-Anastomose (bei Ruptur)

5-316.x Sonstige

5-316.y N.n.bez.

5-319.– Andere Operationen an Larynx und Trachea

Exkl.: Einführung, Wechsel und Entfernung einer Sprechkanüle

5-319.0 Dilatation des Larynx

Hinw.: Die Anwendung eines Ballonkatheters ist gesondert zu kodieren (5-31a.1).

5-319.1- Dilatation der Trachea (endoskopisch)

Hinw.: Die Anwendung von Lasertechnik ist gesondert zu kodieren (5-985 ff.).
Die Anwendung eines Ballonkatheters ist gesondert zu kodieren (5-31a.1).

.11 Ohne Einlegen einer Schiene (Stent)

.13 Mit Einlegen einer Schiene (Stent), hybrid/dynamisch

.14 Mit Einlegen einer Schiene (Stent), Kunststoff

.15 Mit Einlegen einer Schiene (Stent), Metall

5-319.2 Adhäsiolyse

5-319.3 Wechsel einer Prothese (Platzhalter) nach Larynxrekonstruktion

5-319.4 Entfernung einer Prothese (Platzhalter) nach Larynxrekonstruktion

5-319.6- Wechsel einer trachealen Schiene (Stent)

Inkl.: Dilatation

.60 Auf eine Schiene (Stent), hybrid/dynamisch

.61 Auf eine Schiene (Stent), Kunststoff

.62 Auf eine Schiene (Stent), Metall

5-319.7 Entfernung einer trachealen Schiene (Stent)

5-319.9 Einlegen oder Wechsel einer Stimmprothese

Hinw.: Die Anlage einer ösophagotrachealen Fistel ist gesondert zu kodieren (5-429.0).

5-319.a Entfernung einer Stimmprothese

Hinw.: Der Verschluss einer ösophagotrachealen Fistel ist gesondert zu kodieren (5-429.n).

5-319.b Endoskopische Injektion in die Trachea

Inkl.: Injektion von Fibrinkleber

5-319.c Plastische laryngotracheale Rekonstruktion mit Rippenknorpel

Inkl.: End-zu-End-Anastomose

Hinw.: Die Entnahme von Rippenknorpel ist gesondert zu kodieren (5-349.4).

5-319.x Sonstige

5-319.y N.n.bez.

5-31a.– Zusatzinformationen zu Operationen an Larynx und Trachea

Hinw.: Diese Kodes sind Zusatzkodes. Die durchgeführten Eingriffe sind gesondert zu kodieren.

5-31a.0 Anwendung einer Kryosonde

5-31a.1 Anwendung eines Ballonkatheters

5-32...5-34 Operationen an Lunge und Bronchus

Inkl.: Thorakoskopische Eingriffe, Lasereingriffe, photodynamische Eingriffe

Hinw.: Folgende Verfahren oder Operationsumstände sind zusätzlich zu kodieren, sofern sie nicht als eigener Kode angegeben sind:
- mikrochirurgische Technik (5-984)
- Lasertechnik (5-985 ff.)
- minimalinvasive Technik (5-986 ff.)
- Operation im Rahmen der Versorgung einer Mehrfachverletzung (5-981)
- Operation im Rahmen der Versorgung eines Polytraumas (5-982 ff.)
- Durchführung einer Reoperation (5-983)
- vorzeitiger Abbruch einer Operation (5-995)

5-32 Exzision und Resektion an Lunge und Bronchus

Inkl.: Simultan mit Lungenparenchymresektion durchgeführte Dekortikationen und viszerale Pleurektomien

Exkl.: Pleurektomie ohne Lungenresektion (5-344 ff.)

5-320.– Exzision und Destruktion von erkranktem Gewebe eines Bronchus

Exkl.: Bronchoskopische Biopsie
Biopsie eines Bronchus durch Inzision (1-581.2)

5-320.0♦ Durch Bronchoskopie

Inkl.: Bronchoskopische Blutstillung

Exkl.: Nicht destruierende bronchoskopische Blutstillung als selbständiger Eingriff (5-339.a)

Hinw.: Die Anwendung von Lasertechnik ist gesondert zu kodieren (5-985 ff.).
Die Anwendung eines ultradünnen Tracheobronchoskops ist gesondert zu kodieren (5-339.b).

5-320.1♦ Durch Thorakotomie

5-320.2♦ Durch Thorakoskopie

5-320.3♦ Bronchoskopische photodynamische Therapie

5-320.4♦ Bronchoskopische Kryotherapie

5-320.5♦ Bronchoskopische Radiofrequenzablation an der Bronchialmuskulatur

5-320.6- Bronchoskopische Radiofrequenzablation zur Denervierung

Inkl.: Targeted lung denervation

.60♦ Mit 1 Katheter

.61♦ Mit 2 oder mehr Kathetern

5-320.7♦ Bronchoskopische Ablation durch gepulste elektrische Felder

5-320.x♦ Sonstige

5-320.y N.n.bez.

5-321.– Andere Exzision und Resektion eines Bronchus (ohne Resektion des Lungenparenchyms)

Exkl.: Exzision und Resektion eines Bronchus mit Resektion des Lungenparenchyms (5-323 ff.)

5-321.0♦ Keilexzision

5-321.1♦ Bronchusresektion mit End-zu-End-Anastomose

5-321.2 Bifurkationsresektion (mit Rekonstruktion)

5-321.3♦ Revision einer Bronchusstumpfinsuffizienz (mit partieller Resektion), ohne plastische Deckung

5-321.4- Revision einer Bronchusstumpfinsuffizienz mit plastischer Deckung
.40♦ Mit Omentum majus
.41♦ Mit Muskeltransposition
.42♦ Mit Perikard
.43♦ Mit Zwerchfell
.44♦ Mit V. azygos
.45♦ Mit Pleura
.46♦ Mit perikardialem Fett
.4x♦ Sonstige

5-321.x♦ Sonstige

5-321.y N.n.bez.

5-322.– Atypische Lungenresektion

Inkl.: Resektion einer Kaverne oder eines Lungenabszesses
Lungenresektion zur Entfernung eines Fremdkörpers
Viszerale Pleurektomie

5-322.c- Enukleation, offen chirurgisch
.c4♦ Eine Läsion, ohne Lymphadenektomie
.c5♦ Eine Läsion, mit Entfernung einzelner Lymphknoten
.c6♦ Eine Läsion, mit radikaler Lymphadenektomie
.c7♦ 2 bis 5 Läsionen, ohne Lymphadenektomie
.c8♦ 2 bis 5 Läsionen, mit Entfernung einzelner Lymphknoten
.c9♦ 2 bis 5 Läsionen, mit radikaler Lymphadenektomie
.ca♦ 6 bis 9 Läsionen, ohne Lymphadenektomie
.cb♦ 6 bis 9 Läsionen, mit Entfernung einzelner Lymphknoten
.cc♦ 6 bis 9 Läsionen, mit radikaler Lymphadenektomie
.cd♦ 10 bis 19 Läsionen, ohne Lymphadenektomie
.ce♦ 10 bis 19 Läsionen, mit Entfernung einzelner Lymphknoten
.cf♦ 10 bis 19 Läsionen, mit radikaler Lymphadenektomie
.cg♦ 20 oder mehr Läsionen, ohne Lymphadenektomie
.ch♦ 20 oder mehr Läsionen, mit Entfernung einzelner Lymphknoten
.cj♦ 20 oder mehr Läsionen, mit radikaler Lymphadenektomie

5-322.d- Keilresektion, einfach, offen chirurgisch
.d1♦ Ohne Lymphadenektomie
.d2♦ Mit Entfernung einzelner Lymphknoten
.d3♦ Mit radikaler Lymphadenektomie

5-322.e- Keilresektion, mehrfach, offen chirurgisch
.e4♦ 2 bis 5 Keile, ohne Lymphadenektomie
.e5♦ 2 bis 5 Keile, mit Entfernung einzelner Lymphknoten
.e6♦ 2 bis 5 Keile, mit radikaler Lymphadenektomie
.e7♦ 6 bis 9 Keile, ohne Lymphadenektomie
.e8♦ 6 bis 9 Keile, mit Entfernung einzelner Lymphknoten
.e9♦ 6 bis 9 Keile, mit radikaler Lymphadenektomie
.ea♦ 10 bis 19 Keile, ohne Lymphadenektomie
.eb♦ 10 bis 19 Keile, mit Entfernung einzelner Lymphknoten
.ec♦ 10 bis 19 Keile, mit radikaler Lymphadenektomie
.ed♦ 20 oder mehr Keile, ohne Lymphadenektomie
.ee♦ 20 oder mehr Keile, mit Entfernung einzelner Lymphknoten

.ef♦ 20 oder mehr Keile, mit radikaler Lymphadenektomie

5-322.f- Enukleation, thorakoskopisch

.f4♦ Eine Läsion, ohne Lymphadenektomie

.f5♦ Eine Läsion, mit Entfernung einzelner Lymphknoten

.f6♦ Eine Läsion, mit radikaler Lymphadenektomie

.f7♦ 2 bis 5 Läsionen, ohne Lymphadenektomie

.f8♦ 2 bis 5 Läsionen, mit Entfernung einzelner Lymphknoten

.f9♦ 2 bis 5 Läsionen, mit radikaler Lymphadenektomie

.fa♦ 6 bis 9 Läsionen, ohne Lymphadenektomie

.fb♦ 6 bis 9 Läsionen, mit Entfernung einzelner Lymphknoten

.fc♦ 6 bis 9 Läsionen, mit radikaler Lymphadenektomie

.fd♦ 10 bis 19 Läsionen, ohne Lymphadenektomie

.fe♦ 10 bis 19 Läsionen, mit Entfernung einzelner Lymphknoten

.ff♦ 10 bis 19 Läsionen, mit radikaler Lymphadenektomie

.fg♦ 20 oder mehr Läsionen, ohne Lymphadenektomie

.fh♦ 20 oder mehr Läsionen, mit Entfernung einzelner Lymphknoten

.fj♦ 20 oder mehr Läsionen, mit radikaler Lymphadenektomie

5-322.g- Keilresektion, einfach, thorakoskopisch

.g1♦ Ohne Lymphadenektomie

.g2♦ Mit Entfernung einzelner Lymphknoten

.g3♦ Mit radikaler Lymphadenektomie

5-322.h- Keilresektion, mehrfach, thorakoskopisch

.h4♦ 2 bis 5 Keile, ohne Lymphadenektomie

.h5♦ 2 bis 5 Keile, mit Entfernung einzelner Lymphknoten

.h6♦ 2 bis 5 Keile, mit radikaler Lymphadenektomie

.h7♦ 6 bis 9 Keile, ohne Lymphadenektomie

.h8♦ 6 bis 9 Keile, mit Entfernung einzelner Lymphknoten

.h9♦ 6 bis 9 Keile, mit radikaler Lymphadenektomie

.ha♦ 10 bis 19 Keile, ohne Lymphadenektomie

.hb♦ 10 bis 19 Keile, mit Entfernung einzelner Lymphknoten

.hc♦ 10 bis 19 Keile, mit radikaler Lymphadenektomie

.hd♦ 20 oder mehr Keile, ohne Lymphadenektomie

.he♦ 20 oder mehr Keile, mit Entfernung einzelner Lymphknoten

.hf♦ 20 oder mehr Keile, mit radikaler Lymphadenektomie

5-322.x Sonstige

5-322.y N.n.bez.

5-323.– Segmentresektion und Bisegmentresektion der Lunge

Inkl.: Viszerale Pleurektomie

Hinw.: Eine in derselben Sitzung durchgeführte Enukleation oder Keilresektion im selben Segment ist im Kode enthalten.
Mit einem Kode aus diesem Bereich sind nur anatomische Segmentresektionen zu kodieren.
Segmentresektionen aus unterschiedlichen Lappen sind gesondert zu kodieren.

5-323.4- Segmentresektion, offen chirurgisch

.41♦ Ohne Lymphadenektomie

.42♦ Mit Entfernung einzelner Lymphknoten

.43♦ Mit radikaler Lymphadenektomie

5-323.5- Segmentresektion, thorakoskopisch
.51♦ Ohne Lymphadenektomie
.52♦ Mit Entfernung einzelner Lymphknoten
.53♦ Mit radikaler Lymphadenektomie
5-323.6- Bisegmentresektion, offen chirurgisch
.61♦ Ohne Lymphadenektomie
.62♦ Mit Entfernung einzelner Lymphknoten
.63♦ Mit radikaler Lymphadenektomie
5-323.7- Bisegmentresektion, thorakoskopisch
.71♦ Ohne Lymphadenektomie
.72♦ Mit Entfernung einzelner Lymphknoten
.73♦ Mit radikaler Lymphadenektomie
5-323.x- Sonstige
.x1♦ Ohne Lymphadenektomie
.x2♦ Mit Entfernung einzelner Lymphknoten
.x3♦ Mit radikaler Lymphadenektomie
5-323.y N.n.bez.

5-324.– Einfache Lobektomie und Bilobektomie der Lunge

Inkl.: Viszerale Pleurektomie

Hinw.: Mit einem Kode aus diesem Bereich sind nur die Lobektomie oder Bilobektomie der Lunge ohne Resektion an extrapulmonalen Strukturen oder Organen zu kodieren.
Eine in derselben Sitzung durchgeführte Enukleation, Keil- oder Segmentresektion im selben Lungenlappen ist im Kode enthalten.

5-324.2- Bilobektomie ohne radikale Lymphadenektomie, offen chirurgisch
.21 Ohne bronchoplastische oder angioplastische Erweiterung
.22 Mit bronchoplastischer Erweiterung
.23 Mit angioplastischer Erweiterung
.2x Sonstige
5-324.3- Bilobektomie mit radikaler Lymphadenektomie, offen chirurgisch
.31 Ohne bronchoplastische oder angioplastische Erweiterung
.32 Mit bronchoplastischer Erweiterung
.33 Mit angioplastischer Erweiterung
.34 Mit bronchoplastischer und angioplastischer Erweiterung
.3x Sonstige
5-324.6- Lobektomie, einseitig ohne radikale Lymphadenektomie, thorakoskopisch
.61 Ohne bronchoplastische oder angioplastische Erweiterung
.62 Mit bronchoplastischer Erweiterung
.6x Sonstige
5-324.7- Lobektomie, einseitig mit radikaler Lymphadenektomie, thorakoskopisch
.71 Ohne bronchoplastische oder angioplastische Erweiterung
.7x Sonstige
5-324.8- Bilobektomie ohne radikale Lymphadenektomie, thorakoskopisch
.81 Ohne bronchoplastische oder angioplastische Erweiterung
.8x Sonstige
5-324.9- Bilobektomie mit radikaler Lymphadenektomie, thorakoskopisch
.91 Ohne bronchoplastische oder angioplastische Erweiterung
.9x Sonstige

5-324.a- Lobektomie ohne radikale Lymphadenektomie, offen chirurgisch
.a1♦ Ohne bronchoplastische oder angioplastische Erweiterung
.a2♦ Mit bronchoplastischer Erweiterung
.a3♦ Mit angioplastischer Erweiterung
.a4♦ Mit bronchoplastischer und angioplastischer Erweiterung
.a5♦ Mit Bifurkationsresektion
.ax♦ Sonstige

5-324.b- Lobektomie mit radikaler Lymphadenektomie, offen chirurgisch
.b1♦ Ohne bronchoplastische oder angioplastische Erweiterung
.b2♦ Mit bronchoplastischer Erweiterung
.b3♦ Mit angioplastischer Erweiterung
.b4♦ Mit bronchoplastischer und angioplastischer Erweiterung
.b5♦ Mit Bifurkationsresektion
.bx♦ Sonstige

5-324.c Lobektomie zur Lebend-Organspende, offen chirurgisch

5-324.x- Sonstige
.x1♦ Ohne bronchoplastische oder angioplastische Erweiterung
.x2♦ Mit bronchoplastischer Erweiterung
.x3♦ Mit angioplastischer Erweiterung
.x4♦ Mit bronchoplastischer und angioplastischer Erweiterung
.x5♦ Mit Bifurkationsresektion
.xx♦ Sonstige

5-324.y N.n.bez.

5-325.– Erweiterte Lobektomie und Bilobektomie der Lunge

Inkl.: Viszerale Pleurektomie
Radikale Lymphadenektomie

Hinw.: Mit einem Kode aus diesem Bereich sind nur die Lobektomie oder Bilobektomie der Lunge mit Resektion an extrapulmonalen Strukturen oder Organen zu kodieren.
Eine in derselben Sitzung durchgeführte Enukleation, Keil- oder Segmentresektion im selben Lungenlappen ist im Kode enthalten.

5-325.0- Lobektomie ohne broncho- oder angioplastische Erweiterung
.01♦ Mit Gefäßresektion intraperikardial
.02♦ Mit Perikardresektion
.03♦ Mit Vorhofresektion
.04♦ Mit Brustwandresektion
.05♦ Mit Zwerchfellresektion
.06♦ Mit Ösophagusresektion
.07♦ Mit Resektion an der Wirbelsäule
.08♦ Mit Resektion an mehreren Organen
.0x♦ Sonstige

5-325.1- Lobektomie mit bronchoplastischer Erweiterung (Bronchusmanschette)
.11♦ Mit Gefäßresektion intraperikardial
.12♦ Mit Perikardresektion
.13♦ Mit Vorhofresektion
.14♦ Mit Brustwandresektion
.15♦ Mit Zwerchfellresektion
.16♦ Mit Ösophagusresektion

.17♦ Mit Resektion an der Wirbelsäule
.18♦ Mit Resektion an mehreren Organen
.1x♦ Sonstige

5-325.2- Lobektomie mit angioplastischer Erweiterung (Gefäßmanschette)
.21♦ Mit Gefäßresektion intraperikardial
.22♦ Mit Perikardresektion
.23♦ Mit Vorhofresektion
.24♦ Mit Brustwandresektion
.25♦ Mit Zwerchfellresektion
.26♦ Mit Ösophagusresektion
.27♦ Mit Resektion an der Wirbelsäule
.28♦ Mit Resektion an mehreren Organen
.2x♦ Sonstige

5-325.3- Lobektomie mit bronchoplastischer und angioplastischer Erweiterung (Bronchus- und Gefäßmanschette)
.31♦ Mit Gefäßresektion intraperikardial
.32♦ Mit Perikardresektion
.33♦ Mit Vorhofresektion
.34♦ Mit Brustwandresektion
.35♦ Mit Zwerchfellresektion
.36♦ Mit Ösophagusresektion
.37♦ Mit Resektion an der Wirbelsäule
.38♦ Mit Resektion an mehreren Organen
.3x♦ Sonstige

5-325.4- Lobektomie mit Bifurkationsresektion
Inkl.: Trachearesektion
.41♦ Mit Gefäßresektion intraperikardial
.42♦ Mit Perikardresektion
.43♦ Mit Vorhofresektion
.44♦ Mit Brustwandresektion
.4x♦ Sonstige

5-325.5- Bilobektomie ohne broncho- oder angioplastische Erweiterung
.51 Mit Gefäßresektion intraperikardial
.52 Mit Perikardresektion
.53 Mit Vorhofresektion
.54 Mit Brustwandresektion
.55 Mit Zwerchfellresektion
.56 Mit Ösophagusresektion
.57 Mit Resektion an der Wirbelsäule
.58 Mit Resektion an mehreren Organen
.5x Sonstige

5-325.6- Bilobektomie mit bronchoplastischer Erweiterung (Bronchusmanschette)
.61 Mit Gefäßresektion intraperikardial
.62 Mit Perikardresektion
.63 Mit Vorhofresektion
.64 Mit Brustwandresektion
.65 Mit Zwerchfellresektion

.66 Mit Ösophagusresektion
.67 Mit Resektion an der Wirbelsäule
.68 Mit Resektion an mehreren Organen
.6x Sonstige

5-325.7- Bilobektomie mit angioplastischer Erweiterung (Gefäßmanschette)
.71 Mit Gefäßresektion intraperikardial
.72 Mit Perikardresektion
.73 Mit Vorhofresektion
.74 Mit Brustwandresektion
.75 Mit Zwerchfellresektion
.76 Mit Ösophagusresektion
.77 Mit Resektion an der Wirbelsäule
.78 Mit Resektion an mehreren Organen
.7x Sonstige

5-325.8- Bilobektomie mit bronchoplastischer und angioplastischer Erweiterung (Bronchus- und Gefäßmanschette)

.81 Mit Gefäßresektion intraperikardial
.82 Mit Perikardresektion
.83 Mit Vorhofresektion
.84 Mit Brustwandresektion
.85 Mit Zwerchfellresektion
.86 Mit Ösophagusresektion
.87 Mit Resektion an der Wirbelsäule
.88 Mit Resektion an mehreren Organen
.8x Sonstige

5-325.9- Bilobektomie mit Bifurkationsresektion

Inkl.: Trachearesektion

.91 Mit Gefäßresektion intraperikardial
.92 Mit Perikardresektion
.93 Mit Vorhofresektion
.94 Mit Brustwandresektion
.95 Mit Zwerchfellresektion
.96 Mit Ösophagusresektion
.97 Mit Resektion an der Wirbelsäule
.98 Mit Resektion an mehreren Organen
.9x Sonstige

5-325.x- Sonstige
.x1♦ Mit Gefäßresektion intraperikardial
.x2♦ Mit Perikardresektion
.x3♦ Mit Vorhofresektion
.x4♦ Mit Brustwandresektion
.x5♦ Mit Zwerchfellresektion
.x6♦ Mit Ösophagusresektion
.x7♦ Mit Resektion an der Wirbelsäule
.x8♦ Mit Resektion an mehreren Organen
.xx♦ Sonstige

5-325.y N.n.bez.

5-327.– Einfache (Pleuro-)Pneum(on)ektomie

Hinw.: Mit einem Kode aus diesem Bereich ist nur die (Pleuro-)Pneum(on)ektomie ohne Resektion an extrapulmonalen Strukturen oder Organen zu kodieren.

5-327.0 Pneum(on)ektomie ohne radikale Lymphadenektomie

5-327.1 Pneum(on)ektomie mit radikaler Lymphadenektomie

5-327.2 Pneum(on)ektomie mit gegenseitiger Lungenresektion, ohne radikale Lymphadenektomie

5-327.3 Pneum(on)ektomie mit gegenseitiger Lungenresektion, mit radikaler Lymphadenektomie

5-327.4 Pleuropneum(on)ektomie ohne radikale Lymphadenektomie

5-327.5 Pleuropneum(on)ektomie mit radikaler Lymphadenektomie

5-327.7 Pleuropneum(on)ektomie mit gegenseitiger Lungenresektion, mit radikaler Lymphadenektomie

5-327.8 Pneum(on)ektomie, postmortal [zur Transplantation]

Hinw.: Dieser Kode ist auch zu verwenden, wenn die Leistung nicht abschließend erbracht wird oder sich erst intraoperativ die Nichtverwendbarkeit des Organs für eine spätere Transplantation herausstellt.

Dieser Kode und der im Fall eines vorzeitigen Abbruchs dieses Eingriffs zusätzlich zu kodierende Zusatzkode 5-995 werden nicht im Rahmen des Datensatzes nach § 301 SGB V bzw. § 21 KHEntgG übermittelt.

Die Aufrechterhaltung der Homöostase für die postmortale Organspende ist im Kode enthalten.

5-327.x Sonstige

5-327.y N.n.bez.

5-328.– Erweiterte (Pleuro-)Pneum(on)ektomie

Inkl.: Radikale Lymphadenektomie

Hinw.: Mit einem Kode aus diesem Bereich ist nur die (Pleuro-)Pneum(on)ektomie mit Resektion an extrapulmonalen Strukturen oder Organen zu kodieren.

5-328.0- Pneum(on)ektomie
.01 Mit Gefäßresektion intraperikardial
.02 Mit Perikardresektion
.03 Mit Vorhofresektion
.04 Mit Brustwandresektion
.05 Mit Zwerchfellresektion
.06 Mit Ösophagusresektion
.07 Mit Resektion an der Wirbelsäule
.08 Mit Resektion an mehreren Organen
.0x Sonstige

5-328.1- Pneum(on)ektomie als Manschettenpneumektomie
.11 Mit Gefäßresektion intraperikardial
.12 Mit Perikardresektion
.13 Mit Vorhofresektion
.14 Mit Brustwandresektion
.15 Mit Zwerchfellresektion
.16 Mit Ösophagusresektion
.17 Mit Resektion an der Wirbelsäule
.18 Mit Resektion an mehreren Organen
.1x Sonstige

5-328.2- Pneum(on)ektomie mit gegenseitiger Lungenresektion
.21 Mit Gefäßresektion intraperikardial
.22 Mit Perikardresektion

.23	Mit Vorhofresektion
.2x	Sonstige
5-328.3-	Pleuropneum(on)ektomie
.31	Mit Gefäßresektion intraperikardial
.32	Mit Perikardresektion
.33	Mit Vorhofresektion
.34	Mit Brustwandresektion
.35	Mit Zwerchfellresektion
.36	Mit Ösophagusresektion
.37	Mit Resektion an der Wirbelsäule
.38	Mit Resektion an mehreren Organen
.3x	Sonstige
5-328.4-	Pleuropneum(on)ektomie als Manschettenpneumektomie
.41	Mit Gefäßresektion intraperikardial
.42	Mit Perikardresektion
.43	Mit Vorhofresektion
.44	Mit Brustwandresektion
.45	Mit Zwerchfellresektion
.46	Mit Ösophagusresektion
.47	Mit Resektion an der Wirbelsäule
.48	Mit Resektion an mehreren Organen
.4x	Sonstige
5-328.5-	Pleuropneum(on)ektomie mit gegenseitiger Lungenresektion
.51	Mit Gefäßresektion intraperikardial
.52	Mit Perikardresektion
.53	Mit Vorhofresektion
.5x	Sonstige
5-328.6	Pleuropneum(on)ektomie mit Zwerchfell- und Perikardresektion
5-328.x-	Sonstige
.x1	Mit Gefäßresektion intraperikardial
.x2	Mit Perikardresektion
.x3	Mit Vorhofresektion
.x4	Mit Brustwandresektion
.x5	Mit Zwerchfellresektion
.x6	Mit Ösophagusresektion
.x7	Mit Resektion an der Wirbelsäule
.x8	Mit Resektion an mehreren Organen
.xx	Sonstige
5-328.y	N.n.bez.

5-329♦ Andere Exzisionen an Lunge und Bronchus

5-33 Andere Operationen an Lunge und Bronchus

Exkl.: Diagnostische Bronchoskopie (1-620 ff.)

5-330.– Inzision eines Bronchus

5-330.0♦ Ohne weitere Maßnahmen

5-330.1♦ Entfernung eines Fremdkörpers

Exkl.: Fremdkörperentfernung durch Bronchoskopie (8-100.4 ff., 8-100.5 ff.)

5-330.2♦ Implantation einer Prothese in das Bronchialsystem

5-330.x♦ Sonstige

5-330.y N.n.bez.

5-331♦ Inzision der Lunge

5-333.– Adhäsiolyse an Lunge und Brustwand

5-333.0♦ Pleurolyse, offen chirurgisch

5-333.1♦ Pleurolyse, thorakoskopisch

5-333.x♦ Sonstige

5-333.y N.n.bez.

5-334.– Rekonstruktion an Lunge und Bronchien

5-334.0♦ Naht der Lunge (nach Verletzung), offen chirurgisch

5-334.1♦ Naht der Lunge (nach Verletzung), thorakoskopisch

5-334.2♦ Naht eines Bronchus (nach Verletzung)

5-334.3♦ Plastische Rekonstruktion der Lunge

5-334.4♦ Plastische Rekonstruktion eines Bronchus

5-334.5♦ Verschluss einer Bronchusfistel, offen chirurgisch

5-334.6♦ Verschluss einer Bronchusfistel, thorakoskopisch

5-334.7♦ Verschluss einer Lungenparenchymfistel, offen chirurgisch

5-334.8♦ Verschluss einer Lungenparenchymfistel, thorakoskopisch

5-334.x♦ Sonstige

5-334.y N.n.bez.

5-335.– Lungentransplantation

Exkl.: Herz-Lungen-Transplantation (5-375 ff.)

Hinw.: Die Art der Konservierung von Organtransplantaten ist gesondert zu kodieren (5-939 ff.).

5-335.2- Transplantation

.20♦ Komplett (gesamtes Organ)

.21♦ Partiell (Lungenlappen)

5-335.3- Retransplantation während desselben stationären Aufenthaltes

.30♦ Komplett (gesamtes Organ)

.31♦ Partiell (Lungenlappen)

5-339.– Andere Operationen an Lunge und Bronchien

5-339.0- Dilatation eines Bronchus, bronchoskopisch

.01♦ Ohne Einlegen einer Schiene (Stent)

.03♦ Mit Einlegen einer Schiene (Stent), hybrid/dynamisch

.04♦ Mit Einlegen einer Schiene (Stent), Kunststoff

.05♦ Mit Einlegen einer Schiene (Stent), Metall

.06 Mit Einlegen oder Wechsel eines Bifurkationsstents

Hinw.: Die Dilatation der Trachea ist im Kode enthalten.

.0x♦ Sonstige

5-339.1♦ Ligatur eines Bronchus

5-339.2- Destruktion von erkranktem Lungengewebe

.20♦ Durch Thermoablation, perkutan

Exkl.: Destruktion von erkranktem Lungengewebe durch perkutane Radiofrequenzablation (5-339.25)
Destruktion von erkranktem Lungengewebe durch perkutane Mikrowellenablation (5-339.26)

Hinw.: Das bildgebende Verfahren ist im Kode enthalten.

.21♦ Durch thermische Dampfablation, bronchoskopisch

Hinw.: Die Anwendung eines ultradünnen Tracheobronchoskops ist gesondert zu kodieren (5-339.b).

.22♦ Durch irreversible Elektroporation, perkutan

Hinw.: Die Anzahl der verwendeten Nadeln zur Destruktion ist gesondert zu kodieren (5-98h ff.).

.23♦ Durch Kryoablation, perkutan

Hinw.: Das bildgebende Verfahren ist im Kode enthalten.
Die Anzahl der verwendeten Nadeln zur Destruktion ist gesondert zu kodieren (5-98h ff.).

.24♦ Durch Elektrochemotherapie

.25♦ Durch Radiofrequenzablation, perkutan

Hinw.: Das bildgebende Verfahren ist im Kode enthalten.
Die Anzahl der verwendeten Nadeln zur Destruktion ist gesondert zu kodieren (5-98h ff.).

.26♦ Durch Mikrowellenablation, perkutan

Hinw.: Das bildgebende Verfahren ist im Kode enthalten.
Die Anzahl der verwendeten Nadeln zur Destruktion ist gesondert zu kodieren (5-98h ff.).

.2x♦ Sonstige

5-339.3- Wechsel einer bronchialen Schiene (Stent)

Hinw.: Die Dilatation ist im Kode enthalten.

.30♦ Auf eine Schiene (Stent), hybrid/dynamisch

.31♦ Auf eine Schiene (Stent), Kunststoff

.32♦ Auf eine Schiene (Stent), Metall

5-339.4♦ Entfernung einer bronchialen Schiene (Stent)

5-339.5- Implantation oder Wechsel eines endobronchialen Klappensystems, endoskopisch

Hinw.: Die Entfernung eines Ventils ist unter 8-100 ff. zu kodieren.

.50 1 Ventil

.51 2 Ventile

.52 3 Ventile

.53 4 Ventile

.55 5 Ventile

.56 6 Ventile

.57 7 Ventile

.58 8 oder mehr Ventile

5-339.6- Plastische Deckung bronchialer oder vaskulärer Anastomosen und/oder Nähte

Inkl.: Plastische Deckung eines Bronchusstumpfes

Hinw.: Diese Kodes sind Zusatzkodes für Operationen im Bereich Operationen an Lunge und Bronchus. Die durchgeführten Operationen sind gesondert zu kodieren. Diese Kodes sind nur anzugeben, wenn der Kode für die Operation diese Information nicht enthält.

.60♦ Mit Omentum majus

.61♦ Mit Muskeltransposition

.62♦ Mit Perikard

.63♦ Mit Zwerchfell

.64♦ Mit Vena azygos

.65♦ Mit Pleura

.66♦ Mit perikardialem Fett

.6x♦ Sonstige

5-339.7- Einführung von polymerisierendem Hydrogelschaum, bronchoskopisch

.70 In 1 pulmonales Subsegment

.71 In 2 pulmonale Subsegmente

.72 In 3 pulmonale Subsegmente

.73 In 4 oder mehr pulmonale Subsegmente

5-339.8- Einlegen von endobronchialen Nitinolspiralen, bronchoskopisch

.80 1 bis 2 Nitinolspiralen

.81 3 bis 4 Nitinolspiralen

.82 5 bis 6 Nitinolspiralen

.83 7 bis 8 Nitinolspiralen

.84 9 bis 10 Nitinolspiralen

.85 11 bis 12 Nitinolspiralen

.86 13 bis 14 Nitinolspiralen

.87 15 bis 16 Nitinolspiralen

.88 17 oder mehr Nitinolspiralen

5-339.9- Implantation von Bestrahlungsmarkern an der Lunge

Hinw.: Das bildgebende Verfahren ist gesondert zu kodieren (Kap. 3).

.90 Perkutan

.91 Bronchoskopisch

Hinw.: Die Anwendung eines ultradünnen Tracheobronchoskops ist gesondert zu kodieren (5-339.b).

.92 Ösophagoskopisch und/oder gastroskopisch

.93 Thorakoskopisch

.94 Laparoskopisch

.9x Sonstige

5-339.a Blutstillung, bronchoskopisch, nicht destruierend, als selbständiger Eingriff

Inkl.: Injektion von blutstillenden Medikamenten, Fibrinklebung, Einlage eines resorbierbaren Hämostyptikums

Exkl.: Bronchoskopische Blutstillung durch Destruktion (5-320.0)

5-339.b Anwendung eines ultradünnen Tracheobronchoskops

Hinw.: Dieser Kode ist ein Zusatzkode.
Ultradünne Tracheobronchoskope haben einen Außendurchmesser von 4 mm oder weniger.
Dieser Kode ist nur für Patienten, die bei stationärer Aufnahme das 12. Lebensjahr vollendet haben, anzugeben.

5-339.x♦ Sonstige

5-339.y N.n.bez.

5-34 Operationen an Brustwand, Pleura, Mediastinum und Zwerchfell

5-340.– Inzision von Brustwand und Pleura

5-340.0♦ Drainage der Brustwand oder Pleurahöhle, offen chirurgisch

5-340.1 Explorative Thorakotomie

5-340.2♦ Thorakotomie zur Fremdkörperentfernung

5-340.5♦ Thorakoskopie zur Fremdkörperentfernung

5-340.7♦ Osteotomie der Rippe

5-340.8♦ Osteotomie der Rippe mit Osteosynthese
Hinw.: Eine durchgeführte Osteosynthese ist gesondert zu kodieren (5-786 ff.).

5-340.9 Osteotomie des Sternums
Hinw.: Dieser Kode ist nicht zur Verschlüsselung einer Osteotomie des Sternums als Zugang anzugeben.

5-340.a♦ Entfernung von erkranktem Gewebe aus der Pleurahöhle, offen chirurgisch
Inkl.: Destruktion eines Pleuraempyems, Hämatomausräumung

5-340.b♦ Entfernung von erkranktem Gewebe aus der Pleurahöhle, thorakoskopisch
Inkl.: Destruktion eines Pleuraempyems, Hämatomausräumung

5-340.c♦ Thorakotomie zur Hämatomausräumung
Inkl.: Blutstillung

5-340.d♦ Thorakoskopie zur Hämatomausräumung
Inkl.: Blutstillung

5-340.x♦ Sonstige

5-340.y N.n.bez.

5-341.– Inzision des Mediastinums
Exkl.: Mediastinoskopie (1-691.1)
Thorakoskopie (1-691.0)

5-341.0 Kollare Mediastinotomie
Inkl.: Drainage

5-341.1 Transpleural

5-341.2- Extrapleural, durch Sternotomie
.20 Stabilisierung
.21 Spülung
.22 Blutstillung
.23 Hämatomausräumung
.2x Sonstige

5-341.3- Extrapleural, durch Resternotomie
.30 Stabilisierung
.31 Spülung
.32 Blutstillung
.33 Hämatomausräumung
.3x Sonstige

5-341.x Sonstige

5-341.y N.n.bez.

5-342.– Exzision und Destruktion von erkranktem Gewebe des Mediastinums

Exkl.: Mediastinoskopie mit Biopsie (1-691.1)

5-342.0- Exzision
.01 Offen chirurgisch
.02 Durch Mediastinoskopie
Exkl.: Mediastinoskopische Exzision einzelner mediastinaler Lymphknoten (5-401.7 ff.)
Mediastinoskopische regionale mediastinale Lymphadenektomie (5-402.d)
.03 Durch Thorakoskopie
.0x Sonstige

5-342.1- Resektion
.11 Ohne Resektion an mediastinalen Organen
.12 Mit Lungenresektion
.13 Mit Perikardteilresektion
.14 Mit prothetischem Gefäßersatz
.15 Mit Lungenresektion und Gefäßersatz
.16 Mit Lungenresektion und Perikardteilresektion
.17 Mit Perikardteilresektion und Gefäßersatz
.18 Mit Lungen-, Perikardteilresektion und Gefäßersatz
.19 Mit Brustwandteilresektion
.1x Sonstige

5-342.2 Destruktion

5-342.x Sonstige

5-342.y N.n.bez.

5-343.– Exzision und Destruktion von (erkranktem) Gewebe der Brustwand

Inkl.: Entnahme von Gewebe zur Transplantation

5-343.0 Exzision von Weichteilen
Exkl.: Inzision und Exzision an Haut und Unterhaut (5-89)
Exzision von Muskel, Sehne und Faszie (5-852 ff.)

5-343.1 Destruktion von Weichteilen
Exkl.: Destruktion von erkranktem Gewebe an Haut und Unterhaut (5-915 ff.)

5-343.2♦ Partielle Resektion am knöchernen Thorax, Rippe
Exkl.: Partielle Resektion der Rippe mit Rekonstruktion (5-346.60)

5-343.3 Partielle Resektion am knöchernen Thorax, Sternum
Exkl.: Partielle Resektion am Sternum mit Rekonstruktion (5-346.61)

5-343.4♦ Komplette Resektion am knöchernen Thorax, Rippe
Exkl.: Komplette Resektion der Rippe mit Rekonstruktion (5-346.62)

5-343.5♦ Komplette Resektion einer Halsrippe

5-343.6 Komplette Resektion am knöchernen Thorax, Sternum
Exkl.: Thorakoplastik (5-346.9 ff.)
Komplette Resektion am Sternum mit Rekonstruktion (5-346.63)

5-343.7 Brustwandteilresektion ohne plastische Deckung
Exkl.: Thorakoplastik
Komplette Resektion am Sternum mit Rekonstruktion (5-346.63)

5-343.x♦ Sonstige

5-343.y N.n.bez.

5-344.– Pleurektomie

Exkl.: Pleurektomie im Rahmen von Lungenresektion oder in Kombination mit Pneum(on)ektomie (5-32)

5-344.0♦ Dekortikation der Lunge [Resektion der viszeralen Pleura], offen chirurgisch

Exkl.: Pleurodese mit Dekortikation (5-345.1)

5-344.1- Pleurektomie, partiell, offen chirurgisch

.10♦ Lokal

Exkl.: Biopsie der Pleura durch Inzision (1-581.4)

Hinw.: Mit diesem Kode ist die Resektion umschriebener erkrankter Bezirke der Pleura zu kodieren.

.11♦ Subtotal, viszeral

Hinw.: Mit diesem Kode ist die (sub)totale Pleurektomie der Pleura viszeralis aller Lungenlappen einer Seite zu kodieren.

.12♦ Subtotal, parietal

Hinw.: Mit diesem Kode ist die (sub)totale Pleurektomie der Pleura parietalis der Pleura der Thoraxwand, des Mediastinums und des Zwerchfells einer Seite zu kodieren.

.13♦ Subtotal, viszeral und parietal kombiniert

Hinw.: Mit diesem Kode ist die (sub)totale Pleurektomie der Pleura viszeralis aller Lungenlappen einer Seite und die (sub)totale Pleurektomie der Pleura parietalis der Pleura der Thoraxwand, des Mediastinums und des Zwerchfells einer Seite zu kodieren.

5-344.2♦ Pleurektomie, total, offen chirurgisch

5-344.3♦ Dekortikation der Lunge [Resektion der viszeralen Pleura], thorakoskopisch

Exkl.: Pleurodese mit Dekortikation (5-345.4)

5-344.4- Pleurektomie, partiell, thorakoskopisch

.40♦ Lokal

Exkl.: Biopsie der Pleura durch Inzision (1-581.4)

Hinw.: Mit diesem Kode ist die Resektion umschriebener erkrankter Bezirke der Pleura zu kodieren.

.41♦ Subtotal, viszeral

Hinw.: Mit diesem Kode ist die (sub)totale Pleurektomie der Pleura viszeralis aller Lungenlappen einer Seite zu kodieren.

.42♦ Subtotal, parietal

Hinw.: Mit diesem Kode ist die (sub)totale Pleurektomie der Pleura parietalis der Pleura der Thoraxwand, des Mediastinums und des Zwerchfells einer Seite zu kodieren.

.43♦ Subtotal, viszeral und parietal kombiniert

Hinw.: Mit diesem Kode ist die (sub)totale Pleurektomie der Pleura viszeralis aller Lungenlappen einer Seite und die (sub)totale Pleurektomie der Pleura parietalis der Pleura der Thoraxwand, des Mediastinums und des Zwerchfells einer Seite zu kodieren.

5-344.5♦ Pleurektomie, total, thorakoskopisch

5-344.x♦ Sonstige

5-344.y N.n.bez.

5-345.– Pleurodese [Verödung des Pleuraspaltes]

5-345.0♦ Ohne Dekortikation, offen chirurgisch

5-345.1♦ Mit Dekortikation, offen chirurgisch

5-345.2♦ Durch Poudrage, offen chirurgisch

5-345.3♦ Ohne Dekortikation, thorakoskopisch

5-345.4♦ Mit Dekortikation, thorakoskopisch

5-345.5♦ Durch Poudrage, thorakoskopisch

5-345.6♦ Durch Instillation

5-345.x♦ Sonstige

5-345.y N.n.bez.

5-346.– Plastische Rekonstruktion der Brustwand

Hinw.: Eine durchgeführte Osteosynthese ist gesondert zu kodieren (5-786 ff.).

5-346.0 Naht (nach Verletzung), offen chirurgisch

5-346.1 Naht (nach Verletzung), thorakoskopisch

5-346.2 Verschluss einer Fistel, offen chirurgisch

5-346.3 Verschluss einer Fistel, thorakoskopisch

5-346.4 Sekundärer Verschluss einer Thorakotomie

5-346.6- Resektion am knöchernen Thorax mit Rekonstruktion

.60♦ Partielle Resektion, Rippe

.61 Partielle Resektion, Sternum

.62♦ Komplette Resektion, Rippe

.63 Komplette Resektion, Sternum

.6x♦ Sonstige

5-346.7 Knochenplastik und/oder Knochentransplantation

Hinw.: Die Entnahme eines Knochentransplantates ist gesondert zu kodieren (5-783 ff.).

5-346.8- Brustwandteilresektion mit plastischer Deckung

.80 Durch autogenes Material

.81 Durch alloplastisches Material

Hinw.: Die Art des verwendeten Materials für Gewebeersatz oder Gewebeverstärkung ist gesondert zu kodieren (5-932 ff.).

| .82 Durch allogenes Material

.8x Sonstige

5-346.9- Thorakoplastik

.90 Partiell

.91 Komplett

5-346.a- Korrektur einer Brustkorbdeformität

.a0 Trichterbrust [Pectus excavatum], konventionell

.a1 Trichterbrust [Pectus excavatum], mit subkutaner Prothese

| .a2 Kielbrust [Pectus carinatum]

.a3♦ Korrektur eines Rippenbuckels

Inkl.: Rippenbuckelresektion nach Naravzevic

.a4♦ Konkavseitige Rippenlösung und Korrektur eines Rippentals mit konkavseitiger Thorakoplastik

Inkl.: Operation nach Stagnara oder Metz-Stavenhagen

.a5♦ Konkavseitige Rippenköpfchenresektion

.a6 Trichterbrust, Korrektur nach D. Nuss

.ax♦ Sonstige

5-346.b Rekonstruktion der Brustwand mit Omentum

Exkl.: Omentumplastik (5-546.3)

5-346.c- Stabilisierung der Thoraxwand, offen chirurgisch, einseitig

Inkl.: Operation bei Rippenserienfraktur mit instabilem Thorax

Exkl.: Offene Reposition einer Sternumfraktur (5-349.0)

Hinw.: Die operierten Rippen sind zu addieren und es ist ein der Anzahl entsprechender Kode zu verwenden.

.c0 Mit Reposition und Osteosynthese, 1 Rippe

.c1 Mit Reposition und Osteosynthese, 2 Rippen

.c2 Mit Reposition und Osteosynthese, 3 bis 5 Rippen

.c3 Mit Reposition und Osteosynthese, 6 oder mehr Rippen

.cx Sonstige

Inkl.: Brustwandabstützung durch Metallbügel

5-346.d- Stabilisierung der Thoraxwand, offen chirurgisch, beidseitig

Inkl.: Operation bei Rippenserienfraktur mit instabilem Thorax

Exkl.: Offene Reposition einer Sternumfraktur (5-349.0)

Hinw.: Die operierten Rippen beider Seiten sind zu addieren und es ist ein der Anzahl entsprechender Kode zu verwenden.

.d0 Mit Reposition und Osteosynthese, 2 Rippen

.d1 Mit Reposition und Osteosynthese, 3 bis 4 Rippen

.d2 Mit Reposition und Osteosynthese, 5 bis 8 Rippen

.d3 Mit Reposition und Osteosynthese, 9 oder mehr Rippen

.dx Sonstige

Inkl.: Brustwandabstützung durch Metallbügel

5-346.x♦ Sonstige

5-346.y N.n.bez.

5-347.– Operationen am Zwerchfell

Exkl.: Verschluss einer Hernia diaphragmatica (5-538 ff.)

5-347.0 Inzision (Zwerchfellspaltung)

5-347.1 Naht (nach Verletzung), offen chirurgisch

5-347.2 Naht (nach Verletzung), thorakoskopisch

5-347.3- Exzision von erkranktem Gewebe

.30 Ohne Verschluss durch alloplastisches Material

.31 Mit Verschluss durch alloplastisches Material

Hinw.: Die Art des verwendeten Materials für Gewebeersatz oder Gewebeverstärkung ist gesondert zu kodieren (5-932 ff.).

5-347.4- Zwerchfellplastik, partiell

Inkl.: Zwerchfellraffung

.40 Ohne alloplastisches Material

.41 Mit alloplastischem Material

Hinw.: Die Art des verwendeten Materials für Gewebeersatz oder Gewebeverstärkung ist gesondert zu kodieren (5-932 ff.).

5-347.5- Zwerchfellplastik, komplett

.50 Ohne alloplastisches Material

.51 Mit alloplastischem Material

Hinw.: Die Art des verwendeten Materials für Gewebeersatz oder Gewebeverstärkung ist gesondert zu kodieren (5-932 ff.).

5-347.6- Implantation oder Wechsel eines Zwerchfellschrittmachers

Hinw.: Beim Wechsel eines temporären Zwerchfellschrittmachers in einen permanenten Zwerchfellschrittmacher ist die Entfernung mit 5-347.7 zu kodieren und die Implantation des permanenten Schrittmachers zusätzlich mit 5-347.62 oder 5-347.63.

.60 Implantation oder Wechsel eines temporären Zwerchfellschrittmachers mit Implantation oder Wechsel von Elektroden

.61 Wechsel eines temporären Zwerchfellschrittmachers ohne Wechsel von Elektroden

.62 Implantation oder Wechsel eines permanenten Zwerchfellschrittmachers mit Implantation oder Wechsel von Elektroden

.63 Implantation oder Wechsel eines permanenten Zwerchfellschrittmachers ohne Implantation oder Wechsel von Elektroden

5-347.7 Entfernung eines Zwerchfellschrittmachers

Inkl.: Elektrodenentfernung

5-347.x Sonstige

5-347.y N.n.bez.

5-349.– Andere Operationen am Thorax

Exkl.: Diagnostische Pleurapunktion (1-844)
Therapeutische Pleurapunktion (8-152.1)

5-349.0 Offene Reposition einer Sternumfraktur

Hinw.: Eine durchgeführte Osteosynthese ist gesondert zu kodieren (5-786 ff.).

5-349.1 Sequesterotomie an Rippe oder Sternum

Inkl.: Debridement
Entfernung eines Sequesters

5-349.2 Sequesterotomie an Rippe oder Sternum mit Einlegen eines Medikamententrägers

5-349.3 Entfernung von Osteosynthesematerial

Exkl.: Entfernung von Osteosynthesematerial an der Wirbelsäule (5-839.0)

5-349.4 Entnahme von Rippenknorpel zur Transplantation

5-349.5 Entfernung eines Implantates nach Korrektur einer Trichterbrust

5-349.6 Reoperation an Lunge, Bronchus, Brustwand, Pleura, Mediastinum oder Zwerchfell

Exkl.: Rethorakotomie mit Revision einer Bronchusstumpfinsuffizienz (5-321.3)

Hinw.: Dieser Kode ist ein Zusatzkode. Die durchgeführten Eingriffe sind gesondert zu kodieren.

5-349.7 Operative Entfernung eines Verweilsystems zur Drainage der Pleurahöhle

5-349.x Sonstige

5-349.y N.n.bez.

5-35...5-37 Operationen am Herzen

Exkl.: (Perkutan-)transluminale Gefäßintervention (8-836 ff.)
Perkutan-transluminale Koronarangioplastie (8-837.0 ff., 8-837.1 ff.)
Shuntoperationen zwischen großem und kleinem Kreislauf (5-390 ff.)

Hinw.: Folgende Verfahren oder Operationsumstände sind zusätzlich zu kodieren, sofern sie nicht als eigener Kode angegeben sind:
- mikrochirurgische Technik (5-984)
- Lasertechnik (5-985 ff.)
- minimalinvasive Technik (5-986 ff.)
- OP-Roboter (5-987 ff.)
- Navigationssystem (5-988 ff.)
- Operation im Rahmen der Versorgung einer Mehrfachverletzung (5-981)
- Operation im Rahmen der Versorgung eines Polytraumas (5-982 ff.)
- Durchführung einer Reoperation (5-983)
- durchgeführte Osteosynthese (außer Drahtcerclagen) (5-786 ff.)
- vorzeitiger Abbruch einer Operation (5-995)

Eine Volumenreduktion im Rahmen der Anwendung der Herz-Lungen-Maschine ist nicht gesondert zu kodieren.

5-35 Operationen an Klappen und Septen des Herzens und herznaher Gefäße

Hinw.: Die Anwendung der Herz-Lungen-Maschine ist, sofern nicht im Kode enthalten, gesondert zu kodieren (8-851 ff.).

5-350.– Valvulotomie

Exkl.: Valvulotomie bei kongenitalen Klappenanomalien (5-358 ff.)
Valvulotomie im Rahmen einer Totalkorrektur einer Tetralogie nach Fallot (5-359.0)

Hinw.: Die Anwendung der Herz-Lungen-Maschine ist für die offene Valvulotomie im Kode enthalten.
Wenn der Einsatz der Herz-Lungen-Maschine bei der offenen Valvulotomie in tiefer oder profunder Hypothermie erfolgt, ist der entsprechende Kode (8-851.40, 8-851.41, 8-851.50, 8-851.51) zusätzlich anzugeben.
Wenn die Anwendung der Herz-Lungen-Maschine mit intraaortaler Ballonokklusion erfolgt, ist der entsprechende Kode aus dem Bereich 8-851 ff. zusätzlich anzugeben.

5-350.0 Aortenklappe, geschlossen

5-350.1 Aortenklappe, offen

5-350.2 Mitralklappe, geschlossen

5-350.3 Mitralklappe, offen

5-350.4 Pulmonalklappe, geschlossen

5-350.5 Pulmonalklappe, offen

5-350.6 Trikuspidalklappe, geschlossen

5-350.7 Trikuspidalklappe, offen

5-350.x Sonstige

5-350.y N.n.bez.

5-351.– Ersatz von Herzklappen durch Prothese

Hinw.: Die Anwendung der Herz-Lungen-Maschine ist im Kode enthalten.
Wenn der Einsatz der Herz-Lungen-Maschine in tiefer oder profunder Hypothermie erfolgt, ist der entsprechende Kode (8-851.40, 8-851.41, 8-851.50, 8-851.51) zusätzlich anzugeben.
Wenn die Anwendung der Herz-Lungen-Maschine mit intraaortaler Ballonokklusion erfolgt, ist der entsprechende Kode aus dem Bereich 8-851 ff. zusätzlich anzugeben.
Eine gleichzeitig durchgeführte Valvuloplastik ist gesondert zu kodieren (5-353 ff.).
Bei Ersatz mehrerer Herzklappen ist jede Klappe einzeln zu kodieren.

5-351.0- Aortenklappe

Hinw.: Bei Ersatz der Aortenklappe durch Autotransplantat (Ross-(Konno-)Operation) ist der Ersatz der Pulmonalklappe im Kode enthalten.

.01 Durch Allotransplantat
.02 Durch Xenotransplantat (Bioprothese)
.03 Durch Xenotransplantat, stentless
.04 Durch Kunstprothese
.05 Durch selbstexpandierendes Xenotransplantat, nahtfrei
.06 Durch ballonexpandierendes Xenotransplantat mit Fixierungsnähten
.07 Durch dezellularisiertes Allotransplantat mit klappentragender Gefäßprothese
.08 Durch Allotransplantat mit klappentragender Gefäßprothese
.09 Durch Xenotransplantat mit klappentragender Gefäßprothese
.0a Durch Kunstprothese mit klappentragender Gefäßprothese
.0b Durch Autotransplantat und Allotransplantat/Xenotransplantat (Ross-Operation)
.0c Durch Autotransplantat und Allotransplantat/Xenotransplantat mit Erweiterungsplastik des linksventrikulären Ausflusstraktes (Ross-Konno-Operation)
.0d Durch Autotransplantat und dezellularisiertes Allotransplantat mit klappentragender Gefäßprothese (Ross-Operation)
.0e Durch Autotransplantat und dezellularisiertes Allotransplantat mit klappentragender Gefäßprothese mit Erweiterungsplastik des linksventrikulären Ausflusstraktes (Ross-Konno-Operation)
.0x Sonstige

5-351.1- Mitralklappe, offen chirurgisch

Inkl.: Offen chirurgischer Ersatz der Mitralklappe mit Mini-Thorakotomie

.11 Durch Allotransplantat
.12 Durch Xenotransplantat (Bioprothese)
.13 Durch Xenotransplantat, stentless
.14 Durch Kunstprothese
.1x Sonstige

5-351.2- Mitralklappe, thorakoskopisch
.21 Durch Allotransplantat
.22 Durch Xenotransplantat (Bioprothese)
.23 Durch Xenotransplantat, stentless
.24 Durch Kunstprothese
.2x Sonstige

5-351.3- Pulmonalklappe
.31 Durch Allotransplantat
.32 Durch Xenotransplantat (Bioprothese)
.33 Durch Xenotransplantat, stentless
.34 Durch Kunstprothese
.37 Durch dezellularisiertes Allotransplantat mit klappentragender Gefäßprothese
.38 Durch Allotransplantat mit klappentragender Gefäßprothese

.39 Durch Xenotransplantat mit klappentragender Gefäßprothese
.3a Durch Kunstprothese mit klappentragender Gefäßprothese
.3x Sonstige

5-351.4- Trikuspidalklappe
.41 Durch Allotransplantat
.42 Durch Xenotransplantat (Bioprothese)
.43 Durch Xenotransplantat, stentless
.44 Durch Kunstprothese
.4x Sonstige

5-351.x- Sonstige
.x1 Durch Allotransplantat
.x2 Durch Xenotransplantat (Bioprothese)
.x3 Durch Xenotransplantat, stentless
.x4 Durch Kunstprothese
.xx Sonstige

5-351.y N.n.bez.

5-352.– Wechsel von Herzklappenprothesen

Hinw.: Die Anwendung der Herz-Lungen-Maschine ist im Kode enthalten.
Wenn der Einsatz der Herz-Lungen-Maschine in tiefer oder profunder Hypothermie erfolgt, ist der entsprechende Kode (8-851.40, 8-851.41, 8-851.50, 8-851.51) zusätzlich anzugeben.
Wenn die Anwendung der Herz-Lungen-Maschine mit intraaortaler Ballonokklusion erfolgt, ist der entsprechende Kode aus dem Bereich 8-851 ff. zusätzlich anzugeben.

5-352.0- Aortenklappe
.00 Xenotransplantat durch Kunstprothese
.01 Kunstprothese durch Xenotransplantat
.02 Kunstprothese durch Kunstprothese
.03 Xenotransplantat durch Xenotransplantat
.04 Xenotransplantat/Kunstprothese durch Kunstprothese mit klappentragender Gefäßprothese
.06 Xenotransplantat/Kunstprothese durch selbstexpandierendes Xenotransplantat, nahtfrei
.07 Xenotransplantat/Kunstprothese durch ballonexpandierendes Xenotransplantat mit Fixierungsnähten
.08 Xenotransplantat/Kunstprothese durch dezellularisiertes Allotransplantat mit klappentragender Gefäßprothese
.09 Dezellularisiertes Allotransplantat mit klappentragender Gefäßprothese durch dezellularisiertes Allotransplantat mit klappentragender Gefäßprothese
.0a Xenotransplantat/Kunstprothese durch Xenotransplantat mit klappentragender Gefäßprothese
.0b Xenotransplantat/Kunstprothese durch Allotransplantat mit klappentragender Gefäßprothese
.0x Sonstige

5-352.1- Mitralklappe
.10 Xenotransplantat durch Kunstprothese
.11 Kunstprothese durch Xenotransplantat
.12 Kunstprothese durch Kunstprothese
.13 Xenotransplantat durch Xenotransplantat
.1x Sonstige

5-352.2- Pulmonalklappe
.20 Xenotransplantat durch Kunstprothese
.21 Kunstprothese durch Xenotransplantat

.22 Kunstprothese durch Kunstprothese

.23 Xenotransplantat durch Xenotransplantat

.24 Xenotransplantat/Kunstprothese durch Kunstprothese mit klappentragender Gefäßprothese

.28 Xenotransplantat/Kunstprothese durch dezellularisiertes Allotransplantat mit klappentragender Gefäßprothese

.29 Dezellularisiertes Allotransplantat mit klappentragender Gefäßprothese durch dezellularisiertes Allotransplantat mit klappentragender Gefäßprothese

.2a Xenotransplantat/Kunstprothese durch Xenotransplantat mit klappentragender Gefäßprothese

.2b Xenotransplantat/Kunstprothese durch Allotransplantat mit klappentragender Gefäßprothese

.2x Sonstige

5-352.3- Trikuspidalklappe

.30 Xenotransplantat durch Kunstprothese

.31 Kunstprothese durch Xenotransplantat

.32 Kunstprothese durch Kunstprothese

.33 Xenotransplantat durch Xenotransplantat

.3x Sonstige

5-352.y N.n.bez.

5-353.– Valvuloplastik

Exkl.: Valvuloplastik bei kongenitalen Klappenanomalien (5-358 ff.)

Hinw.: Die Anwendung der Herz-Lungen-Maschine ist im Kode enthalten.
Wenn der Einsatz der Herz-Lungen-Maschine in tiefer oder profunder Hypothermie erfolgt, ist der entsprechende Kode (8-851.40, 8-851.41, 8-851.50, 8-851.51) zusätzlich anzugeben.
Wenn die Anwendung der Herz-Lungen-Maschine mit intraaortaler Ballonokklusion erfolgt, ist der entsprechende Kode aus dem Bereich 8-851 ff. zusätzlich anzugeben.
Ein gleichzeitig durchgeführter Herzklappenersatz ist gesondert zu kodieren (5-351 ff.).

5-353.0 Aortenklappe, Raffung

5-353.1 Mitralklappe, Anuloplastik

5-353.2 Mitralklappe, Segelrekonstruktion

5-353.3 Pulmonalklappe, Anuloplastik

5-353.4 Trikuspidalklappe, Anuloplastik

5-353.5 Trikuspidalklappe, Segelrekonstruktion

5-353.6 Aortenklappe, Anuloplastik mit Implantat

5-353.7 Aortenklappe, Taschenrekonstruktion

5-353.x Sonstige

5-353.y N.n.bez.

5-354.– Andere Operationen an Herzklappen

Hinw.: Die Anwendung der Herz-Lungen-Maschine ist im Kode enthalten.
Wenn der Einsatz der Herz-Lungen-Maschine in tiefer oder profunder Hypothermie erfolgt, ist der entsprechende Kode (8-851.40, 8-851.41, 8-851.50, 8-851.51) zusätzlich anzugeben.
Wenn die Anwendung der Herz-Lungen-Maschine mit intraaortaler Ballonokklusion erfolgt, ist der entsprechende Kode aus dem Bereich 8-851 ff. zusätzlich anzugeben.

5-354.0- Aortenklappe

.01 Exploration (mit Thrombektomie)

.02 Subvalvuläre fibröse Resektion

.03 Subvalvuläre muskuläre Resektion

.04 Supravalvuläre Resektion

.05 Prothesenrefixation
.06 Entkalkung
.0a Rekonstruktion der Aortenwurzel mit Implantation einer Gefäßprothese nach David
.0b Rekonstruktion der Aortenwurzel mit Implantation einer Gefäßprothese nach Yacoub
.0x Sonstige

5-354.1- Mitralklappe
.11 Exploration (mit Thrombektomie)
.12 Rekonstruktion Chordae tendineae und/oder Papillarmuskeln
.13 Prothesenrefixation
.14 Entkalkung
.1x Sonstige

5-354.2- Pulmonalklappe
.21 Exploration (mit Thrombektomie)
.22 Subvalvuläre fibröse Resektion
.23 Subvalvuläre muskuläre Resektion
.24 Supravalvuläre Resektion
.25 Prothesenrefixation
.26 Entkalkung
.2x Sonstige

5-354.3- Trikuspidalklappe
.31 Exploration (mit Thrombektomie)
.32 Rekonstruktion Chordae tendineae und/oder Papillarmuskeln
.33 Prothesenrefixation
.34 Entkalkung
.3x Sonstige

5-354.x Sonstige

5-354.y N.n.bez.

5-355.– Herstellung und Vergrößerung eines Septumdefektes des Herzens

Hinw.: Die Anwendung der Herz-Lungen-Maschine ist im Kode enthalten.
Wenn der Einsatz der Herz-Lungen-Maschine in tiefer oder profunder Hypothermie erfolgt, ist der entsprechende Kode (8-851.40, 8-851.41, 8-851.50, 8-851.51) zusätzlich anzugeben.
Wenn die Anwendung der Herz-Lungen-Maschine mit intraaortaler Ballonokklusion erfolgt, ist der entsprechende Kode aus dem Bereich 8-851 ff. zusätzlich anzugeben.

5-355.0 Vergrößerung eines bestehenden Septumdefektes

5-355.1 Herstellung eines Septumdefektes (Blalock-Hanlon)

5-355.x Sonstige

5-355.y N.n.bez.

5-356.– Plastische Rekonstruktion des Herzseptums bei angeborenen Herzfehlern

Exkl.: Verschluss eines erworbenen Ventrikelseptumdefektes (5-374.6)
Verschluss eines erworbenen Vorhofseptumdefektes (5-374.7)
Verschluss eines Septumdefektes im Rahmen einer Fallot-Korrektur (5-359.0)

Hinw.: Die Anwendung der Herz-Lungen-Maschine ist im Kode enthalten.
Wenn der Einsatz der Herz-Lungen-Maschine in tiefer oder profunder Hypothermie erfolgt, ist der entsprechende Kode (8-851.40, 8-851.41, 8-851.50, 8-851.51) zusätzlich anzugeben.
Wenn die Anwendung der Herz-Lungen-Maschine mit intraaortaler Ballonokklusion erfolgt, ist der entsprechende Kode aus dem Bereich 8-851 ff. zusätzlich anzugeben.

5-356.0 Vorhofseptumdefekt, Verschluss n.n.bez.

5-356.1 Vorhofseptumdefekt, Verschluss partiell

5-356.2 Vorhofseptumdefekt, Verschluss total

5-356.3 Ventrikelseptumdefekt, Verschluss n.n.bez.

5-356.4 Ventrikelseptumdefekt, Verschluss partiell

5-356.5 Ventrikelseptumdefekt, Verschluss total

5-356.6 Atrioventrikulärer Defekt, n.n.bez., Korrektur

5-356.7 Atrioventrikulärer Defekt, partiell, Korrektur

5-356.8 Atrioventrikulärer Defekt, total, Korrektur

5-356.x Sonstige

5-356.y N.n.bez.

5-357.– Operationen bei kongenitalen Gefäßanomalien

Hinw.: Die Verwendung eines dezellularisierten Allotransplantats ist gesondert zu kodieren (5-930.22).

5-357.0 Ductus arteriosus apertus (Botalli)

5-357.1 Aortenisthmus(stenose)

5-357.2 A. lusoria

5-357.3 A. pulmonalis (Schlingen)

Exkl.: Shuntoperationen zwischen großem und kleinem Kreislauf (5-390 ff.)

5-357.4 V. cava

5-357.5 V. pulmonalis

5-357.6 Koronargefäße

Inkl.: Inzision einer koronaren Muskelbrücke
Korrektur von fehlmündenden Koronararterien

5-357.7 Unterbrochener Aortenbogen

5-357.8 Kollateralgefäße, Unifokalisierung

5-357.9 Durchtrennung des Lig. arteriosum bei Kompression der intrathorakalen Trachea

5-357.x Sonstige

5-357.y N.n.bez.

5-358.– Operationen bei kongenitalen Klappenanomalien des Herzens

Exkl.: Operationen im Rahmen einer Fallot-Korrektur (5-359.0)

| *Hinw.:* Bei Ersatz mehrerer Herzklappen ist jede Klappe einzeln zu kodieren.

5-358.0- Aortenklappe

| *Hinw.:* Bei Ersatz der Aortenklappe durch Autotransplantat (Ross-(Konno-)Operation) ist der Ersatz der Pulmonalklappe im Kode enthalten.

.00 Klappenrekonstruktion

.01 Klappenersatz durch Allotransplantat

.02 Klappenersatz durch Xenotransplantat (Bioprothese)

.03 Klappenersatz durch Xenotransplantat, stentless

| .04 Klappenersatz durch Kunstprothese

.06 Klappenersatz durch Autotransplantat und Allotransplantat/Xenotransplantat (Ross-Operation)

.07 Klappenersatz durch Autotransplantat und Allotransplantat/Xenotransplantat mit Erweiterungsplastik des linksventrikulären Ausflusstraktes (Ross-Konno-Operation)

.08 Valvulotomie, offen chirurgisch

| .09 Klappenersatz durch dezellularisiertes Allotransplantat mit klappentragender Gefäßprothese

| .0a Klappenersatz durch Xenotransplantat mit klappentragender Gefäßprothese

.0b Klappenersatz durch Kunstprothese mit klappentragender Gefäßprothese
.0c Klappenersatz durch Allotransplantat mit klappentragender Gefäßprothese
.0d Klappenersatz durch Autotransplantat und dezellularisiertes Allotransplantat mit klappentragender Gefäßprothese (Ross-Operation)
.0e Klappenersatz durch Autotransplantat und dezellularisiertes Allotransplantat mit klappentragender Gefäßprothese mit Erweiterungsplastik des linksventrikulären Ausflusstraktes (Ross-Konno-Operation)
.0x Sonstige

5-358.1- Mitralklappe
.10 Klappenrekonstruktion
.11 Klappenersatz durch Allotransplantat
.12 Klappenersatz durch Xenotransplantat (Bioprothese)
.13 Klappenersatz durch Xenotransplantat, stentless
.14 Klappenersatz durch Kunstprothese
.18 Valvulotomie, offen chirurgisch
.1a Klappenersatz durch Xenotransplantat mit klappentragender Gefäßprothese
.1b Klappenersatz durch Kunstprothese mit klappentragender Gefäßprothese
.1c Klappenersatz durch Allotransplantat mit klappentragender Gefäßprothese
.1x Sonstige

5-358.2- Pulmonalklappe
.20 Klappenrekonstruktion
.21 Klappenersatz durch Allotransplantat
.22 Klappenersatz durch Xenotransplantat (Bioprothese)
.23 Klappenersatz durch Xenotransplantat, stentless
.24 Klappenersatz durch Kunstprothese
.28 Valvulotomie, offen chirurgisch
.29 Klappenersatz durch dezellularisiertes Allotransplantat mit klappentragender Gefäßprothese
.2a Klappenersatz durch Xenotransplantat mit klappentragender Gefäßprothese
.2b Klappenersatz durch Kunstprothese mit klappentragender Gefäßprothese
.2c Klappenersatz durch Allotransplantat mit klappentragender Gefäßprothese
.2x Sonstige

5-358.3- Trikuspidalklappe
.30 Klappenrekonstruktion
.31 Klappenersatz durch Allotransplantat
.32 Klappenersatz durch Xenotransplantat (Bioprothese)
.33 Klappenersatz durch Xenotransplantat, stentless
.34 Klappenersatz durch Kunstprothese
.38 Valvulotomie, offen chirurgisch
.3a Klappenersatz durch Xenotransplantat mit klappentragender Gefäßprothese
.3b Klappenersatz durch Kunstprothese mit klappentragender Gefäßprothese
.3c Klappenersatz durch Allotransplantat mit klappentragender Gefäßprothese
.3x Sonstige

5-358.4- AV-Klappe
.40 Klappenrekonstruktion
.41 Klappenersatz durch Allotransplantat
.42 Klappenersatz durch Xenotransplantat (Bioprothese)
.43 Klappenersatz durch Xenotransplantat, stentless
.44 Klappenersatz durch Kunstprothese

.48	Valvulotomie, offen chirurgisch
.4a	Klappenersatz durch Xenotransplantat mit klappentragender Gefäßprothese
.4b	Klappenersatz durch Kunstprothese mit klappentragender Gefäßprothese
.4c	Klappenersatz durch Allotransplantat mit klappentragender Gefäßprothese
.4x	Sonstige
5-358.5-	Truncusklappe
.50	Klappenrekonstruktion
.51	Klappenersatz durch Allotransplantat
.52	Klappenersatz durch Xenotransplantat (Bioprothese)
.53	Klappenersatz durch Xenotransplantat, stentless
.54	Klappenersatz durch Kunstprothese
.58	Valvulotomie, offen chirurgisch
.5a	Klappenersatz durch Xenotransplantat mit klappentragender Gefäßprothese
.5b	Klappenersatz durch Kunstprothese mit klappentragender Gefäßprothese
.5c	Klappenersatz durch Allotransplantat mit klappentragender Gefäßprothese
.5x	Sonstige
5-358.y	N.n.bez.

5-359.– Andere Operationen am Herzen bei kongenitalen Anomalien

Hinw.: Die Verwendung eines dezellularisierten Allotransplantats ist gesondert zu kodieren (5-930.22).

5-359.0	Totalkorrektur einer Tetralogie nach Fallot
5-359.1-	Korrektur einer Transposition der großen Arterien (TGA)
.10	Atriale Switch-Operation
.11	Arterielle Switch-Operation
.12	Double Switch-Operation
.1x	Sonstige
5-359.2-	Korrektur einer Lungenvenenfehlmündung
.20	Total
.21	Partiell
5-359.3-	Korrektur eines Double-outlet-right-ventricle
.30	Fallot-Typ
.31	Nicht Fallot-Typ
5-359.4	Korrektur eines Double-outlet-left-ventricle
5-359.5	Korrektur eines Truncus arteriosus *Hinw.:* Die Korrektur einer Aortenisthmusstenose ist gesondert zu kodieren (5-357.1).
5-359.6-	Operation an einem funktionell/morphologisch univentrikulären Herzen
.60	Glenn-Operation, unidirektional
.61	Glenn-Operation, bidirektional
.62	Glenn-Operation, bilateral
.63	Fontan-Typ-Operation, intrakardialer Tunnel
.64	Fontan-Typ-Operation, extrakardialer Tunnel
.65	Fontan-Typ-Operation, sonstige
.66	Damus-Kay-Stansel-Operation
.67	Norwood-Typ-Operation
.6x	Sonstige

5-359.7 Korrektur eines Cor triatriatum

5-359.8 Korrektur eines Absent Pulmonary Valve Syndrom

5-359.x Sonstige

5-359.y N.n.bez.

5-35a.– Minimalinvasive Operationen an Herzklappen

Exkl.: Endovaskuläre Implantation einer Stent-Prothese mit Klappenfunktion in den rechten Vorhof (5-379.e)

Hinw.: Die Anwendung der transösophagealen Echokardiographie ist im Kode enthalten.
Die intraoperative Anwendung eines Embolieprotektionssystems ist gesondert zu kodieren (5-39a.0).

5-35a.0- Implantation eines Aortenklappenersatzes

Hinw.: Die Anwendung spezieller Methoden bei minimalinvasivem Aortenklappenersatz ist gesondert zu kodieren (5-35b.1 ff.).

.05 Endovaskulär

.06 Transapikal

5-35a.1- Implantation eines Pulmonalklappenersatzes

.10 Endovaskulär

.11 Transapikal

5-35a.3- Implantation eines Mitralklappenersatzes

Hinw.: Die Anwendung spezieller Methoden bei minimalinvasivem Mitralklappenersatz ist gesondert zu kodieren (5-35b.2 ff.).

.30 Endovaskulär

.33 Transapikal

5-35a.4- Mitralklappenrekonstruktion

.40 Mitralklappensegelplastik, transarteriell
Inkl.: Transarterielle ventrikuläre Mitralklappenrekonstruktion

.41 Mitralklappensegelplastik, transvenös

Inkl.: Transvenöse Clip-Rekonstruktion der Mitralklappe

Hinw.: Die Anzahl der Clips ist gesondert zu kodieren (5-35b.0 ff.).

.42 Mitralklappensegelplastik, transapikal

Inkl.: Implantation von Neochordae (PTFE)

.43 Mitralklappenanuloplastik, transarteriell

Inkl.: Mitralklappenanulorhaphie mit Naht

.44 Mitralklappenanuloplastik, transvenös

Inkl.: Mitralklappenanulorhaphie mit Band

.45 Mitralklappenanuloplastik, über den Koronarsinus

Inkl.: Mitralklappenanulorhaphie mit Spange

.4x Sonstige

5-35a.5- Endovaskuläre Trikuspidalklappenrekonstruktion

.50 Trikuspidalklappensegelplastik, transvenös

Inkl.: Transvenöse Clip-Rekonstruktion der Trikuspidalklappe

Hinw.: Die Anzahl der Clips ist gesondert zu kodieren (5-35b.0 ff.).

.51 Trikuspidalklappenanuloplastik, transvenös

Inkl.: Trikuspidalklappenanulorhaphie mit Band

.5x Sonstige

5-35a.7 Verschluss einer paravalvulären Leckage, transapikal

Exkl.: Perkutan-transluminaler Verschluss einer paravalvulären Leckage (8-83d.7)

Hinw.: Die Verwendung von Okkludern ist gesondert zu kodieren (8-83b.r ff.).

5-35a.x Sonstige

5-35a.y N.n.bez.

5-35b.– Zusatzinformationen zu Operationen an Herzklappen

Hinw.: Die folgenden Positionen sind ausschließlich zur Kodierung von Zusatzinformationen zu Operationen an Herzklappen zu benutzen, sofern sie nicht schon im Kode selbst enthalten sind. Sie dürfen nicht als selbständige Kodes benutzt werden und sind nur im Sinne einer Zusatzkodierung zulässig.

5-35b.0- Anzahl der Clips bei einer transvenösen Mitral- oder Trikuspidalklappensegelplastik

Hinw.: Diese Kodes können zusätzlich zu den Kodes 5-35a.41 und 5-35a.50 angegeben werden.

.00 1 Clip

.01 2 Clips

.02 3 Clips

.03 4 Clips

.04 5 oder mehr Clips

5-35b.1- Anwendung spezieller Methoden bei minimalinvasivem Aortenklappenersatz

Hinw.: Diese Kodes sind nur anzugeben, wenn bei einem der unter 5-35a.0 ff. aufgeführten Verfahren zum minimalinvasiven Aortenklappenersatz die Anwendung einer speziellen Methode erfolgt.

.10 Anwendung eines perkutanen apikalen Zugangs- und Verschlusssystems

.11 Anwendung eines primär ballonexpandierbaren Implantates

.12 Anwendung eines primär selbstexpandierenden Implantates

.1x Sonstige

5-35b.2- Anwendung spezieller Methoden bei minimalinvasivem Mitralklappenersatz

Hinw.: Diese Kodes sind nur anzugeben, wenn bei einem der unter 5-35a.3 ff. aufgeführten Verfahren zum minimalinvasiven Mitralklappenersatz die Anwendung einer speziellen Methode erfolgt.

.20 Anwendung eines perkutanen apikalen Zugangs- und Verschlusssystems

.21 Anwendung eines apikalen Verankerungssystems

.2x Sonstige

5-36 Operationen an den Koronargefäßen

Exkl.: Operationen bei kongenitalen Gefäßanomalien (5-357 ff.)

Hinw.: Die Anwendung der Herz-Lungen-Maschine ist, sofern nicht im Kode enthalten, gesondert zu kodieren (8-851 ff.).

5-360.– Desobliteration (Endarteriektomie) der Koronararterien

Inkl.: Laserdesobliteration
Offene Ballon-Angioplastie
Thrombendarteriektomie (TEA)
Anwendung eines Embolieprotektionssystems

Exkl.: Perkutan-transluminale Gefäßintervention an Herz und Koronargefäßen (8-837 ff.)
(Perkutan-)transluminale Gefäßintervention an Gefäßen des Lungenkreislaufes (8-838 ff.)

5-360.0 Endarteriektomie, offen chirurgisch

5-360.1 Endarteriektomie, offen chirurgisch, mit Patch

5-360.2 Endarteriektomie, offen chirurgisch, mit Einbringen eines Stents in eine Koronararterie

5-360.3 Endarteriektomie, offen chirurgisch, mit Einbringen von zwei Stents in eine Koronararterie

5-360.4 Endarteriektomie, offen chirurgisch, mit Einbringen eines Stents in mehrere Koronararterien

5-360.x Sonstige

5-360.y N.n.bez.

5-361.– Anlegen eines aortokoronaren Bypass

Hinw.: Die Anwendung der Herz-Lungen-Maschine ist im Kode enthalten.
Wenn der Einsatz der Herz-Lungen-Maschine in tiefer oder profunder Hypothermie erfolgt, ist der entsprechende Kode (8-851.40, 8-851.41, 8-851.50, 8-851.51) zusätzlich anzugeben.
Eine gleichzeitig durchgeführte Aneurysmaresektion ist gesondert zu kodieren (5-369.1).
Die offen chirurgische Entnahme eines Gefäßes zur Transplantation ist im Kode enthalten.
Die endoskopische Entnahme eines Gefäßes zur Transplantation ist gesondert zu kodieren (5-38b ff.).
Die Art der Konditionierung von entnommenen Gefäßen zur Transplantation ist gesondert zu kodieren (5-93a ff.).

5-361.0- Bypass einfach
.03 Mit autogenen Arterien
.05 Mit Xenotransplantat
.06 Mit Prothese
.07 Mit autogenen Venen ohne externes Stabilisierungsnetz
.08 Mit autogenen Venen mit externem Stabilisierungsnetz
.0x Sonstige

5-361.1- Bypass zweifach
.13 Mit autogenen Arterien
.15 Mit Xenotransplantat
.16 Mit Prothese
.17 Mit autogenen Venen ohne externes Stabilisierungsnetz
.18 Mit autogenen Venen mit externem Stabilisierungsnetz
.1x Sonstige

5-361.2- Bypass dreifach
.23 Mit autogenen Arterien
.25 Mit Xenotransplantat
.26 Mit Prothese
.27 Mit autogenen Venen ohne externes Stabilisierungsnetz
.28 Mit autogenen Venen mit externem Stabilisierungsnetz
.2x Sonstige

5-361.3- Bypass vierfach
.33 Mit autogenen Arterien
.35 Mit Xenotransplantat
.36 Mit Prothese
.37 Mit autogenen Venen ohne externes Stabilisierungsnetz
.38 Mit autogenen Venen mit externem Stabilisierungsnetz
.3x Sonstige

5-361.4- Bypass fünffach
.43 Mit autogenen Arterien
.45 Mit Xenotransplantat
.46 Mit Prothese
.47 Mit autogenen Venen ohne externes Stabilisierungsnetz
.48 Mit autogenen Venen mit externem Stabilisierungsnetz
.4x Sonstige

5-361.5- Bypass sechsfach oder mehr
.53 Mit autogenen Arterien
.55 Mit Xenotransplantat
.56 Mit Prothese
.57 Mit autogenen Venen ohne externes Stabilisierungsnetz
.58 Mit autogenen Venen mit externem Stabilisierungsnetz
.5x Sonstige

5-361.y N.n.bez.

5-362.– Anlegen eines aortokoronaren Bypass durch minimalinvasive Technik

Hinw.: Die Anwendung der Herz-Lungen-Maschine ist gesondert zu kodieren (8-851 ff.).
Die offen chirurgische Entnahme eines Gefäßes zur Transplantation ist im Kode enthalten.
Die endoskopische Entnahme eines Gefäßes zur Transplantation ist gesondert zu kodieren (5-38b ff.).
Die Art der Konditionierung von entnommenen Gefäßen zur Transplantation ist gesondert zu kodieren (5-93a ff.).

5-362.0- Bypass einfach, durch Sternotomie
.03 Mit autogenen Arterien
.05 Mit Xenotransplantat
.06 Mit Prothese
.07 Mit autogenen Venen ohne externes Stabilisierungsnetz
.0x Sonstige

5-362.1- Bypass einfach, durch Thorakotomie
.13 Mit autogenen Arterien
.15 Mit Xenotransplantat
.16 Mit Prothese
.17 Mit autogenen Venen ohne externes Stabilisierungsnetz
.1x Sonstige

5-362.2- Bypass einfach, durch Endoskopie
Inkl.: Telemanipulator
.23 Mit autogenen Arterien
.25 Mit Xenotransplantat
.26 Mit Prothese
.27 Mit autogenen Venen ohne externes Stabilisierungsnetz
.2x Sonstige

5-362.3- Bypass zweifach, durch Sternotomie
.33 Mit autogenen Arterien
.35 Mit Xenotransplantat
.36 Mit Prothese
.37 Mit autogenen Venen ohne externes Stabilisierungsnetz
.3x Sonstige

5-362.4- Bypass zweifach, durch Thorakotomie
.43 Mit autogenen Arterien
.45 Mit Xenotransplantat
.46 Mit Prothese
.47 Mit autogenen Venen ohne externes Stabilisierungsnetz
.4x Sonstige

5-362.5- Bypass zweifach, durch Endoskopie
Inkl.: Telemanipulator
.53 Mit autogenen Arterien
.55 Mit Xenotransplantat
.56 Mit Prothese
.57 Mit autogenen Venen ohne externes Stabilisierungsnetz
.5x Sonstige

5-362.6- Bypass dreifach, durch Sternotomie
.63 Mit autogenen Arterien
.65 Mit Xenotransplantat
.66 Mit Prothese
.67 Mit autogenen Venen ohne externes Stabilisierungsnetz
.6x Sonstige

5-362.7- Bypass dreifach, durch Thorakotomie
.73 Mit autogenen Arterien
.75 Mit Xenotransplantat
.76 Mit Prothese
.77 Mit autogenen Venen ohne externes Stabilisierungsnetz
.7x Sonstige

5-362.8- Bypass dreifach, durch Endoskopie
Inkl.: Telemanipulator
.83 Mit autogenen Arterien
.85 Mit Xenotransplantat
.86 Mit Prothese
.87 Mit autogenen Venen ohne externes Stabilisierungsnetz
.8x Sonstige

5-362.9- Bypass vierfach, durch Sternotomie
.93 Mit autogenen Arterien
.95 Mit Xenotransplantat
.96 Mit Prothese
.97 Mit autogenen Venen ohne externes Stabilisierungsnetz
.9x Sonstige

5-362.a- Bypass vierfach, durch Thorakotomie
.a3 Mit autogenen Arterien
.a5 Mit Xenotransplantat
.a6 Mit Prothese
.a7 Mit autogenen Venen ohne externes Stabilisierungsnetz
.ax Sonstige

5-362.b- Bypass vierfach, durch Endoskopie
Inkl.: Telemanipulator
.b3 Mit autogenen Arterien
.b5 Mit Xenotransplantat
.b6 Mit Prothese
.b7 Mit autogenen Venen ohne externes Stabilisierungsnetz
.bx Sonstige

5-362.c- Bypass fünffach, durch Sternotomie
.c3 Mit autogenen Arterien
.c5 Mit Xenotransplantat
.c6 Mit Prothese
.c7 Mit autogenen Venen ohne externes Stabilisierungsnetz
.cx Sonstige

5-362.d- Bypass fünffach, durch Thorakotomie
.d3 Mit autogenen Arterien
.d5 Mit Xenotransplantat
.d6 Mit Prothese
.d7 Mit autogenen Venen ohne externes Stabilisierungsnetz
.dx Sonstige

5-362.e- Bypass fünffach, durch Endoskopie
Inkl.: Telemanipulator
.e3 Mit autogenen Arterien
.e5 Mit Xenotransplantat
.e6 Mit Prothese
.e7 Mit autogenen Venen ohne externes Stabilisierungsnetz
.ex Sonstige

5-362.f- Bypass sechsfach oder mehr, durch Sternotomie
.f3 Mit autogenen Arterien
.f5 Mit Xenotransplantat
.f6 Mit Prothese
.f7 Mit autogenen Venen ohne externes Stabilisierungsnetz
.fx Sonstige

5-362.g- Bypass sechsfach oder mehr, durch Thorakotomie
.g3 Mit autogenen Arterien
.g5 Mit Xenotransplantat
.g6 Mit Prothese
.g7 Mit autogenen Venen ohne externes Stabilisierungsnetz
.gx Sonstige

5-362.h- Bypass sechsfach oder mehr, durch Endoskopie
Inkl.: Telemanipulator
.h3 Mit autogenen Arterien
.h5 Mit Xenotransplantat
.h6 Mit Prothese
.h7 Mit autogenen Venen ohne externes Stabilisierungsnetz
.hx Sonstige

5-362.x- Sonstige
.x3 Mit autogenen Arterien
.x5 Mit Xenotransplantat
.x6 Mit Prothese
.x7 Mit autogenen Venen ohne externes Stabilisierungsnetz
.xx Sonstige

5-362.y N.n.bez.

5-363.– Andere Revaskularisation des Herzens

Hinw.: Die Art der Konditionierung von entnommenen Gefäßen zur Transplantation ist gesondert zu kodieren (5-93a ff.).

5-363.0 Koronararterienpatch

Exkl.: Koronararterienpatch kombiniert mit Endarteriektomie (5-360.1)

5-363.1 Koronararterienbypass-Revision

5-363.2 Koronararterienbypass-Neuanlage

5-363.3 Koronararterientransposition

5-363.4 Revaskularisation mit freiem A. mammaria interna-Transplantat (IMA-Transplantat)

5-363.5 Implantation der A. mammaria interna in das Herzmuskelgewebe

5-363.6 Transmyokardiale Laserrevaskularisation (TMLR)

5-363.x Sonstige

5-363.y N.n.bez.

5-364.– Anwendung eines mechanischen Anastomosensystems bei Operationen an den Koronargefäßen

Hinw.: Diese Kodes sind Zusatzkodes und zu den jeweiligen Operationskodes aus dem Bereich 5-36 anzuwenden.
Die Anwendung von mechanischen Anastomosensystemen zur Anlage proximaler Anastomosen und die Anwendung von mechanischen Anastomosensystemen zur Anlage distaler Anastomosen sind getrennt zu kodieren.

5-364.0- Anwendung eines mechanischen Anastomosensystems, proximal (an der Aorta)

.00 1 Anastomose

.01 2 Anastomosen

.02 3 oder mehr Anastomosen

5-364.1- Anwendung eines mechanischen Anastomosensystems, distal (an den Koronargefäßen)

.10 1 Anastomose

.11 2 Anastomosen

.12 3 Anastomosen

.13 4 Anastomosen

.14 5 oder mehr Anastomosen

5-369.– Andere Operationen an den Koronargefäßen

5-369.0 Naht (nach Verletzung)

5-369.1 Korrektur eines Aneurysmas

5-369.2 Verschluss einer erworbenen koronaren Fistel

5-369.3 Rekonstruktion des Koronarostiums

5-369.4 Sympathektomie der Koronararterien

5-369.5 Verschluss von Kollateralgefäßen

5-369.x Sonstige

5-369.y N.n.bez.

5-37 Rhythmuschirurgie und andere Operationen an Herz und Perikard

Hinw.: Die Anwendung der Herz-Lungen-Maschine ist, sofern nicht im Kode enthalten, gesondert zu kodieren (8-851 ff.).

5-370.– Perikardiotomie und Kardiotomie

5-370.0 Perikarddrainage

5-370.1 Perikardiotomie

5-370.2 Adhäsiolyse am Perikard

5-370.3 Kardiotomie

Inkl.: Thrombektomie
Fremdkörperentfernung

5-370.4 Epikardiale Inzision

5-370.5 Endokardiale Inzision

5-370.6 Epimyokardiale Inzision

5-370.x Sonstige

5-370.y N.n.bez.

5-371.– Chirurgische ablative Maßnahmen bei Herzrhythmusstörungen

5-371.3- Endokardial
.30 Durch unipolare konventionelle Radiofrequenzablation
.31 Durch unipolare gekühlte Radiofrequenzablation
.32 Durch bipolare Radiofrequenzablation
.33 Durch Kryoablation
.34 Durch Mikrowellenablation
.35 Durch Hochfrequenzultraschallablation
.36 Durch Laserablation
.3x Durch sonstige Energiequellen

5-371.4- Epikardial, offen chirurgisch
.40 Durch unipolare konventionelle Radiofrequenzablation
.41 Durch unipolare gekühlte Radiofrequenzablation
.42 Durch bipolare Radiofrequenzablation
.43 Durch Kryoablation
.44 Durch Mikrowellenablation
.45 Durch Hochfrequenzultraschallablation
.46 Durch Laserablation
.4x Durch sonstige Energiequellen

5-371.5- Epikardial, endoskopisch
.50 Durch unipolare konventionelle Radiofrequenzablation
.51 Durch unipolare gekühlte Radiofrequenzablation
.52 Durch bipolare Radiofrequenzablation
.53 Durch Kryoablation
.54 Durch Mikrowellenablation
.55 Durch Hochfrequenzultraschallablation
.56 Durch Laserablation
.5x Durch sonstige Energiequellen

5-371.x Sonstige

5-371.y N.n.bez.

5-372.– Exzision und Destruktion von erkranktem Gewebe des Perikardes und Perikardektomie

5-372.0 Lokale Exzision, offen chirurgisch

Exkl.: Biopsie am Perikard durch Inzision (1-580.1)

5-372.1 Lokale Exzision, thorakoskopisch

5-372.2 Perikardektomie, partiell (Perikardfenster), offen chirurgisch

5-372.3 Perikardektomie, partiell (Perikardfenster), thorakoskopisch

5-372.4 Perikardektomie, subtotal

5-372.5 Perikardektomie, total (Dekortikation)

5-372.6 Perikardpatchentnahme

5-372.7 Destruktion

5-372.x Sonstige

5-372.y N.n.bez.

5-373.– Exzision und Destruktion von erkranktem Gewebe des Herzens

5-373.0 Exzision am Vorhof

5-373.1 Exzision am Ventrikel

5-373.2 Partielle linksventrikuläre Reduktionsplastik (Batista)

5-373.3 Resektion eines Aneurysmas, am Vorhof

5-373.4 Resektion eines Aneurysmas, am Ventrikel

5-373.5 MAZE-Verfahren (Alternative Verfahren)

5-373.6 Exzision am Reizleitungssystem, am Ventrikel

5-373.7 Destruktion am Reizleitungssystem, am Vorhof

Exkl.: Radiofrequenzablation durch Katheterisierung (8-835 ff.)

5-373.8 Destruktion am Reizleitungssystem, am Ventrikel

Exkl.: Radiofrequenzablation durch Katheterisierung (8-835 ff.)

5-373.x Sonstige

5-373.y N.n.bez.

5-374.– Rekonstruktion des Perikardes und des Herzens

Exkl.: Plastische Rekonstruktion des Herzseptums bei angeborenen Herzfehlern (5-356 ff.)

Hinw.: Die Anwendung der Herz-Lungen-Maschine ist im Kode enthalten.
Wenn der Einsatz der Herz-Lungen-Maschine in tiefer oder profunder Hypothermie erfolgt, ist der entsprechende Kode (8-851.40, 8-851.41, 8-851.50, 8-851.51) zusätzlich anzugeben.
Wenn die Anwendung der Herz-Lungen-Maschine mit intraaortaler Ballonokklusion erfolgt, ist der entsprechende Kode aus dem Bereich 8-851 ff. zusätzlich anzugeben.

5-374.0 Naht des Perikardes (nach Verletzung)

5-374.1 Plastische Rekonstruktion des Perikardes ohne Implantat

5-374.2 Plastische Rekonstruktion des Perikardes mit Implantat

5-374.3 Naht des Myokardes (nach Verletzung)

5-374.4 Plastische Rekonstruktion des Myokardes ohne Implantat

5-374.5 Plastische Rekonstruktion des Myokardes mit Implantat

Exkl.: Plastische Rekonstruktion des Myokardes mit myokardialem Verankerungssystem (5-374.8)

5-374.6 Verschluss eines erworbenen Ventrikelseptumdefektes (z.B. nach Herzinfarkt)

5-374.7 Verschluss eines erworbenen Vorhofseptumdefektes

5-374.8 Plastische Rekonstruktion des Myokardes mit myokardialem Verankerungssystem

Exkl.: Minimalinvasive plastische Rekonstruktion des Myokardes mit myokardialem Verankerungssystem, Hybrideingriff (5-37a.1)

5-374.x Sonstige

5-374.y N.n.bez.

5-375.– Herz- und Herz-Lungen-Transplantation

Hinw.: Die Anwendung der Herz-Lungen-Maschine ist im Kode enthalten.
Wenn der Einsatz der Herz-Lungen-Maschine in tiefer oder profunder Hypothermie erfolgt, ist der entsprechende Kode (8-851.40, 8-851.41, 8-851.50, 8-851.51) zusätzlich anzugeben.
Wenn die Anwendung der Herz-Lungen-Maschine mit intraaortaler Ballonokklusion erfolgt, ist der entsprechende Kode aus dem Bereich 8-851 ff. zusätzlich anzugeben.
Die Art der Konservierung von Organtransplantaten ist gesondert zu kodieren (5-939 ff.).

5-375.0 Herztransplantation, orthotop

5-375.1 Herztransplantation, heterotop (Assistenzherz)

5-375.2 Herz-Lungen-Transplantation (En-bloc)

5-375.3 Herz-Retransplantation während desselben stationären Aufenthaltes

5-375.4 Herz-Lungen-Retransplantation (En-bloc) während desselben stationären Aufenthaltes

5-375.y N.n.bez.

5-376.– Implantation und Entfernung eines herzunterstützenden Systems, offen chirurgisch

Exkl.: Perkutane Einführung einer intraaortalen Ballonpumpe (8-839.0)
Endovaskuläre Implantation oder Entfernung einer extrakorporalen Zentrifugalpumpe zur Kreislaufunterstützung (8-839.a ff.)
Endovaskuläre Implantation oder Entfernung einer parakorporalen pulsatilen Membranpumpe mit integrierter Gegenpulsation zur Kreislaufunterstützung (8-839.b ff.)

Hinw.: Bei einem isolierten, nicht offen chirurgischen Pumpenwechsel ist der Kode entsprechend der neu eingesetzten Pumpe zu wählen.
Die Anwendung der ECMO ist gesondert zu kodieren (8-852 ff.).

5-376.0- Intraaortale Ballonpumpe

Hinw.: Die Dauer der Behandlung mit einer intraaortalen Ballonpumpe ist gesondert zu kodieren (8-83a.0 ff.).

.00 Implantation

.01 Entfernung

5-376.2- Extrakorporale Pumpe (z.B. Kreiselpumpe oder Zentrifugalpumpe), univentrikulär

Hinw.: Die Dauer der Behandlung mit einer extrakorporalen univentrikulären Pumpe ist gesondert zu kodieren (8-83a.1 ff.).

.20 Implantation, mit Sternotomie

.21 Entfernung, mit Sternotomie

.22 Isolierter Pumpenwechsel, nicht offen chirurgisch

.23 Implantation, transapikal

.24 Entfernung, transapikal

5-376.3- Extrakorporale Pumpe (z.B. Kreiselpumpe oder Zentrifugalpumpe), biventrikulär

Hinw.: Die Dauer der Behandlung mit einer extrakorporalen biventrikulären Pumpe ist gesondert zu kodieren (8-83a.2 ff.).

.30 Implantation

.31 Entfernung

.33 Isolierter Pumpenwechsel einer Pumpe, nicht offen chirurgisch

.34 Isolierter Pumpenwechsel beider Pumpen, nicht offen chirurgisch

5-376.4- Intrakorporale Pumpe, univentrikulär

.40 Implantation

.41 Entfernung

5-376.5- Intrakorporale Pumpe, biventrikulär

.50 Implantation

.51 Entfernung

5-376.6- Kunstherz (totaler Herzersatz)

.60 Implantation

.61 Entfernung

5-376.7- Parakorporale Pumpe, univentrikulär

Exkl.: Zentrifugal- oder Kreiselpumpen zur Kurzzeitunterstützung (5-376.2 ff.)

.70 Implantation

.71 Entfernung

.72 Isolierter Pumpenwechsel, nicht offen chirurgisch

5-376.8- Parakorporale Pumpe, biventrikulär

Exkl.: Zentrifugal- oder Kreiselpumpen zur Kurzzeitunterstützung (5-376.3 ff.)

.80 Implantation

.81 Entfernung

.83 Isolierter Pumpenwechsel einer Pumpe, nicht offen chirurgisch

.84 Isolierter Pumpenwechsel beider Pumpen, nicht offen chirurgisch

5-376.9- Permanent implantierbares extra-aortales Herzunterstützungssystem

.90 Implantation

.91 Wechsel des Gesamtsystems

.92 Isolierter Wechsel der Verbindungsleitung

Hinw.: Die Verbindungsleitung enthält die Luftleitung zur Manschette und das Kabel für die EKG-Elektrode.

.93 Isolierter Wechsel der epikardialen EKG-Elektrode und der Verbindungsleitung

.94 Entfernung

.9x Sonstige

5-376.x Sonstige

5-376.y N.n.bez.

5-377.– Implantation eines Herzschrittmachers, Defibrillators und Ereignis-Rekorders

Inkl.: Sonden bei den Kodes 5-377.1 bis 5-377.8

Hinw.: Die Verwendung eines Herzschrittmachers oder Defibrillators mit zusätzlicher Mess- oder Stimulationsfunktion ist gesondert zu kodieren (5-377.f ff., 5-377.h ff.).
Die Verwendung eines MRT-fähigen Herzschrittmachers ist gesondert zu kodieren (5-934.0).

5-377.1 Schrittmacher, Einkammersystem

5-377.2 Schrittmacher, Zweikammersystem, mit einer Schrittmachersonde

5-377.3- Schrittmacher, Zweikammersystem, mit zwei Schrittmachersonden
.30 Ohne antitachykarde Stimulation
.31 Mit antitachykarder Stimulation

5-377.4- Schrittmacher, biventrikuläre Stimulation [Dreikammersystem]
.40 Ohne Vorhofelektrode
.41 Mit Vorhofelektrode

5-377.5- Defibrillator mit Einkammer-Stimulation
.50 Ohne atriale Detektion
.51 Mit atrialer Detektion

5-377.6 Defibrillator mit Zweikammer-Stimulation

5-377.7- Defibrillator mit biventrikulärer Stimulation
.70 Ohne Vorhofelektrode
.71 Mit Vorhofelektrode

5-377.8 Ereignis-Rekorder

5-377.b System zur nicht invasiven Überwachung von Abstoßungsreaktionen nach Herztransplantation
Inkl.: Intramyokardiales Elektrogramm (IMEG)

5-377.c- Isolierte Sondenimplantation, offen chirurgisch
.c0 Epikardial, linksventrikulär
.c1 Epikardial, rechtsventrikulär
.c2 Epithorakal

5-377.d Verwendung von Herzschrittmachern, Defibrillatoren oder Ereignis-Rekordern mit automatischem Fernüberwachungssystem
Hinw.: Dieser Kode ist ein Zusatzkode. Die Implantation oder der Wechsel eines Herzschrittmachers, Defibrillators oder Ereignis-Rekorders sind gesondert zu kodieren.

| 5-377.f- Verwendung von Defibrillatoren mit zusätzlicher Mess- oder spezieller Stimulationsfunktion
Hinw.: Diese Kodes sind Zusatzkodes. Die Implantation oder der Wechsel eines Defibrillators sind gesondert zu kodieren.
.f0 Mit zusätzlicher Messfunktion für das Lungenwasser
.f1 Mit zusätzlichem Drucksensor zur nicht invasiven Messung des rechtsventrikulären Druckes
Inkl.: Messung des Lungenwassers
.f2 Mit zusätzlicher Messfunktion für die Kontraktilität des Herzmuskels
.f3 Mit zusätzlicher Funktion zum Monitoring der ST-Strecke
.f4 Mit quadripolarer Stimulationsfunktion
.fx Sonstige

5-377.g- Isolierte Sondenimplantation, endovaskulär
.g0 Linksventrikulär
.g1 Rechtsventrikulär
.g2 Rechtsatrial

| 5-377.h- Verwendung von Herzschrittmachern mit zusätzlicher Mess- oder spezieller Stimulationsfunktion
Hinw.: Diese Kodes sind Zusatzkodes. Die Implantation oder der Wechsel eines Herzschrittmachers sind gesondert zu kodieren.
.h0 Mit zusätzlicher Messfunktion für das Lungenwasser
| .h1 Mit quadripolarer Stimulationsfunktion
.hx Sonstige

5-377.j Defibrillator mit subkutaner Elektrode

5-377.k Intrakardialer Impulsgenerator

Hinw.: Der intrakardiale Impulsgenerator wird endovaskulär implantiert.
Die Folgeimplantation eines intrakardialen Impulsgenerators ohne Entfernung des alten intrakardialen Impulsgenerators ist mit diesem Kode und dem Kode 5-983 zu kodieren.

5-377.m- Kabelloses Stimulationssystem

Inkl.: Kabelloses Stimulationssystem zur Resynchronisationstherapie (CRT)

.m0 Transmitter

Hinw.: Die Implantation der Batterie ist im Kode enthalten.

.m1 Energieempfangende Elektrode, endokardial, linksventrikulär

Hinw.: Die energieempfangende Elektrode wird endovaskulär implantiert.

5-377.n- System zur Stimulation des Leitungssystems

Inkl.: Conduction System Pacing [CSP]
Stimulation des His-Bündels [His Bundle Pacing]
Stimulation der Tawara-Schenkel

.n0 Mit 2 Elektroden

.n1 Mit 3 Elektroden

5-377.x Sonstige

5-377.y N.n.bez.

5-378.– Entfernung, Wechsel und Korrektur eines Herzschrittmachers und Defibrillators

Hinw.: Die Verwendung eines Herzschrittmachers oder Defibrillators mit zusätzlicher Mess- oder Stimulationsfunktion ist gesondert zu kodieren (5-377.f ff., 5-377.h ff.).
Die Verwendung eines MRT-fähigen Herzschrittmachers ist gesondert zu kodieren (5-934.0).
Mit Aggregat ist auch der Transmitter oder die Batterie eines kabellosen Stimulationssystems gemeint.
Mit Sonde ist auch eine energieempfangende Elektrode des kabellosen Stimulationssystems gemeint.
Die Entfernung bzw. der Wechsel eines intrakardialen Impulsgenerators wird als "Aggregat- und Sondenentfernung" bzw. "Aggregat- und Sondenwechsel", die Lagekorrektur als "Sondenkorrektur" kodiert.

5-378.0- Aggregatentfernung

.01 Schrittmacher, Einkammersystem

.02 Schrittmacher, Zweikammersystem

.05 Defibrillator mit Zweikammer-Stimulation

.07 Ereignis-Rekorder

.0a Schrittmacher, biventrikuläre Stimulation [Dreikammersystem], ohne Vorhofelektrode

.0b Schrittmacher, biventrikuläre Stimulation [Dreikammersystem], mit Vorhofelektrode

.0c Defibrillator mit Einkammer-Stimulation, ohne atriale Detektion

.0d Defibrillator mit Einkammer-Stimulation, mit atrialer Detektion

.0e Defibrillator mit biventrikulärer Stimulation, ohne Vorhofelektrode

.0f Defibrillator mit biventrikulärer Stimulation, mit Vorhofelektrode

.0g Defibrillator mit subkutaner Elektrode

.0j Kabelloses Stimulationssystem

.0x Sonstige

5-378.1- Sondenentfernung

Hinw.: Die Sondenentfernung mit Laser und die Sondenentfernung mit sonstiger technischer Unterstützung sind gesondert zu kodieren (5-378.a ff.).

.18 Schrittmacher

.19 Defibrillator

.1a Synchronisationssystem

.1b Energieempfangende Elektrode eines kabellosen Stimulationssystems

5-378.2- Aggregat- und Sondenentfernung

Hinw.: Die Sondenentfernung mit Laser und die Sondenentfernung mit sonstiger technischer Unterstützung sind gesondert zu kodieren (5-378.a ff.).

.21 Schrittmacher, Einkammersystem
.22 Schrittmacher, Zweikammersystem
.25 Defibrillator mit Zweikammer-Stimulation
.2a Schrittmacher, biventrikuläre Stimulation [Dreikammersystem], ohne Vorhofelektrode
.2b Schrittmacher, biventrikuläre Stimulation [Dreikammersystem], mit Vorhofelektrode
.2c Defibrillator mit Einkammer-Stimulation, ohne atriale Detektion
.2d Defibrillator mit Einkammer-Stimulation, mit atrialer Detektion
.2e Defibrillator mit biventrikulärer Stimulation, ohne Vorhofelektrode
.2f Defibrillator mit biventrikulärer Stimulation, mit Vorhofelektrode
.2g Defibrillator mit subkutaner Elektrode
.2h Intrakardialer Impulsgenerator
.2x Sonstige

5-378.3- Sondenkorrektur
.31 Schrittmacher, Einkammersystem
.32 Schrittmacher, Zweikammersystem
.35 Defibrillator mit Zweikammer-Stimulation
.3a Schrittmacher, biventrikuläre Stimulation [Dreikammersystem], ohne Vorhofelektrode
.3b Schrittmacher, biventrikuläre Stimulation [Dreikammersystem], mit Vorhofelektrode
.3c Defibrillator mit Einkammer-Stimulation, ohne atriale Detektion
.3d Defibrillator mit Einkammer-Stimulation, mit atrialer Detektion
.3e Defibrillator mit biventrikulärer Stimulation, ohne Vorhofelektrode
.3f Defibrillator mit biventrikulärer Stimulation, mit Vorhofelektrode
.3g Defibrillator mit subkutaner Elektrode
.3h Intrakardialer Impulsgenerator
.3j Kabelloses Stimulationssystem
.3x Sonstige

5-378.4- Lagekorrektur des Aggregats
.41 Schrittmacher, Einkammersystem
.42 Schrittmacher, Zweikammersystem
.45 Defibrillator mit Zweikammer-Stimulation
.47 Ereignis-Rekorder
.4a Schrittmacher, biventrikuläre Stimulation [Dreikammersystem], ohne Vorhofelektrode
.4b Schrittmacher, biventrikuläre Stimulation [Dreikammersystem], mit Vorhofelektrode
.4c Defibrillator mit Einkammer-Stimulation, ohne atriale Detektion
.4d Defibrillator mit Einkammer-Stimulation, mit atrialer Detektion
.4e Defibrillator mit biventrikulärer Stimulation, ohne Vorhofelektrode
.4f Defibrillator mit biventrikulärer Stimulation, mit Vorhofelektrode
.4g Defibrillator mit subkutaner Elektrode
.4j Kabelloses Stimulationssystem
.4x Sonstige

5-378.5- Aggregatwechsel (ohne Änderung der Sonde)
.51 Schrittmacher, Einkammersystem
.52 Schrittmacher, Zweikammersystem
.55 Defibrillator mit Zweikammer-Stimulation
.57 Ereignis-Rekorder

.5a Schrittmacher, biventrikuläre Stimulation [Dreikammersystem], ohne Vorhofelektrode
.5b Schrittmacher, biventrikuläre Stimulation [Dreikammersystem], mit Vorhofelektrode
.5c Defibrillator mit Einkammer-Stimulation, ohne atriale Detektion
.5d Defibrillator mit Einkammer-Stimulation, mit atrialer Detektion
.5e Defibrillator mit biventrikulärer Stimulation, ohne Vorhofelektrode
.5f Defibrillator mit biventrikulärer Stimulation, mit Vorhofelektrode
.5g Defibrillator mit subkutaner Elektrode
.5j Kabelloses Stimulationssystem
.5x Sonstige

5-378.6- Aggregat- und Sondenwechsel

Hinw.: Die Sondenentfernung mit Laser und die Sondenentfernung mit sonstiger technischer Unterstützung sind gesondert zu kodieren (5-378.a ff.).

.61 Schrittmacher, Einkammersystem
.62 Schrittmacher, Zweikammersystem
.65 Defibrillator mit Zweikammer-Stimulation
.67 Ereignis-Rekorder
.6a Schrittmacher, biventrikuläre Stimulation [Dreikammersystem], ohne Vorhofelektrode
.6b Schrittmacher, biventrikuläre Stimulation [Dreikammersystem], mit Vorhofelektrode
.6c Defibrillator mit Einkammer-Stimulation, ohne atriale Detektion
.6d Defibrillator mit Einkammer-Stimulation, mit atrialer Detektion
.6e Defibrillator mit biventrikulärer Stimulation, ohne Vorhofelektrode
.6f Defibrillator mit biventrikulärer Stimulation, mit Vorhofelektrode
.6g Defibrillator mit subkutaner Elektrode
.6h Intrakardialer Impulsgenerator
.6x Sonstige

5-378.7- Sondenwechsel

Hinw.: Die Sondenentfernung mit Laser und die Sondenentfernung mit sonstiger technischer Unterstützung sind gesondert zu kodieren (5-378.a ff.).

.71 Schrittmacher, Einkammersystem
.72 Schrittmacher, Zweikammersystem
.75 Defibrillator mit Zweikammer-Stimulation
.7a Schrittmacher, biventrikuläre Stimulation [Dreikammersystem], ohne Vorhofelektrode
.7b Schrittmacher, biventrikuläre Stimulation [Dreikammersystem], mit Vorhofelektrode
.7c Defibrillator mit Einkammer-Stimulation, ohne atriale Detektion
.7d Defibrillator mit Einkammer-Stimulation, mit atrialer Detektion
.7e Defibrillator mit biventrikulärer Stimulation, ohne Vorhofelektrode
.7f Defibrillator mit biventrikulärer Stimulation, mit Vorhofelektrode
.7g Defibrillator mit subkutaner Elektrode
.7j Kabelloses Stimulationssystem
.7x Sonstige

5-378.8- Kupplungskorrektur

.81 Schrittmacher, Einkammersystem
.82 Schrittmacher, Zweikammersystem
.85 Defibrillator mit Zweikammer-Stimulation
.87 Ereignis-Rekorder
.8a Schrittmacher, biventrikuläre Stimulation [Dreikammersystem], ohne Vorhofelektrode
.8b Schrittmacher, biventrikuläre Stimulation [Dreikammersystem], mit Vorhofelektrode
.8c Defibrillator mit Einkammer-Stimulation, ohne atriale Detektion

.8d Defibrillator mit Einkammer-Stimulation, mit atrialer Detektion

.8e Defibrillator mit biventrikulärer Stimulation, ohne Vorhofelektrode

.8f Defibrillator mit biventrikulärer Stimulation, mit Vorhofelektrode

.8g Defibrillator mit subkutaner Elektrode

.8j Kabelloses Stimulationssystem

.8x Sonstige

5-378.a- Zusatzinformation für die Sondenentfernung

Hinw.: Diese Kodes sind Zusatzkodes. Sie dürfen nur gemeinsam mit den Kodes aus 5-378.1 ff., 5-378.2 ff., 5-378.6 ff. und 5-378.7 ff. verwendet werden.

.a0 Einsatz eines Excimer-Lasers

.a2 Einsatz eines elektrochirurgischen Dissektionsgerätes

.a3 Einsatz einer mechanischen, kontrolliert drehenden Extraktionsschleuse

.a4 Einsatz von 1 intraluminalen expandierenden Extraktionshilfe

.a5 Einsatz von 2 intraluminalen expandierenden Extraktionshilfen

.a6 Einsatz von 3 oder mehr intraluminalen expandierenden Extraktionshilfen

.ax Einsatz sonstiger technischer Unterstützung

5-378.b- Systemumstellung Herzschrittmacher auf Herzschrittmacher, Defibrillator oder intrakardialen Impulsgenerator

.b0 Herzschrittmacher, Einkammersystem auf Herzschrittmacher, Zweikammersystem

.b1 Herzschrittmacher, Einkammersystem auf Herzschrittmacher, biventrikuläre Stimulation [Dreikammersystem], ohne Vorhofelektrode

.b2 Herzschrittmacher, Einkammersystem auf Herzschrittmacher, biventrikuläre Stimulation [Dreikammersystem], mit Vorhofelektrode

.b3 Herzschrittmacher, Zweikammersystem auf Herzschrittmacher, Einkammersystem

.b4 Herzschrittmacher, Zweikammersystem auf Herzschrittmacher, biventrikuläre Stimulation [Dreikammersystem], ohne Vorhofelektrode

.b5 Herzschrittmacher, Zweikammersystem auf Herzschrittmacher, biventrikuläre Stimulation [Dreikammersystem], mit Vorhofelektrode

.b6 Herzschrittmacher, biventrikuläre Stimulation [Dreikammersystem] auf Herzschrittmacher, Einkammersystem

.b7 Herzschrittmacher, biventrikuläre Stimulation [Dreikammersystem] auf Herzschrittmacher, Zweikammersystem

.b8 Herzschrittmacher auf Defibrillator mit Einkammer-Stimulation, ohne atriale Detektion

.b9 Herzschrittmacher auf Defibrillator mit Einkammer-Stimulation, mit atrialer Detektion

.ba Herzschrittmacher auf Defibrillator mit Zweikammer-Stimulation

.bb Herzschrittmacher auf Defibrillator mit biventrikulärer Stimulation, ohne Vorhofelektrode

.bc Herzschrittmacher auf Defibrillator mit biventrikulärer Stimulation, mit Vorhofelektrode

.bd Herzschrittmacher auf Defibrillator mit subkutaner Elektrode

.be Herzschrittmacher auf intrakardialen Impulsgenerator

.bx Sonstige

5-378.c- Systemumstellung Defibrillator auf Defibrillator, Herzschrittmacher oder intrakardialen Impulsgenerator

.c0 Defibrillator mit Einkammer-Stimulation auf Defibrillator mit Zweikammer-Stimulation

.c1 Defibrillator mit Einkammer-Stimulation auf Defibrillator mit biventrikulärer Stimulation, ohne Vorhofelektrode

.c2 Defibrillator mit Einkammer-Stimulation auf Defibrillator mit biventrikulärer Stimulation, mit Vorhofelektrode

.c3 Defibrillator mit Zweikammer-Stimulation auf Defibrillator mit Einkammer-Stimulation, ohne atriale Detektion

.c4 Defibrillator mit Zweikammer-Stimulation auf Defibrillator mit Einkammer-Stimulation, mit atrialer Detektion

.c5 Defibrillator mit Zweikammer-Stimulation auf Defibrillator mit biventrikulärer Stimulation, ohne Vorhofelektrode

.c6 Defibrillator mit Zweikammer-Stimulation auf Defibrillator mit biventrikulärer Stimulation, mit Vorhofelektrode

.c7 Defibrillator mit biventrikulärer Stimulation auf Defibrillator mit Einkammer-Stimulation, ohne atriale Detektion

.c8 Defibrillator mit biventrikulärer Stimulation auf Defibrillator mit Einkammer-Stimulation, mit atrialer Detektion

.c9 Defibrillator mit biventrikulärer Stimulation auf Defibrillator mit Zweikammer-Stimulation

.ca Defibrillator auf Herzschrittmacher, Einkammersystem

.cb Defibrillator auf Herzschrittmacher, Zweikammersystem

.cc Defibrillator auf Herzschrittmacher, biventrikuläre Stimulation [Dreikammersystem], ohne Vorhofelektrode

.cd Defibrillator auf Herzschrittmacher, biventrikuläre Stimulation [Dreikammersystem], mit Vorhofelektrode

.ce Defibrillator auf Defibrillator mit subkutaner Elektrode

.cf Defibrillator mit subkutaner Elektrode auf Defibrillator mit Einkammer-Stimulation, ohne atriale Detektion

.cg Defibrillator mit subkutaner Elektrode auf Defibrillator mit Einkammer-Stimulation, mit atrialer Detektion

.ch Defibrillator mit subkutaner Elektrode auf Defibrillator mit Zweikammer-Stimulation

.cj Defibrillator mit subkutaner Elektrode auf Defibrillator mit biventrikulärer Stimulation, ohne Vorhofelektrode

.ck Defibrillator mit subkutaner Elektrode auf Defibrillator mit biventrikulärer Stimulation, mit Vorhofelektrode

.cm Defibrillator auf intrakardialen Impulsgenerator

.cx Sonstige

5-378.d- Systemumstellung intrakardialer Impulsgenerator auf Herzschrittmacher oder Defibrillator

.d0 Intrakardialer Impulsgenerator auf Herzschrittmacher, Einkammersystem

.d1 Intrakardialer Impulsgenerator auf Herzschrittmacher, Zweikammersystem

.d2 Intrakardialer Impulsgenerator auf Herzschrittmacher, biventrikuläre Stimulation [Dreikammersystem], ohne Vorhofelektrode

.d3 Intrakardialer Impulsgenerator auf Herzschrittmacher, biventrikuläre Stimulation [Dreikammersystem], mit Vorhofelektrode

.d4 Intrakardialer Impulsgenerator auf Defibrillator mit Einkammer-Stimulation, ohne atriale Detektion

.d5 Intrakardialer Impulsgenerator auf Defibrillator mit Einkammer-Stimulation, mit atrialer Detektion

.d6 Intrakardialer Impulsgenerator auf Defibrillator mit Zweikammer-Stimulation

.d7 Intrakardialer Impulsgenerator auf Defibrillator mit biventrikulärer Stimulation, ohne Vorhofelektrode

.d8 Intrakardialer Impulsgenerator auf Defibrillator mit biventrikulärer Stimulation, mit Vorhofelektrode

.d9 Intrakardialer Impulsgenerator auf Defibrillator mit subkutaner Elektrode

.dx Sonstige

5-378.x Sonstige

5-378.y N.n.bez.

5-379.– Andere Operationen an Herz und Perikard

5-379.0 Offene Herzmassage

5-379.1 Ligatur eines Herzohres

Inkl.: Clip, Klammernahtgerät

Exkl.: Perkutan-transluminaler Verschluss eines Herzohres durch perkutan epikardial eingebrachte Schlinge (8-837.s1)

5-379.2 Herzentnahme postmortal (zur Transplantation)

Hinw.: Dieser Kode ist auch zu verwenden, wenn die Leistung nicht abschließend erbracht wird oder sich erst intraoperativ die Nichtverwendbarkeit des Organs für eine spätere Transplantation herausstellt.

Dieser Kode und der im Fall eines vorzeitigen Abbruchs dieses Eingriffs zusätzlich zu kodierende Zusatzkode 5-995 werden nicht im Rahmen des Datensatzes nach § 301 SGB V bzw. § 21 KHEntgG übermittelt.

Die Aufrechterhaltung der Homöostase für die postmortale Organspende ist im Kode enthalten.

5-379.3 Entnahme von Herzgewebe postmortal (zur Transplantation)

Hinw.: Dieser Kode ist auch zu verwenden, wenn die Leistung nicht abschließend erbracht wird oder sich erst intraoperativ die Nichtverwendbarkeit des Organs für eine spätere Transplantation herausstellt.

Dieser Kode und der im Fall eines vorzeitigen Abbruchs dieses Eingriffs zusätzlich zu kodierende Zusatzkode 5-995 werden nicht im Rahmen des Datensatzes nach § 301 SGB V bzw. § 21 KHEntgG übermittelt.

Die Aufrechterhaltung der Homöostase für die postmortale Organspende ist im Kode enthalten.

5-379.4 Herz-Lungen-Entnahme postmortal (zur Transplantation)

Hinw.: Dieser Kode ist auch zu verwenden, wenn die Leistung nicht abschließend erbracht wird oder sich erst intraoperativ die Nichtverwendbarkeit des Organs für eine spätere Transplantation herausstellt.

Dieser Kode und der im Fall eines vorzeitigen Abbruchs dieses Eingriffs zusätzlich zu kodierende Zusatzkode 5-995 werden nicht im Rahmen des Datensatzes nach § 301 SGB V bzw. § 21 KHEntgG übermittelt.

Die Aufrechterhaltung der Homöostase für die postmortale Organspende ist im Kode enthalten.

5-379.5 Reoperation

5-379.6 Kardiomyoplastie

Exkl.: Präkonditionierte und elektrostimulierte Kardiomyoplastie (5-379.c ff.)

5-379.7 Implantation oder Entfernung eines äußeren Myokardunterstützungssystems

5-379.8- Implantation, Wechsel oder Revision eines myokardmodulierenden Systems [CCM]

.80 Implantation oder Wechsel eines Systems mit Vorhofelektrode

.81 Revision eines Systems mit Vorhofelektrode

.82 Implantation oder Wechsel eines Systems ohne Vorhofelektrode

.83 Revision eines Systems ohne Vorhofelektrode

5-379.9- Implantation, Wechsel oder Entfernung eines epikardialen Ventrikel-Unterstützungssystems

.90 Implantation oder Wechsel

.91 Entfernung

5-379.a Anlage eines apikoaortalen Conduits mit bioklappentragender Gefäßprothese

5-379.b Anpassung eines dynamischen Anuloplastieringes

5-379.c- Präkonditionierte und elektrostimulierte Kardiomyoplastie

Exkl.: Sondenimplantation zur externen Prästimulation (Präkonditionierung) für die Kardiomyoplastie (5-859.4 ff.)

.c0 Anlage mit Implantation eines Muskelstimulators

.c1 Wechsel eines Muskelstimulators

.c2 Revision ohne Neuanlage von Elektroden

.c3 Revision mit Neuanlage von Elektroden

5-379.d Offen chirurgische Entfernung von Implantaten aus Herz oder Koronargefäßen

Inkl.: Entfernung von Stents und Okkludern

Exkl.: Offen chirurgische Entfernung von Kanülen für die Anwendung eines extrakorporalen (herz- und) lungenunterstützenden Systems (5-37b.3 ff.)

5-379.e Endovaskuläre Implantation einer Stent-Prothese mit Klappenfunktion in den rechten Vorhof |

5-379.x Sonstige

5-379.y N.n.bez.

5-37a.– Minimalinvasive Rekonstruktion des Perikardes und des Herzens

5-37a.0 Transarterielle Implantation eines ventrikulären Partitionierungsimplantates

5-37a.1 Plastische Rekonstruktion des Myokardes mit myokardialem Verankerungssystem, Hybrideingriff

Exkl.: Plastische Rekonstruktion des Myokardes mit myokardialem Verankerungssystem (5-374.8)

Hinw.: Die Mini-Thorakotomie ist im Kode enthalten.
Unter Hybrideingriff wird in diesem Fall die Kombination von minimalinvasiv chirurgischem und endovaskulärem Eingriff verstanden.

5-37a.x Sonstige

5-37a.y N.n.bez.

5-37b.– Offen chirurgische Implantation und Entfernung von Kanülen für die Anwendung eines extrakorporalen (herz- und) lungenunterstützenden Systems mit Gasaustausch

Hinw.: Die Anwendung der ECMO oder der minimalisierten Herz-Lungen-Maschine ist gesondert zu kodieren (8-852 ff.).
Die Differenzierung in zentrale und periphere Gefäße erfolgt nach der Eintrittsstelle der Kanüle.

5-37b.0- Offen chirurgische Implantation von Kanülen in das Herz und/oder zentrale Gefäße

Hinw.: Der Zugang erfolgt über eine Sterno- oder Thorakotomie.

.00 1 Kanüle

.01 2 Kanülen

.02 3 oder mehr Kanülen

5-37b.1- Offen chirurgische Implantation von Kanülen in periphere Gefäße ohne Gefäßprothese

Hinw.: Der Zugang erfolgt über eine offen chirurgische Freilegung des Gefäßes.

.10 1 Kanüle

.11 2 Kanülen

.12 3 oder mehr Kanülen

5-37b.2- Offen chirurgische Implantation von Kanülen in periphere Gefäße mit Gefäßprothese

Hinw.: Der Zugang erfolgt über eine offen chirurgische Freilegung des Gefäßes.

.20 1 Kanüle

.21 2 Kanülen

.22 3 oder mehr Kanülen

5-37b.3- Offen chirurgische Entfernung von Kanülen

.30 1 Kanüle

.31 2 Kanülen

.32 3 oder mehr Kanülen

5-38...5-39 Operationen an den Blutgefäßen

Exkl.: Operationen an den Koronargefäßen (5-36)
Operationen an intrakraniellen Blutgefäßen (5-025 ff., 5-026 ff., 5-027 ff.)
Operationen an intraspinalen Blutgefäßen (5-037 ff.)
(Perkutan-)transluminale Gefäßinterventionen (8-836 ff.)

Hinw.: Folgende Verfahren oder Operationsumstände sind zusätzlich zu kodieren, sofern sie nicht als eigener Kode angegeben sind:
- mikrochirurgische Technik (5-984)
- Lasertechnik (5-985 ff.)
- minimalinvasive Technik (5-986 ff.)
- Operation im Rahmen der Versorgung einer Mehrfachverletzung (5-981)
- Operation im Rahmen der Versorgung eines Polytraumas (5-982 ff.)
- Durchführung einer Reoperation (5-983)
- vorzeitiger Abbruch einer Operation (5-995)
- Implantation von Stents (8-84) und die Ballon-Angioplastie (8-836.0 ff.)
- Anwendung der Hybridchirurgie (5-98a.0)
- intraoperative Anwendung eines Embolieprotektionssystems (5-39a.0)
- Art der Beschichtung von Gefäßprothesen (5-938 ff.)

5-38 Inzision, Exzision und Verschluss von Blutgefäßen

5-380.– Inzision, Embolektomie und Thrombektomie von Blutgefäßen

Inkl.: Fremdkörperentfernung
Exploration

Hinw.: Die Inzision, Embolektomie und Thrombektomie aus Gefäßprothesen sind in der 5. Stelle entsprechend der Region für den proximalen Anschluss und in der 6. Stelle mit dem jeweiligen Kode für die Gefäßprothese zu kodieren.

5-380.0- Arterien Kopf, extrakraniell, und Hals
.00♦ A. carotis n.n.bez.
.01♦ A. carotis communis mit Sinus caroticus
.02♦ A. carotis interna extrakraniell
.03♦ A. carotis externa
.04♦ A. vertebralis extrakraniell
.05♦ A. carotis, Stent
.06♦ Gefäßprothese
.0x♦ Sonstige

5-380.1- Arterien Schulter und Oberarm
.11♦ A. axillaris
.12♦ A. brachialis
.13♦ Gefäßprothese
.1x♦ Sonstige

5-380.2- Arterien Unterarm und Hand
.20♦ A. ulnaris
.21♦ Arcus palmaris profundus
.22♦ Arcus palmaris superficialis
.23♦ Aa. digitales palmares communes
.24♦ A. radialis
.25♦ R. carpalis palmaris
.26♦ R. carpalis dorsalis
.27♦ A. princeps pollicis
.28♦ Gefäßprothese
.2x♦ Sonstige

5-380.3- Aorta
.30 Aorta ascendens
.31 Arcus aortae
.32 Aorta thoracica
.33 Aorta abdominalis
.34 Aorta, Stent
.35 Gefäßprothese
.3x Sonstige
5-380.4- Arterien thorakal
.40♦ A. subclavia
.41♦ Truncus brachiocephalicus
.42♦ A. pulmonalis
.43♦ Gefäßprothese
.4x♦ Sonstige
5-380.5- Arterien abdominal und pelvin
.51♦ Aa. lumbales
.52♦ A. iliaca n.n.bez.
.53♦ A. iliaca communis
.54♦ A. iliaca externa
.55♦ A. iliaca interna
.56♦ Gefäßprothese
.5x♦ Sonstige
5-380.6- Arterien viszeral
.60 Truncus coeliacus
.61 A. hepatica
.62 A. gastrica
.63 A. lienalis
.64♦ A. renalis
.65 A. mesenterica superior
.66 A. mesenterica inferior
.67 Gefäßprothese
.6x♦ Sonstige
5-380.7- Arterien Oberschenkel
.70♦ A. femoralis
.71♦ A. profunda femoris
.72♦ A. poplitea
.73♦ Gefäßprothese
.7x♦ Sonstige
5-380.8- Arterien Unterschenkel und Fuß
.80♦ A. tibialis anterior
.81♦ Aa. recurrentes
.82♦ A. dorsalis pedis
.83♦ A. tibialis posterior
.84♦ A. fibularis
.85♦ A. plantaris medialis
.86♦ A. plantaris lateralis
.87♦ Gefäßprothese
.8x♦ Sonstige
5-380.9- Tiefe Venen
.91♦ V. jugularis
.92♦ V. pulmonalis
.93♦ V. subclavia
.94♦ V. axillaris
.95♦ V. brachiocephalica
.96 V. cava superior
.97 V. cava inferior
.98♦ V. iliaca communis
.99♦ V. iliaca externa
.9a♦ V. iliaca interna
.9b♦ V. femoralis
.9c♦ V. poplitea

.9d	V. portae	.9g	V. mesenterica superior	.9k♦	V. renalis
.9e♦	V. gastrica	.9h	V. mesenterica inferior	.9m♦	Gefäßprothese
.9f	V. lienalis	.9j	Vv. hepaticae	.9x♦	Sonstige

5-380.a- Oberflächliche Venen
.a0♦ Kopf, extrakraniell und Hals
.a1♦ Schulter und Oberarm
.a2♦ Unterarm und Hand
.a3♦ Thorakal
.a4♦ Abdominal
.a5♦ Oberschenkel
.a6♦ Unterschenkel und Fuß
.a7♦ Gefäßprothese
.ax♦ Sonstige

5-380.x♦ Sonstige

5-380.y N.n.bez.

5-381.– Endarteriektomie

Inkl.: Anbringen eines Patches
Thrombendarteriektomie

Exkl.: Endarteriektomie der Koronararterien (5-360.0)

Hinw.: Die intraoperative Anlage eines temporären arterio-arteriellen Shuntes ist gesondert zu kodieren (5-393.9).
Die Endarteriektomie aus Gefäßprothesen ist in der 5. Stelle entsprechend der Region für den proximalen Anschluss und in der 6. Stelle mit dem jeweiligen Kode für die Gefäßprothese zu kodieren.

5-381.0- Arterien Kopf, extrakraniell, und Hals
.00♦ A. carotis n.n.bez.
.01♦ A. carotis communis mit Sinus caroticus
.02♦ A. carotis interna extrakraniell
.03♦ A. carotis externa
.04♦ A. vertebralis extrakraniell
.05♦ A. carotis, Stent
.06♦ Gefäßprothese
.0x♦ Sonstige

5-381.1- Arterien Schulter und Oberarm
.11♦ A. axillaris
.12♦ A. brachialis
.13♦ Gefäßprothese
.1x♦ Sonstige

5-381.2- Arterien Unterarm und Hand
.20♦ A. ulnaris
.24♦ A. radialis
.28♦ Gefäßprothese
.2x♦ Sonstige

5-381.3- Aorta
.30 Aorta ascendens
.31 Arcus aortae
.32 Aorta thoracica
.33 Aorta abdominalis

.35	Gefäßprothese
.3x	Sonstige
5-381.4-	Arterien thorakal
.40♦	A. subclavia
.41♦	Truncus brachiocephalicus
.42♦	A. pulmonalis
.43♦	Gefäßprothese
.4x♦	Sonstige
5-381.5-	Arterien abdominal und pelvin
.51♦	Aa. lumbales
.52♦	A. iliaca n.n.bez.
.53♦	A. iliaca communis
.54♦	A. iliaca externa
.55♦	A. iliaca interna
.56♦	Gefäßprothese
.5x♦	Sonstige
5-381.6-	Arterien viszeral
.60	Truncus coeliacus
.61	A. hepatica
.62	A. gastrica
.63	A. lienalis
.64♦	A. renalis
.65	A. mesenterica superior
.66	A. mesenterica inferior
.67	Gefäßprothese
.6x♦	Sonstige
5-381.7-	Arterien Oberschenkel
.70♦	A. femoralis
.71♦	A. profunda femoris
.72♦	A. poplitea
.73♦	Gefäßprothese
.7x♦	Sonstige
5-381.8-	Arterien Unterschenkel und Fuß
.80♦	A. tibialis anterior
.82♦	A. dorsalis pedis
.83♦	A. tibialis posterior
.84♦	A. fibularis
.87♦	Gefäßprothese
.8x♦	Sonstige
5-381.x♦	Sonstige
5-381.y	N.n.bez.

5-382.– Resektion von Blutgefäßen mit Reanastomosierung

Inkl.: Resektion eines Aneurysmas
Fensterung (partielle Resektion der Dissektionsmembran) an der Aorta

Hinw.: Die Verwendung eines Gefäßkopplers zur mikrovaskulären Anastomosierung ist gesondert zu kodieren (5-98c.7 ff.).

5-382.0- Arterien Kopf, extrakraniell, und Hals
.00♦ A. carotis n.n.bez.
.01♦ A. carotis communis mit Sinus caroticus
.02♦ A. carotis interna extrakraniell
.03♦ A. carotis externa
.04♦ A. vertebralis extrakraniell
.0x♦ Sonstige

5-382.1- Arterien Schulter und Oberarm
.11♦ A. axillaris
.12♦ A. brachialis
.1x♦ Sonstige

5-382.2- Arterien Unterarm und Hand
.20♦ A. ulnaris
.24♦ A. radialis
.2x♦ Sonstige

5-382.3- Aorta
.30 Aorta ascendens
.32 Aorta thoracica
.33 Aorta abdominalis
.3x Sonstige

5-382.4- Arterien thorakal
.40♦ A. subclavia
.41♦ Truncus brachiocephalicus
.42♦ A. pulmonalis
.4x♦ Sonstige

5-382.5- Arterien abdominal und pelvin
.53♦ A. iliaca communis
.54♦ A. iliaca externa
.55♦ A. iliaca interna
.5x♦ Sonstige

5-382.6- Arterien viszeral
.60 Truncus coeliacus
.61 A. hepatica
.62 A. gastrica
.63 A. lienalis
.64♦ A. renalis
.65 A. mesenterica superior
.66 A. mesenterica inferior
.6x♦ Sonstige

5-382.7- Arterien Oberschenkel
.70♦ A. femoralis
.71♦ A. profunda femoris
.72♦ A. poplitea

.7x♦ Sonstige

5-382.8- Arterien Unterschenkel und Fuß

.80♦ A. tibialis anterior

.82♦ A. dorsalis pedis

.83♦ A. tibialis posterior

.84♦ A. fibularis

.8x♦ Sonstige

5-382.9- Tiefe Venen

.91♦ V. jugularis

.92♦ V. pulmonalis

.93♦ V. subclavia

.94♦ V. axillaris

.95♦ V. brachiocephalica

.96 V. cava superior

.97 V. cava inferior

.98♦ V. iliaca communis

.99♦ V. iliaca externa

.9a♦ V. iliaca interna

.9b♦ V. femoralis

.9c♦ V. poplitea

.9d V. portae

.9e♦ V. gastrica

.9f V. lienalis

.9g V. mesenterica superior

.9h V. mesenterica inferior

.9j Vv. hepaticae

.9k♦ V. renalis

.9x♦ Sonstige

5-382.a- Oberflächliche Venen

.a0♦ Kopf, extrakraniell und Hals

.a1♦ Schulter und Oberarm

.a2♦ Unterarm und Hand

.a5♦ Oberschenkel

.a6♦ Unterschenkel und Fuß

.ax♦ Sonstige

5-382.x♦ Sonstige

5-382.y N.n.bez.

5-383.– Resektion und Ersatz (Interposition) von (Teilen von) Blutgefäßen

Inkl.: Resektion eines Aneurysmas

Exkl.: Resektion und Ersatz (Interposition) an der Aorta (5-384 ff.)
Ausschaltungsoperation bei Aneurysmen (Bypass-Anastomose) (5-393 ff.)
Endovaskuläre Implantationen von Stent-Prothesen zur Ausschaltung von Aneurysmen (5-38a ff.)

Hinw.: Die Verwendung einer intraoperativ angefertigten Gefäßprothese ist gesondert zu kodieren (5-39a.4).
Die Verwendung eines dezellularisierten Allotransplantats ist gesondert zu kodieren (5-930.22).
Die Verwendung eines Gefäßkopplers zur mikrovaskulären Anastomosierung ist gesondert zu kodieren (5-98c.7 ff.).

5-383.0- Arterien Kopf, extrakraniell, und Hals

.00♦ A. carotis n.n.bez.

.01♦ A. carotis communis mit Sinus caroticus

.02♦ A. carotis interna extrakraniell

.03♦ A. carotis externa

.0x♦ Sonstige

5-383.1- Arterien Schulter und Oberarm

.11♦ A. axillaris

.12♦ A. brachialis

.1x♦ Sonstige

5-383.2- Arterien Unterarm und Hand

.20♦ A. ulnaris

.24♦ A. radialis

.2x♦ Sonstige

5-383.4- Arterien thorakal
.40♦ A. subclavia
.41♦ Truncus brachiocephalicus
.42♦ A. pulmonalis
| .44 Truncus pulmonalis
.4x♦ Sonstige

5-383.5- Arterien abdominal und pelvin
.52♦ A. iliaca n.n.bez.
.53♦ A. iliaca communis
.54♦ A. iliaca externa
.55♦ A. iliaca interna
.5x♦ Sonstige

5-383.6- Arterien viszeral
.60 Truncus coeliacus
.61 A. hepatica
.62 A. gastrica
.63 A. lienalis
.64♦ A. renalis
.65 A. mesenterica superior
.66 A. mesenterica inferior
.6x♦ Sonstige

5-383.7- Arterien Oberschenkel
.70♦ A. femoralis
.71♦ A. profunda femoris
.72♦ A. poplitea
.7x♦ Sonstige

5-383.8- Arterien Unterschenkel und Fuß
.80♦ A. tibialis anterior
.83♦ A. tibialis posterior
.84♦ A. fibularis
.8x♦ Sonstige

5-383.9- Tiefe Venen
.91♦ V. jugularis
.92♦ V. pulmonalis
.93♦ V. subclavia
.94♦ V. axillaris
.95♦ V. brachiocephalica
.96 V. cava superior
.97 V. cava inferior
.98♦ V. iliaca communis
.99♦ V. iliaca externa
.9a♦ V. iliaca interna
.9b♦ V. femoralis
.9c♦ V. poplitea
.9d V. portae
.9e♦ V. gastrica
.9f V. lienalis
.9g V. mesenterica superior
.9h V. mesenterica inferior
.9j Vv. hepaticae
.9k♦ V. renalis
.9x♦ Sonstige

5-383.a- Oberflächliche Venen
.a0♦ Kopf, extrakraniell und Hals
.a1♦ Schulter und Oberarm
.a2♦ Unterarm und Hand
.a5♦ Oberschenkel
.a6♦ Unterschenkel und Fuß
.ax♦ Sonstige

5-383.x♦ Sonstige

5-383.y N.n.bez.

5-384.– Resektion und Ersatz (Interposition) an der Aorta

Hinw.: Die Verwendung einer intraoperativ angefertigten Gefäßprothese ist gesondert zu kodieren (5-39a.4).
Die Verwendung eines dezellularisierten Allotransplantats ist gesondert zu kodieren (5-930.22).

5-384.0- Aorta ascendens

Hinw.: Die Anwendung der Herz-Lungen-Maschine ist gesondert zu kodieren (8-851 ff.).

.01 Mit Rohrprothese
.02 Mit Rohrprothese bei Aneurysma
.0x Sonstige

5-384.1- Aorta ascendens mit Reimplantation der Koronararterien

Hinw.: Die Anwendung der Herz-Lungen-Maschine ist gesondert zu kodieren (8-851 ff.).

.11 Mit Rohrprothese
.12 Mit Rohrprothese bei Aneurysma
.1x Sonstige

5-384.3- Aorta thoracica
.31 Mit Rohrprothese
.32 Mit Rohrprothese bei Aneurysma
.3x Sonstige

5-384.4- Aorta thoracoabdominalis
.41 Mit Rohrprothese
.42 Mit Rohrprothese bei Aneurysma
.43 Mit Bifurkationsprothese biiliakal
.44 Mit Bifurkationsprothese biiliakal bei Aneurysma
.45 Mit Bifurkationsprothese bifemoral
.46 Mit Bifurkationsprothese bifemoral bei Aneurysma
.4x Sonstige

5-384.5- Aorta abdominalis, n.n.bez.
.51 Mit Rohrprothese
.52 Mit Rohrprothese bei Aneurysma
.53 Mit Bifurkationsprothese biiliakal
.54 Mit Bifurkationsprothese biiliakal bei Aneurysma
.55 Mit Bifurkationsprothese bifemoral
.56 Mit Bifurkationsprothese bifemoral bei Aneurysma
.5x Sonstige

5-384.6- Aorta abdominalis, suprarenal

Hinw.: Diese Kodes sind bei der Abklemmung der Aorta oberhalb einer oder beider Nierenarterien zu verwenden.

.61 Mit Rohrprothese
.62 Mit Rohrprothese bei Aneurysma
.63 Mit Bifurkationsprothese biiliakal
.64 Mit Bifurkationsprothese biiliakal bei Aneurysma
.65 Mit Bifurkationsprothese bifemoral
.66 Mit Bifurkationsprothese bifemoral bei Aneurysma
.6x Sonstige

5-384.7- Aorta abdominalis, infrarenal
.71 Mit Rohrprothese
.72 Mit Rohrprothese bei Aneurysma
.73 Mit Bifurkationsprothese biiliakal
.74 Mit Bifurkationsprothese biiliakal bei Aneurysma
.75 Mit Bifurkationsprothese bifemoral
.76 Mit Bifurkationsprothese bifemoral bei Aneurysma
.7x Sonstige

5-384.8 Aorta ascendens, Aortenbogen oder Aorta descendens mit Hybridprothese

5-384.d- Aortenbogen, aufsteigender Teil
Hinw.: Die Anwendung der Herz-Lungen-Maschine ist gesondert zu kodieren (8-851 ff.).
.d1 Mit Rohrprothese
.d2 Mit Rohrprothese bei Aneurysma
.dx Sonstige

5-384.e- Aortenbogen, absteigender Teil
Hinw.: Die Anwendung der Herz-Lungen-Maschine ist gesondert zu kodieren (8-851 ff.).
.e1 Mit Rohrprothese
.e2 Mit Rohrprothese bei Aneurysma
.ex Sonstige

5-384.f- Gesamter Aortenbogen
Hinw.: Die Anwendung der Herz-Lungen-Maschine ist gesondert zu kodieren (8-851 ff.).
.f1 Mit Rohrprothese
.f2 Mit Rohrprothese bei Aneurysma
.fx Sonstige

5-384.x- Sonstige
.x1 Mit Rohrprothese
.x2 Mit Rohrprothese bei Aneurysma
.x3 Mit Bifurkationsprothese biiliakal
.x4 Mit Bifurkationsprothese biiliakal bei Aneurysma
.x5 Mit Bifurkationsprothese bifemoral
.x6 Mit Bifurkationsprothese bifemoral bei Aneurysma
.xx Sonstige

5-384.y N.n.bez.

5-385.– Unterbindung, Exzision und Stripping von Varizen

5-385.0♦ Lokale Sklerotherapie (durch Injektion)

5-385.1♦ Umstechung

5-385.2♦ Lokale Exzision

5-385.3♦ Inzision eines Varixknotens

5-385.4♦ Transkutane Unterbindung der Vv. perforantes (als selbständiger Eingriff)

5-385.5♦ Endoskopische Diszision der Vv. perforantes (als selbständiger Eingriff)

5-385.6♦ Endoskopische Diszision der Vv. perforantes mit Fasziotomie (als selbständiger Eingriff)

5-385.7- Crossektomie und Stripping

Inkl.: Konvolutektomie und Unterbindung der Vv. perforantes
Crossektomie und Teilstripping

.70♦ V. saphena magna

.72♦ V. saphena parva

.74♦ Vv. saphenae magna et parva

5-385.8- (Isolierte) Crossektomie

.80♦ V. saphena magna

.82♦ V. saphena parva

.84♦ Vv. saphenae magna et parva

5-385.9- Exhairese (als selbständiger Eingriff)

.90♦ V. saphena magna

.92♦ V. saphena parva

.94♦ Vv. saphenae magna et parva

.96♦ Seitenastvarize

.9x♦ Sonstige

5-385.a- Lasertherapie

.a0♦ Lokal

.a1♦ Endovenös [EVLT]

5-385.b♦ Endoluminale Radiofrequenzablation

5-385.c♦ Endoluminale Rotationsablation mit gleichzeitiger Sklerosierung

5-385.d- (Isolierte) Rezidivcrossektomie

.d0♦ V. saphena magna

.d1♦ V. saphena parva

.d2♦ Vv. saphenae magna et parva

5-385.e♦ Venenokklusion durch Venenkleber

Inkl.: N-Butyl-2-Cyanoacrylat [N-BCA], Enbucrilat

5-385.x♦ Sonstige

5-385.y N.n.bez.

5-386.– Andere Exzision von (erkrankten) Blutgefäßen und Transplantatentnahme

Inkl.: Exzision eines Aneurysmas

Exkl.: Endoskopische Entnahme eines Gefäßes zur Transplantation (5-38b ff.)

Hinw.: Die Art der Konditionierung von entnommenen Gefäßen zur Transplantation ist gesondert zu kodieren (5-93a ff.).
Die Verwendung eines Gefäßkopplers zur mikrovaskulären Anastomosierung ist gesondert zu kodieren (5-98c.7 ff.).

5-386.0- Arterien Kopf, extrakraniell, und Hals

.00♦ A. carotis n.n.bez.

.01♦ A. carotis communis mit Sinus caroticus

.02♦ A. carotis interna extrakraniell

.03♦ A. carotis externa

.04♦ A. vertebralis extrakraniell

.05♦ A. carotis, Stent

.0x♦ Sonstige

5-386.1- Arterien Schulter und Oberarm
.11♦ A. axillaris
.12♦ A. brachialis
.1x♦ Sonstige
5-386.2- Arterien Unterarm und Hand
.20♦ A. ulnaris
.21♦ Arcus palmaris profundus
.22♦ Arcus palmaris superficialis
.23♦ Aa. digitales palmares communes
.24♦ A. radialis
.25♦ R. carpalis palmaris
.26♦ R. carpalis dorsalis
.27♦ A. princeps pollicis
.2x♦ Sonstige
5-386.3- Aorta
.30 Aorta ascendens
.31 Arcus aortae
.32 Aorta thoracica
.33 Aorta abdominalis
.34 Aorta, Stent
.3x Sonstige
5-386.4- Arterien thorakal
.40♦ A. subclavia
.41♦ Truncus brachiocephalicus
.42♦ A. pulmonalis
.4x♦ Sonstige
5-386.5- Arterien abdominal und pelvin
.51♦ Aa. lumbales
.52♦ A. iliaca n.n.bez.
.53♦ A. iliaca communis
.54♦ A. iliaca externa
.55♦ A. iliaca interna
.5x♦ Sonstige
5-386.6- Arterien viszeral
.60 Truncus coeliacus
.61 A. hepatica
.62 A. gastrica
.63 A. lienalis
.64♦ A. renalis
.65 A. mesenterica superior
.66 A. mesenterica inferior
.6x♦ Sonstige
5-386.7- Arterien Oberschenkel
.70♦ A. femoralis
.71♦ A. profunda femoris
.72♦ A. poplitea
.7x♦ Sonstige

5-386.8- Arterien Unterschenkel und Fuß
.80♦ A. tibialis anterior
.81♦ Aa. recurrentes
.82♦ A. dorsalis pedis
.83♦ A. tibialis posterior
.84♦ A. fibularis
.85♦ A. plantaris medialis
.86♦ A. plantaris lateralis
.8x♦ Sonstige

5-386.9- Tiefe Venen
.91♦ V. jugularis
.92♦ V. pulmonalis
.93♦ V. subclavia
.94♦ V. axillaris
.95♦ V. brachiocephalica
.96 V. cava superior
.97 V. cava inferior
.98♦ V. iliaca communis
.99♦ V. iliaca externa
.9a♦ V. iliaca interna
.9b♦ V. femoralis
.9c♦ V. poplitea
.9d V. portae
.9e♦ V. gastrica
.9f V. lienalis
.9g V. mesenterica superior
.9h V. mesenterica inferior
.9j Vv. hepaticae
.9k♦ V. renalis
.9x♦ Sonstige

5-386.a- Oberflächliche Venen
.a0♦ Kopf, extrakraniell und Hals
.a1♦ Schulter und Oberarm
.a2♦ Unterarm und Hand
.a3♦ Thorakal
.a4♦ Abdominal
.a5♦ Oberschenkel
.a6♦ Unterschenkel und Fuß
.ax♦ Sonstige

5-386.x♦ Sonstige

5-386.y N.n.bez.

5-387.– Ligatur und Teilverschluss der Vena cava

5-387.0 Ligatur

5-387.1 Clippen

5-387.2 Einführung eines Antiembolie-Schirmes, offen chirurgisch
Exkl.: Perkutan-transluminale Einführung eines Antiembolie-Schirmes (8-839.1 ff.)

5-387.x Sonstige

5-387.y N.n.bez.

5-388.– Naht von Blutgefäßen

Hinw.: Die Verwendung eines Gefäßkopplers zur mikrovaskulären Anastomosierung ist gesondert zu kodieren (5-98c.7 ff.).

5-388.0- Arterien Kopf, extrakraniell, und Hals
.00♦ A. carotis n.n.bez.
.01♦ A. carotis communis mit Sinus caroticus
.02♦ A. carotis interna extrakraniell
.03♦ A. carotis externa
.04♦ A. vertebralis extrakraniell
.05♦ A. carotis, Stent

.0x♦ Sonstige

5-388.1- Arterien Schulter und Oberarm

.11♦ A. axillaris

.12♦ A. brachialis

.1x♦ Sonstige

5-388.2- Arterien Unterarm und Hand

.20♦ A. ulnaris

.21♦ Arcus palmaris profundus

.22♦ Arcus palmaris superficialis

.23♦ Aa. digitales palmares communes

.24♦ A. radialis

.2x♦ Sonstige

5-388.3- Aorta

.30 Aorta ascendens

.31 Arcus aortae

.32 Aorta thoracica

.33 Aorta abdominalis

.3x Sonstige

5-388.4- Arterien thorakal

.40♦ A. subclavia

.41♦ Truncus brachiocephalicus

.42♦ A. pulmonalis

.4x♦ Sonstige

5-388.5- Arterien abdominal und pelvin

.51♦ Aa. lumbales

.52♦ A. iliaca n.n.bez.

.53♦ A. iliaca communis

.54♦ A. iliaca externa

.55♦ A. iliaca interna

.5x♦ Sonstige

5-388.6- Arterien viszeral

.60 Truncus coeliacus

.61 A. hepatica

.62 A. gastrica

.63 A. lienalis

.64♦ A. renalis

.65 A. mesenterica superior

.66 A. mesenterica inferior

.6x♦ Sonstige

5-388.7- Arterien Oberschenkel

.70♦ A. femoralis

.71♦ A. profunda femoris

.72♦ A. poplitea

.7x♦ Sonstige

5-388.8- Arterien Unterschenkel und Fuß
.80♦ A. tibialis anterior
.82♦ A. dorsalis pedis
.83♦ A. tibialis posterior
.84♦ A. fibularis
.8x♦ Sonstige

5-388.9- Tiefe Venen
.91♦ V. jugularis
.92♦ V. pulmonalis
.93♦ V. subclavia
.94♦ V. axillaris
.95♦ V. brachiocephalica
.96 V. cava superior
.97 V. cava inferior
.98♦ V. iliaca communis
.99♦ V. iliaca externa
.9a♦ V. iliaca interna
.9b♦ V. femoralis
.9c♦ V. poplitea
.9d V. portae
.9e♦ V. gastrica
.9f V. lienalis
.9g V. mesenterica superior
.9h V. mesenterica inferior
.9j Vv. hepaticae
.9k♦ V. renalis
.9x♦ Sonstige

5-388.a- Oberflächliche Venen
.a0♦ Kopf, extrakraniell und Hals
.a1♦ Schulter und Oberarm
.a2♦ Unterarm und Hand
.a4♦ Abdominal
.a5♦ Oberschenkel
.a6♦ Unterschenkel und Fuß
.ax♦ Sonstige

5-388.x♦ Sonstige

5-388.y N.n.bez.

5-389.– Anderer operativer Verschluss an Blutgefäßen

Inkl.: Ligatur von Blutgefäßen

Exkl.: Delay-Operation vor autogener Brustrekonstruktion (5-399.f)

5-389.0- Arterien Kopf, extrakraniell, und Hals
.00♦ A. carotis n.n.bez.
.01♦ A. carotis communis mit Sinus caroticus
.02♦ A. carotis interna extrakraniell
.03♦ A. carotis externa
.04♦ A. vertebralis extrakraniell
.05♦ A. carotis, Stent
.0x♦ Sonstige

5-389.1- Arterien Schulter und Oberarm
.11♦ A. axillaris
.12♦ A. brachialis
.1x♦ Sonstige

5-389.2- Arterien Unterarm und Hand
.20♦ A. ulnaris
.21♦ Arcus palmaris profundus
.22♦ Arcus palmaris superficialis
.23♦ Aa. digitales palmares communes
.24♦ A. radialis
.25♦ R. carpalis palmaris
.26♦ R. carpalis dorsalis

.27♦ A. princeps pollicis
.2x♦ Sonstige
5-389.3- Aorta
.30 Aorta ascendens
.31 Arcus aortae
.32 Aorta thoracica
.33 Aorta abdominalis
.34 Aorta, Stent
.3x Sonstige
5-389.4- Arterien thorakal
.40♦ A. subclavia
.41♦ Truncus brachiocephalicus
.42♦ A. pulmonalis
.4x♦ Sonstige
5-389.5- Arterien abdominal und pelvin
.51♦ Aa. lumbales
.52♦ A. iliaca n.n.bez.
.53♦ A. iliaca communis
.54♦ A. iliaca externa
.55♦ A. iliaca interna
.5x♦ Sonstige
5-389.6- Arterien viszeral
.60 Truncus coeliacus
.61 A. hepatica
.62 A. gastrica
.63 A. lienalis
.64♦ A. renalis
.65 A. mesenterica superior
.66 A. mesenterica inferior
.6x♦ Sonstige
5-389.7- Arterien Oberschenkel
.70♦ A. femoralis
.71♦ A. profunda femoris
.72♦ A. poplitea
.7x♦ Sonstige
5-389.8- Arterien Unterschenkel und Fuß
.80♦ A. tibialis anterior
.81♦ Aa. recurrentes
.82♦ A. dorsalis pedis
.83♦ A. tibialis posterior
.84♦ A. fibularis
.85♦ A. plantaris medialis
.86♦ A. plantaris lateralis
.8x♦ Sonstige

5-389.9- Tiefe Venen

.91♦ V. jugularis
.92♦ V. pulmonalis
.93♦ V. subclavia
.94♦ V. axillaris
.95♦ V. brachiocephalica
.96 V. cava superior
.97 V. cava inferior
.98♦ V. iliaca communis
.99♦ V. iliaca externa
.9a♦ V. iliaca interna
.9b♦ V. femoralis
.9c♦ V. poplitea
.9d V. portae
.9e♦ V. gastrica
.9f V. lienalis
.9g V. mesenterica superior
.9h V. mesenterica inferior
.9j Vv. hepaticae
.9k♦ V. renalis
.9x♦ Sonstige

5-389.a- Oberflächliche Venen

.a0♦ Kopf, extrakraniell und Hals
.a1♦ Schulter und Oberarm
.a2♦ Unterarm und Hand
.a3♦ Thorakal
.a4♦ Abdominal
.a5♦ Oberschenkel
.a6♦ Unterschenkel und Fuß
.ax♦ Sonstige

5-389.x♦ Sonstige

5-389.y N.n.bez.

5-38a.– Endovaskuläre Implantation von Stent-Prothesen

Inkl.: Ausschaltung von arteriellen Aneurysmen
Anwendung eines Embolieprotektionssystems
Perkutan-transluminale Einbringung von Stent-Prothesen (Stent-Graft) in die Aorta über großlumige Schleusen

Hinw.: Jede Stent-Prothese ist gesondert zu kodieren mit Ausnahme der iliakalen Stent-Prothesen ohne Seitenarm. Hier ist die Anzahl der Stent-Prothesen zu verschlüsseln.
Die zusätzliche Verwendung von nicht großlumigen Stent-Prothesen zur Versorgung thorakaler oder abdominaler Gefäßabgänge ist gesondert zu kodieren (8-842 ff.).
Zu den Öffnungen zählen Seitenarme und Fenster. Der Scallop (Mulde am Prothesenoberrand) gilt nicht als Öffnung.
Die Verwendung einer patientenindividuell hergestellten Stent-Prothese ist gesondert zu kodieren (5-38a.w ff.).
Ein Gefäßverschluss durch Naht/Clip oder perkutanes Nahtsystem ist nicht gesondert zu kodieren.
Das Hybridverfahren ist gesondert zu kodieren (5-38a.a, 5-38a.b).

5-38a.0 Aorta n.n.bez.

5-38a.4- Arterien Becken

.41♦ Stent-Prothese, iliakal mit Seitenarm

Exkl.: Versorgung eines iliakalen Gefäßabganges in Chimney-Technik (5-38a.42)

.42♦ Stent-Prothese, mit Versorgung eines Gefäßabganges in Chimney-Technik

Inkl.: Stent-Prothese mit Versorgung eines Gefäßabganges in Schnorchel-Technik, in Periskop-Technik, in Sandwich-Technik oder in Parallelgraft-Technik

Hinw.: Dieser Kode ist für die gleichzeitige Implantation einer Stent-Prothese in die A. iliaca communis und einer kleinlumigen Stent-Prothese in die A. iliaca interna zu verwenden.

.43 1 Stent-Prothese, iliakal ohne Seitenarm
.44 2 Stent-Prothesen, iliakal ohne Seitenarm
.46 3 Stent-Prothesen, iliakal ohne Seitenarm
.47 4 Stent-Prothesen, iliakal ohne Seitenarm
.48 5 Stent-Prothesen, iliakal ohne Seitenarm
.49 6 oder mehr Stent-Prothesen, iliakal ohne Seitenarm

5-38a.7- Aorta thoracica

Inkl.: Aorta ascendens, Aortenbogen

Hinw.: Die Verwendung von mehreren aortalen Stent-Prothesen ist gesondert zu kodieren (5-38a.v ff.).

.70 Stent-Prothese, ohne Öffnung

.7b Stent-Prothese, mit 1 Öffnung

.7c Stent-Prothese, mit 2 Öffnungen

.7d Stent-Prothese, mit 3 oder mehr Öffnungen

.7e Stent-Prothese, mit Versorgung eines Gefäßabganges in Chimney-Technik

Inkl.: Stent-Prothese mit Versorgung eines Gefäßabganges in Schnorchel-Technik, in Periskop-Technik, in Sandwich-Technik oder in Parallelgraft-Technik

Hinw.: Dieser Kode ist für die gleichzeitige Implantation einer großlumigen Stent-Prothese in die Aorta thoracica und einer kleinlumigen Stent-Prothese in den Seitenast zu verwenden.

.7f Stent-Prothese, mit Versorgung von zwei oder mehr Gefäßabgängen in Chimney-Technik

Inkl.: Stent-Prothese mit Versorgung von Gefäßabgängen in Schnorchel-Technik, in Periskop-Technik, in Sandwich-Technik oder in Parallelgraft-Technik

Hinw.: Dieser Kode ist für die gleichzeitige Implantation einer großlumigen Stent-Prothese in die Aorta thoracica und von kleinlumigen Stent-Prothesen in die Seitenäste zu verwenden.

.7x Sonstige

5-38a.8- Aorta thoracoabdominalis

Hinw.: Die Verwendung von mehreren aortalen Stent-Prothesen ist gesondert zu kodieren (5-38a.v ff.).
Die zusätzliche Verwendung von iliakalen Stent-Prothesen ist gesondert zu kodieren (5-38a.4 ff.).
Die Art des Endes der untersten aortalen Prothese ist gesondert zu kodieren (5-38a.u ff.).

.80 Stent-Prothese, ohne Öffnung

.8c Stent-Prothese, mit 1 Öffnung

.8d Stent-Prothese, mit 2 Öffnungen

.8e Stent-Prothese, mit 3 Öffnungen

.8f Stent-Prothese, mit 4 oder mehr Öffnungen

.8g Stent-Prothese, mit Versorgung eines Gefäßabganges in Chimney-Technik

Inkl.: Stent-Prothese mit Versorgung eines Gefäßabganges in Schnorchel-Technik, in Periskop-Technik, in Sandwich-Technik oder in Parallelgraft-Technik

Hinw.: Dieser Kode ist für die gleichzeitige Implantation einer großlumigen Stent-Prothese in die Aorta thoracoabdominalis und einer kleinlumigen Stent-Prothese in den Seitenast zu verwenden.

.8h Stent-Prothese, mit Versorgung von zwei oder mehr Gefäßabgängen in Chimney-Technik

Inkl.: Stent-Prothese mit Versorgung von Gefäßabgängen in Schnorchel-Technik, in Periskop-Technik, in Sandwich-Technik oder in Parallelgraft-Technik

Hinw.: Dieser Kode ist für die gleichzeitige Implantation einer großlumigen Stent-Prothese in die Aorta thoracoabdominalis und von kleinlumigen Stent-Prothesen in die Seitenäste zu verwenden.

.8x Sonstige

5-38a.9 V. cava

5-38a.a Bei Hybridverfahren an Aorta ascendens, Aortenbogen oder Aorta thoracica

Hinw.: Dieser Kode ist ein Zusatzkode. Jede verwendete Stent-Prothese ist gesondert zu kodieren.
Ein Kode aus diesem Bereich ist bei der Implantation von einer oder mehreren Stent-Prothese(n) bei ein- oder mehrzeitigem Hybrideingriff während eines stationären Aufenthaltes zu verwenden. Die Anlage des Bypasses (Debranching), z.B. an den supraaortalen Ästen, ist gesondert zu kodieren.
Der Ursprung der Revaskularisation für das Debranching als offenes Verfahren muss nicht direkt an der Aorta liegen, die Transposition von Blutgefäßen (5-396 ff.) zählt nicht als Bypass.

5-38a.b Bei Hybridverfahren an der Aorta thoracoabdominalis

Hinw.: Dieser Kode ist ein Zusatzkode. Jede verwendete Stent-Prothese ist gesondert zu kodieren.
Ein Kode aus diesem Bereich ist bei der Implantation von einer oder mehreren Stent-Prothese(n) bei ein- oder mehrzeitigem Hybrideingriff während eines stationären Aufenthaltes zu verwenden. Die Anlage des Bypasses (Debranching), z.B. an der A. iliaca, ist gesondert zu kodieren.
Der Ursprung der Revaskularisation für das Debranching als offenes Verfahren muss nicht direkt an der Aorta liegen, die Transposition von Blutgefäßen (5-396 ff.) zählt nicht als Bypass.

5-38a.c- Aorta abdominalis

Hinw.: Reicht die aortale Stent-Prothese kranial über den Truncus coeliacus hinaus und wird dieser mit einer Stent-Prothese versorgt, ist eine thorakoabdominale Stent-Prothese zu kodieren (5-38a.8 ff.).
Die Verwendung von mehreren aortalen Stent-Prothesen ist gesondert zu kodieren (5-38a.v ff.).
Die zusätzliche Verwendung von iliakalen Stent-Prothesen ist gesondert zu kodieren (5-38a.4 ff.).
Die Art des Endes der untersten aortalen Prothese ist gesondert zu kodieren (5-38a.u ff.).

.c0 Stent-Prothese, ohne Öffnung

.c1 Stent-Prothese, mit 1 Öffnung

.c2 Stent-Prothese, mit 2 Öffnungen

.c3 Stent-Prothese, mit 3 oder mehr Öffnungen

.c4 Stent-Prothese, mit Versorgung eines Gefäßabganges in Chimney-Technik

Inkl.: Stent-Prothese mit Versorgung eines Gefäßabganges in Schnorchel-Technik, in Periskop-Technik, in Sandwich-Technik oder in Parallelgraft-Technik

Hinw.: Dieser Kode ist für die gleichzeitige Implantation einer großlumigen Stent-Prothese in die Aorta abdominalis und einer kleinlumigen Stent-Prothese in den Seitenast zu verwenden.

.c5 Stent-Prothese, mit Versorgung von zwei oder mehr Gefäßabgängen in Chimney-Technik

Inkl.: Stent-Prothese mit Versorgung von Gefäßabgängen in Schnorchel-Technik, in Periskop-Technik, in Sandwich-Technik oder in Parallelgraft-Technik

Hinw.: Dieser Kode ist für die gleichzeitige Implantation einer großlumigen Stent-Prothese in die Aorta abdominalis und von kleinlumigen Stent-Prothesen in die Seitenäste zu verwenden.

.cx Sonstige

5-38a.u- Art des Endes der untersten Stent-Prothese

Hinw.: Diese Kodes sind Zusatzkodes. Die durchgeführten Eingriffe sind gesondert zu kodieren.
Mit diesen Kodes ist zu dokumentieren, wie die unterste Stent-Prothese in der Aorta endet.
Die zusätzliche Verwendung von iliakalen Stent-Prothesen ist gesondert zu kodieren (5-38a.4 ff.).

.u0 Aortale Stent-Prothese

.u1 Aortomonoiliakale Stent-Prothese

.u2 Aortobiiliakale Stent-Prothese

5-38a.v- Anzahl der verwendeten (großlumigen) aortalen Stent-Prothesen

Hinw.: Diese Kodes sind Zusatzkodes. Die durchgeführten Eingriffe sind gesondert zu kodieren.

.v0 2 aortale Stent-Prothesen

.v1 3 aortale Stent-Prothesen

.v2 4 oder mehr aortale Stent-Prothesen

5-38a.w- Patientenindividuell hergestellte Stent-Prothesen

Exkl.: Modifizierte konfektionierte Stent-Prothesen

Hinw.: Diese Kodes sind Zusatzkodes. Die durchgeführten Eingriffe sind gesondert zu kodieren.

.w0 Ohne Öffnung

.w1 Mit Öffnung

5-38a.x Sonstige

5-38a.y N.n.bez.

5-38b.– Endoskopische Entnahme von Blutgefäßen zur Transplantation

5-38b.2- Arterien Unterarm und Hand
.24♦ A. radialis
.2x♦ Sonstige
5-38b.a- Oberflächliche Venen
.a5♦ Oberschenkel
.a6♦ Unterschenkel und Fuß
.ax♦ Sonstige
5-38b.x♦ Sonstige
5-38b.y N.n.bez.

5-39 Andere Operationen an Blutgefäßen und Zusatzinformationen zu Operationen an Blutgefäßen

5-390.– Shuntoperationen zwischen großem und kleinem Kreislauf [Links-Rechts-Shunt]

5-390.0 Anastomose zwischen A. subclavia und A. pulmonalis (Blalock-Taussig)
5-390.1 Anastomose zwischen Aorta und A. pulmonalis dextra (Waterston-Cooley)
5-390.2 Anastomose zwischen Aorta descendens und A. pulmonalis sinistra (Potts-Smith)
5-390.3 Prothesenshunt zwischen A. pulmonalis und Aorta, zentral
5-390.4 Prothesenshunt zwischen A. pulmonalis und Aorta, peripher
5-390.5 Anastomose zwischen A. pulmonalis sinistra und A. pulmonalis dextra
5-390.6 Anlage eines ventrikulär-pulmonalarteriellen Conduit
5-390.7- Zentrales pulmonalarterielles Banding
.70 Nicht telemetrisch adjustierbar
.71 Telemetrisch adjustierbar
5-390.8 Bilaterales pulmonalarterielles Banding (linker und rechter Lungenhauptast)
5-390.x Sonstige
5-390.y N.n.bez.

5-391.– Anlegen eines intraabdominalen venösen Shuntes

5-391.0 Splenorenal
5-391.1 Portokaval
5-391.2 Mesokaval
5-391.3 Mesenterikoportal
5-391.x Sonstige
5-391.y N.n.bez.

5-392.– Anlegen eines arteriovenösen Shuntes

Hinw.: Die Anwendung einer Gefäßprothese mit integriertem Stent ist gesondert zu kodieren (5-39a.2).
Die Verwendung eines Gefäßkopplers zur mikrovaskulären Anastomosierung ist gesondert zu kodieren (5-98c.7 ff.).

5-392.0 Äußerer AV-Shunt
5-392.1- Innere AV-Fistel (Cimino-Fistel)
.10 Ohne Vorverlagerung der Vena basilica
.11 Mit Vorverlagerung der Vena basilica

5-392.2 Innere AV-Fistel mit allogenem Material

5-392.3- Innere AV-Fistel mit alloplastischem Material

.30 Mit Implantat ohne Abstrom in den rechten Vorhof

.31 Mit Implantat mit Abstrom in den rechten Vorhof

.3x Sonstige

5-392.4 Temporärer Shunt (intraoperativ)

5-392.5 Innere AV-Fistel mit autogenem Material (autogene Vene)

Hinw.: Die Entnahme der Vene ist gesondert zu kodieren (5-386 ff.).

5-392.7- Vorverlagerung einer Vene als selbständiger Eingriff

.70 Vena basilica

.71 Vena cephalica

5-392.8- Verwendung eines extraluminalen Stabilisators

Hinw.: Diese Kodes sind Zusatzkodes. Die jeweilige Gefäßoperation ist gesondert zu kodieren.

.80 Adaptierbarer alloplastischer Anastomosenstabilisator

Hinw.: Ein externer (extraluminaler) adaptierbarer Anastomosenstabilisator wird zur geometrischen Korrektur, zur Stabilisierung des Anastomosierungswinkels und zur Flussoptimierung der AV-Fistel verwendet.

.81 Alloplastischer Venenstabilisator

Hinw.: Ein externer (extraluminaler) Venenstabilisator wird zur Behandlung einer High-Flow-Situation oder eines Aneurysmas der Shunt-Vene verwendet.

.8x Sonstige

5-392.x Sonstige

5-392.y N.n.bez.

5-393.– Anlegen eines anderen Shuntes und Bypasses an Blutgefäßen

Inkl.: Mit Prothesenimplantation

Exkl.: Anlegen eines arteriovenösen Shuntes (5-392 ff.)

Hinw.: Die Art des Transplantates kann zusätzlich kodiert werden (5-930 ff.).
Die Anwendung einer Gefäßprothese mit integriertem Stent ist gesondert zu kodieren (5-39a.2).
Das Zusammenfügen eines Venenbypass-Grafts aus mindestens zwei Teilstücken ist gesondert zu kodieren (5-39a.3).
Die Verwendung einer intraoperativ angefertigten Gefäßprothese ist gesondert zu kodieren (5-39a.4).

5-393.0- Arterien Kopf, extrakraniell, und Hals

.00♦ A. carotis

.01 A. carotis - A. carotis

.02♦ A. carotis - A. subclavia

.03♦ A. carotis - A. vertebralis

.0x♦ Sonstige

5-393.1- Arterien Schulter

.11♦ A. subclavia

.12♦ A. subclavia - A. subclavia, extraanatomisch

.13♦ Subclaviafemoral

.14♦ Subclaviabifemoral

.15♦ A. axillaris

.16♦ Axilloaxillär, extraanatomisch

.17♦ Axillofemoral, extraanatomisch

.18♦ Axillobifemoral, extraanatomisch

.1x♦ Sonstige

5-393.2♦ Arterien obere Extremität

5-393.3- Aorta
- .30♦ Aorta - A. carotis
- .31♦ Aorta - A. subclavia
- .32 Aortoaortal
- .33♦ Aortoiliakal
- .35 Aortoiliofemoral
- .36♦ Aortofemoral
- .38♦ Aortopopliteal
- .39 Aortomesenterial
- .3a♦ Aortorenal
- .3x Sonstige

5-393.4- A. iliaca und viszerale Arterien
- .41♦ Ilioiliakal
- .42♦ Iliofemoral
- .43♦ Iliopopliteal n.n.bez.
- .44♦ Iliopopliteal, oberhalb des Kniegelenkes
- .45♦ Iliopopliteal, unterhalb des Kniegelenkes
- .46♦ Iliocrural
- .47♦ Obturator-Bypass, extraanatomisch
- .48♦ A. renalis
- .49♦ Sonstige viszerale Arterien
- .4x♦ Sonstige

5-393.5- A. femoralis
- .51♦ Femorofemoral
- .52♦ Femoropopliteal n.n.bez.
- .53♦ Femoropopliteal, oberhalb des Kniegelenkes
- .54♦ Femoropopliteal, unterhalb des Kniegelenkes
- .55♦ Femorocrural
- .56♦ Femoropedal
- .57♦ Femorofemoral, extraanatomisch
- .5x♦ Sonstige

5-393.6- A. poplitea
- .61♦ Popliteocrural
- .62♦ Popliteopedal
- .6x♦ Sonstige

5-393.7♦ Arterien Unterschenkel

5-393.8 Venös

Exkl.: Vorverlagerung der Vena basilica oder Vena cephalica als selbständiger Eingriff (5-392.7 ff.)

5-393.9 Temporärer arterio-arterieller Shunt (intraoperativ)

5-393.x♦ Sonstige

5-393.y N.n.bez.

5-394.– Revision einer Blutgefäßoperation

Hinw.: Die Verwendung eines Gefäßkopplers zur mikrovaskulären Anastomosierung ist gesondert zu kodieren (5-98c.7 ff.).

5-394.0 Operative Behandlung einer Blutung nach Gefäßoperation

5-394.1- Revision einer Anastomose

Hinw.: Spezifisch kodierbare Eingriffe sind gesondert zu kodieren.

.10 Implantat

.11 Transplantat

.12 Arteriovenöser Shunt

5-394.2 Revision eines vaskulären Implantates

Hinw.: Spezifisch kodierbare Eingriffe sind gesondert zu kodieren.

5-394.3- Wechsel eines vaskulären Implantates

Hinw.: Spezifisch kodierbare Eingriffe sind gesondert zu kodieren.

.30 In ein vaskuläres Implantat

.31 In ein vaskuläres Transplantat

5-394.4 Entfernung eines vaskulären Implantates

5-394.5 Revision eines arteriovenösen Shuntes

Hinw.: Spezifisch kodierbare Eingriffe sind gesondert zu kodieren.

5-394.6 Verschluss eines arteriovenösen Shuntes

5-394.7 Ersatz eines kardialen Conduit

5-394.8 Revision eines vaskulären Transplantates

Hinw.: Spezifisch kodierbare Eingriffe sind gesondert zu kodieren.

5-394.9- Wechsel eines vaskulären Transplantates

Hinw.: Spezifisch kodierbare Eingriffe sind gesondert zu kodieren.

.90 In ein vaskuläres Transplantat

.91 In ein vaskuläres Implantat

5-394.a Entfernung eines vaskulären Transplantates

5-394.x Sonstige

5-394.y N.n.bez.

5-395.– Patchplastik an Blutgefäßen

5-395.0- Arterien Kopf, extrakraniell, und Hals

.00♦ A. carotis n.n.bez.

.01♦ A. carotis communis mit Sinus caroticus

.02♦ A. carotis interna extrakraniell

.03♦ A. carotis externa

.04♦ A. vertebralis extrakraniell

.0x♦ Sonstige

5-395.1- Arterien Schulter und Oberarm

.11♦ A. axillaris

.12♦ A. brachialis

.1x♦ Sonstige

5-395.2- Arterien Unterarm und Hand

.20♦ A. ulnaris

.24♦ A. radialis

.2x♦ Sonstige

5-395.3- Aorta
.32 Aorta thoracica
.33 Aorta abdominalis
.3x Sonstige
5-395.4- Arterien thorakal
.40♦ A. subclavia
.41♦ Truncus brachiocephalicus
.42♦ A. pulmonalis
.4x♦ Sonstige
5-395.5- Arterien abdominal und pelvin
.52♦ A. iliaca n.n.bez.
.53♦ A. iliaca communis
.54♦ A. iliaca externa
.55♦ A. iliaca interna
.56♦ Gefäßprothese
.5x♦ Sonstige
5-395.6- Arterien viszeral
.60 Truncus coeliacus
.61 A. hepatica
.62 A. gastrica
.63 A. lienalis
.64♦ A. renalis
.65 A. mesenterica superior
.66 A. mesenterica inferior
.6x♦ Sonstige
5-395.7- Arterien Oberschenkel
.70♦ A. femoralis
.71♦ A. profunda femoris
.72♦ A. poplitea
.73♦ Gefäßprothese
.7x♦ Sonstige
5-395.8- Arterien Unterschenkel und Fuß
.80♦ A. tibialis anterior
.82♦ A. dorsalis pedis
.83♦ A. tibialis posterior
.84♦ A. fibularis
.87♦ Gefäßprothese
.8x♦ Sonstige
5-395.9- Tiefe Venen
.91♦ V. jugularis
.92♦ V. pulmonalis
.93♦ V. subclavia
.94♦ V. axillaris
.95♦ V. brachiocephalica
.96 V. cava superior
.97 V. cava inferior
.98♦ V. iliaca communis
.99♦ V. iliaca externa
.9a♦ V. iliaca interna
.9b♦ V. femoralis
.9c♦ V. poplitea
.9d V. portae
.9e♦ V. gastrica
.9f V. lienalis
.9g V. mesenterica superior
.9h V. mesenterica inferior
.9j Vv. hepaticae
.9k♦ V. renalis
.9x♦ Sonstige

5-395.a- Oberflächliche Venen
.a0♦ Kopf, extrakraniell und Hals
.a1♦ Schulter und Oberarm
.a2♦ Unterarm und Hand
.a5♦ Oberschenkel
.ax♦ Sonstige
5-395.x♦ Sonstige
5-395.y N.n.bez.

5-396.– Transposition von Blutgefäßen

Exkl.: Transposition von Venen (5-393.8)

Hinw.: Die Verwendung eines Gefäßkopplers zur mikrovaskulären Anastomosierung ist gesondert zu kodieren (5-98c.7 ff.).

5-396.0- Arterien Kopf, extrakraniell, und Hals
.00♦ A. carotis n.n.bez.
.01♦ A. carotis communis mit Sinus caroticus
.02♦ A. carotis interna extrakraniell
.03♦ A. carotis externa
.04♦ A. vertebralis extrakraniell
.0x♦ Sonstige
5-396.2- Arterien Unterarm und Hand
.20♦ A. ulnaris
.24♦ A. radialis
.2x♦ Sonstige
5-396.4- Arterien thorakal
.40♦ A. subclavia
.41♦ Truncus brachiocephalicus
.42♦ A. pulmonalis
.4x♦ Sonstige
5-396.5- Arterien abdominal und pelvin
.52♦ A. iliaca n.n.bez.
.54♦ A. iliaca externa
.55♦ A. iliaca interna
.5x♦ Sonstige
5-396.6- Arterien viszeral
.61 A. hepatica
.62 A. gastrica
.63 A. lienalis
.64♦ A. renalis
.65 A. mesenterica superior
.66 A. mesenterica inferior
.6x♦ Sonstige
5-396.7- Arterien Oberschenkel
.70♦ A. femoralis
.71♦ A. profunda femoris
.7x♦ Sonstige

5-396.8- Arterien Unterschenkel und Fuß
.80♦ A. tibialis anterior
.83♦ A. tibialis posterior
.84♦ A. fibularis
.8x♦ Sonstige
5-396.x♦ Sonstige
5-396.y N.n.bez.

5-397.– Andere plastische Rekonstruktion von Blutgefäßen

Inkl.: Extraluminale Valvuloplastie

5-397.0- Arterien Kopf, extrakraniell, und Hals
.00♦ A. carotis n.n.bez.
.01♦ A. carotis communis mit Sinus caroticus
.02♦ A. carotis interna extrakraniell
.03♦ A. carotis externa
.04♦ A. vertebralis extrakraniell
.05♦ A. carotis, Stent
.0x♦ Sonstige
5-397.1- Arterien Schulter und Oberarm
.11♦ A. axillaris
.12♦ A. brachialis
.1x♦ Sonstige
5-397.2- Arterien Unterarm und Hand
.20♦ A. ulnaris
.21♦ Arcus palmaris profundus
.22♦ Arcus palmaris superficialis
.23♦ Aa. digitales palmares communes
.24♦ A. radialis
.25♦ R. carpalis palmaris
.26♦ R. carpalis dorsalis
.27♦ A. princeps pollicis
.2x♦ Sonstige
5-397.3- Aorta
.30 Aorta ascendens
.31 Arcus aortae
.32 Aorta thoracica
.33 Aorta abdominalis
.34 Aorta, Stent
.3x Sonstige
5-397.4- Arterien thorakal
.40♦ A. subclavia
.41♦ Truncus brachiocephalicus
.42♦ A. pulmonalis
.4x♦ Sonstige
5-397.5- Arterien abdominal und pelvin
.51♦ Aa. lumbales
.52♦ A. iliaca n.n.bez.
.53♦ A. iliaca communis

.54♦	A. iliaca externa
.55♦	A. iliaca interna
.5x♦	Sonstige
5-397.6-	Arterien viszeral
.60	Truncus coeliacus
.61	A. hepatica
.62	A. gastrica
.63	A. lienalis
.64♦	A. renalis
.65	A. mesenterica superior
.66	A. mesenterica inferior
.6x♦	Sonstige
5-397.7-	Arterien Oberschenkel
.70♦	A. femoralis
.71♦	A. profunda femoris
.72♦	A. poplitea
.7x♦	Sonstige
5-397.8-	Arterien Unterschenkel und Fuß
.80♦	A. tibialis anterior
.81♦	Aa. recurrentes
.82♦	A. dorsalis pedis
.83♦	A. tibialis posterior
.84♦	A. fibularis
.85♦	A. plantaris medialis
.86♦	A. plantaris lateralis
.8x♦	Sonstige
5-397.9-	Tiefe Venen
.91♦	V. jugularis
.92♦	V. pulmonalis
.93♦	V. subclavia
.94♦	V. axillaris
.95♦	V. brachiocephalica
.96	V. cava superior
.97	V. cava inferior
.98♦	V. iliaca communis
.99♦	V. iliaca externa
.9a♦	V. iliaca interna
.9b♦	V. femoralis
.9c♦	V. poplitea
.9d	V. portae
.9e♦	V. gastrica
.9f	V. lienalis
.9g	V. mesenterica superior
.9h	V. mesenterica inferior
.9j	Vv. hepaticae
.9k♦	V. renalis
.9x♦	Sonstige
5-397.a-	Oberflächliche Venen
.a0♦	Kopf, extrakraniell und Hals
.a1♦	Schulter und Oberarm
.a2♦	Unterarm und Hand
.a3♦	Thorakal
.a4♦	Abdominal
.a5♦	Oberschenkel
.a6♦	Unterschenkel und Fuß
.ax♦	Sonstige
5-397.x♦	Sonstige
5-397.y	N.n.bez.

5-38...
5-39

5-398.– Operationen am Glomus caroticum und anderen Paraganglien

5-398.0 Exploration

5-398.1 Exzision, ohne Nervenmonitoring

5-398.2 Exzision, mit Nervenmonitoring

5-398.x Sonstige

5-398.y N.n.bez.

5-399.– Andere Operationen an Blutgefäßen

5-399.0 Aortopexie

5-399.1 Verschluss einer arteriovenösen Fistel

5-399.2 Adhäsiolyse und/oder Dekompression

5-399.3 Operative Einführung eines Katheters in eine Arterie

5-399.4 Operative Einführung eines Katheters in eine Vene

Inkl.: Venae sectio

5-399.5 Implantation oder Wechsel von venösen Katheterverweilsystemen (z.B. zur Chemotherapie oder zur Schmerztherapie)

Inkl.: Portsystem, zentralvenöser Katheter zu Dialysezwecken (Demers-Katheter)

5-399.6 Revision von venösen Katheterverweilsystemen (z.B. zur Chemotherapie oder zur Schmerztherapie)

Inkl.: Portsystem

5-399.7 Entfernung von venösen Katheterverweilsystemen (z.B. zur Chemotherapie oder zur Schmerztherapie)

Inkl.: Portsystem

5-399.8 Venenklappenplastik

5-399.b- Implantation oder Wechsel einer implantierbaren Medikamentenpumpe (z.B. zur Chemotherapie oder zur Schmerztherapie)

.b0 Medikamentenpumpe mit konstanter Flussrate

.b1 Programmierbare Medikamentenpumpe mit kontinuierlicher Abgabe bei variablem Tagesprofil

.b2 Medikamentenpumpe mit integrierter elektronischer Okklusionsüberwachung

.bx Sonstige

5-399.c Revision einer implantierbaren Medikamentenpumpe (z.B. zur Chemotherapie oder zur Schmerztherapie)

5-399.d Entfernung einer implantierbaren Medikamentenpumpe (z.B. zur Chemotherapie oder zur Schmerztherapie)

5-399.f Delay-Operation vor autogener Brustrekonstruktion

Inkl.: Stromumkehr durch Unterbindung der Vasa epigastrica inferiora

5-399.g Elektrochemotherapie bei Gefäßmalformation

5-399.x Sonstige

5-399.y N.n.bez.

5-39a.– Zusatzinformationen zu Operationen an Blutgefäßen

Hinw.: Die folgenden Positionen sind ausschließlich zur Kodierung von Zusatzinformationen zu benutzen, sofern sie nicht schon im Kode selbst enthalten sind. Sie dürfen nicht als selbständige Kodes benutzt werden und sind nur im Sinne einer Zusatzkodierung zulässig.

5-39a.0 Intraoperative Anwendung eines Embolieprotektionssystems

Hinw.: Die jeweilige Herz- oder Gefäßoperation ist gesondert zu kodieren.

5-39a.1 Temporäre atraumatische Okklusion von Blutgefäßen mit viskösem Polymer mit Umkehrphase

Hinw.: Die jeweilige Gefäßoperation oder Operation an den Koronargefäßen ist gesondert zu kodieren.

5-39a.2 Anwendung einer Gefäßprothese mit integriertem Stent

Hinw.: Die jeweilige Gefäßoperation ist gesondert zu kodieren.
Bei dieser Gefäßprothese wird ein Schenkel offen chirurgisch konventionell anastomosiert (End-zu-Seit-Anastomose). Der andere Prothesenschenkel ist als selbstexpandierender gecoverter Stent ausgebildet.

5-39a.3 Zusammenfügen eines Venenbypass-Grafts aus mindestens zwei Teilstücken

Hinw.: Die jeweilige Gefäßoperation ist gesondert zu kodieren.

5-39a.4 Intraoperativ angefertigte Gefäßprothese

Hinw.: Die jeweilige Gefäßoperation ist gesondert zu kodieren.
Mit diesem Kode ist die Verwendung einer durch Zusammennähen von Patches oder Rohrprothesen intraoperativ angefertigten Gefäßprothese zu kodieren.
Die Art des Transplantates oder Implantates ist gesondert zu kodieren (5-930 ff.).

5-40...5-41 Operationen am hämatopoetischen und Lymphgefäß-system

Hinw.: Folgende Verfahren oder Operationsumstände sind zusätzlich zu kodieren, sofern sie nicht als eigener Kode angegeben sind:
- mikrochirurgische Technik (5-984)
- Lasertechnik (5-985 ff.)
- minimalinvasive Technik (5-986 ff.)
- Operation im Rahmen der Versorgung einer Mehrfachverletzung (5-981)
- Operation im Rahmen der Versorgung eines Polytraumas (5-982 ff.)
- Durchführung einer Reoperation (5-983)
- vorzeitiger Abbruch einer Operation (5-995)

5-40 Operationen am Lymphgewebe

5-400 Inzision von Lymphknoten und Lymphgefäßen

5-401.– Exzision einzelner Lymphknoten und Lymphgefäße

Inkl.: Entfernung mehrerer Sentinel-Lymphknoten

Hinw.: Eine durchgeführte regionale oder radikale Lymphadenektomie in Folge einer Sentinel- Lymphonodektomie ist gesondert zu kodieren (5-402 ff., 5-404 ff., 5-406 ff., 5-407 ff.).

5-401.0- Zervikal
.00♦ Ohne Markierung
.01♦ Mit Radionuklidmarkierung (Sentinel-Lymphonodektomie)
.02♦ Mit Farbmarkierung (Sentinel-Lymphonodektomie)
.03♦ Mit Radionuklid- und Farbmarkierung, kombiniert (Sentinel-Lymphonodektomie)
.0x♦ Sonstige

5-401.1- Axillär
.10♦ Ohne Markierung
.11♦ Mit Radionuklidmarkierung (Sentinel-Lymphonodektomie)
.12♦ Mit Farbmarkierung (Sentinel-Lymphonodektomie)
.13♦ Mit Radionuklid- und Farbmarkierung, kombiniert (Sentinel-Lymphonodektomie)
.1x♦ Sonstige

5-401.2- Mediastinal, offen chirurgisch

Hinw.: Zu den mediastinalen Lymphknoten gehören die tracheobronchialen, subkarinalen, paratrachealen, paraösophagealen Lymphknoten sowie Lymphknoten im Lig. pulmonale.

.20 Ohne Markierung
.21 Mit Radionuklidmarkierung (Sentinel-Lymphonodektomie)
.22 Mit Farbmarkierung (Sentinel-Lymphonodektomie)
.23 Mit Radionuklid- und Farbmarkierung, kombiniert (Sentinel-Lymphonodektomie)
.2x Sonstige

5-401.3- Paraaortal, offen chirurgisch
.30 Ohne Markierung
.31 Mit Radionuklidmarkierung (Sentinel-Lymphonodektomie)
.32 Mit Farbmarkierung (Sentinel-Lymphonodektomie)
.33 Mit Radionuklid- und Farbmarkierung, kombiniert (Sentinel-Lymphonodektomie)
.3x Sonstige

5-401.4- Iliakal, offen chirurgisch
.40♦ Ohne Markierung
.41♦ Mit Radionuklidmarkierung (Sentinel-Lymphonodektomie)
.42♦ Mit Farbmarkierung (Sentinel-Lymphonodektomie)
.43♦ Mit Radionuklid- und Farbmarkierung, kombiniert (Sentinel-Lymphonodektomie)
.4x♦ Sonstige

5-401.5- Inguinal, offen chirurgisch
.50♦ Ohne Markierung
.51♦ Mit Radionuklidmarkierung (Sentinel-Lymphonodektomie)
.52♦ Mit Farbmarkierung (Sentinel-Lymphonodektomie)
.53♦ Mit Radionuklid- und Farbmarkierung, kombiniert (Sentinel-Lymphonodektomie)
.5x♦ Sonstige

5-401.6 Mehrere abdominale Lymphknotenstationen mit Leberbiopsie, offen chirurgisch [Staging-Laparotomie]

Hinw.: Zur Diagnostik lymphatischer Systemerkrankungen.

5-401.7- Mediastinal, thorakoskopisch

Inkl.: Mediastinoskopische Entfernung von mediastinalen Lymphknoten

Hinw.: Zu den mediastinalen Lymphknoten gehören die tracheobronchialen, subkarinalen, paratrachealen, paraösophagealen Lymphknoten sowie Lymphknoten im Lig. pulmonale.

.70 Ohne Markierung
.71 Mit Radionuklidmarkierung (Sentinel-Lymphonodektomie)
.72 Mit Farbmarkierung (Sentinel-Lymphonodektomie)
.73 Mit Radionuklid- und Farbmarkierung, kombiniert (Sentinel-Lymphonodektomie)
.7x Sonstige

5-401.8- Paraaortal, laparoskopisch
.80 Ohne Markierung
.81 Mit Radionuklidmarkierung (Sentinel-Lymphonodektomie)
.82 Mit Farbmarkierung (Sentinel-Lymphonodektomie)
.83 Mit Radionuklid- und Farbmarkierung, kombiniert (Sentinel-Lymphonodektomie)
.8x Sonstige

5-401.9- Iliakal, laparoskopisch
.90♦ Ohne Markierung
.91♦ Mit Radionuklidmarkierung (Sentinel-Lymphonodektomie)
.92♦ Mit Farbmarkierung (Sentinel-Lymphonodektomie)
.93♦ Mit Radionuklid- und Farbmarkierung, kombiniert (Sentinel-Lymphonodektomie)
.9x♦ Sonstige

5-401.a- Inguinal, laparoskopisch
.a0♦ Ohne Markierung
.a1♦ Mit Radionuklidmarkierung (Sentinel-Lymphonodektomie)
.a2♦ Mit Farbmarkierung (Sentinel-Lymphonodektomie)
.a3♦ Mit Radionuklid- und Farbmarkierung, kombiniert (Sentinel-Lymphonodektomie)
.ax♦ Sonstige

5-401.b Mehrere abdominale Lymphknotenstationen mit Leberbiopsie, laparoskopisch [Staging-Laparoskopie]

Hinw.: Zur Diagnostik lymphatischer Systemerkrankungen.

5-401.c Lymphangiom oder Hygroma cysticum

5-401.d♦ Peribronchial, offen chirurgisch

Hinw.: Zu den peribronchialen Lymphknoten gehören die intersegmentalen, intralobären, interlobären und hilären Lymphknoten.

5-401.e♦ Peribronchial, thorakoskopisch

Hinw.: Zu den peribronchialen Lymphknoten gehören die intersegmentalen, intralobären, interlobären und hilären Lymphknoten.

5-401.f- Entnahme von Lymphgefäßen zur Transplantation

Inkl.: Mikrochirurgische Technik

.f0♦ Oberschenkel

.fx♦ Sonstige

5-401.g- Parasternal, offen chirurgisch

Hinw.: Zu den parasternalen Lymphknoten gehören Lymphknoten im Stromgebiet der A. thoracica interna.

.g0♦ Ohne Markierung

.g1♦ Mit Radionuklidmarkierung (Sentinel-Lymphonodektomie)

.g2♦ Mit Farbmarkierung (Sentinel-Lymphonodektomie)

.g3♦ Mit Radionuklid- und Farbmarkierung, kombiniert (Sentinel-Lymphonodektomie)

.gx♦ Sonstige

5-401.h Abdominal, offen chirurgisch

Hinw.: Zu den abdominalen Lymphknoten gehören die Lymphknoten entlang der A. gastrica, A. hepatica, A. gastroduodenalis, A. lienalis, A. coeliaca, A. mesenterica superior und inferior sowie perigastrische, periportale, kolische und rektosigmoidale Lymphknoten.

5-401.j Abdominal, laparoskopisch

Hinw.: Zu den abdominalen Lymphknoten gehören die Lymphknoten entlang der A. gastrica, A. hepatica, A. gastroduodenalis, A. lienalis, A. coeliaca, A. mesenterica superior und inferior sowie perigastrische, periportale, kolische und rektosigmoidale Lymphknoten.

5-401.x♦ Sonstige

5-401.y N.n.bez.

5-402.– Regionale Lymphadenektomie (Ausräumung mehrerer Lymphknoten einer Region) als selbständiger Eingriff

Exkl.: Entfernung mehrerer Sentinel-Lymphknoten (5-401 ff.)
Radikale (systematische) Lymphadenektomie als selbständiger Eingriff (5-404 ff.)

5-402.0♦ Zervikal

5-402.1- Axillär

Hinw.: Eine axilläre Lymphadenektomie Level 1 bezieht sich auf die Lymphknoten lateral des lateralen Randes des M. pectoralis minor.
Eine axilläre Lymphadenektomie Level 2 bezieht sich auf die Lymphknoten zwischen lateralem und medialem Rand des M. pectoralis minor und auf die interpektoralen Lymphknoten.
Eine axilläre Lymphadenektomie Level 3 bezieht sich auf die apikalen Lymphknoten und auf die Lymphknoten medial des medialen Randes des M. pectoralis minor.

.10♦ Ohne Zuordnung eines Levels

Hinw.: Dieser Kode ist bei Tumoren anzuwenden, bei denen es keine Leveleinteilung der axillären Lymphadenektomie gibt.

.11♦ Level 1

.12♦ Level 1 und 2

.13♦ Level 1, 2 und 3

.1x♦ Sonstige

5-402.2 Paraaortal, offen chirurgisch

5-402.3♦ Iliakal, offen chirurgisch

5-402.4♦ Inguinal, offen chirurgisch

5-402.5♦ Pelvin, offen chirurgisch

5-402.6♦ Obturatorisch, offen chirurgisch

5-402.7 Paraaortal, laparoskopisch

5-402.8♦ Iliakal, laparoskopisch

5-402.9♦ Inguinal, laparoskopisch

5-402.a♦ Pelvin, laparoskopisch

5-402.b♦ Obturatorisch, laparoskopisch

5-402.c Mediastinal, offen chirurgisch

Hinw.: Zu den mediastinalen Lymphknoten gehören die tracheobronchialen, subkarinalen, paratrachealen, paraösophagealen Lymphknoten sowie Lymphknoten im Lig. pulmonale.

5-402.d Mediastinal, thorakoskopisch

Inkl.: Mediastinoskopische Entfernung von mediastinalen Lymphknoten

Hinw.: Zu den mediastinalen Lymphknoten gehören die tracheobronchialen, subkarinalen, paratrachealen, paraösophagealen Lymphknoten sowie Lymphknoten im Lig. pulmonale.

5-402.e♦ Peribronchial, offen chirurgisch

Hinw.: Zu den peribronchialen Lymphknoten gehören die intersegmentalen, intralobären, interlobären und hilären Lymphknoten.

5-402.f♦ Peribronchial, thorakoskopisch

Hinw.: Zu den peribronchialen Lymphknoten gehören die intersegmentalen, intralobären, interlobären und hilären Lymphknoten.

5-402.g Abdominal, offen chirurgisch

Hinw.: Zu den abdominalen Lymphknoten gehören die Lymphknoten entlang der A. gastrica, A. hepatica, A. gastroduodenalis, A. lienalis, A. coeliaca, A. mesenterica superior und inferior sowie perigastrische, periportale, kolische und rektosigmoidale Lymphknoten.

5-402.h Abdominal, laparoskopisch

Hinw.: Zu den abdominalen Lymphknoten gehören die Lymphknoten entlang der A. gastrica, A. hepatica, A. gastroduodenalis, A. lienalis, A. coeliaca, A. mesenterica superior und inferior sowie perigastrische, periportale, kolische und rektosigmoidale Lymphknoten.

5-402.x♦ Sonstige

5-402.y N.n.bez.

5-403.– Radikale zervikale Lymphadenektomie [Neck dissection]

Hinw.: Das Zusatzkennzeichen für "beidseitig" ist nur zu verwenden bei Entfernung der gleichen Anzahl von Lymphknotenregionen auf beiden Seiten in einer Operation. In allen anderen Fällen ist eine getrennte Kodierung erforderlich.

5-403.0- Selektiv (funktionell)

.00♦ 1 Region

.01♦ 2 Regionen

.02♦ 3 Regionen

.03♦ 4 Regionen

.04♦ 5 Regionen

.05♦ 6 Regionen

5-403.1- Radikal

.10♦ 4 Regionen

.11♦ 5 Regionen

.12♦ 6 Regionen

5-403.2- Radikal, modifiziert

.20♦ 4 Regionen

.21♦ 5 Regionen

.22♦ 6 Regionen

5-403.3- Radikal, erweitert

.30♦ 4 Regionen

.31♦ 5 Regionen

.32♦ 6 Regionen

5-403.x♦ Sonstige

5-403.y N.n.bez.

5-404.– Radikale (systematische) Lymphadenektomie als selbständiger Eingriff

5-404.0- Axillär

Hinw.: Eine axilläre Lymphadenektomie Level 1 bezieht sich auf die Lymphknoten lateral des lateralen Randes des M. pectoralis minor.
Eine axilläre Lymphadenektomie Level 2 bezieht sich auf die Lymphknoten zwischen lateralem und medialem Rand des M. pectoralis minor und auf die interpektoralen Lymphknoten.
Eine axilläre Lymphadenektomie Level 3 bezieht sich auf die apikalen Lymphknoten und auf die Lymphknoten medial des medialen Randes des M. pectoralis minor.

.00♦ Ohne Zuordnung eines Levels

Hinw.: Dieser Kode ist bei Tumoren anzuwenden, bei denen es keine Leveleinteilung der axillären Lymphadenektomie gibt.

.01♦ Level 1

.02♦ Level 1 und 2

.03♦ Level 1, 2 und 3

.0x♦ Sonstige

5-404.1 Mediastinal, offen chirurgisch

Hinw.: Zu den mediastinalen Lymphknoten gehören die tracheobronchialen, subkarinalen, paratrachealen, paraösophagealen Lymphknoten sowie Lymphknoten im Lig. pulmonale.

5-404.8 Mediastinal, thorakoskopisch

Inkl.: Mediastinoskopische Entfernung von mediastinalen Lymphknoten

Hinw.: Zu den mediastinalen Lymphknoten gehören die tracheobronchialen, subkarinalen, paratrachealen, paraösophagealen Lymphknoten sowie Lymphknoten im Lig. pulmonale.

5-404.d♦ Retroperitoneal (iliakal, paraaortal, parakaval), offen chirurgisch

Hinw.: Eine durchgeführte Neurolyse ist gesondert zu kodieren (5-056 ff.).

5-404.e♦ Retroperitoneal (iliakal, paraaortal), laparoskopisch

Hinw.: Eine durchgeführte Neurolyse ist gesondert zu kodieren (5-056 ff.).

5-404.f♦ Pelvin, offen chirurgisch

5-404.g♦ Pelvin, laparoskopisch

5-404.h♦ Inguinal

5-404.j♦ Peribronchial, offen chirurgisch

Hinw.: Zu den peribronchialen Lymphknoten gehören die intersegmentalen, intralobären, interlobären und hilären Lymphknoten.

5-404.k♦ Peribronchial, thorakoskopisch

Hinw.: Zu den peribronchialen Lymphknoten gehören die intersegmentalen, intralobären, interlobären und hilären Lymphknoten.

5-404.m Abdominal, offen chirurgisch

Hinw.: Zu den abdominalen Lymphknoten gehören die Lymphknoten entlang der A. gastrica, A. hepatica, A. gastroduodenalis, A. lienalis, A. coeliaca, A. mesenterica superior und inferior sowie perigastrische, periportale, kolische und rektosigmoidale Lymphknoten.

5-404.n Abdominal, laparoskopisch

Hinw.: Zu den abdominalen Lymphknoten gehören die Lymphknoten entlang der A. gastrica, A. hepatica, A. gastroduodenalis, A. lienalis, A. coeliaca, A. mesenterica superior und inferior sowie perigastrische, periportale, kolische und rektosigmoidale Lymphknoten.

5-404.x♦ Sonstige

5-404.y N.n.bez.

5-405.– Operationen am Ductus thoracicus

5-405.0 Verschluss einer Chylusfistel, offen chirurgisch

5-405.1 Verschluss einer Chylusfistel, thorakoskopisch

5-405.2 Verschluss einer sonstigen Fistel

5-405.x Sonstige

5-405.y N.n.bez.

5-406.– Regionale Lymphadenektomie (Ausräumung mehrerer Lymphknoten einer Region) im Rahmen einer anderen Operation

Exkl.: Entfernung mehrerer Sentinel-Lymphknoten (5-401 ff.)
Radikale (systematische) Lymphadenektomie im Rahmen einer anderen Operation (5-407 ff.)

Hinw.: Ein Kode aus diesem Bereich ist nur dann anzugeben, wenn die Lymphadenektomie nicht im Kode für die Organresektion enthalten ist.

5-406.0♦ Zervikal

5-406.1- Axillär

Hinw.: Eine axilläre Lymphadenektomie Level 1 bezieht sich auf die Lymphknoten lateral des lateralen Randes des M. pectoralis minor.
Eine axilläre Lymphadenektomie Level 2 bezieht sich auf die Lymphknoten zwischen lateralem und medialem Rand des M. pectoralis minor und auf die interpektoralen Lymphknoten.
Eine axilläre Lymphadenektomie Level 3 bezieht sich auf die apikalen Lymphknoten und auf die Lymphknoten medial des medialen Randes des M. pectoralis minor.

.10♦ Ohne Zuordnung eines Levels

Hinw.: Dieser Kode ist bei Tumoren anzuwenden, bei denen es keine Leveleinteilung der axillären Lymphadenektomie gibt.

.11♦ Level 1

.12♦ Level 1 und 2

.13♦ Level 1, 2 und 3

.1x♦ Sonstige

5-406.2 Paraaortal

5-406.3♦ Iliakal

5-406.4♦ Inguinal

5-406.5♦ Pelvin

5-406.6♦ Obturatorisch

5-406.7 Mediastinal

Hinw.: Zu den mediastinalen Lymphknoten gehören die tracheobronchialen, subkarinalen, paratrachealen, paraösophagealen Lymphknoten sowie Lymphknoten im Lig. pulmonale.

5-406.8♦ Peribronchial

Hinw.: Zu den peribronchialen Lymphknoten gehören die intersegmentalen, intralobären, interlobären und hilären Lymphknoten.

5-406.9♦ Mesenterial

Hinw.: Zu den mesenterialen Lymphknoten gehören die Lymphknoten an folgenden Gefäßstämmen: A. mesenterica superior, A. mesenterica inferior, A. ileocolica, A. colica dextra, A. colica media, A. colica sinistra, A. sigmoidea.

5-406.a Abdominal, offen chirurgisch

Hinw.: Zu den abdominalen Lymphknoten gehören die Lymphknoten entlang der A. gastrica, A. hepatica, A. gastroduodenalis, A. lienalis, A. coeliaca, A. mesenterica superior und inferior sowie perigastrische, periportale, kolische und rektosigmoidale Lymphknoten.

5-406.b Abdominal, laparoskopisch

Hinw.: Zu den abdominalen Lymphknoten gehören die Lymphknoten entlang der A. gastrica, A. hepatica, A. gastroduodenalis, A. lienalis, A. coeliaca, A. mesenterica superior und inferior sowie perigastrische, periportale, kolische und rektosigmoidale Lymphknoten.

5-406.x♦ Sonstige

5-406.y N.n.bez.

5-407.– Radikale (systematische) Lymphadenektomie im Rahmen einer anderen Operation

Exkl.: Radikale zervikale Lymphadenektomie [Neck dissection] (5-403 ff.)

Hinw.: Ein Kode aus diesem Bereich ist nur dann anzugeben, wenn die Lymphadenektomie nicht im Kode für die Organresektion enthalten ist.

5-407.0- Axillär

Hinw.: Eine axilläre Lymphadenektomie Level 1 bezieht sich auf die Lymphknoten lateral des lateralen Randes des M. pectoralis minor.
Eine axilläre Lymphadenektomie Level 2 bezieht sich auf die Lymphknoten zwischen lateralem und medialem Rand des M. pectoralis minor und auf die interpektoralen Lymphknoten.
Eine axilläre Lymphadenektomie Level 3 bezieht sich auf die apikalen Lymphknoten und auf die Lymphknoten medial des medialen Randes des M. pectoralis minor.

.00♦ Ohne Zuordnung eines Levels

Hinw.: Dieser Kode ist bei Tumoren anzuwenden, bei denen es keine Leveleinteilung der axillären Lymphadenektomie gibt.

.01♦ Level 1

.02♦ Level 1 und 2

.03♦ Level 1, 2 und 3

.0x♦ Sonstige

5-407.1 Mediastinal

Hinw.: Zu den mediastinalen Lymphknoten gehören die tracheobronchialen, subkarinalen, paratrachealen, paraösophagealen Lymphknoten sowie Lymphknoten im Lig. pulmonale.

5-407.2♦ Retroperitoneal (iliakal, paraaortal, parakaval)

Hinw.: Eine durchgeführte Neurolyse ist gesondert zu kodieren (5-056 ff.).

5-407.3♦ Pelvin

5-407.4♦ Inguinal

5-407.5♦ Peribronchial

Hinw.: Zu den peribronchialen Lymphknoten gehören die intersegmentalen, intralobären, interlobären und hilären Lymphknoten.

5-407.6 Abdominal, offen chirurgisch

Hinw.: Zu den abdominalen Lymphknoten gehören die Lymphknoten entlang der A. gastrica, A. hepatica, A. gastroduodenalis, A. lienalis, A. coeliaca, A. mesenterica superior und inferior sowie perigastrische, periportale, kolische und rektosigmoidale Lymphknoten.

5-407.7 Abdominal, laparoskopisch

Hinw.: Zu den abdominalen Lymphknoten gehören die Lymphknoten entlang der A. gastrica, A. hepatica, A. gastroduodenalis, A. lienalis, A. coeliaca, A. mesenterica superior und inferior sowie perigastrische, periportale, kolische und rektosigmoidale Lymphknoten.

5-407.x♦ Sonstige

5-407.y N.n.bez.

5-408.– Andere Operationen am Lymphgefäßsystem

Exkl.: Lymphdrainage
Therapeutische perkutane Punktion einer Lymphozele (8-159.2)

5-408.0 Anastomose zur Beseitigung eines Lymphödems

Inkl.: Lymphovenöse Anastomose

5-408.1 Inzision einer Lymphozele

Inkl.: Drainage

5-408.2- Drainage einer Lymphozele

.20 Offen chirurgisch

.21 Laparoskopisch

5-408.3 Drainage eines Lymphödems, offen chirurgisch

5-408.4 Drainage eines Lymphödems, laparoskopisch

5-408.5 Destruktion von erkrankten Lymphknoten durch Thermoablation, perkutan

Hinw.: Das bildgebende Verfahren ist im Kode enthalten.

5-408.6- Transplantation oder Transposition von Lymphgefäßen

Inkl.: Mikrochirurgische Technik

Hinw.: Die Transplantatentnahme ist gesondert zu kodieren (5-401.f ff.).

.60♦ Axillär

Inkl.: Brachiale und zervikale Anastomosen

.61♦ Inguinal

Inkl.: Iliakale und skrotale Anastomosen

.6x♦ Sonstige

5-408.7- Revision nach einer Lymphadenektomie mit Entfernung von erkranktem Gewebe

Hinw.: Unter erkranktem Gewebe ist z.B. ein lokales Tumorrezidiv zu verstehen. Bei Entfernung eines Lymphknotenrezidivs ist eine erneute Lymphadenektomie zu kodieren (5-401 ff. bis 5-407 ff.).

.70♦ Zervikal

.71♦ Axillär

.72♦ Inguinal

.7x♦ Sonstige

5-408.8- (Teil-)Resektion einer Lymphozele

.80 Offen chirurgisch

.81 Laparoskopisch

5-408.9- Implantation von Bestrahlungsmarkern an einem oder mehreren Lymphknoten

Hinw.: Das bildgebende Verfahren ist gesondert zu kodieren (Kap. 3).

.90 Perkutan

.91 Endoskopisch

.9x Sonstige

5-408.x Sonstige

5-408.y N.n.bez.

5-41 Operationen an Milz und Knochenmark

5-410.– Entnahme von hämatopoetischen Stammzellen aus Knochenmark und peripherem Blut zur Transplantation und von peripheren Blutzellen zur Transfusion

5-410.0- Hämatopoetische Stammzellen aus Knochenmark

.00 Zur Eigenspende

.01 Zur allogenen Spende (verwandt oder nicht verwandt)

5-410.1- Hämatopoetische Stammzellen aus peripherem Blut

Hinw.: Die medikamentöse Stimulation vor der Entnahme und die apparative Aufbereitung der Stammzellen sind im Kode enthalten.

Wenn das Medikament zur Stimulation in der Liste der Medikamente unter 6-001 ff. bis 6-006 ff. enthalten ist, ist dieser Kode zusätzlich anzugeben.

.10 Zur Eigenspende

.11 Zur allogenen Spende (verwandt oder nicht verwandt)

5-410.2- Art der In-vitro-Aufbereitung bei Entnahme von hämatopoetischen Stammzellen

Exkl.: Art der In-vitro-Aufbereitung der transplantierten oder transfundierten hämatopoetischen Stammzellen (5-411.7 ff.)

Hinw.: Diese Kodes sind Zusatzkodes. Sie sind von dem Krankenhaus zu verwenden, bei dem der Aufwand für die In-vitro-Aufbereitung bei Entnahme von hämatopoetischen Stammzellen entstanden ist.

.20 Positivanreicherung

.21 T- und/oder B-Zell-Depletion

.22 Erythrozytendepletion

.2x Sonstige

5-410.3- Periphere Blutzellen, Lymphozyten

.30 Autogen, T-Zellen zur Ex-vivo-Kultur und tumorspezifischen In-vitro-Aufbereitung

Inkl.: Entnahme von T-Zellen zur Herstellung von CAR-T-Zellen

.31 Allogen (verwandt oder nicht verwandt)

5-411.– Transplantation von hämatopoetischen Stammzellen aus dem Knochenmark

Exkl.: Transfusion von peripher gewonnenen hämatopoetischen Stammzellen (8-805 ff.)
Autogene Stammzelltherapie (8-860 ff.)

Hinw.: Die In-vitro-Aufbereitung bei Entnahme der Stammzellen ist von dem Krankenhaus gesondert zu kodieren, bei dem der Aufwand für die In-vitro-Aufbereitung entstanden ist (5-410.2 ff.).

Die Art der In-vitro-Aufbereitung der transplantierten oder transfundierten hämatopoetischen Stammzellen ist gesondert zu kodieren (5-411.7 ff.).

Die Verwendung von Arzneimitteln für neuartige Therapien ist gesondert zu kodieren (5-936 ff.).

5-411.0- Autogen

.00 Ohne In-vitro-Aufbereitung

.02 Nach In-vitro-Aufbereitung

5-411.2- Allogen, nicht HLA-identisch, verwandter Spender
.24 Nach In-vitro-Aufbereitung bei Differenz in 1 Antigen
.25 Nach In-vitro-Aufbereitung bei Differenz in 2-3 Antigenen (haploident)
.26 Ohne In-vitro-Aufbereitung bei Differenz in 1 Antigen
.27 Ohne In-vitro-Aufbereitung bei Differenz in 2-3 Antigenen (haploident)

5-411.3- Allogen, nicht HLA-identisch, nicht verwandter Spender
.30 Ohne In-vitro-Aufbereitung
.32 Nach In-vitro-Aufbereitung

5-411.4- Allogen, HLA-identisch, verwandter Spender
.40 Ohne In-vitro-Aufbereitung
.42 Nach In-vitro-Aufbereitung

5-411.5- Allogen, HLA-identisch, nicht verwandter Spender
.50 Ohne In-vitro-Aufbereitung
.52 Nach In-vitro-Aufbereitung

5-411.6 Retransplantation während desselben stationären Aufenthaltes

Hinw.: Dieser Kode ist ein Zusatzkode.
Eine Retransplantation meint nicht die fraktionierte Gabe eines Transplantats über mehrere Tage verteilt. Mit diesem Kode ist nur eine komplett neue Transplantation hämatopoetischer Stammzellen nach Versagen der vorherigen Transplantation während desselben stationären Aufenthaltes (ungeplante Retransplantation) zu kodieren. Dabei wird nach Ausschöpfung aller Mittel zur Erhaltung des ersten Transplantats eine neue Transplantation mit erneuter Konditionierung und/oder einem Wechsel des Stammzellspenders durchgeführt.

5-411.7- Art der In-vitro-Aufbereitung der transplantierten oder transfundierten hämatopoetischen Stammzellen

Hinw.: Diese Kodes sind Zusatzkodes. Die Transplantation oder Transfusion ist gesondert zu kodieren.

.70 Positivanreicherung
.71 T- und/oder B-Zell-Depletion
.72 Erythrozytendepletion
.7x Sonstige

5-411.x Sonstige

5-411.y N.n.bez.

5-412 Inzision der Milz

5-413.– Splenektomie

5-413.0- Partiell
.00 Offen chirurgisch
.01 Laparoskopisch
.02 Umsteigen laparoskopisch - offen chirurgisch

5-413.1- Total
.10 Offen chirurgisch
.11 Laparoskopisch
.12 Umsteigen laparoskopisch - offen chirurgisch

5-413.x Sonstige

Inkl.: Exstirpation einer Nebenmilz

5-413.y N.n.bez.

5-418 Andere Operationen am Knochenmark

5-419.– Andere Operationen an der Milz

5-419.0 Naht (nach Verletzung)

5-419.1 Autotransplantation von Milz oder Milzgewebe

5-419.2 Fibrinklebung

5-419.3 Thermokoagulation

5-419.4 Laserkoagulation

5-419.5 Vicrylnetzimplantation

5-419.x Sonstige

5-419.y N.n.bez.

5-42...5-54 Operationen am Verdauungstrakt

Hinw.: Folgende Verfahren oder Operationsumstände sind zusätzlich zu kodieren, sofern sie nicht als eigener Kode angegeben sind:
- mikrochirurgische Technik (5-984)
- Lasertechnik (5-985 ff.)
- minimalinvasive Technik (5-986 ff.)
- Operation im Rahmen der Versorgung einer Mehrfachverletzung (5-981)
- Operation im Rahmen der Versorgung eines Polytraumas (5-982 ff.)
- Durchführung einer Reoperation (5-983)
- vorzeitiger Abbruch einer Operation (5-995)
- Verwendung von Membranen oder sonstigen Materialien zur Prophylaxe von Adhäsionen (5-933 ff.)

5-42 Operationen am Ösophagus

5-420.– Inzision des Ösophagus

Inkl.: Entfernung eines Fremdkörpers

Exkl.: Endoskopische Entfernung eines Fremdkörpers (8-100 ff.)

5-420.0- Ösophagomyotomie
.00 Offen chirurgisch abdominal
.01 Offen chirurgisch thorakal
.02 Laparoskopisch
.03 Thorakoskopisch
.04 Umsteigen laparoskopisch - offen chirurgisch
.05 Umsteigen thorakoskopisch - offen chirurgisch
.06 Endoskopisch
.0x Sonstige

5-420.1- Ösophagomyotomie, pharyngozervikal
.10 Offen chirurgisch abdominal
.11 Offen chirurgisch thorakal
.12 Laparoskopisch
.13 Thorakoskopisch
.14 Umsteigen laparoskopisch - offen chirurgisch
.15 Umsteigen thorakoskopisch - offen chirurgisch
.16 Endoskopisch
.1x Sonstige

5-420.2- Ösophago-Gastromyotomie [Kardiomyotomie]
.20 Offen chirurgisch abdominal
.21 Offen chirurgisch thorakal
.22 Laparoskopisch
.23 Thorakoskopisch
.24 Umsteigen laparoskopisch - offen chirurgisch
.25 Umsteigen thorakoskopisch - offen chirurgisch
.26 Endoskopisch
.2x Sonstige

5-420.x- Sonstige
.x0 Offen chirurgisch abdominal
.x1 Offen chirurgisch thorakal
.x2 Laparoskopisch

.x3 Thorakoskopisch
.x4 Umsteigen laparoskopisch - offen chirurgisch
.x5 Umsteigen thorakoskopisch - offen chirurgisch
.x6 Endoskopisch
.xx Sonstige

5-420.y N.n.bez.

5-421.– Ösophagostomie als selbständiger Eingriff

Inkl.: Ösophagostomie bei kongenitaler Ösophagusstenose

5-421.0 Zervikal (Speichelfistel)

5-421.x Sonstige

5-421.y N.n.bez.

5-422.– Lokale Exzision und Destruktion von erkranktem Gewebe des Ösophagus

Inkl.: Abtragung eines Zenker-Divertikels oder epiphrenischen Divertikels
Blutstillung

Exkl.: Sklerosierung von Ösophagusvarizen (5-429.1)
Umstechung von Ösophagusvarizen (5-429.2)
Ligatur (Banding) von Ösophagusvarizen (5-429.a)

5-422.0 Exzision, offen chirurgisch

5-422.1 Exzision, thorakoskopisch

5-422.2- Exzision, endoskopisch

Hinw.: Die Blutstillung durch einen auf ein Endoskop aufgesteckten ringförmigen Clip (5-429.u) oder durch Auftragen von Substanzen (5-429.v ff.) ist gesondert zu kodieren.

.20 Exzision ohne weitere Maßnahmen
.21 Polypektomie von 1-2 Polypen mit Schlinge

Hinw.: Die Anzahl der Polypen mit mindestens 2 cm Durchmesser ist gesondert zu kodieren (5-422.6 ff.).

.22 Polypektomie von mehr als 2 Polypen mit Schlinge

Hinw.: Die Anzahl der Polypen mit mindestens 2 cm Durchmesser ist gesondert zu kodieren (5-422.6 ff.).

.23 Endoskopische Mukosaresektion

Hinw.: Die Anzahl der Polypen mit mindestens 2 cm Durchmesser ist gesondert zu kodieren (5-422.6 ff.).

.24 Endoskopische submukosale Dissektion [ESD]
.2x Sonstige

5-422.3- Destruktion, offen chirurgisch

Hinw.: Die Anzahl der verwendeten Nadeln zur Destruktion ist gesondert zu kodieren (5-98h ff.).

.30 Elektrokoagulation
.31 Laserkoagulation
.32 Thermokoagulation
.33 Kryokoagulation
.34 Photodynamische Therapie
.3x Sonstige

5-422.4- Destruktion, thorakoskopisch

Hinw.: Die Anzahl der verwendeten Nadeln zur Destruktion ist gesondert zu kodieren (5-98h ff.).

.40 Elektrokoagulation
.41 Laserkoagulation
.42 Thermokoagulation
.43 Kryokoagulation

.44 Photodynamische Therapie
.4x Sonstige
5-422.5- Destruktion, endoskopisch
.50 Elektrokoagulation
.51 Laserkoagulation
.52 Thermokoagulation
.53 Kryokoagulation
.54 Photodynamische Therapie
.55 Radiofrequenzablation
.56 Mikrowellenablation
.57 Irreversible Elektroporation
.58 Elektrochemotherapie
.5x Sonstige
5-422.6- Anzahl der Polypen mit mindestens 2 cm Durchmesser

Hinw.: Diese Kodes sind Zusatzkodes. Sie können zusätzlich zu den Kodes 5-422.21, 5-422.22 und 5-422.23 verwendet werden.

.60 1 Polyp
.61 2 oder mehr Polypen
5-422.y N.n.bez.

5-423.– Partielle Ösophagusresektion ohne Wiederherstellung der Kontinuität

5-423.0 Zervikal
5-423.1 Thorakal
5-423.2 Thorakoabdominal
5-423.3 Abdominal
5-423.x Sonstige
5-423.y N.n.bez.

5-424.– Partielle Ösophagusresektion mit Wiederherstellung der Kontinuität

Exkl.: Kardiaresektion mit Hochzug des Restmagens (5-434.1)
Gastrektomie (5-437 ff.)

5-424.0 Thorakal
5-424.1- Thorakoabdominal
.10 Ohne proximale Magenresektion
.11 Mit proximaler Magenresektion (Kardia und Fundus) und Hochzug des Restmagens, transhiatal
.12 Mit proximaler Magenresektion (Kardia und Fundus) und Hochzug des Restmagens, durch Thorakotomie
.1x Sonstige
5-424.2 Abdominal
5-424.x Sonstige
5-424.y N.n.bez.

5-425.– (Totale) Ösophagektomie ohne Wiederherstellung der Kontinuität

Hinw.: Eine Ösophagektomie entspricht einer Resektion bis kranial der V. azygos.

5-425.0 Abdominozervikal (transmediastinal), stumpfe Dissektion
5-425.1 Thorakoabdominal, ohne Lymphadenektomie
5-425.2 Thorakoabdominal, mit Lymphadenektomie

5-425.x Sonstige

5-425.y N.n.bez.

5-426.– (Totale) Ösophagektomie mit Wiederherstellung der Kontinuität

Hinw.: Eine durchgeführte Pyloroplastik ist gesondert zu kodieren (5-432.1).
Eine Ösophagektomie entspricht einer Resektion bis kranial der V. azygos.
Die Art der Rekonstruktion ist bei den mit ** gekennzeichneten Kodes in der 6. Stelle nach folgender Liste zu kodieren. **Es ist jedoch nicht jede Listenposition mit jedem 5-stelligen Kode kombinierbar.**

1 Mit Magenhochzug (Schlauchmagen) und intrathorakaler Anastomose
2 Mit Magenhochzug (Schlauchmagen) und zervikaler Anastomose
3 Mit freier Dünndarminterposition
4 Mit Koloninterposition
x Sonstige

** 5-426.0- Abdominozervikal (transmediastinal), stumpfe Dissektion

** 5-426.1- Thorakoabdominal, ohne Lymphadenektomie

** 5-426.2- Thorakoabdominal, mit Lymphadenektomie (En-bloc-Ösophagektomie)

** 5-426.x- Sonstige

5-426.y N.n.bez.

5-427.– Rekonstruktion der Ösophaguspassage (als selbständiger Eingriff)

Exkl.: Primäre Rekonstruktion bei Ösophagusatresie ohne Darminterposition (5-428 ff.)

Hinw.: Die endoskopische Rekonstruktion der Ösophaguspassage im kombinierten antegrad-retrograden Verfahren ist gesondert zu kodieren (5-42a.1).
Die Art der Rekonstruktion ist bei den mit ** gekennzeichneten Kodes in der 6. Stelle nach folgender Liste zu kodieren. **Es ist jedoch nicht jede Listenposition mit jedem 5-stelligen Kode kombinierbar.**

1 Mit Magenhochzug (Schlauchmagen) und intrathorakaler Anastomose
2 Mit Magenhochzug (Schlauchmagen) und zervikaler Anastomose
3 Mit freier Dünndarminterposition
4 Mit Koloninterposition
x Sonstige

** 5-427.0- Im Retrosternalraum (vorderes Mediastinum)

** 5-427.1- Im Ösophagusbett (hinteres Mediastinum)

** 5-427.2- Erweiterungsplastik

** 5-427.x- Sonstige

5-427.y N.n.bez.

5-428.– Rekonstruktion der Ösophaguspassage bei Atresie und Versorgung einer kongenitalen ösophagotrachealen Fistel

5-428.0 Mit ösophago-ösophagealer Anastomose (retro- oder transpleural)

5-428.1 Mit ösophago-ösophagealer Anastomose und Fistelverschluss (retro- oder transpleural)

5-428.2 Mit Interposition (z.B. Livaditis-Muskelplastik)

5-428.3 Mit Interposition (z.B. Livaditis-Muskelplastik) und Fistelverschluss

5-428.4 Transmediastinale Fadeneinlage

5-428.5 Transmediastinale Fadeneinlage und Fistelverschluss

5-428.6 Ösophaguselongation (zur Vorbereitung einer sekundären Ösophagusanastomose)

5-428.7 Unterbindung einer H-Fistel

5-428.x Sonstige

5-428.y N.n.bez.

5-429.– Andere Operationen am Ösophagus

Exkl.: Endoskopische Fremdkörperentfernung (8-100.6, 8-100.7)
Tamponade einer Ösophagusblutung (8-501)

Hinw.: Weitere Operationen am Ösophagus sind unter 5-42a ff. zu finden.

5-429.0 Anlegen einer ösophagotrachealen Fistel

Inkl.: Zum Einlegen einer Stimmprothese

5-429.1 (Endoskopische) Sklerosierung von Ösophagusvarizen

5-429.2 Umstechung von Ösophagusvarizen

5-429.3 Sperr-Operation

5-429.4- Naht, primär

Inkl.: Verschluss einer erworbenen ösophagotrachealen Fistel

Exkl.: Verschluss einer kongenitalen ösophagotrachealen Fistel (5-428 ff.)

.40 Offen chirurgisch

.41 Endoskopisch

5-429.5 Sprengung der Kardia (transluminal)

5-429.7 Ballondilatation

5-429.8 Bougierung

5-429.a (Endoskopische) Ligatur (Banding) von Ösophagusvarizen

5-429.c Endo-Loop

Hinw.: Das Abtragen mit Schlinge ist im Kode enthalten.

5-429.d Endoskopisches Clippen

Exkl.: Endoskopische(r) Geweberaffung oder Gewebeverschluss durch einen auf ein Endoskop aufgesteckten ringförmigen Clip (5-429.u)

5-429.e Endoskopische Injektion

Inkl.: Fibrinkleber

5-429.h Endoskopisches Einbringen eines strahlenden Applikators

5-429.j- Maßnahmen bei selbstexpandierender Prothese

.j0 Einlegen oder Wechsel, offen chirurgisch, eine Prothese ohne Antirefluxventil

.j1 Einlegen oder Wechsel, endoskopisch, eine Prothese ohne Antirefluxventil

.j2 Entfernung

.j3 Einlegen oder Wechsel, offen chirurgisch, zwei Prothesen ohne Antirefluxventil

.j4 Einlegen oder Wechsel, endoskopisch, zwei Prothesen ohne Antirefluxventil

.j9 Einlegen oder Wechsel, offen chirurgisch, mehr als zwei Prothesen ohne Antirefluxventil

.ja Einlegen oder Wechsel, endoskopisch, mehr als zwei Prothesen ohne Antirefluxventil

.jb Einlegen oder Wechsel, offen chirurgisch, eine Prothese mit Antirefluxventil

.jc Einlegen oder Wechsel, endoskopisch, eine Prothese mit Antirefluxventil

.jd Einlegen oder Wechsel, offen chirurgisch, zwei Prothesen, eine davon mit Antirefluxventil

.je Einlegen oder Wechsel, endoskopisch, zwei Prothesen, eine davon mit Antirefluxventil

.jf Einlegen oder Wechsel, offen chirurgisch, mehr als zwei Prothesen, eine davon mit Antirefluxventil

.jg Einlegen oder Wechsel, endoskopisch, mehr als zwei Prothesen, eine davon mit Antirefluxventil

.jx Sonstige

5-429.k- Maßnahmen bei nicht selbstexpandierender Prothese
.k0 Einlegen oder Wechsel, offen chirurgisch
.k1 Einlegen oder Wechsel, endoskopisch
.k2 Entfernung
.kx Sonstige
5-429.m- Endoskopische Antirefluxverfahren
.m0 Naht- und/oder Klammertechniken
.m1 Injektionstechniken
.m2 Implantationstechniken
.m3 Radiofrequenzablation
.mx Sonstige
5-429.n Verschluss einer chirurgisch angelegten ösophagotrachealen Fistel
5-429.p- Implantation oder Wechsel eines magnetischen Antirefluxsystems
.p0 Offen chirurgisch
.p1 Laparoskopisch
.p2 Umsteigen laparoskopisch - offen chirurgisch
5-429.q- Revision oder Entfernung eines magnetischen Antirefluxsystems
.q0 Offen chirurgisch
.q1 Laparoskopisch
.q2 Umsteigen laparoskopisch - offen chirurgisch
5-429.r Implantation eines Antireflux-Stimulationssystems
Inkl.: Ersteinstellung
5-429.s- (Teil-)Wechsel eines Antireflux-Stimulationssystems
Inkl.: Ersteinstellung
.s0 Kompletter Wechsel
.s1 Sondenwechsel
.s2 Aggregatwechsel
5-429.t Entfernung eines Antireflux-Stimulationssystems
5-429.u Endoskopische(r) Geweberaffung oder Gewebeverschluss durch einen auf ein Endoskop aufgesteckten ringförmigen Clip
5-429.v- Endoskopische Blutstillung durch Auftragen von Substanzen
.v0 Absorbierend
.v1 Peptid-Hydrogel bildend
5-429.w Endoskopische Entfernung von Clips durch elektrische Desintegration
5-429.x Sonstige
5-429.y N.n.bez.

5-42a.– Weitere Operationen am Ösophagus

Hinw.: Weitere Operationen am Ösophagus sind unter 5-429 ff. zu finden.
5-42a.0- Implantation von Bestrahlungsmarkern am Ösophagus
Hinw.: Das bildgebende Verfahren ist gesondert zu kodieren (Kap. 3).
.00 Endoskopisch
.0x Sonstige
5-42a.1 Endoskopische Rekonstruktion der Ösophaguspassage im kombinierten antegrad-retrograden Verfahren
Hinw.: Die Verwendung einer selbstexpandierenden Prothese ist gesondert zu kodieren (5-429.j ff.).
5-42a.2 Endoskopische Stentfixierung durch einen auf ein Endoskop aufgesteckten ringförmigen Clip

5-43 Inzision, Exzision und Resektion am Magen

Inkl.: Innere Schienung

5-430.– Gastrotomie

Inkl.: Entfernung eines Fremdkörpers

Exkl.: Endoskopische Entfernung eines Fremdkörpers (8-100.8)

5-430.0 Ohne weitere Maßnahmen

5-430.1 Mit Einlegen eines Ösophagustubus

5-430.x Sonstige

5-430.y N.n.bez.

5-431.– Gastrostomie

Inkl.: Fixierung des Magens an der Bauchdecke ("Gastropexie")

5-431.0 Offen chirurgisch

5-431.1 Laparoskopisch

5-431.2- Perkutan-endoskopisch (PEG)

Exkl.: Wechsel und Entfernung einer PEG (8-123 ff.)

.20 Durch Fadendurchzugsmethode

Hinw.: Eine Gastropexie ist nicht gesondert zu kodieren.

.21 Durch Direktpunktionstechnik mit Gastropexie

Hinw.: Eine Gastropexie ist nicht gesondert zu kodieren.

.2x Sonstige

5-431.3- Freilegung und Entfernung einer eingewachsenen PEG-Halteplatte

.30 Offen chirurgisch

.31 Endoskopisch

.3x Sonstige

5-431.x Sonstige

5-431.y N.n.bez.

5-432.– Operationen am Pylorus

5-432.0- Pyloromyotomie

.00 Offen chirurgisch

.01 Laparoskopisch

.02 Umsteigen laparoskopisch - offen chirurgisch

.03 Endoskopisch

.0x Sonstige

5-432.1 Pyloroplastik

5-432.2 Pylorusresektion mit Gastroduodenostomie (z.B. bei Pylorusatresie)

5-432.x Sonstige

5-432.y N.n.bez.

5-433.– Lokale Exzision und Destruktion von erkranktem Gewebe des Magens

Inkl.: Destruktion zur Blutstillung

Exkl.: Injektion zur Blutstillung (5-449.e ff.)

5-433.0 Exzision, offen chirurgisch

Inkl.: Exzision eines Ulkus

Exkl.: Exzision eines Ulcus ad pylorum bei Pyloroplastik (5-432.1)
Exzision eines Ulkus im Rahmen einer Vagotomie (5-444.1 ff., 5-444.2 ff.)
Übernähung eines Ulcus duodeni (5-469.7 ff.)
Umstechung eines Ulcus duodeni (5-469.8 ff.)
Umstechung eines Ulcus ventriculi (5-449.5 ff.)

5-433.1 Exzision, laparoskopisch

5-433.2- Exzision, endoskopisch

Hinw.: Die Blutstillung durch einen auf ein Endoskop aufgesteckten ringförmigen Clip (5-449.s3) oder durch Auftragen von Substanzen (5-449.t3, 5-449.v3) ist gesondert zu kodieren.

.20 Exzision ohne weitere Maßnahmen

.21 Polypektomie von 1-2 Polypen mit Schlinge

Hinw.: Die Anzahl der Polypen mit mindestens 2 cm Durchmesser ist gesondert zu kodieren (5-433.6 ff.).

.22 Polypektomie von mehr als 2 Polypen mit Schlinge

Hinw.: Die Anzahl der Polypen mit mindestens 2 cm Durchmesser ist gesondert zu kodieren (5-433.6 ff.).

.23 Endoskopische Mukosaresektion

Hinw.: Die Anzahl der Polypen mit mindestens 2 cm Durchmesser ist gesondert zu kodieren (5-433.6 ff.).

.24 Endoskopische submukosale Dissektion [ESD]

.25 Endoskopische Vollwandexzision [EFTR]

.2x Sonstige

5-433.3- Destruktion, offen chirurgisch

| *Hinw.:* Die Anzahl der verwendeten Nadeln zur Destruktion ist gesondert zu kodieren (5-98h ff.).

.30 Elektrokoagulation

.31 Laserkoagulation

.32 Thermokoagulation

.33 Kryokoagulation

.34 Photodynamische Therapie

.35 Radiofrequenzablation

.36 Mikrowellenablation

.37 Irreversible Elektroporation

.38 Elektrochemotherapie

.3x Sonstige

5-433.4- Destruktion, laparoskopisch

| *Hinw.:* Die Anzahl der verwendeten Nadeln zur Destruktion ist gesondert zu kodieren (5-98h ff.).

.40 Elektrokoagulation

.41 Laserkoagulation

.42 Thermokoagulation

.43 Kryokoagulation

.44 Photodynamische Therapie

.45 Radiofrequenzablation

.46 Mikrowellenablation

.47 Irreversible Elektroporation

.48 Elektrochemotherapie

.4x Sonstige

5-433.5- Destruktion, endoskopisch

Hinw.: Die Anzahl der verwendeten Nadeln zur Destruktion ist gesondert zu kodieren (5-98h ff.).

.50 Elektrokoagulation

.51 Laserkoagulation

.52 Thermokoagulation

.53 Kryokoagulation

.54 Photodynamische Therapie

.55 Radiofrequenzablation

.56 Mikrowellenablation

.57 Irreversible Elektroporation

.58 Elektrochemotherapie

.5x Sonstige

5-433.6- Anzahl der Polypen mit mindestens 2 cm Durchmesser

Hinw.: Diese Kodes sind Zusatzkodes. Sie können zusätzlich zu den Kodes 5-433.21, 5-433.22 und 5-433.23 verwendet werden.

.60 1 Polyp

.61 2 oder mehr Polypen

5-433.x Sonstige

5-433.y N.n.bez.

5-434.– Atypische partielle Magenresektion

5-434.0 Segmentresektion

5-434.1 Kardiaresektion mit Hochzug des Restmagens

Exkl.: Partielle thorakoabdominale Ösophagusresektion mit proximaler Magenresektion (Kardia und Fundus) und Hochzug des Restmagens (5-424.11, 5-424.12)

Hinw.: Die aus operationstechnischen Gründen erforderliche Mitresektion einer Ösophagusmanschette von weniger als 4 cm ist im Kode enthalten.

5-434.2 Antrektomie

5-434.3- Biliopankreatische Diversion nach Scopinaro

.30 Offen chirurgisch

.31 Laparoskopisch

.32 Umsteigen laparoskopisch - offen chirurgisch

5-434.4- Biliopankreatische Diversion mit Duodenal-Switch

.40 Offen chirurgisch

.41 Laparoskopisch

.42 Umsteigen laparoskopisch - offen chirurgisch

5-434.5- Herstellung eines Schlauchmagens [Sleeve Resection]

Hinw.: Als vorbereitender Eingriff für eine biliopankreatische Diversion mit Duodenal-Switch (erste Sitzung)

.50 Offen chirurgisch

.51 Laparoskopisch

.52 Umsteigen laparoskopisch - offen chirurgisch

5-434.6- Duodenal-Switch mit Bildung eines gemeinsamen Dünndarmschenkels [Common Channel] nach Herstellung eines Schlauchmagens (zweite Sitzung)

.60 Offen chirurgisch

.61 Laparoskopisch

.62 Umsteigen laparoskopisch - offen chirurgisch

5-434.x Sonstige

5-434.y N.n.bez.

5-435.– Partielle Magenresektion (2/3-Resektion)

5-435.0 Mit Gastroduodenostomie [Billroth I]

5-435.1 Mit Gastrojejunostomie [Billroth II]

5-435.2 Mit Gastrojejunostomie durch Roux-Y-Anastomose

5-435.x Sonstige

5-435.y N.n.bez.

5-436.– Subtotale Magenresektion (4/5-Resektion)

5-436.0- Mit Gastrojejunostomie analog Billroth II

.01 Ohne Lymphadenektomie

.02 Exzision einzelner Lymphknoten des Kompartimentes II oder III

.03 Systematische Lymphadenektomie Kompartiment II

.04 Systematische Lymphadenektomie Kompartiment II und partiell III

.05 Systematische Lymphadenektomie Kompartiment II und III

.0x Sonstige

5-436.1- Mit Gastrojejunostomie durch Roux-Y-Anastomose

.11 Ohne Lymphadenektomie

.12 Exzision einzelner Lymphknoten des Kompartimentes II oder III

.13 Systematische Lymphadenektomie Kompartiment II

.14 Systematische Lymphadenektomie Kompartiment II und partiell III

.15 Systematische Lymphadenektomie Kompartiment II und III

.1x Sonstige

5-436.2- Mit Dünndarminterposition

.21 Ohne Lymphadenektomie

.22 Exzision einzelner Lymphknoten des Kompartimentes II oder III

.23 Systematische Lymphadenektomie Kompartiment II

.24 Systematische Lymphadenektomie Kompartiment II und partiell III

.25 Systematische Lymphadenektomie Kompartiment II und III

.2x Sonstige

5-436.x- Sonstige

.x1 Ohne Lymphadenektomie

.x2 Exzision einzelner Lymphknoten des Kompartimentes II oder III

.x3 Systematische Lymphadenektomie Kompartiment II

.x4 Systematische Lymphadenektomie Kompartiment II und partiell III

.x5 Systematische Lymphadenektomie Kompartiment II und III

.xx Sonstige

5-436.y N.n.bez.

5-437.– (Totale) Gastrektomie

Hinw.: Die aus operationstechnischen Gründen erforderliche Mitresektion einer Ösophagusmanschette von weniger als 4 cm ist im Kode enthalten.

5-437.0- Mit Ösophagojejunostomie analog Billroth II, ohne Reservoirbildung
.01 Ohne Lymphadenektomie
.02 Exzision einzelner Lymphknoten des Kompartimentes II oder III
.03 Systematische Lymphadenektomie Kompartiment II
.04 Systematische Lymphadenektomie Kompartiment II und partiell III
.05 Systematische Lymphadenektomie Kompartiment II und III
.0x Sonstige
5-437.1- Mit Ösophagojejunostomie analog Billroth II, mit Reservoirbildung
.11 Ohne Lymphadenektomie
.12 Exzision einzelner Lymphknoten des Kompartimentes II oder III
.13 Systematische Lymphadenektomie Kompartiment II
.14 Systematische Lymphadenektomie Kompartiment II und partiell III
.15 Systematische Lymphadenektomie Kompartiment II und III
.1x Sonstige
5-437.2- Mit Ösophagojejunostomie durch Roux-Y-Anastomose, ohne Reservoirbildung
.21 Ohne Lymphadenektomie
.22 Exzision einzelner Lymphknoten des Kompartimentes II oder III
.23 Systematische Lymphadenektomie Kompartiment II
.24 Systematische Lymphadenektomie Kompartiment II und partiell III
.25 Systematische Lymphadenektomie Kompartiment II und III
.2x Sonstige
5-437.3- Mit Ösophagojejunostomie durch Roux-Y-Anastomose, mit Reservoirbildung
.31 Ohne Lymphadenektomie
.32 Exzision einzelner Lymphknoten des Kompartimentes II oder III
.33 Systematische Lymphadenektomie Kompartiment II
.34 Systematische Lymphadenektomie Kompartiment II und partiell III
.35 Systematische Lymphadenektomie Kompartiment II und III
.3x Sonstige
5-437.4- Mit Dünndarminterposition, ohne Reservoirbildung
.41 Ohne Lymphadenektomie
.42 Exzision einzelner Lymphknoten des Kompartimentes II oder III
.43 Systematische Lymphadenektomie Kompartiment II
.44 Systematische Lymphadenektomie Kompartiment II und partiell III
.45 Systematische Lymphadenektomie Kompartiment II und III
.4x Sonstige
5-437.5- Mit Dünndarminterposition, mit Reservoirbildung
.51 Ohne Lymphadenektomie
.52 Exzision einzelner Lymphknoten des Kompartimentes II oder III
.53 Systematische Lymphadenektomie Kompartiment II
.54 Systematische Lymphadenektomie Kompartiment II und partiell III
.55 Systematische Lymphadenektomie Kompartiment II und III
.5x Sonstige

5-437.6- Ektomie eines Restmagens
.61 Ohne Lymphadenektomie
.62 Exzision einzelner Lymphknoten des Kompartimentes II oder III
.63 Systematische Lymphadenektomie Kompartiment II
.64 Systematische Lymphadenektomie Kompartiment II und partiell III
.65 Systematische Lymphadenektomie Kompartiment II und III
.6x Sonstige
5-437.x- Sonstige
.x1 Ohne Lymphadenektomie
.x2 Exzision einzelner Lymphknoten des Kompartimentes II oder III
.x3 Systematische Lymphadenektomie Kompartiment II
.x4 Systematische Lymphadenektomie Kompartiment II und partiell III
.x5 Systematische Lymphadenektomie Kompartiment II und III
.xx Sonstige
5-437.y N.n.bez.

5-438.– (Totale) Gastrektomie mit Ösophagusresektion

5-438.0- Mit (sub)totaler Ösophagusresektion, mit Dünndarminterposition
Hinw.: Eine subtotale Ösophagusresektion entspricht der Resektion mindestens bis kranial der V. azygos.
.01 Ohne Lymphadenektomie
.02 Exzision einzelner Lymphknoten des Kompartimentes II oder III
.03 Systematische Lymphadenektomie Kompartiment II
.04 Systematische Lymphadenektomie Kompartiment II und partiell III
.05 Systematische Lymphadenektomie Kompartiment II und III
.0x Sonstige
5-438.1- Mit (sub)totaler Ösophagusresektion, mit Dickdarminterposition
Hinw.: Eine subtotale Ösophagusresektion entspricht der Resektion mindestens bis kranial der V. azygos.
.11 Ohne Lymphadenektomie
.12 Exzision einzelner Lymphknoten des Kompartimentes II oder III
.13 Systematische Lymphadenektomie Kompartiment II
.14 Systematische Lymphadenektomie Kompartiment II und partiell III
.15 Systematische Lymphadenektomie Kompartiment II und III
.1x Sonstige
5-438.2- Mit partieller Ösophagusresektion, mit Dünndarminterposition
Hinw.: Eine partielle Ösophagusresektion entspricht hier der Resektion von mindestens 4 cm des distalen Ösophagus.
.21 Ohne Lymphadenektomie
.22 Exzision einzelner Lymphknoten des Kompartimentes II oder III
.23 Systematische Lymphadenektomie Kompartiment II
.24 Systematische Lymphadenektomie Kompartiment II und partiell III
.25 Systematische Lymphadenektomie Kompartiment II und III
.2x Sonstige
5-438.3- Mit partieller Ösophagusresektion, mit Dickdarminterposition
Hinw.: Eine partielle Ösophagusresektion entspricht hier der Resektion von mindestens 4 cm des distalen Ösophagus.
.31 Ohne Lymphadenektomie
.32 Exzision einzelner Lymphknoten des Kompartimentes II oder III
.33 Systematische Lymphadenektomie Kompartiment II

.34	Systematische Lymphadenektomie Kompartiment II und partiell III
.35	Systematische Lymphadenektomie Kompartiment II und III
.3x	Sonstige
5-438.x-	Sonstige
.x1	Ohne Lymphadenektomie
.x2	Exzision einzelner Lymphknoten des Kompartimentes II oder III
.x3	Systematische Lymphadenektomie Kompartiment II
.x4	Systematische Lymphadenektomie Kompartiment II und partiell III
.x5	Systematische Lymphadenektomie Kompartiment II und III
.xx	Sonstige
5-438.y	N.n.bez.

5-439 Andere Inzision, Exzision und Resektion am Magen

5-44 Andere Operationen am Magen

Inkl.: Innere Schienung

5-444.– Vagotomie

5-444.0	Trunkulär
5-444.1-	Selektiv, gastrisch
.11	Ohne Pyloroplastik
.12	Mit Pyloroplastik
5-444.2-	Selektiv, proximal
.21	Ohne Pyloroplastik
.22	Mit Pyloroplastik
5-444.3	Magenstumpf-Vagotomie (im Rahmen von Rezidivoperationen am Magen)
5-444.4	Laparoskopisch (alle Verfahren)
5-444.5	Thorakoskopisch (alle Verfahren)
5-444.x	Sonstige
5-444.y	N.n.bez.

5-445.– Gastroenterostomie ohne Magenresektion [Bypassverfahren]

Hinw.: Die Verwendung von selbstexpandierenden Stents ist gesondert zu kodieren (z.B. 5-449.h ff.).

5-445.0-	Gastroduodenostomie (z.B. nach Jaboulay)
.00	Offen chirurgisch
.01	Laparoskopisch
.02	Umsteigen laparoskopisch - offen chirurgisch
5-445.1-	Gastroenterostomie, vordere
.10	Offen chirurgisch
.11	Laparoskopisch
.12	Umsteigen laparoskopisch - offen chirurgisch
.13	Endoskopisch
5-445.2-	Gastroenterostomie, hintere
.20	Offen chirurgisch
.21	Laparoskopisch
.22	Umsteigen laparoskopisch - offen chirurgisch
.23	Endoskopisch

5-445.3- Revision
.30 Offen chirurgisch
.31 Laparoskopisch
.32 Umsteigen laparoskopisch - offen chirurgisch

5-445.4- Mit Staplernaht oder Transsektion (bei Adipositas), mit Gastrojejunostomie durch Roux-Y-Anastomose
.40 Offen chirurgisch
.41 Laparoskopisch
.42 Umsteigen laparoskopisch - offen chirurgisch

5-445.5- Mit Staplernaht oder Transsektion (bei Adipositas), mit Gastrojejunostomie analog Billroth II
.50 Offen chirurgisch
.51 Laparoskopisch
.52 Umsteigen laparoskopisch - offen chirurgisch

5-445.x- Sonstige
.x0 Offen chirurgisch
.x1 Laparoskopisch
.x2 Umsteigen laparoskopisch - offen chirurgisch
.x3 Endoskopisch

5-445.y N.n.bez.

5-447.– Revision nach Magenresektion

5-447.0 Nachresektion nach Billroth-I-Resektion

5-447.1 Umwandlung einer Billroth-I-Resektion in eine Billroth-II-Rekonstruktion

5-447.2 Umwandlung einer Billroth-I-Resektion in eine Roux-Y-Anastomose

5-447.3 Nachresektion nach Billroth-II-Resektion

5-447.4 Umwandlung einer Billroth-II-Resektion in eine Billroth-I-Rekonstruktion

5-447.5 Umwandlung einer Billroth-II-Resektion in eine Roux-Y-Anastomose

5-447.6 Umwandlung mit Dünndarminterposition

5-447.7 Revision eines Dünndarm-Interponates oder einer Roux-Y-Anastomose

5-447.x Sonstige

5-447.y N.n.bez.

5-448.– Andere Rekonstruktion am Magen

5-448.0- Naht (nach Verletzung)
.00 Offen chirurgisch abdominal
.01 Offen chirurgisch thorakal
.02 Laparoskopisch
.03 Umsteigen laparoskopisch - offen chirurgisch
.0x Sonstige

5-448.1- Verschluss einer Gastrostomie oder (Ernährungs-)Fistel
.10 Offen chirurgisch abdominal
.11 Offen chirurgisch thorakal
.12 Laparoskopisch
.13 Umsteigen laparoskopisch - offen chirurgisch
.1x Sonstige

5-448.2- Gastropexie
.20 Offen chirurgisch abdominal
.21 Offen chirurgisch thorakal
.22 Laparoskopisch
.23 Umsteigen laparoskopisch - offen chirurgisch
.2x Sonstige
5-448.3- Kardiaplastik (z.B. nach Belsey)
.30 Offen chirurgisch abdominal
.31 Offen chirurgisch thorakal
.32 Laparoskopisch
.33 Umsteigen laparoskopisch - offen chirurgisch
.3x Sonstige
5-448.4- Fundoplikatio
.40 Offen chirurgisch abdominal
.41 Offen chirurgisch thorakal
.42 Laparoskopisch
.43 Umsteigen laparoskopisch - offen chirurgisch
.4x Sonstige
5-448.5- Hemifundoplikatio
.50 Offen chirurgisch abdominal
.51 Offen chirurgisch thorakal
.52 Laparoskopisch
.53 Umsteigen laparoskopisch - offen chirurgisch
.54 Endoskopisch
.5x Sonstige
5-448.6- Hemifundoplikatio mit Hiatusnaht
.60 Offen chirurgisch abdominal
.61 Offen chirurgisch thorakal
.62 Laparoskopisch
.63 Umsteigen laparoskopisch - offen chirurgisch
.6x Sonstige
5-448.a- Vertikale Gastroplastik nach Mason
.a0 Offen chirurgisch abdominal
.a1 Offen chirurgisch thorakal
.a2 Laparoskopisch
.a3 Umsteigen laparoskopisch - offen chirurgisch
.ax Sonstige
5-448.b- Implantation oder Wechsel eines nicht anpassbaren Magenbandes
.b0 Offen chirurgisch abdominal
.b1 Offen chirurgisch thorakal
.b2 Laparoskopisch
.b3 Umsteigen laparoskopisch - offen chirurgisch
.bx Sonstige
5-448.c- Implantation oder Wechsel eines anpassbaren Magenbandes
.c0 Offen chirurgisch abdominal
.c1 Offen chirurgisch thorakal
.c2 Laparoskopisch

.c3 Umsteigen laparoskopisch - offen chirurgisch
.cx Sonstige
5-448.d- Neufixierung eines dislozierten Magenbandes
.d0 Offen chirurgisch abdominal
.d1 Offen chirurgisch thorakal
.d2 Laparoskopisch
.d3 Umsteigen laparoskopisch - offen chirurgisch
.dx Sonstige
5-448.e- Entfernung eines Magenbandes
.e0 Offen chirurgisch abdominal
.e1 Offen chirurgisch thorakal
.e2 Laparoskopisch
.e3 Umsteigen laparoskopisch - offen chirurgisch
.ex Sonstige
5-448.f- Magenplikatur
.f0 Offen chirurgisch
.f1 Laparoskopisch
.f2 Umsteigen laparoskopisch - offen chirurgisch
.f3 Endoskopisch
.fx Sonstige
5-448.x- Sonstige
.x0 Offen chirurgisch abdominal
.x1 Offen chirurgisch thorakal
.x2 Laparoskopisch
.x3 Umsteigen laparoskopisch - offen chirurgisch
.xx Sonstige
5-448.y N.n.bez.

5-449.– Andere Operationen am Magen

Exkl.: Wechsel eines Gastrostomiekatheters (8-123.0)

| *Hinw.:* Weitere Operationen am Magen sind unter 5-44a ff. zu finden.

5-449.0- Sklerosierung von Fundusvarizen
.00 Offen chirurgisch
.01 Laparoskopisch
.02 Umsteigen laparoskopisch - offen chirurgisch
.03 Endoskopisch
.0x Sonstige
5-449.1- Umstechung von Fundusvarizen
.10 Offen chirurgisch
.11 Laparoskopisch
.12 Umsteigen laparoskopisch - offen chirurgisch
.13 Endoskopisch
.1x Sonstige
5-449.2- Sperr-Operation am Fundus
.20 Offen chirurgisch
.21 Laparoskopisch
.22 Umsteigen laparoskopisch - offen chirurgisch
.23 Endoskopisch

.2x	Sonstige
5-449.3-	Beseitigung eines Magenvolvulus
	Inkl.: Bei Kindern
.30	Offen chirurgisch
.31	Laparoskopisch
.32	Umsteigen laparoskopisch - offen chirurgisch
.33	Endoskopisch
.3x	Sonstige
5-449.4-	Verschluss einer Kolon-Magen-Fistel
.40	Offen chirurgisch
.41	Laparoskopisch
.42	Umsteigen laparoskopisch - offen chirurgisch
.43	Endoskopisch
.4x	Sonstige
5-449.5-	Umstechung oder Übernähung eines Ulcus ventriculi
.50	Offen chirurgisch
.51	Laparoskopisch
.52	Umsteigen laparoskopisch - offen chirurgisch
.53	Endoskopisch
.5x	Sonstige
5-449.7-	Dilatation
.70	Offen chirurgisch
.71	Laparoskopisch
.72	Umsteigen laparoskopisch - offen chirurgisch
.73	Endoskopisch
.7x	Sonstige
5-449.8-	Ligatur (Banding) von Fundusvarizen
.80	Offen chirurgisch
.81	Laparoskopisch
.82	Umsteigen laparoskopisch - offen chirurgisch
.83	Endoskopisch
.8x	Sonstige
5-449.b-	Bougierung
.b0	Offen chirurgisch
.b1	Laparoskopisch
.b2	Umsteigen laparoskopisch - offen chirurgisch
.b3	Endoskopisch
.bx	Sonstige
5-449.c-	Endo-Loop
	Hinw.: Das Abtragen mit Schlinge ist im Kode enthalten.
.c0	Offen chirurgisch
.c1	Laparoskopisch
.c2	Umsteigen laparoskopisch - offen chirurgisch
.c3	Endoskopisch
.cx	Sonstige

5-449.d- Clippen

Exkl.: Endoskopische(r) Geweberaffung oder Gewebeverschluss durch einen auf ein Endoskop aufgesteckten ringförmigen Clip (5-449.s3)

.d0 Offen chirurgisch
.d1 Laparoskopisch
.d2 Umsteigen laparoskopisch - offen chirurgisch
.d3 Endoskopisch
.dx Sonstige

5-449.e- Injektion

Inkl.: Fibrinkleber

.e0 Offen chirurgisch
.e1 Laparoskopisch
.e2 Umsteigen laparoskopisch - offen chirurgisch
.e3 Endoskopisch
.ex Sonstige

5-449.h- Einlegen oder Wechsel einer selbstexpandierenden Prothese

.h0 Offen chirurgisch
.h1 Laparoskopisch
.h2 Umsteigen laparoskopisch - offen chirurgisch
.h3 Endoskopisch
.hx Sonstige

5-449.j- Entfernung einer selbstexpandierenden Prothese

.j0 Offen chirurgisch
.j1 Laparoskopisch
.j2 Umsteigen laparoskopisch - offen chirurgisch
.j3 Endoskopisch
.jx Sonstige

5-449.k- Einlegen oder Wechsel einer nicht selbstexpandierenden Prothese

.k0 Offen chirurgisch
.k1 Laparoskopisch
.k2 Umsteigen laparoskopisch - offen chirurgisch
.k3 Endoskopisch
.kx Sonstige

5-449.m- Entfernung einer nicht selbstexpandierenden Prothese

.m0 Offen chirurgisch
.m1 Laparoskopisch
.m2 Umsteigen laparoskopisch - offen chirurgisch
.m3 Endoskopisch
.mx Sonstige

5-449.n- Implantation oder Wechsel eines Magenschrittmachers oder Wechsel von Sonden eines Magenschrittmachers ohne Wechsel des Magenschrittmachers

Inkl.: Nahrungsaufnahmegetriggerter Gastrostimulator

.n0 Implantation oder Wechsel eines Magenschrittmachers, mit offen chirurgischer/-m Implantation oder Wechsel der Sonden
.n1 Implantation oder Wechsel eines Magenschrittmachers, mit laparoskopischer/-m Implantation oder Wechsel der Sonden
.n2 Implantation oder Wechsel eines Magenschrittmachers, mit Implantation oder Wechsel der Sonden durch Umsteigen von laparoskopischen auf offen chirurgische Verfahren

.n3 Wechsel eines Magenschrittmachers ohne Wechsel der Sonden

.n4 Wechsel von Sonden eines Magenschrittmachers ohne Wechsel des Magenschrittmachers, offen chirurgisch

.n5 Wechsel von Sonden eines Magenschrittmachers ohne Wechsel des Magenschrittmachers, laparoskopisch

.n6 Wechsel von Sonden eines Magenschrittmachers ohne Wechsel des Magenschrittmachers, durch Umsteigen von laparoskopischen auf offen chirurgische Verfahren

5-449.p- Revision oder Entfernung von Sonden eines Magenschrittmachers

Inkl.: Neuanlage einer Sonde bei Sondendefekt oder Dislokation
Nahrungsaufnahmegetriggerter Gastrostimulator

.p0 Offen chirurgisch

.p1 Laparoskopisch

.p2 Umsteigen laparoskopisch - offen chirurgisch

5-449.q Revision oder Entfernung des Aggregats eines Magenschrittmachers

Inkl.: Nahrungsaufnahmegetriggerter Gastrostimulator

5-449.s- Geweberaffung oder Gewebeverschluss durch einen auf ein Endoskop aufgesteckten ringförmigen Clip

.s3 Endoskopisch

5-449.t- Blutstillung durch Auftragen absorbierender Substanzen

.t3 Endoskopisch

5-449.u- Entfernung von Clips durch elektrische Desintegration

.u3 Endoskopisch

5-449.v- Blutstillung durch Auftragen von Peptid-Hydrogel bildenden Substanzen

.v3 Endoskopisch

5-449.w- Implantation von Bestrahlungsmarkern

Hinw.: Das bildgebende Verfahren ist gesondert zu kodieren (Kap. 3).

.w3 Endoskopisch

.wx Sonstige

5-449.x- Sonstige

.x0 Offen chirurgisch

.x1 Laparoskopisch

.x2 Umsteigen laparoskopisch - offen chirurgisch

.x3 Endoskopisch

.xx Sonstige

5-449.y N.n.bez.

5-44a.– Weitere Operationen am Magen

Hinw.: Weitere Operationen am Magen sind unter 5-449 ff. zu finden.

5-44a.0 Endoskopische Stentfixierung durch einen auf ein Endoskop aufgesteckten ringförmigen Clip

5-44a.1- Implantation oder Wechsel eines Antirefluxsystems mit Widerlager

.10 Offen chirurgisch

.11 Laparoskopisch

.12 Umsteigen laparoskopisch - offen chirurgisch

5-44a.2- Revision oder Entfernung eines Antirefluxsystems mit Widerlager

.20 Offen chirurgisch

.21 Laparoskopisch

.22 Umsteigen laparoskopisch - offen chirurgisch

5-45 Inzision, Exzision, Resektion und Anastomose an Dünn- und Dickdarm

Inkl.: Innere Schienung

Hinw.: Das Anlegen eines Enterostomas als protektive Maßnahme im Rahmen eines anderen Eingriffs ist gesondert zu kodieren (5-462 ff.).

5-450.– Inzision des Darmes

Inkl.: Entfernung eines Fremdkörpers

Exkl.: Endoskopische Entfernung eines Fremdkörpers (8-100.8, 8-100.9, 8-100.a)

5-450.0 Duodenum

5-450.1 Jejunum oder Ileum

5-450.2 Kolon

5-450.3 Perkutan-endoskopische Jejunostomie (PEJ)

Exkl.: Wechsel und Entfernung einer PEJ (8-124 ff.)

5-450.x Sonstige

5-450.y N.n.bez.

5-451.– Lokale Exzision und Destruktion von erkranktem Gewebe des Dünndarmes

Inkl.: Blutstillung

5-451.0 Exzision intraluminaler Membranen

5-451.1 Sonstige Exzision, offen chirurgisch

5-451.2 Exzision, laparoskopisch

5-451.4- Destruktion, offen chirurgisch

.40 Elektrokoagulation

.41 Laserkoagulation

.42 Thermokoagulation

.43 Kryokoagulation

.44 Photodynamische Therapie

.4x Sonstige

5-451.5- Destruktion, laparoskopisch

.50 Elektrokoagulation

.51 Laserkoagulation

.52 Thermokoagulation

.53 Kryokoagulation

.54 Photodynamische Therapie

.5x Sonstige

5-451.7- Exzision, endoskopisch, einfach (Push-Technik)

Hinw.: Die Blutstillung durch einen auf ein Endoskop aufgesteckten ringförmigen Clip (5-469.s3) oder durch Auftragen von Substanzen (5-469.t3, 5-469.w3) ist gesondert zu kodieren.

.70 Exzision ohne weitere Maßnahmen

.71 Polypektomie von 1-2 Polypen mit Schlinge

Hinw.: Die Anzahl der Polypen mit mindestens 2 cm Durchmesser ist gesondert zu kodieren (5-451.b ff.).

.72 Polypektomie von mehr als 2 Polypen mit Schlinge

Hinw.: Die Anzahl der Polypen mit mindestens 2 cm Durchmesser ist gesondert zu kodieren (5-451.b ff.).

.73 Endoskopische Mukosaresektion

Hinw.: Die Anzahl der Polypen mit mindestens 2 cm Durchmesser ist gesondert zu kodieren (5-451.b ff.).

.74 Endoskopische submukosale Dissektion [ESD]

.75 Endoskopische Vollwandexzision [EFTR]

.7x Sonstige

5-451.8- Exzision, endoskopisch, Push-and-pull-back-Technik

Inkl.: Exzision durch Single- oder Doppel-Ballon-Enteroskopie

Hinw.: Die Blutstillung durch einen auf ein Endoskop aufgesteckten ringförmigen Clip (5-469.s3) oder durch Auftragen von Substanzen (5-469.t3, 5-469.w3) ist gesondert zu kodieren.

.80 Exzision ohne weitere Maßnahmen

.81 Polypektomie von 1-2 Polypen mit Schlinge

Hinw.: Die Anzahl der Polypen mit mindestens 2 cm Durchmesser ist gesondert zu kodieren (5-451.b ff.).

.82 Polypektomie von mehr als 2 Polypen mit Schlinge

Hinw.: Die Anzahl der Polypen mit mindestens 2 cm Durchmesser ist gesondert zu kodieren (5-451.b ff.).

.83 Endoskopische Mukosaresektion

Hinw.: Die Anzahl der Polypen mit mindestens 2 cm Durchmesser ist gesondert zu kodieren (5-451.b ff.).

.8x Sonstige

5-451.9- Destruktion, endoskopisch, einfach (Push-Technik)

.90 Elektrokoagulation

.91 Laserkoagulation

.92 Thermokoagulation

.93 Kryokoagulation

.94 Photodynamische Therapie

.9x Sonstige

5-451.a- Destruktion, endoskopisch, Push-and-pull-back-Technik

Inkl.: Destruktion durch Single- oder Doppel-Ballon-Enteroskopie

.a0 Elektrokoagulation

.a1 Laserkoagulation

.a2 Thermokoagulation

.a3 Kryokoagulation

.a4 Photodynamische Therapie

.ax Sonstige

5-451.b- Anzahl der Polypen mit mindestens 2 cm Durchmesser

Hinw.: Diese Kodes sind Zusatzkodes. Sie können zusätzlich zu den Kodes 5-451.71, 5-451.72, 5-451.73, 5-451.81, 5-451.82, 5-451.83, 5-451.c1, 5-451.c2 und 5-451.c3 verwendet werden.

.b0 1 Polyp

.b1 2 oder mehr Polypen

5-451.c- Exzision, endoskopisch, motorisierte Spiral-Endoskopie

Hinw.: Die Blutstillung durch einen auf ein Endoskop aufgesteckten ringförmigen Clip (5-469.s3) oder durch Auftragen von Substanzen (5-469.t3, 5-469.w3) ist gesondert zu kodieren.

.c0 Exzision ohne weitere Maßnahmen

.c1 Polypektomie von 1-2 Polypen mit Schlinge

Hinw.: Die Anzahl der Polypen mit mindestens 2 cm Durchmesser ist gesondert zu kodieren (5-451.b ff.).

.c2 Polypektomie von mehr als 2 Polypen mit Schlinge

Hinw.: Die Anzahl der Polypen mit mindestens 2 cm Durchmesser ist gesondert zu kodieren (5-451.b ff.).

.c3 Endoskopische Mukosaresektion

Hinw.: Die Anzahl der Polypen mit mindestens 2 cm Durchmesser ist gesondert zu kodieren (5-451.b ff.).

.c4 Endoskopische Vollwandexzision [EFTR]

.cx Sonstige

5-451.d- Destruktion, endoskopisch, motorisierte Spiral-Endoskopie
.d0 Elektrokoagulation
.d1 Laserkoagulation
.d2 Thermokoagulation
.d3 Kryokoagulation
.d4 Photodynamische Therapie
.dx Sonstige

5-451.e Endoskopische Thermoablation der Duodenalschleimhaut zur Reduktion der Insulin-Resistenz

5-451.x- Sonstige
.x0 Elektrokoagulation
.x1 Laserkoagulation
.x2 Thermokoagulation
.x3 Kryokoagulation
.x4 Photodynamische Therapie
.xx Sonstige

5-451.y N.n.bez.

5-452.– Lokale Exzision und Destruktion von erkranktem Gewebe des Dickdarmes

Inkl.: Blutstillung

5-452.0 Exzision, offen chirurgisch

5-452.1 Exzision, laparoskopisch

5-452.3- Destruktion, offen chirurgisch
.30 Elektrokoagulation
.31 Laserkoagulation
.32 Thermokoagulation
.33 Kryokoagulation
.34 Photodynamische Therapie
.3x Sonstige

5-452.4- Destruktion, laparoskopisch
.40 Elektrokoagulation
.41 Laserkoagulation
.42 Thermokoagulation
.43 Kryokoagulation
.44 Photodynamische Therapie
.4x Sonstige

5-452.6- Exzision, endoskopisch, einfach (Push-Technik)

Hinw.: Die Blutstillung durch einen auf ein Endoskop aufgesteckten ringförmigen Clip (5-469.s3) oder durch Auftragen von Substanzen (5-469.t3, 5-469.w3) ist gesondert zu kodieren.

.60 Exzision ohne weitere Maßnahmen
.61 Polypektomie von 1-2 Polypen mit Schlinge

Hinw.: Die Anzahl der Polypen mit mindestens 2 cm Durchmesser ist gesondert zu kodieren (5-452.a ff.).

.62 Polypektomie von mehr als 2 Polypen mit Schlinge

Hinw.: Die Anzahl der Polypen mit mindestens 2 cm Durchmesser ist gesondert zu kodieren (5-452.a ff.).

.63 Endoskopische Mukosaresektion

Hinw.: Die Anzahl der Polypen mit mindestens 2 cm Durchmesser ist gesondert zu kodieren (5-452.a ff.).

.64 Endoskopische submukosale Dissektion [ESD]
.65 Endoskopische Vollwandexzision [EFTR]
.6x Sonstige

5-452.7- Exzision, endoskopisch, Push-and-pull-back-Technik

Inkl.: Exzision durch Single- oder Doppel-Ballon-Enteroskopie

Hinw.: Die Blutstillung durch einen auf ein Endoskop aufgesteckten ringförmigen Clip (5-469.s3) oder durch Auftragen von Substanzen (5-469.t3, 5-469.w3) ist gesondert zu kodieren.

.70 Exzision ohne weitere Maßnahmen

.71 Polypektomie von 1-2 Polypen mit Schlinge

Hinw.: Die Anzahl der Polypen mit mindestens 2 cm Durchmesser ist gesondert zu kodieren (5-452.a ff.).

.72 Polypektomie von mehr als 2 Polypen mit Schlinge

Hinw.: Die Anzahl der Polypen mit mindestens 2 cm Durchmesser ist gesondert zu kodieren (5-452.a ff.).

.73 Endoskopische Mukosaresektion

Hinw.: Die Anzahl der Polypen mit mindestens 2 cm Durchmesser ist gesondert zu kodieren (5-452.a ff.).

.74 Endoskopische submukosale Dissektion [ESD]

.7x Sonstige

5-452.8- Destruktion, endoskopisch, einfach (Push-Technik)

.80 Elektrokoagulation

.81 Laserkoagulation

.82 Thermokoagulation

.83 Kryokoagulation

.84 Photodynamische Therapie

.8x Sonstige

5-452.9- Destruktion, endoskopisch, Push-and-pull-back-Technik

Inkl.: Destruktion durch Single- oder Doppel-Ballon-Enteroskopie

.90 Elektrokoagulation

.91 Laserkoagulation

.92 Thermokoagulation

.93 Kryokoagulation

.94 Photodynamische Therapie

.9x Sonstige

5-452.a- Anzahl der Polypen mit mindestens 2 cm Durchmesser

Hinw.: Diese Kodes sind Zusatzkodes. Sie können zusätzlich zu den Kodes 5-452.61, 5-452.62, 5-452.63, 5-452.71, 5-452.72, 5-452.73, 5-452.b1, 5-452.b2 und 5-452.b3 verwendet werden.

.a0 1 Polyp

.a1 2 Polypen

.a2 3 Polypen

.a3 4 Polypen

.a4 5 Polypen

.a5 6 Polypen

.a6 7 Polypen

.a7 8 Polypen

.a8 9 Polypen

.a9 10 oder mehr Polypen

5-452.b- Exzision, endoskopisch, motorisierte Spiral-Endoskopie

Hinw.: Die Blutstillung durch einen auf ein Endoskop aufgesteckten ringförmigen Clip (5-469.s3) oder durch Auftragen von Substanzen (5-469.t3, 5-469.w3) ist gesondert zu kodieren.

.b0 Exzision ohne weitere Maßnahmen

.b1 Polypektomie von 1-2 Polypen mit Schlinge

Hinw.: Die Anzahl der Polypen mit mindestens 2 cm Durchmesser ist gesondert zu kodieren (5-452.a ff.).

.b2 Polypektomie von mehr als 2 Polypen mit Schlinge

Hinw.: Die Anzahl der Polypen mit mindestens 2 cm Durchmesser ist gesondert zu kodieren (5-452.a ff.).

.b3 Endoskopische Mukosaresektion

Hinw.: Die Anzahl der Polypen mit mindestens 2 cm Durchmesser ist gesondert zu kodieren (5-452.a ff.).

.b4 Endoskopische submukosale Dissektion [ESD]

.b5 Endoskopische Vollwandexzision [EFTR]

.bx Sonstige

5-452.c- Destruktion, endoskopisch, motorisierte Spiral-Endoskopie

.c0 Elektrokoagulation

.c1 Laserkoagulation

.c2 Thermokoagulation

.c3 Kryokoagulation

.c4 Photodynamische Therapie

.cx Sonstige

5-452.x- Sonstige

.x0 Elektrokoagulation

.x1 Laserkoagulation

.x2 Thermokoagulation

.x3 Kryokoagulation

.x4 Photodynamische Therapie

.xx Sonstige

5-452.y N.n.bez.

5-453.– Ausschaltung eines Darmsegmentes als selbständiger Eingriff (z.B. bei zweizeitigen plastischen Operationen)

5-453.0 Duodenum

5-453.1 Jejunum oder Ileum

5-453.2 Kolon

5-453.x Sonstige

5-453.y N.n.bez.

5-454.– Resektion des Dünndarmes

Inkl.: Entnahme von Dünndarm zur Transplantation
Resektion bei kongenitaler Anomalie des Dünndarmes
Rekonstruktion
Innere Schienung

Hinw.: Eine durchgeführte Verschmälerungsplastik ist gesondert zu kodieren (5-467.4 ff.).
Die Anlage eines Enterostomas ist gesondert zu kodieren (5-462.0, 5-462.1).

5-454.0- Segmentresektion des Duodenums

Inkl.: Resektion einer Dünndarmanastomose

.00 Offen chirurgisch

.01 Laparoskopisch

.02 Umsteigen laparoskopisch - offen chirurgisch

5-454.1- Segmentresektion des Jejunums

Inkl.: Resektion einer Dünndarmanastomose

.10 Offen chirurgisch

.11 Laparoskopisch

.12 Umsteigen laparoskopisch - offen chirurgisch

5-454.2- Segmentresektion des Ileums

Inkl.: Resektion einer Dünndarmanastomose

.20 Offen chirurgisch

.21 Laparoskopisch

.22 Umsteigen laparoskopisch - offen chirurgisch

5-454.3- Multiple Segmentresektionen

.30 Offen chirurgisch

.31 Laparoskopisch

.32 Umsteigen laparoskopisch - offen chirurgisch

5-454.4- (Teil-)Resektion des Duodenums

.40 Offen chirurgisch

.41 Laparoskopisch

.42 Umsteigen laparoskopisch - offen chirurgisch

5-454.5- (Teil-)Resektion des Jejunums

.50 Offen chirurgisch

.51 Laparoskopisch

.52 Umsteigen laparoskopisch - offen chirurgisch

5-454.6- (Teil-)Resektion des Ileums

.60 Offen chirurgisch

.61 Laparoskopisch

.62 Umsteigen laparoskopisch - offen chirurgisch

5-454.7 Resektion des Dünndarmes postmortal (zur Transplantation)

Hinw.: Dieser Kode ist auch zu verwenden, wenn die Leistung nicht abschließend erbracht wird oder sich erst intraoperativ die Nichtverwendbarkeit des Organs für eine spätere Transplantation herausstellt.

Dieser Kode und der im Fall eines vorzeitigen Abbruchs dieses Eingriffs zusätzlich zu kodierende Zusatzkode 5-995 werden nicht im Rahmen des Datensatzes nach § 301 SGB V bzw. § 21 KHEntgG übermittelt.

Die Aufrechterhaltung der Homöostase für die postmortale Organspende ist im Kode enthalten.

5-454.8 Entfernung eines Dünndarmtransplantates

5-454.x Sonstige

5-454.y N.n.bez.

5-455.– Partielle Resektion des Dickdarmes

Hinw.: Das Anlegen eines protektiven Enterostomas ist gesondert zu kodieren (5-462 ff.).

Die (Teil-)Resektion von Nachbarorganen ist gesondert zu kodieren.

Die Nachbarorgane umfassen z.B. Dünndarm, Leber, Milz, Pankreas, Magen und Niere.

Das Omentum majus gehört nicht zu den Nachbarorganen.

Die regionale Lymphadenektomie ist gesondert zu kodieren (5-406.2, 5-406.3, 5-406.4, 5-406.5, 5-406.6, 5-406.9, 5-406.a, 5-406.b).

Die radikale Lymphadenektomie ist gesondert zu kodieren (5-407.2, 5-407.3, 5-407.4, 5-407.6, 5-407.7).

Die Art des verwendeten Materials für Gewebeersatz oder Gewebeverstärkung ist gesondert zu kodieren (5-932 ff.).

Die Resektion einer Anastomose zwischen Dünn- und Dickdarm ist als Segmentresektion des Dickdarmes zu kodieren.

Zugang und Art der Rekonstruktion ist bei den mit ** gekennzeichneten Kodes in der 6. Stelle nach folgender Liste zu kodieren. **Nicht alle Verfahren sind von allen Zugängen aus durchführbar.**

1 Offen chirurgisch mit Anastomose

2 Offen chirurgisch mit Enterostoma und Blindverschluss

3 Offen chirurgisch mit zwei Enterostomata

4 Offen chirurgisch mit Anastomosen-Anus praeter

5 Laparoskopisch mit Anastomose
6 Laparoskopisch mit Enterostoma
7 Umsteigen laparoskopisch - offen chirurgisch
x Sonstige

** 5-455.0- Segmentresektion

Inkl.: Resektion einer Dickdarmanastomose

** 5-455.1- Multiple Segmentresektionen

** 5-455.2- Ileozäkalresektion

5-455.3- Zäkumresektion

.31 Offen chirurgisch

.35 Laparoskopisch

.37 Umsteigen laparoskopisch - offen chirurgisch

** 5-455.4- Resektion des Colon ascendens mit Coecum und rechter Flexur [Hemikolektomie rechts]

Hinw.: Die aus operationstechnischen Gründen erforderliche Mitresektion einer Ileummanschette ist im Kode enthalten.

** 5-455.5- Resektion des Colon transversum

Inkl.: Transversumresektion mit Resektion von rechter und/oder linker Flexur

Hinw.: Wurde weniger als ¾ des Colon transversum reseziert, ist der Kode für die Segmentresektion (5-455.0 ff.) anzugeben.

** 5-455.6- Resektion des Colon descendens mit linker Flexur [Hemikolektomie links]

** 5-455.7- Sigmaresektion

Inkl.: Sigmaresektion mit Resektion von intraperitonealen Rektumanteilen

Exkl.: Sigmaresektion mit Resektion von extraperitonealen Rektumanteilen (Rektosigmoidektomie) (5-484 ff.)

Hinw.: Wurde weniger als ¾ des Colon sigmoideum reseziert, ist der Kode für die Segmentresektion (5-455.0 ff.) anzugeben.

** 5-455.9- Resektion des Colon ascendens mit Coecum und rechter Flexur und Colon transversum [Hemikolektomie rechts mit Transversumresektion]

Inkl.: Resektion des Colon ascendens mit Coecum, rechter Flexur und Colon transversum, ohne oder mit Resektion der linken Flexur

Hinw.: Wurde weniger als ¾ des Colon transversum reseziert, ist der Kode für die Hemikolektomie rechts (5-455.4 ff.) anzugeben.

** 5-455.a- Resektion des Colon descendens mit linker Flexur und Colon transversum [Hemikolektomie links mit Transversumresektion]

Inkl.: Resektion des Colon descendens mit linker Flexur und Colon transversum, ohne oder mit Resektion der rechten Flexur

Hinw.: Wurde weniger als ¾ des Colon transversum reseziert, ist der Kode für die Hemikolektomie links (5-455.6 ff.) anzugeben.

** 5-455.b- Resektion des Colon descendens und Colon sigmoideum

Inkl.: Resektion des Colon descendens und Colon sigmoideum, ohne oder mit Resektion der linken Flexur

Hinw.: Wurde weniger als ¾ des Colon descendens reseziert, ist der Kode für die Sigmaresektion (5-455.7 ff.) anzugeben.

** 5-455.c- Resektion des Colon ascendens, transversum und descendens mit Coecum und rechter und linker Flexur [Hemikolektomie rechts und links mit Transversumresektion]

** 5-455.d- Resektion des Colon transversum, Colon descendens mit linker Flexur und Colon sigmoideum [Hemikolektomie links mit Transversumresektion und Sigmaresektion]

Inkl.: Resektion des Colon transversum, Colon descendens mit linker Flexur und Colon sigmoideum, ohne oder mit Resektion der rechten Flexur

Hinw.: Wurde weniger als ¾ des Colon transversum reseziert, ist der Kode für die Resektion des Colon descendens und Colon sigmoideum (5-455.b ff.) anzugeben.

** 5-455.x- Sonstige

5-455.y N.n.bez.

5-456.– (Totale) Kolektomie und Proktokolektomie

Hinw.: Das Anlegen eines protektiven Enterostomas ist gesondert zu kodieren (5-462 ff.).
Die aus operationstechnischen Gründen erforderliche Mitresektion einer Ileummanschette ist im Kode enthalten.
Die (Teil-)Resektion von Nachbarorganen ist gesondert zu kodieren.
Die Nachbarorgane umfassen z.B. Dünndarm, Leber, Milz, Pankreas, Magen und Niere.
Das Omentum majus gehört nicht zu den Nachbarorganen.
Die regionale Lymphadenektomie ist gesondert zu kodieren (5-406.2, 5-406.3, 5-406.4, 5-406.5, 5-406.6, 5-406.9, 5-406.a, 5-406.b).
Die radikale Lymphadenektomie ist gesondert zu kodieren (5-407.2, 5-407.3, 5-407.4, 5-407.6, 5-407.7).
Die Art des verwendeten Materials für Gewebeersatz oder Gewebeverstärkung ist gesondert zu kodieren (5-932 ff.).

5-456.0- Kolektomie

Hinw.: Ohne Rektumexstirpation.

.00 Offen chirurgisch mit Ileostoma
.01 Offen chirurgisch mit ileorektaler Anastomose mit Reservoir (Pouch)
.02 Offen chirurgisch mit ileorektaler Anastomose ohne Reservoir (Pouch)
.03 Offen chirurgisch mit ileoanaler Anastomose mit Reservoir (Pouch)
.04 Offen chirurgisch mit ileoanaler Anastomose ohne Reservoir (Pouch)
.05 Laparoskopisch mit Anastomose mit Reservoir (Pouch)
.06 Laparoskopisch mit Anastomose ohne Reservoir (Pouch)
.07 Laparoskopisch mit Ileostoma
.08 Umsteigen laparoskopisch - offen chirurgisch
.0x Sonstige

5-456.1- Proktokolektomie

Hinw.: Kolon einschließlich Rektum.

.10 Offen chirurgisch mit Ileostoma
.11 Offen chirurgisch mit ileorektaler Anastomose mit Reservoir (Pouch)
.12 Offen chirurgisch mit ileorektaler Anastomose ohne Reservoir (Pouch)
.13 Offen chirurgisch mit ileoanaler Anastomose mit Reservoir (Pouch)
.14 Offen chirurgisch mit ileoanaler Anastomose ohne Reservoir (Pouch)
.15 Laparoskopisch mit Anastomose mit Reservoir (Pouch)
.16 Laparoskopisch mit Anastomose ohne Reservoir (Pouch)
.17 Laparoskopisch mit Ileostoma
.18 Umsteigen laparoskopisch - offen chirurgisch
.1x Sonstige

5-456.2- Kolektomie mit Proktomukosektomie

.20 Offen chirurgisch mit Ileostoma
.21 Offen chirurgisch mit ileorektaler Anastomose mit Reservoir (Pouch)
.22 Offen chirurgisch mit ileorektaler Anastomose ohne Reservoir (Pouch)
.23 Offen chirurgisch mit ileoanaler Anastomose mit Reservoir (Pouch)

.24 Offen chirurgisch mit ileoanaler Anastomose ohne Reservoir (Pouch)
.25 Laparoskopisch mit Anastomose mit Reservoir (Pouch)
.26 Laparoskopisch mit Anastomose ohne Reservoir (Pouch)
.27 Laparoskopisch mit Ileostoma
.28 Umsteigen laparoskopisch - offen chirurgisch
.2x Sonstige

5-456.x- Sonstige
.x0 Offen chirurgisch mit Ileostoma
.x1 Offen chirurgisch mit ileorektaler Anastomose mit Reservoir (Pouch)
.x2 Offen chirurgisch mit ileorektaler Anastomose ohne Reservoir (Pouch)
.x3 Offen chirurgisch mit ileoanaler Anastomose mit Reservoir (Pouch)
.x4 Offen chirurgisch mit ileoanaler Anastomose ohne Reservoir (Pouch)
.x5 Laparoskopisch mit Anastomose mit Reservoir (Pouch)
.x6 Laparoskopisch mit Anastomose ohne Reservoir (Pouch)
.x7 Laparoskopisch mit Ileostoma
.x8 Umsteigen laparoskopisch - offen chirurgisch
.xx Sonstige

5-456.y N.n.bez.

5-459.– Bypass-Anastomose des Darmes

5-459.0 Dünndarm zu Dünndarm

5-459.1 Duodenum zu Duodenum

5-459.2 Dünndarm zu Dickdarm

5-459.3 Dickdarm zu Dickdarm

5-459.4 Mehrfache Anastomosen

5-459.x Sonstige

5-459.y N.n.bez.

5-46 Andere Operationen an Dünn- und Dickdarm

Inkl.: Innere Schienung

5-460.– Anlegen eines Enterostomas, doppelläufig, als selbständiger Eingriff

Hinw.: Die Art des verwendeten Materials für Gewebeersatz oder Gewebeverstärkung ist gesondert zu kodieren (5-932 ff.).

5-460.0- Jejunostoma
.00 Offen chirurgisch
.01 Laparoskopisch
.02 Umsteigen laparoskopisch - offen chirurgisch

5-460.1- Ileostoma
.10 Offen chirurgisch
.11 Laparoskopisch
.12 Umsteigen laparoskopisch - offen chirurgisch

5-460.2- Aszendostoma
.20 Offen chirurgisch
.21 Laparoskopisch
.22 Umsteigen laparoskopisch - offen chirurgisch

5-460.3- Transversostoma
.30 Offen chirurgisch
.31 Laparoskopisch
.32 Umsteigen laparoskopisch - offen chirurgisch
5-460.4- Deszendostoma
.40 Offen chirurgisch
.41 Laparoskopisch
.42 Umsteigen laparoskopisch - offen chirurgisch
5-460.5- Sigmoideostoma
.50 Offen chirurgisch
.51 Laparoskopisch
.52 Umsteigen laparoskopisch - offen chirurgisch
5-460.x- Sonstige
.x0 Offen chirurgisch
.x1 Laparoskopisch
.x2 Umsteigen laparoskopisch - offen chirurgisch
5-460.y N.n.bez.

5-461.– Anlegen eines Enterostomas, endständig, als selbständiger Eingriff

Hinw.: Die Art des verwendeten Materials für Gewebeersatz oder Gewebeverstärkung ist gesondert zu kodieren (5-932 ff.).

5-461.0- Zäkostoma
.00 Offen chirurgisch
.01 Laparoskopisch
.02 Umsteigen laparoskopisch - offen chirurgisch
5-461.1- Aszendostoma
.10 Offen chirurgisch
.11 Laparoskopisch
.12 Umsteigen laparoskopisch - offen chirurgisch
5-461.2- Transversostoma
.20 Offen chirurgisch
.21 Laparoskopisch
.22 Umsteigen laparoskopisch - offen chirurgisch
5-461.3- Deszendostoma
.30 Offen chirurgisch
.31 Laparoskopisch
.32 Umsteigen laparoskopisch - offen chirurgisch
5-461.4- Sigmoideostoma
.40 Offen chirurgisch
.41 Laparoskopisch
.42 Umsteigen laparoskopisch - offen chirurgisch
5-461.5- Ileostoma
.50 Offen chirurgisch
.51 Laparoskopisch
.52 Umsteigen laparoskopisch - offen chirurgisch

5-461.6- Appendikostoma, nicht kontinent
.60 Offen chirurgisch
.61 Laparoskopisch
.62 Umsteigen laparoskopisch - offen chirurgisch
5-461.7- Appendikostoma, kontinent
Exkl.: Kontinente Harnableitung über ein Appendikostoma (5-566.b ff.)
.70 Offen chirurgisch
.71 Laparoskopisch
.72 Umsteigen laparoskopisch - offen chirurgisch
5-461.x- Sonstige
.x0 Offen chirurgisch
.x1 Laparoskopisch
.x2 Umsteigen laparoskopisch - offen chirurgisch
5-461.y N.n.bez.

5-462.– Anlegen eines Enterostomas (als protektive Maßnahme) im Rahmen eines anderen Eingriffs

Hinw.: Die Art des verwendeten Materials für Gewebeersatz oder Gewebeverstärkung ist gesondert zu kodieren (5-932 ff.).

5-462.0 Jejunostoma
5-462.1 Ileostoma
5-462.2 Zäkostoma [Zäkale Lippenfistel]
5-462.3 Aszendostoma
5-462.4 Transversostoma
5-462.5 Deszendostoma
5-462.6 Sigmoideostoma
5-462.7 Appendikostoma
5-462.x Sonstige
5-462.y N.n.bez.

5-463.– Anlegen anderer Enterostomata

Hinw.: Die Art des verwendeten Materials für Gewebeersatz oder Gewebeverstärkung ist gesondert zu kodieren (5-932 ff.).

5-463.0- Duodenostomie (Anlegen einer Ernährungsfistel)
.00 Offen chirurgisch
.01 Laparoskopisch
.02 Umsteigen laparoskopisch - offen chirurgisch
5-463.1- Jejunostomie (Anlegen einer Ernährungsfistel)
.10 Offen chirurgisch
.11 Laparoskopisch
.12 Umsteigen laparoskopisch - offen chirurgisch
5-463.2- Kolostomie, n.n.bez.
.20 Offen chirurgisch
.21 Laparoskopisch
.22 Umsteigen laparoskopisch - offen chirurgisch

5-463.3- Bishop-Koop-Anastomose
.30 Offen chirurgisch
.31 Laparoskopisch
.32 Umsteigen laparoskopisch - offen chirurgisch
5-463.x- Sonstige
.x0 Offen chirurgisch
.x1 Laparoskopisch
.x2 Umsteigen laparoskopisch - offen chirurgisch
5-463.y N.n.bez.

5-464.– Revision und andere Eingriffe an einem Enterostoma

Hinw.: Die Art des verwendeten Materials für Gewebeersatz oder Gewebeverstärkung ist gesondert zu kodieren (5-932 ff.).

5-464.0- Plastische Erweiterung
.00 Duodenum
.01 Jejunum
.02 Ileum
.03 Kolon
.0x Sonstige
5-464.1- Plastische Einengung
.10 Duodenum
.11 Jejunum
.12 Ileum
.13 Kolon
.1x Sonstige
5-464.2- Neueinpflanzung
.20 Duodenum
.21 Jejunum
.22 Ileum
.23 Kolon
.2x Sonstige
5-464.3- Abtragung des vorverlagerten Teiles
.30 Duodenum
.31 Jejunum
.32 Ileum
.33 Kolon
.3x Sonstige
5-464.4- Umwandlung in ein kontinentes Stoma (z.B. Kock-Pouch)
.40 Duodenum
.41 Jejunum
.42 Ileum
.43 Kolon
.4x Sonstige
5-464.5- Korrektur einer parastomalen Hernie
.50 Duodenum
.51 Jejunum
.52 Ileum
.53 Kolon

.5x Sonstige
5-464.x- Sonstige
.x0 Duodenum
.x1 Jejunum
.x2 Ileum
.x3 Kolon
.xx Sonstige
5-464.y N.n.bez.

5-465.– Rückverlagerung eines doppelläufigen Enterostomas

Hinw.: Die aus operationstechnischen Gründen erforderliche Mitresektion einer Manschette ist im Kode enthalten.
Eine über die Mitresektion einer Manschette hinausgehende Resektion eines Segmentes mit seiner radiären mesenterialen Gefäßversorgung ist gesondert zu kodieren (5-454 ff., 5-455 ff.).

5-465.0 Jejunostoma
5-465.1 Ileostoma
5-465.2 Kolostoma
5-465.x Sonstige
5-465.y N.n.bez.

5-466.– Wiederherstellung der Kontinuität des Darmes bei endständigen Enterostomata

Hinw.: Die aus operationstechnischen Gründen erforderliche Mitresektion einer Manschette ist im Kode enthalten.
Eine über die Mitresektion einer Manschette hinausgehende Resektion eines Segmentes mit seiner radiären mesenterialen Gefäßversorgung ist gesondert zu kodieren (5-454 ff., 5-455 ff.).

5-466.0 Jejunostoma
5-466.1 Ileostoma
5-466.2 Kolostoma
5-466.x Sonstige
5-466.y N.n.bez.

5-467.– Andere Rekonstruktion des Darmes

Exkl.: Rekonstruktion des Rektums (5-486 ff.)

5-467.0- Naht (nach Verletzung)
.00 Duodenum
.01 Jejunum
.02 Ileum
.03 Kolon
.0x Sonstige
5-467.1- Verschluss einer Darmfistel, offen chirurgisch
.10 Duodenum
.11 Jejunum
.12 Ileum
.13 Kolon
.1x Sonstige

5-467.2- Verschluss einer Darmfistel, endoskopisch
.20 Duodenum
.21 Jejunum
.22 Ileum
.23 Kolon
.2x Sonstige
5-467.3- Erweiterungsplastik
.30 Duodenum
.31 Jejunum
.32 Ileum
.33 Kolon
.3x Sonstige
5-467.4- Verschmälerungsplastik
.40 Duodenum
.41 Jejunum
.42 Ileum
.43 Kolon
.4x Sonstige
5-467.5- Revision einer Anastomose
Hinw.: Spezifisch kodierbare Eingriffe sind gesondert zu kodieren.
.50 Duodenum
.51 Jejunum
.52 Ileum
.53 Kolon
.5x Sonstige
5-467.6- Dünndarmtransplantation
.60 Duodenum
.61 Jejunum
.62 Ileum
.6x Sonstige
5-467.7- Anlegen eines Reservoirs
Exkl.: Anlegen eines Reservoirs zur Harnableitung (5-566 ff.)
.70 Duodenum
.71 Jejunum
.72 Ileum
.73 Kolon
.7x Sonstige
5-467.8- Revision eines Reservoirs
.80 Duodenum
.81 Jejunum
.82 Ileum
.83 Kolon
.8x Sonstige
5-467.9- Dünndarm-Retransplantation während desselben stationären Aufenthaltes
.90 Duodenum
.91 Jejunum
.92 Ileum

.9x Sonstige

5-467.a- Plastische Darmverlängerung

.a0 Longitudinale Darmverlängerung nach Bianchi

Hinw.: Die notwendigen Anastomosen sind im Kode enthalten.

.a1 Serielle transverse Enteroplastie [STEP]

.ax Sonstige

5-467.b- Entfernung eines Reservoirs

Inkl.: Entfernung eines Dünndarm-Pouches, Entfernung eines Dickdarm-Pouches

Hinw.: Die Art des Reservoirs ist bei einer Neuanlage gesondert zu kodieren (5-467.7 ff.).

.b0 Offen chirurgisch mit jejunoanaler oder ileoanaler Anastomose

.b1 Offen chirurgisch mit koloanaler Anastomose

.b2 Offen chirurgisch mit Blindverschluss und endständigem Jejunostoma oder Ileostoma

.b3 Offen chirurgisch mit Blindverschluss und endständigem Kolostoma

.b4 Offen chirurgisch mit Exstirpation des Anus und endständigem Jejunostoma oder Ileostoma

.b5 Offen chirurgisch mit Exstirpation des Anus und endständigem Kolostoma

.b6 Offen chirurgisch mit Neuanlage eines Reservoirs

.b7 Laparoskopisch mit jejunoanaler oder ileoanaler Anastomose

.b8 Laparoskopisch mit koloanaler Anastomose

.b9 Laparoskopisch mit Blindverschluss und endständigem Jejunostoma oder Ileostoma

.ba Laparoskopisch mit Blindverschluss und endständigem Kolostoma

.bb Kombiniert offen chirurgisch - laparoskopisch mit Exstirpation des Anus und endständigem Jejunostoma oder Ileostoma

.bc Kombiniert offen chirurgisch - laparoskopisch mit Exstirpation des Anus und endständigem Kolostoma

.bd Laparoskopisch mit Neuanlage eines Reservoirs

.be Umsteigen laparoskopisch - offen chirurgisch

Hinw.: Der offen chirurgische Eingriff ist gesondert zu kodieren (5-467.b0 bis 5-467.b6).

.bx Sonstige

5-467.x- Sonstige

.x0 Duodenum

.x1 Jejunum

.x2 Ileum

.x3 Kolon

.xx Sonstige

5-467.y N.n.bez.

5-468.– Intraabdominale Manipulation am Darm

Inkl.: Operation bei Säuglingen und Kleinkindern
Fixation des Darmes

5-468.0- Desinvagination (z.B. nach Hutchinson)

.00 Duodenum

.01 Jejunum

.02 Ileum

.03 Kolon

.0x Sonstige

5-468.1- Detorsion eines Volvulus
.10 Duodenum
.11 Jejunum
.12 Ileum
.13 Kolon
.1x Sonstige
5-468.x- Sonstige
.x0 Duodenum
.x1 Jejunum
.x2 Ileum
.x3 Kolon
.xx Sonstige
5-468.y N.n.bez.

5-469.– Andere Operationen am Darm

Hinw.: Die Durchführung der endoskopischen Verfahren in Push-and-pull-back-Technik ist gesondert zu kodieren (5-46b.0).
Die Durchführung der endoskopischen Verfahren mit motorisierter Spiral-Endoskopie ist gesondert zu kodieren (5-46b.1).
Weitere Operationen am Darm sind unter 5-46a ff. zu finden.

5-469.0- Dekompression
.00 Offen chirurgisch
.01 Laparoskopisch
.02 Umsteigen laparoskopisch - offen chirurgisch
.03 Endoskopisch
.0x Sonstige
5-469.1- Bridenlösung
.10 Offen chirurgisch
.11 Laparoskopisch
.12 Umsteigen laparoskopisch - offen chirurgisch
.1x Sonstige
5-469.2- Adhäsiolyse

Hinw.: Seromuskuläre Übernähungen akzidenteller Darmläsionen sind im Kode enthalten. Eine Naht bei akzidenteller Eröffnung des Darmlumens ist gesondert zu kodieren (5-467.0 ff.).

.20 Offen chirurgisch
.21 Laparoskopisch
.22 Umsteigen laparoskopisch - offen chirurgisch
.2x Sonstige
5-469.3- Dünndarmfaltung (Jejunoplikatio nach Noble) (OP nach Philipps-Child)
.30 Offen chirurgisch
.31 Laparoskopisch
.32 Umsteigen laparoskopisch - offen chirurgisch
.3x Sonstige
5-469.4- Myotomie (quere Einkerbung der freien Tänie des Dickdarmes)
.40 Offen chirurgisch
.41 Laparoskopisch
.42 Umsteigen laparoskopisch - offen chirurgisch
.4x Sonstige

5-469.5- Fixation des Dünndarmes an der rechten Bauchwandseite und des Dickdarmes an der linken Bauchwandseite
.50 Offen chirurgisch
.51 Laparoskopisch
.52 Umsteigen laparoskopisch - offen chirurgisch
.5x Sonstige

5-469.6- Durchtrennung der Laddschen Bänder
Hinw.: Diese Verfahren sind nur bei Mal- oder Nonrotation des Darmes kodierbar.
.60 Offen chirurgisch
.61 Laparoskopisch
.62 Umsteigen laparoskopisch - offen chirurgisch
.6x Sonstige

5-469.7- Übernähung eines Ulkus
Inkl.: Übernähung eines Ulcus duodeni
.70 Offen chirurgisch
.71 Laparoskopisch
.72 Umsteigen laparoskopisch - offen chirurgisch
.73 Endoskopisch
.7x Sonstige

5-469.8- Umstechung eines Ulkus
Inkl.: Umstechung eines Ulcus duodeni
.80 Offen chirurgisch
.81 Laparoskopisch
.82 Umsteigen laparoskopisch - offen chirurgisch
.83 Endoskopisch
.8x Sonstige

5-469.b- Bougierung
.b0 Offen chirurgisch
.b1 Laparoskopisch
.b2 Umsteigen laparoskopisch - offen chirurgisch
.b3 Endoskopisch
.bx Sonstige

5-469.c- Endo-Loop
Hinw.: Das Abtragen mit Schlinge ist im Kode enthalten.
.c0 Offen chirurgisch
.c1 Laparoskopisch
.c2 Umsteigen laparoskopisch - offen chirurgisch
.c3 Endoskopisch
.cx Sonstige

5-469.d- Clippen
Exkl.: Endoskopische(r) Geweberaffung oder Gewebeverschluss durch einen auf ein Endoskop aufgesteckten ringförmigen Clip (5-469.s3)
.d0 Offen chirurgisch
.d1 Laparoskopisch
.d2 Umsteigen laparoskopisch - offen chirurgisch
.d3 Endoskopisch
.dx Sonstige

5-469.e- Injektion
Inkl.: Fibrinkleber
.e0 Offen chirurgisch
.e1 Laparoskopisch
.e2 Umsteigen laparoskopisch - offen chirurgisch
.e3 Endoskopisch
.ex Sonstige

5-469.h- Dilatation des Dünndarmes
.h0 Offen chirurgisch
.h1 Laparoskopisch
.h2 Umsteigen laparoskopisch - offen chirurgisch
.h3 Endoskopisch
.hx Sonstige

5-469.j- Dilatation des Dickdarmes
Exkl.: Peranale Dilatation am Rektum (5-489.2)
.j0 Offen chirurgisch
.j1 Laparoskopisch
.j2 Umsteigen laparoskopisch - offen chirurgisch
.j3 Endoskopisch
.jx Sonstige

5-469.k- Einlegen oder Wechsel einer selbstexpandierenden Prothese
.k0 Offen chirurgisch
.k1 Laparoskopisch
.k2 Umsteigen laparoskopisch - offen chirurgisch
.k3 Endoskopisch
.kx Sonstige

5-469.m- Entfernung einer selbstexpandierenden Prothese
.m0 Offen chirurgisch
.m1 Laparoskopisch
.m2 Umsteigen laparoskopisch - offen chirurgisch
.m3 Endoskopisch
.mx Sonstige

5-469.n- Einlegen oder Wechsel einer nicht selbstexpandierenden Prothese
.n0 Offen chirurgisch
.n1 Laparoskopisch
.n2 Umsteigen laparoskopisch - offen chirurgisch
.n3 Endoskopisch
.nx Sonstige

5-469.p- Entfernung einer nicht selbstexpandierenden Prothese
.p0 Offen chirurgisch
.p1 Laparoskopisch
.p2 Umsteigen laparoskopisch - offen chirurgisch
.p3 Endoskopisch
.px Sonstige

5-469.q- Einlegen oder Wechsel eines Kunststoffconduits zur biliodigestiven Diversion
.q3 Endoskopisch
Inkl.: Schlauchendoprothese

5-469.r- Entfernung eines Kunststoffconduits zur biliodigestiven Diversion
.r3 Endoskopisch
Inkl.: Schlauchendoprothese

5-469.s- Geweberaffung oder Gewebeverschluss durch einen auf ein Endoskop aufgesteckten ringförmigen Clip
.s3 Endoskopisch

5-469.t- Blutstillung durch Auftragen absorbierender Substanzen
.t3 Endoskopisch

5-469.u- Endoskopische Entfernung von Clips durch elektrische Desintegration
.u3 Endoskopisch

5-469.w- Blutstillung durch Auftragen von Peptid-Hydrogel bildenden Substanzen
.w3 Endoskopisch

5-469.x- Sonstige
.x0 Offen chirurgisch
.x1 Laparoskopisch
.x2 Umsteigen laparoskopisch - offen chirurgisch
.x3 Endoskopisch
.xx Sonstige

5-469.y N.n.bez.

5-46a.– Weitere Operationen am Darm

Hinw.: Weitere Operationen am Darm sind unter 5-469 ff. zu finden.

5-46a.0 Endoskopische Stentfixierung durch einen auf ein Endoskop aufgesteckten ringförmigen Clip

5-46b.– Zusatzinformationen zu Operationen am Darm

Hinw.: Die folgenden Positionen sind ausschließlich zur Kodierung von Zusatzinformationen zu Operationen am Darm zu benutzen, sofern sie nicht schon im Kode selbst enthalten sind. Sie dürfen nicht als selbständige Kodes benutzt werden und sind nur im Sinne einer Zusatzkodierung zulässig.

5-46b.0 Endoskopie durch Push-and-pull-back-Technik
Hinw.: Dieser Kode kann zusätzlich zu anderen Kodes aus dem Bereich 5-469 ff. Andere Operationen am Darm angegeben werden.

5-46b.1 Motorisierte Spiral-Endoskopie
Hinw.: Dieser Kode kann zusätzlich zu den Kodes aus dem Bereich 5-469 ff. Andere Operationen am Darm angegeben werden.

5-46b.2 Einlegen eines Systems zum Anastomosenschutz

5-47 Operationen an der Appendix

5-470.– Appendektomie

5-470.0 Offen chirurgisch

5-470.1- Laparoskopisch
.10 Absetzung durch (Schlingen)ligatur
.11 Absetzung durch Klammern (Stapler)
.1x Sonstige

5-470.2 Umsteigen laparoskopisch - offen chirurgisch

5-470.x Sonstige

5-470.y N.n.bez.

5-471.– Simultane Appendektomie

5-471.0 Während einer Laparotomie aus anderen Gründen

5-471.1- Während einer Laparoskopie aus anderen Gründen

.10 Absetzung durch (Schlingen)ligatur

.11 Absetzung durch Klammern (Stapler)

.1x Sonstige

5-471.x Sonstige

5-471.y N.n.bez.

5-479.– Andere Operationen an der Appendix

5-479.0 Inzision und Drainage eines perityphlitischen Abszesses

5-479.1 Sekundäre Appendektomie (nach Drainage eines perityphlitischen Abszesses)

5-479.x Sonstige

5-479.y N.n.bez.

5-48 Operationen am Rektum

5-480 Inzision des Rektums

Inkl.: Entfernung eines Fremdkörpers

Exkl.: Endoskopische Entfernung eines Fremdkörpers (8-100.9, 8-100.a)

5-482.– Peranale lokale Exzision und Destruktion von erkranktem Gewebe des Rektums

Inkl.: Eingriffe in der Perirektalregion
Blutstillung

Hinw.: Die Blutstillung durch einen auf ein Endoskop aufgesteckten ringförmigen Clip (5-489.j) oder durch Auftragen von Substanzen (5-489.k ff.) ist bei endoskopischen Verfahren gesondert zu kodieren.

5-482.0- Schlingenresektion

Inkl.: Endoskopische Mukosaresektion

Hinw.: Die Anzahl der Polypen mit mindestens 2 cm Durchmesser ist gesondert zu kodieren (5-482.f ff.).

.00 Peranal

.01 Endoskopisch

.02 Endoskopisch-mikrochirurgisch

.0x Sonstige

5-482.1- Submukosale Exzision

Exkl.: Endoskopische submukosale Dissektion [ESD] (5-482.g)

.10 Peranal

.11 Endoskopisch

.12 Endoskopisch-mikrochirurgisch

.1x Sonstige

5-482.3- Elektrokoagulation

.30 Peranal

.31 Endoskopisch

.32 Endoskopisch-mikrochirurgisch

.3x Sonstige

5-482.4- Laserkoagulation

.40 Peranal

.41 Endoskopisch

.42 Endoskopisch-mikrochirurgisch
.4x Sonstige
5-482.5- Thermokoagulation
.50 Peranal
.51 Endoskopisch
.52 Endoskopisch-mikrochirurgisch
.5x Sonstige
5-482.6- Kryokoagulation
.60 Peranal
.61 Endoskopisch
.62 Endoskopisch-mikrochirurgisch
.6x Sonstige
5-482.7- Photodynamische Therapie
.70 Peranal
.71 Endoskopisch
.72 Endoskopisch-mikrochirurgisch
.7x Sonstige
5-482.8- Vollwandexzision, lokal
.80 Peranal
.81 Endoskopisch
.82 Endoskopisch-mikrochirurgisch
.8x Sonstige
5-482.9- Vollwandexzision, zirkulär [Manschettenresektion]

Hinw.: Bei einer zirkulären Vollwandexzision wird eine Rektummanschette von weniger als 4 cm Länge (weniger als 2 cm Länge bei Kindern bis zum vollendeten 14. Lebensjahr) reseziert.

.90 Peranal
.91 Endoskopisch
.92 Endoskopisch-mikrochirurgisch
.9x Sonstige
5-482.a Vollwandexzision, zirkulär [Manschettenresektion], intraperitoneal, endoskopisch-mikrochirurgisch

Hinw.: Bei einer zirkulären Vollwandexzision wird eine Rektummanschette von weniger als 4 cm Länge (weniger als 2 cm Länge bei Kindern bis zum vollendeten 14. Lebensjahr) reseziert.

5-482.b- Vollwandexzision, mit Stapler, peranal
.b0 Zirkulär [Manschettenresektion]

Hinw.: Bei einer zirkulären Vollwandexzision wird eine Rektummanschette von weniger als 4 cm Länge (weniger als 2 cm Länge bei Kindern bis zum vollendeten 14. Lebensjahr) reseziert.

.b1 Semizirkulär
5-482.c- Radiofrequenzablation

Hinw.: Die Anzahl der verwendeten Nadeln zur Destruktion ist gesondert zu kodieren (5-98h ff.).

.c0 Peranal
.c1 Endoskopisch
.c2 Endoskopisch-mikrochirurgisch
.cx Sonstige
5-482.d- Mikrowellenablation

Hinw.: Die Anzahl der verwendeten Nadeln zur Destruktion ist gesondert zu kodieren (5-98h ff.).

.d0 Peranal
.d1 Endoskopisch
.d2 Endoskopisch-mikrochirurgisch

.dx Sonstige

5-482.e- Irreversible Elektroporation

Hinw.: Die Anzahl der verwendeten Nadeln zur Destruktion ist gesondert zu kodieren (5-98h ff.).

.e0 Peranal

.e1 Endoskopisch

.e2 Endoskopisch-mikrochirurgisch

.ex Sonstige

5-482.f- Anzahl der Polypen mit mindestens 2 cm Durchmesser

Hinw.: Diese Kodes sind Zusatzkodes. Sie können zusätzlich zu den Kodes 5-482.0 ff. angegeben werden.

.f0 1 Polyp

.f1 2 Polypen

.f2 3 Polypen

.f3 4 Polypen

.f4 5 Polypen

.f5 6 Polypen

.f6 7 Polypen

.f7 8 Polypen

.f8 9 Polypen

.f9 10 oder mehr Polypen

5-482.g Endoskopische submukosale Dissektion [ESD]

5-482.h- Elektrochemotherapie

.h0 Peranal

.h1 Endoskopisch

.h2 Endoskopisch-mikrochirurgisch

.hx Sonstige

5-482.x- Sonstige

.x0 Peranal

.x1 Endoskopisch

.x2 Endoskopisch-mikrochirurgisch

.xx Sonstige

5-482.y N.n.bez.

5-484.– Rektumresektion unter Sphinktererhaltung

Inkl.: Rektosigmoidektomie

Hinw.: Die Anlage eines protektiven Enterostomas ist gesondert zu kodieren (5-462 ff.).
Die (Teil-)Resektion von Nachbarorganen ist gesondert zu kodieren.
Die Art des verwendeten Materials für Gewebeersatz oder Gewebeverstärkung ist gesondert zu kodieren (5-932 ff.).
[Anmerkung der Bearbeiter: Das DIMDI hat die angegebenen Sechssteller explizit angegeben. Trotzdem hat es für diesen Bereich darauf hingewiesen, dass nicht alle für einen Fünfsteller in der sechsten Stelle angegebenen Verfahren von allen Zugängen aus durchführbar sind.]

5-484.0- Anteriore Manschettenresektion

.01 Offen chirurgisch mit Anastomose

.02 Offen chirurgisch mit Enterostoma und Blindverschluss

.05 Laparoskopisch mit Anastomose

.06 Laparoskopisch mit Enterostoma und Blindverschluss

.08 Umsteigen laparoskopisch - offen chirurgisch mit Anastomose

.09 Umsteigen laparoskopisch - offen chirurgisch mit Enterostoma und Blindverschluss

.0x Sonstige

5-484.1- Posteriore Manschettenresektion [Rectotomia posterior]
.11 Offen chirurgisch mit Anastomose
.12 Offen chirurgisch mit Enterostoma und Blindverschluss
.15 Laparoskopisch mit Anastomose
.16 Laparoskopisch mit Enterostoma und Blindverschluss
.18 Umsteigen laparoskopisch - offen chirurgisch mit Anastomose
.19 Umsteigen laparoskopisch - offen chirurgisch mit Enterostoma und Blindverschluss
.1x Sonstige

5-484.2- Tubuläre Resektion unter Belassen des Paraproktiums

Inkl.: Anwendung eines Staplers
De-la-Torre-Operation

Hinw.: Die peranale tubuläre Resektion einer Rektummanschette von weniger als 4 cm Länge (weniger als 2 cm Länge bei Kindern bis zum vollendeten 14. Lebensjahr) ist als peranale lokale Exzision zu kodieren (5-482.90, 5-482.a, 5-482.b0).

.21 Offen chirurgisch mit Anastomose
.22 Offen chirurgisch mit Enterostoma und Blindverschluss
.25 Laparoskopisch mit Anastomose
.26 Laparoskopisch mit Enterostoma und Blindverschluss
.27 Peranal
.28 Umsteigen laparoskopisch - offen chirurgisch mit Anastomose
.29 Umsteigen laparoskopisch - offen chirurgisch mit Enterostoma und Blindverschluss
.2x Sonstige

5-484.3- Anteriore Resektion
.31 Offen chirurgisch mit Anastomose
.32 Offen chirurgisch mit Enterostoma und Blindverschluss
.35 Laparoskopisch mit Anastomose
.36 Laparoskopisch mit Enterostoma und Blindverschluss
.38 Umsteigen laparoskopisch - offen chirurgisch mit Anastomose
.39 Umsteigen laparoskopisch - offen chirurgisch mit Enterostoma und Blindverschluss
.3x Sonstige

5-484.5- Tiefe anteriore Resektion

Inkl.: Tiefe anteriore Resektion mit peranaler Anastomose durch Klammernahtgerät

Hinw.: Die Resektionshöhe liegt für die tiefe anteriore Rektumresektion im Bereich der Ampulla recti unterhalb der Plica transversa recti inferior.

.51 Offen chirurgisch mit Anastomose
.52 Offen chirurgisch mit Enterostoma und Blindverschluss
.55 Laparoskopisch mit Anastomose
.56 Laparoskopisch mit Enterostoma und Blindverschluss
.58 Umsteigen laparoskopisch - offen chirurgisch mit Anastomose
.59 Umsteigen laparoskopisch - offen chirurgisch mit Enterostoma und Blindverschluss
.5x Sonstige

5-484.6- Tiefe anteriore Resektion mit peranaler Anastomose
.61 Offen chirurgisch mit Anastomose
.65 Laparoskopisch mit Anastomose
.68 Umsteigen laparoskopisch - offen chirurgisch mit Anastomose
.6x Sonstige

5-484.x- Sonstige

.x1 Offen chirurgisch mit Anastomose

.x2 Offen chirurgisch mit Enterostoma und Blindverschluss

.x5 Laparoskopisch mit Anastomose

.x6 Laparoskopisch mit Enterostoma und Blindverschluss

.x8 Umsteigen laparoskopisch - offen chirurgisch mit Anastomose

.x9 Umsteigen laparoskopisch - offen chirurgisch mit Enterostoma und Blindverschluss

.xx Sonstige

5-484.y N.n.bez.

5-485.– Rektumresektion ohne Sphinktererhaltung

Inkl.: Rektosigmoidektomie

Hinw.: Die Art des verwendeten Materials für Gewebeersatz oder Gewebeverstärkung ist gesondert zu kodieren (5-932 ff.).

5-485.0- Abdominoperineal

Hinw.: Die (Teil-)Resektion von Nachbarorganen ist gesondert zu kodieren.

.01 Offen chirurgisch

.02 Kombiniert offen chirurgisch-laparoskopisch

.0x Sonstige

5-485.1 Abdominoperineal mit Entfernung von Nachbarorganen

Hinw.: Die (Teil-)Resektion von Nachbarorganen ist gesondert zu kodieren.
Dieser Kode ist im Geltungsbereich des G-DRG-Systems (§ 17b KHG) nicht zu verwenden. Dafür sind bei einer abdominoperinealen Rektumresektion mit gleichzeitiger Entfernung von Nachbarorganen ein Kode aus 5-485.0 ff. und die entsprechenden Kodes für die (Teil-)Resektion von Nachbarorganen anzugeben.

5-485.2- Abdominosakral

Hinw.: Die (Teil-)Resektion von Nachbarorganen ist gesondert zu kodieren.

.21 Offen chirurgisch

.22 Kombiniert offen chirurgisch-laparoskopisch

.2x Sonstige

5-485.3 Abdominosakral mit Entfernung von Nachbarorganen

Hinw.: Die (Teil-)Resektion von Nachbarorganen ist gesondert zu kodieren.
Dieser Kode ist im Geltungsbereich des G-DRG-Systems (§ 17b KHG) nicht zu verwenden. Dafür sind bei einer abdominosakralen Rektumresektion mit gleichzeitiger Entfernung von Nachbarorganen ein Kode aus 5-485.2 ff. und die entsprechenden Kodes für die (Teil-)Resektion von Nachbarorganen anzugeben.

5-485.4 Sakroperineal

5-485.5 Perineal

5-485.x Sonstige

5-485.y N.n.bez.

5-486.– Rekonstruktion des Rektums

5-486.0 Naht (nach Verletzung)

5-486.1 Plastische Rekonstruktion

5-486.2 Verschluss einer Rektum-Haut-Fistel

5-486.3 Abdominale Rektopexie, offen chirurgisch

5-486.4 Abdominale Rektopexie, laparoskopisch

5-486.5 Rektopexie durch Rectotomia posterior

5-486.6 Extraanale Mukosaresektion (Rehn-Delorme)

5-486.7 Exzision einer Fistel mit innerer Fistelöffnung oberhalb der Linea dentata mit plastischer Rekonstruktion der Rektumwand

5-486.x Sonstige

5-486.y N.n.bez.

5-489.– Andere Operation am Rektum

5-489.0 Ligatur

Inkl.: Gummiring

Exkl.: Ligatur von Hämorrhoiden (5-493.0 ff.)

5-489.1 Sklerosierung, peranal

5-489.2 Dilatation, peranal

Exkl.: Dilatation des Anus (5-499.0)

5-489.b Endoskopische Bougierung

5-489.c Endo-Loop

Hinw.: Das Abtragen mit Schlinge ist im Kode enthalten.

5-489.d Endoskopisches Clippen

Exkl.: Endoskopische(r) Geweberaffung oder Gewebeverschluss durch einen auf ein Endoskop aufgesteckten ringförmigen Clip (5-489.j)

5-489.e Endoskopische Injektion

Inkl.: Fibrinkleber

5-489.g- Einlegen oder Wechsel einer Prothese, endoskopisch

.g0 Selbstexpandierend

.g1 Nicht selbstexpandierend

5-489.h- Entfernung einer Prothese, endoskopisch

.h0 Selbstexpandierend

.h1 Nicht selbstexpandierend

5-489.j Endoskopische(r) Geweberaffung oder Gewebeverschluss durch einen auf ein Endoskop aufgesteckten ringförmigen Clip

5-489.k- Endoskopische Blutstillung durch Auftragen von Substanzen

.k0 Absorbierend

.k1 Peptid-Hydrogel bildend

5-489.m Endoskopische Entfernung von Clips durch elektrische Desintegration

5-489.n Implantation von Bestrahlungsmarkern

Hinw.: Das bildgebende Verfahren ist gesondert zu kodieren (Kap. 3).

5-489.p Endoskopische Stentfixierung durch einen auf ein Endoskop aufgesteckten ringförmigen Clip

5-489.x Sonstige

5-489.y N.n.bez.

5-49 Operationen am Anus

5-490.– Inzision und Exzision von Gewebe der Perianalregion

Inkl.: Inzision oder Exzision bei perianaler Thrombose

5-490.0 Inzision

5-490.1 Exzision

5-490.x Sonstige

5-490.y N.n.bez.

5-491.– Operative Behandlung von Analfisteln

Hinw.: Eine gleichzeitige Rekonstruktion (5-496.3) oder Naht (5-496.0) des Sphinkters ist gesondert zu kodieren.

5-491.0 Inzision (Spaltung)

5-491.1- Exzision

.10 Subkutan

.11 Intersphinktär

.12 Transsphinktär

.13 Suprasphinktär

.14 Extrasphinktär

.15 Submukös

.16 Subanodermal

.1x Sonstige

5-491.2 Fadendrainage

5-491.3 Verschluss von Analfisteln durch Plug-Technik

Inkl.: Analfistelverschluss mit dreidimensionaler Kollagenmatrix SIS [Small Intestinal Submucosa]

5-491.4 Exzision einer inter- oder transsphinktären Analfistel mit Verschluss durch Schleimhautlappen

5-491.5 Exzision einer Analfistel mit Verschluss durch Muskel-Schleimhaut-Lappen

5-491.x Sonstige

5-491.y N.n.bez.

5-492.– Exzision und Destruktion von erkranktem Gewebe des Analkanals

Inkl.: Blutstillung

5-492.0- Exzision

Hinw.: Eine tiefe Exzision reicht mindestens bis zur Muskulatur.

.00 Lokal

.01 Tief

Inkl.: Exzision einer Analfissur

.02 Tief, mit Teilresektion des Muskels

Inkl.: Exzision eines Analtumors

.0x Sonstige

5-492.1 Destruktion, lokal

5-492.2 Exzision, endoskopisch, lokal

5-492.3 Destruktion, endoskopisch, lokal

5-492.x Sonstige

5-492.y N.n.bez.

5-493.– Operative Behandlung von Hämorrhoiden

5-493.0- Ligatur

Inkl.: Gummiring

.00 1 Hämorrhoide

.01 2 Hämorrhoiden

.02 3 oder mehr Hämorrhoiden

5-493.1 Sklerosierung

5-493.2- Exzision (z.B. nach Milligan-Morgan)

.20 1 Segment

.21 2 Segmente

.22 3 oder mehr Segmente

5-493.4 Destruktion

5-493.5 Mit Stapler

Hinw.: Die operative Behandlung eines Prolapses von Rektummukosa und/oder Anoderm im Rahmen einer Hämorrhoidenoperation nach Longo ist im Kode enthalten.

5-493.6- Exzision mit plastischer Rekonstruktion (z.B. nach Fansler, Arnold, Parks)

.60 1 Segment

.61 2 Segmente

.62 3 oder mehr Segmente

5-493.7- Ligatur einer A. haemorrhoidalis

Hinw.: Die dopplersonographische Steuerung ist im Kode enthalten.

.70 Ohne rektoanale Rekonstruktion [Recto-anal-repair]

.71 Mit rektoanaler Rekonstruktion [Recto-anal-repair]

5-493.x Sonstige

5-493.y N.n.bez.

5-494.– Durchtrennung des Sphincter ani [Sphinkterotomie]

5-494.1 Lateral

5-494.2 Medial

5-494.x Sonstige

5-494.y N.n.bez.

5-495.– Primäre plastische Rekonstruktion bei anorektalen Anomalien

5-495.0- Anteriore Anorektoplastik

.00 Offen chirurgisch

.01 Perineal

.02 Laparoskopisch

.0x Sonstige

5-495.1- Posteriore sagittale Anorektoplastik [PSARP] [OP nach Pena und de Vries]

.10 Offen chirurgisch

.11 Perineal

.12 Laparoskopisch

.1x Sonstige

5-495.2- Posteriore sagittale Anorektoplastik [PSARP] mit Fistelverschluss zum Urogenitaltrakt

.20 Offen chirurgisch

.21 Perineal

.22 Laparoskopisch

.2x Sonstige

5-495.3- Posteriore sagittale Anorektoplastik [PSARP] mit Korrektur einer Fehlbildung der Vagina mit ortsständigem Gewebe

Inkl.: Umwandlung einer Vagina duplex in ein unpaariges Organ

Hinw.: Die Rekonstruktion aus nicht ortsständigem Gewebe ist gesondert zu kodieren (5-705 ff.).

.30 Offen chirurgisch

.31 Perineal

.32 Laparoskopisch

.3x Sonstige

5-495.4- Durchzugsoperation, abdominoperineal

.40 Offen chirurgisch

.42 Laparoskopisch

.4x Sonstige

5-495.6 Analplastik, perineal

5-495.x- Sonstige

.x0 Offen chirurgisch

.x1 Perineal

.x2 Laparoskopisch

.xx Sonstige

5-495.y N.n.bez.

5-496.– Rekonstruktion des Anus und des Sphinkterapparates

Inkl.: Sekundäre plastische Rekonstruktion bei Analatresie

Exkl.: Primäre plastische Rekonstruktion bei Analatresie (5-495 ff.)

5-496.0 Naht (nach Verletzung)

5-496.1 Cerclage

5-496.2 Sphinkteromyektomie

5-496.3 Sphinkterplastik

Inkl.: Rekonstruktion des Sphinkterapparates nach Exzision einer Analfistel (primär und sekundär)

Hinw.: Die gleichzeitige Exzision einer Analfistel ist gesondert zu kodieren (5-491 ff.).

5-496.4 Erweiterungsplastik

5-496.5 Grazilisplastik

Hinw.: Die Implantation, der Wechsel und die Entfernung von Neurostimulatoren und Elektroden bei der dynamischen Grazilisplastik sind gesondert zu kodieren (5-059 ff.).

5-496.9- Implantation eines künstlichen Analsphinkters

.90 Hydraulisches System

Inkl.: Implantation von Cuff, Verbindungspumpe und Ballon

.91 Magnetisches System

.9x Sonstige

5-496.a- Wechsel eines künstlichen Analsphinkters und seiner Komponenten

.a0 Cuff

.a1 Verbindungspumpe

.a2 Ballon

.a3 Zwei Komponenten (z.B. Verbindungspumpe und Ballon) eines hydraulischen Systems

.a4 Alle Komponenten eines hydraulischen Systems

.a5 Magnetisches System

5-496.b Entfernung eines künstlichen Analsphinkters

5-496.c- Implantation, Wechsel oder Entfernung von selbstexpandierenden Implantaten im intersphinktären Raum
.c0 Implantation
.c1 Wechsel
.c2 Entfernung
5-496.x Sonstige
5-496.y N.n.bez.

5-499.– Andere Operationen am Anus

5-499.0 Dilatation
Exkl.: Peranale Dilatation des Rektums (5-489.2)
5-499.e Endoskopische Injektion
Inkl.: Fibrinkleber
5-499.f Implantation von Bestrahlungsmarkern
Hinw.: Das bildgebende Verfahren ist gesondert zu kodieren (Kap. 3).
5-499.x Sonstige
5-499.y N.n.bez.

5-50 Operationen an der Leber

5-500.– Inzision der Leber

Exkl.: Therapeutische perkutane Punktion der Leber (8-154.1)
5-500.0 Ohne weitere Maßnahmen
5-500.1 Drainage
5-500.x Sonstige
5-500.y N.n.bez.

5-501.– Lokale Exzision und Destruktion von erkranktem Gewebe der Leber (atypische Leberresektion)

Inkl.: Blutstillung
Exkl.: Exzision einer Zyste mit Drainage über Hepatojejunostomie (5-512.2 ff., 5-512.3 ff., 5-512.4 ff.)
5-501.0- Exzision, lokal
Inkl.: Exzision einer Zyste (Perizystektomie)
.00 Offen chirurgisch
.01 Laparoskopisch
.02 Umsteigen laparoskopisch - offen chirurgisch
.03 Perkutan
.0x Sonstige
5-501.1- Endozystenresektion (bei Echinokokkuszyste)
.10 Offen chirurgisch
.11 Laparoskopisch
.12 Umsteigen laparoskopisch - offen chirurgisch
.13 Perkutan
.1x Sonstige
5-501.2- Keilexzision
.20 Offen chirurgisch
.21 Laparoskopisch
.22 Umsteigen laparoskopisch - offen chirurgisch

.23 Perkutan
.2x Sonstige

5-501.4- Destruktion, lokal, durch Alkoholinjektion mit Steuerung durch bildgebende Verfahren
Hinw.: Das bildgebende Verfahren ist im Kode enthalten.
.40 Offen chirurgisch
.41 Laparoskopisch
.42 Umsteigen laparoskopisch - offen chirurgisch
.43 Perkutan
.4x Sonstige

5-501.6- Destruktion, lokal, durch Laser
Hinw.: Das bildgebende Verfahren ist im Kode enthalten.
.60 Offen chirurgisch
.61 Laparoskopisch
.62 Umsteigen laparoskopisch - offen chirurgisch
.63 Perkutan
.6x Sonstige

5-501.7- Destruktion, lokal, durch irreversible Elektroporation
Hinw.: Das bildgebende Verfahren ist im Kode enthalten.
Die Anzahl der verwendeten Nadeln zur Destruktion ist gesondert zu kodieren (5-98h ff.).
.70 Offen chirurgisch
.71 Laparoskopisch
.72 Umsteigen laparoskopisch - offen chirurgisch
.73 Perkutan
.7x Sonstige

5-501.8- Destruktion, lokal, durch Elektrochemotherapie
.80 Offen chirurgisch
.81 Laparoskopisch
.82 Umsteigen laparoskopisch - offen chirurgisch
.83 Perkutan
.8x Sonstige

5-501.9- Destruktion, lokal, durch Radiofrequenzablation
Hinw.: Das bildgebende Verfahren ist im Kode enthalten.
Die Anzahl der verwendeten Nadeln zur Destruktion ist gesondert zu kodieren (5-98h ff.).
.90 Offen chirurgisch
.91 Laparoskopisch
.92 Umsteigen laparoskopisch - offen chirurgisch
.93 Perkutan
.9x Sonstige

5-501.a- Destruktion, lokal, durch Mikrowellenablation
Hinw.: Das bildgebende Verfahren ist im Kode enthalten.
Die Anzahl der verwendeten Nadeln zur Destruktion ist gesondert zu kodieren (5-98h ff.).
.a0 Offen chirurgisch
.a1 Laparoskopisch
.a2 Umsteigen laparoskopisch - offen chirurgisch
.a3 Perkutan
.ax Sonstige

5-501.x- Sonstige
.x0 Offen chirurgisch
.x1 Laparoskopisch
.x2 Umsteigen laparoskopisch - offen chirurgisch
.x3 Perkutan
.xx Sonstige
5-501.y N.n.bez.

5-502.– Anatomische (typische) Leberresektion

5-502.0 Segmentresektion (ein Segment)

5-502.1 Hemihepatektomie links [Resektion der Segmente 2, 3, 4a und 4b]

5-502.2 Hemihepatektomie rechts [Resektion der Segmente 5 bis 8]

5-502.3 So genannte Trisegmentektomie [Resektion der Segmente 4 bis 8]

5-502.4 Bisegmentektomie [Lobektomie links] [Resektion der Segmente 2 und 3]

5-502.5 Resektion sonstiger Segmentkombinationen
Hinw.: Mit diesem Kode ist auch die Resektion mehrerer nicht zusammenhängender Segmente zu kodieren.

5-502.6 Trisektorektomie [Resektion der Segmente 1 und 4 bis 8]

5-502.7 In-situ-Split mit Ligatur der Pfortader bei einer zweizeitigen Leberresektion

5-502.8 Leberresektion nach vorangegangenem In-situ-Split

5-502.x Sonstige

5-502.y N.n.bez.

5-503.– Leberteilresektion und Hepatektomie (zur Transplantation)

5-503.0 Hepatektomie, postmortal
Hinw.: Dieser Kode ist auch zu verwenden, wenn die Leistung nicht abschließend erbracht wird oder sich erst intraoperativ die Nichtverwendbarkeit des Organs für eine spätere Transplantation herausstellt.
Dieser Kode und der im Fall eines vorzeitigen Abbruchs dieses Eingriffs zusätzlich zu kodierende Zusatzkode 5-995 werden nicht im Rahmen des Datensatzes nach § 301 SGB V bzw. § 21 KHEntgG übermittelt.
Die Aufrechterhaltung der Homöostase für die postmortale Organspende ist im Kode enthalten.

5-503.1 Entfernung einer Transplantatleber als selbständiger Eingriff
Exkl.: Hepatektomie im Rahmen einer Transplantation (5-504.0)

5-503.2 Entfernung einer Eigenleber als selbständiger Eingriff
Exkl.: Hepatektomie im Rahmen einer Transplantation (5-504.0)

5-503.3 Bisegmentektomie [Lobektomie links] [Resektion der Segmente 2 und 3], zur Lebend-Organspende

5-503.4 Hemihepatektomie links [Resektion der Segmente (1), 2, 3, 4a und 4b] zur Lebend-Organspende

5-503.5 Hemihepatektomie rechts [Resektion der Segmente 5 bis 8] zur Lebend-Organspende

5-503.6 Resektion sonstiger Segmentkombinationen zur Lebend-Organspende

5-503.x Sonstige

5-503.y N.n.bez.

5-504.– Lebertransplantation

Exkl.: Allogene Hepatozytentransplantation (8-862 ff.)

Hinw.: Bei AB0-nichtkompatibler Transplantation ist der Kode 5-930.21 zusätzlich anzugeben.
Die Art der Konservierung von Organtransplantaten ist gesondert zu kodieren (5-939 ff.).

5-504.0 Komplett (gesamtes Organ)

Inkl.: Simultane Hepatektomie

5-504.1 Partiell (Split-Leber)

5-504.2 Auxiliär (linker Leberlappen zusätzlich zum eigenen Organ)

5-504.3 Retransplantation, komplett (gesamtes Organ) während desselben stationären Aufenthaltes

Inkl.: Simultane Hepatektomie

5-504.4 Retransplantation, partiell (Split-Leber) während desselben stationären Aufenthaltes

5-504.5 Retransplantation, auxiliär (linker Leberlappen zusätzlich zum vorhandenen Organ) während desselben stationären Aufenthaltes

5-504.x Sonstige

5-504.y N.n.bez.

5-505.– Rekonstruktion der Leber

5-505.0 Naht und blutstillende Umstechung (nach Verletzung)

5-505.1 Tamponade

5-505.2 Mit Omentumplastik

5-505.x Sonstige

5-505.y N.n.bez.

5-506.– Implantation, Wechsel und Entfernung eines Katheterverweilsystems in Leberarterie und Pfortader (zur Chemotherapie) und offen chirurgische intrahepatische Chemoperfusion

5-506.0 Implantation

5-506.1 Wechsel

5-506.2 Entfernung

5-506.3- Offen chirurgische intrahepatische Chemoperfusion

.30 Hypertherm

.3x Sonstige

5-506.x Sonstige

5-506.y N.n.bez.

5-509.– Andere Operationen an der Leber

5-509.0- Implantation von Bestrahlungsmarkern

Hinw.: Das bildgebende Verfahren ist gesondert zu kodieren (Kap. 3).

.00 Perkutan

.01 Endoskopisch

.0x Sonstige

5-509.x Sonstige

5-51 Operationen an Gallenblase und Gallenwegen

Exkl.: Extrakorporale Stoßwellenlithotripsie in Gallenblase und Gallengängen (8-111 ff.)

5-510.– Cholezystotomie und Cholezystostomie

5-510.0 Cholezystotomie, n.n.bez.

5-510.1 Cholezystotomie, offen chirurgisch

5-510.2 Cholezystotomie, laparoskopisch

5-510.3 Cholezystotomie, Umsteigen laparoskopisch - offen chirurgisch

5-510.4- Cholezystostomie

.40 Offen chirurgisch

.41 Laparoskopisch

.42 Umsteigen laparoskopisch - offen chirurgisch

.43 Endoskopisch

Hinw.: Die Verwendung von selbstexpandierenden Stents ist gesondert zu kodieren (5-449.h3, 5-469.k3).
Die Verwendung von auf ein Kauterisierungssystem vorgeladenen selbstexpandierenden Stents ist gesondert zu kodieren (5-549.a).

.4x Sonstige

5-511.– Cholezystektomie

Inkl.: Blutstillung im Bereich des Gallenblasenlagers (mit Leberbettnaht)
Einlage einer Gallengangs-/T-Drainage bei Gallengangsrevision

Hinw.: Eine intraoperative Cholangiographie durch Zugang im Rahmen einer Laparotomie oder Laparoskopie ist gesondert zu kodieren (3-13c.3).

5-511.0- Einfach, offen chirurgisch

.01 Ohne operative Revision der Gallengänge

.02 Mit operativer Revision der Gallengänge

5-511.1- Einfach, laparoskopisch

.11 Ohne laparoskopische Revision der Gallengänge

.12 Mit laparoskopischer Revision der Gallengänge

5-511.2- Einfach, Umsteigen laparoskopisch - offen chirurgisch

.21 Ohne operative Revision der Gallengänge

.22 Mit operativer Revision der Gallengänge

5-511.3 Erweitert

Inkl.: Leberbettresektion

5-511.4- Simultan, während einer Laparotomie aus anderen Gründen

.41 Ohne operative Revision der Gallengänge

.42 Mit operativer Revision der Gallengänge

5-511.5- Simultan, während einer Laparoskopie aus anderen Gründen

.51 Ohne operative Revision der Gallengänge

.52 Mit operativer Revision der Gallengänge

5-511.x Sonstige

5-511.y N.n.bez.

5-512.– Biliodigestive Anastomose (von Ductus hepaticus, Ductus choledochus und Leberparenchym)

Inkl.: Operationen bei kongenitaler Gallengangsatresie
Einlage einer Gallengangs-/T-Drainage

Hinw.: Die Resektion von Gallengangsgewebe ist gesondert zu kodieren (5-515 ff.).
Eine intraoperative Cholangiographie durch Zugang im Rahmen einer Laparotomie oder Laparoskopie ist gesondert zu kodieren (3-13c.3).
Die Verwendung von selbstexpandierenden Stents ist gesondert zu kodieren (5-449.h ff., 5-469.k ff.).
Die Verwendung von auf ein Kauterisierungssystem vorgeladenen selbstexpandierenden Stents ist gesondert zu kodieren (5-549.a).

5-512.0- Zum Magen
.00 Offen chirurgisch
.01 Laparoskopisch
.02 Umsteigen laparoskopisch - offen chirurgisch
.03 Endoskopisch
.0x Sonstige

5-512.1- Zum Duodenum
.10 Offen chirurgisch
.11 Laparoskopisch
.12 Umsteigen laparoskopisch - offen chirurgisch
.13 Endoskopisch
.1x Sonstige

5-512.2- Zum Jejunum
.20 Offen chirurgisch
.21 Laparoskopisch
.22 Umsteigen laparoskopisch - offen chirurgisch
.23 Endoskopisch
.2x Sonstige

5-512.3- Zum Jejunum, mit Interposition einer Darmschlinge
.30 Offen chirurgisch
.31 Laparoskopisch
.32 Umsteigen laparoskopisch - offen chirurgisch
.3x Sonstige

5-512.4- Zum Jejunum, mit Roux-Y-Anastomose
Inkl.: Zur Ableitung einer Leberzyste mit Anschluss an das Gallensystem
.40 Offen chirurgisch
.41 Laparoskopisch
.42 Umsteigen laparoskopisch - offen chirurgisch
.4x Sonstige

5-512.x- Sonstige
.x0 Offen chirurgisch
.x1 Laparoskopisch
.x2 Umsteigen laparoskopisch - offen chirurgisch
.x3 Endoskopisch
.xx Sonstige

5-512.y N.n.bez.

5-513.– Endoskopische Operationen an den Gallengängen

Inkl.: Röntgendarstellung der Gallenwege (ERC) sowie der Gallen- und Pankreaswege (ERCP)

Exkl.: Diagnostische Endoskopie der Gallen- und Pankreaswege (1-64)
Extrakorporale Stoßwellenlithotripsie in Gallenblase und Gallengängen (8-111 ff.)

5-513.1 Inzision der Papille (Papillotomie)

5-513.2- Steinentfernung

.20 Mit Körbchen

.21 Mit Ballonkatheter

.22 Mit mechanischer Lithotripsie

.23 Mit elektrohydraulischer Lithotripsie

.24 Mit elektrohydraulischer Lithotripsie und Laseranwendung

.25 Mit Laserlithotripsie

.2x Sonstige

5-513.3- Exzision

Exkl.: Endoskopische Biopsie an den Gallengängen oder an Sphincter Oddi und Papilla duodeni major (1-440.6, 1-440.7)
Biopsie durch Inzision an den Gallengängen oder an Sphincter Oddi und Papilla duodeni major (1-552.1, 1-552.2)

.30 Exzision an der Papille

.31 Papillektomie

Exkl.: Exzision der Papilla duodeni major mit Replantation des Ductus choledochus (5-518.4 ff.)

.32 Exzision am Gallengang

5-513.4- Destruktion

.40 Elektrokoagulation

.41 Photodynamische Therapie

.42 Radiofrequenzablation

| *Hinw.:* Die Anzahl der verwendeten Nadeln zur Destruktion ist gesondert zu kodieren (5-98h ff.).

.43 Mikrowellenablation

| *Hinw.:* Die Anzahl der verwendeten Nadeln zur Destruktion ist gesondert zu kodieren (5-98h ff.).

.44 Irreversible Elektroporation

| *Hinw.:* Die Anzahl der verwendeten Nadeln zur Destruktion ist gesondert zu kodieren (5-98h ff.).

.45 Elektrochemotherapie

.4x Sonstige

5-513.5 Einlegen einer Drainage

Inkl.: Einlegen einer nasobiliären Verweilsonde

5-513.a Dilatation

5-513.b Entfernung von alloplastischem Material

5-513.c Blutstillung

5-513.d Bougierung

5-513.f- Einlegen von nicht selbstexpandierenden Prothesen

.f0 1 Prothese

.f1 2 oder mehr Prothesen

5-513.h- Wechsel von nicht selbstexpandierenden Prothesen

.h0 1 Prothese

.h1 2 oder mehr Prothesen

5-513.k Zugang durch retrograde Endoskopie

Hinw.: Dieser Kode ist ein Zusatzkode. Er ist nur anzugeben, wenn eine retrograde Endoskopie als Zugang für eines der unter 5-513.1 bis 5-513.h ff. und 5-513.m ff. bis 5-513.n ff. aufgeführten Verfahren eingesetzt wurde. Mit diesem Kode soll ausschließlich die aufgrund von Voroperationen (z.B. nach partieller Pankreatoduodenektomie, bei Roux-Y-Anastomose nach totaler oder partieller Gastrektomie) retrograd (von weiter aboral gelegenen Darmabschnitten in Richtung weiter oral gelegener Darmabschnitte) durchgeführte Endoskopie zur therapeutischen Intervention an den Gallenwegen verschlüsselt werden.

5-513.m- Einlegen oder Wechsel von selbstexpandierenden ungecoverten Stents

Hinw.: Beim Wechsel ist entsprechend der Zahl der neu eingelegten selbstexpandierenden ungecoverten Stents zu kodieren.

.m0 1 Stent

.m1 2 Stents

.m2 3 oder mehr Stents

5-513.n- Einlegen oder Wechsel von selbstexpandierenden gecoverten Stent-Prothesen

Hinw.: Beim Wechsel ist entsprechend der Zahl der neu eingelegten selbstexpandierenden gecoverten Stent-Prothesen zu kodieren.

.n0 1 Stent-Prothese

.n1 2 Stent-Prothesen

.n2 3 oder mehr Stent-Prothesen

5-513.p Endoskopische Operation an den Gallengängen bei anatomischer Besonderheit

Hinw.: Dieser Kode ist ein Zusatzkode. Er ist nur anzugeben, wenn bei Durchführung einer der unter 5-513.1 bis 5-513.h ff. und 5-513.m ff. bis 5-513.n ff. aufgeführten Verfahren eine der folgenden Besonderheiten vorlag:
- Lage der Papilla Vateri am Rand oder innerhalb eines Duodenaldivertikels oder
- Klatskin-Tumor (Stadium III oder IV) mit Drainageeinlage im rechten und linken Gallengang oder
- Stenosierende Neubildung der Papilla Vateri bei erstmaliger, erfolgreicher Kanülierung.

5-513.q- Therapeutische direkte Endoskopie der Gallenwege [duktale Endoskopie]

Hinw.: Diese Kodes sind Zusatzkodes. Sie sind nur anzugeben, wenn eine duktale Endoskopie der Gallenwege als Zugang für eines der unter 5-513.1 bis 5-513.h ff. und 5-513.m ff. bis 5-513.n ff. aufgeführten Verfahren eingesetzt wurde.

.q0 Cholangioskopie der Gallenwege distal der Hepatikusgabel

Inkl.: Cholangioskopie der extrahepatischen Gallenwege

.q1 Cholangioskopie der Gallenwege proximal der Hepatikusgabel

Inkl.: Cholangioskopie der intrahepatischen Gallenwege

5-513.r Transgastrale oder transduodenale Punktion der Gallengänge

Exkl.: Biliodigestive Anastomose (5-512 ff.)

Hinw.: Das Einlegen von Drainagen oder Prothesen (im Rendezvous-Verfahren) ist gesondert zu kodieren (5-513.5, 5-513.f ff., 5-513.m ff., 5-513.n ff.).

5-513.s Verwendung eines Einmal-Duodenoskops

Hinw.: Dieser Kode ist ein Zusatzkode. Er ist nur anzugeben, wenn bei Durchführung eines der unter 5-513.1 bis 5-513.h ff. und 5-513.m ff. bis 5-513.n ff. aufgeführten Verfahren ein nicht wiederaufbereitbares Einmal-Duodenoskop verwendet wurde.

5-513.x Sonstige

5-513.y N.n.bez.

5-514.– Andere Operationen an den Gallengängen

Exkl.: Dilatation an Sphincter Oddi und Papilla duodeni major (5-518.0 ff.)
Papillotomie (5-518.1 ff.)

Hinw.: Eine intraoperative Cholangiographie durch Zugang im Rahmen einer Laparotomie oder Laparoskopie ist gesondert zu kodieren (3-13c.3).

5-514.0- Inzision des Ductus choledochus
.00 Offen chirurgisch
.01 Laparoskopisch
.02 Umsteigen laparoskopisch - offen chirurgisch
.03 Perkutan-transhepatisch
.0x Sonstige

5-514.2- Steinentfernung
.20 Offen chirurgisch
.21 Laparoskopisch
.22 Umsteigen laparoskopisch - offen chirurgisch
.23 Perkutan-transhepatisch
.2x Sonstige

5-514.3- Exzision
.30 Offen chirurgisch
.31 Laparoskopisch
.32 Umsteigen laparoskopisch - offen chirurgisch
.33 Perkutan-transhepatisch
.3x Sonstige

5-514.5- Einlegen einer Drainage
Inkl.: Umwandlung einer externen in eine interne Drainage (Rendezvous-Manöver)
.50 Offen chirurgisch
.51 Laparoskopisch
.52 Umsteigen laparoskopisch - offen chirurgisch
.53 Perkutan-transhepatisch
.5x Sonstige

5-514.b- Entfernung von alloplastischem Material
.b0 Offen chirurgisch
.b1 Laparoskopisch
.b2 Umsteigen laparoskopisch - offen chirurgisch
.b3 Perkutan-transhepatisch
.bx Sonstige

5-514.c- Blutstillung
.c0 Offen chirurgisch
.c1 Laparoskopisch
.c2 Umsteigen laparoskopisch - offen chirurgisch
.c3 Perkutan-transhepatisch
.cx Sonstige

5-514.d- Revision (als selbständiger Eingriff)
.d0 Offen chirurgisch
.d1 Laparoskopisch
.d2 Umsteigen laparoskopisch - offen chirurgisch
.d3 Perkutan-transhepatisch
.dx Sonstige

5-514.g- Einlegen einer nicht selbstexpandierenden Prothese
.g0 Offen chirurgisch
.g1 Laparoskopisch
.g2 Umsteigen laparoskopisch - offen chirurgisch
.g3 Perkutan-transhepatisch
.gx Sonstige
5-514.h- Einlegen von zwei oder mehr nicht selbstexpandierenden Prothesen
.h0 Offen chirurgisch
.h1 Laparoskopisch
.h2 Umsteigen laparoskopisch - offen chirurgisch
.h3 Perkutan-transhepatisch
.hx Sonstige
5-514.k- Wechsel von nicht selbstexpandierenden Prothesen
.k0 Offen chirurgisch
.k1 Laparoskopisch
.k2 Umsteigen laparoskopisch - offen chirurgisch
.k3 Perkutan-transhepatisch
.kx Sonstige
5-514.m- Dilatation
.m3 Perkutan-transhepatisch
5-514.n- Bougierung
.n3 Perkutan-transhepatisch
5-514.p- Wechsel einer Drainage
.p0 Offen chirurgisch
.p1 Laparoskopisch
.p2 Umsteigen laparoskopisch - offen chirurgisch
.p3 Perkutan-transhepatisch
.px Sonstige
5-514.q- Destruktion durch Elektrokoagulation
.q0 Offen chirurgisch
.q1 Laparoskopisch
.q2 Umsteigen laparoskopisch - offen chirurgisch
.q3 Perkutan-transhepatisch
.qx Sonstige
5-514.r- Destruktion durch photodynamische Therapie
.r0 Offen chirurgisch
.r1 Laparoskopisch
.r2 Umsteigen laparoskopisch - offen chirurgisch
.r3 Perkutan-transhepatisch
.rx Sonstige
5-514.s- Destruktion durch Radiofrequenzablation
.s0 Offen chirurgisch
.s1 Laparoskopisch
.s2 Umsteigen laparoskopisch - offen chirurgisch
.s3 Perkutan-transhepatisch
.sx Sonstige

5-514.t- Destruktion durch sonstige Verfahren

.t0 Offen chirurgisch

.t1 Laparoskopisch

.t2 Umsteigen laparoskopisch - offen chirurgisch

.t3 Perkutan-transhepatisch

.tx Sonstige

5-514.u- Therapeutische perkutan-transhepatische Endoskopie der Gallenwege

Hinw.: Diese Kodes sind Zusatzkodes. Sie sind nur anzugeben, wenn eine perkutan-transhepatische Endoskopie der Gallenwege als Zugang für eines der unter 5-514.0 ff. bis 5-514.t ff. aufgeführten Verfahren eingesetzt wurde.

.u0 Normalkalibriges Cholangioskop

Hinw.: Der Außendurchmesser eines normalkalibrigen Cholangioskops beträgt mehr als 4 mm.

.u1 Kleinkalibriges Cholangioskop

Hinw.: Der Außendurchmesser eines kleinkalibrigen Cholangioskops beträgt 4 mm oder weniger.

5-514.x- Sonstige

.x0 Offen chirurgisch

.x1 Laparoskopisch

.x2 Umsteigen laparoskopisch - offen chirurgisch

.x3 Perkutan-transhepatisch

.xx Sonstige

5-514.y N.n.bez.

5-515.– Exzision und Resektion von erkranktem Gewebe der Gallengänge

Inkl.: Einlage einer Gallengangs-/T-Drainage

Hinw.: Eine intraoperative Cholangiographie durch Zugang im Rahmen einer Laparotomie oder Laparoskopie ist gesondert zu kodieren (3-13c.3).

5-515.0 Exzision eines Reststumpfes des Ductus cysticus

5-515.1 Resektion, mit End-zu-End-Anastomose

5-515.2 Resektion, mit biliodigestiver Anastomose

Hinw.: Die biliodigestive Anastomose ist gesondert zu kodieren (5-512 ff.).

5-515.x Sonstige

5-515.y N.n.bez.

5-516.– Andere Rekonstruktion der Gallengänge

Inkl.: Einlage einer Gallengangs-/T-Drainage

Hinw.: Eine intraoperative Cholangiographie durch Zugang im Rahmen einer Laparotomie oder Laparoskopie ist gesondert zu kodieren (3-13c.3).

5-516.0 Naht (nach Verletzung)

5-516.1 Plastische Rekonstruktion

5-516.x Sonstige

5-516.y N.n.bez.

5-517.– Einlegen oder Wechseln von selbstexpandierenden Stents und Stent-Prothesen in die Gallengänge

Exkl.: Endoskopisches Einlegen oder Wechseln von selbstexpandierenden Stents oder Stent-Prothesen in die Gallengänge (5-513.m ff., 5-513.n ff.)

Hinw.: Eine intraoperative Cholangiographie durch Zugang im Rahmen einer Laparotomie oder Laparoskopie ist gesondert zu kodieren (3-13c.3).

5-517.0- Einlegen oder Wechsel von 1 selbstexpandierenden ungecoverten Stent

Hinw.: Beim Wechsel ist entsprechend der Zahl der neu eingelegten selbstexpandierenden ungecoverten Stents zu kodieren.

.00 Offen chirurgisch
.01 Laparoskopisch
.02 Umsteigen laparoskopisch - offen chirurgisch
.03 Perkutan-transhepatisch
.0x Sonstige

5-517.1- Einlegen oder Wechsel von 2 selbstexpandierenden ungecoverten Stents

Hinw.: Beim Wechsel ist entsprechend der Zahl der neu eingelegten selbstexpandierenden ungecoverten Stents zu kodieren.

.10 Offen chirurgisch
.11 Laparoskopisch
.12 Umsteigen laparoskopisch - offen chirurgisch
.13 Perkutan-transhepatisch
.1x Sonstige

5-517.2- Einlegen oder Wechsel von 3 selbstexpandierenden ungecoverten Stents

Hinw.: Beim Wechsel ist entsprechend der Zahl der neu eingelegten selbstexpandierenden ungecoverten Stents zu kodieren.

.20 Offen chirurgisch
.21 Laparoskopisch
.22 Umsteigen laparoskopisch - offen chirurgisch
.23 Perkutan-transhepatisch
.2x Sonstige

5-517.3- Einlegen oder Wechsel von 4 oder mehr selbstexpandierenden ungecoverten Stents

Hinw.: Beim Wechsel ist entsprechend der Zahl der neu eingelegten selbstexpandierenden ungecoverten Stents zu kodieren.

.30 Offen chirurgisch
.31 Laparoskopisch
.32 Umsteigen laparoskopisch - offen chirurgisch
.33 Perkutan-transhepatisch
.3x Sonstige

5-517.4- Einlegen oder Wechsel von 1 selbstexpandierenden gecoverten Stent-Prothese

Hinw.: Beim Wechsel ist entsprechend der Zahl der neu eingelegten selbstexpandierenden gecoverten Stent-Prothesen zu kodieren.

.40 Offen chirurgisch
.41 Laparoskopisch
.42 Umsteigen laparoskopisch - offen chirurgisch
.43 Perkutan-transhepatisch
.4x Sonstige

| 5-517.5- Einlegen oder Wechsel von 2 selbstexpandierenden gecoverten Stent-Prothesen

Hinw.: Beim Wechsel ist entsprechend der Zahl der neu eingelegten selbstexpandierenden gecoverten Stent-Prothesen zu kodieren.

.50 Offen chirurgisch
.51 Laparoskopisch
.52 Umsteigen laparoskopisch - offen chirurgisch
.53 Perkutan-transhepatisch
.5x Sonstige

| 5-517.6- Einlegen oder Wechsel von 3 selbstexpandierenden gecoverten Stent-Prothesen

Hinw.: Beim Wechsel ist entsprechend der Zahl der neu eingelegten selbstexpandierenden gecoverten Stent-Prothesen zu kodieren.

.60 Offen chirurgisch
.61 Laparoskopisch
.62 Umsteigen laparoskopisch - offen chirurgisch
.63 Perkutan-transhepatisch
.6x Sonstige

| 5-517.7- Einlegen oder Wechsel von 4 oder mehr selbstexpandierenden gecoverten Stent-Prothesen

Hinw.: Beim Wechsel ist entsprechend der Zahl der neu eingelegten selbstexpandierenden gecoverten Stent-Prothesen zu kodieren.

.70 Offen chirurgisch
.71 Laparoskopisch
.72 Umsteigen laparoskopisch - offen chirurgisch
.73 Perkutan-transhepatisch
.7x Sonstige

5-517.x- Sonstige
.x0 Offen chirurgisch
.x1 Laparoskopisch
.x2 Umsteigen laparoskopisch - offen chirurgisch
.x3 Perkutan-transhepatisch
.xx Sonstige

5-517.y N.n.bez.

5-518.– Operationen an Sphincter Oddi und Papilla duodeni major

Exkl.: Papillotomie, endoskopisch (ERCP) (5-513.1)
Papillektomie, endoskopisch (5-513.31)
Endoskopische Operationen an den Gallengängen (5-513 ff.)
Endoskopische Eingriffe am Pankreasgang (5-526 ff.)

Hinw.: Eine intraoperative Cholangiographie durch Zugang im Rahmen einer Laparotomie oder Laparoskopie ist gesondert zu kodieren (3-13c.3).

5-518.0- Dilatation
.00 Offen chirurgisch
.01 Laparoskopisch
.02 Umsteigen laparoskopisch - offen chirurgisch
.0x Sonstige

5-518.1- Inzision [Papillotomie]
.10 Offen chirurgisch
.11 Laparoskopisch
.12 Umsteigen laparoskopisch - offen chirurgisch
.1x Sonstige

5-518.2- Sonstige Inzision (mit Duodenotomie)
.20 Offen chirurgisch
.21 Laparoskopisch
.22 Umsteigen laparoskopisch - offen chirurgisch
.2x Sonstige
5-518.3- Destruktion von erkranktem Gewebe der Papilla duodeni major
.30 Offen chirurgisch
.31 Laparoskopisch
.32 Umsteigen laparoskopisch - offen chirurgisch
.3x Sonstige
5-518.4- Exzision der Papilla duodeni major mit Replantation des Ductus choledochus
.40 Offen chirurgisch
.41 Laparoskopisch
.42 Umsteigen laparoskopisch - offen chirurgisch
.4x Sonstige
5-518.5- Sonstige Exzision oder Destruktion
.50 Offen chirurgisch
.51 Laparoskopisch
.52 Umsteigen laparoskopisch - offen chirurgisch
.5x Sonstige
5-518.6- Plastische Rekonstruktion
.60 Offen chirurgisch
.61 Laparoskopisch
.62 Umsteigen laparoskopisch - offen chirurgisch
.6x Sonstige
5-518.x- Sonstige
.x0 Offen chirurgisch
.x1 Laparoskopisch
.x2 Umsteigen laparoskopisch - offen chirurgisch
.xx Sonstige
5-518.y N.n.bez.

5-519.– Andere Operationen an Gallenblase und Gallengängen

Exkl.: Therapeutische perkutane Punktion der Gallenblase (8-154.2)

Hinw.: Eine intraoperative Cholangiographie durch Zugang im Rahmen einer Laparotomie oder Laparoskopie ist gesondert zu kodieren (3-13c.3).

5-519.0 Naht der Gallenblase

5-519.1 Aufhebung einer biliodigestiven Anastomose

5-519.2 Umwandlung einer biliodigestiven Anastomose (refluxiv in antirefluxiv)

5-519.3 Revision einer Gallengangsanastomose

5-519.4 Verschluss einer Fistel des Ductus choledochus

5-519.x Sonstige

5-519.y N.n.bez.

5-52 Operationen am Pankreas

Inkl.: Intraoperative Pankreatikographie

Exkl.: Extrakorporale Stoßwellenlithotripsie von Steinen in Gallenblase und Gallengängen (8-111 ff.)

5-520.– Inzision des Pankreas

Exkl.: Inzision des Ductus pancreaticus (5-529.0 ff.)

5-520.0 Ohne weitere Maßnahmen

5-520.1 Drainage

5-520.2 Mit Steinentfernung

5-520.x Sonstige

5-520.y N.n.bez.

5-521.– Lokale Exzision und Destruktion von erkranktem Gewebe des Pankreas

5-521.0 Exzision

Exkl.: Endoskopische transgastrale Entfernung von Pankreasnekrosen (5-529.p ff.)
Endoskopische transduodenale Entfernung von Pankreasnekrosen (5-529.s ff.)

5-521.1 Destruktion ohne Spülung

5-521.2 Destruktion mit Spülung

5-521.3 Destruktion durch irreversible Elektroporation

Hinw.: Die Anzahl der verwendeten Nadeln zur Destruktion ist gesondert zu kodieren (5-98h ff.).

5-521.4- Destruktion durch Radiofrequenzablation

.40 Offen chirurgisch

.41 Endoskopisch transgastral oder endoskopisch transduodenal

.4x Sonstige

5-521.5 Destruktion durch Elektrochemotherapie

5-521.x Sonstige

5-521.y N.n.bez.

5-522 Marsupialisation einer Pankreaszyste

5-523.– Innere Drainage des Pankreas

Inkl.: Drainage von Pankreaszysten und Pankreaspseudozysten

5-523.0 Pankreatogastrostomie

5-523.1 Pankreatoduodenostomie

5-523.2 Pankreatojejunostomie

5-523.x Sonstige

5-523.y N.n.bez.

5-524.– Partielle Resektion des Pankreas

Hinw.: Eine ggf. durchgeführte simultane Cholezystektomie ist gesondert zu kodieren (5-511.4 ff., 5-511.5 ff.).

5-524.0- Linksseitige Resektion (ohne Anastomose)

.00 Offen chirurgisch

.01 Laparoskopisch

.02 Umsteigen laparoskopisch - offen chirurgisch

5-524.1 Partielle Duodenopankreatektomie mit Teilresektion des Magens (OP nach Whipple)

Inkl.: Gallenableitung

5-524.2 Pankreaskopfresektion, pyloruserhaltend

Inkl.: Gallenableitung

5-524.3 Pankreaskopfresektion, duodenumerhaltend

5-524.4 Pankreassegmentresektion

Exkl.: Pankreasschwanzresektion (5-524.0 ff.)

Hinw.: Hier sind Segmente von Pankreaskörper oder Pankreasschwanz gemeint.

5-524.x Sonstige

5-524.y N.n.bez.

5-525.– (Totale) Pankreatektomie

Hinw.: Eine ggf. durchgeführte simultane Cholezystektomie ist gesondert zu kodieren (5-511.4 ff., 5-511.5 ff.).

5-525.0 Mit Teilresektion des Magens

Inkl.: Gallenableitung

5-525.1 Pyloruserhaltend

Inkl.: Gallenableitung

5-525.2 Duodenumerhaltend

5-525.3 Entfernung eines Pankreastransplantates

5-525.4 Pankreatektomie postmortal (zur Transplantation)

Hinw.: Dieser Kode ist auch zu kodieren, wenn die Leistung nicht abschließend erbracht wird oder sich erst intraoperativ die Nichtverwendbarkeit des Organs für eine spätere Transplantation herausstellt.
Dieser Kode und der im Fall eines vorzeitigen Abbruchs dieses Eingriffs zusätzlich zu kodierende Zusatzkode 5-995 werden nicht im Rahmen des Datensatzes nach § 301 SGB V bzw. § 21 KHEntgG übermittelt.
Die Aufrechterhaltung der Homöostase für die postmortale Organspende ist im Kode enthalten.

5-525.x Sonstige

5-525.y N.n.bez.

5-526.– Endoskopische Operationen am Pankreasgang

Inkl.: Röntgendarstellung der Pankreaswege (ERP)

Exkl.: Diagnostische Endoskopie der Gallen- und Pankreaswege (1-64)
Extrakorporale Stoßwellenlithotripsie von Steinen in Gallenblase und Gallengängen (8-111 ff.)

5-526.1 Inzision der Papille (Papillotomie)

5-526.2- Steinentfernung
- .20 Mit Körbchen
- .21 Mit Ballonkatheter
- .22 Mit mechanischer Lithotripsie
- .23 Mit elektrohydraulischer Lithotripsie
- .24 Mit elektrohydraulischer Lithotripsie und Laseranwendung
- .25 Mit Laserlithotripsie
- .2x Sonstige

5-526.3 Exzision

5-526.4 Destruktion

5-526.5 Einlegen einer Drainage

5-526.a Dilatation

5-526.b Entfernung von alloplastischem Material

5-526.c Blutstillung

5-526.d Bougierung

5-526.e- Einlegen einer Prothese
.e0 Selbstexpandierend
.e1 Nicht selbstexpandierend

5-526.f- Wechsel einer Prothese
.f0 Selbstexpandierend
.f1 Nicht selbstexpandierend

5-526.g Zugang durch retrograde Endoskopie

Hinw.: Dieser Kode ist ein Zusatzkode. Er ist nur anzugeben, wenn eine retrograde Endoskopie als Zugang für eines der unter 5-526.1 bis 5-526.f ff. aufgeführten Verfahren eingesetzt wurde. Mit diesem Kode soll ausschließlich die aufgrund von Voroperationen (z.B. nach partieller Pankreatoduodenektomie, bei Roux-Y-Anastomose nach totaler oder partieller Gastrektomie) retrograd (von weiter aboral gelegenen Darmabschnitten in Richtung weiter oral gelegener Darmabschnitte) durchgeführte Endoskopie zur therapeutischen Intervention am Pankreasgang verschlüsselt werden.

5-526.h Endoskopische Operation am Pankreasgang bei anatomischer Besonderheit

Hinw.: Dieser Kode ist ein Zusatzkode. Er ist nur anzugeben, wenn bei Durchführung einer der unter 5-526.1 bis 5-526.f ff. aufgeführten Verfahren die folgende Besonderheit vorlag:
- Pancreas divisum mit Erfordernis der Kanülierung der Papilla minor.

5-526.j Therapeutische Endoskopie des Pankreasganges [duktale Endoskopie]

Hinw.: Dieser Kode ist ein Zusatzkode. Er ist nur anzugeben, wenn eine duktale Endoskopie des Pankreasganges als Zugang für eines der unter 5-526.1 bis 5-526.f ff. aufgeführten Verfahren eingesetzt wurde.

5-526.k Transgastrale oder transduodenale Punktion des Pankreasganges

Exkl.: Transgastrale Drainage einer Pankreaszyste (5-529.n ff.)
Transduodenale Drainage einer Pankreaszyste (5-529.r ff.)
Endoskopische transgastrale Entfernung von Pankreasnekrosen (5-529.p ff.)
Endoskopische transduodenale Entfernung von Pankreasnekrosen (5-529.s ff.)

Hinw.: Das Einlegen von Drainagen oder Prothesen (im Rendezvous-Verfahren) ist gesondert zu kodieren (5-526.5, 5-526.e ff.).

5-526.m Verwendung eines Einmal-Duodenoskops

Hinw.: Dieser Kode ist ein Zusatzkode. Er ist nur anzugeben, wenn bei Durchführung eines der unter 5-526.1 bis 5-526.f ff. aufgeführten Verfahren ein nicht wiederaufbereitbares Einmal-Duodenoskop verwendet wurde.

5-526.x Sonstige

5-526.y N.n.bez.

5-527.– Anastomose des Ductus pancreaticus

5-527.0 Zum Magen

5-527.1 Zum Jejunum

5-527.2 Zum Duodenum

5-527.3 Zum Jejunum, mit Roux-Y-Anastomose

5-527.x Sonstige

5-527.y N.n.bez.

5-528.– Transplantation von Pankreas(gewebe)

5-528.0 Injektion von Pankreasgewebe (Pankreas-Inseltransplantation)

5-528.1 Transplantation eines Pankreassegmentes

5-528.2 Transplantation des Pankreas (gesamtes Organ)

5-528.3 Retransplantation von Pankreasgewebe während desselben stationären Aufenthaltes

5-528.4 Retransplantation eines Pankreassegmentes während desselben stationären Aufenthaltes

5-528.5 Retransplantation des Pankreas (gesamtes Organ) während desselben stationären Aufenthaltes

5-528.x Sonstige

5-528.y N.n.bez.

5-529.– Andere Operationen am Pankreas und am Pankreasgang

Inkl.: Röntgendarstellung der Pankreaswege (ERP)

5-529.0- Inzision des Ductus pancreaticus
.00 Offen chirurgisch
.01 Laparoskopisch
.02 Umsteigen laparoskopisch - offen chirurgisch
.0x Sonstige

5-529.1- Inzision der Papille (Papillotomie)
.10 Offen chirurgisch
.11 Laparoskopisch
.12 Umsteigen laparoskopisch - offen chirurgisch
.1x Sonstige

5-529.2- Steinentfernung aus dem Ductus pancreaticus
.20 Offen chirurgisch
.21 Laparoskopisch
.22 Umsteigen laparoskopisch - offen chirurgisch
.2x Sonstige

5-529.3- Exzision des Ductus pancreaticus
.30 Offen chirurgisch
.31 Laparoskopisch
.32 Umsteigen laparoskopisch - offen chirurgisch
.3x Sonstige

5-529.4- Destruktion des Ductus pancreaticus
.40 Offen chirurgisch
.41 Laparoskopisch
.42 Umsteigen laparoskopisch - offen chirurgisch
.4x Sonstige

5-529.5- Einlegen einer Drainage in den Ductus pancreaticus
.50 Offen chirurgisch
.51 Laparoskopisch
.52 Umsteigen laparoskopisch - offen chirurgisch
.5x Sonstige

5-529.a- Dilatation
.a0 Offen chirurgisch
.a1 Laparoskopisch
.a2 Umsteigen laparoskopisch - offen chirurgisch
.ax Sonstige

5-529.b- Entfernung von alloplastischem Material
.b0 Offen chirurgisch
.b1 Laparoskopisch
.b2 Umsteigen laparoskopisch - offen chirurgisch
.bx Sonstige

5-529.c- Blutstillung
.c0 Offen chirurgisch
.c1 Laparoskopisch
.c2 Umsteigen laparoskopisch - offen chirurgisch
.cx Sonstige
5-529.d- Revision (als selbständiger Eingriff)
.d0 Offen chirurgisch
.d1 Laparoskopisch
.d2 Umsteigen laparoskopisch - offen chirurgisch
.dx Sonstige
5-529.e- Plastische Rekonstruktion des Ductus pancreaticus
.e0 Offen chirurgisch
.e1 Laparoskopisch
.e2 Umsteigen laparoskopisch - offen chirurgisch
.ex Sonstige
5-529.f- Plastische Rekonstruktion des Pankreas
.f0 Offen chirurgisch
.f1 Laparoskopisch
.f2 Umsteigen laparoskopisch - offen chirurgisch
.fx Sonstige
5-529.g- Einlegen einer selbstexpandierenden Prothese
.g0 Offen chirurgisch
.g1 Laparoskopisch
.g2 Umsteigen laparoskopisch - offen chirurgisch
.gx Sonstige
5-529.h- Einlegen einer nicht selbstexpandierenden Prothese
.h0 Offen chirurgisch
.h1 Laparoskopisch
.h2 Umsteigen laparoskopisch - offen chirurgisch
.hx Sonstige
5-529.j- Wechsel einer selbstexpandierenden Prothese
.j0 Offen chirurgisch
.j1 Laparoskopisch
.j2 Umsteigen laparoskopisch - offen chirurgisch
.jx Sonstige
5-529.k- Wechsel einer nicht selbstexpandierenden Prothese
.k0 Offen chirurgisch
.k1 Laparoskopisch
.k2 Umsteigen laparoskopisch - offen chirurgisch
.kx Sonstige
5-529.m- Naht (nach Verletzung)
.m0 Offen chirurgisch
.m1 Laparoskopisch
.m2 Umsteigen laparoskopisch - offen chirurgisch
.mx Sonstige
5-529.n- Transgastrale Drainage einer Pankreaszyste
.n0 Offen chirurgisch
.n2 Endoskopisch ohne Einlegen eines Stents

.n3 Endoskopisch mit Einlegen eines nicht selbstexpandierenden Stents

Inkl.: Einlegen eines Kunststoffstents

.n4 Endoskopisch mit Einlegen eines selbstexpandierenden Stents

Exkl.: Einlegen einer selbstexpandierenden Prothese in den Pankreasgang (5-526.e0)

Hinw.: Die Verwendung von auf ein Kauterisierungssystem vorgeladenen selbstexpandierenden Stents ist gesondert zu kodieren (5-549.a).

.nx Sonstige

5-529.p- Endoskopische transgastrale Entfernung von Pankreasnekrosen

Inkl.: Drainage
Entfernung von intra-/retroperitonealen postpankreatitischen Nekrosen/Flüssigkeitsansammlungen

.p0 Ohne Einlegen eines Stents

.p1 Mit Einlegen eines nicht selbstexpandierenden Stents

Inkl.: Einlegen eines Kunststoffstents

.p2 Mit Einlegen eines selbstexpandierenden Stents

Exkl.: Einlegen einer selbstexpandierenden Prothese in den Pankreasgang (5-526.e0)

Hinw.: Die Verwendung von auf ein Kauterisierungssystem vorgeladenen selbstexpandierenden Stents ist gesondert zu kodieren (5-549.a).

.px Sonstige

5-529.q- Implantation von Bestrahlungsmarkern am Pankreas

Hinw.: Das bildgebende Verfahren ist gesondert zu kodieren (Kap. 3).

.q0 Perkutan

.q1 Endoskopisch

.qx Sonstige

5-529.r- Transduodenale Drainage einer Pankreaszyste

.r0 Offen chirurgisch

.r1 Endoskopisch ohne Einlegen eines Stents

.r2 Endoskopisch mit Einlegen eines nicht selbstexpandierenden Stents

Inkl.: Einlegen eines Kunststoffstents

.r3 Endoskopisch mit Einlegen eines selbstexpandierenden Stents

Exkl.: Einlegen einer selbstexpandierenden Prothese in den Pankreasgang (5-526.e0)

Hinw.: Die Verwendung von auf ein Kauterisierungssystem vorgeladenen selbstexpandierenden Stents ist gesondert zu kodieren (5-549.a).

.rx Sonstige

5-529.s- Endoskopische transduodenale Entfernung von Pankreasnekrosen

Inkl.: Drainage
Entfernung von intra-/retroperitonealen postpankreatitischen Nekrosen/Flüssigkeitsansammlungen

.s0 Ohne Einlegen eines Stents

.s1 Mit Einlegen eines nicht selbstexpandierenden Stents

Inkl.: Einlegen eines Kunststoffstents

.s2 Mit Einlegen eines selbstexpandierenden Stents

Exkl.: Einlegen einer selbstexpandierenden Prothese in den Pankreasgang (5-526.e0)

Hinw.: Die Verwendung von auf ein Kauterisierungssystem vorgeladenen selbstexpandierenden Stents ist gesondert zu kodieren (5-549.a).

5-529.x- Sonstige

.x0 Offen chirurgisch

.x1 Laparoskopisch

.x2 Umsteigen laparoskopisch - offen chirurgisch

.xx Sonstige

5-529.y N.n.bez.

5-53 Verschluss abdominaler Hernien

5-530.– Verschluss einer Hernia inguinalis

Inkl.: Verschluss eines offenen Processus vaginalis peritonei und einer kongenitalen Hydrocele testis

Hinw.: Unter Rezidiv ist hier ein Wiederauftreten nach operativem Hernienverschluss zu verstehen, nicht jedoch eine erneute Hernierung nach konservativer Reposition.

5-530.0- Offen chirurgisch, ohne plastischen Bruchpfortenverschluss

Inkl.: Operation nach Ferguson-Grob

.00♦ Mit hoher Bruchsackunterbindung und Teilresektion

.01♦ Mit Hydrozelenwandresektion

.02♦ Mit Funikulolyse und Hodenverlagerung

.03♦ Ohne weitere Maßnahmen

.0x♦ Sonstige

5-530.1♦ Offen chirurgisch, mit plastischem Bruchpfortenverschluss

Inkl.: Operation nach Shouldice, Bassini-Kirschner, Zimmermann oder Desarda

5-530.3- Mit alloplastischem, allogenem oder xenogenem Material

Hinw.: Die Art des verwendeten Materials für Gewebeersatz oder Gewebeverstärkung ist gesondert zu kodieren (5-932 ff.).

.31♦ Laparoskopisch transperitoneal [TAPP]

.32♦ Endoskopisch total extraperitoneal [TEP]

.33♦ Offen chirurgisch, epifaszial (anterior)

Inkl.: Operation nach Lichtenstein, Onlay-Technik

.34♦ Offen chirurgisch, präperitoneal/retromuskulär (posterior)

Inkl.: Operation nach Gilbert oder Pellissier, Sublay-Technik, TIPP, Plug-Verfahren

.3x♦ Sonstige

5-530.4♦ Offen chirurgisch, mit Darmresektion, ohne zusätzliche Laparotomie

5-530.5♦ Bei Rezidiv, offen chirurgisch, mit plastischem Bruchpfortenverschluss

Inkl.: Operation nach Lotheissen/McVay oder Desarda

5-530.7- Bei Rezidiv, mit alloplastischem, allogenem oder xenogenem Material

Hinw.: Die Art des verwendeten Materials für Gewebeersatz oder Gewebeverstärkung ist gesondert zu kodieren (5-932 ff.).

.71♦ Laparoskopisch transperitoneal [TAPP]

.72♦ Endoskopisch total extraperitoneal [TEP]

.73♦ Offen chirurgisch, epifaszial (anterior)

Inkl.: Operation nach Lichtenstein, Onlay-Technik

.74♦ Offen chirurgisch, präperitoneal/retromuskulär (posterior)

Inkl.: Operation nach Gilbert oder Pellissier, Sublay-Technik, TIPP, Plug-Verfahren

.7x♦ Sonstige

5-530.8♦ Bei Rezidiv, offen chirurgisch, mit Darmresektion, ohne zusätzliche Laparotomie

5-530.9- Laparoskopisch, ohne plastischen Bruchpfortenverschluss

.90♦ Mit hoher Bruchsackunterbindung und Teilresektion

.91♦ Ohne weitere Maßnahmen

.9x♦ Sonstige

5-530.x♦ Sonstige

5-530.y N.n.bez.

5-531.– Verschluss einer Hernia femoralis

Hinw.: Unter Rezidiv ist hier ein Wiederauftreten nach operativem Hernienverschluss zu verstehen, nicht jedoch eine erneute Hernierung nach konservativer Reposition.

5-531.0♦ Offen chirurgisch, ohne plastischen Bruchpfortenverschluss

5-531.1♦ Offen chirurgisch, mit plastischem Bruchpfortenverschluss

Inkl.: Operation nach Lotheissen/McVay

5-531.3- Mit alloplastischem, allogenem oder xenogenem Material

Hinw.: Die Art des verwendeten Materials für Gewebeersatz oder Gewebeverstärkung ist gesondert zu kodieren (5-932 ff.).

.31♦ Laparoskopisch transperitoneal [TAPP]

.32♦ Endoskopisch total extraperitoneal [TEP]

.33♦ Offen chirurgisch, epifaszial (anterior)

Inkl.: Operation nach Lichtenstein, Onlay-Technik

.34♦ Offen chirurgisch, präperitoneal/retromuskulär (posterior)

Inkl.: Operation nach Gilbert oder Pellissier, Sublay-Technik, TIPP, Plug-Verfahren

.3x♦ Sonstige

5-531.4♦ Offen chirurgisch, mit Darmresektion, ohne zusätzliche Laparotomie

5-531.5♦ Bei Rezidiv, offen chirurgisch, mit plastischem Bruchpfortenverschluss

Inkl.: Operation nach Lotheissen/McVay

5-531.7- Bei Rezidiv, mit alloplastischem, allogenem oder xenogenem Material

Hinw.: Die Art des verwendeten Materials für Gewebeersatz oder Gewebeverstärkung ist gesondert zu kodieren (5-932 ff.).

.71♦ Laparoskopisch transperitoneal [TAPP]

.72♦ Endoskopisch total extraperitoneal [TEP]

.73♦ Offen chirurgisch, epifaszial (anterior)

Inkl.: Operation nach Lichtenstein, Onlay-Technik

.74♦ Offen chirurgisch, präperitoneal/retromuskulär (posterior)

Inkl.: Operation nach Gilbert oder Pellissier, Sublay-Technik, TIPP, Plug-Verfahren

.7x♦ Sonstige

5-531.8♦ Bei Rezidiv, offen chirurgisch, mit Darmresektion, ohne zusätzliche Laparotomie

5-531.x♦ Sonstige

5-531.y N.n.bez.

5-534.– Verschluss einer Hernia umbilicalis

Exkl.: Verschluss einer Hernia umbilicalis bei Rezidiv (5-536 ff.)
Verschluss einer Omphalozele (5-537 ff.)

Hinw.: Eine durchgeführte Darmresektion ist gesondert zu kodieren (Dünndarm 5-454 ff., Dickdarm 5-455 ff.).

5-534.0- Offen chirurgisch, ohne plastischen Bruchpfortenverschluss

Inkl.: Operation nach Spitzy

.01 Mit Exstirpation einer Nabelzyste

.02 Mit Abtragung des Urachus

Inkl.: Abtragung des Ductus omphaloentericus

.03 Ohne weitere Maßnahmen

.0x Sonstige

5-534.1 Offen chirurgisch, mit plastischem Bruchpfortenverschluss

Inkl.: Operation nach Mayo

5-534.3- Mit alloplastischem, allogenem oder xenogenem Material

Hinw.: Die Art des verwendeten Materials für Gewebeersatz oder Gewebeverstärkung ist gesondert zu kodieren (5-932 ff.).

.33 Offen chirurgisch, mit intraperitonealem Onlay-Mesh [IPOM]

.34 Offen chirurgisch, mit Onlay-Technik

.35 Offen chirurgisch, mit Sublay-Technik

.36 Laparoskopisch transperitoneal, mit intraperitonealem Onlay-Mesh [IPOM]

.37 Laparoskopisch transperitoneal, mit Sublay-Technik

.38 Endoskopisch (assistiert), total extraperitoneal, mit Onlay-Technik

.39 Endoskopisch (assistiert), total extraperitoneal, mit Sublay-Technik

Inkl.: EMILOS, eTEP, TES, MILOS

.3x Sonstige

5-534.x Sonstige

5-534.y N.n.bez.

5-535.– Verschluss einer Hernia epigastrica

Exkl.: Verschluss einer Hernia epigastrica bei Rezidiv (5-536 ff.)
Verschluss einer Omphalozele (5-537 ff.)

5-535.0 Offen chirurgisch, ohne plastischen Bruchpfortenverschluss

5-535.1 Offen chirurgisch, mit plastischem Bruchpfortenverschluss

Inkl.: Operation nach Mayo

5-535.3- Mit alloplastischem, allogenem oder xenogenem Material

Hinw.: Die Art des verwendeten Materials für Gewebeersatz oder Gewebeverstärkung ist gesondert zu kodieren (5-932 ff.).

.33 Offen chirurgisch, mit intraperitonealem Onlay-Mesh [IPOM]

.34 Offen chirurgisch, mit Onlay-Technik

.35 Offen chirurgisch, mit Sublay-Technik

.36 Laparoskopisch transperitoneal, mit intraperitonealem Onlay-Mesh [IPOM]

.37 Laparoskopisch transperitoneal, mit Sublay-Technik

.38 Endoskopisch (assistiert), total extraperitoneal mit Onlay-Technik

.39 Endoskopisch (assistiert), total extraperitoneal mit Sublay-Technik

Inkl.: EMILOS, eTEP, TES, MILOS

.3x Sonstige

5-535.x Sonstige

5-535.y N.n.bez.

5-536.– Verschluss einer Narbenhernie

Inkl.: Bei Rezidiv nach Verschluss einer Bauchdeckenhernie
Sekundäre Bauchwandplastik bei kongenitalen Bauchwanddefekten

Exkl.: Korrektur einer parastomalen Hernie (5-464.5 ff.)
Verschluss einer Omphalozele (5-537 ff.)

Hinw.: Mit einem Kode aus diesem Bereich ist nur der Verschluss abdominaler Narbenhernien zu kodieren.

5-536.0 Offen chirurgisch, ohne plastischen Bruchpfortenverschluss

5-536.1- Offen chirurgisch, mit plastischem Bruchpfortenverschluss

.10 Ohne alloplastisches, allogenes oder xenogenes Material

Inkl.: Operation nach Mayo

.11 Mit Komponentenseparation (nach Ramirez), ohne alloplastisches, allogenes oder xenogenes Material

.1x Sonstige

5-536.4- Mit alloplastischem, allogenem oder xenogenem Material

Hinw.: Die Art des verwendeten Materials für Gewebeersatz oder Gewebeverstärkung ist gesondert zu kodieren (5-932 ff.).

.44 Offen chirurgisch als Bauchwandersatz, bei einer horizontalen Defektbreite von weniger als 10 cm

.45 Offen chirurgisch als Bauchwandverstärkung, mit intraperitonealem Onlay-Mesh [IPOM], bei einer horizontalen Defektbreite von weniger als 10 cm

.46 Offen chirurgisch als Bauchwandverstärkung, mit Onlay-Technik, bei einer horizontalen Defektbreite von weniger als 10 cm

.47 Offen chirurgisch als Bauchwandverstärkung, mit Sublay-Technik, bei einer horizontalen Defektbreite von weniger als 10 cm

.48 Offen chirurgisch, mit Komponentenseparation (nach Ramirez), mit alloplastischem, allogenem oder xenogenem Material, bei einer horizontalen Defektbreite von weniger als 10 cm

.49 Laparoskopisch transperitoneal, mit intraperitonealem Onlay-Mesh [IPOM], bei einer horizontalen Defektbreite von weniger als 10 cm

.4a Laparoskopisch transperitoneal, mit Sublay-Technik, bei einer horizontalen Defektbreite von weniger als 10 cm

.4b Endoskopisch (assistiert), total extraperitoneal mit Onlay-Technik, bei einer horizontalen Defektbreite von weniger als 10 cm

.4c Endoskopisch (assistiert), total extraperitoneal mit Sublay-Technik, bei einer horizontalen Defektbreite von weniger als 10 cm

Inkl.: EMILOS, eTEP, TES, MILOS

.4d Offen chirurgisch als Bauchwandersatz, bei einer horizontalen Defektbreite von 10 cm oder mehr

.4e Offen chirurgisch als Bauchwandverstärkung, mit intraperitonealem Onlay-Mesh [IPOM], bei einer horizontalen Defektbreite von 10 cm oder mehr

.4f Offen chirurgisch als Bauchwandverstärkung, mit Onlay-Technik, bei einer horizontalen Defektbreite von 10 cm oder mehr

.4g Offen chirurgisch als Bauchwandverstärkung, mit Sublay-Technik, bei einer horizontalen Defektbreite von 10 cm oder mehr

.4h Offen chirurgisch, mit Komponentenseparation (nach Ramirez), mit alloplastischem, allogenem oder xenogenem Material, bei einer horizontalen Defektbreite von 10 cm oder mehr

.4j Laparoskopisch transperitoneal, mit intraperitonealem Onlay-Mesh [IPOM] bei einer horizontalen Defektbreite von 10 cm oder mehr

.4k Laparoskopisch transperitoneal, mit Sublay-Technik, bei einer horizontalen Defektbreite von 10 cm oder mehr

.4m Endoskopisch (assistiert), total extraperitoneal mit Onlay-Technik, bei einer horizontalen Defektbreite von 10 cm oder mehr

.4n Endoskopisch (assistiert), total extraperitoneal mit Sublay-Technik, bei einer horizontalen Defektbreite von 10 cm oder mehr

Inkl.: EMILOS, eTEP, TES, MILOS

.4x Sonstige

5-536.x Sonstige

5-536.y N.n.bez.

5-537.– Verschluss kongenitaler Bauchwanddefekte (Omphalozele, Laparoschisis)

Inkl.: Reposition vorgefallener Abdominalorgane

Exkl.: Verschluss einer Blasenekstrophie (5-578.7 ff.)

Hinw.: Bei gleichzeitiger Korrektur mehrerer kongenitaler Bauchwand- und Brustwanddefekte sind die einzelnen Eingriffe gesondert zu kodieren.

5-537.0 Ohne plastischen Bruchpfortenverschluss (primärer Bauchwandverschluss)

5-537.1 Mit plastischem Bruchpfortenverschluss

5-537.3 Mit allogenem oder xenogenem Material

5-537.4 Mit alloplastischem Material

Hinw.: Die Art des verwendeten Materials für Gewebeersatz oder Gewebeverstärkung ist gesondert zu kodieren (5-932 ff.).

5-537.5 Temporär (Schuster-Plastik)

5-537.x Sonstige

5-537.y N.n.bez.

5-538.– Verschluss einer Hernia diaphragmatica

Inkl.: Verschluss kongenitaler Zwerchfelldefekte

Hinw.: Unter Rezidiv ist hier ein Wiederauftreten nach operativem Hernienverschluss zu verstehen, nicht jedoch eine erneute Hernierung nach konservativer Reposition.

5-538.0 Offen chirurgisch, ohne plastischen Bruchpfortenverschluss

5-538.1 Offen chirurgisch, mit plastischem Bruchpfortenverschluss

5-538.3 Mit allogenem oder xenogenem Material

5-538.4- Mit alloplastischem Material

Hinw.: Die Art des verwendeten Materials für Gewebeersatz oder Gewebeverstärkung ist gesondert zu kodieren (5-932 ff.).

.40 Offen chirurgisch, abdominal

.41 Laparoskopisch

.43 Offen chirurgisch, transthorakal

.44 Offen chirurgisch, thorakoabdominal

.45 Thorakoskopisch

.4x Sonstige

5-538.5 Bei Rezidiv, offen chirurgisch, ohne plastischen Bruchpfortenverschluss

5-538.6 Bei Rezidiv, offen chirurgisch, mit plastischem Bruchpfortenverschluss

5-538.8 Bei Rezidiv, mit allogenem oder xenogenem Material

5-538.9- Bei Rezidiv, mit alloplastischem Material

Hinw.: Die Art des verwendeten Materials für Gewebeersatz oder Gewebeverstärkung ist gesondert zu kodieren (5-932 ff.).

.90 Offen chirurgisch, abdominal

.91 Laparoskopisch

.93 Offen chirurgisch, transthorakal

.94 Offen chirurgisch, thorakoabdominal

.95 Thorakoskopisch

.9x Sonstige

5-538.a Laparoskopisch, ohne alloplastisches, allogenes oder xenogenes Material

5-538.b Bei Rezidiv, laparoskopisch, ohne alloplastisches, allogenes oder xenogenes Material

5-538.x Sonstige

5-538.y N.n.bez.

5-539.– **Verschluss anderer abdominaler Hernien**

Exkl.: Verschluss einer Omphalozele (5-537 ff.)
Verschluss von Bauchdeckenhernien bei Rezidiv (5-536 ff.)

5-539.0 Offen chirurgisch, ohne plastischen Bruchpfortenverschluss

5-539.1 Offen chirurgisch, mit plastischem Bruchpfortenverschluss

5-539.3- Mit alloplastischem, allogenem oder xenogenem Material

Hinw.: Die Art des verwendeten Materials für Gewebeersatz oder Gewebeverstärkung ist gesondert zu kodieren (5-932 ff.).

.30 Offen chirurgisch

.31 Laparoskopisch transperitoneal [TAPP]

.32 Endoskopisch total extraperitoneal [TEP]

.3x Sonstige

5-539.4 Laparoskopisch, ohne alloplastisches, allogenes oder xenogenes Material

5-539.x Sonstige

5-539.y N.n.bez.

5-54 Andere Operationen in der Bauchregion

Exkl.: Inzision und Exzision von retroperitonealem Gewebe (5-590 ff.)

5-540.– **Inzision der Bauchwand**

Inkl.: Nabel

5-540.0 Exploration

Inkl.: Revision

5-540.1 Extraperitoneale Drainage

5-540.2 Entfernung eines Fremdkörpers

Exkl.: Fremdkörperentfernung aus der Haut ohne Inzision (8-102.3)

5-540.x Sonstige

5-540.y N.n.bez.

5-541.– **Laparotomie und Eröffnung des Retroperitoneums**

5-541.0 Explorative Laparotomie

Exkl.: Staging-Laparotomie (5-401.6)

5-541.1 Laparotomie mit Drainage

Inkl.: Intraoperative Spülung

Exkl.: Spülung bei liegender Drainage (8-176.0)

Hinw.: Mit diesem Kode ist nur die Laparotomie mit Drainage z.B. bei Abszess zu kodieren.
Die Laparotomie als Zugang ist unter dem jeweiligen Organeingriff zu kodieren.

5-541.2 Relaparotomie

Exkl.: Revision einer Blutgefäßanastomose (5-394.1 ff.)
Adhäsiolyse des Darmes (5-469.2 ff.)
Adhäsiolyse an Ovar und Tuba uterina (5-657.7 ff., 5-657.8 ff., 5-657.9 ff.)
Adhäsiolyse am Peritoneum des weiblichen Beckens (5-657.6 ff.)

5-541.3 Second-look-Laparotomie (programmierte Relaparotomie)

5-541.4 Anlegen eines temporären Bauchdeckenverschlusses

Exkl.: Spülung bei temporärem Bauchdeckenverschluss (8-176.1)
Spülung bei offenem Abdomen (8-176.2)

5-541.5♦ Explorative Lumbotomie

5-541.6♦ Relumbotomie

5-541.x♦ Sonstige

5-541.y N.n.bez.

5-542.– Exzision und Destruktion von erkranktem Gewebe der Bauchwand

Inkl.: Exzision und Destruktion am Nabel

5-542.0 Exzision

5-542.2 Omphalektomie

5-542.3 Destruktion

5-542.x Sonstige

5-542.y N.n.bez.

5-543.– Exzision und Destruktion von peritonealem Gewebe

5-543.0 Exzision einer Appendix epiploica

5-543.1 Mesenteriumresektion

5-543.2- Resektion des Omentum

Exkl.: Omentektomie im Rahmen einer (Mit-)Resektion des Magens und des Colon transversum

.20 Partiell

Exkl.: Partielle Omentumresektion im Rahmen einer (Mit-)Resektion der linken oder rechten Kolonflexur, z.B. bei Hemikolektomie links oder rechts

.21 (Sub-)total

5-543.3 Destruktion

5-543.4- Parietale Peritonektomie

.40 Partiell

Hinw.: Mit diesem Kode ist die parietale Peritonektomie von ein bis zwei Quadranten oder dem kleinen Becken zu kodieren.

.41 (Sub-)total

Hinw.: Mit diesem Kode ist die parietale Peritonektomie von mindestens drei Quadranten oder dem kleinen Becken und zwei Quadranten zu kodieren.

.42 Lokal

Exkl.: Biopsie des Peritoneums (1-559.4)

5-543.x Sonstige

5-543.y N.n.bez.

5-545.– Verschluss von Bauchwand und Peritoneum

Exkl.: Anlegen eines temporären Bauchdeckenverschlusses (5-541.4)

5-545.0 Sekundärer Verschluss der Bauchwand (bei postoperativer Wunddehiszenz)

5-545.1 Definitiver Verschluss eines temporären Bauchdeckenverschlusses

Inkl.: Verschluss eines Laparostomas

5-545.x Sonstige

5-545.y N.n.bez.

5-546.– Plastische Rekonstruktion von Bauchwand und Peritoneum

5-546.0 Naht der Bauchwand (nach Verletzung)

5-546.1 Naht von Mesenterium, Omentum majus oder minus (nach Verletzung)

5-546.2- Plastische Rekonstruktion der Bauchwand

Inkl.: Rekonstruktion bei Rektusdiastase
Verschluss einer Fistel

Exkl.: Implantation von alloplastischem, allogenem oder xenogenem Material zum Verschluss abdominaler Hernien (5-53)

Hinw.: Die Art des verwendeten Materials für Gewebeersatz oder Gewebeverstärkung ist gesondert zu kodieren (5-932 ff.).

.20 Ohne Implantation von alloplastischem, allogenem oder xenogenem Material

.21 Mit Implantation von alloplastischem, allogenem oder xenogenem Material in Onlay-Technik

.22 Mit Implantation von alloplastischem, allogenem oder xenogenem Material in Sublay-Technik

.2x Sonstige

5-546.3 Omentumplastik

5-546.x Sonstige

5-546.y N.n.bez.

5-547.– Resektion von Gewebe in der Bauchregion ohne sichere Organzuordnung

Inkl.: "Debulking" von Tumorgewebe

Exkl.: "Debulking" von Tumorgewebe retroperitoneal (5-590.8 ff.)

5-547.0 Intraperitoneal

5-547.1 Beckenwand

5-547.x Sonstige

5-547.y N.n.bez.

5-549.– Andere Bauchoperationen

Exkl.: Implantation von Medikamententrägern in die Bauchwand (5-892.3 ff.)

5-549.0 Entfernung eines Fremdkörpers aus der Bauchhöhle

5-549.1 Anlegen eines peritoneovaskulären Shuntes

5-549.2- Implantation eines Katheterverweilsystems in den Bauchraum, subkutan getunnelt

.20 Zur Peritonealdialyse

.21 Zur Aszitesdrainage

.2x Sonstige

5-549.3- Revision eines Katheterverweilsystems im Bauchraum, subkutan getunnelt

.30 Zur Peritonealdialyse

.31 Zur Aszitesdrainage

.3x Sonstige

5-549.4- Entfernung eines Katheterverweilsystems aus dem Bauchraum, subkutan getunnelt

.40 Zur Peritonealdialyse

.41 Zur Aszitesdrainage

.4x Sonstige

5-549.5 Laparoskopie mit Drainage

Inkl.: Intraoperative Spülung

Exkl.: Spülung des Bauchraumes bei liegender Drainage (8-176.0)
Diagnostische Laparoskopie (1-694)

Hinw.: Mit diesem Kode ist nur die Laparoskopie mit Drainage z.B. bei Abszess zu kodieren. Die Laparoskopie als Zugang ist unter dem jeweiligen Organeingriff zu kodieren.

5-549.6 Anlegen eines peritoneovesikalen Shuntes mit Implantation einer wiederaufladbaren Pumpe

5-549.7 Drainage, präsakral nach Rektumexstirpation

Inkl.: Drainage durch perinealen Zugang

5-549.8- Entfernung von alloplastischem Material für Gewebeersatz oder Gewebeverstärkung

.80 Offen chirurgisch

.81 Laparoskopisch

.8x Sonstige

5-549.9 Implantation einer Medikamentenpumpe zur intraperitonealen Medikamenteninfusion

5-549.a Verwendung von auf ein Kauterisierungssystem vorgeladenen selbstexpandierenden Prothesen/Stents

Hinw.: Dieser Kode ist ein Zusatzkode. Die durchgeführten Eingriffe sind gesondert zu kodieren.

5-549.b Intraperitoneale Druck-Aerosolchemotherapie [PIPAC]

Inkl.: Laparoskopie als Zugang

5-549.c- Implantation von Bestrahlungsmarkern in den Bauchraum

Exkl.: Implantation von Bestrahlungsmarkern an einem oder mehreren Lymphknoten (5-408.9 ff.)
Implantation von Bestrahlungsmarkern am Magen (5-449.w ff.)
Implantation von Bestrahlungsmarkern an der Leber (5-509.0 ff.)
Implantation von Bestrahlungsmarkern am Pankreas (5-529.q ff.)

Hinw.: Das bildgebende Verfahren ist gesondert zu kodieren (Kap. 3).

.c0 Perkutan

.c1 Endoskopisch

.cx Sonstige

5-549.d- Wechsel eines Katheterverweilsystems im Bauchraum, subkutan getunnelt

.d0 Zur Peritonealdialyse

.d1 Zur Aszitesdrainage

.dx Sonstige

5-549.x Sonstige

5-549.y N.n.bez.

5-55...5-59 Operationen an den Harnorganen

Hinw.: Folgende Verfahren oder Operationsumstände sind zusätzlich zu kodieren, sofern sie nicht als eigener Kode angegeben sind:
- mikrochirurgische Technik (5-984)
- Lasertechnik (5-985 ff.)
- minimalinvasive Technik (5-986 ff.)
- OP-Roboter (5-987 ff.)
- Operation im Rahmen der Versorgung einer Mehrfachverletzung (5-981)
- Operation im Rahmen der Versorgung eines Polytraumas (5-982 ff.)
- Durchführung einer Reoperation (5-983)
- vorzeitiger Abbruch einer Operation (5-995)
- Anwendung fluoreszenzgestützter Resektionsverfahren (5-989)

5-55 Operationen an der Niere

Exkl.: Operationen an den Nierengefäßen (5-38, 5-39)
(Perkutan-)transluminale Gefäßinterventionen (8-836 ff.)
Extrakorporale Stoßwellenlithotripsie von Harnsteinen (8-110 ff.)
Therapeutische perkutane Punktion der Niere (8-155.0 und des Nierenbeckens, 8-155.1)

5-550.– Perkutan-transrenale Nephrotomie, Nephrostomie, Steinentfernung, Pyeloplastik und ureterorenoskopische Steinentfernung

Exkl.: Perkutan-transrenale (antegrad-ureteroskopische) Steinentfernung aus dem Ureter (5-562.6)
Diagnostische Ureterorenoskopie (1-665)

Hinw.: Perkutan-transrenale Operationen entsprechen den antegrad-nephroskopischen Operationen.
Die Anwendung eines flexiblen Ureterorenoskops ist gesondert zu kodieren (5-98b ff.).

5-550.0♦ Nephrotomie

5-550.1♦ Nephrostomie
Exkl.: Wechsel eines Nephrostomiekatheters (8-138.0)

5-550.2- Entfernung eines Steines
.20♦ Perkutan-transrenal
.21♦ Ureterorenoskopisch
Hinw.: Die Art des Zystoskops ist gesondert zu kodieren (5-98k ff.).
.2x♦ Sonstige

5-550.3- Entfernung eines Steines mit Desintegration (Lithotripsie)
.30♦ Perkutan-transrenal
.31♦ Ureterorenoskopisch
Hinw.: Die Art des Zystoskops ist gesondert zu kodieren (5-98k ff.).
.3x♦ Sonstige

5-550.4♦ Erweiterung des pyeloureteralen Überganges
Inkl.: Erweiterung des Ureters

5-550.5♦ Punktion einer Zyste
Exkl.: Therapeutische perkutane Punktion der Niere (8-155.0)

5-550.6♦ Operative Dilatation eines Nephrostomiekanals mit Einlegen eines dicklumigen Nephrostomiekatheters
Hinw.: Ein dicklumiger Nephrostomiekatheter hat eine Dicke von mindestens 10 Charrière.

5-550.x♦ Sonstige

5-550.y N.n.bez.

5-551.– Offen chirurgische Nephrotomie, Nephrostomie, Pyelotomie und Pyelostomie

Inkl.: Steinentfernung
Steinentfernung mit Desintegration (Lithotripsie)

5-551.0♦ Nephrotomie

5-551.1♦ Nephrostomie

Exkl.: Wechsel eines Nephrostomiekatheters (8-138.0)

5-551.2♦ Pyelotomie

5-551.3♦ Pyelostomie

5-551.4♦ Pyelokalikotomie

5-551.5♦ Nephropyelokalikotomie

5-551.6♦ Punktion einer Zyste

5-551.x♦ Sonstige

5-551.y N.n.bez.

5-552.– Exzision und Destruktion von (erkranktem) Gewebe der Niere

Inkl.: Exzision und Destruktion von (erkranktem) Gewebe des Nierenbeckens
Exzisionsbiopsie
Exzision und Marsupialisation einer Zyste

Hinw.: Die Anwendung eines flexiblen Ureterorenoskops ist gesondert zu kodieren (5-98b ff.).
Die Anzahl der verwendeten Nadeln zur Destruktion ist gesondert zu kodieren (5-98h ff.).

5-552.0♦ Exzision, offen chirurgisch

5-552.1♦ Exzision, perkutan-transrenal

5-552.2♦ Exzision, ureterorenoskopisch

5-552.3♦ Exzision, laparoskopisch oder retroperitoneoskopisch

5-552.4- Destruktion, offen chirurgisch
.40♦ Durch Kryoablation
.41♦ Durch Ultraschallablation

Inkl.: HIFU

.42♦ Durch Radiofrequenzablation
.43♦ Durch Mikrowellenablation
.4x♦ Sonstige

5-552.5- Destruktion, perkutan-transrenal
.50♦ Durch Thermoablation

Inkl.: Bildgebendes Verfahren

Exkl.: Perkutan-transrenale Destruktion durch Radiofrequenzablation (5-552.54)
Perkutan-transrenale Destruktion durch Mikrowellenablation (5-552.55)

.51♦ Durch irreversible Elektroporation

Hinw.: Die Anzahl der verwendeten Nadeln zur Destruktion ist gesondert zu kodieren (5-98h ff.).

.52♦ Durch Kryoablation
.53♦ Durch Ultraschallablation

Inkl.: HIFU

.54♦ Durch Radiofrequenzablation

Hinw.: Die Anzahl der verwendeten Nadeln zur Destruktion ist gesondert zu kodieren (5-98h ff.).

.55♦ Durch Mikrowellenablation

Hinw.: Die Anzahl der verwendeten Nadeln zur Destruktion ist gesondert zu kodieren (5-98h ff.).

.5x♦ Sonstige

5-552.6♦ Destruktion, ureterorenoskopisch

5-552.7- Destruktion, laparoskopisch oder retroperitoneoskopisch
.70♦ Durch Kryoablation
.71♦ Durch Radiofrequenzablation
.72♦ Durch Mikrowellenablation
.7x♦ Sonstige
5-552.x♦ Sonstige
5-552.y N.n.bez.

5-553.– Partielle Resektion der Niere

Exkl.: Extrakorporale Resektion mit Autotransplantation (5-555.4)

5-553.0- Teilresektion
.00♦ Offen chirurgisch lumbal
.01♦ Offen chirurgisch abdominal
.02♦ Thorakoabdominal
.03♦ Laparoskopisch oder retroperitoneoskopisch
.0x♦ Sonstige
5-553.1- Teilresektion mit Ureterektomie

Hinw.: Die Resektion einer Blasenwandmanschette ist gesondert zu kodieren (5-575 ff.).

.10♦ Offen chirurgisch lumbal
.11♦ Offen chirurgisch abdominal
.12♦ Thorakoabdominal
.13♦ Laparoskopisch oder retroperitoneoskopisch
.1x♦ Sonstige
5-553.2- Teilresektion mit Kaltperfusion
.20♦ Offen chirurgisch lumbal
.21♦ Offen chirurgisch abdominal
.22♦ Thorakoabdominal
.23♦ Laparoskopisch oder retroperitoneoskopisch
.2x♦ Sonstige
5-553.x- Sonstige
.x0♦ Offen chirurgisch lumbal
.x1♦ Offen chirurgisch abdominal
.x2♦ Thorakoabdominal
.x3♦ Laparoskopisch oder retroperitoneoskopisch
.xx♦ Sonstige
5-553.y N.n.bez.

5-554.– Nephrektomie

Hinw.: Eine gleichzeitig durchgeführte radikale paraaortale Lymphadenektomie ist gesondert zu kodieren (5-407.2).

5-554.4- Nephrektomie, radikal

Inkl.: Regionale Lymphadenektomie

Hinw.: Die Adrenalektomie der gleichen Seite ist im Kode enthalten.

.40♦ Offen chirurgisch lumbal
.41♦ Offen chirurgisch abdominal
.42♦ Thorakoabdominal
.43♦ Laparoskopisch oder retroperitoneoskopisch
.4x♦ Sonstige

5-554.5- Nephrektomie, radikal, mit Ureterektomie

Inkl.: Regionale Lymphadenektomie

Hinw.: Die Resektion einer Blasenwandmanschette ist gesondert zu kodieren (5-575 ff.).
Die Adrenalektomie der gleichen Seite ist im Kode enthalten.

.50♦ Offen chirurgisch lumbal

.51♦ Offen chirurgisch abdominal

.52♦ Thorakoabdominal

| .53♦ Laparoskopisch oder retroperitoneoskopisch

.5x♦ Sonstige

5-554.6- Nephrektomie, radikal, mit endoskopischer Ureterexhairese

Inkl.: Regionale Lymphadenektomie

Hinw.: Die Adrenalektomie der gleichen Seite ist im Kode enthalten.

.60♦ Offen chirurgisch lumbal

.61♦ Offen chirurgisch abdominal

.62♦ Thorakoabdominal

| .63♦ Laparoskopisch oder retroperitoneoskopisch

.6x♦ Sonstige

5-554.7- Nephrektomie einer transplantierten Niere

.70 Offen chirurgisch lumbal

.71 Offen chirurgisch abdominal

.72 Thorakoabdominal

| .73 Laparoskopisch oder retroperitoneoskopisch

.7x Sonstige

5-554.8- Nephrektomie zur Transplantation, Lebendspender

.80 Offen chirurgisch lumbal

.81 Offen chirurgisch abdominal

.82 Thorakoabdominal

| .83 Laparoskopisch oder retroperitoneoskopisch

.8x Sonstige

5-554.9- Nephrektomie zur Transplantation, postmortal

Inkl.: Beidseitige Nephrektomie

Hinw.: Diese Kodes sind auch zu verwenden, wenn die Leistung nicht abschließend erbracht wird oder sich erst intraoperativ die Nichtverwendbarkeit des Organs für eine spätere Transplantation herausstellt.

Diese Kodes und der im Fall eines vorzeitigen Abbruchs dieses Eingriffs zusätzlich zu kodierende Zusatzkode 5-995 werden nicht im Rahmen des Datensatzes nach § 301 SGB V bzw. § 21 KHEntgG übermittelt.

Die Aufrechterhaltung der Homöostase für die postmortale Organspende ist im Kode enthalten.

.90 Offen chirurgisch lumbal

.91 Offen chirurgisch abdominal

.92 Thorakoabdominal

| .93 Laparoskopisch oder retroperitoneoskopisch

.9x Sonstige

5-554.a- Nephrektomie ohne weitere Maßnahmen

.a0♦ Offen chirurgisch lumbal

.a1♦ Offen chirurgisch abdominal

.a2♦ Thorakoabdominal

| .a3♦ Laparoskopisch oder retroperitoneoskopisch

.ax♦ Sonstige

5-554.b- Nephrektomie, mit Ureterektomie

Hinw.: Die Resektion einer Blasenwandmanschette ist gesondert zu kodieren (5-575 ff.).

.b0♦ Offen chirurgisch lumbal

.b1♦ Offen chirurgisch abdominal

.b2♦ Thorakoabdominal

.b3♦ Laparoskopisch oder retroperitoneoskopisch |

.bx♦ Sonstige

5-554.x- Sonstige

.x0♦ Offen chirurgisch lumbal

.x1♦ Offen chirurgisch abdominal

.x2♦ Thorakoabdominal

.x3♦ Laparoskopisch oder retroperitoneoskopisch |

.xx♦ Sonstige

5-554.y N.n.bez.

5-555.– Nierentransplantation

Hinw.: Bei AB0-nichtkompatibler Transplantation ist der Kode 5-930.21 zusätzlich anzugeben.
Die Art der Konservierung von Organtransplantaten ist gesondert zu kodieren (5-939 ff.).

5-555.0 Allogen, Lebendspender

5-555.1 Allogen, Leichenniere

5-555.2 Syngen

5-555.3 Autotransplantation

5-555.4 Autotransplantation nach extrakorporaler Resektion

5-555.5 En-bloc-Transplantat

5-555.6 Retransplantation, allogen, Lebendspender während desselben stationären Aufenthaltes

5-555.7 Retransplantation, allogen, Leichenniere während desselben stationären Aufenthaltes

5-555.8 Retransplantation, En-bloc-Transplantat während desselben stationären Aufenthaltes

5-555.x Sonstige

5-555.y N.n.bez.

5-557.– Rekonstruktion der Niere

Inkl.: Rekonstruktion des Nierenhohlsystems

5-557.0- Naht (nach Verletzung)

.00♦ Offen chirurgisch lumbal

.01♦ Offen chirurgisch abdominal

.02♦ Thorakoabdominal

.03♦ Laparoskopisch oder retroperitoneoskopisch |

.0x♦ Sonstige

5-557.1- Plastische Rekonstruktion

.10♦ Offen chirurgisch lumbal

.11♦ Offen chirurgisch abdominal

.12♦ Thorakoabdominal

.13♦ Laparoskopisch oder retroperitoneoskopisch |

.1x♦ Sonstige

5-557.2- Verschluss einer Fistel
.20♦ Offen chirurgisch lumbal
.21♦ Offen chirurgisch abdominal
.22♦ Thorakoabdominal
| .23♦ Laparoskopisch oder retroperitoneoskopisch
.2x♦ Sonstige
5-557.3- Trennung einer Hufeisenniere
.30 Offen chirurgisch lumbal
.31 Offen chirurgisch abdominal
.32 Thorakoabdominal
| .33 Laparoskopisch oder retroperitoneoskopisch
.3x Sonstige
5-557.4- Nierenbeckenplastik
.40♦ Offen chirurgisch lumbal
.41♦ Offen chirurgisch abdominal
.42♦ Thorakoabdominal
| .43♦ Laparoskopisch oder retroperitoneoskopisch
.4x♦ Sonstige
5-557.5- Ureterokalikostomie
.50♦ Offen chirurgisch lumbal
.51♦ Offen chirurgisch abdominal
.52♦ Thorakoabdominal
| .53♦ Laparoskopisch oder retroperitoneoskopisch
.5x♦ Sonstige
5-557.6- Ureteropyelostomie
.60♦ Offen chirurgisch lumbal
.61♦ Offen chirurgisch abdominal
.62♦ Thorakoabdominal
| .63♦ Laparoskopisch oder retroperitoneoskopisch
.6x♦ Sonstige
5-557.7- Pyelopyelostomie (bei Doppelsystem)
.70♦ Offen chirurgisch lumbal
.71♦ Offen chirurgisch abdominal
.72♦ Thorakoabdominal
| .73♦ Laparoskopisch oder retroperitoneoskopisch
.7x♦ Sonstige
5-557.8- Transureteropyelostomie
.80♦ Offen chirurgisch lumbal
.81♦ Offen chirurgisch abdominal
.82♦ Thorakoabdominal
| .83♦ Laparoskopisch oder retroperitoneoskopisch
.8x♦ Sonstige
5-557.9- Verschluss eines Nephrostomas
.90♦ Offen chirurgisch lumbal
.91♦ Offen chirurgisch abdominal
.92♦ Thorakoabdominal
| .93♦ Laparoskopisch oder retroperitoneoskopisch
.9x♦ Sonstige

5-557.a- Dilatation eines rekonstruktiven Nephrostomas

Exkl.: Wechsel eines Nephrostomiekatheters ohne operative Dilatation (8-138.0)
Operative Dilatation eines Nephrostomiekanals mit Einlegen eines dicklumigen Nephrostomiekatheters (5-550.6)

.a0♦ Offen chirurgisch lumbal
.a1♦ Offen chirurgisch abdominal
.a2♦ Thorakoabdominal
.a3♦ Laparoskopisch oder retroperitoneoskopisch
.ax♦ Sonstige

5-557.x- Sonstige
.x0♦ Offen chirurgisch lumbal
.x1♦ Offen chirurgisch abdominal
.x2♦ Thorakoabdominal
.x3♦ Laparoskopisch oder retroperitoneoskopisch
.xx♦ Sonstige

5-557.y N.n.bez.

5-559.– Andere Operationen an der Niere

Exkl.: Biopsie der Niere durch Inzision (1-560.0)
Perkutane und endoskopische Biopsie der Niere und des Nierenbeckens

5-559.0- Freilegung der Niere (zur Exploration)
.00♦ Offen chirurgisch lumbal
.01♦ Offen chirurgisch abdominal
.02♦ Thorakoabdominal
.03♦ Laparoskopisch oder retroperitoneoskopisch
.0x♦ Sonstige

5-559.1- Dekapsulation
.10♦ Offen chirurgisch lumbal
.11♦ Offen chirurgisch abdominal
.12♦ Thorakoabdominal
.13♦ Laparoskopisch oder retroperitoneoskopisch
.1x♦ Sonstige

5-559.2- Nephropexie
.20♦ Offen chirurgisch lumbal
.21♦ Offen chirurgisch abdominal
.22♦ Thorakoabdominal
.23♦ Laparoskopisch oder retroperitoneoskopisch
.2x♦ Sonstige

5-559.3- Revisionsoperation
.30♦ Offen chirurgisch lumbal
.31♦ Offen chirurgisch abdominal
.32♦ Thorakoabdominal
.33♦ Laparoskopisch oder retroperitoneoskopisch
.3x♦ Sonstige

5-559.x- Sonstige
.x0♦ Offen chirurgisch lumbal
.x1♦ Offen chirurgisch abdominal
.x2♦ Thorakoabdominal
.x3♦ Laparoskopisch oder retroperitoneoskopisch
.xx♦ Sonstige
5-559.y N.n.bez.

5-56 Operationen am Ureter

5-560.– Transurethrale und perkutan-transrenale Erweiterung des Ureters

Inkl.: Erweiterung des pyeloureteralen Überganges
Hinw.: Die Anwendung eines flexiblen Ureterorenoskops ist gesondert zu kodieren (5-98b ff.).

5-560.0♦ Inzision, ureterorenoskopisch
5-560.1♦ Ballondilatation, transurethral
5-560.2♦ Bougierung, transurethral
5-560.3- Einlegen eines Stents, transurethral
Exkl.: Transurethrales Einlegen einer Ureterschiene [Ureterkatheter] (8-137.00)
.30♦ Einlegen eines permanenten Metallstents
.3x♦ Einlegen eines permanenten sonstigen Stents
5-560.4♦ Inzision, perkutan-transrenal
5-560.5♦ Ballondilatation, perkutan-transrenal
5-560.6♦ Bougierung, perkutan-transrenal
5-560.7- Einlegen eines Stents, perkutan-transrenal
Exkl.: Perkutan-transrenales Einlegen einer Ureterschiene [Ureterkatheter] (8-137.01)
.70♦ Einlegen eines permanenten Metallstents
.7x♦ Einlegen eines permanenten sonstigen Stents
5-560.8♦ Entfernung eines Stents, transurethral
5-560.x♦ Sonstige
5-560.y N.n.bez.

5-561.– Inzision, Resektion und (andere) Erweiterung des Ureterostiums

Inkl.: Inzision oder Resektion einer Ureterozele

5-561.0♦ Inzision, offen chirurgisch
5-561.1♦ Inzision, perkutan-transvesikal
5-561.2♦ Inzision, transurethral
5-561.3♦ Resektion, offen chirurgisch
5-561.4♦ Resektion, perkutan-transvesikal
5-561.5♦ Resektion, transurethral
5-561.6♦ Ballondilatation, transurethral
5-561.7♦ Bougierung, transurethral
5-561.8♦ Resektion, laparoskopisch oder retroperitoneoskopisch
5-561.x♦ Sonstige
5-561.y N.n.bez.

5-562.– Ureterotomie, perkutan-transrenale und transurethrale Steinbehandlung

Inkl.: Ureterolithotomie

Hinw.: Die Anwendung eines flexiblen Ureterorenoskops ist gesondert zu kodieren (5-98b ff.).

5-562.0♦ Ureterotomie, offen chirurgisch

5-562.1♦ Ureterotomie, laparoskopisch oder retroperitoneoskopisch

5-562.2♦ Schlingenextraktion

5-562.3♦ Einlegen einer Verweilschlinge

5-562.4♦ Entfernung eines Steines, ureterorenoskopisch

5-562.5♦ Entfernung eines Steines, ureterorenoskopisch, mit Desintegration (Lithotripsie)

5-562.6♦ Entfernung eines Steines, perkutan-transrenal

5-562.7♦ Entfernung eines Steines, perkutan-transrenal, mit Desintegration (Lithotripsie)

5-562.8♦ Extraktion mit Dormia-Körbchen

5-562.9♦ Steinreposition

5-562.x♦ Sonstige

5-562.y N.n.bez.

5-563.– Exzision und Destruktion von erkranktem Gewebe des Ureters, Ureterresektion und Ureterektomie

Exkl.: Ureterresektion bei Nephrektomie (5-554 ff.)

Hinw.: Die Anwendung eines flexiblen Ureterorenoskops ist gesondert zu kodieren (5-98b ff.).

5-563.0- Ureterresektion, partiell

.00♦ Offen chirurgisch lumbal

.01♦ Offen chirurgisch abdominal

.02♦ Laparoskopisch

.0x♦ Sonstige

5-563.1- Ureterektomie

Inkl.: Resektion einer Blasenwandmanschette

.10♦ Offen chirurgisch lumbal

.11♦ Offen chirurgisch abdominal

.12♦ Laparoskopisch

.1x♦ Sonstige

5-563.2- Resektion eines Ureterstumpfes

.20♦ Offen chirurgisch lumbal

.21♦ Offen chirurgisch abdominal

.22♦ Laparoskopisch

.2x♦ Sonstige

5-563.3♦ Exzision von erkranktem Gewebe des Ureters, ureterorenoskopisch

5-563.4♦ Destruktion von erkranktem Gewebe des Ureters, ureterorenoskopisch

5-563.x- Sonstige

.x0♦ Offen chirurgisch lumbal

.x1♦ Offen chirurgisch abdominal

.x2♦ Laparoskopisch

.xx♦ Sonstige

5-563.y N.n.bez.

5-564.– Kutane Harnableitung durch Ureterokutaneostomie (nicht kontinentes Stoma)

Exkl.: Temporäre Harnableitung durch perkutane Nephrostomie (5-550.1)

5-564.2- Ringureterokutaneostomie
.20♦ Offen chirurgisch lumbal
.21♦ Offen chirurgisch abdominal
.22♦ Laparoskopisch
.2x♦ Sonstige
5-564.3- Transureterokutaneostomie
.30♦ Offen chirurgisch lumbal
.31♦ Offen chirurgisch abdominal
.32♦ Laparoskopisch
.3x♦ Sonstige
5-564.4- Revision des Stomas
.40♦ Offen chirurgisch lumbal
.41♦ Offen chirurgisch abdominal
.42♦ Laparoskopisch
.4x♦ Sonstige
5-564.5- Verschluss des Stomas
.50♦ Offen chirurgisch lumbal
.51♦ Offen chirurgisch abdominal
.52♦ Laparoskopisch
.5x♦ Sonstige
5-564.6- Umwandlung einer anderen supravesikalen Harnableitung in eine Ureterokutaneostomie
.60♦ Offen chirurgisch lumbal
.61♦ Offen chirurgisch abdominal
.62♦ Laparoskopisch
.6x♦ Sonstige
5-564.7- Ureterokutaneostomie
.70♦ Offen chirurgisch lumbal
.71♦ Offen chirurgisch abdominal
.72♦ Laparoskopisch
.7x♦ Sonstige
5-564.x- Sonstige
.x0♦ Offen chirurgisch lumbal
.x1♦ Offen chirurgisch abdominal
.x2♦ Laparoskopisch
.xx♦ Sonstige
5-564.y N.n.bez.

5-565.– Kutane Harnableitung mit Darminterponat [Conduit] (nicht kontinentes Stoma)

5-565.0- Ureteroileokutaneostomie [Ileum-Conduit]
.00♦ Offen chirurgisch
.01♦ Laparoskopisch
.0x♦ Sonstige
5-565.1- Ureterokolokutaneostomie [Kolon-/Sigma-Conduit]
.10♦ Offen chirurgisch
.11♦ Laparoskopisch
.1x♦ Sonstige

5-565.2- Revision des Stomas
.20♦ Offen chirurgisch
.21♦ Laparoskopisch
.2x♦ Sonstige
5-565.3- Revision der Ureter-Darm-Anastomose
.30♦ Offen chirurgisch
.31♦ Laparoskopisch
.3x♦ Sonstige
5-565.4- Revision des Darminterponates
.40♦ Offen chirurgisch
.41♦ Laparoskopisch
.4x♦ Sonstige
5-565.5- Umwandlung einer anderen supravesikalen Harnableitung in eine Harnableitung mit Darminterponat
.50♦ Offen chirurgisch
.51♦ Laparoskopisch
.5x♦ Sonstige
5-565.x- Sonstige
.x0♦ Offen chirurgisch
.x1♦ Laparoskopisch
.xx♦ Sonstige
5-565.y N.n.bez.

5-566.– Kutane Harnableitung mit Darmreservoir (kontinentes Stoma)

5-566.0- Anlegen eines Ileumreservoirs
.00 Offen chirurgisch
.01 Laparoskopisch
.0x Sonstige
5-566.1- Anlegen eines Ileozäkalreservoirs
.10 Offen chirurgisch
.11 Laparoskopisch
.1x Sonstige
5-566.2- Anlegen eines Kolonreservoirs
.20 Offen chirurgisch
.21 Laparoskopisch
.2x Sonstige
5-566.3- Anlegen eines Magenreservoirs
Inkl.: Reservoir mit Magenanteilen
.30 Offen chirurgisch
.31 Laparoskopisch
.3x Sonstige
5-566.4- Revision des Stomas
.40 Offen chirurgisch
.41 Laparoskopisch
.4x Sonstige

5-566.5- Revision des Kontinenzventils
.50 Offen chirurgisch
.51 Laparoskopisch
.5x Sonstige
5-566.8- Revision des Darmreservoirs
.80 Offen chirurgisch
.81 Laparoskopisch
.8x Sonstige
5-566.9- Umwandlung einer anderen supravesikalen Harnableitung in eine Harnableitung mit Darmreservoir
.90 Offen chirurgisch
.91 Laparoskopisch
.9x Sonstige
5-566.a- Revision der Ureter-Darm-Anastomose
.a0♦ Offen chirurgisch
.a1♦ Laparoskopisch
.ax♦ Sonstige
5-566.b- Kontinente Harnableitung über ein Appendikostoma
.b0♦ Offen chirurgisch
.b1♦ Laparoskopisch
.bx♦ Sonstige
5-566.c- Kontinente Harnableitung über ein tubuliertes Dünndarmsegment
.c0♦ Offen chirurgisch
.c1♦ Laparoskopisch
.cx♦ Sonstige
5-566.x- Sonstige
.x0♦ Offen chirurgisch
.x1♦ Laparoskopisch
.xx♦ Sonstige
5-566.y N.n.bez.

5-567.– Interne Harnableitung über den Darm

5-567.0- Ureterosigmoideostomie (ohne Reservoirbildung)
.05♦ Ohne antirefluxive Ureter-Darm-Anastomose
.06♦ Mit antirefluxiver Ureter-Darm-Anastomose
5-567.1♦ Ureterosigmoideostomie mit Reservoirbildung aus Dickdarm, offen chirurgisch
5-567.2♦ Ureterosigmoideostomie mit Reservoirbildung aus Dickdarm, laparoskopisch
5-567.3♦ Ureterosigmoideostomie mit Reservoirbildung aus Dünndarm, offen chirurgisch
5-567.4♦ Ureterosigmoideostomie mit Reservoirbildung aus Dünndarm, laparoskopisch
5-567.7♦ Umwandlung einer anderen supravesikalen Harnableitung in eine interne Harnableitung über den Darm
5-567.8♦ Revision der Ureter-Darm-Anastomose (mit oder ohne Reservoirbildung)
5-567.x♦ Sonstige
5-567.y N.n.bez.

5-568.– Rekonstruktion des Ureters

Inkl.: Rekonstruktion des Ureterostiums

Exkl.: Inzision, Resektion und (andere) Erweiterung des Ureterostiums (5-561 ff.)
Verschluss einer ureterovaginalen Fistel (5-706.3 ff.)

5-568.0- Naht (nach Verletzung)
.00♦ Offen chirurgisch
.01♦ Laparoskopisch
.0x♦ Sonstige

5-568.1- Reanastomose
.10♦ Offen chirurgisch
.11♦ Laparoskopisch
.1x♦ Sonstige

5-568.2- Verschluss einer ureterokutanen Fistel
.20♦ Offen chirurgisch
.21♦ Laparoskopisch
.2x♦ Sonstige

5-568.3- Verschluss einer Ureter-Darm-Fistel
.30♦ Offen chirurgisch
.31♦ Laparoskopisch
.3x♦ Sonstige

5-568.8- Ureterozystoneostomie mit Uretermodellage

Inkl.: Antirefluxplastik

.80♦ Offen chirurgisch
.81♦ Laparoskopisch
.8x♦ Sonstige

5-568.9- Isolierte Antirefluxplastik (z.B. nach Lich-Gregoir)
.90♦ Offen chirurgisch
.91♦ Laparoskopisch
.9x♦ Sonstige

5-568.a- (Trans-)Ureteroureterostomie
.a0♦ Offen chirurgisch
.a1♦ Laparoskopisch
.ax♦ Sonstige

5-568.b- Uretersatz, partiell

Exkl.: Partieller Uretersatz mit Verwendung von Darmsegmenten (5-568.g ff.)
Subkutane Implantation eines renovesikalen künstlichen Ureters (5-568.h)

.b0♦ Offen chirurgisch
.b1♦ Laparoskopisch
.bx♦ Sonstige

5-568.c- Uretersatz, total

Exkl.: Totaler Uretersatz mit Verwendung von Darmsegmenten (5-568.g ff.)
Subkutane Implantation eines renovesikalen künstlichen Ureters (5-568.h)

.c0♦ Offen chirurgisch
.c1♦ Laparoskopisch
.cx♦ Sonstige

5-568.d- Ureterozystoneostomie
Inkl.: Antirefluxplastik
.d0♦ Offen chirurgisch
.d1♦ Laparoskopisch
.dx♦ Sonstige
5-568.e- Ureterozystoneostomie bei Doppelureter
Inkl.: Antirefluxplastik
.e0♦ Offen chirurgisch
.e1♦ Laparoskopisch
.ex♦ Sonstige
5-568.f Transposition eines Eigenureters auf eine Transplantatniere, offen chirurgisch
5-568.g- Uretersatz, partiell oder total, mit Verwendung von Darmsegmenten
.g0♦ Offen chirurgisch
.g1♦ Laparoskopisch
.gx♦ Sonstige
5-568.h Subkutane Implantation oder subkutaner Wechsel eines renovesikalen künstlichen Ureters
5-568.j Entfernung eines renovesikalen künstlichen Ureters
5-568.x- Sonstige
.x0♦ Offen chirurgisch
.x1♦ Laparoskopisch
.xx♦ Sonstige
5-568.y N.n.bez.

5-569.– Andere Operationen am Ureter

Exkl.: Biopsie des Ureters durch Inzision (1-562.0)
Biopsie an periureteralem Gewebe durch Inzision (1-562.1)
Perkutane und endoskopische Biopsie des Ureters (1-460.1, 1-461.1)
Einlegen, Wechsel und Entfernung einer Ureterschiene [Ureterkatheter] (8-137 ff.)

5-569.0- Freilegung des Ureters (zur Exploration)
.00♦ Offen chirurgisch
.01♦ Laparoskopisch
.02♦ Transurethral
.0x♦ Sonstige
5-569.1- Ligatur des Ureters
.10♦ Offen chirurgisch
.11♦ Laparoskopisch
.12♦ Transurethral
.1x♦ Sonstige
5-569.2- Verschluss des Ureters
.20♦ Offen chirurgisch
.21♦ Laparoskopisch
.22♦ Transurethral
.2x♦ Sonstige
5-569.3- Ureterolyse (ohne intraperitoneale Verlagerung)
.30♦ Offen chirurgisch
.31♦ Laparoskopisch
.32♦ Transurethral
.3x♦ Sonstige

5-569.4- Ureterolyse mit intraperitonealer Verlagerung
.40♦ Offen chirurgisch
.41♦ Laparoskopisch
.42♦ Transurethral
.4x♦ Sonstige
5-569.5- Ureterolyse mit Umscheidung mit Omentum
.50♦ Offen chirurgisch
.51♦ Laparoskopisch
.52♦ Transurethral
.5x♦ Sonstige
5-569.6- Injektion bei Ostiuminsuffizienz
.60♦ Offen chirurgisch
.61♦ Laparoskopisch
.62♦ Transurethral
.6x♦ Sonstige
5-569.7- Revisionsoperation
.70♦ Offen chirurgisch
.71♦ Laparoskopisch
.72♦ Transurethral
.7x♦ Sonstige
5-569.x- Sonstige
.x0♦ Offen chirurgisch
.x1♦ Laparoskopisch
.x2♦ Transurethral
.xx♦ Sonstige
5-569.y N.n.bez.

5-57 Operationen an der Harnblase

Exkl.: Harninkontinenz-Operationen (5-592 bis 5-598 ff., 5-599.0 ff.)

Hinw.: Prozeduren an einer Ersatzharnblase oder einem Pouch sind, sofern sie mit dem OPS nicht spezifisch kodierbar sind, mit dem Kode der jeweiligen Prozedur an der Harnblase zu verschlüsseln.

5-570.– Endoskopische Entfernung von Steinen, Fremdkörpern und Tamponaden der Harnblase

Exkl.: Transurethrale Entfernung eines Steines oder Fremdkörpers (8-100.b)
Extrakorporale Stoßwellenlithotripsie eines Harnblasensteines (8-110.0)

5-570.0 Entfernung eines Steines, transurethral, mit Desintegration (Lithotripsie)

5-570.1 Entfernung eines Steines, perkutan-transvesikal

5-570.2 Entfernung eines Steines, perkutan-transvesikal, mit Desintegration (Lithotripsie)

5-570.3 Entfernung eines Fremdkörpers, perkutan-transvesikal

5-570.4 Operative Ausräumung einer Harnblasentamponade, transurethral

5-570.x Sonstige

5-570.y N.n.bez.

5-571.– Zystotomie [Sectio alta]

5-571.0 Ohne weitere Maßnahmen

5-571.1 Entfernung eines Steines

5-571.2 Entfernung eines Fremdkörpers

Inkl.: Entfernung eines Fremdkörpers aus der Urethra über Sectio alta

5-571.3 Operative Ausräumung einer Harnblasentamponade

5-571.x Sonstige

5-571.y N.n.bez.

5-572.– Zystostomie

5-572.0 Offen chirurgisch

5-572.1 Perkutan

Inkl.: Anlegen eines suprapubischen Katheters

5-572.2 Vesikokutaneostomie mit nicht kontinentem Stoma

5-572.3 Vesikokutaneostomie mit kontinentem Stoma

5-572.4 Revision

5-572.5 Operative Dilatation eines Zystostomiekanals mit Anlegen eines dicklumigen suprapubischen Katheters

5-572.x Sonstige

5-572.y N.n.bez.

5-573.– Transurethrale Inzision, Exzision, Destruktion und Resektion von (erkranktem) Gewebe der Harnblase

5-573.0 Inzision

Inkl.: Divertikulotomie

5-573.1 Inzision des Harnblasenhalses

5-573.2- Exzision
- .20 Nicht fluoreszenzgestützt
- .21 Fluoreszenzgestützt mit Hexaminolävulinsäure
- .2x Fluoreszenzgestützt mit sonstigen Substanzen

5-573.3- Destruktion
- .30 Durch Radiofrequenzablation
- .31 Durch Mikrowellenablation
- .32 Durch Elektrokoagulation
- .3x Sonstige

5-573.4- Resektion
- .40 Nicht fluoreszenzgestützt
- .41 Fluoreszenzgestützt mit Hexaminolävulinsäure
- .4x Fluoreszenzgestützt mit sonstigen Substanzen

5-573.x Sonstige

5-573.y N.n.bez.

5-574.– Offen chirurgische und laparoskopische Exzision und Destruktion von (erkranktem) Gewebe der Harnblase

5-574.0 Exzision, offen chirurgisch

Inkl.: Divertikulektomie

5-574.1 Exzision, laparoskopisch

Inkl.: Divertikulektomie

5-574.2 Destruktion, offen chirurgisch

5-574.3 Destruktion, laparoskopisch

5-574.4 Myektomie

5-574.x Sonstige

5-574.y N.n.bez.

5-575.– Partielle Harnblasenresektion

Hinw.: Eine durchgeführte Augmentation der Harnblase ist gesondert zu kodieren (5-578.6 ff.).

5-575.0- Teilresektion ohne Ureterneoimplantation
.00 Offen chirurgisch
.01 Laparoskopisch
.02 Umsteigen laparoskopisch - offen chirurgisch
.0x Sonstige

5-575.2- Teilresektion mit einseitiger Ureterneoimplantation
.20 Offen chirurgisch
.21 Laparoskopisch
.22 Umsteigen laparoskopisch - offen chirurgisch
.2x Sonstige

5-575.3- Teilresektion mit beidseitiger Ureterneoimplantation
.30 Offen chirurgisch
.31 Laparoskopisch
.32 Umsteigen laparoskopisch - offen chirurgisch
.3x Sonstige

5-575.4- Supratrigonale Resektion ohne Ureterneoimplantation
.40 Offen chirurgisch
.41 Laparoskopisch
.42 Umsteigen laparoskopisch - offen chirurgisch
.4x Sonstige

5-575.6- Supratrigonale Resektion mit einseitiger Ureterneoimplantation
.60 Offen chirurgisch
.61 Laparoskopisch
.62 Umsteigen laparoskopisch - offen chirurgisch
.6x Sonstige

5-575.7- Supratrigonale Resektion mit beidseitiger Ureterneoimplantation
.70 Offen chirurgisch
.71 Laparoskopisch
.72 Umsteigen laparoskopisch - offen chirurgisch
.7x Sonstige

5-575.8- Subtotale Resektion mit einseitiger Ureterneoimplantation
.80 Offen chirurgisch
.81 Laparoskopisch
| .82 Umsteigen laparoskopisch - offen chirurgisch
.8x Sonstige

5-575.9- Subtotale Resektion mit beidseitiger Ureterneoimplantation
.90 Offen chirurgisch
.91 Laparoskopisch
| .92 Umsteigen laparoskopisch - offen chirurgisch
.9x Sonstige

5-575.x- Sonstige
.x0 Offen chirurgisch
.x1 Laparoskopisch
| .x2 Umsteigen laparoskopisch - offen chirurgisch
.xx Sonstige

5-575.y N.n.bez.

5-576.– Zystektomie

Exkl.: Ersatz der Harnblase als selbständiger Eingriff (5-577 ff.)
Revision nach Zystektomie (5-579.7 ff.)

Hinw.: Die Harnableitung ist gesondert zu kodieren (5-564 ff., 5-565 ff., 5-566 ff., 5-567 ff.).
Ein durchgeführter Harnblasenersatz ist gesondert zu kodieren (5-577 ff.).
Eine gleichzeitig durchgeführte radikale paraaortale Lymphadenektomie ist gesondert zu kodieren (5-407.2).

5-576.0- Einfach, beim Mann
.00 Offen chirurgisch
.01 Laparoskopisch
| .02 Umsteigen laparoskopisch - offen chirurgisch
.0x Sonstige

5-576.1- Einfach, bei der Frau
.10 Offen chirurgisch
.11 Laparoskopisch
| .12 Umsteigen laparoskopisch - offen chirurgisch
.1x Sonstige

5-576.2- Radikale Zystektomie ohne Urethrektomie, beim Mann

Inkl.: Entfernung des inneren Genitale
Regionale Lymphadenektomie

.20 Offen chirurgisch
.21 Laparoskopisch
| .22 Umsteigen laparoskopisch - offen chirurgisch
.2x Sonstige

5-576.3- Radikale Zystektomie ohne Urethrektomie, unter Schonung des Gefäß-Nerven-Bündels (potenzerhaltend), beim Mann

Inkl.: Entfernung des inneren Genitale
Regionale Lymphadenektomie

.30 Offen chirurgisch
.31 Laparoskopisch
| .32 Umsteigen laparoskopisch - offen chirurgisch
.3x Sonstige

5-576.4- Radikale Zystektomie mit Urethrektomie, beim Mann

Inkl.: Entfernung des inneren Genitale
Regionale Lymphadenektomie

.40 Offen chirurgisch

.41 Laparoskopisch

.42 Umsteigen laparoskopisch - offen chirurgisch

.4x Sonstige

5-576.5- Radikale Zystektomie mit Urethrektomie, unter Schonung des Gefäß-Nerven-Bündels (potenzerhaltend), beim Mann

Inkl.: Entfernung des inneren Genitale
Regionale Lymphadenektomie

.50 Offen chirurgisch

.51 Laparoskopisch

.52 Umsteigen laparoskopisch - offen chirurgisch

.5x Sonstige

5-576.6- Radikale Zystektomie ohne Urethrektomie bei der Frau

Inkl.: Regionale Lymphadenektomie

Exkl.: Entfernung des inneren Genitale (vordere pelvine Eviszeration) (5-687.0)

.60 Offen chirurgisch

.61 Laparoskopisch

.62 Umsteigen laparoskopisch - offen chirurgisch

.6x Sonstige

5-576.7- Radikale Zystektomie mit Urethrektomie bei der Frau

Inkl.: Regionale Lymphadenektomie

Exkl.: Entfernung des inneren Genitale (vordere pelvine Eviszeration) (5-687.0)

.70 Offen chirurgisch

.71 Laparoskopisch

.72 Umsteigen laparoskopisch - offen chirurgisch

.7x Sonstige

5-576.8- Eviszeration des kleinen Beckens beim Mann

Hinw.: Die Darmableitung ist gesondert zu kodieren (5-462 ff.).

.80 Offen chirurgisch

.81 Laparoskopisch

.82 Umsteigen laparoskopisch - offen chirurgisch

.8x Sonstige

5-576.x- Sonstige

.x0 Offen chirurgisch

.x1 Laparoskopisch

.x2 Umsteigen laparoskopisch - offen chirurgisch

.xx Sonstige

5-576.y N.n.bez.

5-577.– Ersatz der Harnblase

Exkl.: Supravesikale Harnableitung über Darminterponat (5-565 ff.) oder Darmreservoir (5-566 ff.)

5-577.0- Rekonstruktion mit Ileum

.00 Offen chirurgisch

.01 Laparoskopisch

.02 Umsteigen laparoskopisch - offen chirurgisch

.0x Sonstige

5-577.1-	Rekonstruktion mit Kolon
.10	Offen chirurgisch
.11	Laparoskopisch
.12	Umsteigen laparoskopisch - offen chirurgisch
.1x	Sonstige
5-577.2-	Rekonstruktion mit Ileozäkum
.20	Offen chirurgisch
.21	Laparoskopisch
.22	Umsteigen laparoskopisch - offen chirurgisch
.2x	Sonstige
5-577.3-	Rekonstruktion mit Magen
.30	Offen chirurgisch
.31	Laparoskopisch
.32	Umsteigen laparoskopisch - offen chirurgisch
.3x	Sonstige
5-577.4-	Umwandlung einer anderen supravesikalen Harnableitung in eine Ersatzharnblase
.40	Offen chirurgisch
.41	Laparoskopisch
.42	Umsteigen laparoskopisch - offen chirurgisch
.4x	Sonstige
5-577.x-	Sonstige
.x0	Offen chirurgisch
.x1	Laparoskopisch
.x2	Umsteigen laparoskopisch - offen chirurgisch
.xx	Sonstige
5-577.y	N.n.bez.

5-578.– Andere plastische Rekonstruktion der Harnblase

Exkl.: Verschluss einer vesikovaginalen Fistel (5-706.4 ff.)
Verschluss einer uterovesikalen Fistel (5-695.2 ff.)

5-578.0-	Naht (nach Verletzung)
.00	Offen chirurgisch
.01	Laparoskopisch
.02	Umsteigen laparoskopisch - offen chirurgisch
.0x	Sonstige
5-578.1-	Verschluss einer Zystostomie
.10	Offen chirurgisch
.11	Laparoskopisch
.12	Umsteigen laparoskopisch - offen chirurgisch
.1x	Sonstige
5-578.2-	Verschluss einer vesikokutanen Fistel
.20	Offen chirurgisch
.21	Laparoskopisch
.22	Umsteigen laparoskopisch - offen chirurgisch
.2x	Sonstige
5-578.3-	Verschluss einer Harnblasen-Darm-Fistel
.30	Offen chirurgisch
.31	Laparoskopisch

.32	Umsteigen laparoskopisch - offen chirurgisch
.3x	Sonstige
5-578.4-	Harnblasenhalsplastik
.40	Offen chirurgisch
.41	Laparoskopisch
.42	Umsteigen laparoskopisch - offen chirurgisch
.4x	Sonstige
5-578.5-	Reduktionsplastik
.50	Offen chirurgisch
.51	Laparoskopisch
.52	Umsteigen laparoskopisch - offen chirurgisch
.5x	Sonstige
5-578.6-	Augmentation der Harnblase
.60	Offen chirurgisch
.61	Laparoskopisch
.62	Umsteigen laparoskopisch - offen chirurgisch
.6x	Sonstige
5-578.7-	Verschluss einer Blasenekstrophie
.70	Offen chirurgisch
.71	Laparoskopisch
.72	Umsteigen laparoskopisch - offen chirurgisch
.7x	Sonstige
5-578.8-	Verschluss eines offenen Urachus
.80	Offen chirurgisch
.81	Laparoskopisch
.82	Umsteigen laparoskopisch - offen chirurgisch
.8x	Sonstige
5-578.x-	Sonstige
.x0	Offen chirurgisch
.x1	Laparoskopisch
.x2	Umsteigen laparoskopisch - offen chirurgisch
.xx	Sonstige
5-578.y	N.n.bez.

5-579.– Andere Operationen an der Harnblase

Inkl.: Operationen an Ersatzharnblase und Darmreservoir

Exkl.: Biopsie der Harnblase durch Inzision (1-562.2)
Perkutane und endoskopische Biopsie der Harnblase (1-460.2, 1-462.2)
Implantation von Elektroden zur Neurostimulation der Harnblase (5-039.3 ff.)

5-579.0- Entfernung eines Steines aus einer Ersatzharnblase

Inkl.: Entfernung eines Steines aus einem Darmreservoir

.00	Offen chirurgisch
.01	Laparoskopisch
.02	Transurethral
.03	Perkutan
.04	Über ein Stoma
.05	Umsteigen laparoskopisch - offen chirurgisch
.0x	Sonstige

5-579.1- Entfernung eines Fremdkörpers aus einer Ersatzharnblase

Inkl.: Entfernung eines Fremdkörpers aus einem Darmreservoir

.10 Offen chirurgisch
.11 Laparoskopisch
.12 Transurethral
.13 Perkutan
.14 Über ein Stoma
.15 Umsteigen laparoskopisch - offen chirurgisch
.1x Sonstige

5-579.2- Entfernung von Schleim aus einer Ersatzharnblase

.20 Offen chirurgisch
.21 Laparoskopisch
.22 Transurethral
.23 Perkutan
.24 Über ein Stoma
.25 Umsteigen laparoskopisch - offen chirurgisch
.2x Sonstige

5-579.3- Exzision von erkranktem Gewebe aus einer Ersatzharnblase

.30 Offen chirurgisch
.31 Laparoskopisch
.32 Transurethral
.33 Perkutan
.34 Über ein Stoma
.35 Umsteigen laparoskopisch - offen chirurgisch
.3x Sonstige

5-579.4- Operative Blutstillung

.40 Offen chirurgisch
.41 Laparoskopisch
.42 Transurethral
.43 Perkutan
.44 Über ein Stoma
.45 Umsteigen laparoskopisch - offen chirurgisch
.4x Sonstige

5-579.5- Operative Dehnung

Exkl.: Operative Dilatation eines Zystostomiekanals mit Anlegen eines dicklumigen suprapubischen Katheters (5-572.5)

.50 Offen chirurgisch
.51 Laparoskopisch
.52 Transurethral
.53 Perkutan
.54 Über ein Stoma
.55 Umsteigen laparoskopisch - offen chirurgisch
.5x Sonstige

5-579.6- Injektionsbehandlung

Inkl.: Injektionsbehandlung mit Botulinumtoxin

.60 Offen chirurgisch
.61 Laparoskopisch
.62 Transurethral
.63 Perkutan
.64 Über ein Stoma
.65 Umsteigen laparoskopisch - offen chirurgisch
.6x Sonstige

5-579.7- Revision

.70 Offen chirurgisch
.71 Laparoskopisch
.72 Transurethral
.73 Perkutan
.74 Über ein Stoma
.75 Umsteigen laparoskopisch - offen chirurgisch
.7x Sonstige

5-579.x- Sonstige

.x0 Offen chirurgisch
.x1 Laparoskopisch
.x2 Transurethral
.x3 Perkutan
.x4 Über ein Stoma
.x5 Umsteigen laparoskopisch - offen chirurgisch
.xx Sonstige

5-579.y N.n.bez.

5-57a.– Perkutane Destruktion von (erkranktem) Gewebe der Harnblase

5-57a.0 Durch Radiofrequenzablation

5-57a.1 Durch Mikrowellenablation

5-57a.x Sonstige

5-57a.y N.n.bez.

5-58 Operationen an der Urethra

Exkl.: Harninkontinenz-Operationen (5-592 bis 5-598 ff., 5-599.0 ff.)

5-580.– Offen chirurgische Urethrotomie und Urethrostomie

Inkl.: Steinentfernung
Entfernung eines Fremdkörpers

Exkl.: Transurethrale Entfernung eines Steines oder Fremdkörpers (8-100.b)

5-580.0 Urethrotomie

5-580.1 Urethrostomie

5-581.– Plastische Meatotomie der Urethra

5-581.0 Inzision

5-581.1 Meatusplastik

5-581.x Sonstige

5-581.y N.n.bez.

5-582.– Exzision, Destruktion und Resektion von (erkranktem) Gewebe der Urethra

Exkl.: Strikturresektion mit (Re-)Anastomose (5-584.6)

5-582.0 Exzision, offen chirurgisch

Inkl.: Exzision eines Urethradivertikels

5-582.1 Resektion, transurethral

Inkl.: Resektion eines Urethrapolypen
Resektion von Urethraklappen

5-582.2 Resektion, perkutan-transvesikal

Inkl.: Resektion von Urethraklappen

5-582.3 Destruktion, transurethral

5-582.4 Destruktion, perkutan-transvesikal

5-582.x Sonstige

5-582.y N.n.bez.

5-583.– Urethrektomie als selbständiger Eingriff

Exkl.: Urethrektomie im Rahmen einer Zystektomie (5-576 ff.)

5-583.0 Einfach, beim Mann

5-583.1 Einfach, bei der Frau

5-583.2 Radikal, beim Mann

5-583.3 Radikal, bei der Frau

5-583.x Sonstige

5-583.y N.n.bez.

5-584.– Rekonstruktion der Urethra

Exkl.: Verschluss einer urethrovaginalen Fistel (5-706.5 ff.)
Plastik bei männlicher Epispadie (5-644 ff.)
Plastik bei männlicher Hypospadie (5-645 ff.)
Plastik bei Urethrozystozele der Frau (5-704.0 ff.)

5-584.0 Rekonstruktion der Pars prostatica oder der Pars membranacea (nach Verletzung)

5-584.1 Rekonstruktion des distalen Teils (nach Verletzung)

5-584.2 Verschluss einer Urethrostomie

Inkl.: Zweite Sitzung einer zweizeitigen Urethroplastik

5-584.3 Verschluss einer urethrokutanen Fistel

5-584.4 Verschluss einer urethrorektalen Fistel

5-584.5 (Re-)Anastomose nach Verletzung

5-584.6 (Re-)Anastomose mit Strikturresektion

5-584.7- Plastische Rekonstruktion, einzeitig

.70 Mit Präputialhaut

.71 Mit Penishaut

.72 Transplantation von Mundschleimhaut

Exkl.: Transplantation von in vitro hergestelltem Gewebe aus autogener Mundschleimhaut (5-584.74)

.73 Transplantation von Harnblasenschleimhaut

.74 Transplantation von in vitro hergestelltem Gewebe aus autogener Mundschleimhaut

.7x Sonstige

5-584.8- Plastische Rekonstruktion, zweizeitig, erste Sitzung

.80 Mit Präputialhaut

.81 Mit Penishaut

.82 Transplantation von Mundschleimhaut

Exkl.: Transplantation von in vitro hergestelltem Gewebe aus autogener Mundschleimhaut (5-584.84)

.83 Transplantation von Harnblasenschleimhaut

.84 Transplantation von in vitro hergestelltem Gewebe aus autogener Mundschleimhaut

.8x Sonstige

5-584.9 Plastische (Re-)Konstruktion bei weiblicher Epispadie

5-584.a Plastische (Re-)Konstruktion bei weiblicher Hypospadie

5-584.x Sonstige

5-584.y N.n.bez.

5-585.– Transurethrale Inzision von (erkranktem) Gewebe der Urethra

5-585.0 Urethrotomia interna, ohne Sicht

5-585.1 Urethrotomia interna, unter Sicht

Inkl.: Inzision eines Urethradivertikels

Hinw.: Eine gleichzeitig durchgeführte Ballondilatation der Urethra ist gesondert zu kodieren (8-139.1 ff.).

5-585.2 Urethrotomia interna, mit Laser

Hinw.: Eine gleichzeitig durchgeführte Ballondilatation der Urethra ist gesondert zu kodieren (8-139.1 ff.).

5-585.3 Inzision des Sphincter urethrae externus

5-585.x Sonstige

5-585.y N.n.bez.

5-589.– Andere Operationen an Urethra und periurethralem Gewebe

Exkl.: Endoskopische Entfernung eines Steines oder Fremdkörpers (8-100.b)
Entfernung eines Steines oder Fremdkörpers durch Urethrotomie (5-580.0)
Biopsie der Urethra durch Inzision (1-561.0)
Biopsie an periurethralem Gewebe (1-561.1)

5-589.0 Einlegen eines Stents

Exkl.: Einlegen eines Stents in die prostatische Harnröhre im Rahmen von Operationen an der Prostata (5-609.4)

5-589.1 Entfernung eines Stents

5-589.2 Inzision von periurethralem Gewebe

5-589.3 Exzision von periurethralem Gewebe

5-589.4 Adhäsiolyse

5-589.x Sonstige

5-589.y N.n.bez.

5-59 Andere Operationen an den Harnorganen

5-590.– Inzision und Exzision von retroperitonealem Gewebe

Exkl.: Biopsie durch Inzision an perirenalem Gewebe (1-560.1)

Hinw.: Der Zugang ist bei den mit ** gekennzeichneten Kodes in der 6. Stelle nach folgender Liste zu kodieren. **Nicht alle Verfahren sind von allen Zugängen aus durchführbar.**

0 Offen chirurgisch lumbal
1 Offen chirurgisch abdominal
2 Thorakoabdominal
3 Laparoskopisch
4 Perkutan
| 5 Umsteigen laparoskopisch - offen chirurgisch
x Sonstige

|** 5-590.0- Inzision, perirenal

5-590.1- Drainage, perirenal

Inkl.: Drainage eines paranephritischen Abszesses

Exkl.: Perkutane perirenale Drainage (8-148.2)

.10 Offen chirurgisch lumbal
.11 Offen chirurgisch abdominal
.12 Thorakoabdominal
.13 Laparoskopisch
| .15 Umsteigen laparoskopisch - offen chirurgisch
.1x Sonstige

5-590.2- Drainage, retroperitoneal

Inkl.: Drainage eines Psoasabszesses

Exkl.: Perkutane Drainage des Retroperitonealraumes (8-148.1)

.20 Offen chirurgisch lumbal
.21 Offen chirurgisch abdominal
.22 Thorakoabdominal
.23 Laparoskopisch
| .25 Umsteigen laparoskopisch - offen chirurgisch
.2x Sonstige

5-590.3- Drainage, pelvin

Inkl.: Drainage von Flüssigkeitsansammlungen

Exkl.: Perkutane pelvine Drainage (8-148.3)

.30 Offen chirurgisch lumbal
.31 Offen chirurgisch abdominal
.32 Thorakoabdominal
.33 Laparoskopisch
| .35 Umsteigen laparoskopisch - offen chirurgisch
.3x Sonstige

|** 5-590.4- Exzision von perirenalem Gewebe

|** 5-590.5- Exzision von retroperitonealem Gewebe

|** 5-590.8- Resektion von Gewebe ohne sichere Organzuordnung

Inkl.: Debulking-Operation

|** 5-590.x- Sonstige

5-590.y N.n.bez.

5-591.– Inzision und Exzision von perivesikalem Gewebe

Exkl.: Biopsie durch Inzision an perivesikalem Geweben (1-562.3)
Inzision einer Lymphozele (5-408.1)

5-591.0 Inzision

5-591.1 Exzision

Inkl.: Exzision eines perivesikalen Tumors
Exzision einer Urachuszyste

5-591.x Sonstige

5-591.y N.n.bez.

5-592 Raffung des urethrovesikalen Überganges

Exkl.: Plastik bei Zystozele (5-704.0 ff.)
Plastik bei Rektozele (5-704.1 ff.)
Plastische Rekonstruktion des kleinen Beckens und des Douglasraumes (5-707 ff.)

5-593.– Transvaginale Suspensionsoperation [Zügeloperation]

5-593.0- Mit autogenem Material

.00 Levatorplastik

.01 Pubokokzygeusplastik

.02 Faszienzügelplastik

.0x Sonstige

5-593.1- Mit allogenem Material

.10 Dura

.11 Faszie

.1x Sonstige

5-593.2- Mit alloplastischem Material

Hinw.: Die Art des verwendeten Materials für Gewebeersatz oder Gewebeverstärkung ist gesondert zu kodieren (5-932 ff.).

.20 Spannungsfreies vaginales Band (TVT) oder transobturatorisches Band (TOT, TVT-O)

.2x Sonstige

5-593.x Sonstige

5-593.y N.n.bez.

5-594.– Suprapubische (urethrovesikale) Zügeloperation [Schlingenoperation]

5-594.0 Mit Faszie

5-594.1 Mit Muskulatur

5-594.2 Mit Dura

5-594.3- Mit alloplastischem Material

Hinw.: Die Art des verwendeten Materials für Gewebeersatz oder Gewebeverstärkung ist gesondert zu kodieren (5-932 ff.).

.30 Nicht adjustierbar

.31 Adjustierbar

5-594.x Sonstige

5-594.y N.n.bez.

5-595.– Abdominale retropubische und paraurethrale Suspensionsoperation

5-595.0 Urethropubopexie (z.B. nach Marshall-Marchetti-Krantz)

5-595.1- Urethrokolposuspension (z.B. nach Burch)

.10 Offen chirurgisch (abdominal)

.11 Laparoskopisch

.1x Sonstige

5-595.2- Urethrokolposuspension mit lateraler Fixation der Scheide

.20 Offen chirurgisch (abdominal), ohne alloplastisches Material

.21 Offen chirurgisch (abdominal), mit alloplastischem Material

Hinw.: Die Art des verwendeten Materials für Gewebeersatz oder Gewebeverstärkung ist gesondert zu kodieren (5-932 ff.).

.22 Laparoskopisch, ohne alloplastisches Material

.23 Laparoskopisch, mit alloplastischem Material

Hinw.: Die Art des verwendeten Materials für Gewebeersatz oder Gewebeverstärkung ist gesondert zu kodieren (5-932 ff.).

.24 Vaginal, ohne alloplastisches Material

.25 Vaginal, mit alloplastischem Material

Hinw.: Die Art des verwendeten Materials für Gewebeersatz oder Gewebeverstärkung ist gesondert zu kodieren (5-932 ff.).

.2x Sonstige

5-595.3 Paraurethrale Nadelsuspension (z.B. nach Stamey-Pereyra, nach Raz)

5-595.x Sonstige

5-595.y N.n.bez.

5-596.– Andere Harninkontinenzoperationen

5-596.0- Paraurethrale Injektionsbehandlung

.00 Mit Dextranomer-Hyaluronsäure-Gel

.01 Mit Polyacrylamid-Hydrogel

.02 Mit nicht resorbierbarem Silikon-Elastomer

.0x Mit sonstigen Substanzen

Exkl.: Paraurethrale Stammzelltherapie (8-860.2 ff.)

5-596.1 Konstruktion einer Neourethra, einzeitig

5-596.2 Konstruktion einer Neourethra, zweizeitig, erste Sitzung

5-596.3 Durchzug einer Neourethra, zweizeitig, zweite Sitzung

5-596.4 Urethropexie, n.n.bez.

5-596.5 Interpositionsoperation

5-596.6 Urethro(zysto)lyse bei der Frau

5-596.7- Adjustierbare Kontinenztherapie

Exkl.: Adjustierbare Schlingenoperation mit alloplastischem Material (5-594.31)

.71 Explantation

.72 Revision

.73♦ Wechsel des Ballons

.74 Implantation unter den Harnblasenhals

.75 Implantation in die Region der bulbären Harnröhre

5-596.x Sonstige

5-596.y N.n.bez.

5-597.– Eingriffe bei artifiziellem Harnblasensphinkter

5-597.0- Implantation
.00 Bulbär, 1 Cuff
.01 Bulbär, 2 Cuffs
.02 Am Blasenhals
.0x Sonstige
5-597.2 Entfernung
5-597.3- Wechsel
.30 Vollständig, bulbär, 1 Cuff
.31 Vollständig, bulbär, 2 Cuffs
.32 Vollständig, am Blasenhals
.33 Isolierter Pumpenwechsel
.34 Isolierter Wechsel, 1 Cuff
.35 Isolierter Wechsel, 2 Cuffs
.36 Isolierter Wechsel des Reservoirs [Ballon]
.3x Sonstige
5-597.4 Revision
5-597.x Sonstige
5-597.y N.n.bez.

5-598.– Suspensionsoperation [Zügeloperation] bei Harninkontinenz des Mannes

5-598.0 Mit alloplastischem Material

Inkl.: Transobturatorisches Band [TOT]

Hinw.: Die Art des verwendeten Materials für Gewebeersatz oder Gewebeverstärkung ist gesondert zu kodieren (5-932 ff.).

5-598.x Sonstige
5-598.y N.n.bez.

5-599.– Andere Operationen am Harntrakt

5-599.0- (Teil-)Resektion oder Durchtrennung eines alloplastischen Bandes oder Netzes als Revision nach Operationen wegen Harninkontinenz oder Prolaps
.00 Vaginal
.01 Perineal
.02 Abdominal
.03 Kombiniert abdominal und vaginal
.04 Kombiniert abdominal und perineal
.0x Sonstige
5-599.x Sonstige
5-599.y N.n.bez.

5-60...5-64 Operationen an den männlichen Genitalorganen

Hinw.: Folgende Verfahren oder Operationsumstände sind zusätzlich zu kodieren, sofern sie nicht als eigener Kode angegeben sind:
- mikrochirurgische Technik (5-984)
- Lasertechnik (5-985 ff.)
- minimalinvasive Technik (5-986 ff.)
- Operation im Rahmen der Versorgung einer Mehrfachverletzung (5-981)
- Operation im Rahmen der Versorgung eines Polytraumas (5-982 ff.)
- Durchführung einer Reoperation (5-983)
- vorzeitiger Abbruch einer Operation (5-995)

5-60 Operationen an Prostata und Vesiculae seminales

5-600.– Inzision der Prostata

Exkl.: Therapeutische perkutane Punktion der Prostata

5-600.0 Transurethral

5-600.1 Perineal

5-600.2 Transrektal

5-600.x Sonstige

5-600.y N.n.bez.

5-601.– Transurethrale Exzision und Destruktion von Prostatagewebe

Inkl.: Blutstillung

Hinw.: Die intraoperative Spülung der Harnblase ist im Kode enthalten.
Bei Kombination von mehreren Verfahren ist das führende (primäre) Verfahren mit einem Kode aus 5-601.0 bis 5-601.a zusammen mit einem Zusatzkode aus 5-601.b bis 5-601.d für das zusätzlich durchgeführte (sekundäre) Verfahren zu kodieren.

5-601.0 Elektroresektion

5-601.1 Elektroresektion mit Trokarzystostomie

5-601.2 Destruktion durch Kälte

5-601.3- Destruktion durch Hitze

.30 Radiofrequenzablation
Exkl.: Nadelablation [TUNA]
Hinw.: Die Anzahl der verwendeten Nadeln zur Destruktion ist gesondert zu kodieren (5-98h ff.).

.31 Mikrowellenablation
Hinw.: Die Anzahl der verwendeten Nadeln zur Destruktion ist gesondert zu kodieren (5-98h ff.).

.32 Wasserdampfablation

.33 Thermotherapie
Exkl.: Wasserinduzierte Thermotherapie [WIT]

.34 Hyperthermie

.3x Sonstige

5-601.4- Laserdestruktion
Hinw.: Die Art der Lasertechnik ist gesondert zu kodieren (5-985.0 bis 5-985.7, 5-985.x, 5-985.y).

.42 Laservaporisation

.4x Sonstige

5-601.6 Elektrische Vaporisation

5-601.7- Exzision durch Laser
Inkl.: Morcellement des Enukleats

.70 Holmium-Laser-Enukleation

.71 Holmium-Laser-Resektion

.72 Thulium-Laser-Enukleation

.73 Thulium-Laser-Resektion

.7x Sonstige

5-601.9 Exzision durch fokussierten Wasserstrahl

Hinw.: Die Steuerung erfolgt durch transrektale Ultraschallbildgebung [TRUS].

5-601.a Destruktion durch Magnetresonanz-gesteuerten Ultraschall

5-601.b Elektroresektion im Rahmen eines anderen Eingriffs

Hinw.: Dieser Kode ist ein Zusatzkode. Er ist nur in Kombination mit einem unter 5-601.0 bis 5-601.a kodierten führenden (primären) Verfahren anzugeben.

5-601.c Elektrische Vaporisation im Rahmen eines anderen Eingriffs

Hinw.: Dieser Kode ist ein Zusatzkode. Er ist nur in Kombination mit einem unter 5-601.0 bis 5-601.4 ff., 5-601.9 oder 5-601.a kodierten führenden (primären) Verfahren anzugeben.

5-601.d Laserdestruktion im Rahmen eines anderen Eingriffs

Hinw.: Dieser Kode ist ein Zusatzkode. Er ist nur in Kombination mit einem unter 5-601.0 bis 5-601.3 ff. oder 5-601.6 bis 5-601.a kodierten führenden (primären) Verfahren anzugeben.

5-601.e Destruktion durch Elektrolyse

5-601.x Sonstige

5-601.y N.n.bez.

5-602.– Transrektale und perkutane Destruktion von Prostatagewebe

5-602.0 Durch Hitze

5-602.1 Durch Ultraschall

5-602.2 Durch Strahlenträger

Hinw.: Die genaue Form der Brachytherapie ist gesondert zu kodieren (8-524 ff., 8-525 ff.).

5-602.3 Durch Kälte

Hinw.: Die Anzahl der verwendeten Nadeln zur Destruktion ist gesondert zu kodieren (5-98h ff.).

5-602.4 Durch magnetische Nanopartikel

Hinw.: Mit diesem Kode ist die Instillation von magnetischen Nanopartikeln zu kodieren. Die nachfolgende Thermotherapie ist gesondert zu kodieren (8-651).

5-602.5 Durch transperineale, nicht thermische, lasergesteuerte photodynamische Therapie

5-602.6 Durch irreversible Elektroporation

Hinw.: Die Anzahl der verwendeten Nadeln zur Destruktion ist gesondert zu kodieren (5-98h ff.).

5-602.x Sonstige

5-602.y N.n.bez.

5-603.– Exzision und Destruktion von Prostatagewebe

5-603.0- Suprapubisch-transvesikal

.00 Offen chirurgisch

.01 Endoskopisch extraperitoneal

5-603.1- Retropubisch

.10 Offen chirurgisch

.11 Laparoskopisch

.12 Umsteigen laparoskopisch - offen chirurgisch

5-603.2 Offen chirurgisch, perineal

5-603.x Sonstige

5-603.y N.n.bez.

5-604.– Radikale Prostatovesikulektomie

Exkl.: Radikale pelvine Lymphadenektomie als selbständiger Eingriff (5-404.f, 5-404.g)
Revision nach radikaler Prostatovesikulektomie (5-609.7)

5-604.0- Retropubisch
.01 Ohne regionale Lymphadenektomie
.02 Mit regionaler Lymphadenektomie
5-604.1- Retropubisch, gefäß- und nervenerhaltend
.11 Ohne regionale Lymphadenektomie
.12 Mit regionaler Lymphadenektomie
5-604.2- Perineal
.21 Ohne regionale Lymphadenektomie
.22 Mit laparoskopischer regionaler Lymphadenektomie
5-604.3- Perineal, gefäß- und nervenerhaltend
.31 Ohne regionale Lymphadenektomie
.32 Mit laparoskopischer regionaler Lymphadenektomie
5-604.4- Laparoskopisch
.41 Ohne regionale Lymphadenektomie
.42 Mit regionaler Lymphadenektomie
5-604.5- Laparoskopisch, gefäß- und nervenerhaltend
.51 Ohne regionale Lymphadenektomie
.52 Mit regionaler Lymphadenektomie
5-604.x Sonstige
5-604.y N.n.bez.

5-605 Andere Exzision und Destruktion von Prostatagewebe

5-606.– Operationen an den Vesiculae seminales

5-606.0♦ Inzision
5-606.1♦ Exzision
5-606.2♦ Exstirpation
5-606.x♦ Sonstige
5-606.y N.n.bez.

5-607.– Inzision und Exzision von periprostatischem Gewebe

5-607.0 Inzision
5-607.1 Inzision und Drainage
5-607.2 Exzision
5-607.x Sonstige
5-607.y N.n.bez.

5-609.– Andere Operationen an der Prostata

5-609.0 Behandlung einer Prostatablutung, transurethral
5-609.1 Behandlung einer Prostatablutung, offen chirurgisch
5-609.2 Rekonstruktion der Prostata nach Verletzung

5-609.3 Dilatation der prostatischen Harnröhre

Exkl.: Bougierung der Urethra unter Durchleuchtung (8-139.01)
Bougierung der Urethra ohne Durchleuchtung (8-139.00)

5-609.4 Einlegen eines Stents in die prostatische Harnröhre

5-609.5 Wechsel eines Stents in der prostatischen Harnröhre

5-609.6 Entfernung eines Stents aus der prostatischen Harnröhre

5-609.7 Revision

5-609.8- Transurethrale Implantation von Prostatagewebe-Retraktoren

.80 1 Prostatagewebe-Retraktor

.81 2 Prostatagewebe-Retraktoren

.82 3 Prostatagewebe-Retraktoren

.83 4 Prostatagewebe-Retraktoren

.84 5 Prostatagewebe-Retraktoren

.85 6 Prostatagewebe-Retraktoren

.86 7 Prostatagewebe-Retraktoren

.87 8 oder mehr Prostatagewebe-Retraktoren

5-609.9- Protektive Maßnahme vor Prostatabestrahlung

.90 Transperineale Injektion eines Polyethylenglykol(PEG)-Hydrogels

.91 Transperineale Implantation eines Ballon-Abstandhalters

5-609.a- Implantation von Bestrahlungsmarkern an der Prostata

Hinw.: Das bildgebende Verfahren ist gesondert zu kodieren (Kap. 3).

.a0 Perineal

.a1 Transrektal

.ax Sonstige

5-609.x Sonstige

5-609.y N.n.bez.

5-61 Operationen an Skrotum und Tunica vaginalis testis

5-610.– Inzision an Skrotum und Tunica vaginalis testis

Exkl.: Inzision an der Haut des Skrotums (5-892 ff.)

5-610.0 Ohne weitere Maßnahmen

5-610.1 Drainage

5-610.2 Entfernung eines Fremdkörpers

5-610.x Sonstige

5-610.y N.n.bez.

5-611♦ Operation einer Hydrocele testis

Exkl.: Verschluss einer kongenitalen Hydrocele testis (5-530 ff.)
Verschluss eines offenen Processus vaginalis peritonei (5-530 ff.)

5-612.– Exzision und Destruktion von erkranktem Skrotumgewebe

Exkl.: Exzision von erkrankter Haut des Skrotums (5-894 ff., 5-895 ff.)

5-612.0 Exzision einer Fistel

5-612.1 Partielle Resektion

5-612.2 Totale Resektion

5-612.3 Radikale Resektion

5-612.x Sonstige

5-612.y N.n.bez.

5-613.– Plastische Rekonstruktion von Skrotum und Tunica vaginalis testis

Hinw.: Siehe auch Operationen zur Genitalorganumwandlung (5-646 ff.).

5-613.0 Naht (nach Verletzung)

5-613.1 Plastische Rekonstruktion

5-613.2 Konstruktion und/oder Rekonstruktion des Skrotums

5-613.x Sonstige

5-613.y N.n.bez.

5-619 Andere Operationen an Skrotum und Tunica vaginalis testis

5-62 Operationen am Hoden

5-620♦ Inzision des Hodens

5-621♦ Exzision und Destruktion von erkranktem Gewebe des Hodens

5-622.– Orchidektomie

5-622.0♦ Skrotal, ohne Epididymektomie

5-622.1♦ Skrotal, mit Epididymektomie

5-622.2♦ Inguinalhoden, ohne Epididymektomie

5-622.3♦ Abdominalhoden, offen chirurgisch

5-622.4♦ Abdominalhoden, laparoskopisch

5-622.5 Radikale (inguinale) Orchidektomie (mit Epididymektomie und Resektion des Samenstranges)

5-622.6♦ Inguinalhoden, mit Epididymektomie

5-622.7♦ Inguinalhoden, Entfernung eines Resthodens

5-622.8♦ Skrotalhoden, Entfernung eines Resthodens

5-622.x♦ Sonstige

5-622.y N.n.bez.

5-624.– Orchidopexie

Hinw.: Der Verschluss eines offenen Processus vaginalis peritonei mit Funikulolyse ist unter 5-530 ff. zu kodieren.

5-624.4♦ Mit Funikulolyse

5-624.5♦ Skrotal

5-624.x♦ Sonstige

5-624.y N.n.bez.

5-625.– Exploration bei Kryptorchismus

Exkl.: Entfernung eines Abdominalhodens (5-622.3, 5-622.4)

5-625.4♦ Inguinal

5-625.5♦ Abdominal, offen chirurgisch

5-625.6♦ Abdominal, laparoskopisch

5-625.x♦ Sonstige

5-625.y N.n.bez.

5-626.– Operative Verlagerung eines Abdominalhodens

Exkl.: Orchidopexie und Funikolyse (5-624 ff.)

5-626.0♦ Ohne mikrovaskuläre Anastomose, offen chirurgisch

5-626.1♦ Mit mikrovaskulärer Anastomose, offen chirurgisch

5-626.2♦ Ohne mikrovaskuläre Anastomose, laparoskopisch

5-626.3♦ Mit mikrovaskulärer Anastomose, laparoskopisch

5-626.x♦ Sonstige

5-626.y N.n.bez.

5-627.– Rekonstruktion des Hodens

5-627.2♦ Naht (nach Verletzung)

5-627.x♦ Sonstige

5-627.y N.n.bez.

5-628.– Implantation, Wechsel und Entfernung einer Hodenprothese

5-628.2♦ Wechsel

5-628.3♦ Entfernung

5-628.4♦ Implantation

5-628.x♦ Sonstige

5-628.y N.n.bez.

5-629.– Andere Operationen am Hoden

5-629.0♦ Entnahme von Hodengewebe zur Aufbereitung für die künstliche Insemination

5-629.x♦ Sonstige

5-629.y N.n.bez.

5-63 Operationen an Funiculus spermaticus, Epididymis und Ductus deferens

5-630.– Operative Behandlung einer Varikozele und einer Hydrocele funiculi spermatici

5-630.0♦ Sklerosierung der V. spermatica, skrotal

5-630.1♦ Resektion der V. spermatica (und A. spermatica) [Varikozelenoperation], inguinal

5-630.2♦ Resektion der V. spermatica (und A. spermatica) [Varikozelenoperation], lumbal

5-630.3♦ Resektion der V. spermatica (und A. spermatica) [Varikozelenoperation], abdominal, offen chirurgisch

5-630.4♦ Resektion der V. spermatica (und A. spermatica) [Varikozelenoperation], abdominal, laparoskopisch

5-630.5♦ Operation einer Hydrocele funiculi spermatici

5-630.x♦ Sonstige

5-630.y N.n.bez.

5-631.– Exzision im Bereich der Epididymis

5-631.0♦ Zyste

5-631.1♦ Spermatozele

5-631.2♦ Morgagni-Hydatide

5-631.x♦ Sonstige

5-631.y N.n.bez.

5-633.– Epididymektomie

5-633.0♦ Partiell

5-633.1♦ Total

5-633.x♦ Sonstige

5-633.y N.n.bez.

5-634.– Rekonstruktion des Funiculus spermaticus

5-634.0♦ Naht (nach Verletzung)

5-634.1♦ Plastische Rekonstruktion

5-634.2♦ Rücklagerung bei Torsion
Inkl.: Prophylaktische Orchidopexie, kontralateral

5-634.x♦ Sonstige

5-634.y N.n.bez.

5-635♦ Vasotomie des Ductus deferens

5-636.– Destruktion, Ligatur und Resektion des Ductus deferens

5-636.0♦ Sklerosierung

5-636.1♦ Ligatur

5-636.2♦ Resektion [Vasoresektion]

5-636.x♦ Sonstige

5-636.y N.n.bez.

5-637.– Rekonstruktion von Ductus deferens und Epididymis

5-637.0♦ Naht (nach Verletzung)

5-637.1♦ Vasovasostomie

5-637.3♦ Epididymovasostomie

5-637.4♦ Tubulovasostomie

5-637.5♦ Anlegen einer artifiziellen Spermatozele

5-637.x♦ Sonstige

5-637.y N.n.bez.

5-639.– Andere Operationen an Funiculus spermaticus, Epididymis und Ductus deferens

5-639.0♦ Epididymotomie

5-639.1♦ Inzision des Funiculus spermaticus

5-639.2♦ Adhäsiolyse des Funiculus spermaticus

5-639.3♦ Entnahme von Nebenhodengewebe zur Aufbereitung für die künstliche Insemination

5-639.x♦ Sonstige

5-639.y N.n.bez.

5-64 Operationen am Penis

5-640.– Operationen am Präputium

5-640.0 Frenulotomie

5-640.1 Dorsale Spaltung

5-640.2 Zirkumzision

5-640.3 Frenulum- und Präputiumplastik

5-640.4 Reposition einer Paraphimose in Narkose

5-640.5 Lösung von Präputialverklebungen

5-640.x Sonstige

5-640.y N.n.bez.

5-641.– Lokale Exzision und Destruktion von erkranktem Gewebe des Penis

Inkl.: Destruktion mit Laser

5-641.0 Exzision

Exkl.: Exzision von erkrankter Haut des Penis (5-894 ff., 5-895 ff.)

5-641.1 Destruktion

5-641.x Sonstige

5-641.y N.n.bez.

5-642.– Amputation des Penis

5-642.0 Partiell

5-642.1 Total

5-642.2 Emaskulation

Inkl.: Orchidektomie und Skrotumteilresektion

5-642.y N.n.bez.

5-643.– Plastische Rekonstruktion des Penis

Exkl.: Plastische Rekonstruktion bei Hypospadie (5-645 ff.)
Plastische Rekonstruktion bei Epispadie (5-644 ff.)

5-643.0 Naht (nach Verletzung)

Inkl.: Naht des Schwellkörpers

5-643.1 Streckung des Penisschaftes

5-643.2 (Re-)Konstruktion des Penis

Hinw.: Siehe auch Operationen zur Genitalorganumwandlung (5-646 ff.).

5-643.3 Korrektur einer penoskrotalen Transposition

5-643.4 Korrektur eines vergrabenen Penis (concealed penis oder buried penis)

5-643.x Sonstige

5-643.y N.n.bez.

5-644.– Plastische Rekonstruktion bei männlicher Epispadie

5-644.0 Schaftaufrichtung und Chordektomie

5-644.1 Mobilisation der Corpora cavernosa und Verlagerung der Urethra nach ventral

5-644.2- Konstruktion der Urethra
.20 Mit Präputialhaut
.21 Mit Penishaut
.22 Transplantation von Mundschleimhaut
.23 Transplantation von Harnblasenschleimhaut
.2x Sonstige

5-644.x Sonstige

5-644.y N.n.bez.

5-645.– Plastische Rekonstruktion bei männlicher Hypospadie

5-645.0 Meatoglanduloplastik (bei Hypospadia coronaria)

5-645.1 Schaftaufrichtung und Chordektomie
Inkl.: Proximale Verlagerung der Urethra

5-645.2- Konstruktion der Urethra
.20 Mit Präputialhaut
.21 Mit Penishaut
.22 Transplantation von Mundschleimhaut
.23 Transplantation von Harnblasenschleimhaut
.2x Sonstige

5-645.3 Sekundärer Eingriff

5-645.x Sonstige

5-645.y N.n.bez.

5-646.– Operationen zur Genitalorganumwandlung

5-646.0 Genitalorgantransformation von weiblich zu männlich
Hinw.: Die durchgeführten Eingriffe sind gesondert zu kodieren:
- Konstruktion der Urethra (5-584 ff.)
- Konstruktion des Penis (5-643.2)
- Konstruktion des Skrotums (5-613.2)
- Implantation einer Hodenprothese (5-628 ff.)

5-646.1 Genitalorgantransformation von männlich zu weiblich
Hinw.: Die durchgeführten Eingriffe sind gesondert zu kodieren:
- Emaskulation (5-642.2)
- Konstruktion der Vagina (5-705 ff.)
- Konstruktion der Vulva (5-716 ff.)

5-646.x Sonstige

5-646.y N.n.bez.

5-649.– Andere Operationen am Penis

5-649.0 Inzision
Inkl.: Entfernung eines Fremdkörpers

5-649.1 Adhäsiolyse

5-649.2 Venöse Sperroperation (bei erektiler Dysfunktion)

5-649.3 Revaskularisierungsoperation (bei erektiler Dysfunktion)

5-649.4 Shuntoperation am Corpus cavernosum (bei Priapismus)

5-649.5- Implantation einer Penisprothese
.50 Semirigide Prothese
.51 Hydraulische Prothese
.5x Sonstige

5-649.6 Revision einer Penisprothese

5-649.8 Entfernung einer Penisprothese

5-649.9 Replantation

5-649.a- Wechsel einer semirigiden Penisprothese
.a0 In eine semirigide Prothese
.a1 In eine hydraulische Prothese
.ax Sonstige

5-649.b- Wechsel einer hydraulischen Penisprothese
.b0 Vollständig, in eine semirigide Prothese
.b1 Vollständig, in eine hydraulische Prothese
.b2 Isolierter Pumpenwechsel
.b3 Isolierter Reservoirwechsel [Ballon]
.b4 Isolierter Wechsel des Schwellkörperimplantates [Zylinder]
.bx Sonstige

5-649.x Sonstige

5-649.y N.n.bez.

5-65...5-71 Operationen an den weiblichen Genitalorganen

Hinw.: Folgende Verfahren oder Operationsumstände sind zusätzlich zu kodieren, sofern sie nicht als eigener Kode angegeben sind:
- mikrochirurgische Technik (5-984)
- Lasertechnik (5-985 ff.)
- Operation im Rahmen der Versorgung einer Mehrfachverletzung (5-981)
- Operation im Rahmen der Versorgung eines Polytraumas (5-982 ff.)
- Durchführung einer Reoperation (5-983)
- vorzeitiger Abbruch einer Operation (5-995)
- Verwendung von Membranen oder sonstigen Materialien zur Prophylaxe von Adhäsionen (5-933 ff.)

5-65 Operationen am Ovar

5-650.– Inzision des Ovars

5-650.2♦ Offen chirurgisch (abdominal)
5-650.3♦ Vaginal, laparoskopisch assistiert
5-650.4♦ Endoskopisch (laparoskopisch)
5-650.5♦ Umsteigen endoskopisch - offen chirurgisch
5-650.6♦ Umsteigen vaginal - offen chirurgisch
5-650.7♦ Vaginal
5-650.x♦ Sonstige
5-650.y N.n.bez.

5-651.– Lokale Exzision und Destruktion von Ovarialgewebe

5-651.8- Exzisionsbiopsie
Inkl.: Zystenpunktion mit Exzision an der Zystenwand
.80♦ Offen chirurgisch (abdominal)
.81♦ Vaginal, laparoskopisch assistiert
.82♦ Endoskopisch (laparoskopisch)
.83♦ Umsteigen endoskopisch - offen chirurgisch
.84♦ Umsteigen vaginal - offen chirurgisch
.85♦ Vaginal
.8x♦ Sonstige
5-651.9- Exzision einer Ovarialzyste
Inkl.: Zysten-/Tumorausschälung
.90♦ Offen chirurgisch (abdominal)
.91♦ Vaginal, laparoskopisch assistiert
.92♦ Endoskopisch (laparoskopisch)
.93♦ Umsteigen endoskopisch - offen chirurgisch
.94♦ Umsteigen vaginal - offen chirurgisch
.95♦ Vaginal
.9x♦ Sonstige
5-651.a- Keilexzision des Ovars
.a0♦ Offen chirurgisch (abdominal)
.a1♦ Vaginal, laparoskopisch assistiert
.a2♦ Endoskopisch (laparoskopisch)
.a3♦ Umsteigen endoskopisch - offen chirurgisch

.a4♦ Umsteigen vaginal - offen chirurgisch
.a5♦ Vaginal
.ax♦ Sonstige
5-651.b- Destruktion von Endometrioseherden
.b0♦ Offen chirurgisch (abdominal)
.b1♦ Vaginal, laparoskopisch assistiert
.b2♦ Endoskopisch (laparoskopisch)
.b3♦ Umsteigen endoskopisch - offen chirurgisch
.b4♦ Umsteigen vaginal - offen chirurgisch
.b5♦ Vaginal
.bx♦ Sonstige
5-651.x- Sonstige
.x0♦ Offen chirurgisch (abdominal)
.x1♦ Vaginal, laparoskopisch assistiert
.x2♦ Endoskopisch (laparoskopisch)
.x3♦ Umsteigen endoskopisch - offen chirurgisch
.x4♦ Umsteigen vaginal - offen chirurgisch
.x5♦ Vaginal
.xx♦ Sonstige
5-651.y N.n.bez.

5-652.– Ovariektomie

5-652.4- Restovariektomie
.40♦ Offen chirurgisch (abdominal)
.41♦ Vaginal, laparoskopisch assistiert
.42♦ Endoskopisch (laparoskopisch)
.43♦ Umsteigen endoskopisch - offen chirurgisch
.44♦ Umsteigen vaginal - offen chirurgisch
.45♦ Vaginal
.4x♦ Sonstige
5-652.5- Partiell
.50♦ Offen chirurgisch (abdominal)
.51♦ Vaginal, laparoskopisch assistiert
.52♦ Endoskopisch (laparoskopisch)
.53♦ Umsteigen endoskopisch - offen chirurgisch
.54♦ Umsteigen vaginal - offen chirurgisch
.55♦ Vaginal
.5x♦ Sonstige
5-652.6- Total
.60♦ Offen chirurgisch (abdominal)
.61♦ Vaginal, laparoskopisch assistiert
.62♦ Endoskopisch (laparoskopisch)
.63♦ Umsteigen endoskopisch - offen chirurgisch
.64♦ Umsteigen vaginal - offen chirurgisch
.65♦ Vaginal
.6x♦ Sonstige
5-652.y N.n.bez.

5-653.– Salpingoovariektomie

5-653.2- Einseitige Ovariektomie mit bilateraler Salpingektomie
- .20 Offen chirurgisch (abdominal)
- .21 Vaginal, laparoskopisch assistiert
- .22 Endoskopisch (laparoskopisch)
- .23 Umsteigen endoskopisch - offen chirurgisch
- .24 Umsteigen vaginal - offen chirurgisch
- .25 Vaginal
- .2x Sonstige

5-653.3- Salpingoovariektomie (ohne weitere Maßnahmen)
- .30♦ Offen chirurgisch (abdominal)
- .31♦ Vaginal, laparoskopisch assistiert
- .32♦ Endoskopisch (laparoskopisch)
- .33♦ Umsteigen endoskopisch - offen chirurgisch
- .34♦ Umsteigen vaginal - offen chirurgisch
- .35♦ Vaginal
- .3x♦ Sonstige

5-653.y N.n.bez.

5-656.– Plastische Rekonstruktion des Ovars

5-656.8- Rekonstruktion (nach Verletzung oder Ruptur)
- .80♦ Offen chirurgisch (abdominal)
- .81♦ Vaginal, laparoskopisch assistiert
- .82♦ Endoskopisch (laparoskopisch)
- .83♦ Umsteigen endoskopisch - offen chirurgisch
- .84♦ Umsteigen vaginal - offen chirurgisch
- .85♦ Vaginal
- .8x♦ Sonstige

5-656.9- Ovariopexie
- .90♦ Offen chirurgisch (abdominal)
- .91♦ Vaginal, laparoskopisch assistiert
- .92♦ Endoskopisch (laparoskopisch)
- .93♦ Umsteigen endoskopisch - offen chirurgisch
- .94♦ Umsteigen vaginal - offen chirurgisch
- .95♦ Vaginal
- .9x♦ Sonstige

5-656.a- Beseitigung einer Torsion
- .a0♦ Offen chirurgisch (abdominal)
- .a1♦ Vaginal, laparoskopisch assistiert
- .a2♦ Endoskopisch (laparoskopisch)
- .a3♦ Umsteigen endoskopisch - offen chirurgisch
- .a4♦ Umsteigen vaginal - offen chirurgisch
- .a5♦ Vaginal
- .ax♦ Sonstige

5-656.b- Replantation
- .b0♦ Offen chirurgisch (abdominal)
- .b1♦ Vaginal, laparoskopisch assistiert
- .b2♦ Endoskopisch (laparoskopisch)

.b3♦ Umsteigen endoskopisch - offen chirurgisch
.b4♦ Umsteigen vaginal - offen chirurgisch
.b5♦ Vaginal
.bx♦ Sonstige
5-656.x- Sonstige
.x0♦ Offen chirurgisch (abdominal)
.x1♦ Vaginal, laparoskopisch assistiert
.x2♦ Endoskopisch (laparoskopisch)
.x3♦ Umsteigen endoskopisch - offen chirurgisch
.x4♦ Umsteigen vaginal - offen chirurgisch
.x5♦ Vaginal
.xx♦ Sonstige
5-656.y N.n.bez.

5-657.– Adhäsiolyse an Ovar und Tuba uterina ohne mikrochirurgische Versorgung

5-657.6- Am Peritoneum des weiblichen Beckens
Inkl.: Uterus und Parametrien
.60 Offen chirurgisch (abdominal)
.61 Vaginal, laparoskopisch assistiert
.62 Endoskopisch (laparoskopisch)
.63 Umsteigen endoskopisch - offen chirurgisch
.64 Umsteigen vaginal - offen chirurgisch
.65 Vaginal
.6x Sonstige
5-657.7- Am Ovar
.70♦ Offen chirurgisch (abdominal)
.71♦ Vaginal, laparoskopisch assistiert
.72♦ Endoskopisch (laparoskopisch)
.73♦ Umsteigen endoskopisch - offen chirurgisch
.74♦ Umsteigen vaginal - offen chirurgisch
.75♦ Vaginal
.7x♦ Sonstige
5-657.8- An der Tuba uterina
.80♦ Offen chirurgisch (abdominal)
.81♦ Vaginal, laparoskopisch assistiert
.82♦ Endoskopisch (laparoskopisch)
.83♦ Umsteigen endoskopisch - offen chirurgisch
.84♦ Umsteigen vaginal - offen chirurgisch
.85♦ Vaginal
.8x♦ Sonstige
5-657.9- An Ovar und Tuba uterina, kombiniert
.90♦ Offen chirurgisch (abdominal)
.91♦ Vaginal, laparoskopisch assistiert
.92♦ Endoskopisch (laparoskopisch)
.93♦ Umsteigen endoskopisch - offen chirurgisch
.94♦ Umsteigen vaginal - offen chirurgisch
.95♦ Vaginal
.9x♦ Sonstige

5-657.x- Sonstige
.x0♦ Offen chirurgisch (abdominal)
.x1♦ Vaginal, laparoskopisch assistiert
.x2♦ Endoskopisch (laparoskopisch)
.x3♦ Umsteigen endoskopisch - offen chirurgisch
.x4♦ Umsteigen vaginal - offen chirurgisch
.x5♦ Vaginal
.xx♦ Sonstige
5-657.y N.n.bez.

5-658.– Adhäsiolyse an Ovar und Tuba uterina mit mikrochirurgischer Versorgung

Hinw.: Alle Eingriffe unter dem Kode 5-658 beinhalten die mikrochirurgische Technik, bedürfen also nicht des zusätzlichen Kodes 5-984 (vgl. Hinweise zu 5-65...5-71 und 5-93...5-99).

5-658.6 Am Peritoneum des weiblichen Beckens
Inkl.: Uterus und Parametrien
5-658.7♦ Am Ovar
5-658.8♦ An der Tuba uterina
5-658.9♦ An Ovar und Tuba uterina, kombiniert
5-658.x♦ Sonstige
5-658.y N.n.bez.

5-659.– Andere Operationen am Ovar

5-659.2- Exzision einer Parovarialzyste
.20♦ Offen chirurgisch (abdominal)
.21♦ Vaginal, laparoskopisch assistiert
.22♦ Endoskopisch (laparoskopisch)
.23♦ Umsteigen endoskopisch - offen chirurgisch
.24♦ Umsteigen vaginal - offen chirurgisch
.25♦ Vaginal
.2x♦ Sonstige
5-659.x- Sonstige
.x0♦ Offen chirurgisch (abdominal)
.x1♦ Vaginal, laparoskopisch assistiert
.x2♦ Endoskopisch (laparoskopisch)
.x3♦ Umsteigen endoskopisch - offen chirurgisch
.x4♦ Umsteigen vaginal - offen chirurgisch
.x5♦ Vaginal
.xx♦ Sonstige
5-659.y N.n.bez.

5-66 Operationen an der Tuba uterina

Exkl.: Operationen bei Extrauteringravidität (5-744 ff.)

5-660.– Salpingotomie

5-660.2♦ Offen chirurgisch (abdominal)
5-660.3♦ Vaginal, laparoskopisch assistiert
5-660.4♦ Endoskopisch (laparoskopisch)

5-660.5♦ Umsteigen endoskopisch - offen chirurgisch

5-660.6♦ Umsteigen vaginal - offen chirurgisch

5-660.7♦ Vaginal

5-660.x♦ Sonstige

5-660.y N.n.bez.

5-661.– Salpingektomie

5-661.4- Restsalpingektomie
- .40♦ Offen chirurgisch (abdominal)
- .41♦ Vaginal, laparoskopisch assistiert
- .42♦ Endoskopisch (laparoskopisch)
- .43♦ Umsteigen endoskopisch - offen chirurgisch
- .44♦ Umsteigen vaginal - offen chirurgisch
- .45♦ Vaginal
- .4x♦ Sonstige

5-661.5- Partiell
- .50♦ Offen chirurgisch (abdominal)
- .51♦ Vaginal, laparoskopisch assistiert
- .52♦ Endoskopisch (laparoskopisch)
- .53♦ Umsteigen endoskopisch - offen chirurgisch
- .54♦ Umsteigen vaginal - offen chirurgisch
- .55♦ Vaginal
- .5x♦ Sonstige

5-661.6- Total
- .60♦ Offen chirurgisch (abdominal)
- .61♦ Vaginal, laparoskopisch assistiert
- .62♦ Endoskopisch (laparoskopisch)
- .63♦ Umsteigen endoskopisch - offen chirurgisch
- .64♦ Umsteigen vaginal - offen chirurgisch
- .65♦ Vaginal
- .6x♦ Sonstige

5-661.y N.n.bez.

5-663.– Destruktion und Verschluss der Tubae uterinae [Sterilisationsoperation]

5-663.0- Elektrokoagulation
- .00 Offen chirurgisch (abdominal)
- .01 Vaginal, laparoskopisch assistiert
- .02 Endoskopisch (laparoskopisch)
- .03 Umsteigen endoskopisch - offen chirurgisch
- .04 Umsteigen vaginal - offen chirurgisch
- .05 Vaginal
- .0x Sonstige

5-663.1- Anbringen von Clips
- .10 Offen chirurgisch (abdominal)
- .11 Vaginal, laparoskopisch assistiert
- .12 Endoskopisch (laparoskopisch)
- .13 Umsteigen endoskopisch - offen chirurgisch

.14	Umsteigen vaginal - offen chirurgisch
.15	Vaginal
.1x	Sonstige
5-663.2-	Anbringen von "Fallopian rings"
.20	Offen chirurgisch (abdominal)
.21	Vaginal, laparoskopisch assistiert
.22	Endoskopisch (laparoskopisch)
.23	Umsteigen endoskopisch - offen chirurgisch
.24	Umsteigen vaginal - offen chirurgisch
.25	Vaginal
.2x	Sonstige
5-663.3-	Fimbriektomie
.30	Offen chirurgisch (abdominal)
.31	Vaginal, laparoskopisch assistiert
.32	Endoskopisch (laparoskopisch)
.33	Umsteigen endoskopisch - offen chirurgisch
.34	Umsteigen vaginal - offen chirurgisch
.35	Vaginal
.3x	Sonstige
5-663.4-	Salpingektomie, partiell
.40	Offen chirurgisch (abdominal)
.41	Vaginal, laparoskopisch assistiert
.42	Endoskopisch (laparoskopisch)
.43	Umsteigen endoskopisch - offen chirurgisch
.44	Umsteigen vaginal - offen chirurgisch
.45	Vaginal
.4x	Sonstige
5-663.5-	Unterbindung mit Durchtrennung oder Destruktion
.50	Offen chirurgisch (abdominal)
.51	Vaginal, laparoskopisch assistiert
.52	Endoskopisch (laparoskopisch)
.53	Umsteigen endoskopisch - offen chirurgisch
.54	Umsteigen vaginal - offen chirurgisch
.55	Vaginal
.5x	Sonstige
5-663.x-	Sonstige
.x0	Offen chirurgisch (abdominal)
.x1	Vaginal, laparoskopisch assistiert
.x2	Endoskopisch (laparoskopisch)
.x3	Umsteigen endoskopisch - offen chirurgisch
.x4	Umsteigen vaginal - offen chirurgisch
.x5	Vaginal
.xx	Sonstige
5-663.y	N.n.bez.

5-665.– Exzision und Destruktion von erkranktem Gewebe der Tuba uterina

5-665.4- Exzision
.40♦ Offen chirurgisch (abdominal)
.41♦ Vaginal, laparoskopisch assistiert
.42♦ Endoskopisch (laparoskopisch)
.43♦ Umsteigen endoskopisch - offen chirurgisch
.44♦ Umsteigen vaginal - offen chirurgisch
.45♦ Vaginal
.4x♦ Sonstige

5-665.5- Destruktion
.50♦ Offen chirurgisch (abdominal)
.51♦ Vaginal, laparoskopisch assistiert
.52♦ Endoskopisch (laparoskopisch)
.53♦ Umsteigen endoskopisch - offen chirurgisch
.54♦ Umsteigen vaginal - offen chirurgisch
.55♦ Vaginal
.5x♦ Sonstige

5-665.x- Sonstige
.x0♦ Offen chirurgisch (abdominal)
.x1♦ Vaginal, laparoskopisch assistiert
.x2♦ Endoskopisch (laparoskopisch)
.x3♦ Umsteigen endoskopisch - offen chirurgisch
.x4♦ Umsteigen vaginal - offen chirurgisch
.x5♦ Vaginal
.xx♦ Sonstige

5-665.y N.n.bez.

5-666.– Plastische Rekonstruktion der Tuba uterina

Exkl.: Adhäsiolyse an Ovar und Tuba uterina (5-657 ff., 5-658 ff.)

5-666.8- Tubostomie
.80♦ Offen chirurgisch (abdominal)
.81♦ Vaginal, laparoskopisch assistiert
.82♦ Endoskopisch (laparoskopisch)
.83♦ Umsteigen endoskopisch - offen chirurgisch
.84♦ Umsteigen vaginal - offen chirurgisch
.85♦ Vaginal
.8x♦ Sonstige

5-666.9- Fimbrioplastik
.90♦ Offen chirurgisch (abdominal)
.91♦ Vaginal, laparoskopisch assistiert
.92♦ Endoskopisch (laparoskopisch)
.93♦ Umsteigen endoskopisch - offen chirurgisch
.94♦ Umsteigen vaginal - offen chirurgisch
.95♦ Vaginal
.9x♦ Sonstige

5-666.a- Tubenanastomose
.a0♦ Offen chirurgisch (abdominal)
.a1♦ Vaginal, laparoskopisch assistiert
.a2♦ Endoskopisch (laparoskopisch)
.a3♦ Umsteigen endoskopisch - offen chirurgisch
.a4♦ Umsteigen vaginal - offen chirurgisch
.a5♦ Vaginal
.ax♦ Sonstige

5-666.b- Salpingouterostomie
.b0♦ Offen chirurgisch (abdominal)
.b1♦ Vaginal, laparoskopisch assistiert
.b2♦ Endoskopisch (laparoskopisch)
.b3♦ Umsteigen endoskopisch - offen chirurgisch
.b4♦ Umsteigen vaginal - offen chirurgisch
.b5♦ Vaginal
.bx♦ Sonstige

5-666.x- Sonstige
.x0♦ Offen chirurgisch (abdominal)
.x1♦ Vaginal, laparoskopisch assistiert
.x2♦ Endoskopisch (laparoskopisch)
.x3♦ Umsteigen endoskopisch - offen chirurgisch
.x4♦ Umsteigen vaginal - offen chirurgisch
.x5♦ Vaginal
.xx♦ Sonstige

5-666.y N.n.bez.

5-667.– Insufflation der Tubae uterinae

5-667.0 Pertubation

5-667.1 Chromopertubation

5-667.2 Hydropertubation

5-667.x Sonstige

5-667.y N.n.bez.

5-669♦ Andere Operationen an der Tuba uterina

5-67 Operationen an der Cervix uteri

5-670 Dilatation des Zervikalkanals

5-671.– Konisation der Cervix uteri

5-671.0- Konisation
.00 Laserexzision
.01 Schlingenexzision
.02 Messerkonisation
.03 Exzision mit elektrischer Nadel/Messer
.0x Sonstige

5-671.1- Rekonisation
.10 Laserexzision
.11 Schlingenexzision
.12 Messerkonisation
.13 Exzision mit elektrischer Nadel/Messer
.1x Sonstige
5-671.y N.n.bez.

5-672.– Andere Exzision und Destruktion von erkranktem Gewebe der Cervix uteri

5-672.0 Exzision
5-672.1- Destruktion
.10 Kauterisation
.11 Elektrokoagulation
.12 Laserkoagulation
.13 Kryokoagulation
.1x Sonstige
5-672.x Sonstige
5-672.y N.n.bez.

5-673 Amputation der Cervix uteri

5-674.– Rekonstruktion der Cervix uteri in der Gravidität

5-674.0 Cerclage
5-674.1 Muttermundverschluss
5-674.x Sonstige
5-674.y N.n.bez.

5-675.– Andere Rekonstruktion der Cervix uteri

5-675.0 Naht (nach Verletzung)
5-675.1 Plastische Rekonstruktion
Inkl.: Verschluss einer Fistel
5-675.2 Portioplastik
5-675.x Sonstige
5-675.y N.n.bez.

5-679.– Andere Operationen an der Cervix uteri

5-679.0 Entfernung von Cerclagematerial
5-679.x Sonstige
5-679.y N.n.bez.

5-68 Inzision, Exzision und Exstirpation des Uterus

Inkl.: Exenteration des kleinen Beckens

Hinw.: Die Durchführung einer spezifischen Scheidenstumpffixation im Rahmen einer Vorder- und/oder Hinterwandplastik ist gesondert zu kodieren (5-704.46 bis 5-704.4v).
Die Durchführung einer spezifischen Zervixstumpffixation im Rahmen einer Vorder- und/oder Hinterwandplastik ist gesondert zu kodieren (5-704.56 bis 5-704.5v).

5-680 Inzision des Uterus [Hysterotomie]

5-681.– Exzision und Destruktion von erkranktem Gewebe des Uterus

5-681.0- Exzision von Endometriumsynechien
- .01 Hysteroskopisch
- .0x Sonstige

5-681.1- Exzision eines kongenitalen Septums
- .10 Vaginal
- .11 Hysteroskopisch ohne Kontrolle
- .12 Hysteroskopisch, laparoskopisch assistiert
- .13 Hysteroskopisch, sonographisch assistiert
- .1x Sonstige

5-681.3- Exzision sonstigen erkrankten Gewebes des Uterus
- .30 Offen chirurgisch (abdominal)
- .31 Vaginal, laparoskopisch assistiert
- .32 Endoskopisch (laparoskopisch)
- .33 Hysteroskopisch
- .34 Umsteigen endoskopisch - offen chirurgisch
- .35 Umsteigen vaginal - offen chirurgisch
- .36 Vaginal
- .3x Sonstige

5-681.4 Morcellieren des Uterus als Vorbereitung zur Uterusexstirpation

5-681.5- Endometriumablation
- .50 Ablation durch Rollerball und/oder Schlingenresektion
- .51 Laserablation
- .52 Ablation durch Heißwasserballon
- .53 Hochfrequenzablation
- .5x Sonstige

5-681.6- Destruktion
- .60 Elektrokoagulation
- .61 Laserkoagulation
- .62 Thermokoagulation
- .63 Kryokoagulation
- .64 Photodynamische Therapie
- .65 Magnetresonanz-gesteuerte fokussierte Ultraschallkoagulation [MRgFUS]

  Hinw.: Die Dauer der Behandlung durch Magnetresonanz-gesteuerten fokussierten Ultraschall ist gesondert zu kodieren (8-660 ff.).
- .67 Radiofrequenzablation, ohne intrauterine Ultraschallführung
- .68 Radiofrequenzablation, mit intrauteriner Ultraschallführung
- .6x Sonstige

5-681.7 Dopplersonographisch gesteuerte transvaginale temporäre Gefäßokklusion der Uterusarterien

5-681.8- Entfernung eines oder mehrerer Myome ohne ausgedehnte Naht des Myometriums

Inkl.: Entfernung eines oder mehrerer Myome ausschließlich mit Serosanaht

Hinw.: Die plastische Rekonstruktion des Uterus ist nicht gesondert zu kodieren.
- .80 Offen chirurgisch (abdominal)
- .81 Vaginal, laparoskopisch assistiert
- .82 Endoskopisch (laparoskopisch)
- .83 Hysteroskopisch
- .84 Umsteigen endoskopisch - offen chirurgisch

.85 Umsteigen vaginal - offen chirurgisch
.86 Vaginal
.8x Sonstige

5-681.9- Entfernung eines oder mehrerer Myome mit ausgedehnter Naht des Myometriums

Hinw.: Eine ausgedehnte Naht des Myometriums liegt vor, wenn eine Adaptation der Wundflächen stattgefunden hat und der Durchmesser von mindestens einem der entfernten Myome 5 cm oder mehr betrug. Die Durchmesser mehrerer Myome sind nicht zu addieren.
Die plastische Rekonstruktion des Uterus ist nicht gesondert zu kodieren.

.90 Offen chirurgisch (abdominal)
.91 Vaginal, laparoskopisch assistiert
.92 Endoskopisch (laparoskopisch)
.93 Hysteroskopisch
.94 Umsteigen endoskopisch - offen chirurgisch
.95 Umsteigen vaginal - offen chirurgisch
.96 Vaginal
.9x Sonstige

5-681.x Sonstige

5-681.y N.n.bez.

5-682.– Subtotale Uterusexstirpation

5-682.0- Suprazervikal
.00 Offen chirurgisch (abdominal)
.01 Vaginal, laparoskopisch assistiert
.02 Endoskopisch (laparoskopisch)
.03 Umsteigen endoskopisch - offen chirurgisch
.04 Umsteigen vaginal - offen chirurgisch
.05 Vaginal
.0x Sonstige

5-682.1- Supravaginal
.10 Offen chirurgisch (abdominal)
.11 Vaginal, laparoskopisch assistiert
.12 Endoskopisch (laparoskopisch)
.13 Umsteigen endoskopisch - offen chirurgisch
.14 Umsteigen vaginal - offen chirurgisch
.15 Vaginal
.1x Sonstige

5-682.2- Hemihysterektomie (bei Uterus bicornis)
.20 Offen chirurgisch (abdominal)
.21 Endoskopisch (laparoskopisch)
.22 Umsteigen endoskopisch - offen chirurgisch
.2x Sonstige

5-682.x- Sonstige
.x0 Offen chirurgisch (abdominal)
.x1 Vaginal, laparoskopisch assistiert
.x2 Endoskopisch (laparoskopisch)
.x3 Umsteigen endoskopisch - offen chirurgisch
.x4 Umsteigen vaginal - offen chirurgisch
.x5 Vaginal

.xx Sonstige

5-682.y N.n.bez.

5-683.– Uterusexstirpation [Hysterektomie]

Exkl.: Geburtshilfliche Uterusexstirpation (5-757)

5-683.0- Ohne Salpingoovariektomie

.00 Offen chirurgisch (abdominal)

.01 Vaginal

.02 Vaginal, laparoskopisch assistiert

.03 Endoskopisch (laparoskopisch)

.04 Umsteigen endoskopisch - offen chirurgisch

.05 Umsteigen vaginal - offen chirurgisch

.0x Sonstige

5-683.1- Mit Salpingoovariektomie, einseitig

.10 Offen chirurgisch (abdominal)

.11 Vaginal

.12 Vaginal, laparoskopisch assistiert

.13 Endoskopisch (laparoskopisch)

.14 Umsteigen endoskopisch - offen chirurgisch

.15 Umsteigen vaginal - offen chirurgisch

.1x Sonstige

5-683.2- Mit Salpingoovariektomie, beidseitig

.20 Offen chirurgisch (abdominal)

.21 Vaginal

.22 Vaginal, laparoskopisch assistiert

.23 Endoskopisch (laparoskopisch)

.24 Umsteigen endoskopisch - offen chirurgisch

.25 Umsteigen vaginal - offen chirurgisch

.2x Sonstige

5-683.4- Zur Transplantation, Lebendspenderin

.40 Offen chirurgisch (abdominal)

.41 Vaginal

.42 Vaginal, laparoskopisch assistiert

.43 Endoskopisch (laparoskopisch)

.44 Umsteigen endoskopisch - offen chirurgisch

.45 Umsteigen vaginal - offen chirurgisch

.4x Sonstige

5-683.5 Mit ausgedehnter retroperitonealer Präparation, ohne Salpingoovariektomie

Inkl.: Bei Endometriose

5-683.6 Mit ausgedehnter retroperitonealer Präparation, mit Salpingoovariektomie, einseitig

Inkl.: Bei Endometriose

5-683.7 Mit ausgedehnter retroperitonealer Präparation, mit Salpingoovariektomie, beidseitig

Inkl.: Bei Endometriose

5-683.x- Sonstige

.x0 Offen chirurgisch (abdominal)

.x1 Vaginal

.x2 Vaginal, laparoskopisch assistiert

.x3 Endoskopisch (laparoskopisch)
.x4 Umsteigen endoskopisch - offen chirurgisch
.x5 Umsteigen vaginal - offen chirurgisch
.xx Sonstige
5-683.y N.n.bez.

5-684.– Zervixstumpfexstirpation

5-684.0 Offen chirurgisch (abdominal)
5-684.1 Vaginal
5-684.2 Umsteigen vaginal - offen chirurgisch
5-684.3 Vaginal, laparoskopisch assistiert
5-684.4 Endoskopisch (laparoskopisch)
5-684.5 Umsteigen endoskopisch - offen chirurgisch
5-684.x Sonstige
5-684.y N.n.bez.

5-685.– Radikale Uterusexstirpation

Exkl.: Geburtshilfliche Uterusexstirpation (5-757)

Hinw.: Eine durchgeführte (Teil-)Exstirpation der weiblichen Adnexe ist gesondert zu kodieren:
- Salpingoovariektomie (5-653 ff.)
- Salpingektomie (5-661 ff.)

5-685.0- Ohne Lymphadenektomie
.00 Offen chirurgisch (abdominal)
.01 Vaginal
.02 Vaginal, laparoskopisch assistiert
.03 Umsteigen vaginal - offen chirurgisch
.0x Sonstige
5-685.1 Mit pelviner Lymphadenektomie
5-685.2 Mit paraaortaler Lymphadenektomie
5-685.3 Mit pelviner und paraaortaler Lymphadenektomie
5-685.4- Totale mesometriale Resektion des Uterus [TMMR]

Hinw.: Diese Form der radikalen Uterusexstirpation beinhaltet die Freilegung und Schonung der Nervi splanchnici lumbales, der Plexus hypogastrici superiores, der Nervi hypogastrici, der Plexus hypogastrici inferiores und der bilateralen Gefäß-Nerven-Versorgung der Harnblase.

.40 Ohne Lymphadenektomie
.41 Mit pelviner Lymphadenektomie

Inkl.: Resektion zusätzlicher Lymphknotenstationen, z.B. präsakrale Lymphknoten, Glutea-superior- und Glutea-inferior-Lymphknoten

.42 Mit paraaortaler Lymphadenektomie
.43 Mit pelviner und paraaortaler Lymphadenektomie

Inkl.: Resektion zusätzlicher Lymphknotenstationen, z.B. präsakrale Lymphknoten, Glutea-superior- und Glutea-inferior-Lymphknoten

.4x Sonstige
5-685.x Sonstige
5-685.y N.n.bez.

5-686.– Radikale Zervixstumpfexstirpation

Hinw.: Eine durchgeführte (Teil-)Exstirpation der weiblichen Adnexe ist gesondert zu kodieren:
- Salpingoovariektomie (5-653 ff.)
- Salpingektomie (5-661 ff.)

5-686.0- Ohne Lymphadenektomie

.00 Offen chirurgisch (abdominal)

.01 Vaginal

.02 Vaginal, laparoskopisch assistiert

.03 Umsteigen vaginal - offen chirurgisch

.0x Sonstige

5-686.1 Mit pelviner Lymphadenektomie

5-686.2 Mit paraaortaler Lymphadenektomie

5-686.3 Mit pelviner und paraaortaler Lymphadenektomie

5-686.x Sonstige

5-686.y N.n.bez.

5-687.– Exenteration [Eviszeration] des weiblichen kleinen Beckens

Exkl.: Resektion von Gewebe ohne sichere Organzuordnung (Debulking-Operation) (5-547 ff.)

Hinw.: Eine durchgeführte Harnableitung ist gesondert zu kodieren (5-564 ff., 5-565 ff., 5-566 ff., 5-567 ff., 5-577 ff.).
Eine durchgeführte Darmrekonstruktion ist gesondert zu kodieren (5-460 ff.).
Eine durchgeführte Genital(re)konstruktion ist gesondert zu kodieren:
- Vagina (5-705 ff.)
- Vulva (5-716 ff.)

5-687.0 Vordere

5-687.1 Hintere

5-687.2 Totale

5-687.3- Laterale erweiterte endopelvine Resektion [LEER]

Hinw.: Bei dieser Operation erfolgt zusätzlich zur totalen Entfernung der Beckenorgane eine Resektion der Beckenwand- und Beckenbodenmuskulatur und des Iliaca-interna-Gefäßsystems.

.30 Abdominal

.31 Abdominoperineal

Hinw.: Eine Rekonstruktion des Beckenbodens und der Perinealregion mit Muskellappen oder myokutanen Lappen ist im Kode enthalten.

.3x Sonstige

5-687.y N.n.bez.

5-689.– Andere Inzision und Exzision des Uterus

5-689.0- Radikale Trachelektomie

Inkl.: Entfernung großer Teile der Zervix und der anhängenden Parametrien

Hinw.: Die Lymphadenektomie ist gesondert zu kodieren (5-406 ff., 5-407 ff.).
Die Anwendung eines OP-Roboters ist zusätzlich zu kodieren (5-987 ff.).

.00 Offen chirurgisch (abdominal)

.01 Vaginal

.02 Vaginal, laparoskopisch assistiert

.03 Endoskopisch (laparoskopisch)

.04 Umsteigen endoskopisch - offen chirurgisch

.05 Umsteigen vaginal - offen chirurgisch

.0x Sonstige

5-689.x Sonstige

5-689.y N.n.bez.

5-69 Andere Operationen am Uterus und Operationen an den Parametrien

5-690.– Therapeutische Kürettage [Abrasio uteri]

Inkl.: Dilatation, Kürettage nach Abort [Abortkürettage]

Exkl.: Kürettage zur Beendigung der Schwangerschaft [Abruptio] (5-751)
Kürettage zur postpartalen Entfernung zurückgebliebener Plazenta (5-756.1)

Hinw.: Eine durchgeführte diagnostische Hysteroskopie ist gesondert zu kodieren (1-672).

5-690.0 Ohne lokale Medikamentenapplikation

5-690.1 Mit lokaler Medikamentenapplikation

5-690.2 Mit Polypentfernung

5-690.x Sonstige

5-690.y N.n.bez.

5-691 Entfernung eines intrauterinen Fremdkörpers

Inkl.: Entfernung eines Lost-IUD

Hinw.: Eine durchgeführte Fremdkörperentfernung durch Hysteroskopie ist unter 8-100.d zu kodieren.

5-692.– Exzision und Destruktion von erkranktem Gewebe der Parametrien

Exkl.: Exzision einer Parovarialzyste (5-659.2 ff.)

5-692.0- Exzision

.00♦ Offen chirurgisch (abdominal)

.01♦ Vaginal, laparoskopisch assistiert

.02♦ Endoskopisch (laparoskopisch)

.03♦ Umsteigen endoskopisch - offen chirurgisch

.04♦ Umsteigen vaginal - offen chirurgisch

.05♦ Vaginal

.0x♦ Sonstige

5-692.1- Destruktion

.10♦ Offen chirurgisch (abdominal)

.11♦ Vaginal, laparoskopisch assistiert

.12♦ Endoskopisch (laparoskopisch)

.13♦ Umsteigen endoskopisch - offen chirurgisch

.14♦ Umsteigen vaginal - offen chirurgisch

.15♦ Vaginal

.1x♦ Sonstige

5-692.x- Sonstige

.x0♦ Offen chirurgisch (abdominal)

.x1♦ Vaginal, laparoskopisch assistiert

.x2♦ Endoskopisch (laparoskopisch)

.x3♦ Umsteigen endoskopisch - offen chirurgisch

.x4♦ Umsteigen vaginal - offen chirurgisch

.x5♦ Vaginal

.xx♦ Sonstige

5-692.y N.n.bez.

5-693♦ Plastische Rekonstruktion der Parametrien (bei Lagekorrektur des Uterus)

5-694 Parazervikale Uterusdenervation

5-695.– Rekonstruktion des Uterus

5-695.0- Naht (nach Verletzung)
.00 Offen chirurgisch (abdominal)
.01 Vaginal, laparoskopisch assistiert
.02 Endoskopisch (laparoskopisch)
.03 Umsteigen endoskopisch - offen chirurgisch
.04 Umsteigen vaginal - offen chirurgisch
.05 Vaginal
.0x Sonstige

5-695.1- Plastische Rekonstruktion
.10 Offen chirurgisch (abdominal)
.11 Vaginal, laparoskopisch assistiert
.12 Endoskopisch (laparoskopisch)
.13 Umsteigen endoskopisch - offen chirurgisch
.14 Umsteigen vaginal - offen chirurgisch
.15 Vaginal
.1x Sonstige

5-695.2- Verschluss einer Fistel

Inkl.: Verschluss einer uterovesikalen Fistel

.20 Offen chirurgisch (abdominal)
.21 Vaginal, laparoskopisch assistiert
.22 Endoskopisch (laparoskopisch)
.23 Umsteigen endoskopisch - offen chirurgisch
.24 Umsteigen vaginal - offen chirurgisch
.25 Vaginal
.2x Sonstige

5-695.3- Metroplastik
.30 Offen chirurgisch (abdominal)
.31 Vaginal, laparoskopisch assistiert
.32 Endoskopisch (laparoskopisch)
.33 Umsteigen endoskopisch - offen chirurgisch
.34 Umsteigen vaginal - offen chirurgisch
.35 Vaginal
.3x Sonstige

5-695.x- Sonstige
.x0 Offen chirurgisch (abdominal)
.x1 Vaginal, laparoskopisch assistiert
.x2 Endoskopisch (laparoskopisch)
.x3 Umsteigen endoskopisch - offen chirurgisch
.x4 Umsteigen vaginal - offen chirurgisch
.x5 Vaginal
.xx Sonstige

5-695.y N.n.bez.

5-699.– Andere Operationen an Uterus und Parametrien

5-699.0 Uterustransplantation

5-699.x Sonstige

5-70 Operationen an Vagina und Douglasraum

5-700 Kuldotomie

5-701.– Inzision der Vagina

5-701.0 Hymenotomie

5-701.1 Adhäsiolyse

5-701.2 Vaginotomie
Inkl.: Drainage

5-701.x Sonstige

5-701.y N.n.bez.

5-702.– Lokale Exzision und Destruktion von erkranktem Gewebe der Vagina und des Douglasraumes

5-702.0 Hymenektomie

5-702.1 Exzision von erkranktem Gewebe der Vagina

5-702.2 Exzision von erkranktem Gewebe des Douglasraumes
Inkl.: Endometrioseherde

5-702.3- Destruktion von erkranktem Gewebe der Vagina
.30 Kauterisation
.31 Elektrokoagulation
.32 Laserkoagulation
.33 Kryokoagulation
.3x Sonstige

5-702.4 Destruktion von erkranktem Gewebe des Douglasraumes
Inkl.: Endometrioseherde

5-702.x Sonstige

5-702.y N.n.bez.

5-703.– Verschluss und (sub-)totale Exstirpation der Vagina

5-703.0 Kolpokleisis

5-703.1 Kolpektomie, subtotal

5-703.2 Kolpektomie, total

5-703.3 Kolpektomie, erweitert (radikal)

5-703.x Sonstige

5-703.y N.n.bez.

5-704.– Vaginale Kolporrhaphie und Beckenbodenplastik

Exkl.: Urethrokolposuspension (5-595.1 ff.)
Transvaginale Suspensionsoperation bei Inkontinenz (5-593 ff.)

Hinw.: Bei gleichzeitiger Vorder- und Hinterwandplastik sind beide gesondert zu kodieren.
Eine ggf. durchgeführte Zervixamputation ist gesondert zu kodieren (5-673).
Die Durchführung einer spezifischen Scheidenstumpffixation im Rahmen einer Vorder- und/oder Hinterwandplastik ist gesondert zu kodieren (5-704.46 bis 5-704.4v).
Die Durchführung einer spezifischen Zervixstumpffixation im Rahmen einer Vorder- und/oder Hinterwandplastik ist gesondert zu kodieren (5-704.56 bis 5-704.5v).

5-704.0- Vorderwandplastik (bei (Urethro-)Zystozele)

.00 Ohne alloplastisches Material

.01 Mit alloplastischem Material

Exkl.: Obturatorplastik und TVT (5-593.2 ff.)

Hinw.: Die Art des verwendeten Materials für Gewebeersatz oder Gewebeverstärkung ist gesondert zu kodieren (5-932 ff.).

5-704.1- Hinterwandplastik (bei Rektozele)

.10 Ohne alloplastisches Material

.11 Mit alloplastischem Material

Hinw.: Die Art des verwendeten Materials für Gewebeersatz oder Gewebeverstärkung ist gesondert zu kodieren (5-932 ff.).

5-704.4- Scheidenstumpffixation

.46 Offen chirurgisch (abdominal), ohne alloplastisches Material, mit medianer Fixation am Promontorium oder im Bereich des Os sacrum

.47 Offen chirurgisch (abdominal), ohne alloplastisches Material, mit lateraler Fixation an den Ligg. sacrouterina

.48 Offen chirurgisch (abdominal), mit alloplastischem Material, mit medianer Fixation am Promontorium oder im Bereich des Os sacrum

Hinw.: Die Art des verwendeten Materials für Gewebeersatz oder Gewebeverstärkung ist gesondert zu kodieren (5-932 ff.).

.49 Offen chirurgisch (abdominal), mit alloplastischem Material, mit lateraler Fixation an den Ligg. sacrouterina

Hinw.: Die Art des verwendeten Materials für Gewebeersatz oder Gewebeverstärkung ist gesondert zu kodieren (5-932 ff.).

.4a Laparoskopisch, ohne alloplastisches Material, mit medianer Fixation am Promontorium oder im Bereich des Os sacrum

.4b Laparoskopisch, ohne alloplastisches Material, mit lateraler Fixation an den Ligg. sacrouterina

.4c Laparoskopisch, mit alloplastischem Material, mit medianer Fixation am Promontorium oder im Bereich des Os sacrum

Hinw.: Die Art des verwendeten Materials für Gewebeersatz oder Gewebeverstärkung ist gesondert zu kodieren (5-932 ff.).

.4d Laparoskopisch, mit alloplastischem Material, mit lateraler Fixation an den Ligg. sacrouterina

Hinw.: Die Art des verwendeten Materials für Gewebeersatz oder Gewebeverstärkung ist gesondert zu kodieren (5-932 ff.).

.4e Vaginal, ohne alloplastisches Material, mit Fixation an den Ligg. sacrouterina

.4f Vaginal, ohne alloplastisches Material, mit Fixation am Lig. sacrospinale oder Lig. sacrotuberale

.4g Vaginal, mit alloplastischem Material

Inkl.: Fixation am Lig. sacrospinale, Lig. sacrotuberale oder Lig. sacrouterinum

Hinw.: Die Art des verwendeten Materials für Gewebeersatz oder Gewebeverstärkung ist gesondert zu kodieren (5-932 ff.).

.4h Umsteigen laparoskopisch - offen chirurgisch, ohne alloplastisches Material

.4j Umsteigen vaginal - offen chirurgisch, ohne alloplastisches Material

.4k Umsteigen vaginal - laparoskopisch, ohne alloplastisches Material

.4m Umsteigen laparoskopisch - offen chirurgisch, mit alloplastischem Material

Exkl.: Scheidenstumpffixation durch Umsteigen laparoskopisch - offen chirurgisch mit alloplastischem Material mit beidseitiger Fixation am Lig. pectineale (5-704.4u, 5-704.4v)

Hinw.: Die Art des verwendeten Materials für Gewebeersatz oder Gewebeverstärkung ist gesondert zu kodieren (5-932 ff.).

.4n Umsteigen vaginal - offen chirurgisch, mit alloplastischem Material

Hinw.: Die Art des verwendeten Materials für Gewebeersatz oder Gewebeverstärkung ist gesondert zu kodieren (5-932 ff.).

.4p Umsteigen vaginal - laparoskopisch, mit alloplastischem Material

Hinw.: Die Art des verwendeten Materials für Gewebeersatz oder Gewebeverstärkung ist gesondert zu kodieren (5-932 ff.).

.4q Offen chirurgisch (abdominal), mit alloplastischem Material, mit beidseitiger Fixation am Lig. pectineale, ohne tiefe Netzeinlage

Inkl.: Offen chirurgische Pektopexie

Hinw.: Die Art des verwendeten Materials für Gewebeersatz oder Gewebeverstärkung ist gesondert zu kodieren (5-932 ff.).

.4r Offen chirurgisch (abdominal), mit alloplastischem Material, mit beidseitiger Fixation am Lig. pectineale, mit tiefer Netzeinlage

Inkl.: Offen chirurgische Pektopexie mit tiefer Netzeinlage

Hinw.: Die Art des verwendeten Materials für Gewebeersatz oder Gewebeverstärkung ist gesondert zu kodieren (5-932 ff.).

.4s Laparoskopisch, mit alloplastischem Material, mit beidseitiger Fixation am Lig. pectineale, ohne tiefe Netzeinlage

Inkl.: Laparoskopische Pektopexie

Hinw.: Die Art des verwendeten Materials für Gewebeersatz oder Gewebeverstärkung ist gesondert zu kodieren (5-932 ff.).

.4t Laparoskopisch, mit alloplastischem Material, mit beidseitiger Fixation am Lig. pectineale, mit tiefer Netzeinlage

Inkl.: Laparoskopische Pektopexie mit tiefer Netzeinlage

Hinw.: Die Art des verwendeten Materials für Gewebeersatz oder Gewebeverstärkung ist gesondert zu kodieren (5-932 ff.).

.4u Umsteigen laparoskopisch - offen chirurgisch, mit alloplastischem Material, mit beidseitiger Fixation am Lig. pectineale, ohne tiefe Netzeinlage

Hinw.: Die Art des verwendeten Materials für Gewebeersatz oder Gewebeverstärkung ist gesondert zu kodieren (5-932 ff.).

.4v Umsteigen laparoskopisch - offen chirurgisch, mit alloplastischem Material, mit beidseitiger Fixation am Lig. pectineale, mit tiefer Netzeinlage

Hinw.: Die Art des verwendeten Materials für Gewebeersatz oder Gewebeverstärkung ist gesondert zu kodieren (5-932 ff.).

.4x Sonstige

5-704.5- Zervixstumpffixation

.56 Offen chirurgisch (abdominal), ohne alloplastisches Material, mit medianer Fixation am Promontorium oder im Bereich des Os sacrum

.57 Offen chirurgisch (abdominal), ohne alloplastisches Material, mit lateraler Fixation an den Ligg. sacrouterina

.58 Offen chirurgisch (abdominal), mit alloplastischem Material, mit medianer Fixation am Promontorium oder im Bereich des Os sacrum

Hinw.: Die Art des verwendeten Materials für Gewebeersatz oder Gewebeverstärkung ist gesondert zu kodieren (5-932 ff.).

.59 Offen chirurgisch (abdominal), mit alloplastischem Material, mit lateraler Fixation an den Ligg. sacrouterina

Hinw.: Die Art des verwendeten Materials für Gewebeersatz oder Gewebeverstärkung ist gesondert zu kodieren (5-932 ff.).

.5a Laparoskopisch, ohne alloplastisches Material, mit medianer Fixation am Promontorium oder im Bereich des Os sacrum

.5b Laparoskopisch, ohne alloplastisches Material, mit lateraler Fixation an den Ligg. sacrouterina

.5c Laparoskopisch, mit alloplastischem Material, mit medianer Fixation am Promontorium oder im Bereich des Os sacrum

Hinw.: Die Art des verwendeten Materials für Gewebeersatz oder Gewebeverstärkung ist gesondert zu kodieren (5-932 ff.).

.5d Laparoskopisch, mit alloplastischem Material, mit lateraler Fixation an den Ligg. sacrouterina

Hinw.: Die Art des verwendeten Materials für Gewebeersatz oder Gewebeverstärkung ist gesondert zu kodieren (5-932 ff.).

.5e Vaginal, ohne alloplastisches Material, mit Fixation an den Ligg. sacrouterina

.5f Vaginal, ohne alloplastisches Material, mit Fixation am Lig. sacrospinale oder Lig. sacrotuberale

.5g Vaginal, mit alloplastischem Material

Inkl.: Fixation am Lig. sacrospinale, Lig. sacrotuberale oder Lig. sacrouterinum

Hinw.: Die Art des verwendeten Materials für Gewebeersatz oder Gewebeverstärkung ist gesondert zu kodieren (5-932 ff.).

.5h Umsteigen laparoskopisch - offen chirurgisch, ohne alloplastisches Material

.5j Umsteigen vaginal - offen chirurgisch, ohne alloplastisches Material

.5k Umsteigen vaginal - laparoskopisch, ohne alloplastisches Material

.5m Umsteigen laparoskopisch - offen chirurgisch, mit alloplastischem Material

Exkl.: Zervixstumpffixation durch Umsteigen laparoskopisch - offen chirurgisch mit alloplastischem Material mit beidseitiger Fixation am Lig. pectineale (5-704.5u, 5-704.5v)

Hinw.: Die Art des verwendeten Materials für Gewebeersatz oder Gewebeverstärkung ist gesondert zu kodieren (5-932 ff.).

.5n Umsteigen vaginal - offen chirurgisch, mit alloplastischem Material

Hinw.: Die Art des verwendeten Materials für Gewebeersatz oder Gewebeverstärkung ist gesondert zu kodieren (5-932 ff.).

.5p Umsteigen vaginal - laparoskopisch, mit alloplastischem Material

Hinw.: Die Art des verwendeten Materials für Gewebeersatz oder Gewebeverstärkung ist gesondert zu kodieren (5-932 ff.).

.5q Offen chirurgisch (abdominal), mit alloplastischem Material, mit beidseitiger Fixation am Lig. pectineale, ohne tiefe Netzeinlage

Inkl.: Offen chirurgische Pektopexie

Hinw.: Die Art des verwendeten Materials für Gewebeersatz oder Gewebeverstärkung ist gesondert zu kodieren (5-932 ff.).

.5r Offen chirurgisch (abdominal), mit alloplastischem Material, mit beidseitiger Fixation am Lig. pectineale, mit tiefer Netzeinlage

Inkl.: Offen chirurgische Pektopexie mit tiefer Netzeinlage

Hinw.: Die Art des verwendeten Materials für Gewebeersatz oder Gewebeverstärkung ist gesondert zu kodieren (5-932 ff.).

.5s Laparoskopisch, mit alloplastischem Material, mit beidseitiger Fixation am Lig. pectineale, ohne tiefe Netzeinlage

Inkl.: Laparoskopische Pektopexie

Hinw.: Die Art des verwendeten Materials für Gewebeersatz oder Gewebeverstärkung ist gesondert zu kodieren (5-932 ff.).

.5t Laparoskopisch, mit alloplastischem Material, mit beidseitiger Fixation am Lig. pectineale, mit tiefer Netzeinlage

Inkl.: Laparoskopische Pektopexie mit tiefer Netzeinlage

Hinw.: Die Art des verwendeten Materials für Gewebeersatz oder Gewebeverstärkung ist gesondert zu kodieren (5-932 ff.).

.5u Umsteigen laparoskopisch - offen chirurgisch, mit alloplastischem Material, mit beidseitiger Fixation am Lig. pectineale, ohne tiefe Netzeinlage

Hinw.: Die Art des verwendeten Materials für Gewebeersatz oder Gewebeverstärkung ist gesondert zu kodieren (5-932 ff.).

.5v Umsteigen laparoskopisch - offen chirurgisch, mit alloplastischem Material, mit beidseitiger Fixation am Lig. pectineale, mit tiefer Netzeinlage

Hinw.: Die Art des verwendeten Materials für Gewebeersatz oder Gewebeverstärkung ist gesondert zu kodieren (5-932 ff.).

.5x Sonstige

5-704.6- Uterusfixation

.60 Offen chirurgisch (abdominal), ohne alloplastisches Material, mit medianer Fixation am Promontorium oder im Bereich des Os sacrum

.61 Offen chirurgisch (abdominal), ohne alloplastisches Material, mit lateraler Fixation an den Ligg. sacrouterina

.62 Offen chirurgisch (abdominal), mit alloplastischem Material, mit medianer Fixation am Promontorium oder im Bereich des Os sacrum

Hinw.: Die Art des verwendeten Materials für Gewebeersatz oder Gewebeverstärkung ist gesondert zu kodieren (5-932 ff.).

.63 Offen chirurgisch (abdominal), mit alloplastischem Material, mit lateraler Fixation an den Ligg. sacrouterina

Hinw.: Die Art des verwendeten Materials für Gewebeersatz oder Gewebeverstärkung ist gesondert zu kodieren (5-932 ff.).

.64 Laparoskopisch, ohne alloplastisches Material, mit medianer Fixation am Promontorium oder im Bereich des Os sacrum

.65 Laparoskopisch, ohne alloplastisches Material, mit lateraler Fixation an den Ligg. sacrouterina

.66 Laparoskopisch, mit alloplastischem Material, mit medianer Fixation am Promontorium oder im Bereich des Os sacrum

Hinw.: Die Art des verwendeten Materials für Gewebeersatz oder Gewebeverstärkung ist gesondert zu kodieren (5-932 ff.).

.67 Laparoskopisch, mit alloplastischem Material, mit lateraler Fixation an den Ligg. sacrouterina

Hinw.: Die Art des verwendeten Materials für Gewebeersatz oder Gewebeverstärkung ist gesondert zu kodieren (5-932 ff.).

.68 Vaginal, ohne alloplastisches Material, mit Fixation an den Ligg. sacrouterina

.69 Vaginal, ohne alloplastisches Material, mit Fixation am Lig. sacrospinale oder Lig. sacrotuberale

.6a Vaginal, mit alloplastischem Material

Inkl.: Fixation am Lig. sacrospinale, Lig. sacrotuberale oder Lig. sacrouterinum

Hinw.: Die Art des verwendeten Materials für Gewebeersatz oder Gewebeverstärkung ist gesondert zu kodieren (5-932 ff.).

.6b Umsteigen laparoskopisch - offen chirurgisch, ohne alloplastisches Material

.6c Umsteigen vaginal - offen chirurgisch, ohne alloplastisches Material

.6d Umsteigen vaginal - laparoskopisch, ohne alloplastisches Material

.6e Umsteigen laparoskopisch - offen chirurgisch, mit alloplastischem Material

Exkl.: Uterusfixation durch Umsteigen laparoskopisch - offen chirurgisch mit alloplastischem Material mit beidseitiger Fixation am Lig. pectineale (5-704.6n, 5-704.6p)

Hinw.: Die Art des verwendeten Materials für Gewebeersatz oder Gewebeverstärkung ist gesondert zu kodieren (5-932 ff.).

.6f Umsteigen vaginal - offen chirurgisch, mit alloplastischem Material

Hinw.: Die Art des verwendeten Materials für Gewebeersatz oder Gewebeverstärkung ist gesondert zu kodieren (5-932 ff.).

.6g Umsteigen vaginal - laparoskopisch, mit alloplastischem Material

Hinw.: Die Art des verwendeten Materials für Gewebeersatz oder Gewebeverstärkung ist gesondert zu kodieren (5-932 ff.).

.6h Offen chirurgisch (abdominal), mit alloplastischem Material, mit beidseitiger Fixation am Lig. pectineale, ohne tiefe Netzeinlage

Inkl.: Offen chirurgische Pektopexie

Hinw.: Die Art des verwendeten Materials für Gewebeersatz oder Gewebeverstärkung ist gesondert zu kodieren (5-932 ff.).

.6j Offen chirurgisch (abdominal), mit alloplastischem Material, mit beidseitiger Fixation am Lig. pectineale, mit tiefer Netzeinlage

Inkl.: Offen chirurgische Pektopexie mit tiefer Netzeinlage

Hinw.: Die Art des verwendeten Materials für Gewebeersatz oder Gewebeverstärkung ist gesondert zu kodieren (5-932 ff.).

.6k Laparoskopisch, mit alloplastischem Material, mit beidseitiger Fixation am Lig. pectineale, ohne tiefe Netzeinlage

Inkl.: Laparoskopische Pektopexie

Hinw.: Die Art des verwendeten Materials für Gewebeersatz oder Gewebeverstärkung ist gesondert zu kodieren (5-932 ff.).

.6m Laparoskopisch, mit alloplastischem Material, mit beidseitiger Fixation am Lig. pectineale, mit tiefer Netzeinlage

Inkl.: Laparoskopische Pektopexie mit tiefer Netzeinlage

Hinw.: Die Art des verwendeten Materials für Gewebeersatz oder Gewebeverstärkung ist gesondert zu kodieren (5-932 ff.).

.6n Umsteigen laparoskopisch - offen chirurgisch, mit alloplastischem Material, mit beidseitiger Fixation am Lig. pectineale, ohne tiefe Netzeinlage

Hinw.: Die Art des verwendeten Materials für Gewebeersatz oder Gewebeverstärkung ist gesondert zu kodieren (5-932 ff.).

.6p Umsteigen laparoskopisch - offen chirurgisch, mit alloplastischem Material, mit beidseitiger Fixation am Lig. pectineale, mit tiefer Netzeinlage

Hinw.: Die Art des verwendeten Materials für Gewebeersatz oder Gewebeverstärkung ist gesondert zu kodieren (5-932 ff.).

.6x Sonstige

5-704.x Sonstige

5-704.y N.n.bez.

5-705.– Konstruktion und Rekonstruktion der Vagina

5-705.0 Mit freiem Hauttransplantat

5-705.1 Mit Darmtransplantat

5-705.2 Mit myokutanem Transpositionslappen

5-705.3 Mit Peritoneum

5-705.4 Mit Dura

5-705.5 Nach Vecchetti

5-705.6 Mit gestielter Haut des Penis (Genitalorganumwandlung)

5-705.7 Eröffnungsplastik (bei Gynatresie)

5-705.x Sonstige

5-705.y N.n.bez.

5-706.– Andere plastische Rekonstruktion der Vagina

5-706.0 Naht (nach Verletzung)

5-706.1 Hymenraffung

5-706.2- Verschluss einer rekto(kolo-)vaginalen Fistel
.20 Offen chirurgisch (abdominal)
.21 Vaginal
.22 Umsteigen vaginal - offen chirurgisch
.23 Laparoskopisch
.2x Sonstige

5-706.3- Verschluss einer ureterovaginalen Fistel
.30 Offen chirurgisch (abdominal)
.31 Vaginal
.32 Umsteigen vaginal - offen chirurgisch
.33 Laparoskopisch
.3x Sonstige

5-706.4- Verschluss einer vesikovaginalen Fistel
.40 Offen chirurgisch (abdominal)
.41 Vaginal
.42 Transvesikal
.43 Laparoskopisch
.44 Umsteigen vesikal oder vaginal - offen chirurgisch
.4x Sonstige

5-706.5- Verschluss einer urethrovaginalen Fistel
.50 Offen chirurgisch (abdominal)
.51 Vaginal
.52 Umsteigen vaginal - offen chirurgisch
.53 Laparoskopisch
.5x Sonstige

5-706.6- Verschluss einer sonstigen Fistel
.60 Offen chirurgisch (abdominal)
.61 Vaginal
.62 Umsteigen vaginal - offen chirurgisch
.63 Laparoskopisch
.6x Sonstige

5-706.x Sonstige

5-706.y N.n.bez.

5-707.– Plastische Rekonstruktion des kleinen Beckens und des Douglasraumes

5-707.1 Douglasplastik

5-707.2- Enterozelenplastik ohne alloplastisches Material
.20 Offen chirurgisch (abdominal)
.21 Vaginal
.22 Umsteigen vaginal - offen chirurgisch
.2x Sonstige

5-707.3- Enterozelenplastik mit alloplastischem Material

Hinw.: Die Art des verwendeten Materials für Gewebeersatz oder Gewebeverstärkung ist gesondert zu kodieren (5-932 ff.).

.30 Offen chirurgisch (abdominal)

.31 Vaginal

.32 Umsteigen vaginal - offen chirurgisch

.3x Sonstige

5-707.x Sonstige

5-707.y N.n.bez.

5-709.– Andere Operationen an Vagina und Douglasraum

5-709.0 Teilstationäre Dilatation der Vagina bei Kindern und Jugendlichen

Hinw.: Dieser Kode ist nur für Patienten bis zur Vollendung des 18. Lebensjahres anzugeben.
Strukturmerkmale:
- Vorhandensein einer Fachabteilung für Kinder- und Jugendmedizin am Standort des Krankenhauses.

Mindestmerkmale:
- Die Dilatation der Vagina erfolgt durch einen Facharzt für Kinderchirurgie unter Analgosedierung oder Anästhesie durch einen Facharzt für Anästhesie und eine Pflegekraft.

Die Analgosedierung oder Anästhesie ist nicht gesondert zu kodieren.

5-709.x Sonstige

5-709.y N.n.bez.

5-71 Operationen an der Vulva

Exkl.: Operationen im Zusammenhang mit einer Geburt (5-758 ff., 5-759.1)

Hinw.: Operationen an der Urethra, der Vagina oder am Anus sind gesondert zu kodieren (5-58, 5-70, 5-49).
Lappenplastiken sind gesondert zu kodieren (5-903.1 ff. bis 5-903.4 ff., 5-903.6 ff. bis 5-903.x ff., 5-857 ff.).

5-710 Inzision der Vulva

Inkl.: Inzision an der Haut der Vulva

5-711.– Operationen an der Bartholin-Drüse (Zyste)

5-711.0♦ Inzision

5-711.1♦ Marsupialisation

5-711.2♦ Exzision

5-711.x♦ Sonstige

5-711.y N.n.bez.

5-712.– Andere Exzision und Destruktion von erkranktem Gewebe der Vulva

5-712.0 Exzision

Inkl.: Exzision von erkrankter Haut der Vulva
Exzision an der Vulva unter Mitnahme der Haut des Perineums

Exkl.: Chirurgische Wundtoilette [Wunddebridement] mit Entfernung von erkranktem Gewebe an Haut und Unterhaut (5-896 ff.)
Exzision und Resektion der Klitoris (5-713 ff.)
Exzision und Resektion der Urethra (5-58)
Exzision von mindestens einem Viertel (90° oder mehr) der Vulva (5-714 ff.)
Alleinige Exzision an der Bartholin-Drüse (5-711.2)

Hinw.: Hier ist die Exzision von weniger als einem Viertel der Vulva (weniger als 90°) zu kodieren.
Eine Lymphadenektomie ist gesondert zu kodieren (5-40).

5-712.1- Destruktion

.10 Kauterisation

.11 Elektrokoagulation

.12 Laserkoagulation

Inkl.: Laservaporisation

.13 Kryokoagulation

.1x Sonstige

5-712.x Sonstige

5-712.y N.n.bez.

5-713.– Operationen an der Klitoris

Exkl.: (Teil-)Resektion der Klitoris im Rahmen einer Vulvektomie (5-714 ff.)

Hinw.: Eine Lymphadenektomie ist gesondert zu kodieren (5-40).

5-713.0 Teilresektion

5-713.1 Klitoridektomie

5-713.2 Plastische Rekonstruktion

5-713.x Sonstige

5-713.y N.n.bez.

5-714.– Vulvektomie

Hinw.: Eine ggf. durchgeführte (Teil-)Resektion von Klitoris und/oder Meatus urethrae externus ist im Kode enthalten.

5-714.4- Partiell

Exkl.: Exzision von weniger als einem Viertel der Vulva (weniger als 90°) (5-712.0)

Hinw.: Eine Lymphadenektomie ist gesondert zu kodieren (5-40).

.40 Mit Entfernung von einem Viertel bis weniger als der Hälfte der Vulva (90° bis weniger als 180°)

.41 Mit Entfernung von mindestens der Hälfte der Vulva (180° oder mehr)

Inkl.: Hemivulvektomie (lateral, ventral, dorsal)

5-714.5 Total

Inkl.: Entfernung der kompletten Vulva (360°)

Hinw.: Eine Lymphadenektomie ist gesondert zu kodieren (5-40).

5-714.6- En bloc, mit inguinaler und femoraler Lymphadenektomie

Hinw.: Hierbei handelt es sich um ein spezielles Operationsverfahren mit En-bloc-Entnahme der kompletten Haut der Vulva und ggf. der Inguinalfalte sowie inguinaler und femoraler Lymphknoten.
Die Lymphadenektomie inguinaler und femoraler Lymphknoten ist hier nicht gesondert zu kodieren.

.60 Ohne Entfernung der Haut der Inguinalfalte

.61 Mit Entfernung der Haut der Inguinalfalte

5-714.y N.n.bez.

5-716.– Konstruktion und Rekonstruktion der Vulva (und des Perineums)

5-716.0 Naht (nach Verletzung)

5-716.1 Plastische Rekonstruktion

5-716.2 Plastische Rekonstruktion, mikrochirurgisch (bei kongenitalen Fehlbildungen)

5-716.3 Erweiterungsplastik des Introitus vaginae

5-716.4 Konstruktion des Introitus vaginae (bei kongenitalen Fehlbildungen)

5-716.5 Fistelverschluss

5-716.x Sonstige

5-716.y N.n.bez.

5-718.– Andere Operationen an der Vulva

5-718.0 Adhäsiolyse der Labien

Exkl.: Durchtrennung von Labiensynechien bei Verbrennungen (5-927 ff.)

5-718.x Sonstige

5-718.y N.n.bez.

5-719 Andere Operationen an den weiblichen Genitalorganen

5-72...5-75 Geburtshilfliche Operationen

Exkl.: Überwachung und Leitung einer normalen und einer Risikogeburt (9-260, 9-261)

Hinw.: Folgende Verfahren oder Operationsumstände sind zusätzlich zu kodieren, sofern sie nicht als eigener Kode angegeben sind:
- mikrochirurgische Technik (5-984)
- Lasertechnik (5-985 ff.)
- Durchführung einer Reoperation (5-983)

5-72 Entbindung aus Beckenendlage und instrumentelle Entbindung

Hinw.: Eine durchgeführte Episiotomie ist im Kode enthalten.
Die postnatale Versorgung des Neugeborenen ist gesondert zu kodieren (9-262 ff.).

5-720.– Zangenentbindung

5-720.0 Aus Beckenausgang

5-720.1 Aus Beckenmitte

5-720.x Sonstige

5-720.y N.n.bez.

5-724 Drehung des kindlichen Kopfes mit Zange

5-725.– Extraktion bei Beckenendlage

Inkl.: Armlösung

Exkl.: Wendung mit Extraktion (5-732.2, 5-732.3, 5-732.4)

5-725.0 Manuell

5-725.1 Instrumentell

5-725.2 Kombiniert manuell/instrumentell

5-725.x Sonstige

5-725.y N.n.bez.

5-727.– Spontane und vaginale operative Entbindung bei Beckenendlage

5-727.0 Spontane Entbindung ohne Komplikationen

Inkl.: Manualhilfe nach Bracht

5-727.1 Assistierte Entbindung mit Spezialhandgriffen

5-727.2 Assistierte Entbindung mit Instrumentenhilfe

5-727.3 Kombinierte Entbindung mit Spezialhandgriffen und Instrumentenhilfe

5-727.x Sonstige

5-727.y N.n.bez.

5-728.– Vakuumentbindung

5-728.0 Aus Beckenausgang

5-728.1 Aus Beckenmitte

5-728.x Sonstige

5-728.y N.n.bez.

5-729 Andere instrumentelle Entbindung

5-73 Andere Operationen zur Geburtseinleitung und unter der Geburt

Hinw.: Die postnatale Versorgung des Neugeborenen ist gesondert zu kodieren (9-262 ff.).

5-730 Künstliche Fruchtblasensprengung [Amniotomie]

Hinw.: Die Überwachung und Leitung einer normalen Geburt oder einer Risikogeburt sind gesondert zu kodieren (9-260, 9-261).

5-731 Andere operative Geburtseinleitung

5-732.– Innere und kombinierte Wendung ohne und mit Extraktion

Hinw.: Die Überwachung und Leitung einer normalen Geburt oder einer Risikogeburt sind bei den Kodes 5-732.0, 5-732.1, 5-732.5 und 5-732.y gesondert zu kodieren (9-260, 9-261).

5-732.0 Innere Wendung, ohne Extraktion

5-732.1 Kombinierte Wendung, ohne Extraktion

5-732.2 Mit Extraktion, ohne weitere Komplikationen

5-732.3 Mit Extraktion durch Zange am (nachfolgenden) Becken

5-732.4 Mit Extraktion bei sonstiger Komplikation

5-732.5 Am zweiten Zwilling

5-732.y N.n.bez.

5-733.– Misslungene vaginale operative Entbindung

Hinw.: Die Überwachung und Leitung einer normalen Geburt oder einer Risikogeburt sind gesondert zu kodieren (9-260, 9-261).

5-733.0 Misslungene Zangenentbindung

5-733.1 Misslungene Vakuumextraktion

5-733.2 Misslungene innere Wendung

5-733.3 Misslungene kombinierte Wendung

5-733.x Sonstige

5-733.y N.n.bez.

5-734.– Operative Maßnahmen am Fetus zur Geburtserleichterung

Exkl.: Intrauterine Therapie des Fetus (5-754 ff.)

5-734.0 Punktion eines Hydrozephalus

5-734.1 Aszitespunktion

5-734.2 Embryotomie

5-734.3 Destruktion des Fetus

5-734.4 Dekapitation des Fetus

5-734.x Sonstige

5-734.y N.n.bez.

5-738.– Episiotomie und Naht

Hinw.: Die Überwachung und Leitung einer normalen Geburt oder einer Risikogeburt sind gesondert zu kodieren (9-260, 9-261).

5-738.0 Episiotomie

Hinw.: Die Naht ist im Kode enthalten.

5-738.2 Naht einer Episiotomie als selbständige Maßnahme

Exkl.: Rekonstruktion weiblicher Genitalorgane nach Ruptur, post partum (5-758 ff.)

5-738.x Sonstige

5-738.y N.n.bez.

5-739.– Andere Operationen zur Unterstützung der Geburt

Exkl.: Dilatation des Zervikalkanals (5-670)

5-739.0 Inzision der Cervix uteri

5-739.1 Symphyseotomie

5-739.2 Rückverlagerung einer prolabierten Nabelschnur

5-739.x Sonstige

5-739.y N.n.bez.

5-74 Sectio caesarea und Entwicklung des Kindes

Hinw.: Die postnatale Versorgung des Neugeborenen ist gesondert zu kodieren (9-262 ff.).

5-740.– Klassische Sectio caesarea

Inkl.: Entfernung zurückgebliebener Plazenta (postpartal)

Hinw.: Mit einem Kode aus diesem Bereich ist die Sectio mit transisthmischem Querschnitt zu kodieren.

5-740.0 Primär

5-740.1 Sekundär

5-740.y N.n.bez.

5-741.– Sectio caesarea, suprazervikal und korporal

Inkl.: Entfernung zurückgebliebener Plazenta (postpartal)

5-741.0 Primär, suprazervikal

5-741.1 Sekundär, suprazervikal

5-741.2 Primär, korporal, T-Inzision

5-741.3 Sekundär, korporal, T-Inzision

5-741.4 Primär, korporal, Längsinzision

5-741.5 Sekundär, korporal, Längsinzision

5-741.x Sonstige

5-741.y N.n.bez.

5-742.– Sectio caesarea extraperitonealis

Inkl.: Entfernung zurückgebliebener Plazenta (postpartal)

5-742.0 Primär

5-742.1 Sekundär

5-742.y N.n.bez.

5-743.– Entfernung eines intraperitonealen Embryos

5-743.0 Offen chirurgisch

5-743.1 Laparoskopisch

5-743.2 Umsteigen von laparoskopischem auf offen chirurgisches Vorgehen

5-743.3 Über Kuldoskopie

5-743.x Sonstige

5-743.y N.n.bez.

5-744.– Operationen bei Extrauteringravidität

5-744.0- Salpingotomie
.00♦ Offen chirurgisch (abdominal)
.01♦ Vaginal, laparoskopisch assistiert
.02♦ Endoskopisch (laparoskopisch)
.03♦ Umsteigen endoskopisch - offen chirurgisch
.04♦ Umsteigen vaginal - offen chirurgisch
.05♦ Vaginal
.0x♦ Sonstige

5-744.1- Salpingotomie mit Rekonstruktion
.10♦ Offen chirurgisch (abdominal)
.11♦ Vaginal, laparoskopisch assistiert
.12♦ Endoskopisch (laparoskopisch)
.13♦ Umsteigen endoskopisch - offen chirurgisch
.14♦ Umsteigen vaginal - offen chirurgisch
.15♦ Vaginal
.1x♦ Sonstige

5-744.2- Partielle Salpingektomie
.20♦ Offen chirurgisch (abdominal)
.21♦ Vaginal, laparoskopisch assistiert
.22♦ Endoskopisch (laparoskopisch)
.23♦ Umsteigen endoskopisch - offen chirurgisch
.24♦ Umsteigen vaginal - offen chirurgisch
.25♦ Vaginal
.2x♦ Sonstige

5-744.3- Partielle Salpingektomie mit Rekonstruktion
.30♦ Offen chirurgisch (abdominal)
.31♦ Vaginal, laparoskopisch assistiert
.32♦ Endoskopisch (laparoskopisch)
.33♦ Umsteigen endoskopisch - offen chirurgisch
.34♦ Umsteigen vaginal - offen chirurgisch
.35♦ Vaginal
.3x♦ Sonstige

5-744.4- Totale Salpingektomie
.40♦ Offen chirurgisch (abdominal)
.41♦ Vaginal, laparoskopisch assistiert
.42♦ Endoskopisch (laparoskopisch)
.43♦ Umsteigen endoskopisch - offen chirurgisch
.44♦ Umsteigen vaginal - offen chirurgisch
.45♦ Vaginal
.4x♦ Sonstige

5-744.5- Behandlung lokal medikamentös bei Tubargravidität
.50♦ Offen chirurgisch (abdominal)
.51♦ Vaginal, laparoskopisch assistiert
.52♦ Endoskopisch (laparoskopisch)
.53♦ Umsteigen endoskopisch - offen chirurgisch
.54♦ Umsteigen vaginal - offen chirurgisch

.55♦ Vaginal
.5x♦ Sonstige
5-744.x- Sonstige
.x0♦ Offen chirurgisch (abdominal)
.x1♦ Vaginal, laparoskopisch assistiert
.x2♦ Endoskopisch (laparoskopisch)
.x3♦ Umsteigen endoskopisch - offen chirurgisch
.x4♦ Umsteigen vaginal - offen chirurgisch
.x5♦ Vaginal
.xx♦ Sonstige
5-744.y N.n.bez.

5-749.– Andere Sectio caesarea

Inkl.: Entfernung zurückgebliebener Plazenta (postpartal)

5-749.0 Resectio

Hinw.: Dieser Kode ist ein Zusatzkode.
Die durchgeführten Eingriffe sind einzeln zu kodieren.

5-749.1- Misgav-Ladach-Sectio
.10 Primär
.11 Sekundär
5-749.x Sonstige
5-749.y N.n.bez.

5-75 Andere geburtshilfliche Operationen

5-750 Intraamniale Injektion zur Beendigung der Schwangerschaft

Exkl.: Intraamniale Injektion zur Geburtseinleitung (5-731)

5-751 Kürettage zur Beendigung der Schwangerschaft [Abruptio]

Exkl.: Kürettage nach Abort [Abortkürettage] (5-690 ff.)
Kürettage zur postpartalen Entfernung zurückgebliebener Plazenta (5-756.1)

5-752 Andere Operationen zur Beendigung einer Schwangerschaft

5-753.– Therapeutische Amniozentese [Amnionpunktion]

5-753.0 Mit anschließender Auffüllung
5-753.1 Mit Nabelschnurpunktion
5-753.2 Fetozid
5-753.x Sonstige
5-753.y N.n.bez.

5-754.– Intrauterine Therapie des Fetus

Exkl.: Diagnostische Fetoskopie (1-674)
Fetale Biopsie (1-473.2)
Über die Mutter verabreichte, am Fetus wirksame Medikamente zur Prognoseverbesserung bei drohender Frühgeburt

Hinw.: Die Überwachung und Leitung einer normalen Geburt oder einer Risikogeburt sind gesondert zu kodieren (9-260, 9-261).

5-754.0 Transfusion

Hinw.: Die Menge der verabreichten Blutprodukte ist gesondert zu kodieren (8-800 ff., 8-810.w ff.).

5-754.1- Anlegen von Drainagen

.10 Intrauterine Drainagetherapie am Fetus

.11 Amniondrainage

.1x Sonstige

5-754.2 Medikamentös

Hinw.: Die Menge der verabreichten Medikamente ist gesondert zu kodieren (Kap. 6).

5-754.3 Anlegen eines feto-amnialen Shunts

5-754.4 Lasertherapie (z.B. bei Gefäßanastomosen)

5-754.5 Serieller Fruchtwasseraustausch

5-754.6 Hochfrequenzablation von Tumorgefäßen und/oder Plazentagefäßen

5-754.7 Kontinuierliche Amnioninfusion über ein subkutan implantiertes Portsystem

| 5-754.8 Kontinuierliche Amnioninfusion über einen intraamnialen Katheter

5-754.x Sonstige

5-754.y N.n.bez.

5-755.– Andere intrauterine Operationen am Fetus

Exkl.: Diagnostische Fetoskopie (1-674)
Fetale Biopsie (1-473.2)

Hinw.: Die Überwachung und Leitung einer normalen Geburt oder einer Risikogeburt sind gesondert zu kodieren (9-260, 9-261).

5-755.0 Fetoskopischer temporärer Verschluss der Luftröhre durch Latexballons

5-755.1 Fetoskopische Entfernung eines Latexballons

5-755.2 Fetoskopische Überstimulation bei Herzrhythmusstörungen

5-755.3 Vorgeburtliche Eröffnung einer Herzklappe

5-755.4 Vorgeburtliche Eröffnung des Foramen ovale

5-755.5 EXIT [Ex utero intrapartum treatment]-Operation beim Fetus mit Kehlkopf- oder Luftröhrenverschluss unter Entbindung

5-755.6 Fetoskopische Eröffnung von posterioren Harnklappen

5-755.7 Operativer Verschluss oder Abdeckung des offenen Rückens

5-755.8 Implantation eines Herzschrittmachers

5-755.9 Eröffnung eines Kehlkopf- oder Luftröhrenverschlusses

5-755.x Sonstige

5-755.y N.n.bez.

5-756.– Entfernung zurückgebliebener Plazenta (postpartal)

Exkl.: Abortkürettage (5-690 ff.)
Kürettage zur Beendigung der Schwangerschaft [Abruptio] (5-751)

Hinw.: Ein Kode aus diesem Bereich ist nicht anzugeben, wenn eine Sectio caesarea durchgeführt wurde.
Die Überwachung und Leitung einer normalen Geburt oder einer Risikogeburt sind gesondert zu kodieren (9-260, 9-261).

5-756.0 Manuell

5-756.1 Instrumentell

5-756.x Sonstige

5-756.y N.n.bez.

5-757 Uterusexstirpation, geburtshilflich

Hinw.: Die Überwachung und Leitung einer normalen Geburt oder einer Risikogeburt sind gesondert zu kodieren (9-260, 9-261).

5-758.– Rekonstruktion weiblicher Genitalorgane nach Ruptur, post partum [Dammriss]

Hinw.: Die Überwachung und Leitung einer normalen Geburt oder einer Risikogeburt sind gesondert zu kodieren (9-260, 9-261).

5-758.0 Cervix uteri

5-758.1 Uterus

5-758.2 Vagina

5-758.3 Naht an der Haut von Perineum und Vulva

5-758.4 Naht an Haut und Muskulatur von Perineum und Vulva

5-758.5 Naht an Haut und Muskulatur von Perineum und Vulva und Naht des Sphincter ani

5-758.6 Naht an Haut und Muskulatur von Perineum und Vulva, Naht des Sphincter ani und Naht am Rektum

5-758.7 Rekonstruktion von Blase und Urethra

5-758.8 Rekonstruktion von Rektum und Sphincter ani

5-758.x Sonstige

5-758.y N.n.bez.

5-759.– Andere geburtshilfliche Operationen

Hinw.: Die Überwachung und Leitung einer normalen Geburt oder einer Risikogeburt sind gesondert zu kodieren (9-260, 9-261).

5-759.0- Tamponade von Uterus und Vagina

Hinw.: Der lokale Zusatz von blutstillenden Medikamenten ist im Kode enthalten.

.00 Ohne Einführung eines Tamponade-Ballons

.01 Mit Einführung eines Tamponade-Ballons

5-759.1 Entleerung eines Hämatoms an Vulva, Perineum und/oder paravaginalem Gewebe

5-759.2 Operative Korrektur einer Inversio uteri

5-759.x Sonstige

5-759.y N.n.bez.

5-76...5-77 Operationen an Kiefer- und Gesichtsschädelknochen

Hinw.: Folgende Verfahren oder Operationsumstände sind zusätzlich zu kodieren, sofern sie nicht als eigener Kode angegeben sind:
- mikrochirurgische Technik (5-984)
- Lasertechnik (5-985 ff.)
- OP-Roboter (5-987 ff.)
- Navigationssystem (5-988 ff.)
- Operation im Rahmen der Versorgung einer Mehrfachverletzung (5-981)
- Operation im Rahmen der Versorgung eines Polytraumas (5-982 ff.)
- Durchführung einer Reoperation (5-983)
- vorzeitiger Abbruch einer Operation (5-995)

5-76 Operationen bei Gesichtsschädelfrakturen

Exkl.: Reposition einer Nasenbeinfraktur (5-216 ff.)
Replantation eines Zahnes (5-235 ff.)
Rekonstruktion der Weichteile im Gesicht (5-778 ff.)

Hinw.: Die Entnahme eines Transplantates zur mikrovaskulären Anastomosierung ist gesondert zu kodieren (5-858 ff.).

5-760.– Reposition einer lateralen Mittelgesichtsfraktur

5-760.0♦ Jochbeinkörper, geschlossen
Inkl.: Externe Fixation

5-760.1- Jochbeinkörper, offen, Einfachfraktur
.10♦ Externe Fixation
.11♦ Osteosynthese durch Draht
.12♦ Osteosynthese durch Schraube
.13♦ Osteosynthese durch Platte
.14♦ Osteosynthese durch Materialkombinationen
.1x♦ Sonstige

5-760.2- Jochbeinkörper, offen, Mehrfachfraktur
.20♦ Externe Fixation
.21♦ Osteosynthese durch Draht
.22♦ Osteosynthese durch Schraube
.23♦ Osteosynthese durch Platte
.24♦ Osteosynthese durch Materialkombinationen
.2x♦ Sonstige

5-760.3♦ Jochbogen, geschlossen
Inkl.: Externe Fixation

5-760.4- Jochbogen, offen
.40♦ Externe Fixation
.41♦ Osteosynthese durch Draht
.42♦ Osteosynthese durch Schraube
.43♦ Osteosynthese durch Platte
.44♦ Osteosynthese durch Materialkombinationen
.4x♦ Sonstige

5-760.5♦ Jochbeinkörper und Jochbogen, geschlossen
Inkl.: Externe Fixation

5-760.6- Jochbeinkörper und Jochbogen, offen
.60♦ Externe Fixation
.61♦ Osteosynthese durch Draht
.62♦ Osteosynthese durch Schraube
.63♦ Osteosynthese durch Platte
.64♦ Osteosynthese durch Materialkombinationen
.6x♦ Sonstige
5-760.x- Sonstige
.x0♦ Externe Fixation
.x1♦ Osteosynthese durch Draht
.x2♦ Osteosynthese durch Schraube
.x3♦ Osteosynthese durch Platte
.x4♦ Osteosynthese durch Materialkombinationen
.xx♦ Sonstige
5-760.y N.n.bez.

5-761.– Reposition einer zentralen Mittelgesichtsfraktur

5-761.0 Maxilla, geschlossen
Inkl.: Externe Fixation
5-761.1- Maxilla, offen
.10 Externe Fixation
.11 Osteosynthese durch Draht
.12 Osteosynthese durch Schraube
.13 Osteosynthese durch Platte
.14 Osteosynthese durch Materialkombinationen
.1x Sonstige
5-761.2 Processus alveolaris maxillae, geschlossen
5-761.3- Processus alveolaris maxillae, offen
.30 Externe Fixation
.31 Osteosynthese durch Draht
.32 Osteosynthese durch Schraube
.33 Osteosynthese durch Platte
.34 Osteosynthese durch Materialkombinationen
.3x Sonstige
5-761.4- Nasoethmoidal, offen
Exkl.: Rekonstruktion der Hirnhäute (5-021 ff.)
Rekonstruktion des Tränenkanales (5-086 ff.)
Operationen am Kanthus/Epikanthus (5-092 ff.)
Operationen an den Nasennebenhöhlen (5-22)
.40 Externe Fixation
.41 Osteosynthese durch Draht
.42 Osteosynthese durch Schraube
.43 Osteosynthese durch Platte
.44 Osteosynthese durch Materialkombinationen
.4x Sonstige

5-761.x- Sonstige
.x0 Externe Fixation
.x1 Osteosynthese durch Draht
.x2 Osteosynthese durch Schraube
.x3 Osteosynthese durch Platte
.x4 Osteosynthese durch Materialkombinationen
.xx Sonstige
5-761.y N.n.bez.

5-762.– Reposition einer zentrolateralen Mittelgesichtsfraktur

5-762.0 Geschlossen
Inkl.: Externe Fixation
5-762.1- Offen
.10 Externe Fixation
.11 Osteosynthese durch Draht
.12 Osteosynthese durch Schraube
.13 Osteosynthese durch Platte
.14 Osteosynthese durch Materialkombinationen
.1x Sonstige
5-762.x- Sonstige
.x0 Externe Fixation
.x1 Osteosynthese durch Draht
.x2 Osteosynthese durch Schraube
.x3 Osteosynthese durch Platte
.x4 Osteosynthese durch Materialkombinationen
.xx Sonstige
5-762.y N.n.bez.

5-763.– Reposition anderer kombinierter Mittelgesichtsfrakturen (Mehrfachfraktur)

5-763.0 Kombiniert zentrolateral und zentrolateral, geschlossen
Inkl.: Externe Fixation
5-763.1- Kombiniert zentrolateral und zentrolateral, offen
.10 Externe Fixation
.11 Osteosynthese durch Draht
.12 Osteosynthese durch Schraube
.13 Osteosynthese durch Platte
.14 Osteosynthese durch Materialkombinationen
.1x Sonstige
5-763.2 Kombiniert zentrolateral und lateral, geschlossen
Inkl.: Externe Fixation
5-763.3- Kombiniert zentrolateral und lateral, offen
.30 Externe Fixation
.31 Osteosynthese durch Draht
.32 Osteosynthese durch Schraube
.33 Osteosynthese durch Platte
.34 Osteosynthese durch Materialkombinationen
.3x Sonstige

5-763.4 Kombiniert zentrolateral und zentral, geschlossen
Inkl.: Externe Fixation
5-763.5- Kombiniert zentrolateral und zentral, offen
.50 Externe Fixation
.51 Osteosynthese durch Draht
.52 Osteosynthese durch Schraube
.53 Osteosynthese durch Platte
.54 Osteosynthese durch Materialkombinationen
.5x Sonstige
5-763.6 Kombiniert zentrolateral und andere, geschlossen
Inkl.: Externe Fixation
5-763.7- Kombiniert zentrolateral und andere, offen
.70 Externe Fixation
.71 Osteosynthese durch Draht
.72 Osteosynthese durch Schraube
.73 Osteosynthese durch Platte
.74 Osteosynthese durch Materialkombinationen
.7x Sonstige
5-763.x- Sonstige
.x0 Externe Fixation
.x1 Osteosynthese durch Draht
.x2 Osteosynthese durch Schraube
.x3 Osteosynthese durch Platte
.x4 Osteosynthese durch Materialkombinationen
.xx Sonstige
5-763.y N.n.bez.

5-764.– Reposition einer Fraktur des Corpus mandibulae und des Processus alveolaris mandibulae

5-764.0♦ Corpus mandibulae, geschlossen
Inkl.: Externe Fixation
5-764.1- Corpus mandibulae, offen, Einfachfraktur
.10♦ Externe Fixation
.11♦ Osteosynthese durch Draht
.12♦ Osteosynthese durch Schraube
.13♦ Osteosynthese durch Platte
.14♦ Osteosynthese durch Materialkombinationen
.1x♦ Sonstige
5-764.2- Corpus mandibulae, offen, Mehrfachfraktur
.20♦ Externe Fixation
.21♦ Osteosynthese durch Draht
.22♦ Osteosynthese durch Schraube
.23♦ Osteosynthese durch Platte
.24♦ Osteosynthese durch Materialkombinationen
.2x♦ Sonstige
5-764.3 Processus alveolaris mandibulae, geschlossen

5-764.4- Processus alveolaris mandibulae, offen
.40 Mit externer Fixation
.41 Mit Osteosynthese durch Draht
.42 Mit Osteosynthese durch Schraube
.43 Mit Osteosynthese durch Platte
.44 Mit Osteosynthese durch Materialkombinationen
.4x Mit sonstiger Osteosynthese
5-764.x- Sonstige
.x0♦ Externe Fixation
.x1♦ Osteosynthese durch Draht
.x2♦ Osteosynthese durch Schraube
.x3♦ Osteosynthese durch Platte
.x4♦ Osteosynthese durch Materialkombinationen
.xx♦ Sonstige
5-764.y N.n.bez.

5-765.– Reposition einer Fraktur des Ramus mandibulae und des Processus articularis mandibulae

Exkl.: Geschlossene Reposition des Kiefergelenkes

5-765.0♦ Ramus mandibulae, geschlossen

Inkl.: Externe Fixation

5-765.1- Ramus mandibulae, offen transoral, Einfachfraktur
.10♦ Externe Fixation
.11♦ Osteosynthese durch Draht
.12♦ Osteosynthese durch Schraube
.13♦ Osteosynthese durch Platte
.14♦ Osteosynthese durch Materialkombinationen
.1x♦ Sonstige
5-765.2- Ramus mandibulae, offen transoral, Mehrfachfraktur
.20♦ Externe Fixation
.21♦ Osteosynthese durch Draht
.22♦ Osteosynthese durch Schraube
.23♦ Osteosynthese durch Platte
.24♦ Osteosynthese durch Materialkombinationen
.2x♦ Sonstige
5-765.3- Ramus mandibulae, offen von außen, Einfachfraktur
.30♦ Externe Fixation
.31♦ Osteosynthese durch Draht
.32♦ Osteosynthese durch Schraube
.33♦ Osteosynthese durch Platte
.34♦ Osteosynthese durch Materialkombinationen
.3x♦ Sonstige
5-765.4- Ramus mandibulae, offen von außen, Mehrfachfraktur
.40♦ Externe Fixation
.41♦ Osteosynthese durch Draht
.42♦ Osteosynthese durch Schraube
.43♦ Osteosynthese durch Platte
.44♦ Osteosynthese durch Materialkombinationen

.4x♦ Sonstige

5-765.5♦ Processus articularis mandibulae, geschlossen

5-765.6- Processus articularis mandibulae, offen, transoral

.60♦ Externe Fixation

.61♦ Osteosynthese durch Draht

.62♦ Osteosynthese durch Schraube

.63♦ Osteosynthese durch Platte

.64♦ Osteosynthese durch Materialkombinationen

.6x♦ Sonstige

5-765.7- Processus articularis mandibulae, offen, von außen

.70♦ Externe Fixation

.71♦ Osteosynthese durch Draht

.72♦ Osteosynthese durch Schraube

.73♦ Osteosynthese durch Platte

.74♦ Osteosynthese durch Materialkombinationen

.7x♦ Sonstige

5-765.8♦ Operative Funktions- oder Extensionsbehandlung

5-765.x- Sonstige

.x0♦ Externe Fixation

.x1♦ Osteosynthese durch Draht

.x2♦ Osteosynthese durch Schraube

.x3♦ Osteosynthese durch Platte

.x4♦ Osteosynthese durch Materialkombinationen

.xx♦ Sonstige

5-765.y N.n.bez.

5-766.– Reposition einer Orbitafraktur

Inkl.: Osteosynthese, Membranen, Folien

Exkl.: Operation an Orbita und Augapfel (5-16)

5-766.0♦ Orbitadach, offen

5-766.1♦ Orbitawand, lateral, offen

5-766.2♦ Orbitawand, medial, offen

5-766.3♦ Orbitaboden, offen, von außen

5-766.4♦ Orbitaboden, offen, transantral

5-766.5♦ Orbitaboden, offen, transkonjunktival

5-766.6♦ Orbitaboden, offen, kombiniert

5-766.x♦ Sonstige

5-766.y N.n.bez.

5-767.– Reposition einer Stirnhöhlenwandfraktur

Inkl.: Osteosynthese

Exkl.: Kranioplastik (5-020 ff.)
Rekonstruktion der Schädelbasis (5-020.4)
Rekonstruktion der Hirnhäute (5-021 ff.)
Operation am Sinus frontalis (5-223 ff.)

5-767.0 Vorderwand, offen

5-767.1 Vorderwand, endoskopisch

5-767.2 Vorderwand, Heben einer Impressionsfraktur

5-767.3 Hinterwand, offen

5-767.4 Hinterwand und Vorderwand, offen

5-767.x Sonstige

5-767.y N.n.bez.

5-768.– Reosteotomien disloziert verheilter Gesichtsschädelfrakturen

Inkl.: Osteosynthese

Exkl.: Primäre Versorgung von Gesichtsschädelfrakturen (5-760 ff., 5-761 ff., 5-762 ff., 5-763 ff., 5-764 ff., 5-765 ff., 5-766 ff., 5-767 ff.)

5-768.0♦ Im lateralen Mittelgesicht

5-768.1 Im zentralen Mittelgesicht

5-768.2 Im zentrolateralen Mittelgesicht

5-768.3♦ An der Mandibula

5-768.x♦ Sonstige

5-768.y N.n.bez.

5-769.– Andere Operationen bei Gesichtsschädelfrakturen

Exkl.: Kranioplastik, Dekompression einer Fraktur des Hirnschädels (5-020 ff.)

5-769.0 Maßnahmen zur Okklusionssicherung an der Maxilla

5-769.1 Maßnahmen zur Okklusionssicherung an der Mandibula

5-769.2 Maßnahmen zur Okklusionssicherung an Maxilla und Mandibula

5-769.3 Extension von Gesichtsschädelfrakturen

5-769.4 Entfernung von Schienenverbänden der Maxilla

5-769.5 Entfernung von Schienenverbänden der Mandibula

5-769.6 Entfernung intermaxillärer Fixationsgeräte

5-769.x Sonstige

5-769.y N.n.bez.

5-77 Andere Operationen an Gesichtsschädelknochen

Hinw.: Die Entnahme eines Transplantates zur mikrovaskulären Anastomosierung ist gesondert zu kodieren (5-858 ff.).

5-770.– Inzision (Osteotomie), lokale Exzision und Destruktion (von erkranktem Gewebe) eines Gesichtsschädelknochens

Inkl.: Dekortikation und Entfernung von periostalem Narbengewebe

Hinw.: Eine Knochentransplantation ist gesondert zu kodieren (5-77b ff.).

5-770.0 Inzision (z.B. sagittale Spaltung)

5-770.1- Sequesterotomie (z.B. bei Kieferosteomyelitis)

.10 Mit Debridement und Drainage

.11 Mit Entfernung eines Sequesters

.12 Mit Einlegen eines Medikamententrägers

.1x Sonstige

5-770.2 Eröffnung eines Hohlraumes

Exkl.: Entfernung einer Zyste (5-243 ff.)

5-770.3 Entfernung eines Fremdkörpers

5-770.4 Exzision

5-770.5 Dekortikation (z.B. bei Kieferosteomyelitis)

5-770.6 Exzision von periostalem Narbengewebe (nach Dekortikation)

5-770.7 Abtragung (modellierende Osteotomie)

5-770.8 Destruktion

5-770.x Sonstige

5-770.y N.n.bez.

5-771.– Partielle und totale Resektion eines Gesichtsschädelknochens

Exkl.: Kombinierte Rekonstruktion von Hirnschädel und Gesichtsschädel (5-020.6 ff.)

Hinw.: Eine Knochentransplantation ist gesondert zu kodieren (5-77b ff.).
Der Einsatz der pESS-Technik ist, sofern nicht als eigener Kode angegeben, zusätzlich zu kodieren (5-98f).

5-771.0- Alveolarkamm
.00 Ohne Rekonstruktion
.01 Rekonstruktion mit nicht vaskularisiertem Transplantat
.02 Rekonstruktion mit mikrovaskulär-anastomisiertem Transplantat
.03 Rekonstruktion von Weich- und Hartgewebe (einschließlich alloplastische Rekonstruktion)
.0x Sonstige

5-771.1- Maxilla, partiell
Inkl.: Hemimaxillektomie
.10 Ohne Rekonstruktion
.11 Rekonstruktion mit nicht vaskularisiertem Transplantat
.12 Rekonstruktion mit mikrovaskulär-anastomisiertem Transplantat
.13 Rekonstruktion von Weich- und Hartgewebe (einschließlich alloplastische Rekonstruktion)
.1x Sonstige

5-771.2- Maxilla, (sub-)total
.20 Ohne Rekonstruktion
.21 Rekonstruktion mit nicht vaskularisiertem Transplantat
.22 Rekonstruktion mit mikrovaskulär-anastomisiertem Transplantat
.23 Rekonstruktion von Weich- und Hartgewebe (einschließlich alloplastische Rekonstruktion)
.2x Sonstige

5-771.3- Sonstiger Gesichtsschädelknochen, partiell
.30 Ohne Rekonstruktion
.31 Rekonstruktion mit nicht vaskularisiertem Transplantat
.32 Rekonstruktion mit mikrovaskulär-anastomisiertem Transplantat
.33 Rekonstruktion von Weich- und Hartgewebe (einschließlich alloplastische Rekonstruktion)
.3x Sonstige

5-771.4- Sonstiger Gesichtsschädelknochen, (sub-)total
.40 Ohne Rekonstruktion
.41 Rekonstruktion mit nicht vaskularisiertem Transplantat
.42 Rekonstruktion mit mikrovaskulär-anastomisiertem Transplantat
.43 Rekonstruktion von Weich- und Hartgewebe (einschließlich alloplastische Rekonstruktion)
.4x Sonstige

5-771.5- Mehrere Gesichtsschädelknochen, partiell
.50 Ohne Rekonstruktion
.51 Rekonstruktion mit nicht vaskularisiertem Transplantat
.52 Rekonstruktion mit mikrovaskulär-anastomisiertem Transplantat
.53 Rekonstruktion von Weich- und Hartgewebe (einschließlich alloplastische Rekonstruktion)
.5x Sonstige
5-771.6- Mehrere Gesichtsschädelknochen, (sub-)total
.60 Ohne Rekonstruktion
.61 Rekonstruktion mit nicht vaskularisiertem Transplantat
.62 Rekonstruktion mit mikrovaskulär-anastomisiertem Transplantat
.63 Rekonstruktion von Weich- und Hartgewebe (einschließlich alloplastische Rekonstruktion)
.6x Sonstige
5-771.7- Ein Gesichtsschädelknochen, radikal (mit umgebendem Gewebe)
.70 Ohne Rekonstruktion
.71 Rekonstruktion mit nicht vaskularisiertem Transplantat
.72 Rekonstruktion mit mikrovaskulär-anastomisiertem Transplantat
.73 Rekonstruktion von Weich- und Hartgewebe (einschließlich alloplastische Rekonstruktion)
.7x Sonstige
5-771.8- Mehrere Gesichtsschädelknochen, radikal (mit umgebendem Gewebe)
.80 Ohne Rekonstruktion
.81 Rekonstruktion mit nicht vaskularisiertem Transplantat
.82 Rekonstruktion mit mikrovaskulär-anastomisiertem Transplantat
.83 Rekonstruktion von Weich- und Hartgewebe (einschließlich alloplastische Rekonstruktion)
.8x Sonstige
5-771.x- Sonstige
.x0 Ohne Rekonstruktion
.x1 Rekonstruktion mit nicht vaskularisiertem Transplantat
.x2 Rekonstruktion mit mikrovaskulär-anastomisiertem Transplantat
.x3 Rekonstruktion von Weich- und Hartgewebe (einschließlich alloplastische Rekonstruktion)
.xx Sonstige
5-771.y N.n.bez.

5-772.– Partielle und totale Resektion der Mandibula

Hinw.: Eine Knochentransplantation ist gesondert zu kodieren (5-77b ff.).

5-772.0- Resektion, partiell, ohne Kontinuitätsdurchtrennung
.00 Ohne Rekonstruktion
.01 Rekonstruktion mit nicht vaskularisiertem Transplantat
.02 Rekonstruktion mit mikrovaskulär-anastomisiertem Transplantat
.03 Alloplastische Rekonstruktion
.0x Sonstige
5-772.1- Resektion, partiell, mit Kontinuitätsdurchtrennung
.10 Ohne Rekonstruktion
.11 Rekonstruktion mit nicht vaskularisiertem Transplantat
.12 Rekonstruktion mit mikrovaskulär-anastomisiertem Transplantat
.13 Alloplastische Rekonstruktion
.1x Sonstige

5-772.2- Hemimandibulektomie
.20 Ohne Rekonstruktion
.21 Rekonstruktion mit nicht vaskularisiertem Transplantat
.22 Rekonstruktion mit mikrovaskulär-anastomisiertem Transplantat
.23 Alloplastische Rekonstruktion
.2x Sonstige

5-772.3- Mandibulektomie, (sub-)total
.30 Ohne Rekonstruktion
.31 Rekonstruktion mit nicht vaskularisiertem Transplantat
.32 Rekonstruktion mit mikrovaskulär-anastomisiertem Transplantat
.33 Alloplastische Rekonstruktion
.3x Sonstige

5-772.4- Mandibulektomie, radikal (mit umgebendem Gewebe)
.40 Ohne Rekonstruktion
.41 Rekonstruktion mit nicht vaskularisiertem Transplantat
.42 Rekonstruktion mit mikrovaskulär-anastomisiertem Transplantat
.43 Alloplastische Rekonstruktion
.4x Sonstige

5-772.x- Sonstige
.x0 Ohne Rekonstruktion
.x1 Rekonstruktion mit nicht vaskularisiertem Transplantat
.x2 Rekonstruktion mit mikrovaskulär-anastomisiertem Transplantat
.x3 Alloplastische Rekonstruktion
.xx Sonstige

5-772.y N.n.bez.

5-773.– Arthroplastik am Kiefergelenk

Inkl.: Osteosynthese

Exkl.: Kondylotomie (5-775.0)

Hinw.: Die Entnahme eines Transplantates ist gesondert zu kodieren (5-783 ff.).
Eine Knochentransplantation ist gesondert zu kodieren (5-77b ff.).

5-773.0♦ Hohe Kondylektomie

5-773.1- Kondylektomie
.10♦ Ohne Rekonstruktion
.11♦ Mit Rekonstruktion n.n.bez.
.12♦ Mit Rekonstruktion durch Knochen
.13♦ Mit Rekonstruktion durch Muskeltransplantat
.14♦ Mit Rekonstruktion durch alloplastisches Material
.1x♦ Sonstige

5-773.2- Exstirpation des Discus articularis
.20♦ Ohne Rekonstruktion
.21♦ Mit Rekonstruktion n.n.bez.
.22♦ Mit Rekonstruktion durch Knochen
.23♦ Mit Rekonstruktion durch Weichteilersatz
.24♦ Mit Rekonstruktion durch Muskeltransplantat
.25♦ Mit Rekonstruktion durch alloplastisches Material
.2x♦ Sonstige

5-773.3♦ Diskusreposition

5-773.4- Diskoplastik
- .40♦ Ohne Rekonstruktion
- .41♦ Mit Rekonstruktion n.n.bez.
- .42♦ Mit Rekonstruktion durch Knochen
- .43♦ Mit Rekonstruktion durch Weichteilersatz
- .44♦ Mit Rekonstruktion durch Muskeltransplantat
- .45♦ Mit Rekonstruktion durch alloplastisches Material
- .4x♦ Sonstige

5-773.5♦ Resektion am Tuberculum articulare

5-773.6♦ Gelenkstabilisierung (bewegungseinschränkend)

5-773.7- Entfernung eines freien Gelenkkörpers
- .70♦ Offen chirurgisch
- .71♦ Arthroskopisch
- .7x♦ Sonstige

5-773.8♦ Synovektomie

5-773.9♦ Plastische Rekonstruktion

5-773.a- Implantation einer Endoprothese

Exkl.: Wechsel einer Endoprothese (5-779.2 ff.)
- .a0♦ Totalendoprothese mit vorgefertigten Komponenten
- .a1♦ Totalendoprothese mit CAD-CAM-gefertigten Komponenten

  Hinw.: Die CT-Planung ist im Kode enthalten.
- .a2♦ Gelenkkopfprothese
- .ax♦ Sonstige

5-773.x♦ Sonstige

5-773.y N.n.bez.

5-774.– Plastische Rekonstruktion und Augmentation der Maxilla

Inkl.: Osteosynthese

Hinw.: Die Entnahme eines Transplantates ist gesondert zu kodieren (5-783 ff.).
Eine Knochentransplantation ist gesondert zu kodieren (5-77b ff.).

5-774.0 Auflagerungsplastik, partiell

5-774.1 Auflagerungsplastik, total

5-774.2 Interpositionsplastik, ohne Kontinuitätsdurchtrennung (horizontal)

5-774.3 Interpositionsplastik, mit Kontinuitätsdurchtrennung (vertikal), partiell

5-774.4 Interpositionsplastik, mit Kontinuitätsdurchtrennung (vertikal), subtotal

5-774.5♦ Anheben des Kieferhöhlenbodens [Sinuslifting]

5-774.6 Durch Einbringen einer Folie/Membran

5-774.7- Durch alloplastische Implantate
- .70 Mit einfachem Implantat (z.B. Knochenzement)
- .71 Mit computerassistiert vorgefertigtem Implantat [CAD-Implantat], einfacher Defekt
- .72 Mit computerassistiert vorgefertigtem Implantat [CAD-Implantat], großer oder komplexer Defekt

5-774.8 Durch autogenes Knochentransplantat, mit mittels CAD-Verfahren geplanten und hergestellten Schablonen

5-774.x♦ Sonstige

5-774.y N.n.bez.

5-775.– Plastische Rekonstruktion und Augmentation der Mandibula

Inkl.: Osteosynthese

Hinw.: Die Entnahme eines Transplantates ist gesondert zu kodieren (5-783 ff.).
Eine Knochentransplantation ist gesondert zu kodieren (5-77b ff.).

5-775.0♦ Kondylotomie

5-775.1 Auflagerungsplastik, partiell

5-775.2 Auflagerungsplastik, total

5-775.3 Interpositionsplastik, ohne Kontinuitätsdurchtrennung (horizontal)

5-775.4 Interpositionsplastik, mit Kontinuitätsdurchtrennung (vertikal), partiell

5-775.5 Interpositionsplastik, mit Kontinuitätsdurchtrennung (vertikal), subtotal

5-775.6 Kinnplastik

5-775.7- Durch alloplastische Implantate

.70 Mit einfachem Implantat (z.B. Knochenzement)

.71 Mit computerassistiert vorgefertigtem Implantat [CAD-Implantat], einfacher Defekt

.72 Mit computerassistiert vorgefertigtem Implantat [CAD-Implantat], großer oder komplexer Defekt

5-775.8 Durch Einbringen einer Folie/Membran

5-775.9 Durch autogenes Knochentransplantat, mit mittels CAD-Verfahren geplanten und hergestellten Schablonen

5-775.x♦ Sonstige

5-775.y N.n.bez.

5-776.– Osteotomie zur Verlagerung des Untergesichtes

Inkl.: Positionierung der Osteotomiesegmente mit Hilfseinrichtungen

Hinw.: Die Entnahme eines Transplantates ist gesondert zu kodieren (5-783 ff.).
Eine Knochentransplantation ist gesondert zu kodieren (5-77b ff.).

5-776.0 Im Alveolarkammbereich frontal

5-776.1♦ Im Alveolarkammbereich seitlich

5-776.2 Mit Kontinuitätsdurchtrennung der Mandibula frontal

5-776.3♦ Mit Kontinuitätsdurchtrennung am horizontalen Mandibulaast

5-776.4♦ Mit Kontinuitätsdurchtrennung am aufsteigenden Mandibulaast

5-776.5 Kinnverlagerung

5-776.6♦ Verlagerung des Unterkiefers durch Distraktion mit Kontinuitätsdurchtrennung im aufsteigenden Mandibulaast

5-776.7♦ Verlagerung der Mandibula durch Distraktion nach Osteotomie im horizontalen Mandibulaast

5-776.9♦ Verlagerung des Alveolarfortsatzes durch horizontale Distraktion nach Osteotomie

5-776.x♦ Sonstige

5-776.y N.n.bez.

5-777.– Osteotomie zur Verlagerung des Mittelgesichtes

Inkl.: Positionierung der Osteotomiesegmente mit Hilfseinrichtungen

Hinw.: Die Entnahme eines Transplantates ist gesondert zu kodieren (5-783 ff.).
Eine Knochentransplantation ist gesondert zu kodieren (5-77b ff.).

5-777.0- Im Alveolarkammbereich frontal
.00 Ohne Distraktion
.01 Mit Distraktion

5-777.1- Im Alveolarkammbereich seitlich
.10♦ Ohne Distraktion
.11♦ Mit Distraktion

5-777.2- Im Alveolarkammbereich frontal und seitlich in mehreren Segmenten
.20 Ohne Distraktion
.21 Mit Distraktion

5-777.3- In der Le-Fort-I-Ebene in einem Stück
.30 Ohne Distraktion
.31 Mit Distraktion

5-777.4- In der Le-Fort-I-Ebene in zwei Stücken
Inkl.: Transpalatinale Distraktion
.40 Ohne Distraktion
.41 Mit Distraktion

5-777.5- In der Le-Fort-I-Ebene in drei oder mehr Stücken
.50 Ohne Distraktion
.51 Mit Distraktion

5-777.6- In der Le-Fort-II-Ebene
.60 Ohne Distraktion
.61 Mit Distraktion

5-777.7- In der Le-Fort-II-Ebene, kombiniert mit anderer Osteotomie
.70 Ohne Distraktion
.71 Mit Distraktion

5-777.8- In der Le-Fort-III-Ebene
.80 Ohne Distraktion
.81 Mit Distraktion

5-777.9- In der Le-Fort-III-Ebene, kombiniert mit Le-Fort-I-Ebene
.90 Ohne Distraktion
.91 Mit Distraktion

5-777.x Sonstige

5-777.y N.n.bez.

5-778.– Rekonstruktion der Weichteile im Gesicht

Exkl.: Plastische Operationen an Lippe und Mundwinkel (5-908 ff.)

5-778.0 Naht (nach Verletzung), einschichtig

5-778.1 Naht (nach Verletzung), mehrschichtig

5-778.2 Plastische Sofortrekonstruktion

5-778.x Sonstige

5-778.y N.n.bez.

5-779.– Andere Operationen an Kiefergelenk und Gesichtsschädelknochen

5-779.0♦ Reposition einer temporomandibulären Luxation, geschlossen (operativ)

5-779.1♦ Reposition einer temporomandibulären Luxation, offen

5-779.2- Wechsel einer Kiefergelenkendoprothese

.20♦ In Totalendoprothese mit vorgefertigten Komponenten

.21♦ In Totalendoprothese mit CAD-CAM-gefertigten Komponenten

Hinw.: Die CT-Planung ist im Kode enthalten.

.22♦ In Gelenkkopfprothese

.2x♦ Sonstige

5-779.3♦ Entfernung von Osteosynthesematerial

Exkl.: Entfernung eines Distraktors (5-779.5)

5-779.4 Anwendung einer OP-Simulation im Gesichtsbereich bei skelettverlagernden Operationen

Hinw.: Dieser Kode ist ein Zusatzkode. Die durchgeführten Eingriffe sind einzeln zu kodieren.

5-779.5 Entfernung eines Distraktors

5-779.6 Osteosynthese durch resorbierbares Schrauben- und Plattensystem

Hinw.: Dieser Kode ist ein Zusatzkode. Die durchgeführten Eingriffe sind gesondert zu kodieren.

5-779.7♦ Entfernung einer Kiefergelenkendoprothese

5-779.8 Gesichtstransplantation

Hinw.: Dieser Kode ist für die subtotale oder totale, simultane Transplantation von Gesichtsweichteilen, Nerven und Gesichtsschädelknochen zu verwenden.

5-779.9- Stabilisierung eines frakturgefährdeten Gesichtsschädelknochens

.90♦ An der Maxilla, durch Platte

.91♦ An der Maxilla, durch sonstiges Osteosynthesematerial

.92♦ An der Mandibula, durch Platte

.93♦ An der Mandibula, durch sonstiges Osteosynthesematerial

5-779.x♦ Sonstige

5-779.y N.n.bez.

5-77a.– Implantatversorgung für die Rekonstruktion mit Gesichtsepithesen

5-77a.0- Einführung der Implantate

Exkl.: Rekonstruktion der Orbitawand mit Metallplatten oder Implantaten (5-167.1)

.00♦ Ohr (Mastoid)

.01♦ Orbita

.02 Nase

.03♦ Mehrere Teilbereiche des Gesichts

.0x♦ Sonstige

Inkl.: Ober- und Unterkiefer, Stirn

5-77a.1♦ Entfernung der Implantate

5-77a.2♦ Freilegung der Implantate und Fixation einer Distanzhülse

5-77a.x♦ Sonstige

5-77a.y N.n.bez.

5-77b.– Knochentransplantation und -transposition an Kiefer- und Gesichtsschädelknochen

Inkl.: Planung und Zurichtung

Hinw.: Die Entnahme eines Knochentransplantates ist gesondert zu kodieren (5-783 ff.).

5-77b.0 Transplantation von Spongiosa, autogen

5-77b.1 Transplantation eines kortikospongiösen Spanes, autogen

5-77b.2 Transplantation eines kortikospongiösen Spanes, autogen, ausgedehnt

Hinw.: Eine ausgedehnte Transplantation eines kortikospongiösen Spanes entspricht einer Auffüllung ab 4 cm Länge.

5-77b.3 Knochentransplantation, nicht gefäßgestielt

5-77b.4 Knochentransplantation, gefäßgestielt mit mikrovaskulärer Anastomose

5-77b.5 Knorpel-Knochen-Transplantation, autogen

5-77b.6 Knochentransposition, gefäßgestielt

5-77b.7 Transplantation von Spongiosa, allogen

5-77b.8 Transplantation eines kortikospongiösen Spanes, allogen

5-77b.9 Transplantation von humaner demineralisierter Knochenmatrix

5-77b.x Sonstige

5-77b.y N.n.bez.

5-78...5-86 Operationen an den Bewegungsorganen

Hinw.: Folgende Verfahren oder Operationsumstände sind zusätzlich zu kodieren, sofern sie nicht als eigener Kode angegeben sind:
- mikrochirurgische Technik (5-984)
- Lasertechnik (5-985 ff.)
- minimalinvasive Technik (5-986 ff.)
- OP-Roboter (5-987 ff.)
- Navigationssystem (5-988 ff.)
- Operation im Rahmen der Versorgung einer Mehrfachverletzung (5-981)
- Operation im Rahmen der Versorgung eines Polytraumas (5-982 ff.)
- Durchführung einer Reoperation (5-983)
- vorzeitiger Abbruch einer Operation (5-995)
- Anwendung von hypoallergenem Material (5-931.0)

5-78 Operationen an anderen Knochen

Exkl.: Operationen an Gesichtsschädelknochen (5-76, 5-77)
Operationen an Rippe und Sternum (5-34)
Operationen an der Wirbelsäule (5-83)

Hinw.: Aufwendige Gipsverbände sind gesondert zu kodieren (8-310 ff.).
Bei Verbundosteosynthesen ist die Verwendung des Zements zusätzlich zu kodieren (5-785.0 ff., 5-785.1 ff.).

5-780.– Inzision am Knochen, septisch und aseptisch

Inkl.: Saug-Spül-Drainage

Exkl.: Implantation von Knochenersatz (5-785 ff.)

Hinw.: Eine durchgeführte Knochentransplantation ist gesondert zu kodieren (5-784 ff.).
Eine durchgeführte Osteosynthese ist gesondert zu kodieren (5-786 ff.).
Die Lokalisation ist bei den mit ** gekennzeichneten Kodes in der 6. Stelle nach folgender Liste zu kodieren:

0♦	Klavikula	b♦	Metakarpale	p♦	Fibula proximal
1♦	Humerus proximal	c♦	Phalangen Hand	q♦	Fibulaschaft
2♦	Humerusschaft	d	Becken	r♦	Fibula distal
3♦	Humerus distal	e♦	Schenkelhals	s♦	Talus
4♦	Radius proximal	f♦	Femur proximal	t♦	Kalkaneus
5♦	Radiusschaft	g♦	Femurschaft	u♦	Tarsale
6♦	Radius distal	h♦	Femur distal	v♦	Metatarsale
7♦	Ulna proximal	j♦	Patella	w♦	Phalangen Fuß
8♦	Ulnaschaft	k♦	Tibia proximal	z♦	Skapula
9♦	Ulna distal	m♦	Tibiaschaft	x♦	Sonstige
a♦	Karpale	n♦	Tibia distal		

** 5-780.0- Exploration von Knochengewebe

** 5-780.1- Knochenbohrung

** 5-780.2- Drainage

** 5-780.3- Entfernung eines Fremdkörpers

** 5-780.4- Einlegen eines Medikamententrägers

Inkl.: Wechsel

** 5-780.5- Entfernen eines Medikamententrägers

** 5-780.6- Debridement

Inkl.: Drainage
Ausräumung eines Panaritium ossale

** 5-780.7- Sequesterotomie

Inkl.: Debridement
Entfernung eines Sequesters

** 5-780.8- Sequesterotomie mit Einlegen eines Medikamententrägers

Inkl.: Debridement
Entfernung eines Sequesters

** 5-780.9- Kombination einer anderen Inzision mit Einlegen eines Medikamententrägers

** 5-780.x- Sonstige

5-780.y N.n.bez.

5-781.– Osteotomie und Korrekturosteotomie

Inkl.: Zeichnerische Planung

Exkl.: Patellaosteotomie (5-804.4)
Osteotomie an Metatarsale und Phalangen des Fußes (5-788 ff.)

Hinw.: Eine durchgeführte Knochentransplantation ist gesondert zu kodieren (5-784 ff.).
Eine durchgeführte Osteosynthese ist gesondert zu kodieren (5-786 ff.).
Die Lokalisation ist bei den mit ** gekennzeichneten Kodes in der 6. Stelle nach folgender Liste zu kodieren:

0♦	Klavikula	a♦	Karpale	n♦	Tibia distal
1♦	Humerus proximal	b♦	Metakarpale	p♦	Fibula proximal
2♦	Humerusschaft	c♦	Phalangen Hand	q♦	Fibulaschaft
3♦	Humerus distal	d	Becken	r♦	Fibula distal
4♦	Radius proximal	e♦	Schenkelhals	s♦	Talus
5♦	Radiusschaft	f♦	Femur proximal	t♦	Kalkaneus
6♦	Radius distal	g♦	Femurschaft	u♦	Tarsale
7♦	Ulna proximal	h♦	Femur distal	z♦	Skapula
8♦	Ulnaschaft	k♦	Tibia proximal	x♦	Sonstige
9♦	Ulna distal	m♦	Tibiaschaft		

** 5-781.0- Valgisierende Osteotomie

** 5-781.1- Varisierende Osteotomie

** 5-781.2- (De-)Rotationsosteotomie

** 5-781.3- Verkürzungsosteotomie

** 5-781.4- Verlängerungsosteotomie

** 5-781.5- Valgisierende (De-)Rotationsosteotomie

** 5-781.6- Varisierende (De-)Rotationsosteotomie

** 5-781.7- Kortikotomie bei Segmenttransport

** 5-781.8- Komplexe (mehrdimensionale) Osteotomie

Exkl.: Arthroplastik am Hüftgelenk mit Osteotomie des Beckens (5-829.0 ff.)

** 5-781.9- Komplexe (mehrdimensionale) Osteotomie mit Achsenkorrektur

** 5-781.a- Osteotomie ohne Achsenkorrektur

** 5-781.x- Sonstige

5-781.y N.n.bez.

5-782.– Exzision und Resektion von erkranktem Knochengewebe

Inkl.: Entfernung osteochondraler Fragmente

Exkl.: Teilresektion der Patella (5-804.5)
Patellektomie (5-804.6)
Resektion an Metatarsale und Phalangen des Fußes (5-788 ff.)
Biopsie an Knochen durch Inzision (1-503 ff.)

Hinw.: Eine durchgeführte Endoprothesenimplantation ist gesondert zu kodieren (5-82).
Ein durchgeführter alloplastischer Knochenersatz ist gesondert zu kodieren (5-785 ff.).
Eine durchgeführte Knochentransplantation ist gesondert zu kodieren (5-784 ff.).
Eine durchgeführte Osteosynthese ist gesondert zu kodieren (5-786 ff.).
Die Weichteilresektion beinhaltet eine radikale Weichteilresektion.
Die Lokalisation ist bei den mit ** gekennzeichneten Kodes in der 6. Stelle nach folgender Liste zu kodieren:

0♦	Klavikula	a♦	Karpale	n♦	Tibia distal
1♦	Humerus proximal	b♦	Metakarpale	p♦	Fibula proximal
2♦	Humerusschaft	c♦	Phalangen Hand	q♦	Fibulaschaft
3♦	Humerus distal	d	Becken	r♦	Fibula distal
4♦	Radius proximal	e♦	Schenkelhals	s♦	Talus
5♦	Radiusschaft	f♦	Femur proximal	t♦	Kalkaneus
6♦	Radius distal	g♦	Femurschaft	u♦	Tarsale
7♦	Ulna proximal	h♦	Femur distal	z♦	Skapula
8♦	Ulnaschaft	k♦	Tibia proximal	x♦	Sonstige
9♦	Ulna distal	m♦	Tibiaschaft		

** 5-782.1- Partielle Resektion mit Weichteilresektion
Inkl.: Exzision

** 5-782.2- Partielle Resektion mit Kontinuitätsdurchtrennung

** 5-782.3- Partielle Resektion mit Kontinuitätsdurchtrennung und mit Weichteilresektion

** 5-782.4- Partielle Resektion mit Kontinuitätsdurchtrennung und mit Wiederherstellung der Kontinuität

** 5-782.5- Partielle Resektion mit Kontinuitätsdurchtrennung, Wiederherstellung der Kontinuität und Weichteilresektion

5-782.6- Totale Resektion eines Knochens

.60♦	Klavikula	.6c♦	Phalangen Hand	.6t♦	Kalkaneus
.62♦	Humerusschaft	.6d	Becken	.6u♦	Tarsale
.65♦	Radiusschaft	.6g♦	Femurschaft	.6z♦	Skapula
.68♦	Ulnaschaft	.6m♦	Tibiaschaft	.6x♦	Sonstige
.6a♦	Karpale	.6q♦	Fibulaschaft		
.6b♦	Metakarpale	.6s♦	Talus		

5-782.7- Totale Resektion eines Knochens mit Weichteilresektion

.70♦	Klavikula	.7c♦	Phalangen Hand	.7t♦	Kalkaneus
.72♦	Humerusschaft	.7d	Becken	.7u♦	Tarsale
.75♦	Radiusschaft	.7g♦	Femurschaft	.7z♦	Skapula
.78♦	Ulnaschaft	.7m♦	Tibiaschaft	.7x♦	Sonstige
.7a♦	Karpale	.7q♦	Fibulaschaft		
.7b♦	Metakarpale	.7s♦	Talus		

5-782.8- Totale Resektion eines Knochens mit Ersatz

.80♦	Klavikula	.8a♦	Karpale	.8g♦	Femurschaft
.82♦	Humerusschaft	.8b♦	Metakarpale	.8m♦	Tibiaschaft
.85♦	Radiusschaft	.8c♦	Phalangen Hand	.8q♦	Fibulaschaft
.88♦	Ulnaschaft	.8d	Becken	.8s♦	Talus

.8t♦	Kalkaneus	.8z♦	Skapula		
.8u♦	Tarsale	.8x♦	Sonstige		

5-782.9- Totale Resektion eines Knochens mit Ersatz und mit Weichteilresektion

.90♦	Klavikula	.9c♦	Phalangen Hand	.9t♦	Kalkaneus
.92♦	Humerusschaft	.9d	Becken	.9u♦	Tarsale
.95♦	Radiusschaft	.9g♦	Femurschaft	.9z♦	Skapula
.98♦	Ulnaschaft	.9m♦	Tibiaschaft	.9x♦	Sonstige
.9a♦	Karpale	.9q♦	Fibulaschaft		
.9b♦	Metakarpale	.9s♦	Talus		

** 5-782.a- Partielle Resektion, offen chirurgisch

Inkl.: Exzision

** 5-782.b- Partielle Resektion, endoskopisch

Inkl.: Exzision

Hinw.: Die Resektion bei Pinzer-Deformität ist in der 6. Stelle mit d anzugeben.
Die Resektion bei Cam-Deformität ist in der 6. Stelle mit e anzugeben.

** 5-782.x- Sonstige

5-782.y N.n.bez.

5-783.– Entnahme eines Knochentransplantates

Exkl.: Entnahme eines Knorpeltransplantates (5-801.a ff., 5-812.8 ff.)
Entnahme von Rippengewebe zur Transplantation (5-343.2, 5-343.4)

Hinw.: Eine durchgeführte Knochentransplantation ist gesondert zu kodieren (5-275 ff., 5-346.7, 5-77b ff., 5-784 ff.).

5-783.0- Spongiosa, eine Entnahmestelle

.00♦	Klavikula	.0b♦	Metakarpale	.0p♦	Fibula proximal
.01♦	Humerus proximal	.0c♦	Phalangen Hand	.0q♦	Fibulaschaft
.02♦	Humerusschaft	.0d	Becken	.0r♦	Fibula distal
.03♦	Humerus distal	.0e♦	Schenkelhals	.0s♦	Talus
.04♦	Radius proximal	.0f♦	Femur proximal	.0t♦	Kalkaneus
.05♦	Radiusschaft	.0g♦	Femurschaft	.0u♦	Tarsale
.06♦	Radius distal	.0h♦	Femur distal	.0v♦	Metatarsale
.07♦	Ulna proximal	.0j♦	Patella	.0w♦	Phalangen Fuß
.08♦	Ulnaschaft	.0k♦	Tibia proximal	.0z♦	Skapula
.09♦	Ulna distal	.0m♦	Tibiaschaft	.0x♦	Sonstige
.0a♦	Karpale	.0n♦	Tibia distal		

5-783.1 Spongiosa, mehrere Entnahmestellen

Hinw.: Dieser Kode ist im Geltungsbereich des G-DRG-Systems (§ 17b KHG) nicht zu verwenden. Dafür ist bei mehreren Entnahmestellen jede Entnahmestelle gesondert zu kodieren (5-783.0 ff.).

5-783.2- Kortikospongiöser Span, eine Entnahmestelle

.21♦	Humerus proximal	.2d	Becken	.2r♦	Fibula distal
.23♦	Humerus distal	.2h♦	Femur distal	.2t♦	Kalkaneus
.26♦	Radius distal	.2k♦	Tibia proximal	.2v♦	Metatarsale
.27♦	Ulna proximal	.2n♦	Tibia distal	.2z♦	Skapula
.28♦	Ulnaschaft	.2p♦	Fibula proximal	.2x♦	Sonstige
.29♦	Ulna distal	.2q♦	Fibulaschaft		

5-783.3 Kortikospongiöser Span, mehrere Entnahmestellen

Hinw.: Dieser Kode ist im Geltungsbereich des G-DRG-Systems (§ 17b KHG) nicht zu verwenden. Dafür ist bei mehreren Entnahmestellen jede Entnahmestelle gesondert zu kodieren (5-783.2 ff.).

5-783.4- Knochentransplantat, nicht gefäßgestielt

.40♦ Klavikula
.41♦ Humerus proximal
.42♦ Humerusschaft
.43♦ Humerus distal
.44♦ Radius proximal
.45♦ Radiusschaft
.46♦ Radius distal
.47♦ Ulna proximal
.48♦ Ulnaschaft
.49♦ Ulna distal
.4a♦ Karpale
.4b♦ Metakarpale
.4c♦ Phalangen Hand
.4d Becken
.4e♦ Schenkelhals
.4f♦ Femur proximal
.4g♦ Femurschaft
.4h♦ Femur distal
.4k♦ Tibia proximal
.4m♦ Tibiaschaft
.4n♦ Tibia distal
.4p♦ Fibula proximal
.4q♦ Fibulaschaft
.4r♦ Fibula distal
.4s♦ Talus
.4t♦ Kalkaneus
.4u♦ Tarsale
.4v♦ Metatarsale
.4w♦ Phalangen Fuß
.4x♦ Sonstige

5-783.5- Knochentransplantat, mikrovaskulär anastomosiert

.50♦ Klavikula
.51♦ Humerus proximal
.52♦ Humerusschaft
.53♦ Humerus distal
.54♦ Radius proximal
.55♦ Radiusschaft
.56♦ Radius distal
.57♦ Ulna proximal
.58♦ Ulnaschaft
.59♦ Ulna distal
.5a♦ Karpale
.5b♦ Metakarpale
.5c♦ Phalangen Hand
.5d Becken
.5e♦ Schenkelhals
.5f♦ Femur proximal
.5g♦ Femurschaft
.5h♦ Femur distal
.5k♦ Tibia proximal
.5m♦ Tibiaschaft
.5n♦ Tibia distal
.5p♦ Fibula proximal
.5q♦ Fibulaschaft
.5r♦ Fibula distal
.5s♦ Talus
.5t♦ Kalkaneus
.5u♦ Tarsale
.5v♦ Metatarsale
.5w♦ Phalangen Fuß
.5x♦ Sonstige

5-783.6- Knorpel-Knochen-Transplantat

.61♦ Humerus proximal
.63♦ Humerus distal
.64♦ Radius proximal
.66♦ Radius distal
.69♦ Ulna distal
.6a♦ Karpale
.6b♦ Metakarpale
.6f♦ Femur proximal
.6h♦ Femur distal
.6j♦ Patella
.6k♦ Tibia proximal
.6n♦ Tibia distal
.6p♦ Fibula proximal
.6r♦ Fibula distal
.6s♦ Talus
.6t♦ Kalkaneus
.6u♦ Tarsale
.6v♦ Metatarsale
.6x♦ Sonstige

5-783.7- Knochentransplantat, gefäßgestielt, nicht mikrovaskulär anastomosiert

.70♦ Klavikula
.71♦ Humerus proximal
.72♦ Humerusschaft
.73♦ Humerus distal
.74♦ Radius proximal
.75♦ Radiusschaft
.76♦ Radius distal
.77♦ Ulna proximal
.78♦ Ulnaschaft
.79♦ Ulna distal
.7a♦ Karpale
.7b♦ Metakarpale
.7c♦ Phalangen Hand
.7d Becken
.7e♦ Schenkelhals
.7f♦ Femur proximal
.7g♦ Femurschaft
.7h♦ Femur distal
.7k♦ Tibia proximal
.7m♦ Tibiaschaft
.7n♦ Tibia distal
.7p♦ Fibula proximal
.7q♦ Fibulaschaft
.7r♦ Fibula distal
.7s♦ Talus
.7t♦ Kalkaneus
.7u♦ Tarsale
.7v♦ Metatarsale
.7w♦ Phalangen Fuß
.7x♦ Sonstige

5-783.x- Sonstige

.x0♦ Klavikula
.x1♦ Humerus proximal
.x2♦ Humerusschaft
.x3♦ Humerus distal
.x4♦ Radius proximal
.x5♦ Radiusschaft
.x6♦ Radius distal
.x7♦ Ulna proximal
.x8♦ Ulnaschaft
.x9♦ Ulna distal
.xa♦ Karpale
.xb♦ Metakarpale
.xc♦ Phalangen Hand
.xd Becken
.xe♦ Schenkelhals

.xf♦ Femur proximal
.xg♦ Femurschaft
.xh♦ Femur distal
.xj♦ Patella
.xk♦ Tibia proximal
.xm♦ Tibiaschaft
.xn♦ Tibia distal
.xp♦ Fibula proximal
.xq♦ Fibulaschaft
.xr♦ Fibula distal
.xs♦ Talus
.xt♦ Kalkaneus
.xu♦ Tarsale
.xv♦ Metatarsale
.xw♦ Phalangen Fuß
.xz♦ Skapula
.xx♦ Sonstige

5-783.y N.n.bez.

5-784.– Knochentransplantation und -transposition

Inkl.: Planung und Zurichtung

Exkl.: Knorpeltransplantation (5-801.b ff., 5-812.9 ff.)

Hinw.: Die Entnahme eines Knochentransplantates ist gesondert zu kodieren (5-783 ff.).
Eine (Kortiko-)Spongiosaplastik ist bei einer therapeutischen Transposition oder Transplantation von Knochengewebe zu kodieren. Diese Kodes sind nicht anzugeben bei Verschluss oder Verfüllung von iatrogen geschaffenen oder zugangsbedingten Knochendefekten (inkl. Markräumen) mit ortsständigem Gewebe. Ortsständiges Gewebe wird im Bereich des Operationsgebietes ohne zusätzlichen Zugang gewonnen und bezieht sich bei Gelenkeingriffen auf alle gelenkbildenden Flächen.
Die Lokalisation ist bei den mit ** gekennzeichneten Kodes in der 6. Stelle nach folgender Liste zu kodieren:

0♦ Klavikula
1♦ Humerus proximal
2♦ Humerusschaft
3♦ Humerus distal
4♦ Radius proximal
5♦ Radiusschaft
6♦ Radius distal
7♦ Ulna proximal
8♦ Ulnaschaft
9♦ Ulna distal
a♦ Karpale
b♦ Metakarpale
c♦ Phalangen Hand
d Becken
e♦ Schenkelhals
f♦ Femur proximal
g♦ Femurschaft
h♦ Femur distal
j♦ Patella
k♦ Tibia proximal
m♦ Tibiaschaft
n♦ Tibia distal
p♦ Fibula proximal
q♦ Fibulaschaft
r♦ Fibula distal
s♦ Talus
t♦ Kalkaneus
u♦ Tarsale
v♦ Metatarsale
w♦ Phalangen Fuß
z♦ Skapula
x♦ Sonstige

** 5-784.0- Transplantation von Spongiosa, autogen, offen chirurgisch

** 5-784.1- Transplantation eines kortikospongiösen Spanes, autogen, offen chirurgisch

** 5-784.2- Transplantation eines kortikospongiösen Spanes, autogen, ausgedehnt

Hinw.: Eine ausgedehnte Transplantation eines kortikospongiösen Spanes entspricht einer Auffüllung ab 4 cm Länge.

** 5-784.3- Knochentransplantation, nicht gefäßgestielt

** 5-784.4- Knochentransplantation, gefäßgestielt mit mikrovaskulärer Anastomose

5-784.5- Knorpel-Knochen-Transplantation, autogen

.50♦ Klavikula
.51♦ Humerus proximal
.53♦ Humerus distal
.54♦ Radius proximal
.56♦ Radius distal
.57♦ Ulna proximal
.59♦ Ulna distal
.5a♦ Karpale
.5b♦ Metakarpale
.5c♦ Phalangen Hand
.5d Becken
.5e♦ Schenkelhals
.5h♦ Femur distal
.5j♦ Patella
.5k♦ Tibia proximal
.5n♦ Tibia distal
.5p♦ Fibula proximal
.5r♦ Fibula distal
.5s♦ Talus
.5t♦ Kalkaneus
.5u♦ Tarsale
.5v♦ Metatarsale
.5w♦ Phalangen Fuß
.5z♦ Skapula
.5x♦ Sonstige

5-784.6- Knorpel-Knochen-Transplantation, allogen

.60♦	Klavikula	.6c♦	Phalangen Hand	.6s♦	Talus
.61♦	Humerus proximal	.6d	Becken	.6t♦	Kalkaneus
.63♦	Humerus distal	.6e♦	Schenkelhals	.6u♦	Tarsale
.64♦	Radius proximal	.6h♦	Femur distal	.6v♦	Metatarsale
.66♦	Radius distal	.6j♦	Patella	.6w♦	Phalangen Fuß
.67♦	Ulna proximal	.6k♦	Tibia proximal	.6z♦	Skapula
.69♦	Ulna distal	.6n♦	Tibia distal	.6x♦	Sonstige
.6a♦	Karpale	.6p♦	Fibula proximal		
.6b♦	Metakarpale	.6r♦	Fibula distal		

** 5-784.7- Transplantation von Spongiosa, allogen, offen chirurgisch

** 5-784.8- Transplantation eines kortikospongiösen Spanes, allogen, offen chirurgisch

5-784.9- Transplantation eines Röhrenknochens, allogen

Hinw.: Bei der Transplantation eines Röhrenknochens ist auf der 6. Stelle jeweils der Kode für den Schaft zu verwenden.

.90♦	Klavikula	.9d	Becken	.9u♦	Tarsale
.92♦	Humerusschaft	.9g♦	Femurschaft	.9v♦	Metatarsale
.95♦	Radiusschaft	.9j♦	Patella	.9w♦	Phalangen Fuß
.98♦	Ulnaschaft	.9m♦	Tibiaschaft	.9z♦	Skapula
.9a♦	Karpale	.9q♦	Fibulaschaft	.9x♦	Sonstige
.9b♦	Metakarpale	.9s♦	Talus		
.9c♦	Phalangen Hand	.9t♦	Kalkaneus		

** 5-784.a- Knochentransposition, gefäßgestielt

** 5-784.b- Transplantation von humaner demineralisierter Knochenmatrix

** 5-784.c- Transplantation von Spongiosa, autogen, endoskopisch

** 5-784.d- Transplantation eines kortikospongiösen Spanes, autogen, endoskopisch

** 5-784.e- Transplantation von Spongiosa, allogen, endoskopisch

** 5-784.f- Transplantation eines kortikospongiösen Spanes, allogen, endoskopisch

** 5-784.x- Sonstige

5-784.y N.n.bez.

5-785.– Implantation von alloplastischem Knochenersatz

Inkl.: Planung und Zurichtung

Exkl.: Implantation von endoprothetischem Gelenk- und Knochenersatz (5-82)
Implantation eines nicht alloplastischen Knochen(teil-)ersatzes (5-828 ff.)

Hinw.: Die Lokalisation ist bei den mit ** gekennzeichneten Kodes in der 6. Stelle nach folgender Liste zu kodieren:

0♦	Klavikula	a♦	Karpale	m♦	Tibiaschaft
1♦	Humerus proximal	b♦	Metakarpale	n♦	Tibia distal
2♦	Humerusschaft	c♦	Phalangen Hand	p♦	Fibula proximal
3♦	Humerus distal	d	Becken	q♦	Fibulaschaft
4♦	Radius proximal	e♦	Schenkelhals	r♦	Fibula distal
5♦	Radiusschaft	f♦	Femur proximal	s♦	Talus
6♦	Radius distal	g♦	Femurschaft	t♦	Kalkaneus
7♦	Ulna proximal	h♦	Femur distal	u♦	Tarsale
8♦	Ulnaschaft	j♦	Patella	v♦	Metatarsale
9♦	Ulna distal	k♦	Tibia proximal	w♦	Phalangen Fuß

z♦ Skapula x♦ Sonstige

** 5-785.0- Knochenzement ohne Antibiotikumzusatz

** 5-785.1- Knochenzement mit Antibiotikumzusatz

** 5-785.2- Keramischer Knochenersatz

Inkl.: Verwendung von bioaktiver Glaskeramik

** 5-785.3- Keramischer Knochenersatz, resorbierbar

** 5-785.4- Metallischer Knochenersatz

** 5-785.5- Keramischer Knochenersatz, resorbierbar mit Antibiotikumzusatz

** 5-785.6- Sonstiger alloplastischer Knochenersatz, ohne Medikamentenzusatz

** 5-785.7- Sonstiger alloplastischer Knochenersatz, mit Medikamentenzusatz

5-785.y N.n.bez.

5-786.– Osteosyntheseverfahren

Exkl.: Osteosynthese einer Fraktur (5-79)
Osteosynthese an der Wirbelsäule (5-83b ff.)
Einbringen von Fixationsmaterial am Knochen bei Operationen am Weichteilgewebe (5-869.2)
Revision von Osteosynthesematerial mit Reosteosynthese (5-78a ff.)

Hinw.: Diese Kodes sind Zusatzkodes. Sie sind zur Angabe eines zusätzlich durchgeführten Osteosyntheseverfahrens zu verwenden.
Für die Definition und Zuordnung der Osteosyntheseverfahren siehe die Hinweise unter 5-79.
Eine durchgeführte Knochentransplantation ist gesondert zu kodieren (5-784 ff.).
Bei Verfahrenswechsel oder Wechsel von Teilen des Osteosynthesematerials sind die Entfernung des Osteosynthesematerials mit einem Kode aus 5-787 ff. und die erneute Osteosynthese mit einem Kode aus 5-78a ff. oder bei Reposition einer Fraktur mit einem Kode aus 5-79 zu kodieren.
Die Verwendung von resorbierbarem Osteosynthesematerial ist gesondert zu kodieren (5-931.1).
Die Augmentation von Osteosynthesematerial ist gesondert zu kodieren (5-86a.3).

5-786.0 Durch Schraube

5-786.1 Durch Draht oder Zuggurtung/Cerclage

5-786.2 Durch Platte

5-786.3 Durch Winkelplatte/Kondylenplatte

5-786.4 Durch dynamische Kompressionsschraube

5-786.5 Durch Marknagel mit Gelenkkomponente

Inkl.: Proximale und distale Verriegelungsschrauben oder -bolzen

5-786.6 Durch Marknagel

5-786.7 Durch Verriegelungsnagel

Inkl.: Proximale und distale Verriegelungsschrauben oder -bolzen

5-786.8 Durch Fixateur externe

Exkl.: Durch Ringfixateur (5-786.m)
Durch Bewegungsfixateur (5-786.n)

5-786.9 Durch Materialkombinationen

Hinw.: Dieser Kode ist im Geltungsbereich des G-DRG-Systems (§ 17b KHG) nicht zu verwenden. Dafür sind bei Kombinationen von Osteosynthesematerialien während eines Eingriffs alle Komponenten einzeln zu kodieren.

5-786.c Durch Transfixationsnagel

5-786.e Durch (Blount-)Klammern

5-786.g Durch intramedullären Draht

Inkl.: Federnagel, Ender-Nagel, Prevot-Nagel, Nancy-Nagel, Rush-Pin, ESIN, TEN, ECMES

5-786.j- Durch internes Verlängerungs- oder Knochentransportsystem

.j0 Nicht motorisiert

Inkl.: Teleskopnagel

.j1 Motorisiert

5-786.k Durch winkelstabile Platte

5-786.m Durch Ringfixateur

5-786.n Durch Bewegungsfixateur

5-786.p Durch Transfixationsschraube

5-786.q Durch winkelstabile Platte mit integriertem Band

5-786.x Sonstige

5-786.y N.n.bez.

5-787.– Entfernung von Osteosynthesematerial

Inkl.: Resorbierbares Material

Exkl.: Entfernung von Osteosynthesematerial am Thorax (5-349.3)
Entfernung von Osteosynthesematerial an der Wirbelsäule (5-839.0)
Arthroskopische Entfernung von Osteosynthesematerial (5-810.3 ff.)

Hinw.: Bei Verfahrenswechsel oder Wechsel von Teilen des Osteosynthesematerials sind die Entfernung des Osteosynthesematerials und die erneute Osteosynthese mit einem Kode aus 5-78a ff. oder bei Reposition einer Fraktur mit einem Kode aus 5-79 zu kodieren.
Bei der Entfernung von Osteosynthesematerial einer Schraubenosteosynthese ist der Kode auch bei Entfernung mehrerer Schrauben nur einmal zu verwenden.
Bei der Entfernung von Osteosynthesematerial einer Plattenosteosynthese ist die Entfernung der dazugehörigen Schrauben im Kode enthalten.

5-787.0- Draht

.00♦ Klavikula
.01♦ Humerus proximal
.02♦ Humerusschaft
.03♦ Humerus distal
.04♦ Radius proximal
.05♦ Radiusschaft
.06♦ Radius distal
.07♦ Ulna proximal
.08♦ Ulnaschaft
.09♦ Ulna distal
.0a♦ Karpale
.0b♦ Metakarpale
.0c♦ Phalangen Hand
.0d Becken
.0e♦ Schenkelhals
.0f♦ Femur proximal
.0g♦ Femurschaft
.0h♦ Femur distal
.0j♦ Patella
.0k♦ Tibia proximal
.0m♦ Tibiaschaft
.0n♦ Tibia distal
.0p♦ Fibula proximal
.0q♦ Fibulaschaft
.0r♦ Fibula distal
.0s♦ Talus
.0t♦ Kalkaneus
.0u♦ Tarsale
.0v♦ Metatarsale
.0w♦ Phalangen Fuß
.0z♦ Skapula
.0x♦ Sonstige

5-787.1- Schraube

.10♦ Klavikula
.11♦ Humerus proximal
.12♦ Humerusschaft
.13♦ Humerus distal
.14♦ Radius proximal
.15♦ Radiusschaft
.16♦ Radius distal
.17♦ Ulna proximal
.18♦ Ulnaschaft
.19♦ Ulna distal
.1a♦ Karpale
.1b♦ Metakarpale
.1c♦ Phalangen Hand
.1d Becken
.1e♦ Schenkelhals
.1f♦ Femur proximal
.1g♦ Femurschaft
.1h♦ Femur distal
.1j♦ Patella
.1k♦ Tibia proximal
.1m♦ Tibiaschaft
.1n♦ Tibia distal
.1p♦ Fibula proximal
.1q♦ Fibulaschaft
.1r♦ Fibula distal
.1s♦ Talus
.1t♦ Kalkaneus
.1u♦ Tarsale
.1v♦ Metatarsale
.1w♦ Phalangen Fuß
.1z♦ Skapula
.1x♦ Sonstige

5-787.2- Zuggurtung/Cerclage

.20♦ Klavikula
.21♦ Humerus proximal
.22♦ Humerusschaft
.23♦ Humerus distal
.24♦ Radius proximal
.25♦ Radiusschaft
.26♦ Radius distal
.27♦ Ulna proximal
.28♦ Ulnaschaft
.29♦ Ulna distal
.2a♦ Karpale
.2b♦ Metakarpale
.2c♦ Phalangen Hand
.2d Becken
.2e♦ Schenkelhals
.2f♦ Femur proximal
.2g♦ Femurschaft
.2h♦ Femur distal
.2j♦ Patella
.2k♦ Tibia proximal
.2m♦ Tibiaschaft
.2n♦ Tibia distal
.2p♦ Fibula proximal
.2q♦ Fibulaschaft
.2r♦ Fibula distal
.2s♦ Talus
.2t♦ Kalkaneus
.2u♦ Tarsale
.2v♦ Metatarsale
.2w♦ Phalangen Fuß
.2z♦ Skapula
.2x♦ Sonstige

5-787.3- Platte

.30♦ Klavikula
.31♦ Humerus proximal
.32♦ Humerusschaft
.33♦ Humerus distal
.34♦ Radius proximal
.35♦ Radiusschaft
.36♦ Radius distal
.37♦ Ulna proximal
.38♦ Ulnaschaft
.39♦ Ulna distal
.3a♦ Karpale
.3b♦ Metakarpale
.3c♦ Phalangen Hand
.3d Becken
.3e♦ Schenkelhals
.3f♦ Femur proximal
.3g♦ Femurschaft
.3h♦ Femur distal
.3j♦ Patella
.3k♦ Tibia proximal
.3m♦ Tibiaschaft
.3n♦ Tibia distal
.3p♦ Fibula proximal
.3q♦ Fibulaschaft
.3r♦ Fibula distal
.3s♦ Talus
.3t♦ Kalkaneus
.3u♦ Tarsale
.3v♦ Metatarsale
.3w♦ Phalangen Fuß
.3z♦ Skapula
.3x♦ Sonstige

5-787.4- Winkelplatte/Kondylenplatte

.41♦ Humerus proximal
.42♦ Humerusschaft
.43♦ Humerus distal
.4e♦ Schenkelhals
.4f♦ Femur proximal
.4g♦ Femurschaft
.4h♦ Femur distal
.4k♦ Tibia proximal
.4m♦ Tibiaschaft
.4n♦ Tibia distal
.4x♦ Sonstige

5-787.5- Dynamische Kompressionsschraube

Inkl.: Rotationsstabiler Schraubenanker mit Gleithülsenplatte

.51♦ Humerus proximal
.52♦ Humerusschaft
.5e♦ Schenkelhals
.5f♦ Femur proximal
.5g♦ Femurschaft
.5h♦ Femur distal
.5k♦ Tibia proximal
.5x♦ Sonstige

5-787.6- Marknagel

.61♦ Humerus proximal
.62♦ Humerusschaft
.63♦ Humerus distal
.64♦ Radius proximal
.65♦ Radiusschaft
.66♦ Radius distal
.67♦ Ulna proximal
.68♦ Ulnaschaft
.69♦ Ulna distal
.6e♦ Schenkelhals
.6f♦ Femur proximal
.6g♦ Femurschaft
.6h♦ Femur distal
.6k♦ Tibia proximal
.6m♦ Tibiaschaft
.6n♦ Tibia distal
.6p♦ Fibula proximal
.6q♦ Fibulaschaft
.6r♦ Fibula distal
.6x♦ Sonstige

5-787.7- Marknagel mit Gelenkkomponente

Inkl.: Proximale und distale Verriegelungsschrauben oder -bolzen

.71♦ Humerus proximal
.72♦ Humerusschaft
.73♦ Humerus distal
.74♦ Radius proximal
.75♦ Radiusschaft
.77♦ Ulna proximal
.78♦ Ulnaschaft
.79♦ Ulna distal
.7e♦ Schenkelhals

.7f♦ Femur proximal
.7g♦ Femurschaft
.7h♦ Femur distal
.7k♦ Tibia proximal
.7m♦ Tibiaschaft
.7n♦ Tibia distal
.7p♦ Fibula proximal
.7q♦ Fibulaschaft
.7r♦ Fibula distal
.7x♦ Sonstige

5-787.8- Verriegelungsnagel

Inkl.: Proximale und distale Verriegelungsschrauben oder -bolzen

.81♦ Humerus proximal
.82♦ Humerusschaft
.83♦ Humerus distal
.84♦ Radius proximal
.85♦ Radiusschaft
.86♦ Radius distal
.87♦ Ulna proximal
.88♦ Ulnaschaft
.89♦ Ulna distal
.8b♦ Metakarpale
.8e♦ Schenkelhals
.8f♦ Femur proximal
.8g♦ Femurschaft
.8h♦ Femur distal
.8k♦ Tibia proximal
.8m♦ Tibiaschaft
.8n♦ Tibia distal
.8p♦ Fibula proximal
.8q♦ Fibulaschaft
.8r♦ Fibula distal
.8t♦ Kalkaneus
.8v♦ Metatarsale
.8x♦ Sonstige

5-787.9- Fixateur externe

Exkl.: Ringfixateur (5-787.m ff.)
Bewegungsfixateur (5-787.n ff.)

.90♦ Klavikula
.91♦ Humerus proximal
.92♦ Humerusschaft
.93♦ Humerus distal
.94♦ Radius proximal
.95♦ Radiusschaft
.96♦ Radius distal
.97♦ Ulna proximal
.98♦ Ulnaschaft
.99♦ Ulna distal
.9a♦ Karpale
.9b♦ Metakarpale
.9c♦ Phalangen Hand
.9d Becken
.9e♦ Schenkelhals
.9f♦ Femur proximal
.9g♦ Femurschaft
.9h♦ Femur distal
.9j♦ Patella
.9k♦ Tibia proximal
.9m♦ Tibiaschaft
.9n♦ Tibia distal
.9p♦ Fibula proximal
.9q♦ Fibulaschaft
.9r♦ Fibula distal
.9s♦ Talus
.9t♦ Kalkaneus
.9u♦ Tarsale
.9v♦ Metatarsale
.9w♦ Phalangen Fuß
.9z♦ Skapula
.9x♦ Sonstige

5-787.c- Transfixationsnagel

.c1♦ Humerus proximal
.c2♦ Humerusschaft
.c3♦ Humerus distal
.c4♦ Radius proximal
.c5♦ Radiusschaft
.c6♦ Radius distal
.c7♦ Ulna proximal
.c8♦ Ulnaschaft
.c9♦ Ulna distal
.ca♦ Karpale
.cb♦ Metakarpale
.cd Becken
.ce♦ Schenkelhals
.cf♦ Femur proximal
.cg♦ Femurschaft
.ch♦ Femur distal
.ck♦ Tibia proximal
.cm♦ Tibiaschaft
.cn♦ Tibia distal
.cp♦ Fibula proximal
.cq♦ Fibulaschaft
.cr♦ Fibula distal
.cs♦ Talus
.ct♦ Kalkaneus
.cx♦ Sonstige

5-787.e- (Blount-)Klammern

.e0♦ Klavikula
.ea♦ Karpale
.eb♦ Metakarpale
.ec♦ Phalangen Hand
.ef♦ Femur proximal
.eh♦ Femur distal
.ej♦ Patella
.ek♦ Tibia proximal
.en♦ Tibia distal
.ep♦ Fibula proximal
.er♦ Fibula distal
.es♦ Talus
.et♦ Kalkaneus
.eu♦ Tarsale
.ev♦ Metatarsale
.ew♦ Phalangen Fuß
.ez♦ Skapula
.ex♦ Sonstige

5-787.g- Intramedullärer Draht

Inkl.: Federnagel, Ender-Nagel, Prevot-Nagel, Nancy-Nagel, Rush-Pin, ESIN, TEN, ECMES

.g0♦	Klavikula	.ga♦	Karpale	.gp♦	Fibula proximal
.g1♦	Humerus proximal	.gb♦	Metakarpale	.gq♦	Fibulaschaft
.g2♦	Humerusschaft	.gc♦	Phalangen Hand	.gr♦	Fibula distal
.g3♦	Humerus distal	.ge♦	Schenkelhals	.gu♦	Tarsale
.g4♦	Radius proximal	.gf♦	Femur proximal	.gv♦	Metatarsale
.g5♦	Radiusschaft	.gg♦	Femurschaft	.gw♦	Phalangen Fuß
.g6♦	Radius distal	.gh♦	Femur distal	.gz♦	Skapula
.g7♦	Ulna proximal	.gk♦	Tibia proximal	.gx♦	Sonstige
.g8♦	Ulnaschaft	.gm♦	Tibiaschaft		
.g9♦	Ulna distal	.gn♦	Tibia distal		

5-787.j- Internes Verlängerungs- oder Knochentransportsystem

.j0 Nicht motorisiert

Inkl.: Teleskopnagel

.j1 Motorisiert

5-787.k- Winkelstabile Platte

.k0♦	Klavikula	.kb♦	Metakarpale	.kp♦	Fibula proximal
.k1♦	Humerus proximal	.kc♦	Phalangen Hand	.kq♦	Fibulaschaft
.k2♦	Humerusschaft	.kd	Becken	.kr♦	Fibula distal
.k3♦	Humerus distal	.ke♦	Schenkelhals	.ks♦	Talus
.k4♦	Radius proximal	.kf♦	Femur proximal	.kt♦	Kalkaneus
.k5♦	Radiusschaft	.kg♦	Femurschaft	.ku♦	Tarsale
.k6♦	Radius distal	.kh♦	Femur distal	.kv♦	Metatarsale
.k7♦	Ulna proximal	.kj♦	Patella	.kw♦	Phalangen Fuß
.k8♦	Ulnaschaft	.kk♦	Tibia proximal	.kz♦	Skapula
.k9♦	Ulna distal	.km♦	Tibiaschaft	.kx♦	Sonstige
.ka♦	Karpale	.kn♦	Tibia distal		

5-787.m- Ringfixateur

.m1♦	Humerus proximal	.ma♦	Karpale	.mn♦	Tibia distal
.m2♦	Humerusschaft	.mb♦	Metakarpale	.mp♦	Fibula proximal
.m3♦	Humerus distal	.md	Becken	.mq♦	Fibulaschaft
.m4♦	Radius proximal	.me♦	Schenkelhals	.mr♦	Fibula distal
.m5♦	Radiusschaft	.mf♦	Femur proximal	.ms♦	Talus
.m6♦	Radius distal	.mg♦	Femurschaft	.mt♦	Kalkaneus
.m7♦	Ulna proximal	.mh♦	Femur distal	.mu♦	Tarsale
.m8♦	Ulnaschaft	.mk♦	Tibia proximal	.mv♦	Metatarsale
.m9♦	Ulna distal	.mm♦	Tibiaschaft		

5-787.n- Bewegungsfixateur

.n0♦	Klavikula	.n8♦	Ulnaschaft	.ng♦	Femurschaft
.n1♦	Humerus proximal	.n9♦	Ulna distal	.nh♦	Femur distal
.n2♦	Humerusschaft	.na♦	Karpale	.nj♦	Patella
.n3♦	Humerus distal	.nb♦	Metakarpale	.nk♦	Tibia proximal
.n4♦	Radius proximal	.nc♦	Phalangen Hand	.nm♦	Tibiaschaft
.n5♦	Radiusschaft	.nd	Becken	.nn♦	Tibia distal
.n6♦	Radius distal	.ne♦	Schenkelhals	.np♦	Fibula proximal
.n7♦	Ulna proximal	.nf♦	Femur proximal	.nq♦	Fibulaschaft

.nr♦	Fibula distal	.nu♦	Tarsale	.nz♦	Skapula
.ns♦	Talus	.nv♦	Metatarsale	.nx♦	Sonstige
.nt♦	Kalkaneus	.nw♦	Phalangen Fuß		

5-787.p- Transfixationsschraube

.ps♦ Talus
.pt♦ Kalkaneus
.pu♦ Tarsale
.pv♦ Metatarsale
.px♦ Sonstige

5-787.x- Sonstige

.x0♦	Klavikula	.xb♦	Metakarpale	.xp♦	Fibula proximal
.x1♦	Humerus proximal	.xc♦	Phalangen Hand	.xq♦	Fibulaschaft
.x2♦	Humerusschaft	.xd	Becken	.xr♦	Fibula distal
.x3♦	Humerus distal	.xe♦	Schenkelhals	.xs♦	Talus
.x4♦	Radius proximal	.xf♦	Femur proximal	.xt♦	Kalkaneus
.x5♦	Radiusschaft	.xg♦	Femurschaft	.xu♦	Tarsale
.x6♦	Radius distal	.xh♦	Femur distal	.xv♦	Metatarsale
.x7♦	Ulna proximal	.xj♦	Patella	.xw♦	Phalangen Fuß
.x8♦	Ulnaschaft	.xk♦	Tibia proximal	.xz♦	Skapula
.x9♦	Ulna distal	.xm♦	Tibiaschaft	.xx♦	Sonstige
.xa♦	Karpale	.xn♦	Tibia distal		

5-787.y N.n.bez.

5-788.– Operationen an Metatarsale und Phalangen des Fußes

Inkl.: OP bei Hallux valgus und Digitus quintus varus

Exkl.: Andere Resektionsarthroplastik am Fuß (5-829.8)
Operationen an Sehnen am Fuß (5-85)
Amputationen am Fuß (5-865 ff.)

Hinw.: Die Entnahme eines Knochentransplantates ist gesondert zu kodieren (5-783 ff.).
Eine durchgeführte Knochentransplantation ist gesondert zu kodieren (5-784 ff.).
Eine durchgeführte Osteosynthese ist gesondert zu kodieren (5-786 ff.).
Ein zugangsbedingter Weichteileingriff ist nicht gesondert zu kodieren.

5-788.0- Resektion (Exostose)

.00♦ Os metatarsale I
.06♦ Os metatarsale II bis V, 1 Os metatarsale
.07♦ Os metatarsale II bis V, 2 Ossa metatarsalia
.08♦ Os metatarsale II bis V, 3 Ossa metatarsalia
.09♦ Os metatarsale II bis V, 4 Ossa metatarsalia
.0a♦ Digitus I
.0b♦ Digitus II bis V, 1 Phalanx
.0c♦ Digitus II bis V, 2 Phalangen
.0d♦ Digitus II bis V, 3 Phalangen
.0e♦ Digitus II bis V, 4 Phalangen
.0f♦ Digitus II bis V, 5 oder mehr Phalangen
.0x♦ Sonstige

5-788.4- Weichteilkorrektur

Inkl.: Kapsel- und/oder Bandplastik

Exkl.: Naht oder Plastik der plantaren Platte eines Metatarsophalangealgelenkes (5-788.7 ff.)

.40♦ In Höhe des 1. Zehenstrahles

.41♦ In Höhe des 2. bis 5. Zehenstrahles, 1 Zehenstrahl

.42♦ In Höhe des 2. bis 5. Zehenstrahles, 2 Zehenstrahlen

.43♦ In Höhe des 2. bis 5. Zehenstrahles, 3 Zehenstrahlen

.44♦ In Höhe des 2. bis 5. Zehenstrahles, 4 Zehenstrahlen

5-788.5- Osteotomie

.51♦ Os metatarsale I, Doppelosteotomie

Hinw.: Eine Doppelosteotomie liegt vor, wenn eine kombinierte proximale und distale Metatarsale-I-Osteotomie erfolgt.

.52♦ Os metatarsale II bis V, 1 Os metatarsale

.53♦ Os metatarsale II bis V, 2 Ossa metatarsalia

.54♦ Os metatarsale II bis V, 3 Ossa metatarsalia

.55♦ Os metatarsale II bis V, 4 Ossa metatarsalia

.56♦ Digitus I

.57♦ Digitus II bis V, 1 Phalanx

.58♦ Digitus II bis V, 2 Phalangen

.59♦ Digitus II bis V, 3 Phalangen

.5a♦ Digitus II bis V, 4 Phalangen

.5b♦ Digitus II bis V, 5 oder mehr Phalangen

.5c♦ Os metatarsale I, distal

.5d♦ Os metatarsale I, proximal

Hinw.: Mindestens die Hälfte der Osteotomielänge muss proximal der Schaftmitte liegen.

.5e♦ Os metatarsale I, mehrdimensionale Osteotomie

Hinw.: Eine mehrdimensionale Osteotomie liegt vor, wenn eine Korrektur in der sagittalen, frontalen und transversalen Ebene erfolgt.

.5f♦ Os metatarsale I, distal, Reoperation bei Rezidiv

.5g♦ Os metatarsale I, proximal, Reoperation bei Rezidiv

Hinw.: Mindestens die Hälfte der Osteotomielänge muss proximal der Schaftmitte liegen.

.5h♦ Os metatarsale I, Doppelosteotomie, Reoperation bei Rezidiv

Hinw.: Eine Doppelosteotomie liegt vor, wenn eine kombinierte proximale und distale Metatarsale-I-Osteotomie erfolgt.

.5j♦ Os metatarsale I, mehrdimensionale Osteotomie, Reoperation bei Rezidiv

Hinw.: Eine mehrdimensionale Osteotomie liegt vor, wenn eine Korrektur in der sagittalen, frontalen und transversalen Ebene erfolgt.

.5x♦ Sonstige

5-788.6- Arthroplastik

Inkl.: Plastische Umformung, Köpfchen- und/oder Basisresektion, Resektionsarthroplastik, Weichteileingriff am Gelenk im Rahmen der Arthroplastik

Exkl.: Implantation einer Vorfuß- oder Zehenendoprothese (5-826.2)

.60♦ Metatarsophalangealgelenk, Digitus I

.61♦ Metatarsophalangealgelenk, Digitus II bis V, 1 Gelenk

.62♦ Metatarsophalangealgelenk, Digitus II bis V, 2 Gelenke

.63♦ Metatarsophalangealgelenk, Digitus II bis V, 3 Gelenke

.64♦ Metatarsophalangealgelenk, Digitus II bis V, 4 Gelenke

.65♦ Interphalangealgelenk, Digitus I

.66♦ Interphalangealgelenk, Digitus II bis V, 1 Gelenk

.67♦ Interphalangealgelenk, Digitus II bis V, 2 Gelenke

.68♦ Interphalangealgelenk, Digitus II bis V, 3 Gelenke

.69♦ Interphalangealgelenk, Digitus II bis V, 4 Gelenke

.6a♦ Interphalangealgelenk, Digitus II bis V, 5 oder mehr Gelenke

.6x♦ Sonstige

5-788.7- Naht oder Plastik der plantaren Platte eines Metatarsophalangealgelenkes
.70♦ Naht, 1 Gelenk
.71♦ Naht, 2 oder mehr Gelenke
.72♦ Plastik, 1 Gelenk
.73♦ Plastik, 2 oder mehr Gelenke

5-788.x♦ Sonstige

5-788.y N.n.bez.

5-789.– Andere Operationen am Knochen

Hinw.: Die Lokalisation ist bei den mit ** gekennzeichneten Kodes in der 6. Stelle nach folgender Liste zu kodieren:

0♦	Klavikula	b♦	Metakarpale	p♦	Fibula proximal
1♦	Humerus proximal	c♦	Phalangen Hand	q♦	Fibulaschaft
2♦	Humerusschaft	d	Becken	r♦	Fibula distal
3♦	Humerus distal	e♦	Schenkelhals	s♦	Talus
4♦	Radius proximal	f♦	Femur proximal	t♦	Kalkaneus
5♦	Radiusschaft	g♦	Femurschaft	u♦	Tarsale
6♦	Radius distal	h♦	Femur distal	v♦	Metatarsale
7♦	Ulna proximal	j♦	Patella	w♦	Phalangen Fuß
8♦	Ulnaschaft	k♦	Tibia proximal	z♦	Skapula
9♦	Ulna distal	m♦	Tibiaschaft	x♦	Sonstige
a♦	Karpale	n♦	Tibia distal		

** 5-789.0- Naht von Periost

5-789.1- Epiphyseodese, temporär

.10♦	Klavikula	.1c♦	Phalangen Hand	.1r♦	Fibula distal
.11♦	Humerus proximal	.1d	Becken	.1s♦	Talus
.13♦	Humerus distal	.1e♦	Schenkelhals	.1t♦	Kalkaneus
.14♦	Radius proximal	.1f♦	Femur proximal	.1v♦	Metatarsale
.16♦	Radius distal	.1h♦	Femur distal	.1w♦	Phalangen Fuß
.17♦	Ulna proximal	.1k♦	Tibia proximal	.1z♦	Skapula
.19♦	Ulna distal	.1n♦	Tibia distal	.1x♦	Sonstige
.1b♦	Metakarpale	.1p♦	Fibula proximal		

5-789.2- Epiphyseodese, permanent

.20♦	Klavikula	.2c♦	Phalangen Hand	.2r♦	Fibula distal
.21♦	Humerus proximal	.2d	Becken	.2s♦	Talus
.23♦	Humerus distal	.2e♦	Schenkelhals	.2t♦	Kalkaneus
.24♦	Radius proximal	.2f♦	Femur proximal	.2u♦	Tarsale
.26♦	Radius distal	.2h♦	Femur distal	.2v♦	Metatarsale
.27♦	Ulna proximal	.2k♦	Tibia proximal	.2w♦	Phalangen Fuß
.29♦	Ulna distal	.2n♦	Tibia distal	.2z♦	Skapula
.2b♦	Metakarpale	.2p♦	Fibula proximal	.2x♦	Sonstige

** 5-789.3- Revision von Osteosynthesematerial ohne Materialwechsel

5-789.4- Therapeutische Epiphyseolyse
Inkl.: Kallusdistraktion

.40♦	Klavikula	.4c♦	Phalangen Hand	.4r♦	Fibula distal
.41♦	Humerus proximal	.4d	Becken	.4s♦	Talus
.43♦	Humerus distal	.4e♦	Schenkelhals	.4t♦	Kalkaneus
.44♦	Radius proximal	.4f♦	Femur proximal	.4u♦	Tarsale
.46♦	Radius distal	.4h♦	Femur distal	.4v♦	Metatarsale
.47♦	Ulna proximal	.4k♦	Tibia proximal	.4w♦	Phalangen Fuß
.49♦	Ulna distal	.4n♦	Tibia distal	.4z♦	Skapula
.4b♦	Metakarpale	.4p♦	Fibula proximal	.4x♦	Sonstige

5-789.5 Destruktion, durch Thermoablation mittels Laser, perkutan
Hinw.: Die Knochenbohrung und das bildgebende Verfahren sind im Kode enthalten.

5-789.6 Destruktion, durch Radiofrequenzthermoablation, perkutan
Hinw.: Die Knochenbohrung und das bildgebende Verfahren sind im Kode enthalten.
Die Anzahl der verwendeten Nadeln zur Destruktion ist gesondert zu kodieren (5-98h ff.).

5-789.7 Destruktion, durch Magnetresonanz-gesteuerten fokussierten Ultraschall [MRgFUS], perkutan
Hinw.: Die Dauer der Behandlung durch Magnetresonanz-gesteuerten fokussierten Ultraschall [MRgFUS] ist gesondert zu kodieren (8-660 ff.).

5-789.8 Destruktion, durch Mikrowellenablation, perkutan
Hinw.: Die Knochenbohrung und das bildgebende Verfahren sind im Kode enthalten.
Die Anzahl der verwendeten Nadeln zur Destruktion ist gesondert zu kodieren (5-98h ff.).

5-789.9 Destruktion, durch irreversible Elektroporation
Hinw.: Die Knochenbohrung und das bildgebende Verfahren sind im Kode enthalten.
Die Anzahl der verwendeten Nadeln zur Destruktion ist gesondert zu kodieren (5-98h ff.).

5-789.a Destruktion, durch Kryoablation, perkutan
Hinw.: Die Knochenbohrung und das bildgebende Verfahren sind im Kode enthalten.
Die Anzahl der verwendeten Nadeln zur Destruktion ist gesondert zu kodieren (5-98h ff.).

** 5-789.b- Stabilisierung eines frakturgefährdeten Knochens
Hinw.: Das verwendete Osteosynthesematerial ist gesondert zu kodieren (5-786 ff.).

** 5-789.c- Stabilisierung einer Pseudarthrose ohne weitere Maßnahmen
Hinw.: Das verwendete Osteosynthesematerial ist gesondert zu kodieren (5-786 ff.).

5-789.d Destruktion, durch Elektrochemotherapie

** 5-789.x- Sonstige

5-789.y N.n.bez.

5-78a.– Revision von Osteosynthesematerial mit Reosteosynthese

Exkl.: Revision von Osteosynthesematerial ohne Materialwechsel (5-789.3 ff.)
Reposition von Fraktur und Luxation (5-79)

Hinw.: Die Entfernung (von Teilen) des Osteosynthesematerials ist gesondert zu kodieren (5-787 ff.).
Bei einem Wechsel von Teilen des Osteosynthesematerials ist neben der Entfernung ausschließlich das gewechselte Osteosynthesematerial als Reosteosynthese anzugeben.
Bei einer Reosteosynthese durch eine oder mehrere Schrauben, (intramedulläre) Drähte oder Zuggurtungen/Cerclagen an einer Lokalisation ist das Osteosynthesematerial nur einmal anzugeben.
Bei einer Reosteosynthese durch eine Platte sind die Schrauben, die zur Fixierung der Platte benötigt werden, nicht gesondert zu kodieren.
Für die Definition und Zuordnung der Osteosyntheseverfahren siehe die Hinweise unter 5-79.
Die Augmentation von Osteosynthesematerial ist gesondert zu kodieren (5-86a.3).
Die zugangsbedingte Darstellung eines Nerven ist nicht gesondert zu kodieren.
Die Lokalisation ist für die mit ** gekennzeichneten Kodes in der 6. Stelle nach folgender Liste zu kodieren:

0♦	Klavikula	b♦	Metakarpale	p♦	Fibula proximal
1♦	Humerus proximal	c♦	Phalangen Hand	q♦	Fibulaschaft
2♦	Humerusschaft	d	Becken	r♦	Fibula distal
3♦	Humerus distal	e♦	Schenkelhals	s♦	Talus
4♦	Radius proximal	f♦	Femur proximal	t♦	Kalkaneus
5♦	Radiusschaft	g♦	Femurschaft	u♦	Tarsale
6♦	Radius distal	h♦	Femur distal	v♦	Metatarsale
7♦	Ulna proximal	j♦	Patella	w♦	Phalangen Fuß
8♦	Ulnaschaft	k♦	Tibia proximal	z♦	Skapula
9♦	Ulna distal	m♦	Tibiaschaft	x♦	Sonstige
a♦	Karpale	n♦	Tibia distal		

** 5-78a.0- Durch Schraube

** 5-78a.1- Durch Draht oder Zuggurtung/Cerclage

** 5-78a.2- Durch Platte

5-78a.3- Durch Winkelplatte/Kondylenplatte

.31♦	Humerus proximal	.3f♦	Femur proximal	.3m♦	Tibiaschaft
.32♦	Humerusschaft	.3g♦	Femurschaft	.3n♦	Tibia distal
.33♦	Humerus distal	.3h♦	Femur distal	.3x♦	Sonstige
.3e♦	Schenkelhals	.3k♦	Tibia proximal		

5-78a.4- Durch dynamische Kompressionsschraube

Inkl.: Rotationsstabiler Schraubenanker mit Gleithülsenplatte

.41♦	Humerus proximal	.4f♦	Femur proximal	.4k♦	Tibia proximal
.42♦	Humerusschaft	.4g♦	Femurschaft	.4x♦	Sonstige
.4e♦	Schenkelhals	.4h♦	Femur distal		

5-78a.5- Durch Marknagel mit Gelenkkomponente

Inkl.: Proximale und distale Verriegelungsschrauben oder -bolzen

.51♦	Humerus proximal	.59♦	Ulna distal	.5n♦	Tibia distal
.52♦	Humerusschaft	.5e♦	Schenkelhals	.5p♦	Fibula proximal
.53♦	Humerus distal	.5f♦	Femur proximal	.5q♦	Fibulaschaft
.54♦	Radius proximal	.5g♦	Femurschaft	.5r♦	Fibula distal
.55♦	Radiusschaft	.5h♦	Femur distal	.5x♦	Sonstige
.57♦	Ulna proximal	.5k♦	Tibia proximal		
.58♦	Ulnaschaft	.5m♦	Tibiaschaft		

5-78a.6- Durch Marknagel

.61♦ Humerus proximal
.62♦ Humerusschaft
.63♦ Humerus distal
.64♦ Radius proximal
.65♦ Radiusschaft
.66♦ Radius distal
.67♦ Ulna proximal
.68♦ Ulnaschaft
.69♦ Ulna distal
.6e♦ Schenkelhals
.6f♦ Femur proximal
.6g♦ Femurschaft
.6h♦ Femur distal
.6k♦ Tibia proximal
.6m♦ Tibiaschaft
.6n♦ Tibia distal
.6p♦ Fibula proximal
.6q♦ Fibulaschaft
.6r♦ Fibula distal
.6x♦ Sonstige

5-78a.7- Durch Verriegelungsnagel

Inkl.: Proximale und distale Verriegelungsschrauben oder -bolzen

.71♦ Humerus proximal
.72♦ Humerusschaft
.73♦ Humerus distal
.74♦ Radius proximal
.75♦ Radiusschaft
.76♦ Radius distal
.77♦ Ulna proximal
.78♦ Ulnaschaft
.79♦ Ulna distal
.7b♦ Metakarpale
.7e♦ Schenkelhals
.7f♦ Femur proximal
.7g♦ Femurschaft
.7h♦ Femur distal
.7k♦ Tibia proximal
.7m♦ Tibiaschaft
.7n♦ Tibia distal
.7p♦ Fibula proximal
.7q♦ Fibulaschaft
.7r♦ Fibula distal
.7t♦ Kalkaneus
.7v♦ Metatarsale
.7x♦ Sonstige

** 5-78a.8- Durch Fixateur externe

Exkl.: Ringfixateur (5-78a.m ff.)
Bewegungsfixateur (5-78a.n ff.)

** 5-78a.9- Durch Materialkombinationen

Hinw.: Diese Kodes sind im Geltungsbereich des G-DRG-Systems (§ 17b KHG) nicht zu verwenden. Dafür sind bei Kombinationen von Osteosynthesematerialien während eines Eingriffs alle Komponenten einzeln zu kodieren.

5-78a.c- Durch Transfixationsnagel

.c1♦ Humerus proximal
.c2♦ Humerusschaft
.c3♦ Humerus distal
.c4♦ Radius proximal
.c5♦ Radiusschaft
.c6♦ Radius distal
.c7♦ Ulna proximal
.c8♦ Ulnaschaft
.c9♦ Ulna distal
.ca♦ Karpale
.cb♦ Metakarpale
.cd Becken
.ce♦ Schenkelhals
.cf♦ Femur proximal
.cg♦ Femurschaft
.ch♦ Femur distal
.ck♦ Tibia proximal
.cm♦ Tibiaschaft
.cn♦ Tibia distal
.cp♦ Fibula proximal
.cq♦ Fibulaschaft
.cr♦ Fibula distal
.cs♦ Talus
.ct♦ Kalkaneus
.cx♦ Sonstige

5-78a.e- Durch (Blount-)Klammern

.e0♦ Klavikula
.ea♦ Karpale
.eb♦ Metakarpale
.ec♦ Phalangen Hand
.ef♦ Femur proximal
.eh♦ Femur distal
.ej♦ Patella
.ek♦ Tibia proximal
.en♦ Tibia distal
.ep♦ Fibula proximal
.er♦ Fibula distal
.es♦ Talus
.et♦ Kalkaneus
.eu♦ Tarsale
.ev♦ Metatarsale
.ew♦ Phalangen Fuß
.ez♦ Skapula
.ex♦ Sonstige

5-78a.g- Durch intramedullären Draht

Inkl.: Federnagel, Ender-Nagel, Prevot-Nagel, Nancy-Nagel, Rush-Pin, ESIN, TEN, ECMES

.g0♦	Klavikula	.ga♦	Karpale	.gp♦	Fibula proximal
.g1♦	Humerus proximal	.gb♦	Metakarpale	.gq♦	Fibulaschaft
.g2♦	Humerusschaft	.gc♦	Phalangen Hand	.gr♦	Fibula distal
.g3♦	Humerus distal	.ge♦	Schenkelhals	.gu♦	Tarsale
.g4♦	Radius proximal	.gf♦	Femur proximal	.gv♦	Metatarsale
.g5♦	Radiusschaft	.gg♦	Femurschaft	.gw♦	Phalangen Fuß
.g6♦	Radius distal	.gh♦	Femur distal	.gz♦	Skapula
.g7♦	Ulna proximal	.gk♦	Tibia proximal	.gx♦	Sonstige
.g8♦	Ulnaschaft	.gm♦	Tibiaschaft		
.g9♦	Ulna distal	.gn♦	Tibia distal		

5-78a.j- Durch internes Verlängerungs- oder Knochentransportsystem

.j0 Nicht motorisiert
Inkl.: Teleskopnagel

.j1 Motorisiert

** 5-78a.k- Durch winkelstabile Platte

5-78a.m- Durch Ringfixateur

.m1♦	Humerus proximal	.ma♦	Karpale	.mn♦	Tibia distal
.m2♦	Humerusschaft	.mb♦	Metakarpale	.mp♦	Fibula proximal
.m3♦	Humerus distal	.md	Becken	.mq♦	Fibulaschaft
.m4♦	Radius proximal	.me♦	Schenkelhals	.mr♦	Fibula distal
.m5♦	Radiusschaft	.mf♦	Femur proximal	.ms♦	Talus
.m6♦	Radius distal	.mg♦	Femurschaft	.mt♦	Kalkaneus
.m7♦	Ulna proximal	.mh♦	Femur distal	.mu♦	Tarsale
.m8♦	Ulnaschaft	.mk♦	Tibia proximal	.mv♦	Metatarsale
.m9♦	Ulna distal	.mm♦	Tibiaschaft		

** 5-78a.n- Durch Bewegungsfixateur

5-78a.p- Durch Transfixationsschraube

.ps♦	Talus	.pu♦	Tarsale	.px♦	Sonstige
.pt♦	Kalkaneus	.pv♦	Metatarsale		

** 5-78a.x- Sonstige

5-78a.y N.n.bez.

5-79 Reposition von Fraktur und Luxation

Exkl.: Geschlossene Reposition ohne Osteosynthese (8-200 ff.)
Frakturosteosynthese an der Wirbelsäule (5-83b ff.)
Osteosynthese am knöchernen Thorax (5-346.c ff., 5-346.d ff., 5-349.0)
Pseudarthrosebehandlung (5-782 ff., 5-784 ff., 5-786 ff., 5-789.c ff., 5-78a ff.)
Knöcherne Refixation eines Kreuzbandes (5-802.2, 5-802.3)
Refixation eines osteochondralen Fragmentes (5-801.3 ff., 5-812.3 ff.)
Revision von Osteosynthesematerial mit Reosteosynthese (5-78a ff.)

Hinw.: Die durchgeführten Einzelmaßnahmen zur operativen Versorgung einer Weichteilverletzung bei einer Fraktur oder Luxation sind gesondert zu kodieren:

- Wunddebridement (5-896 ff.)
- Gefäßnaht (5-388 ff.)
- Nervennaht (5-044 ff.)
- Kompartmentresektion (5-852.b ff.)
- Muskel- oder Sehnennaht (5-853.1 ff., 5-855.1 ff., 5-855.2 ff.)
- Muskel- oder Sehnennaht an der Hand (5-840.6 ff., 5-843.6)
- Weichteildeckung (5-90)

Die Durchführung einer zweiten Osteosynthese, z.B. bei einer Zwei-Etagen-Fraktur, ist gesondert zu kodieren.

Eine Mehrfragment-Fraktur wird als Fraktur mit mehr als zwei Fragmenten definiert. Dazu gehört auch eine Fraktur mit Biegungskeil. Eine Zwei-Etagen-Fraktur besteht dagegen aus zwei Frakturen an unterschiedlichen Lokalisationen des gleichen Knochens.

Bei Fehlen der Angabe Einfach- oder Mehrfragment-Fraktur ist die Operation als Einfach-Fraktur zu kodieren.

Die arthroskopisch assistierte Versorgung einer Fraktur ist gesondert zu kodieren (5-810.6 ff.).

Die Durchführung einer Osteotomie ist gesondert zu kodieren (5-781 ff.).

Eine Schraubenosteosynthese ist eine Osteosynthese, die nur mit einer oder mehreren Schrauben, ggf. mit zusätzlicher Unterlegscheibe, erfolgt.

Eine Osteosynthese mittels (intramedullärem) Draht oder Zuggurtung/Cerclage ist eine Osteosynthese, die nur mit einem/einer oder mehreren (intramedullären) Drähten oder Zuggurtungen/Cerclagen, ggf. mit zusätzlicher Aufhängeschraube, erfolgt.

Eine Plattenosteosynthese ist eine Osteosynthese, die mit einer Platte und den Schrauben, die zur Fixierung der Platte benötigt werden, erfolgt.

Eine Plattenosteosynthese durch winkelstabile Platte ist eine Osteosynthese, bei der mindestens eine der zur Fixierung der Platte benötigten Schrauben winkelstabil eingebracht wird.

Die Hämatomausräumung im Weichteilbereich bei einer Fraktur oder Luxation ist im Kode enthalten. Sie ist nur dann gesondert zu kodieren, wenn es sich um einen separaten Eingriff handelt.

Ein durchgeführter alloplastischer Knochenersatz und die Verwendung des Zements bei einer Verbundosteosynthese sind gesondert zu kodieren (5-785 ff.).

Aufwendige Gipsverbände sind gesondert zu kodieren (8-310 ff.).

Eine durchgeführte Spongiosaplastik ist gesondert zu kodieren (5-784 ff.).

Die Verwendung von resorbierbarem Osteosynthesematerial ist gesondert zu kodieren (5-931.1).

Die Augmentation von Osteosynthesematerial ist gesondert zu kodieren (5-86a.3).

Bei Verfahrenswechsel oder Wechsel von Teilen des Osteosynthesematerials sind die Entfernung des Osteosynthesematerials und die erneute Osteosynthese mit einem Kode aus 5-78a ff. oder bei Reposition einer Fraktur mit 5-79 zu kodieren.

Die zugangsbedingte Darstellung eines Nerven ist nicht gesondert zu kodieren.

5-790.– Geschlossene Reposition einer Fraktur oder Epiphysenlösung mit Osteosynthese

Inkl.: Versorgung kindlicher Frakturen
Reposition einer Luxationsfraktur

Exkl.: Geschlossene Reposition einer Gelenkluxation mit Osteosynthese (5-79a ff.)

Hinw.: Die arthroskopisch assistierte Versorgung einer Fraktur ist gesondert zu kodieren (5-810.6 ff.).
Die Lokalisation ist bei den mit ** gekennzeichneten Kodes in der 6. Stelle nach folgender Liste zu kodieren. **Es sind jedoch nicht alle Verfahren an allen Lokalisationen durchführbar.** *[Anmerkung der Bearbeiter: Alle Sechssteller, deren Zuordnung vom DIMDI ausdrücklich definiert worden ist, sind beim jeweiligen Fünfsteller ausgedruckt.]*

0♦ Klavikula
1♦ Humerus proximal
2♦ Humerusschaft
3♦ Humerus distal
4♦ Radius proximal
5♦ Radiusschaft
6♦ Radius distal
7♦ Ulna proximal
8♦ Ulnaschaft
9♦ Ulna distal
a♦ Karpale
b♦ Metakarpale
c♦ Phalangen Hand
d Becken
e♦ Schenkelhals
f♦ Femur proximal
g♦ Femurschaft
h♦ Femur distal
j♦ Patella
k♦ Tibia proximal
m♦ Tibiaschaft
n♦ Tibia distal
p♦ Fibula proximal
q♦ Fibulaschaft
r♦ Fibula distal
s♦ Talus
t♦ Kalkaneus
u♦ Tarsale
v♦ Metatarsale
w♦ Phalangen Fuß
z♦ Skapula
x♦ Sonstige

** 5-790.0- Durch Schraube

** 5-790.1- Durch Draht oder Zuggurtung/Cerclage

5-790.2- Durch intramedullären Draht

Inkl.: Federnagel, Ender-Nagel, Prevot-Nagel, Nancy-Nagel, Rush-Pin, ESIN, TEN, ECMES

.20♦ Klavikula
.21♦ Humerus proximal
.22♦ Humerusschaft
.23♦ Humerus distal
.24♦ Radius proximal
.25♦ Radiusschaft
.26♦ Radius distal
.27♦ Ulna proximal
.28♦ Ulnaschaft
.29♦ Ulna distal
.2b♦ Metakarpale
.2c♦ Phalangen Hand
.2e♦ Schenkelhals
.2f♦ Femur proximal
.2g♦ Femurschaft
.2h♦ Femur distal
.2k♦ Tibia proximal
.2m♦ Tibiaschaft
.2n♦ Tibia distal
.2p♦ Fibula proximal
.2q♦ Fibulaschaft
.2r♦ Fibula distal
.2v♦ Metatarsale
.2w♦ Phalangen Fuß
.2z♦ Skapula
.2x♦ Sonstige

5-790.3- Durch Marknagel mit Aufbohren der Markhöhle

.31♦ Humerus proximal
.32♦ Humerusschaft
.33♦ Humerus distal
.34♦ Radius proximal
.35♦ Radiusschaft
.36♦ Radius distal
.37♦ Ulna proximal
.38♦ Ulnaschaft
.39♦ Ulna distal
.3e♦ Schenkelhals
.3f♦ Femur proximal
.3g♦ Femurschaft
.3h♦ Femur distal
.3k♦ Tibia proximal
.3m♦ Tibiaschaft
.3n♦ Tibia distal
.3p♦ Fibula proximal
.3q♦ Fibulaschaft
.3r♦ Fibula distal
.3x♦ Sonstige

5-790.4- Durch Verriegelungsnagel

Inkl.: Proximale und distale Verriegelungsschrauben oder -bolzen

.41♦ Humerus proximal
.42♦ Humerusschaft
.43♦ Humerus distal
.44♦ Radius proximal
.45♦ Radiusschaft
.46♦ Radius distal
.47♦ Ulna proximal
.48♦ Ulnaschaft
.49♦ Ulna distal
.4b♦ Metakarpale
.4e♦ Schenkelhals
.4f♦ Femur proximal

.4g♦	Femurschaft	.4n♦	Tibia distal	.4t♦	Kalkaneus
.4h♦	Femur distal	.4p♦	Fibula proximal	.4v♦	Metatarsale
.4k♦	Tibia proximal	.4q♦	Fibulaschaft	.4x♦	Sonstige
.4m♦	Tibiaschaft	.4r♦	Fibula distal		

5-790.5- Durch Marknagel mit Gelenkkomponente

Inkl.: Proximale und distale Verriegelungsschrauben oder -bolzen

.51♦	Humerus proximal	.59♦	Ulna distal	.5m♦	Tibiaschaft
.52♦	Humerusschaft	.5e♦	Schenkelhals	.5n♦	Tibia distal
.54♦	Radius proximal	.5f♦	Femur proximal	.5p♦	Fibula proximal
.55♦	Radiusschaft	.5g♦	Femurschaft	.5q♦	Fibulaschaft
.57♦	Ulna proximal	.5h♦	Femur distal	.5r♦	Fibula distal
.58♦	Ulnaschaft	.5k♦	Tibia proximal	.5x♦	Sonstige

** 5-790.6- Durch Fixateur externe

Inkl.: Beckenzwinge

Exkl.: Durch Ringfixateur (5-790.m ff.)
Durch Bewegungsfixateur (5-790.p ff.)

5-790.7- Durch Winkelplatte/Kondylenplatte

.71♦	Humerus proximal	.7f♦	Femur proximal	.7m♦	Tibiaschaft
.72♦	Humerusschaft	.7g♦	Femurschaft	.7n♦	Tibia distal
.73♦	Humerus distal	.7h♦	Femur distal	.7x♦	Sonstige
.7e♦	Schenkelhals	.7k♦	Tibia proximal		

5-790.8- Durch dynamische Kompressionsschraube

Inkl.: Rotationsstabiler Schraubenanker mit Gleithülsenplatte

.81♦	Humerus proximal	.8f♦	Femur proximal	.8k♦	Tibia proximal
.82♦	Humerusschaft	.8g♦	Femurschaft	.8x♦	Sonstige
.8e♦	Schenkelhals	.8h♦	Femur distal		

** 5-790.9- Durch Materialkombinationen

Hinw.: Diese Kodes sind im Geltungsbereich des G-DRG-Systems (§ 17b KHG) nicht zu verwenden. Dafür sind bei Kombinationen von Osteosynthesematerialien während eines Eingriffs alle Komponenten einzeln zu kodieren.

5-790.c- Durch Transfixationsnagel

.ca♦	Karpale	.cg♦	Femurschaft	.cs♦	Talus
.cb♦	Metakarpale	.ch♦	Femur distal	.ct♦	Kalkaneus
.cd	Becken	.ck♦	Tibia proximal	.cx♦	Sonstige
.ce♦	Schenkelhals	.cm♦	Tibiaschaft		
.cf♦	Femur proximal	.cn♦	Tibia distal		

** 5-790.d- Durch Fixateur externe mit interner Osteosynthese

Hinw.: Diese Kodes sind im Geltungsbereich des G-DRG-Systems (§ 17b KHG) nicht zu verwenden. Dafür sind bei Kombinationen von Fixateur externe mit internen Osteosynthesematerialien während eines Eingriffs alle Komponenten einzeln zu kodieren.

** 5-790.k- Durch winkelstabile Platte

5-790.m- Durch Ringfixateur

.m1♦	Humerus proximal	.m7♦	Ulna proximal	.mf♦	Femur proximal
.m2♦	Humerusschaft	.m8♦	Ulnaschaft	.mg♦	Femurschaft
.m3♦	Humerus distal	.m9♦	Ulna distal	.mh♦	Femur distal
.m4♦	Radius proximal	.ma♦	Karpale	.mk♦	Tibia proximal
.m5♦	Radiusschaft	.mb♦	Metakarpale	.mm♦	Tibiaschaft
.m6♦	Radius distal	.md	Becken	.mn♦	Tibia distal

.mp♦	Fibula proximal	.ms♦	Talus	.mv♦	Metatarsale
.mq♦	Fibulaschaft	.mt♦	Kalkaneus	.mx♦	Sonstige
.mr♦	Fibula distal	.mu♦	Tarsale		

** 5-790.n- Durch Platte

** 5-790.p- Durch Bewegungsfixateur

5-790.q- Durch Fixateur interne

.qd Becken

.qx♦ Sonstige

** 5-790.x- Sonstige

5-790.y N.n.bez.

5-791.– Offene Reposition einer einfachen Fraktur im Schaftbereich eines langen Röhrenknochens

Inkl.: Versorgung kindlicher Frakturen
Knochen: Humerus, Radius, Ulna, Femur, Tibia, Fibula

Hinw.: Die Lokalisation ist bei den mit ** gekennzeichneten Kodes in der 6. Stelle nach folgender Liste zu kodieren. **Es sind jedoch nicht alle Verfahren an allen Lokalisationen durchführbar.** *[Anmerkung der Bearbeiter: Alle Sechssteller, deren Zuordnung vom DIMDI ausdrücklich definiert worden ist, sind beim jeweiligen Fünfsteller ausgedruckt.]*

2♦	Humerusschaft	g♦	Femurschaft	x♦	Sonstige
5♦	Radiusschaft	m♦	Tibiaschaft		
8♦	Ulnaschaft	q♦	Fibulaschaft		

** 5-791.0- Durch Schraube

** 5-791.1- Durch Draht oder Zuggurtung/Cerclage

** 5-791.2- Durch Platte

5-791.3- Durch Winkelplatte/Kondylenplatte

.32♦ Humerusschaft

.3g♦ Femurschaft

.3m♦ Tibiaschaft

.3x♦ Sonstige

5-791.4- Durch dynamische Kompressionsschraube

.42♦ Humerusschaft

.4g♦ Femurschaft

.4x♦ Sonstige

** 5-791.5- Durch Marknagel mit Gelenkkomponente

Inkl.: Proximale und distale Verriegelungsschrauben oder -bolzen

** 5-791.6- Durch Marknagel

** 5-791.7- Durch Verriegelungsnagel

Inkl.: Proximale und distale Verriegelungsschrauben oder -bolzen

** 5-791.8- Durch Fixateur externe

Exkl.: Durch Ringfixateur (5-791.m ff.)
Durch Bewegungsfixateur (5-791.n ff.)

** 5-791.9- Durch Materialkombinationen

Hinw.: Diese Kodes sind im Geltungsbereich des G-DRG-Systems (§ 17b KHG) nicht zu verwenden. Dafür sind bei Kombinationen von Osteosynthesematerialien während eines Eingriffs alle Komponenten einzeln zu kodieren.

** 5-791.c- Durch Transfixationsnagel

** 5-791.d- Durch Fixateur externe mit interner Osteosynthese

Hinw.: Diese Kodes sind im Geltungsbereich des G-DRG-Systems (§ 17b KHG) nicht zu verwenden. Dafür sind bei Kombinationen von Fixateur externe mit internen Osteosynthesematerialien während eines Eingriffs alle Komponenten einzeln zu kodieren.

** 5-791.g- Durch intramedullären Draht

Inkl.: Federnagel, Ender-Nagel, Prevot-Nagel, Nancy-Nagel, Rush-Pin, ESIN, TEN, ECMES

** 5-791.h- Ohne Osteosynthese

** 5-791.k- Durch winkelstabile Platte

** 5-791.m- Durch Ringfixateur

** 5-791.n- Durch Bewegungsfixateur

** 5-791.x- Sonstige

5-791.y N.n.bez.

5-792.– Offene Reposition einer Mehrfragment-Fraktur im Schaftbereich eines langen Röhrenknochens

Inkl.: Versorgung kindlicher Frakturen
Knochen: Humerus, Radius, Ulna, Femur, Tibia, Fibula

Hinw.: Die Lokalisation ist bei den mit ** gekennzeichneten Kodes in der 6. Stelle nach folgender Liste zu kodieren. **Es sind jedoch nicht alle Verfahren an allen Lokalisationen durchführbar.** *[Anmerkung der Bearbeiter: Alle Sechssteller, deren Zuordnung vom DIMDI ausdrücklich definiert worden ist, sind beim jeweiligen Fünfsteller ausgedruckt.]*

2♦ Humerusschaft	g♦ Femurschaft	x♦ Sonstige
5♦ Radiusschaft	m♦ Tibiaschaft	
8♦ Ulnaschaft	q♦ Fibulaschaft	

** 5-792.0- Durch Schraube

** 5-792.1- Durch Draht oder Zuggurtung/Cerclage

** 5-792.2- Durch Platte

5-792.3- Durch Winkelplatte/Kondylenplatte
.32♦ Humerusschaft
.3g♦ Femurschaft
.3m♦ Tibiaschaft
.3x♦ Sonstige

5-792.4- Durch dynamische Kompressionsschraube
.42♦ Humerusschaft
.4g♦ Femurschaft
.4x♦ Sonstige

** 5-792.5- Durch Marknagel mit Gelenkkomponente

Inkl.: Proximale und distale Verriegelungsschrauben oder -bolzen

** 5-792.6- Durch Marknagel

** 5-792.7- Durch Verriegelungsnagel

Inkl.: Proximale und distale Verriegelungsschrauben oder -bolzen

** 5-792.8- Durch Fixateur externe

Exkl.: Durch Ringfixateur (5-792.m ff.)
Durch Bewegungsfixateur (5-792.n ff.)

** 5-792.9- Durch Materialkombinationen

Hinw.: Diese Kodes sind im Geltungsbereich des G-DRG-Systems (§ 17b KHG) nicht zu verwenden. Dafür sind bei Kombinationen von Osteosynthesematerialien während eines Eingriffs alle Komponenten einzeln zu kodieren.

** 5-792.g- Durch intramedullären Draht

Inkl.: Federnagel, Ender-Nagel, Prevot-Nagel, Nancy-Nagel, Rush-Pin, ESIN, TEN, ECMES

** 5-792.h- Ohne Osteosynthese

** 5-792.k- Durch winkelstabile Platte

** 5-792.m- Durch Ringfixateur

** 5-792.n- Durch Bewegungsfixateur

** 5-792.x- Sonstige

5-792.y N.n.bez.

5-793.– Offene Reposition einer einfachen Fraktur im Gelenkbereich eines langen Röhrenknochens

Inkl.: Versorgung kindlicher Frakturen
Offene Reposition einer Epiphysenlösung

Exkl.: Offene Reposition einer Gelenkluxation (5-79b ff.)
Patellektomie (5-804.6)
Offene Reposition einer Azetabulumfraktur mit Osteosynthese (5-799 ff.)

Hinw.: Die arthroskopisch assistierte Versorgung einer Fraktur ist gesondert zu kodieren (5-810.6 ff.).
Die Lokalisation ist bei den mit ** gekennzeichneten Kodes in der 6. Stelle nach folgender Liste zu kodieren:

1♦	Humerus proximal	9♦	Ulna distal	k♦	Tibia proximal
3♦	Humerus distal	e♦	Schenkelhals	n♦	Tibia distal
4♦	Radius proximal	f♦	Femur proximal	p♦	Fibula proximal
6♦	Radius distal	h♦	Femur distal	r♦	Fibula distal
7♦	Ulna proximal	j♦	Patella	x♦	Sonstige

5-793.0- Offene Reposition einer Epiphysenlösung ohne Osteosynthese

.01♦	Humerus proximal	.09♦	Ulna distal	.0n♦	Tibia distal
.03♦	Humerus distal	.0e♦	Schenkelhals	.0p♦	Fibula proximal
.04♦	Radius proximal	.0f♦	Femur proximal	.0r♦	Fibula distal
.06♦	Radius distal	.0h♦	Femur distal	.0x♦	Sonstige
.07♦	Ulna proximal	.0k♦	Tibia proximal		

** 5-793.1- Durch Schraube

** 5-793.2- Durch Draht oder Zuggurtung/Cerclage

** 5-793.3- Durch Platte

5-793.4- Durch Winkelplatte/Kondylenplatte

.41♦ Humerus proximal
.43♦ Humerus distal
.4e♦ Schenkelhals
.4f♦ Femur proximal
.4h♦ Femur distal
.4k♦ Tibia proximal
.4n♦ Tibia distal
.4x♦ Sonstige

5-793.5- Durch dynamische Kompressionsschraube

Inkl.: Rotationsstabiler Schraubenanker mit Gleithülsenplatte

.51♦ Humerus proximal
.5e♦ Schenkelhals
.5f♦ Femur proximal
.5h♦ Femur distal
.5k♦ Tibia proximal
.5x♦ Sonstige

** 5-793.6- Durch Fixateur externe

Exkl.: Durch Ringfixateur (5-793.m ff.)
Durch Bewegungsfixateur (5-793.n ff.)

** 5-793.7- Durch Fixateur externe mit interner Osteosynthese

Hinw.: Diese Kodes sind im Geltungsbereich des G-DRG-Systems (§ 17b KHG) nicht zu verwenden. Dafür sind bei Kombinationen von Fixateur externe mit internen Osteosynthesematerialien während eines Eingriffs alle Komponenten einzeln zu kodieren.

** 5-793.8- Durch Materialkombinationen

Hinw.: Diese Kodes sind im Geltungsbereich des G-DRG-Systems (§ 17b KHG) nicht zu verwenden. Dafür sind bei Kombinationen von Osteosynthesematerialien während eines Eingriffs alle Komponenten einzeln zu kodieren.

** 5-793.9- Durch Materialkombinationen mit Rekonstruktion der Gelenkfläche

Hinw.: Diese Kodes sind im Geltungsbereich des G-DRG-Systems (§ 17b KHG) nicht zu verwenden. Dafür sind bei Kombinationen von Osteosynthesematerialien während eines Eingriffs alle Komponenten einzeln zu kodieren.

5-793.a- Durch Marknagel mit Gelenkkomponente

Inkl.: Proximale und distale Verriegelungsschrauben oder -bolzen

.a1♦ Humerus proximal
.a3♦ Humerus distal
.a4♦ Radius proximal
.a7♦ Ulna proximal
.a9♦ Ulna distal
.ae♦ Schenkelhals
.af♦ Femur proximal
.ah♦ Femur distal
.ak♦ Tibia proximal
.an♦ Tibia distal
.ap♦ Fibula proximal
.ar♦ Fibula distal
.ax♦ Sonstige

5-793.b- Durch Marknagel

.b1♦ Humerus proximal
.b3♦ Humerus distal
.b4♦ Radius proximal
.b6♦ Radius distal
.b7♦ Ulna proximal
.b9♦ Ulna distal
.be♦ Schenkelhals
.bf♦ Femur proximal
.bh♦ Femur distal
.bk♦ Tibia proximal
.bn♦ Tibia distal
.bp♦ Fibula proximal
.br♦ Fibula distal
.bx♦ Sonstige

5-793.c- Durch Transfixationsnagel

.c1♦ Humerus proximal
.c3♦ Humerus distal
.c4♦ Radius proximal
.c6♦ Radius distal
.c7♦ Ulna proximal
.c9♦ Ulna distal
.ce♦ Schenkelhals
.cf♦ Femur proximal
.ch♦ Femur distal
.ck♦ Tibia proximal
.cn♦ Tibia distal
.cp♦ Fibula proximal
.cr♦ Fibula distal
.cx♦ Sonstige

5-793.e- Durch (Blount-)Klammern

.ef♦ Femur proximal
.eh♦ Femur distal
.ej♦ Patella
.ek♦ Tibia proximal
.en♦ Tibia distal
.ep♦ Fibula proximal
.er♦ Fibula distal
.ex♦ Sonstige

5-793.g- Durch intramedullären Draht

Inkl.: Federnagel, Ender-Nagel, Prevot-Nagel, Nancy-Nagel, Rush-Pin, ESIN, TEN, ECMES

.g1♦ Humerus proximal
.g3♦ Humerus distal
.g4♦ Radius proximal
.g6♦ Radius distal
.g7♦ Ulna proximal
.g9♦ Ulna distal
.ge♦ Schenkelhals
.gf♦ Femur proximal
.gh♦ Femur distal
.gk♦ Tibia proximal
.gn♦ Tibia distal
.gp♦ Fibula proximal
.gr♦ Fibula distal
.gx♦ Sonstige

** 5-793.h- Ohne Osteosynthese

** 5-793.k- Durch winkelstabile Platte

5-793.m- Durch Ringfixateur

.m1♦ Humerus proximal
.m3♦ Humerus distal
.m4♦ Radius proximal
.m6♦ Radius distal
.m7♦ Ulna proximal
.m9♦ Ulna distal
.me♦ Schenkelhals
.mf♦ Femur proximal
.mh♦ Femur distal
.mk♦ Tibia proximal
.mn♦ Tibia distal
.mp♦ Fibula proximal
.mr♦ Fibula distal
.mx♦ Sonstige

** 5-793.n- Durch Bewegungsfixateur

** 5-793.x- Sonstige

5-793.y N.n.bez.

5-794.– Offene Reposition einer Mehrfragment-Fraktur im Gelenkbereich eines langen Röhrenknochens

Inkl.: Versorgung kindlicher Frakturen

Exkl.: Patellektomie (5-804.6)

Hinw.: Die arthroskopisch assistierte Versorgung einer Fraktur ist gesondert zu kodieren (5-810.6 ff.).
Die Lokalisation ist bei den mit ** gekennzeichneten Kodes in der 6. Stelle nach folgender Liste zu kodieren:

1♦ Humerus proximal
3♦ Humerus distal
4♦ Radius proximal
6♦ Radius distal
7♦ Ulna proximal
9♦ Ulna distal
e♦ Schenkelhals
f♦ Femur proximal
h♦ Femur distal
j♦ Patella
k♦ Tibia proximal
n♦ Tibia distal
p♦ Fibula proximal
r♦ Fibula distal
x♦ Sonstige

** 5-794.0- Durch Schraube

** 5-794.1- Durch Draht oder Zuggurtung/Cerclage

** 5-794.2- Durch Platte

5-794.3- Durch Winkelplatte/Kondylenplatte

.31♦ Humerus proximal
.33♦ Humerus distal
.3e♦ Schenkelhals
.3f♦ Femur proximal
.3h♦ Femur distal
.3k♦ Tibia proximal
.3n♦ Tibia distal
.3x♦ Sonstige

5-794.4- Durch dynamische Kompressionsschraube

Inkl.: Rotationsstabiler Schraubenanker mit Gleithülsenplatte

.41♦ Humerus proximal
.4e♦ Schenkelhals
.4f♦ Femur proximal
.4h♦ Femur distal
.4k♦ Tibia proximal
.4x♦ Sonstige

5-78...
5-86

** 5-794.5- Durch Fixateur externe

Exkl.: Durch Ringfixateur (5-794.m ff.)
Durch Bewegungsfixateur (5-794.n ff.)

** 5-794.6- Durch Fixateur externe mit interner Osteosynthese

Hinw.: Diese Kodes sind im Geltungsbereich des G-DRG-Systems (§ 17b KHG) nicht zu verwenden. Dafür sind bei Kombinationen von Fixateur externe mit internen Osteosynthesematerialien während eines Eingriffs alle Komponenten einzeln zu kodieren.

** 5-794.7- Durch Materialkombinationen

Hinw.: Diese Kodes sind im Geltungsbereich des G-DRG-Systems (§ 17b KHG) nicht zu verwenden. Dafür sind bei Kombinationen von Osteosynthesematerialien während eines Eingriffs alle Komponenten einzeln zu kodieren.

** 5-794.8- Durch Materialkombinationen mit Rekonstruktion der Gelenkfläche

Hinw.: Diese Kodes sind im Geltungsbereich des G-DRG-Systems (§ 17b KHG) nicht zu verwenden. Dafür sind bei Kombinationen von Osteosynthesematerialien während eines Eingriffs alle Komponenten einzeln zu kodieren.

5-794.a- Durch Marknagel mit Gelenkkomponente

Inkl.: Proximale und distale Verriegelungsschrauben oder -bolzen

.a1♦ Humerus proximal
.a3♦ Humerus distal
.a4♦ Radius proximal
.a7♦ Ulna proximal
.a9♦ Ulna distal
.ae♦ Schenkelhals
.af♦ Femur proximal
.ah♦ Femur distal
.ak♦ Tibia proximal
.an♦ Tibia distal
.ap♦ Fibula proximal
.ar♦ Fibula distal
.ax♦ Sonstige

5-794.b- Durch Marknagel

.b1♦ Humerus proximal
.b3♦ Humerus distal
.b4♦ Radius proximal
.b6♦ Radius distal
.b7♦ Ulna proximal
.b9♦ Ulna distal
.be♦ Schenkelhals
.bf♦ Femur proximal
.bh♦ Femur distal
.bk♦ Tibia proximal
.bn♦ Tibia distal
.bp♦ Fibula proximal
.br♦ Fibula distal
.bx♦ Sonstige

5-794.c- Durch Transfixationsnagel

.c1♦ Humerus proximal
.c3♦ Humerus distal
.c4♦ Radius proximal
.c6♦ Radius distal
.c7♦ Ulna proximal
.c9♦ Ulna distal
.ce♦ Schenkelhals
.cf♦ Femur proximal
.ch♦ Femur distal
.ck♦ Tibia proximal
.cn♦ Tibia distal
.cp♦ Fibula proximal
.cr♦ Fibula distal
.cx♦ Sonstige

5-794.e- Durch (Blount-)Klammern

.ef♦ Femur proximal
.eh♦ Femur distal
.ej♦ Patella
.ek♦ Tibia proximal
.en♦ Tibia distal
.ep♦ Fibula proximal
.er♦ Fibula distal
.ex♦ Sonstige

5-794.g- Durch intramedullären Draht

Inkl.: Federnagel, Ender-Nagel, Prevot-Nagel, Nancy-Nagel, Rush-Pin, ESIN, TEN, ECMES

.g1♦	Humerus proximal	.g9♦	Ulna distal	.gn♦	Tibia distal
.g3♦	Humerus distal	.ge♦	Schenkelhals	.gp♦	Fibula proximal
.g4♦	Radius proximal	.gf♦	Femur proximal	.gr♦	Fibula distal
.g6♦	Radius distal	.gh♦	Femur distal	.gx♦	Sonstige
.g7♦	Ulna proximal	.gk♦	Tibia proximal		

** 5-794.h- Ohne Osteosynthese

** 5-794.k- Durch winkelstabile Platte

5-794.m- Durch Ringfixateur

.m1♦	Humerus proximal	.m9♦	Ulna distal	.mn♦	Tibia distal
.m3♦	Humerus distal	.me♦	Schenkelhals	.mp♦	Fibula proximal
.m4♦	Radius proximal	.mf♦	Femur proximal	.mr♦	Fibula distal
.m6♦	Radius distal	.mh♦	Femur distal	.mx♦	Sonstige
.m7♦	Ulna proximal	.mk♦	Tibia proximal		

** 5-794.n- Durch Bewegungsfixateur

** 5-794.x- Sonstige

5-794.y N.n.bez.

5-795.– Offene Reposition einer einfachen Fraktur an kleinen Knochen

Inkl.: Handknochen
Versorgung kindlicher Frakturen

Exkl.: Offene Reposition einer Gelenkluxation (5-79b ff.)

Hinw.: Die Lokalisation ist bei den mit ** gekennzeichneten Kodes in der 6. Stelle nach folgender Liste zu kodieren:

0♦	Klavikula	c♦	Phalangen Hand	w♦	Phalangen Fuß
a♦	Karpale	u♦	Tarsale	z♦	Skapula
b♦	Metakarpale	v♦	Metatarsale	x♦	Sonstige

** 5-795.1- Durch Schraube

** 5-795.2- Durch Draht oder Zuggurtung/Cerclage

** 5-795.3- Durch Platte

** 5-795.4- Durch Fixateur externe

Exkl.: Durch Ringfixateur (5-795.m ff.)
Durch Bewegungsfixateur (5-795.n ff.)

** 5-795.5- Durch Fixateur externe mit interner Osteosynthese

Hinw.: Diese Kodes sind im Geltungsbereich des G-DRG-Systems (§ 17b KHG) nicht zu verwenden. Dafür sind bei Kombinationen von Fixateur externe mit internen Osteosynthesematerialien während eines Eingriffs alle Komponenten einzeln zu kodieren.

** 5-795.6- Durch Materialkombinationen

Hinw.: Diese Kodes sind im Geltungsbereich des G-DRG-Systems (§ 17b KHG) nicht zu verwenden. Dafür sind bei Kombinationen von Osteosynthesematerialien während eines Eingriffs alle Komponenten einzeln zu kodieren.

** 5-795.8- Durch Materialkombinationen mit Rekonstruktion der Gelenkfläche

Hinw.: Diese Kodes sind im Geltungsbereich des G-DRG-Systems (§ 17b KHG) nicht zu verwenden. Dafür sind bei Kombinationen von Osteosynthesematerialien während eines Eingriffs alle Komponenten einzeln zu kodieren.

** 5-795.e- Durch (Blount-)Klammern

** 5-795.g- Durch intramedullären Draht

Inkl.: Federnagel, Ender-Nagel, Prevot-Nagel, Nancy-Nagel, Rush-Pin, ESIN, TEN, ECMES

** 5-795.h- Ohne Osteosynthese

** 5-795.k- Durch winkelstabile Platte

5-795.m- Durch Ringfixateur

.ma♦ Karpale

.mb♦ Metakarpale

.mu♦ Tarsale

.mv♦ Metatarsale

.mx♦ Sonstige

** 5-795.n- Durch Bewegungsfixateur

5-795.p- Durch Verriegelungsnagel

Inkl.: Proximale und distale Verriegelungsschrauben oder -bolzen

.pb♦ Metakarpale

.pv♦ Metatarsale

.px♦ Sonstige

** 5-795.x- Sonstige

5-795.y N.n.bez.

5-796.– Offene Reposition einer Mehrfragment-Fraktur an kleinen Knochen

Inkl.: Handknochen
Versorgung kindlicher Frakturen

Exkl.: Offene Reposition einer Fraktur an Talus und Kalkaneus (5-797 ff.)

Hinw.: Die Lokalisation ist bei den mit ** gekennzeichneten Kodes in der 6. Stelle nach folgender Liste zu kodieren:

0♦ Klavikula	c♦ Phalangen Hand	w♦ Phalangen Fuß
a♦ Karpale	u♦ Tarsale	z♦ Skapula
b♦ Metakarpale	v♦ Metatarsale	x♦ Sonstige

** 5-796.0- Durch Schraube

** 5-796.1- Durch Draht oder Zuggurtung/Cerclage

** 5-796.2- Durch Platte

** 5-796.3- Durch Fixateur externe

Exkl.: Durch Ringfixateur (5-796.m ff.)
Durch Bewegungsfixateur (5-796.n ff.)

** 5-796.4- Durch Fixateur externe mit interner Osteosynthese

Hinw.: Diese Kodes sind im Geltungsbereich des G-DRG-Systems (§ 17b KHG) nicht zu verwenden. Dafür sind bei Kombinationen von Fixateur externe mit internen Osteosynthesematerialien während eines Eingriffs alle Komponenten einzeln zu kodieren.

** 5-796.5- Durch Materialkombinationen

Hinw.: Diese Kodes sind im Geltungsbereich des G-DRG-Systems (§ 17b KHG) nicht zu verwenden. Dafür sind bei Kombinationen von Osteosynthesematerialien während eines Eingriffs alle Komponenten einzeln zu kodieren.

** 5-796.6- Durch Materialkombinationen mit Rekonstruktion der Gelenkfläche

Hinw.: Diese Kodes sind im Geltungsbereich des G-DRG-Systems (§ 17b KHG) nicht zu verwenden. Dafür sind bei Kombinationen von Osteosynthesematerialien während eines Eingriffs alle Komponenten einzeln zu kodieren.

** 5-796.e- Durch (Blount-)Klammern

** 5-796.g- Durch intramedullären Draht

Inkl.: Federnagel, Ender-Nagel, Prevot-Nagel, Nancy-Nagel, Rush-Pin, ESIN, TEN, ECMES

** 5-796.h- Ohne Osteosynthese

** 5-796.k- Durch winkelstabile Platte

5-796.m- Durch Ringfixateur

.ma♦ Karpale

.mb♦ Metakarpale

.mu♦ Tarsale

.mv♦ Metatarsale

.mx♦ Sonstige

** 5-796.n- Durch Bewegungsfixateur

5-796.p- Durch Verriegelungsnagel

Inkl.: Proximale und distale Verriegelungsschrauben oder -bolzen

.pb♦ Metakarpale

.pv♦ Metatarsale

.px♦ Sonstige

** 5-796.x- Sonstige

5-796.y N.n.bez.

5-797.– Offene Reposition einer Fraktur an Talus und Kalkaneus

Inkl.: Versorgung kindlicher Frakturen

Exkl.: Offene Reposition einer Gelenkluxation (5-79b ff.)

5-797.1- Durch Schraube

.1s♦ Talus

.1t♦ Kalkaneus

5-797.2- Durch Draht oder Zuggurtung/Cerclage

.2s♦ Talus

.2t♦ Kalkaneus

5-797.3- Durch Platte

.3s♦ Talus

.3t♦ Kalkaneus

5-797.4- Durch Fixateur externe

Exkl.: Durch Ringfixateur (5-797.m ff.)
Durch Bewegungsfixateur (5-797.n ff.)

.4s♦ Talus

.4t♦ Kalkaneus

5-797.5- Durch Fixateur externe mit interner Osteosynthese

Hinw.: Diese Kodes sind im Geltungsbereich des G-DRG-Systems (§ 17b KHG) nicht zu verwenden. Dafür sind bei Kombinationen von Fixateur externe mit internen Osteosynthesematerialien während eines Eingriffs alle Komponenten einzeln zu kodieren.

.5s♦ Talus

.5t♦ Kalkaneus

5-797.6- Durch Materialkombinationen

Hinw.: Diese Kodes sind im Geltungsbereich des G-DRG-Systems (§ 17b KHG) nicht zu verwenden. Dafür sind bei Kombinationen von Osteosynthesematerialien während eines Eingriffs alle Komponenten einzeln zu kodieren.

.6s♦ Talus

.6t♦ Kalkaneus

5-797.7- Durch Materialkombinationen mit Rekonstruktion der Gelenkfläche

Hinw.: Diese Kodes sind im Geltungsbereich des G-DRG-Systems (§ 17b KHG) nicht zu verwenden. Dafür sind bei Kombinationen von Osteosynthesematerialien während eines Eingriffs alle Komponenten einzeln zu kodieren.

.7s♦ Talus

.7t♦ Kalkaneus

5-797.e- Durch (Blount-)Klammern

.es♦ Talus

.et♦ Kalkaneus

5-797.h- Ohne Osteosynthese

.hs♦ Talus

.ht♦ Kalkaneus

5-797.k- Durch winkelstabile Platte

.ks♦ Talus

.kt♦ Kalkaneus

5-797.m- Durch Ringfixateur

.ms♦ Talus

.mt♦ Kalkaneus

5-797.n- Durch Bewegungsfixateur

.ns♦ Talus

.nt♦ Kalkaneus

5-797.p- Durch Verriegelungsnagel

.pt♦ Kalkaneus

5-797.x- Sonstige

.xs♦ Talus

.xt♦ Kalkaneus

5-797.y N.n.bez.

5-798.– Offene Reposition einer Beckenrand- und Beckenringfraktur

Inkl.: Versorgung kindlicher Frakturen
Versorgung einer Symphysensprengung und einer Iliosakralgelenksprengung

5-798.0 Durch Draht

5-798.1 Durch Zuggurtung/Cerclage

5-798.2 Durch Schraube, Beckenrand

5-798.3 Durch Schraube, hinterer Beckenring

5-798.4 Durch Platte, vorderer Beckenring

5-798.5 Durch Platte, hinterer Beckenring

5-798.6 Durch Fixateur externe

Inkl.: Beckenzwinge

Exkl.: Durch Ringfixateur (5-798.m)

5-798.7 Durch Fixateur interne

5-798.8 Durch Gewindestange

5-798.9 Durch Materialkombinationen

Hinw.: Dieser Kode ist im Geltungsbereich des G-DRG-Systems (§ 17b KHG) nicht zu verwenden. Dafür sind bei Kombinationen von Osteosynthesematerialien während eines Eingriffs alle Komponenten einzeln zu kodieren.

5-798.h Ohne Osteosynthese

5-798.m Durch Ringfixateur

5-798.x Sonstige

5-798.y N.n.bez.

5-799.– Offene Reposition einer Azetabulum- und Hüftkopffraktur mit Osteosynthese

Inkl.: Versorgung kindlicher Frakturen

Exkl.: Offene Reposition einer Hüftgelenkluxation (5-79b ff.)

Hinw.: Eine durchgeführte Knochentransplantation ist gesondert zu kodieren (5-784 ff.).
Eine durchgeführte Implantation einer Endoprothese ist gesondert zu kodieren (5-82).

5-799.1♦ Durch Schraube, ventral

5-799.2♦ Durch Schraube, dorsal

5-799.3♦ Durch Platte, ventral

5-799.4♦ Durch Platte, dorsal

5-799.5♦ Durch Materialkombinationen, dorsal

Hinw.: Dieser Kode ist im Geltungsbereich des G-DRG-Systems (§ 17b KHG) nicht zu verwenden. Dafür sind bei Kombinationen von Osteosynthesematerialien während eines Eingriffs alle Komponenten einzeln zu kodieren.

5-799.6♦ Durch Materialkombinationen, ventral

Hinw.: Dieser Kode ist im Geltungsbereich des G-DRG-Systems (§ 17b KHG) nicht zu verwenden. Dafür sind bei Kombinationen von Osteosynthesematerialien während eines Eingriffs alle Komponenten einzeln zu kodieren.

5-799.7♦ Durch Materialkombinationen, dorsal und ventral (kombiniert)

Hinw.: Dieser Kode ist im Geltungsbereich des G-DRG-Systems (§ 17b KHG) nicht zu verwenden. Dafür sind bei Kombinationen von Osteosynthesematerialien während eines Eingriffs alle Komponenten einzeln zu kodieren.

5-799.8♦ Transfixation eines Hüftgelenkes mit Fixateur externe

5-799.m♦ Durch Ringfixateur

5-799.x♦ Sonstige

5-799.y N.n.bez.

5-79a.– Geschlossene Reposition einer Gelenkluxation mit Osteosynthese

Exkl.: Reposition einer Luxationsfraktur (5-790 ff.)

Hinw.: Die geschlossene Reposition einer Gelenkluxation ohne Osteosynthese ist unter 8-201 ff. zu kodieren.
Die Lokalisation ist bei den mit ** gekennzeichneten Kodes in der 6. Stelle nach folgender Liste zu kodieren:

0♦ Humeroglenoidalgelenk
1♦ Akromioklavikulargelenk
2♦ Thorakoskapulargelenk(raum)
3♦ Sternoklavikulargelenk
4♦ Humeroulnargelenk
5♦ Proximales Radioulnargelenk
6♦ Distales Radioulnargelenk
7♦ Handgelenk n.n.bez.
8♦ Radiokarpalgelenk
9♦ Ulnokarpalgelenk
a♦ Handwurzelgelenk
b♦ Karpometakarpalgelenk
c♦ Metakarpophalangealgelenk
d♦ Interphalangealgelenk
e♦ Iliosakralgelenk
f Symphyse
g♦ Hüftgelenk
h♦ Kniegelenk
j♦ Proximales Tibiofibulargelenk
k♦ Oberes Sprunggelenk
m♦ Unteres Sprunggelenk
n♦ Tarsalgelenk
p♦ Tarsometatarsalgelenk
q♦ Metatarsophalangealgelenk
r♦ Zehengelenk
s♦ Humeroradialgelenk
t♦ Ellenbogengelenk n.n.bez.
x♦ Sonstige

5-79a.0- Durch Schraube

.00♦ Humeroglenoidalgelenk
.01♦ Akromioklavikulargelenk
.03♦ Sternoklavikulargelenk
.04♦ Humeroulnargelenk
.05♦ Proximales Radioulnargelenk
.06♦ Distales Radioulnargelenk
.07♦ Handgelenk n.n.bez.
.08♦ Radiokarpalgelenk
.09♦ Ulnokarpalgelenk
.0a♦ Handwurzelgelenk
.0b♦ Karpometakarpalgelenk
.0c♦ Metakarpophalangealgelenk
.0d♦ Interphalangealgelenk
.0e♦ Iliosakralgelenk
.0f Symphyse
.0g♦ Hüftgelenk
.0h♦ Kniegelenk
.0j♦ Proximales Tibiofibulargelenk
.0k♦ Oberes Sprunggelenk
.0m♦ Unteres Sprunggelenk
.0n♦ Tarsalgelenk
.0p♦ Tarsometatarsalgelenk
.0q♦ Metatarsophalangealgelenk
.0r♦ Zehengelenk
.0s♦ Humeroradialgelenk
.0t♦ Ellenbogengelenk n.n.bez.
.0x♦ Sonstige

** 5-79a.1- Durch Draht oder Zuggurtung/Cerclage

** 5-79a.6- Durch Fixateur externe

** 5-79a.7- Durch Fixateur externe mit interner Osteosynthese

Hinw.: Diese Kodes sind im Geltungsbereich des G-DRG-Systems (§ 17b KHG) nicht zu verwenden. Dafür sind bei Kombinationen von Fixateur externe mit internen Osteosynthesematerialien während eines Eingriffs alle Komponenten einzeln zu kodieren.

** 5-79a.8- Durch Materialkombinationen

Hinw.: Diese Kodes sind im Geltungsbereich des G-DRG-Systems (§ 17b KHG) nicht zu verwenden. Dafür sind bei Kombinationen von Osteosynthesematerialien während eines Eingriffs alle Komponenten einzeln zu kodieren.

5-79a.c- Durch Transfixationsnagel

.ch♦ Kniegelenk
.ck♦ Oberes Sprunggelenk
.cm♦ Unteres Sprunggelenk
.cx♦ Sonstige

5-79a.e- Durch (Blount-)Klammern

.e0♦ Humeroglenoidalgelenk
.e1♦ Akromioklavikulargelenk
.e3♦ Sternoklavikulargelenk
.e4♦ Humeroulnargelenk
.e5♦ Proximales Radioulnargelenk
.e6♦ Distales Radioulnargelenk
.e7♦ Handgelenk n.n.bez.
.e8♦ Radiokarpalgelenk
.e9♦ Ulnokarpalgelenk
.ea♦ Handwurzelgelenk
.eh♦ Kniegelenk
.ej♦ Proximales Tibiofibulargelenk
.ek♦ Oberes Sprunggelenk
.em♦ Unteres Sprunggelenk
.en♦ Tarsalgelenk
.ep♦ Tarsometatarsalgelenk
.eq♦ Metatarsophalangealgelenk
.es♦ Humeroradialgelenk
.et♦ Ellenbogengelenk n.n.bez.
.ex♦ Sonstige

5-79a.g- Durch intramedullären Draht

Inkl.: Federnagel

.g0♦ Humeroglenoidalgelenk
.g1♦ Akromioklavikulargelenk
.g3♦ Sternoklavikulargelenk
.g4♦ Humeroulnargelenk
.g5♦ Proximales Radioulnargelenk
.g6♦ Distales Radioulnargelenk
.g7♦ Handgelenk n.n.bez.
.g8♦ Radiokarpalgelenk
.g9♦ Ulnokarpalgelenk
.gb♦ Karpometakarpalgelenk
.gc♦ Metakarpophalangealgelenk
.gd♦ Interphalangealgelenk
.gg♦ Hüftgelenk
.gh♦ Kniegelenk
.gj♦ Proximales Tibiofibulargelenk
.gk♦ Oberes Sprunggelenk
.gm♦ Unteres Sprunggelenk
.gn♦ Tarsalgelenk
.gp♦ Tarsometatarsalgelenk
.gq♦ Metatarsophalangealgelenk

.gr♦ Zehengelenk
.gs♦ Humeroradialgelenk
.gt♦ Ellenbogengelenk n.n.bez.
.gx♦ Sonstige

** 5-79a.x- Sonstige

5-79a.y N.n.bez.

5-79b.– Offene Reposition einer Gelenkluxation

Hinw.: Die Lokalisation ist bei den mit ** gekennzeichneten Kodes in der 6. Stelle nach folgender Liste zu kodieren:

0♦ Humeroglenoidalgelenk
1♦ Akromioklavikulargelenk
2♦ Thorakoskapulargelenk(raum)
3♦ Sternoklavikulargelenk
4♦ Humeroulnargelenk
5♦ Proximales Radioulnargelenk
6♦ Distales Radioulnargelenk
7♦ Handgelenk n.n.bez.
8♦ Radiokarpalgelenk
9♦ Ulnokarpalgelenk
a♦ Handwurzelgelenk
b♦ Karpometakarpalgelenk
c♦ Metakarpophalangealgelenk
d♦ Interphalangealgelenk
e♦ Iliosakralgelenk
f Symphyse
g♦ Hüftgelenk
h♦ Kniegelenk
j♦ Proximales Tibiofibulargelenk
k♦ Oberes Sprunggelenk
m♦ Unteres Sprunggelenk
n♦ Tarsalgelenk
p♦ Tarsometatarsalgelenk
q♦ Metatarsophalangealgelenk
r♦ Zehengelenk
s♦ Humeroradialgelenk
t♦ Ellenbogengelenk n.n.bez.
x♦ Sonstige

** 5-79b.0- Durch Schraube

** 5-79b.1- Durch Draht oder Zuggurtung/Cerclage

** 5-79b.2- Durch Platte

** 5-79b.6- Durch Fixateur externe

** 5-79b.7- Durch Fixateur externe mit interner Osteosynthese

Hinw.: Diese Kodes sind im Geltungsbereich des G-DRG-Systems (§ 17b KHG) nicht zu verwenden. Dafür sind bei Kombinationen von Fixateur externe mit internen Osteosynthesematerialien während eines Eingriffs alle Komponenten einzeln zu kodieren.

** 5-79b.8- Durch Materialkombinationen

Hinw.: Diese Kodes sind im Geltungsbereich des G-DRG-Systems (§ 17b KHG) nicht zu verwenden. Dafür sind bei Kombinationen von Osteosynthesematerialien während eines Eingriffs alle Komponenten einzeln zu kodieren.

5-79b.c- Durch Transfixationsnagel

.ch♦ Kniegelenk
.cj♦ Proximales Tibiofibulargelenk
.ck♦ Oberes Sprunggelenk
.cm♦ Unteres Sprunggelenk
.cx♦ Sonstige

** 5-79b.e- Durch (Blount-)Klammern

5-79b.g- Durch intramedullären Draht

Inkl.: Federnagel

.g0♦ Humeroglenoidalgelenk
.g1♦ Akromioklavikulargelenk
.g3♦ Sternoklavikulargelenk
.g4♦ Humeroulnargelenk
.g5♦ Proximales Radioulnargelenk
.g6♦ Distales Radioulnargelenk
.g7♦ Handgelenk n.n.bez.
.g8♦ Radiokarpalgelenk
.g9♦ Ulnokarpalgelenk
.ga♦ Handwurzelgelenk
.gb♦ Karpometakarpalgelenk

.gc♦	Metakarpophalangealgelenk	.gk♦	Oberes Sprunggelenk	.gs♦	Humeroradialgelenk
.gd♦	Interphalangealgelenk	.gm♦	Unteres Sprunggelenk	.gt♦	Ellenbogengelenk n.n.bez.
.gg♦	Hüftgelenk	.gp♦	Tarsometatarsalgelenk	.gx♦	Sonstige
.gh♦	Kniegelenk	.gq♦	Metatarsophalangealgelenk		
.gj♦	Proximales Tibiofibulargelenk	.gr♦	Zehengelenk		

** 5-79b.h- Ohne Osteosynthese

** 5-79b.x- Sonstige

5-79b.y N.n.bez.

5-79c.– Andere Reposition von Fraktur und Luxation

5-79c.0 Reposition einer Fraktur durch intraossäre instrumentelle Aufrichtung

Hinw.: Dieser Kode ist ein Zusatzkode. Die durchgeführten Eingriffe sind gesondert zu kodieren.
Mit diesem Kode sind nur Verfahren zu kodieren, die eine intraossäre Reposition durch spezielle Repositionssysteme erzielen (z.B. Ballonsysteme, Hydrauliksysteme). Dieser Kode ist nicht anzuwenden bei der Verwendung einfacher Repositionshilfen (z.B. Stößel, Hebel, Repositionszangen).

5-80 Offen chirurgische und andere Gelenkoperationen

Exkl.: Offene Reposition von Gelenkfrakturen (5-793 ff.)
Offene Reposition von Gelenkluxationen (5-79b ff.)
Arthroskopische Gelenkoperationen (5-81)

Hinw.: Das Einbringen von Fixationsmaterial am Knochen bei Operationen am Weichteilgewebe ist gesondert zu kodieren (5-869.2).
Aufwendige Gipsverbände sind gesondert zu kodieren (8-310 ff.).
Die Art des Transplantates ist, sofern nicht als eigener Kode angegeben, zusätzlich zu kodieren (5-930 ff.).

5-800.– Offen chirurgische Operation eines Gelenkes

Inkl.: Handgelenk

Exkl.: Operation an Gelenken der Hand (5-844 ff.)

Hinw.: Die Lokalisation ist bei den mit ** gekennzeichneten Kodes in der 6. Stelle nach folgender Liste zu kodieren:

0♦	Humeroglenoidalgelenk	g♦	Hüftgelenk
1♦	Akromioklavikulargelenk	h♦	Kniegelenk
2♦	Thorakoskapulargelenk(raum)	j♦	Proximales Tibiofibulargelenk
3♦	Sternoklavikulargelenk	k♦	Oberes Sprunggelenk
4♦	Humeroulnargelenk	m♦	Unteres Sprunggelenk
5♦	Proximales Radioulnargelenk	n♦	Tarsalgelenk
6♦	Distales Radioulnargelenk	p♦	Tarsometatarsalgelenk
7♦	Handgelenk n.n.bez.	q♦	Metatarsophalangealgelenk
8♦	Radiokarpalgelenk	r♦	Zehengelenk
9♦	Ulnokarpalgelenk	s♦	Humeroradialgelenk
e♦	Iliosakralgelenk	t♦	Ellenbogengelenk n.n.bez.
f	Symphyse	x♦	Sonstige

** 5-800.0- Arthrotomie

Inkl.: Kapsulotomie

** 5-800.1- Gelenkspülung mit Drainage, aseptisch

** 5-800.2- Gelenkspülung mit Drainage, septisch

** 5-800.3- Debridement

** 5-800.4- Synovialektomie, partiell

** 5-800.5- Synovialektomie, total

** 5-800.6- Gelenkmobilisation [Arthrolyse]

** 5-800.7- Entfernung periartikulärer Verkalkungen

** 5-800.8- Entfernung freier Gelenkkörper
Inkl.: Entfernung eines Fremdkörpers
Entfernung osteochondraler Fragmente

** 5-800.9- Zystenexstirpation
Exkl.: Exstirpation einer Bakerzyste (5-859.2 ff.)

** 5-800.a- Einlegen eines Medikamententrägers
Inkl.: Wechsel

** 5-800.b- Entfernen eines Medikamententrägers

** 5-800.c- Resektion von Bandanteilen und/oder Bandresten

** 5-800.x- Sonstige
Inkl.: Entfernung von Gelenkzotten

5-800.y N.n.bez.

5-801.– Offen chirurgische Operation am Gelenkknorpel und an den Menisken

Hinw.: Die Entnahme eines Knorpel-Knochen-Transplantates ist gesondert zu kodieren (5-783.6 ff.).
Die Knorpel-Knochen-Transplantation ist gesondert zu kodieren (5-784.5 ff., 5-784.6 ff.).

5-801.0- Exzision von erkranktem Gewebe am Gelenkknorpel

.00♦ Humeroglenoidalgelenk
.01♦ Akromioklavikulargelenk
.03♦ Sternoklavikulargelenk
.04♦ Humeroulnargelenk
.05♦ Proximales Radioulnargelenk
.06♦ Distales Radioulnargelenk
.07♦ Handgelenk n.n.bez.
.08♦ Radiokarpalgelenk
.09♦ Ulnokarpalgelenk
.0e♦ Iliosakralgelenk
.0f Symphyse
.0g♦ Hüftgelenk
.0h♦ Kniegelenk
.0j♦ Proximales Tibiofibulargelenk
.0k♦ Oberes Sprunggelenk
.0m♦ Unteres Sprunggelenk
.0n♦ Tarsalgelenk
.0p♦ Tarsometatarsalgelenk
.0q♦ Metatarsophalangealgelenk
.0r♦ Zehengelenk
.0s♦ Humeroradialgelenk
.0t♦ Ellenbogengelenk n.n.bez.
.0x♦ Sonstige

5-801.3- Refixation eines osteochondralen Fragmentes
Exkl.: Offene Reposition einer Pipkinfraktur (5-799 ff.)

.30♦ Humeroglenoidalgelenk
.31♦ Akromioklavikulargelenk
.33♦ Sternoklavikulargelenk
.34♦ Humeroulnargelenk
.35♦ Proximales Radioulnargelenk
.36♦ Distales Radioulnargelenk
.37♦ Handgelenk n.n.bez.
.38♦ Radiokarpalgelenk
.39♦ Ulnokarpalgelenk
.3e♦ Iliosakralgelenk
.3f Symphyse
.3g♦ Hüftgelenk
.3h♦ Kniegelenk
.3j♦ Proximales Tibiofibulargelenk
.3k♦ Oberes Sprunggelenk
.3m♦ Unteres Sprunggelenk
.3n♦ Tarsalgelenk
.3p♦ Tarsometatarsalgelenk
.3q♦ Metatarsophalangealgelenk
.3r♦ Zehengelenk
.3s♦ Humeroradialgelenk
.3t♦ Ellenbogengelenk n.n.bez.
.3x♦ Sonstige

5-801.4- Subchondrale Spongiosaplastik mit Fragmentfixation

.40♦ Humeroglenoidalgelenk
.41♦ Akromioklavikulargelenk
.43♦ Sternoklavikulargelenk
.44♦ Humeroulnargelenk
.45♦ Proximales Radioulnargelenk
.46♦ Distales Radioulnargelenk
.47♦ Handgelenk n.n.bez.
.48♦ Radiokarpalgelenk
.49♦ Ulnokarpalgelenk
.4e♦ Iliosakralgelenk
.4f Symphyse
.4g♦ Hüftgelenk
.4h♦ Kniegelenk
.4j♦ Proximales Tibiofibulargelenk
.4k♦ Oberes Sprunggelenk
.4m♦ Unteres Sprunggelenk
.4n♦ Tarsalgelenk
.4p♦ Tarsometatarsalgelenk
.4q♦ Metatarsophalangealgelenk
.4r♦ Zehengelenk
.4s♦ Humeroradialgelenk
.4t♦ Ellenbogengelenk n.n.bez.
.4x♦ Sonstige

5-801.5♦ Meniskusresektion, partiell

5-801.6♦ Meniskusresektion, komplett

5-801.7♦ Meniskusrefixation

5-801.8♦ Exzision eines Meniskusganglions

5-801.9♦ Meniskustransplantation

5-801.a- Entnahme eines Knorpeltransplantates

Inkl.: Entnahme von Knorpel zur Zell- und Gewebezüchtung

.a0♦ Humeroglenoidalgelenk
.a4♦ Humeroulnargelenk
.a7♦ Handgelenk n.n.bez.
.ag♦ Hüftgelenk
.ah♦ Kniegelenk
.ak♦ Oberes Sprunggelenk
.am♦ Unteres Sprunggelenk
.as♦ Humeroradialgelenk
.at♦ Ellenbogengelenk n.n.bez.
.ax♦ Sonstige

5-801.b- Knorpeltransplantation

Inkl.: Offen chirurgische Transplantation von mechanisch zerkleinertem autogenen Knorpelgewebe (Minced-Cartilage-Verfahren)

.b0♦ Humeroglenoidalgelenk
.b1♦ Akromioklavikulargelenk
.b3♦ Sternoklavikulargelenk
.b4♦ Humeroulnargelenk
.b5♦ Proximales Radioulnargelenk
.b6♦ Distales Radioulnargelenk
.b7♦ Handgelenk n.n.bez.
.b8♦ Radiokarpalgelenk
.b9♦ Ulnokarpalgelenk
.be♦ Iliosakralgelenk
.bg♦ Hüftgelenk
.bh♦ Kniegelenk
.bj♦ Proximales Tibiofibulargelenk
.bk♦ Oberes Sprunggelenk
.bm♦ Unteres Sprunggelenk
.bn♦ Tarsalgelenk
.bp♦ Tarsometatarsalgelenk
.bq♦ Metatarsophalangealgelenk
.br♦ Zehengelenk
.bs♦ Humeroradialgelenk
.bt♦ Ellenbogengelenk n.n.bez.
.bx♦ Sonstige

5-801.c- Implantation von in vitro hergestellten Gewebekulturen

Exkl.: Autogene matrixinduzierte Chondrozytentransplantation (5-801.k ff.)

.c0♦ Humeroglenoidalgelenk
.c1♦ Akromioklavikulargelenk
.c3♦ Sternoklavikulargelenk
.c4♦ Humeroulnargelenk
.c5♦ Proximales Radioulnargelenk
.c6♦ Distales Radioulnargelenk
.c7♦ Handgelenk n.n.bez.
.c8♦ Radiokarpalgelenk
.c9♦ Ulnokarpalgelenk
.ce♦ Iliosakralgelenk
.cg♦ Hüftgelenk
.ch♦ Kniegelenk
.cj♦ Proximales Tibiofibulargelenk
.ck♦ Oberes Sprunggelenk
.cm♦ Unteres Sprunggelenk
.cn♦ Tarsalgelenk
.cp♦ Tarsometatarsalgelenk
.cq♦ Metatarsophalangealgelenk
.cr♦ Zehengelenk
.cs♦ Humeroradialgelenk
.ct♦ Ellenbogengelenk n.n.bez.
.cx♦ Sonstige

5-801.d♦ Resektion des Discus triangularis

5-801.e♦ Implantation eines künstlichen Meniskus

Inkl.: Kollagenmeniskus, Meniskus aus Polyurethan

Exkl.: Implantation eines interpositionellen, nicht verankerten Implantates am Kniegelenk (5-822.c)

5-801.f♦ Entfernung eines künstlichen Meniskus

Inkl.: Kollagenmeniskus, Meniskus aus Polyurethan

Exkl.: Entfernung eines interpositionellen, nicht verankerten Implantates am Kniegelenk (5-823.e)

5-801.g- Knorpelglättung, mechanisch (Chondroplastik)

.g0♦ Humeroglenoidalgelenk
.g1♦ Akromioklavikulargelenk
.g3♦ Sternoklavikulargelenk
.g4♦ Humeroulnargelenk
.g5♦ Proximales Radioulnargelenk
.g6♦ Distales Radioulnargelenk
.g7♦ Handgelenk n.n.bez.
.g8♦ Radiokarpalgelenk
.g9♦ Ulnokarpalgelenk
.ge♦ Iliosakralgelenk
.gg♦ Hüftgelenk
.gh♦ Kniegelenk
.gj♦ Proximales Tibiofibulargelenk
.gk♦ Oberes Sprunggelenk
.gm♦ Unteres Sprunggelenk
.gn♦ Tarsalgelenk
.gp♦ Tarsometatarsalgelenk
.gq♦ Metatarsophalangealgelenk
.gr♦ Zehengelenk
.gs♦ Humeroradialgelenk
.gt♦ Ellenbogengelenk n.n.bez.
.gx♦ Sonstige

5-801.h- Subchondrale Knocheneröffnung (z.B. nach Pridie, Mikrofrakturierung, Abrasionsarthroplastik)

.h0♦ Humeroglenoidalgelenk
.h1♦ Akromioklavikulargelenk
.h3♦ Sternoklavikulargelenk
.h4♦ Humeroulnargelenk
.h5♦ Proximales Radioulnargelenk
.h6♦ Distales Radioulnargelenk
.h7♦ Handgelenk n.n.bez.
.h8♦ Radiokarpalgelenk
.h9♦ Ulnokarpalgelenk
.he♦ Iliosakralgelenk
.hg♦ Hüftgelenk
.hh♦ Kniegelenk
.hj♦ Proximales Tibiofibulargelenk
.hk♦ Oberes Sprunggelenk
.hm♦ Unteres Sprunggelenk
.hn♦ Tarsalgelenk
.hp♦ Tarsometatarsalgelenk
.hq♦ Metatarsophalangealgelenk
.hr♦ Zehengelenk
.hs♦ Humeroradialgelenk
.ht♦ Ellenbogengelenk n.n.bez.
.hx♦ Sonstige

5-801.j♦ Implantation eines patientenindividuellen metallischen Knorpelersatzes am Kniegelenk

5-801.k- Autogene matrixinduzierte Chondrozytentransplantation

.k0♦ Humeroglenoidalgelenk
.k1♦ Akromioklavikulargelenk
.k3♦ Sternoklavikulargelenk
.k4♦ Humeroulnargelenk
.k5♦ Proximales Radioulnargelenk
.k6♦ Distales Radioulnargelenk
.k7♦ Handgelenk n.n.bez.
.k8♦ Radiokarpalgelenk
.k9♦ Ulnokarpalgelenk
.ke♦ Iliosakralgelenk
.kg♦ Hüftgelenk
.kh♦ Kniegelenk
.kj♦ Proximales Tibiofibulargelenk
.kk♦ Oberes Sprunggelenk
.km♦ Unteres Sprunggelenk
.kn♦ Tarsalgelenk
.kp♦ Tarsometatarsalgelenk
.kq♦ Metatarsophalangealgelenk
.kr♦ Zehengelenk
.ks♦ Humeroradialgelenk
.kt♦ Ellenbogengelenk n.n.bez.
.kx♦ Sonstige

5-801.m- Implantation von metallischem Knorpelersatz mit nicht patientenindividuellem Implantat

.m0♦ Humeroglenoidalgelenk
.m1♦ Akromioklavikulargelenk
.m2♦ Thorakoskapulargelenk(raum)
.m3♦ Sternoklavikulargelenk
.m4♦ Humeroulnargelenk
.m5♦ Proximales Radioulnargelenk
.m6♦ Distales Radioulnargelenk
.m7♦ Handgelenk n.n.bez.
.m8♦ Radiokarpalgelenk
.m9♦ Ulnokarpalgelenk
.me♦ Iliosakralgelenk
.mf Symphyse
.mg♦ Hüftgelenk
.mh♦ Kniegelenk
.mj♦ Proximales Tibiofibulargelenk
.mk♦ Oberes Sprunggelenk
.mm♦ Unteres Sprunggelenk
.mn♦ Tarsalgelenk
.mp♦ Tarsometatarsalgelenk
.mq♦ Metatarsophalangealgelenk
.mr♦ Zehengelenk
.ms♦ Humeroradialgelenk
.mt♦ Ellenbogengelenk n.n.bez.
.mx♦ Sonstige

5-801.n- Subchondrale Knocheneröffnung mit Einbringen eines azellulären Implantates

Inkl.: Autogene matrixinduzierte Chondrogenese

.n0♦ Humeroglenoidalgelenk
.n1♦ Akromioklavikulargelenk
.n3♦ Sternoklavikulargelenk
.n4♦ Humeroulnargelenk
.n5♦ Proximales Radioulnargelenk
.n6♦ Distales Radioulnargelenk
.n7♦ Handgelenk n.n.bez.
.n8♦ Radiokarpalgelenk
.n9♦ Ulnokarpalgelenk
.ne♦ Iliosakralgelenk
.ng♦ Hüftgelenk
.nh♦ Kniegelenk
.nj♦ Proximales Tibiofibulargelenk
.nk♦ Oberes Sprunggelenk
.nm♦ Unteres Sprunggelenk
.nn♦ Tarsalgelenk
.np♦ Tarsometatarsalgelenk
.nq♦ Metatarsophalangealgelenk
.nr♦ Zehengelenk
.ns♦ Humeroradialgelenk
.nt♦ Ellenbogengelenk n.n.bez.
.nx♦ Sonstige

5-801.p- Subchondrale Knocheneröffnung mit Einbringen eines mit homologem Vollblut oder seinen Bestandteilen angereicherten azellulären Implantates

Exkl.: Autogene matrixinduzierte Chondrogenese (5-801.n ff.)

.p0♦ Humeroglenoidalgelenk
.p1♦ Akromioklavikulargelenk
.p3♦ Sternoklavikulargelenk
.p4♦ Humeroulnargelenk
.p5♦ Proximales Radioulnargelenk
.p6♦ Distales Radioulnargelenk
.p7♦ Handgelenk n.n.bez.
.p8♦ Radiokarpalgelenk
.p9♦ Ulnokarpalgelenk
.pe♦ Iliosakralgelenk
.pg♦ Hüftgelenk
.ph♦ Kniegelenk
.pj♦ Proximales Tibiofibulargelenk
.pk♦ Oberes Sprunggelenk
.pm♦ Unteres Sprunggelenk
.pn♦ Tarsalgelenk
.pp♦ Tarsometatarsalgelenk
.pq♦ Metatarsophalangealgelenk
.pr♦ Zehengelenk
.ps♦ Humeroradialgelenk
.pt♦ Ellenbogengelenk n.n.bez.
.px♦ Sonstige

5-801.x- Sonstige

.x0♦ Humeroglenoidalgelenk
.x1♦ Akromioklavikulargelenk
.x2♦ Thorakoskapulargelenk(raum)
.x3♦ Sternoklavikulargelenk
.x4♦ Humeroulnargelenk
.x5♦ Proximales Radioulnargelenk
.x6♦ Distales Radioulnargelenk
.x7♦ Handgelenk n.n.bez.
.x8♦ Radiokarpalgelenk
.x9♦ Ulnokarpalgelenk
.xe♦ Iliosakralgelenk
.xf Symphyse
.xg♦ Hüftgelenk
.xh♦ Kniegelenk
.xj♦ Proximales Tibiofibulargelenk
.xk♦ Oberes Sprunggelenk
.xm♦ Unteres Sprunggelenk
.xn♦ Tarsalgelenk
.xp♦ Tarsometatarsalgelenk
.xq♦ Metatarsophalangealgelenk
.xr♦ Zehengelenk
.xs♦ Humeroradialgelenk
.xt♦ Ellenbogengelenk n.n.bez.
.xx♦ Sonstige

5-801.y N.n.bez.

5-802.– Offen chirurgische Refixation und Naht am Kapselbandapparat des Kniegelenkes

Exkl.: Kreuzbandplastik und andere Bandplastiken am Kniegelenk (5-803 ff.)

5-802.0♦ Naht eines vorderen Kreuzbandes

5-802.1♦ Naht eines hinteren Kreuzbandes

5-802.2♦ Knöcherne Refixation eines vorderen Kreuzbandes

5-802.3♦ Knöcherne Refixation eines hinteren Kreuzbandes

5-802.4♦ Naht des medialen Kapselbandapparates

5-802.5♦ Naht des medialen Kapselbandapparates mit Eingriff am Meniskus

5-802.6♦ Naht des lateralen Kapselbandapparates

5-802.7♦ Naht des lateralen Kapselbandapparates mit Eingriff am Meniskus

5-802.8♦ Kombinierte Rekonstruktion

5-802.9♦ Naht des dorsalen Kapselbandapparates

5-802.x♦ Sonstige

5-802.y N.n.bez.

5-803.– Offen chirurgische Bandplastik am Kniegelenk

Inkl.: Transplantatentnahme, Isometriemessung und Notch-Plastik

5-803.0♦ Vorderes Kreuzband mit autogener Patellarsehne

5-803.1♦ Vorderes Kreuzband mit sonstiger autogener Sehne

5-803.2♦ Vorderes Kreuzband mit alloplastischem Bandersatz

5-803.3♦ Hinteres Kreuzband mit autogener Patellarsehne

5-803.4♦ Hinteres Kreuzband mit sonstiger autogener Sehne

5-803.5♦ Hinteres Kreuzband mit alloplastischem Bandersatz

5-803.6♦ Medialer Bandapparat

5-803.7♦ Lateraler Bandapparat

5-803.8♦ Kombinierte Bandplastik

5-803.9♦ Dorsomedialer Bandapparat

5-803.a♦ Dorsolateraler Bandapparat

5-803.b♦ Vorderes Kreuzband mit allogener Sehne

5-803.c♦ Hinteres Kreuzband mit allogener Sehne

5-803.x♦ Sonstige

5-803.y N.n.bez.

5-804.– Offen chirurgische Operationen an der Patella und ihrem Halteapparat

Exkl.: Offen chirurgische Operationen am Gelenkknorpel (5-801 ff.)

Hinw.: Die Entnahme eines Knochentransplantates ist gesondert zu kodieren (5-783 ff.).
Eine durchgeführte Osteosynthese ist gesondert zu kodieren (5-786 ff.).

5-804.0♦ Retinakulumspaltung, lateral

5-804.1♦ Retinakulumspaltung, lateral mit Zügelungsoperation

Inkl.: Mediale Raffung

5-804.2♦ Verlagerung des Patellarsehnenansatzes (z.B. nach Bandi, Elmslie)

5-804.3♦ Verlagerung des Patellarsehnenansatzes mit Knochenspan

5-804.4♦ Patellaosteotomie

5-804.5♦ Teilresektion der Patella

5-804.6♦ Patellektomie

5-804.7♦ Naht des medialen Retinakulums

5-804.8♦ Rekonstruktion des medialen patellofemoralen Ligamentes [MPFL]

Hinw.: Die Entnahme von ortsständigem Sehnengewebe ist im Kode enthalten.

5-804.x♦ Sonstige

5-804.y N.n.bez.

5-805.– Offen chirurgische Refixation und Plastik am Kapselbandapparat des Schultergelenkes

Exkl.: Osteotomie am Schultergelenk (5-781 ff.)

Hinw.: Die Entnahme eines Knochentransplantates oder eines Knorpel-Knochen-Transplantates ist gesondert zu kodieren (5-783 ff.).

5-805.0♦ Refixation des Limbus (z.B. nach Bankart)

5-805.1♦ Refixation eines knöchernen Limbusabrisses

5-805.2♦ Vordere Pfannenrandplastik

5-805.3♦ Hintere Pfannenrandplastik

5-805.4♦ Vordere Kapselplastik

5-805.5♦ Hintere Kapselplastik

5-805.6♦ Akromioplastik mit Durchtrennung des Ligamentum coracoacromiale

5-805.7♦ Rekonstruktion der Rotatorenmanschette durch Naht

5-805.8♦ Rekonstruktion der Rotatorenmanschette durch Sehnenverlagerung

5-805.9♦ Rekonstruktion der Rotatorenmanschette durch Transplantat

Exkl.: Rekonstruktion der Rotatorenmanschette durch Implantat (5-805.a)

5-805.a♦ Rekonstruktion der Rotatorenmanschette durch Implantat

Inkl.: Rekonstruktion der Rotatorenmanschette durch nicht resorbierbaren Kollagen-Patch

5-805.b♦ Obere Kapselplastik

Inkl.: Fixation durch Knochenanker

5-805.x♦ Sonstige

5-805.y N.n.bez.

5-806.– Offen chirurgische Refixation und Plastik am Kapselbandapparat des Sprunggelenkes

5-806.3♦ Naht der Syndesmose

5-806.4♦ Bandplastik des lateralen Bandapparates mit autogener Sehne

5-806.5♦ Bandplastik des lateralen Bandapparates mit Periostlappen oder ortsständigem Gewebe [Broström-Gould]

5-806.6♦ Bandplastik des lateralen Bandapparates mit alloplastischem Bandersatz

5-806.7♦ Fesselung der Peronealsehnen

5-806.8♦ Naht eines Bandes des unteren Sprunggelenkes

5-806.9♦ Bandplastik des medialen Bandapparates

5-806.a♦ Bandplastik der Syndesmose

5-806.b♦ Bandplastik des unteren Sprunggelenkes

5-806.c♦ Naht des lateralen Bandapparates

Inkl.: Naht eines oder mehrerer fibularer Bänder

5-806.d♦ Naht des medialen Bandapparates

Inkl.: Naht des Ligamentum deltoideum

5-806.x♦ Sonstige

5-806.y N.n.bez.

5-807.– Offen chirurgische Refixation am Kapselbandapparat anderer Gelenke

Inkl.: Bandplastik

Exkl.: Offen chirurgische Refixation am Kapselbandapparat des Kniegelenkes (5-802 ff., 5-803 ff.)
Offen chirurgische Refixation am Kapselbandapparat des Schultergelenkes (5-805 ff.)
Offen chirurgische Refixation am Kapselbandapparat des Sprunggelenkes (5-806 ff.)
Operationen an der Hand (5-84)
Naht eines Bandes des unteren Sprunggelenkes (5-806.8)
Bandplastik des medialen Bandapparates (5-806.9), der Syndesmose (5-806.a) oder des unteren Sprunggelenkes (5-806.b)

5-807.0♦ Naht eines Kapsel- oder Kollateralbandes

5-807.1♦ Naht mehrerer Kapsel- oder Kollateralbänder

5-807.2♦ Naht des radioulnaren Ringbandes

5-807.3- Naht des distalen radioulnaren Bandapparates

Inkl.: Diskus

.30♦ Naht ohne Stabilisierung des distalen radioulnaren Bandapparates

.31♦ Naht mit Stabilisierung des distalen radioulnaren Bandapparates

Inkl.: Transossäre Fixation oder Fixation mit Knochenanker

5-807.4♦ Naht des Bandapparates der Klavikula

Inkl.: Augmentation

5-807.5♦ Naht des Bandapparates der Klavikula mit Plattenstabilisierung

5-807.6♦ Naht des Bandapparates der Klavikula mit Schrauben- oder Drahtfixation

5-807.7- Naht oder Plastik des Kapselbandapparates des Ellenbogengelenkes

Inkl.: Transossäre Fixation oder Fixation mit Knochenanker

.70♦ Naht des medialen Kapselbandapparates

.71♦ Naht des lateralen Kapselbandapparates

.72♦ Plastik des medialen Kapselbandapparates

Inkl.: Augmentation

Hinw.: Die Transplantatentnahme ist gesondert zu kodieren.

.73♦ Plastik des lateralen Kapselbandapparates

Inkl.: Augmentation

Hinw.: Die Transplantatentnahme ist gesondert zu kodieren.

5-807.x♦ Sonstige

5-807.y N.n.bez.

5-808.– Offen chirurgische Arthrodese

Inkl.: Planung
Korrekturarthrodese

Exkl.: Arthrodese an kleinen Gelenken der Hand (5-846 ff.)
Temporäre Fixation eines Gelenkes (5-809.2 ff., 5-809.4 ff.)
Temporäre Fixation an kleinen Gelenken der Hand (5-849.1)

Hinw.: Eine durchgeführte Knochentransplantation ist gesondert zu kodieren (5-784 ff.).
Eine durchgeführte Osteosynthese ist gesondert zu kodieren (5-786 ff.).
Eine (Keil-)Resektion/(Keil-)Osteotomie der Gelenkflächenanteile zur Achsenkorrektur ist nicht gesondert zu kodieren.

5-808.0♦ Iliosakralgelenk

5-808.1 Symphyse

5-808.2♦ Hüftgelenk

5-808.3♦ Kniegelenk

5-808.4♦ Schultergelenk

5-808.5♦ Ellenbogengelenk

5-808.6♦ Handgelenk

5-808.7- Oberes Sprunggelenk

Exkl.: Offen chirurgische Fusion des distalen Tibiofibulargelenkes (5-809.5)

.70♦ Ohne weiteres Gelenk

.71♦ Mit unterem Sprunggelenk

Inkl.: Tibio-kalkaneare Arthrodese, tibio-tarsale Arthrodese

.72♦ Mit unterem Sprunggelenk und Chopartgelenk, kombiniert

Inkl.: Tibio-kalkaneare Arthrodese, tibio-tarsale Arthrodese

5-808.8- Unteres Sprunggelenk

.80♦ Eine Sprunggelenkskammer

Inkl.: Subtalare (talo-calcaneare) Arthrodese, talo-naviculare Arthrodese, calcaneo-cuboidale Arthrodese

.81♦ Zwei Sprunggelenkskammern

Inkl.: Talo-naviculo-calcaneare Arthrodese, talo-calcaneo-cuboidale Arthrodese

.82♦ Drei Sprunggelenkskammern

Inkl.: Triple-Arthrodese

5-808.a- Fußwurzel und/oder Mittelfuß

Inkl.: Tarsometatarsale Arthrodese, naviculo-cuneiforme Arthrodese

Exkl.: Arthrodese am Metatarsophalangealgelenk (5-808.b ff.)

Hinw.: Zu den zu zählenden Gelenkfächern gehören die Gelenkfächer der Tarsometatarsalgelenke 1-5 und der intercuneiformen Gelenke sowie die naviculocuneiformen Gelenkfächer. Die korrespondierenden Gelenkflächen zwischen Os cuneiforme mediale und Os naviculare, Os cuneiforme intermedius und Os naviculare sowie Os cuneiforme laterale und Os naviculare zählen jeweils als ein Gelenkfach. Die knorpeligen Flächen zwischen den Metatarsalbasen werden nicht gezählt.

.a4♦ Ein Gelenkfach

.a5♦ Zwei Gelenkfächer

.a6♦ Drei Gelenkfächer

.a7♦ Vier Gelenkfächer

.a8♦ Fünf oder mehr Gelenkfächer

Inkl.: Komplette Lisfranc-Arthrodese

.a9♦ Ein Gelenkfach, Reoperation bei Rezidiv

.aa♦ Zwei Gelenkfächer, Reoperation bei Rezidiv

.ab♦ Drei Gelenkfächer, Reoperation bei Rezidiv

.ac♦ Vier Gelenkfächer, Reoperation bei Rezidiv

.ad♦ Fünf oder mehr Gelenkfächer, Reoperation bei Rezidiv

Inkl.: Komplette Lisfranc-Arthrodese

.ae♦ Ein Gelenkfach, Reoperation bei Rezidiv mittels eines kortikospongiösen Spanes

Hinw.: Dieser Kode ist im Geltungsbereich des G-DRG-Systems (§ 17b KHG) nicht zu verwenden. Dafür sind bei einer Reoperation bei Rezidiv an einem Gelenkfach mittels eines kortikospongiösen Spanes der Kode 5-808.a9 und ein Kode aus 5-784 ff. zu verwenden.

.af♦ Zwei oder mehr Gelenkfächer, Reoperation bei Rezidiv mittels eines kortikospongiösen Spanes

Hinw.: Dieser Kode ist im Geltungsbereich des G-DRG-Systems (§ 17b KHG) nicht zu verwenden. Dafür sind bei einer Reoperation bei Rezidiv an zwei oder mehr Gelenkfächern mittels eines kortikospongiösen Spanes ein Kode aus 5-808.aa bis 5-808.ad und ein Kode aus 5-784 ff. zu verwenden.

5-808.b- Zehengelenk

.b0♦ Großzehengrundgelenk

.b1♦ Großzehenendgelenk

.b2♦ Kleinzehengelenk, 1 Gelenk

Inkl.: Metatarsophalangealgelenk der Kleinzehen

.b3♦ Kleinzehengelenk, 2 Gelenke

Inkl.: Metatarsophalangealgelenk der Kleinzehen

.b4♦ Kleinzehengelenk, 3 Gelenke

Inkl.: Metatarsophalangealgelenk der Kleinzehen

.b5♦ Kleinzehengelenk, 4 Gelenke

Inkl.: Metatarsophalangealgelenk der Kleinzehen

.b6♦ Kleinzehengelenk, 5 oder mehr Gelenke

Inkl.: Metatarsophalangealgelenk der Kleinzehen

.b7♦ Großzehengrundgelenk, Reoperation bei Rezidiv

.b8♦ Großzehengrundgelenk, Reoperation bei Rezidiv mittels eines kortikospongiösen Spanes

Hinw.: Dieser Kode ist im Geltungsbereich des G-DRG-Systems (§ 17b KHG) nicht zu verwenden. Dafür sind bei einer Reoperation bei Rezidiv am Großzehengrundgelenk mittels eines kortikospongiösen Spanes der Kode 5-808.b7 und ein Kode aus 5-784 ff. zu verwenden.

.bx♦ Sonstige

5-808.x♦ Sonstige

5-808.y N.n.bez.

5-809.– Andere Gelenkoperationen

Hinw.: Die Lokalisation ist bei den mit ** gekennzeichneten Kodes in der 6. Stelle nach folgender Liste zu kodieren:

0♦ Humeroglenoidalgelenk
1♦ Akromioklavikulargelenk
2♦ Thorakoskapulargelenk(raum)
3♦ Sternoklavikulargelenk
4♦ Humeroulnargelenk
5♦ Proximales Radioulnargelenk
6♦ Distales Radioulnargelenk
7♦ Handgelenk n.n.bez.
8♦ Radiokarpalgelenk
9♦ Ulnokarpalgelenk
e♦ Iliosakralgelenk
f Symphyse
g♦ Hüftgelenk
h♦ Kniegelenk
j♦ Proximales Tibiofibulargelenk
k♦ Oberes Sprunggelenk
m♦ Unteres Sprunggelenk
n♦ Tarsalgelenk
p♦ Tarsometatarsalgelenk
q♦ Metatarsophalangealgelenk
r♦ Zehengelenk
s♦ Humeroradialgelenk
t♦ Ellenbogengelenk n.n.bez.
x♦ Sonstige

5-809.0- Durchtrennung eines Bandes, offen chirurgisch

Exkl.: Durchtrennung des Lig. carpi transversum, Ringbandspaltung (5-841.1 ff.)

.00♦ Humeroglenoidalgelenk
.01♦ Akromioklavikulargelenk
.03♦ Sternoklavikulargelenk
.04♦ Humeroulnargelenk
.05♦ Proximales Radioulnargelenk
.06♦ Distales Radioulnargelenk
.07♦ Handgelenk n.n.bez.
.08♦ Radiokarpalgelenk
.09♦ Ulnokarpalgelenk
.0e♦ Iliosakralgelenk
.0f Symphyse
.0g♦ Hüftgelenk
.0h♦ Kniegelenk
.0j♦ Proximales Tibiofibulargelenk
.0k♦ Oberes Sprunggelenk
.0m♦ Unteres Sprunggelenk
.0n♦ Tarsalgelenk
.0p♦ Tarsometatarsalgelenk
.0q♦ Metatarsophalangealgelenk
.0r♦ Zehengelenk
.0s♦ Humeroradialgelenk
.0t♦ Ellenbogengelenk n.n.bez.
.0x♦ Sonstige

** 5-809.1- Arthrorise, offen chirurgisch

Exkl.: Arthrorise an Gelenken der Hand (5-849.6)

5-809.2- Temporäre Fixation eines Gelenkes, offen chirurgisch

Exkl.: Temporäre Fixation an Gelenken der Hand (5-849.1)
Temporäre Fixation des Akromioklavikulargelenkes (5-807.5, 5-807.6)

Hinw.: Das zur temporären Fixation angewandte Osteosyntheseverfahren ist gesondert zu kodieren (5-786 ff.).

.20♦ Humeroglenoidalgelenk
.22♦ Thorakoskapulargelenk(raum)
.23♦ Sternoklavikulargelenk
.24♦ Humeroulnargelenk
.25♦ Proximales Radioulnargelenk
.26♦ Distales Radioulnargelenk
.27♦ Handgelenk n.n.bez.
.28♦ Radiokarpalgelenk
.29♦ Ulnokarpalgelenk
.2e♦ Iliosakralgelenk
.2f Symphyse
.2g♦ Hüftgelenk
.2h♦ Kniegelenk
.2j♦ Proximales Tibiofibulargelenk
.2k♦ Oberes Sprunggelenk
.2m♦ Unteres Sprunggelenk
.2n♦ Tarsalgelenk
.2p♦ Tarsometatarsalgelenk
.2q♦ Metatarsophalangealgelenk
.2r♦ Zehengelenk
.2s♦ Humeroradialgelenk
.2t♦ Ellenbogengelenk n.n.bez.
.2x♦ Sonstige

5-809.3- Einbringen einer Entlastungsfeder, offen chirurgisch

.3h♦ Kniegelenk

** 5-809.4- Temporäre Fixation eines Gelenkes, perkutan

Exkl.: Temporäre Fixation an Gelenken der Hand (5-849.1)

Hinw.: Das zur temporären Fixation angewandte Osteosyntheseverfahren ist gesondert zu kodieren (5-786 ff.).

| 5-809.5♦ Fusion des distalen Tibiofibulargelenkes, offen chirurgisch

| *Exkl.:* Einbringen von Fixationsmaterial am Knochen bei Operationen am Weichteilgewebe (5-869.2)

| *Hinw.:* Eine durchgeführte Osteosynthese ist gesondert zu kodieren (5-786 ff.).

** 5-809.x- Sonstige

5-809.y N.n.bez.

5-81 Arthroskopische Gelenkoperationen

Inkl.: Endoskopische Eingriffe im periartikulären Raum

Exkl.: Alleinige diagnostische Arthroskopie (1-697 ff.)

Hinw.: Eine gleichzeitig durchgeführte diagnostische Arthroskopie ist im Kode enthalten.
Aufwendige Gipsverbände sind gesondert zu kodieren (8-310 ff.).
Die Art des Transplantates ist, sofern nicht als eigener Kode angegeben, zusätzlich zu kodieren (5-930 ff.).

5-810.– Arthroskopische Gelenkoperation

Hinw.: Die Lokalisation ist bei den mit ** gekennzeichneten Kodes in der 6. Stelle nach folgender Liste zu kodieren:

0♦ Humeroglenoidalgelenk
1♦ Akromioklavikulargelenk
2♦ Thorakoskapulargelenk(raum)
3♦ Sternoklavikulargelenk
4♦ Humeroulnargelenk
5♦ Proximales Radioulnargelenk
6♦ Distales Radioulnargelenk
7♦ Handgelenk n.n.bez.
8♦ Radiokarpalgelenk
9♦ Ulnokarpalgelenk
e♦ Iliosakralgelenk
f Symphyse
g♦ Hüftgelenk
h♦ Kniegelenk
j♦ Proximales Tibiofibulargelenk
k♦ Oberes Sprunggelenk
m♦ Unteres Sprunggelenk
n♦ Tarsalgelenk
p♦ Tarsometatarsalgelenk
q♦ Metatarsophalangealgelenk
r♦ Zehengelenk
s♦ Humeroradialgelenk
t♦ Ellenbogengelenk n.n.bez.
x♦ Sonstige

** 5-810.0- Gelenkspülung mit Drainage, aseptisch

** 5-810.1- Gelenkspülung mit Drainage, septisch

** 5-810.2- Gelenkmobilisation [Arthrolyse]

Inkl.: Debridement

5-810.3- Entfernung von Osteosynthesematerial

Inkl.: Entfernung anderer Implantate

.30♦ Humeroglenoidalgelenk
.31♦ Akromioklavikulargelenk
.33♦ Sternoklavikulargelenk
.34♦ Humeroulnargelenk
.35♦ Proximales Radioulnargelenk
.36♦ Distales Radioulnargelenk
.37♦ Handgelenk n.n.bez.
.38♦ Radiokarpalgelenk
.39♦ Ulnokarpalgelenk
.3e♦ Iliosakralgelenk
.3f Symphyse
.3g♦ Hüftgelenk
.3h♦ Kniegelenk
.3j♦ Proximales Tibiofibulargelenk
.3k♦ Oberes Sprunggelenk
.3m♦ Unteres Sprunggelenk
.3n♦ Tarsalgelenk
.3p♦ Tarsometatarsalgelenk
.3q♦ Metatarsophalangealgelenk
.3r♦ Zehengelenk
.3s♦ Humeroradialgelenk
.3t♦ Ellenbogengelenk n.n.bez.
.3x♦ Sonstige

5-810.4- Entfernung freier Gelenkkörper

Inkl.: Entfernung eines Fremdkörpers
Entfernung osteochondraler Fragmente

.40♦ Humeroglenoidalgelenk
.41♦ Akromioklavikulargelenk
.43♦ Sternoklavikulargelenk
.44♦ Humeroulnargelenk
.45♦ Proximales Radioulnargelenk
.46♦ Distales Radioulnargelenk
.47♦ Handgelenk n.n.bez.
.48♦ Radiokarpalgelenk
.49♦ Ulnokarpalgelenk
.4e♦ Iliosakralgelenk
.4g♦ Hüftgelenk
.4h♦ Kniegelenk
.4j♦ Proximales Tibiofibulargelenk
.4k♦ Oberes Sprunggelenk
.4m♦ Unteres Sprunggelenk
.4n♦ Tarsalgelenk
.4p♦ Tarsometatarsalgelenk
.4q♦ Metatarsophalangealgelenk
.4r♦ Zehengelenk
.4s♦ Humeroradialgelenk
.4t♦ Ellenbogengelenk n.n.bez.
.4x♦ Sonstige

** 5-810.5- Entfernung periartikulärer Verkalkungen

** 5-810.6- Arthroskopisch assistierte Versorgung einer Fraktur

Hinw.: Diese Kodes sind Zusatzkodes und zur Angabe einer arthroskopischen Unterstützung bei einer Frakturversorgung zu verwenden.
Eine durchgeführte Frakturosteosynthese ist gesondert zu kodieren (5-79).

** 5-810.7- Einlegen eines Medikamententrägers

Inkl.: Wechsel

** 5-810.8- Entfernen eines Medikamententrägers

5-810.9- Resektion von Bandanteilen und/oder Bandresten

.90♦ Humeroglenoidalgelenk
.91♦ Akromioklavikulargelenk
.93♦ Sternoklavikulargelenk
.94♦ Humeroulnargelenk
.95♦ Proximales Radioulnargelenk
.96♦ Distales Radioulnargelenk
.97♦ Handgelenk n.n.bez.
.98♦ Radiokarpalgelenk
.99♦ Ulnokarpalgelenk
.9e♦ Iliosakralgelenk
.9f Symphyse
.9g♦ Hüftgelenk
.9h♦ Kniegelenk
.9j♦ Proximales Tibiofibulargelenk
.9k♦ Oberes Sprunggelenk
.9m♦ Unteres Sprunggelenk
.9n♦ Tarsalgelenk
.9p♦ Tarsometatarsalgelenk
.9q♦ Metatarsophalangealgelenk
.9r♦ Zehengelenk
.9s♦ Humeroradialgelenk
.9t♦ Ellenbogengelenk n.n.bez.
.9x♦ Sonstige

** 5-810.x- Sonstige

5-810.y N.n.bez.

5-811.– Arthroskopische Operation an der Synovialis

5-811.0- Resektion einer Plica synovialis

.07♦ Handgelenk n.n.bez.
.0h♦ Kniegelenk
.0x♦ Sonstige

5-811.1- Resektion an einem Fettkörper (z.B. Hoffa-Fettkörper)

.1g♦ Hüftgelenk
.1h♦ Kniegelenk
.1x♦ Sonstige

5-811.2- Synovektomie, partiell

.20♦ Humeroglenoidalgelenk
.21♦ Akromioklavikulargelenk
.23♦ Sternoklavikulargelenk
.24♦ Humeroulnargelenk
.25♦ Proximales Radioulnargelenk
.26♦ Distales Radioulnargelenk
.27♦ Handgelenk n.n.bez.
.28♦ Radiokarpalgelenk
.29♦ Ulnokarpalgelenk
.2e♦ Iliosakralgelenk
.2g♦ Hüftgelenk
.2h♦ Kniegelenk
.2j♦ Proximales Tibiofibulargelenk
.2k♦ Oberes Sprunggelenk
.2m♦ Unteres Sprunggelenk
.2n♦ Tarsalgelenk
.2p♦ Tarsometatarsalgelenk
.2q♦ Metatarsophalangealgelenk
.2r♦ Zehengelenk
.2s♦ Humeroradialgelenk
.2t♦ Ellenbogengelenk n.n.bez.
.2x♦ Sonstige

5-811.3- Synovektomie, total

.30♦ Humeroglenoidalgelenk
.31♦ Akromioklavikulargelenk
.33♦ Sternoklavikulargelenk
.34♦ Humeroulnargelenk
.35♦ Proximales Radioulnargelenk
.36♦ Distales Radioulnargelenk
.37♦ Handgelenk n.n.bez.
.38♦ Radiokarpalgelenk
.39♦ Ulnokarpalgelenk
.3e♦ Iliosakralgelenk
.3g♦ Hüftgelenk
.3h♦ Kniegelenk
.3j♦ Proximales Tibiofibulargelenk
.3k♦ Oberes Sprunggelenk
.3m♦ Unteres Sprunggelenk
.3n♦ Tarsalgelenk
.3p♦ Tarsometatarsalgelenk
.3q♦ Metatarsophalangealgelenk
.3r♦ Zehengelenk
.3s♦ Humeroradialgelenk
.3t♦ Ellenbogengelenk n.n.bez.
.3x♦ Sonstige

5-811.4- Elektrothermische Denervierung von Synovialis und Kapselgewebe

Inkl.: Arthroskopische Patelladenervation

.40♦ Humeroglenoidalgelenk
.41♦ Akromioklavikulargelenk
.42♦ Thorakoskapulargelenk(raum)
.43♦ Sternoklavikulargelenk
.44♦ Humeroulnargelenk
.45♦ Proximales Radioulnargelenk
.46♦ Distales Radioulnargelenk
.47♦ Handgelenk n.n.bez.
.48♦ Radiokarpalgelenk
.49♦ Ulnokarpalgelenk
.4f Symphyse
.4g♦ Hüftgelenk
.4h♦ Kniegelenk
.4j♦ Proximales Tibiofibulargelenk
.4k♦ Oberes Sprunggelenk
.4m♦ Unteres Sprunggelenk
.4n♦ Tarsalgelenk
.4p♦ Tarsometatarsalgelenk
.4q♦ Metatarsophalangealgelenk
.4r♦ Zehengelenk
.4s♦ Humeroradialgelenk
.4t♦ Ellenbogengelenk n.n.bez.
.4x♦ Sonstige

5-811.x- Sonstige

.x0♦ Humeroglenoidalgelenk
.x1♦ Akromioklavikulargelenk
.x2♦ Thorakoskapulargelenk(raum)
.x3♦ Sternoklavikulargelenk
.x4♦ Humeroulnargelenk
.x5♦ Proximales Radioulnargelenk
.x6♦ Distales Radioulnargelenk
.x7♦ Handgelenk n.n.bez.
.x8♦ Radiokarpalgelenk
.x9♦ Ulnokarpalgelenk
.xe♦ Iliosakralgelenk
.xf Symphyse
.xg♦ Hüftgelenk
.xh♦ Kniegelenk
.xj♦ Proximales Tibiofibulargelenk
.xk♦ Oberes Sprunggelenk
.xm♦ Unteres Sprunggelenk
.xn♦ Tarsalgelenk
.xp♦ Tarsometatarsalgelenk
.xq♦ Metatarsophalangealgelenk
.xr♦ Zehengelenk
.xs♦ Humeroradialgelenk
.xt♦ Ellenbogengelenk n.n.bez.
.xx♦ Sonstige

5-811.y N.n.bez.

5-812.– Arthroskopische Operation am Gelenkknorpel und an den Menisken

5-812.0- Exzision von erkranktem Gewebe am Gelenkknorpel

.00♦ Humeroglenoidalgelenk
.01♦ Akromioklavikulargelenk
.03♦ Sternoklavikulargelenk
.04♦ Humeroulnargelenk
.05♦ Proximales Radioulnargelenk
.06♦ Distales Radioulnargelenk
.07♦ Handgelenk n.n.bez.
.08♦ Radiokarpalgelenk
.09♦ Ulnokarpalgelenk
.0e♦ Iliosakralgelenk
.0f Symphyse
.0g♦ Hüftgelenk
.0h♦ Kniegelenk
.0j♦ Proximales Tibiofibulargelenk
.0k♦ Oberes Sprunggelenk
.0m♦ Unteres Sprunggelenk
.0n♦ Tarsalgelenk
.0p♦ Tarsometatarsalgelenk
.0q♦ Metatarsophalangealgelenk
.0r♦ Zehengelenk
.0s♦ Humeroradialgelenk
.0t♦ Ellenbogengelenk n.n.bez.
.0x♦ Sonstige

5-812.3- Refixation eines osteochondralen Fragmentes

.30♦ Humeroglenoidalgelenk
.31♦ Akromioklavikulargelenk
.33♦ Sternoklavikulargelenk
.34♦ Humeroulnargelenk
.35♦ Proximales Radioulnargelenk
.36♦ Distales Radioulnargelenk
.37♦ Handgelenk n.n.bez.
.38♦ Radiokarpalgelenk
.39♦ Ulnokarpalgelenk
.3e♦ Iliosakralgelenk
.3f Symphyse
.3g♦ Hüftgelenk
.3h♦ Kniegelenk
.3j♦ Proximales Tibiofibulargelenk
.3k♦ Oberes Sprunggelenk
.3m♦ Unteres Sprunggelenk
.3n♦ Tarsalgelenk
.3p♦ Tarsometatarsalgelenk
.3q♦ Metatarsophalangealgelenk
.3r♦ Zehengelenk
.3s♦ Humeroradialgelenk
.3t♦ Ellenbogengelenk n.n.bez.
.3x♦ Sonstige

5-812.5♦ Meniskusresektion, partiell

Inkl.: Meniskusglättung

5-812.6♦ Meniskusresektion, total

5-812.7♦ Meniskusrefixation

5-812.8- Entnahme eines Knorpeltransplantates

Inkl.: Entnahme von Knorpel zur Zell- und Gewebezüchtung

.80♦ Humeroglenoidalgelenk
.84♦ Humeroulnargelenk
.87♦ Handgelenk n.n.bez.
.8g♦ Hüftgelenk
.8h♦ Kniegelenk
.8k♦ Oberes Sprunggelenk
.8m♦ Unteres Sprunggelenk
.8s♦ Humeroradialgelenk
.8t♦ Ellenbogengelenk n.n.bez.
.8x♦ Sonstige

5-812.9- Knorpeltransplantation

Inkl.: Arthroskopische Transplantation von mechanisch zerkleinertem autogenen Knorpelgewebe (Minced-Cartilage-Verfahren)

.90♦ Humeroglenoidalgelenk
.91♦ Akromioklavikulargelenk
.93♦ Sternoklavikulargelenk
.94♦ Humeroulnargelenk
.95♦ Proximales Radioulnargelenk
.96♦ Distales Radioulnargelenk
.97♦ Handgelenk n.n.bez.
.98♦ Radiokarpalgelenk
.99♦ Ulnokarpalgelenk
.9e♦ Iliosakralgelenk
.9f Symphyse
.9g♦ Hüftgelenk
.9h♦ Kniegelenk
.9j♦ Proximales Tibiofibulargelenk
.9k♦ Oberes Sprunggelenk
.9m♦ Unteres Sprunggelenk
.9n♦ Tarsalgelenk
.9p♦ Tarsometatarsalgelenk
.9q♦ Metatarsophalangealgelenk
.9r♦ Zehengelenk
.9s♦ Humeroradialgelenk
.9t♦ Ellenbogengelenk n.n.bez.
.9x♦ Sonstige

5-812.a- Implantation von in vitro hergestellten Gewebekulturen

Exkl.: Autogene matrixinduzierte Chondrozytentransplantation (5-812.h ff.)

.a0♦ Humeroglenoidalgelenk
.a1♦ Akromioklavikulargelenk
.a3♦ Sternoklavikulargelenk
.a4♦ Humeroulnargelenk
.a5♦ Proximales Radioulnargelenk
.a6♦ Distales Radioulnargelenk
.a7♦ Handgelenk n.n.bez.
.a8♦ Radiokarpalgelenk
.a9♦ Ulnokarpalgelenk
.ae♦ Iliosakralgelenk
.af Symphyse
.ag♦ Hüftgelenk
.ah♦ Kniegelenk
.aj♦ Proximales Tibiofibulargelenk
.ak♦ Oberes Sprunggelenk
.am♦ Unteres Sprunggelenk
.an♦ Tarsalgelenk
.ap♦ Tarsometatarsalgelenk
.aq♦ Metatarsophalangealgelenk
.ar♦ Zehengelenk
.as♦ Humeroradialgelenk
.at♦ Ellenbogengelenk n.n.bez.
.ax♦ Sonstige

5-812.b♦ Resektion des Discus triangularis

5-812.c♦ Implantation eines künstlichen Meniskus

Inkl.: Kollagenmeniskus, Meniskus aus Polyurethan

5-812.d♦ Entfernung eines künstlichen Meniskus

Inkl.: Kollagenmeniskus, Meniskus aus Polyurethan

5-812.e- Knorpelglättung (Chondroplastik)

.e0♦ Humeroglenoidalgelenk
.e1♦ Akromioklavikulargelenk
.e3♦ Sternoklavikulargelenk
.e4♦ Humeroulnargelenk
.e5♦ Proximales Radioulnargelenk
.e6♦ Distales Radioulnargelenk
.e7♦ Handgelenk n.n.bez.
.e8♦ Radiokarpalgelenk
.e9♦ Ulnokarpalgelenk
.ee♦ Iliosakralgelenk
.ef Symphyse
.eg♦ Hüftgelenk
.eh♦ Kniegelenk
.ej♦ Proximales Tibiofibulargelenk
.ek♦ Oberes Sprunggelenk
.em♦ Unteres Sprunggelenk
.en♦ Tarsalgelenk
.ep♦ Tarsometatarsalgelenk
.eq♦ Metatarsophalangealgelenk
.er♦ Zehengelenk
.es♦ Humeroradialgelenk
.et♦ Ellenbogengelenk n.n.bez.
.ex♦ Sonstige

5-812.f- Subchondrale Knocheneröffnung (z.B. nach Pridie, Mikrofrakturierung, Abrasionsarthroplastik)

.f0♦ Humeroglenoidalgelenk
.f1♦ Akromioklavikulargelenk
.f3♦ Sternoklavikulargelenk
.f4♦ Humeroulnargelenk
.f5♦ Proximales Radioulnargelenk
.f6♦ Distales Radioulnargelenk
.f7♦ Handgelenk n.n.bez.
.f8♦ Radiokarpalgelenk
.f9♦ Ulnokarpalgelenk
.fe♦ Iliosakralgelenk
.fg♦ Hüftgelenk
.fh♦ Kniegelenk
.fj♦ Proximales Tibiofibulargelenk
.fk♦ Oberes Sprunggelenk
.fm♦ Unteres Sprunggelenk
.fn♦ Tarsalgelenk
.fp♦ Tarsometatarsalgelenk
.fq♦ Metatarsophalangealgelenk
.fr♦ Zehengelenk
.fs♦ Humeroradialgelenk
.ft♦ Ellenbogengelenk n.n.bez.
.fx♦ Sonstige

5-812.g- Subchondrale Knocheneröffnung mit Einbringen eines azellulären Implantates

Inkl.: Autogene matrixinduzierte Chondrogenese

.g0♦ Humeroglenoidalgelenk
.g1♦ Akromioklavikulargelenk
.g3♦ Sternoklavikulargelenk
.g4♦ Humeroulnargelenk
.g5♦ Proximales Radioulnargelenk
.g6♦ Distales Radioulnargelenk
.g7♦ Handgelenk n.n.bez.
.g8♦ Radiokarpalgelenk
.g9♦ Ulnokarpalgelenk
.ge♦ Iliosakralgelenk
.gg♦ Hüftgelenk
.gh♦ Kniegelenk
.gj♦ Proximales Tibiofibulargelenk
.gk♦ Oberes Sprunggelenk
.gm♦ Unteres Sprunggelenk
.gn♦ Tarsalgelenk
.gp♦ Tarsometatarsalgelenk

.gq♦ Metatarsophalangealgelenk
.gr♦ Zehengelenk
.gs♦ Humeroradialgelenk
.gt♦ Ellenbogengelenk n.n.bez.
.gx♦ Sonstige

5-812.h- Autogene matrixinduzierte Chondrozytentransplantation

.h0♦ Humeroglenoidalgelenk
.h1♦ Akromioklavikulargelenk
.h3♦ Sternoklavikulargelenk
.h4♦ Humeroulnargelenk
.h5♦ Proximales Radioulnargelenk
.h6♦ Distales Radioulnargelenk
.h7♦ Handgelenk n.n.bez.
.h8♦ Radiokarpalgelenk
.h9♦ Ulnokarpalgelenk
.he♦ Iliosakralgelenk
.hf Symphyse
.hg♦ Hüftgelenk
.hh♦ Kniegelenk
.hj♦ Proximales Tibiofibulargelenk
.hk♦ Oberes Sprunggelenk
.hm♦ Unteres Sprunggelenk
.hn♦ Tarsalgelenk
.hp♦ Tarsometatarsalgelenk
.hq♦ Metatarsophalangealgelenk
.hr♦ Zehengelenk
.hs♦ Humeroradialgelenk
.ht♦ Ellenbogengelenk n.n.bez.
.hx♦ Sonstige

5-812.k- Resektion eines oder mehrerer Osteophyten

.k0♦ Humeroglenoidalgelenk
.k1♦ Akromioklavikulargelenk
.k2♦ Thorakoskapulargelenk(raum)
.k3♦ Sternoklavikulargelenk
.k4♦ Humeroulnargelenk
.k5♦ Proximales Radioulnargelenk
.k6♦ Distales Radioulnargelenk
.k7♦ Handgelenk n.n.bez.
.k8♦ Radiokarpalgelenk
.k9♦ Ulnokarpalgelenk
.ke♦ Iliosakralgelenk
.kf Symphyse
.kg♦ Hüftgelenk
.kh♦ Kniegelenk
.kj♦ Proximales Tibiofibulargelenk
.kk♦ Oberes Sprunggelenk
.km♦ Unteres Sprunggelenk
.kn♦ Tarsalgelenk
.kp♦ Tarsometatarsalgelenk
.kq♦ Metatarsophalangealgelenk
.kr♦ Zehengelenk
.ks♦ Humeroradialgelenk
.kt♦ Ellenbogengelenk n.n.bez.
.kx♦ Sonstige

5-812.m- Subchondrale Knochenöffnung mit Einbringen eines mit homologem Vollblut oder seinen Bestandteilen angereicherten azellulären Implantates

Exkl.: Autogene matrixinduzierte Chondrogenese (5-812.g ff.)

.m0♦ Humeroglenoidalgelenk
.m1♦ Akromioklavikulargelenk
.m3♦ Sternoklavikulargelenk
.m4♦ Humeroulnargelenk
.m5♦ Proximales Radioulnargelenk
.m6♦ Distales Radioulnargelenk
.m7♦ Handgelenk n.n.bez.
.m8♦ Radiokarpalgelenk
.m9♦ Ulnokarpalgelenk
.me♦ Iliosakralgelenk
.mg♦ Hüftgelenk
.mh♦ Kniegelenk
.mj♦ Proximales Tibiofibulargelenk
.mk♦ Oberes Sprunggelenk
.mm♦ Unteres Sprunggelenk
.mn♦ Tarsalgelenk
.mp♦ Tarsometatarsalgelenk
.mq♦ Metatarsophalangealgelenk
.mr♦ Zehengelenk
.ms♦ Humeroradialgelenk
.mt♦ Ellenbogengelenk n.n.bez.
.mx♦ Sonstige

5-812.n- Naht oder Rekonstruktion des Discus triangularis [TFCC]

.n0♦ Refixation, kapsulär

Inkl.: Straffung

.n1♦ Refixation, knöchern
.n2♦ Rekonstruktion durch Transplantat

Hinw.: Die Transplantatentnahme ist gesondert zu kodieren.

.nx♦ Sonstige

5-812.p♦ Meniskustransplantation

5-812.x- Sonstige

.x0♦ Humeroglenoidalgelenk
.x1♦ Akromioklavikulargelenk
.x2♦ Thorakoskapulargelenk(raum)
.x3♦ Sternoklavikulargelenk
.x4♦ Humeroulnargelenk
.x5♦ Proximales Radioulnargelenk
.x6♦ Distales Radioulnargelenk
.x7♦ Handgelenk n.n.bez.
.x8♦ Radiokarpalgelenk
.x9♦ Ulnokarpalgelenk
.xe♦ Iliosakralgelenk
.xf Symphyse
.xg♦ Hüftgelenk
.xh♦ Kniegelenk
.xj♦ Proximales Tibiofibulargelenk
.xk♦ Oberes Sprunggelenk
.xm♦ Unteres Sprunggelenk
.xn♦ Tarsalgelenk
.xp♦ Tarsometatarsalgelenk
.xq♦ Metatarsophalangealgelenk
.xr♦ Zehengelenk
.xs♦ Humeroradialgelenk
.xt♦ Ellenbogengelenk n.n.bez.
.xx♦ Sonstige

5-812.y N.n.bez.

5-813.– Arthroskopische Refixation und Plastik am Kapselbandapparat des Kniegelenkes

Inkl.: Transplantatentnahme, Isometriemessung und Notch-Plastik

5-813.0♦ Naht des vorderen Kreuzbandes

5-813.1♦ Naht des hinteren Kreuzbandes

5-813.2♦ Knöcherne Refixation eines Kreuzbandes

5-813.3♦ Plastik des vorderen Kreuzbandes mit autogener Patellarsehne

5-813.4♦ Plastik des vorderen Kreuzbandes mit sonstiger autogener Sehne

5-813.5♦ Plastik des vorderen Kreuzbandes mit alloplastischem Bandersatz

5-813.6♦ Plastik des hinteren Kreuzbandes mit autogener Patellarsehne

5-813.7♦ Plastik des hinteren Kreuzbandes mit sonstiger autogener Sehne

5-813.8♦ Plastik des hinteren Kreuzbandes mit alloplastischem Bandersatz

5-813.9♦ Durchtrennung der Kniegelenkskapsel (Lateral release)

5-813.a♦ Naht des medialen Kapselbandapparates

5-813.b♦ Naht des lateralen Kapselbandapparates

5-813.c♦ Naht des dorsalen Kapselbandapparates

5-813.d♦ Plastik des medialen Kapselbandapparates

5-813.e♦ Plastik des lateralen Kapselbandapparates

5-813.f♦ Plastik des dorsalen Kapselbandapparates

5-813.g♦ Plastik des vorderen Kreuzbandes mit allogener Sehne

5-813.h♦ Plastik des hinteren Kreuzbandes mit allogener Sehne

5-813.j♦ Augmentation des vorderen Kreuzbandes

Inkl.: Naht, dynamische intraligamentäre Stabilisierung

5-813.k♦ Augmentation des hinteren Kreuzbandes

Inkl.: Naht, dynamische intraligamentäre Stabilisierung

5-813.x♦ Sonstige

5-813.y N.n.bez.

5-814.– Arthroskopische Refixation und Plastik am Kapselbandapparat des Schultergelenkes

5-814.0♦ Refixation des Labrum glenoidale durch Naht

5-814.1♦ Refixation des Labrum glenoidale durch sonstige Verfahren
Inkl.: Knochenanker

5-814.2♦ Refixation eines knöchernen Labrumabrisses (Bankart-Läsion)

5-814.3♦ Erweiterung des subakromialen Raumes
Inkl.: Bursektomie
Resektion des Ligamentum coracoacromiale

5-814.4♦ Sonstige Rekonstruktion der Rotatorenmanschette
Inkl.: Sonstige Rekonstruktion der Rotatorenmanschette mit Debridement

5-814.5♦ Kapselraffung mit Fixation am Glenoid durch Naht
Inkl.: Fixation durch Knochenanker

| 5-814.6- Rekonstruktion der Rotatorenmanschette durch Transplantation
.60♦ Mit Sehnentransplantat
.61♦ Mit Dermistransplantat
.62♦ Mit Faszia-lata-Transplantat
.6x♦ Mit sonstigem Transplantat

5-814.7♦ Tenotomie der langen Bizepssehne

5-814.8♦ Naht der langen Bizepssehne

5-814.9♦ Tenodese der langen Bizepssehne

5-814.b♦ Stabilisierung des Akromioklavikulargelenkes durch Fixationsverfahren
Inkl.: Freie Sehnentransplantation
Hinw.: Die Entnahme von Sehnengewebe zur Transplantation ist gesondert zu kodieren (5-852.f ff.).

5-814.c♦ Einbringen eines Abstandhalters

5-814.d♦ Schrumpfung der Schultergelenkkapsel durch Energiequellen
Inkl.: Elektrokauter

5-814.e♦ Obere Kapselplastik
| *Inkl.:* Fixation durch Knochenanker

5-814.x♦ Sonstige

5-814.y N.n.bez.

5-815.– Arthroskopische Entfernung und arthroskopischer Wechsel eines Bandersatzes am Kniegelenk

Inkl.: Transplantatentnahme, Isometriemessung und Notch-Plastik
Hinw.: Bei zweizeitigem Kreuzbandersatz ist die Implantation des Transplantates wie eine primäre Kreuzbandoperation zu kodieren (5-813 ff.).

5-815.0♦ Entfernung eines vorderen Kreuzbandtransplantates

5-815.1♦ Entfernung eines hinteren Kreuzbandtransplantates

5-815.2- Wechsel eines vorderen Kreuzbandtransplantates
.20♦ Mit autogener Patellarsehne
.21♦ Mit sonstiger autogener Sehne
.22♦ Mit alloplastischem Bandersatz
.23♦ Mit allogener Sehne
.2x♦ Sonstige

5-815.3- Wechsel eines hinteren Kreuzbandtransplantates
.30♦ Mit autogener Patellarsehne

.31♦ Mit sonstiger autogener Sehne
.32♦ Mit alloplastischem Bandersatz
.33♦ Mit allogener Sehne
.3x♦ Sonstige
5-815.x♦ Sonstige
5-815.y N.n.bez.

5-816.– Arthroskopische Operationen am Labrum acetabulare

5-816.0♦ Naht oder sonstige Refixation
Inkl.: Knochenanker
5-816.1♦ Glättung und (Teil-)Resektion
Inkl.: Verwendung von Energiequellen
5-816.2♦ Rekonstruktion durch Transplantat
5-816.x♦ Sonstige
5-816.y N.n.bez.

5-819.– Andere arthroskopische Operationen

5-819.0- Durchtrennung eines Bandes
.00♦ Humeroglenoidalgelenk
.01♦ Akromioklavikulargelenk
.03♦ Sternoklavikulargelenk
.04♦ Humeroulnargelenk
.05♦ Proximales Radioulnargelenk
.06♦ Distales Radioulnargelenk
.07♦ Handgelenk n.n.bez.
.08♦ Radiokarpalgelenk
.09♦ Ulnokarpalgelenk
.0e♦ Iliosakralgelenk
.0f Symphyse
.0g♦ Hüftgelenk
.0h♦ Kniegelenk
.0j♦ Proximales Tibiofibulargelenk
.0k♦ Oberes Sprunggelenk
.0m♦ Unteres Sprunggelenk
.0n♦ Tarsalgelenk
.0p♦ Tarsometatarsalgelenk
.0q♦ Metatarsophalangealgelenk
.0r♦ Zehengelenk
.0s♦ Humeroradialgelenk
.0t♦ Ellenbogengelenk n.n.bez.
.0x♦ Sonstige
5-819.1- Debridement einer Sehne
Exkl.: Offen chirurgisches Debridement einer Sehne (5-850.c ff.)
.10♦ Humeroglenoidalgelenk
.14♦ Humeroulnargelenk
.15♦ Proximales Radioulnargelenk
.1h♦ Kniegelenk
.1k♦ Oberes Sprunggelenk
.1s♦ Humeroradialgelenk
.1t♦ Ellenbogengelenk n.n.bez.
.1x♦ Sonstige
5-819.2- Resektion eines Ganglions
Exkl.: Offen chirurgische Resektion eines Ganglions (5-859.2 ff.)
.20♦ Humeroglenoidalgelenk
.2h♦ Kniegelenk
.2x♦ Sonstige
5-819.4♦ Bandplastik des lateralen Bandapparates des Sprunggelenkes mit ortsständigem Gewebe [Broström-Gould]

5-819.x- Sonstige

- .x0♦ Humeroglenoidalgelenk
- .x1♦ Akromioklavikulargelenk
- .x2♦ Thorakoskapulargelenk(raum)
- .x3♦ Sternoklavikulargelenk
- .x4♦ Humeroulnargelenk
- .x5♦ Proximales Radioulnargelenk
- .x6♦ Distales Radioulnargelenk
- .x7♦ Handgelenk n.n.bez.
- .x8♦ Radiokarpalgelenk
- .x9♦ Ulnokarpalgelenk
- .xe♦ Iliosakralgelenk
- .xf Symphyse
- .xg♦ Hüftgelenk
- .xh♦ Kniegelenk
- .xj♦ Proximales Tibiofibulargelenk
- .xk♦ Oberes Sprunggelenk
- .xm♦ Unteres Sprunggelenk
- .xn♦ Tarsalgelenk
- .xp♦ Tarsometatarsalgelenk
- .xq♦ Metatarsophalangealgelenk
- .xr♦ Zehengelenk
- .xs♦ Humeroradialgelenk
- .xt♦ Ellenbogengelenk n.n.bez.
- .xx♦ Sonstige

5-819.y N.n.bez.

5-82 Endoprothetischer Gelenk- und Knochenersatz

Hinw.: Eine Abtragung von Osteophyten ist nicht gesondert zu kodieren.

5-820.– Implantation einer Endoprothese am Hüftgelenk

Hinw.: Eine durchgeführte Pfannendachplastik ist gesondert zu kodieren (5-829.1).
Eine durchgeführte Pfannenbodenplastik ist gesondert zu kodieren (5-829.h).
Eine durchgeführte Spongiosaplastik ist gesondert zu kodieren (5-784 ff.).
Die zusätzliche Verwendung von Osteosynthesematerial ist gesondert zu kodieren (5-786 ff.).
Die Verwendung einer Gelenkschnapp-Pfanne ist gesondert zu kodieren (5-820.7 ff.).
Die komplexe Erstimplantation einer Endoprothese z.B. mit Femurersatz oder mit Ersatz benachbarter Gelenke ist gesondert zu kodieren (5-829.a).
Die Verwendung einer Tumorendoprothese ist gesondert zu kodieren (5-829.c).
Die Verwendung einer hypoallergenen Prothese ist gesondert zu kodieren (5-829.e).
Aufwendige Gipsverbände sind gesondert zu kodieren (8-310 ff.).
Die Implantation einer Endoprothese nach vorheriger Explantation ist gesondert zu kodieren (5-829.n).
Ein durchgeführter alloplastischer Knochenersatz ist gesondert zu kodieren (5-785 ff.).
Die Implantation einer CAD-CAM-Prothese ist mit dem jeweiligen Kode für die Implantation der Endoprothese und den Zusatzkodes 5-829.m oder 5-829.p zu kodieren.
Die computergestützte intraoperative biomechanische Ausrichtung des Implantates ist gesondert zu kodieren (5-86a.4).

5-820.0- Totalendoprothese

- .00♦ Nicht zementiert
- .01♦ Zementiert
- .02♦ Hybrid (teilzementiert)

5-820.2- Totalendoprothese, Sonderprothese

Inkl.: Langschaft, Tumorprothese

- .20♦ Nicht zementiert
- .21♦ Zementiert
- .22♦ Hybrid (teilzementiert)

5-820.3- Femurkopfprothese

- .30♦ Nicht zementiert
- .31♦ Zementiert

5-820.4- Duokopfprothese

- .40♦ Nicht zementiert
- .41♦ Zementiert

5-820.5- Gelenkpfannenstützschale

Inkl.: Implantation eines Antiluxationspfannenrandes

.50♦ Nicht zementiert

.51♦ Zementiert

5-820.7- Gelenkschnapp-Pfanne

.70♦ Nicht zementiert

.71♦ Zementiert

.72♦ Hybrid (teilzementiert)

5-820.8- Oberflächenersatzprothese

.80♦ Nicht zementiert

.81♦ Zementiert

.82♦ Hybrid (teilzementiert)

5-820.9- Kurzschaft-Femurkopfprothese

.92♦ Ohne Pfannenprothese, nicht zementiert

.93♦ Ohne Pfannenprothese, zementiert

.94♦ Mit Pfannenprothese, nicht zementiert

.95♦ Mit Pfannenprothese, zementiert

.96♦ Mit Pfannenprothese, hybrid (teilzementiert)

5-820.x- Sonstige

.x0♦ Nicht zementiert

.x1♦ Zementiert

.x2♦ Hybrid (teilzementiert)

5-820.y N.n.bez.

5-821.– Revision, Wechsel und Entfernung einer Endoprothese am Hüftgelenk

Exkl.: Implantation einer Endoprothese nach vorheriger Explantation in gesonderter Sitzung (5-820 ff. mit 5-829.n)

Hinw.: Eine durchgeführte Spongiosaplastik ist gesondert zu kodieren (5-784 ff.).
Eine durchgeführte Pfannenbodenplastik ist gesondert zu kodieren (5-829.h).
Der Einbau einer Gelenkpfannenstützschale oder eines Antiluxationspfannenrandes ist gesondert zu kodieren (5-820.5 ff.).
Die zusätzliche Verwendung von Osteosynthesematerial ist gesondert zu kodieren (5-786 ff.).
Die Verwendung einer Gelenkschnapp-Pfanne ist gesondert zu kodieren (5-820.7 ff.).
Komplexe Wechseloperationen z.B. mit Femurersatz oder mit Ersatz benachbarter Gelenke sind gesondert zu kodieren (5-829.b).
Die Verwendung einer Tumorendoprothese ist gesondert zu kodieren (5-829.c).
Ein durchgeführter alloplastischer Knochenersatz ist gesondert zu kodieren (5-785 ff.).
Der (Teil-)Wechsel in eine CAD-CAM-Prothese ist mit dem jeweiligen Kode für den (Teil-)Wechsel der Endoprothese und den Zusatzkodes 5-829.m oder 5-829.p zu kodieren.
Die Verwendung einer hypoallergenen Endoprothese ist gesondert zu kodieren (5-829.e).
Die Verwendung einer beschichteten Endoprothese ist gesondert zu kodieren (5-829.j ff.).
Die Verwendung einer vollkeramischen Endoprothese ist gesondert zu kodieren (5-829.q).
Die computergestützte intraoperative biomechanische Ausrichtung des Implantates ist gesondert zu kodieren (5-86a.4).

5-821.0♦ Revision (ohne Wechsel)

5-821.1- Wechsel einer Femurkopfprothese
Inkl.: Im Rahmen eines Teilwechsels bei vorhandener Totalendoprothese
.10♦ In Femurkopfprothese, nicht zementiert
.11♦ In Femurkopfprothese, zementiert oder n.n.bez.
.12♦ In Totalendoprothese, nicht zementiert
.13♦ In Totalendoprothese, zementiert oder n.n.bez.
.14♦ In Totalendoprothese, hybrid (teilzementiert)
.15♦ In Totalendoprothese, Sonderprothese
Inkl.: Langschaft, Tumorprothese
.16♦ In Duokopfprothese
.18♦ Wechsel des Aufsteckkopfes
.1x♦ Sonstige
5-821.2- Wechsel einer Gelenkpfannenprothese
Inkl.: Im Rahmen eines Teilwechsels bei vorhandener Totalendoprothese
.20♦ In Gelenkpfannenprothese, nicht zementiert
.22♦ In Gelenkpfannenprothese, zementiert oder n.n.bez.
.24♦ In Gelenkpfannenprothese, nicht zementiert, mit Wechsel des Aufsteckkopfes
.25♦ In Gelenkpfannenprothese, zementiert oder n.n.bez., mit Wechsel des Aufsteckkopfes
.26♦ In Totalendoprothese, nicht zementiert
.27♦ In Totalendoprothese, zementiert oder n.n.bez.
.28♦ In Totalendoprothese, hybrid (teilzementiert)
.29♦ In Totalendoprothese, Sonderprothese
Inkl.: Langschaft, Tumorprothese
.2a♦ Isolierter Wechsel eines Inlays ohne Pfannenwechsel
.2b♦ Isolierter Wechsel eines Inlays ohne Pfannenwechsel, mit Wechsel des Aufsteckkopfes
.2x♦ Sonstige
5-821.3- Wechsel einer zementierten Totalendoprothese
.30♦ In Totalendoprothese, nicht zementiert
.31♦ In Totalendoprothese, zementiert oder n.n.bez.
.32♦ In Totalendoprothese, hybrid (teilzementiert)
.33♦ In Totalendoprothese, Sonderprothese
Inkl.: Langschaft, Tumorprothese
.3x♦ Sonstige
5-821.4- Wechsel einer nicht zementierten Totalendoprothese
.40♦ In Totalendoprothese, nicht zementiert
.41♦ In Totalendoprothese, zementiert oder n.n.bez.
.42♦ In Totalendoprothese, hybrid (teilzementiert)
.43♦ In Totalendoprothese, Sonderprothese
Inkl.: Langschaft, Tumorprothese
.4x♦ Sonstige
5-821.5- Wechsel einer Totalendoprothese, hybrid (teilzementiert)
.50♦ In Totalendoprothese, nicht zementiert
.51♦ In Totalendoprothese, zementiert oder n.n.bez.
.52♦ In Totalendoprothese, hybrid (teilzementiert)
.53♦ In Totalendoprothese, Sonderprothese
Inkl.: Langschaft, Tumorprothese
.5x♦ Sonstige

5-821.6- Wechsel einer Totalendoprothese, Sonderprothese
Inkl.: Langschaft, Tumorprothese
.60♦ In Totalendoprothese, nicht zementiert
.61♦ In Totalendoprothese, zementiert oder n.n.bez.
.62♦ In Totalendoprothese, hybrid (teilzementiert)
.63♦ In Totalendoprothese, Sonderprothese
Inkl.: Langschaft, Tumorprothese
.6x♦ Sonstige

5-821.7♦ Entfernung einer Totalendoprothese

5-821.8♦ Entfernung einer Femurkopfprothese

5-821.9♦ Entfernung einer Duokopfprothese

5-821.a♦ Entfernung einer Femurkopfkappe

5-821.b♦ Entfernung einer Gelenkpfannenprothese

5-821.c♦ Entfernung einer Gelenkpfannenstützschale
Inkl.: Entfernung eines Antiluxationspfannenrandes

5-821.d♦ Entfernung einer Gelenkschnapp-Pfanne

5-821.e♦ Entfernung einer Totalendoprothese, Sonderprothese
Inkl.: Langschaft, Tumorprothese

5-821.f- Wechsel einer Duokopfprothese
.f0♦ In Duokopfprothese, nicht zementiert
.f1♦ In Duokopfprothese, zementiert oder n.n.bez.
.f2♦ In Totalendoprothese, nicht zementiert
.f3♦ In Totalendoprothese, zementiert oder n.n.bez.
.f4♦ In Totalendoprothese, Sonderprothese
Inkl.: Langschaft, Tumorprothese
.fx♦ Sonstige

5-821.g- Wechsel einer Oberflächenersatzprothese
.g0♦ In Oberflächenersatzprothese, nicht zementiert
.g1♦ In Oberflächenersatzprothese, zementiert
.g2♦ In Oberflächenersatzprothese, hybrid (teilzementiert)
.g3♦ In Totalendoprothese, nicht zementiert
.g4♦ In Totalendoprothese, zementiert, hybrid oder n.n.bez.
.g5♦ In Totalendoprothese, Sonderprothese
.gx♦ Sonstige

5-821.h♦ Entfernung einer Oberflächenersatzprothese

5-821.j- Wechsel einer schenkelhalserhaltenden Femurkopfprothese [Kurzschaft-Femurkopfprothese]
.j0♦ In Totalendoprothese, nicht zementiert
.j1♦ In Totalendoprothese, zementiert, hybrid oder n.n.bez.
.j2♦ In Totalendoprothese, Sonderprothese
.jx♦ Sonstige

5-821.k♦ Entfernung einer schenkelhalserhaltenden Femurkopfprothese [Kurzschaft-Femurkopfprothese]

5-821.x♦ Sonstige

5-821.y N.n.bez.

5-822.– Implantation einer Endoprothese am Kniegelenk

Hinw.: Eine durchgeführte Spongiosaplastik ist gesondert zu kodieren (5-784 ff.).
Die zusätzliche Verwendung von Osteosynthesematerial ist gesondert zu kodieren (5-786 ff.).
Die komplexe Erstimplantation einer Endoprothese z.B. mit Knochenersatz oder mit Ersatz benachbarter Gelenke ist gesondert zu kodieren (5-829.a).
Die Verwendung einer Tumorendoprothese ist gesondert zu kodieren (5-829.c).
Die Verwendung einer hypoallergenen Prothese ist gesondert zu kodieren (5-829.e).
Die Implantation einer Endoprothese nach vorheriger Explantation ist gesondert zu kodieren (5-829.n).
Ein durchgeführter alloplastischer Knochenersatz ist gesondert zu kodieren (5-785 ff.).
Die Implantation einer CAD-CAM-Prothese ist mit dem jeweiligen Kode für die Implantation der Endoprothese und den Zusatzkodes 5-829.m oder 5-829.p zu kodieren.

5-822.0- Unikondyläre Schlittenprothese
.00♦ Nicht zementiert
.01♦ Zementiert
.02♦ Hybrid (teilzementiert)

5-822.8- Patellaersatz

Exkl.: Implantation eines patientenindividuellen metallischen Knorpelersatzes am Kniegelenk (5-801.j)
Implantation von metallischem Knorpelersatz mit nicht patientenindividuellem Implantat (5-801.m ff.)

Hinw.: Bei liegender Knieendoprothese ist die Revision (ohne Wechsel) derselben nicht gesondert zu kodieren.

.80♦ Patellarückfläche, nicht zementiert
.81♦ Patellarückfläche, zementiert
.83♦ Patellofemoraler Ersatz, nicht zementiert
.84♦ Patellofemoraler Ersatz, zementiert
.85♦ Patellofemoraler Ersatz, hybrid (teilzementiert)
.86♦ Isolierter Ersatz der femoralen Gleitfläche, nicht zementiert
.87♦ Isolierter Ersatz der femoralen Gleitfläche, zementiert

5-822.9- Sonderprothese

Inkl.: Tumorprothese

Hinw.: Ein Patellaersatz ist gesondert zu kodieren (5-822.8 ff.).

.90♦ Nicht zementiert
.91♦ Zementiert
.92♦ Hybrid (teilzementiert)

5-822.c♦ Interpositionelles nicht verankertes Implantat

Hinw.: Die Resektion des erkrankten Meniskus ist im Kode enthalten.

5-822.f- Implantation eines endoprothetischen Gelenkersatzes ohne Bewegungsfunktion

Inkl.: Arthrodesemodule

.f0♦ Nicht zementiert
.f1♦ Zementiert
.f2♦ Hybrid (teilzementiert)

5-822.g- Bikondyläre Oberflächenersatzprothese

Inkl.: Verwendung von Wedges

Hinw.: Ein Patellaersatz ist gesondert zu kodieren (5-822.8 ff.).

.g0♦ Nicht zementiert
.g1♦ Zementiert
.g2♦ Hybrid (teilzementiert)

5-822.h- Femoral und tibial schaftverankerte Prothese

Hinw.: Ein Patellaersatz ist gesondert zu kodieren (5-822.8 ff.).
Bei einseitiger Schaftverankerung ist eine bikondyläre Oberflächenersatzprothese (5-822.g ff.) zu kodieren.

.h0♦ Nicht zementiert

.h1♦ Zementiert

.h2♦ Hybrid (teilzementiert)

5-822.j- Endoprothese mit erweiterter Beugefähigkeit

Exkl.: Implantation einer unikondylären Schlittenprothese (5-822.0 ff.)

Hinw.: Ein Patellaersatz ist gesondert zu kodieren (5-822.8 ff.).
Die erweiterte Beugefähigkeit entspricht einer Beugefähigkeit von mindestens 130 Grad.

.j1♦ Zementiert

.j2♦ Hybrid (teilzementiert)

5-822.k- Bikompartimentelle Teilgelenkersatzprothese

Hinw.: Ein Patellaersatz ist gesondert zu kodieren (5-822.8 ff.).

.k0♦ Nicht zementiert

.k1♦ Zementiert

.k2♦ Hybrid (teilzementiert)

5-822.x- Sonstige

.x0♦ Nicht zementiert

.x1♦ Zementiert

.x2♦ Hybrid (teilzementiert)

5-822.y N.n.bez.

5-823.– Revision, Wechsel und Entfernung einer Endoprothese am Kniegelenk

Exkl.: Implantation einer Endoprothese nach vorheriger Explantation in gesonderter Sitzung (5-822 ff. mit 5-829.n)

Hinw.: Eine durchgeführte Spongiosaplastik ist gesondert zu kodieren (5-784 ff.).
Die zusätzliche Verwendung von Osteosynthesematerial ist gesondert zu kodieren (5-786 ff.).
Komplexe Wechseloperationen z.B. mit Knochenersatz oder mit Ersatz benachbarter Gelenke sind gesondert zu kodieren (5-829.b).
Die Verwendung einer Tumorendoprothese ist gesondert zu kodieren (5-829.c).
Die Verwendung einer hypoallergenen Prothese ist gesondert zu kodieren (5-829.e).
Ein durchgeführter alloplastischer Knochenersatz ist gesondert zu kodieren (5-785 ff.).
Der (Teil-)Wechsel in eine CAD-CAM-Prothese ist mit dem jeweiligen Kode für den (Teil-)Wechsel der Endoprothese und den Zusatzkodes 5-829.m oder 5-829.p zu kodieren.
Die Verwendung einer beschichteten Endoprothese ist gesondert zu kodieren (5-829.j ff.).
Die Verwendung einer vollkeramischen Endoprothese ist gesondert zu kodieren (5-829.q).

5-823.0♦ Revision (ohne Wechsel)

5-823.1- Wechsel einer unikondylären Schlittenprothese

Hinw.: Ein Patellaersatz ist gesondert zu kodieren (5-822.8 ff., 5-823.5 ff.).

.10♦ In unikondyläre Oberflächenprothese, nicht zementiert

.11♦ In unikondyläre Oberflächenprothese zementiert

.19♦ Inlaywechsel

.1a♦ In bikondyläre Oberflächenprothese, nicht zementiert

.1b♦ In bikondyläre Oberflächenprothese, zementiert

.1c♦ In bikondyläre Oberflächenprothese, hybrid (teilzementiert)

.1d♦ In femoral und tibial schaftverankerte Prothese, nicht zementiert

.1e♦ In femoral und tibial schaftverankerte Prothese, zementiert

.1f♦ In femoral und tibial schaftverankerte Prothese, hybrid (teilzementiert)

.1x♦ Sonstige

5-823.2- Wechsel einer bikondylären Oberflächenersatzprothese

Hinw.: Ein Patellaersatz ist gesondert zu kodieren (5-822.8 ff., 5-823.5 ff.).

.20♦ Typgleich

.21♦ In eine andere Oberflächenersatzprothese, nicht zementiert

.22♦ In eine andere Oberflächenersatzprothese, (teil-)zementiert

.25♦ In eine Sonderprothese, nicht zementiert

.26♦ In eine Sonderprothese, (teil-)zementiert

.27♦ Inlaywechsel

.28♦ Teilwechsel Femurteil

.29♦ Teilwechsel Tibiateil

.2a♦ In eine femoral und tibial schaftverankerte Prothese, nicht zementiert

.2b♦ In eine femoral und tibial schaftverankerte Prothese, (teil-)zementiert

.2x♦ Sonstige

5-823.4- Wechsel einer Sonderprothese

Hinw.: Ein Patellaersatz ist gesondert zu kodieren (5-822.8 ff., 5-823.5 ff.).

.40♦ Typgleich

.41♦ Teilwechsel Femurteil

Inkl.: Kopplungselement

.42♦ Teilwechsel Tibiateil

Inkl.: Kopplungselement

.43♦ Teilwechsel Kopplungselement

.4x♦ Sonstige

5-823.5- Wechsel eines Patellaersatzes

| *Inkl.:* Wechsel eines patellofemoralen Ersatzes oder einer femoralen Gleitfläche

Exkl.: Wechsel eines Patellaersatzes in eine Totalendoprothese oder Sonderprothese (5-823.9 mit 5-822 ff.)

Hinw.: Bei liegender Knieendoprothese ist die Revision (ohne Wechsel) derselben nicht gesondert zu kodieren.

.50♦ In Patellarückfläche, nicht zementiert

.51♦ In Patellarückfläche, zementiert

.52♦ In patellofemoralen Ersatz, nicht zementiert

.53♦ In patellofemoralen Ersatz, (teil-)zementiert

.54♦ In Ersatz der femoralen Gleitfläche, nicht zementiert

.55♦ In Ersatz der femoralen Gleitfläche, zementiert

5-823.6♦ Entfernung einer unikondylären Schlittenprothese

5-823.7♦ Entfernung einer bikondylären Oberflächenersatzprothese

5-823.9♦ Entfernung eines Patellaersatzes

| *Inkl.:* Entfernung eines patellofemoralen Ersatzes oder einer femoralen Gleitfläche

5-823.a♦ Entfernung einer Sonderprothese

5-823.b- Wechsel einer Endoprothese mit erweiterter Beugefähigkeit

Hinw.: Ein Patellaersatz ist gesondert zu kodieren (5-822.8 ff., 5-823.5 ff.).
Die erweiterte Beugefähigkeit entspricht einer Beugefähigkeit von mindestens 130 Grad.

.b0♦ Nur Inlaywechsel

.b7♦ In eine Sonderprothese, nicht zementiert

.b8♦ In eine Sonderprothese, (teil-)zementiert

.b9♦ In eine Endoprothese mit erweiterter Beugefähigkeit (teil-)zementiert

.ba♦ In eine femoral und tibial schaftverankerte Prothese, nicht zementiert

.bb♦ In eine femoral und tibial schaftverankerte Prothese, (teil-)zementiert

.bx♦ Sonstige

5-823.c♦ Wechsel eines interpositionellen nicht verankerten Implantates

5-823.d♦ Entfernung einer Endoprothese mit erweiterter Beugefähigkeit

5-823.e♦ Entfernung eines interpositionellen nicht verankerten Implantates

5-823.f- Wechsel einer bikompartimentellen Teilgelenkersatzprothese

Hinw.: Ein Patellaersatz ist gesondert zu kodieren (5-822.8 ff., 5-823.5 ff.).

.f0♦ Nur Inlaywechsel

.f1♦ Teilwechsel Tibiateil

.f2♦ Teilwechsel Femurteil

.fd♦ In eine bikompartimentelle Teilgelenkersatzprothese

.fe♦ In eine bikondyläre Oberflächenprothese, nicht zementiert

.ff♦ In eine bikondyläre Oberflächenprothese, (teil-)zementiert

.fg♦ In eine femoral und tibial schaftverankerte Prothese, nicht zementiert

.fh♦ In eine femoral und tibial schaftverankerte Prothese, (teil-)zementiert

.fx♦ Sonstige

5-823.g♦ Entfernung einer bikompartimentellen Teilgelenkersatzprothese

5-823.h- Wechsel eines endoprothetischen Gelenkersatzes ohne Bewegungsfunktion

Inkl.: Arthrodesemodule

.h0♦ (Teil-)Wechsel ohne Wiederherstellung der Gelenkfunktion

.h1♦ (Teil-)Wechsel mit Wiederherstellung der Gelenkfunktion

5-823.j♦ Entfernung eines endoprothetischen Gelenkersatzes ohne Bewegungsfunktion

5-823.k- Wechsel einer femoral und tibial schaftverankerten Prothese

Hinw.: Ein Patellaersatz ist gesondert zu kodieren (5-822.8 ff., 5-823.5 ff.).

.k0♦ Typgleich

.k1♦ In eine andere femoral und tibial schaftverankerte Prothese, nicht zementiert

.k2♦ In eine andere femoral und tibial schaftverankerte Prothese, (teil-)zementiert

.k3♦ In eine Sonderprothese, nicht zementiert

.k4♦ In eine Sonderprothese, (teil-)zementiert

.k5♦ Teilwechsel Femurteil

Inkl.: Kopplungselement

.k6♦ Teilwechsel Tibiateil

Inkl.: Kopplungselement

.k7♦ Teilwechsel Kopplungselement

.kx♦ Sonstige

5-823.m♦ Entfernung einer femoral und tibial schaftverankerten Prothese

5-823.x♦ Sonstige

5-823.y N.n.bez.

5-824.– Implantation einer Endoprothese an Gelenken der oberen Extremität

Exkl.: Implantation eines Humerusersatzes (5-828 ff.)

Hinw.: Eine durchgeführte Spongiosaplastik ist gesondert zu kodieren (5-784 ff.).
Die zusätzliche Verwendung von Osteosynthesematerial ist gesondert zu kodieren (5-786 ff.).
Die komplexe Erstimplantation einer Endoprothese z.B. mit Knochenersatz oder mit Ersatz benachbarter Gelenke ist gesondert zu kodieren (5-829.a).
Die Verwendung einer Tumorendoprothese ist gesondert zu kodieren (5-829.c).
Die Verwendung einer hypoallergenen Prothese ist gesondert zu kodieren (5-829.e).
Die Implantation einer Endoprothese nach vorheriger Explantation ist gesondert zu kodieren (5-829.n).
Ein durchgeführter alloplastischer Knochenersatz ist gesondert zu kodieren (5-785 ff.).
Eine durchgeführte Rekonstruktion eines knöchernen Glenoiddefektes ist gesondert zu kodieren (5-829.r).

5-824.0- Teilprothese im Bereich des proximalen Humerus
.00♦ Oberflächenersatzprothese
.01♦ Humeruskopfprothese
.0x♦ Sonstige

5-824.1♦ Glenoidprothese

5-824.2- Totalendoprothese Schultergelenk
.20♦ Konventionell (nicht invers)
.21♦ Invers

5-824.3♦ Radiuskopfprothese

5-824.4- Totalendoprothese Ellenbogengelenk, gekoppelt
.40♦ Humeroulnargelenk, ohne Ersatz des Radiuskopfes
.41♦ Humeroulnargelenk, mit Ersatz des Radiuskopfes

5-824.5- Totalendoprothese Ellenbogengelenk, ungekoppelt
.50♦ Humeroulnargelenk, ohne Ersatz des Radiuskopfes
.51♦ Humeroulnargelenk, mit Ersatz des Radiuskopfes
.52♦ Humeroradialgelenk

5-824.6- Teilprothese im Bereich des distalen Humerus
.60♦ Oberflächenersatzprothese
Inkl.: Teilersatz der distalen Humerusgelenkfläche
.61♦ Schaftverankerte Prothese

5-824.7- Ulnakopfprothese
.70♦ Ohne Kopplung am Radius
.71♦ Mit Kopplung am Radius

5-824.8♦ Handgelenkendoprothese

5-824.9- Fingergelenkendoprothese
.90♦ Eine Endoprothese
.91♦ Zwei Endoprothesen
.92♦ Drei Endoprothesen
.93♦ Vier Endoprothesen
.94♦ Fünf Endoprothesen
.95♦ Sechs oder mehr Endoprothesen

5-824.a♦ Daumensattelgelenkendoprothese

5-824.x♦ Sonstige

5-824.y N.n.bez.

5-825.– Revision, Wechsel und Entfernung einer Endoprothese an Gelenken der oberen Extremität

Exkl.: Implantation einer Endoprothese nach vorheriger Explantation in gesonderter Sitzung (5-824 ff. mit 5-829.n)

Hinw.: Eine durchgeführte Spongiosaplastik ist gesondert zu kodieren (5-784 ff.).
Die zusätzliche Verwendung von Osteosynthesematerial ist gesondert zu kodieren (5-786 ff.).
Komplexe Wechseloperationen z.B. mit Knochenersatz oder mit Ersatz benachbarter Gelenke sind gesondert zu kodieren (5-829.b).
Die Verwendung einer Tumorendoprothese ist gesondert zu kodieren (5-829.c).
Ein durchgeführter alloplastischer Knochenersatz ist gesondert zu kodieren (5-785 ff.).
Eine durchgeführte Rekonstruktion eines knöchernen Glenoiddefektes ist gesondert zu kodieren (5-829.r).

5-825.0- Revision (ohne Wechsel)
.00♦ Schultergelenk
.01♦ Ellenbogengelenk
.02♦ Handgelenk
.03♦ Daumensattelgelenk
.04♦ Fingergelenk

5-825.1- Wechsel einer Humeruskopfprothese
.10♦ In eine Humeruskopfprothese
.11♦ In eine Totalendoprothese Schultergelenk, konventionell
.12♦ In eine Totalendoprothese Schultergelenk, invers
.1x♦ Sonstige

5-825.2- Wechsel einer Totalendoprothese Schultergelenk
.20♦ In eine Totalendoprothese, konventionell
.21♦ In eine Totalendoprothese, invers
.2x♦ Sonstige

5-825.3♦ Wechsel einer Radiuskopfprothese

5-825.4♦ Wechsel einer Totalendoprothese Ellenbogengelenk

5-825.5♦ Wechsel einer Handgelenkendoprothese

5-825.6♦ Wechsel einer Fingergelenkendoprothese

5-825.7♦ Entfernung einer Humeruskopfprothese
Inkl.: Debridement

5-825.8♦ Entfernung einer Totalendoprothese Schultergelenk
Inkl.: Debridement

5-825.9♦ Entfernung einer Radiuskopfprothese
Inkl.: Debridement

5-825.a♦ Entfernung einer Totalendoprothese Ellenbogengelenk
Inkl.: Debridement

5-825.b♦ Entfernung einer Handgelenkendoprothese
Inkl.: Debridement

5-825.c♦ Entfernung einer Fingergelenkendoprothese

5-825.d♦ Wechsel einer Daumensattelgelenkendoprothese

5-825.e♦ Entfernung einer Daumensattelgelenkendoprothese

5-825.f♦ Wechsel einer Oberflächenersatzprothese am proximalen Humerus

5-825.g♦ Entfernung einer Oberflächenersatzprothese am proximalen Humerus

5-825.h♦ Wechsel einer Glenoidprothese

5-825.j♦ Entfernung einer Glenoidprothese

5-825.k- Teilwechsel einer Totalendoprothese Schultergelenk
.k0♦ Glenoidteil
.k1♦ Humerusteil
.kx♦ Sonstige Teile
Inkl.: Verbindungen zwischen Humerus und Glenoid, Inlay

5-825.m- Wechsel einer Teilprothese im Bereich des distalen Humerus
.m0♦ In eine Oberflächenersatzprothese
Inkl.: Teilersatz der distalen Humerusgelenkfläche
.m1♦ In eine schaftverankerte Prothese
.m2♦ In eine gekoppelte Totalendoprothese am Humeroulnargelenk, ohne Ersatz des Radiuskopfes
.m3♦ In eine gekoppelte Totalendoprothese am Humeroulnargelenk, mit Ersatz des Radiuskopfes
.m4♦ In eine ungekoppelte Totalendoprothese am Humeroulnargelenk, ohne Ersatz des Radiuskopfes
.m5♦ In eine ungekoppelte Totalendoprothese am Humeroulnargelenk, mit Ersatz des Radiuskopfes
.m6♦ In eine Totalendoprothese am Humeroradialgelenk

5-825.n♦ Entfernung einer Teilprothese im Bereich des distalen Humerus

5-825.p- Wechsel einer Ulnakopfprothese
.p0♦ In eine Ulnakopfprothese ohne Kopplung am Radius
.p1♦ In eine Ulnakopfprothese mit Kopplung am Radius

5-825.q♦ Entfernung einer Ulnakopfprothese

5-825.x♦ Sonstige

5-825.y N.n.bez.

5-826.– Implantation einer Endoprothese an Gelenken der unteren Extremität

Hinw.: Eine durchgeführte Spongiosaplastik ist gesondert zu kodieren (5-784 ff.).
Die zusätzliche Verwendung von Osteosynthesematerial ist gesondert zu kodieren (5-786 ff.).
Die komplexe Erstimplantation einer Endoprothese z.B. mit Knochenersatz oder mit Ersatz benachbarter Gelenke ist gesondert zu kodieren (5-829.a).
Die Verwendung einer Tumorendoprothese ist gesondert zu kodieren (5-829.c).
Die Implantation einer Endoprothese nach vorheriger Explantation ist gesondert zu kodieren (5-829.n).
Ein durchgeführter alloplastischer Knochenersatz ist gesondert zu kodieren (5-785 ff.).

5-826.0- Sprunggelenkendoprothese
.00♦ Nicht zementiert
.01♦ Zementiert

5-826.1♦ Fußwurzelendoprothese

5-826.2♦ Vorfuß- oder Zehenendoprothese

5-826.x♦ Sonstige

5-826.y N.n.bez.

5-827.– Revision, Wechsel und Entfernung einer Endoprothese an Gelenken der unteren Extremität

Hinw.: Eine durchgeführte Spongiosaplastik ist gesondert zu kodieren (5-784 ff.).
Die zusätzliche Verwendung von Osteosynthesematerial ist gesondert zu kodieren (5-786 ff.).
Komplexe Wechseloperationen z.B. mit Knochenersatz oder mit Ersatz benachbarter Gelenke sind gesondert zu kodieren (5-829.b).
Die Verwendung einer Tumorendoprothese ist gesondert zu kodieren (5-829.c).
Ein durchgeführter alloplastischer Knochenersatz ist gesondert zu kodieren (5-785 ff.).

5-827.0♦ Revision (ohne Wechsel)

5-827.1- Wechsel einer Sprunggelenkendoprothese
.10♦ In Sprunggelenkendoprothese, nicht zementiert
.11♦ In Sprunggelenkendoprothese, zementiert
.12♦ Teilwechsel Tibiateil
.13♦ Teilwechsel Gleitkern
.14♦ Teilwechsel Talusteil
.1x♦ Sonstige

5-827.2♦ Wechsel einer Fußwurzelendoprothese

5-827.3♦ Wechsel einer Vorfuß- oder Zehenendoprothese

5-827.5♦ Entfernung einer Sprunggelenkendoprothese
Inkl.: Debridement

5-827.6♦ Entfernung einer Fußwurzelendoprothese
Inkl.: Debridement

5-827.7♦ Entfernung einer Vorfuß- oder Zehenendoprothese
Inkl.: Debridement

5-827.x♦ Sonstige

5-827.y N.n.bez.

5-828.– Implantation, Revision, Wechsel und Entfernung eines Knochenteilersatzes und Knochentotalersatzes

Hinw.: Bei der Verwendung von alloplastischem Knochenersatz sind das verwendete Material und die Lokalisation gesondert zu kodieren (5-785 ff.).
Der endoprothetische Gelenkersatz ist jeweils gesondert zu kodieren (5-82).
Die Verwendung einer Tumorendoprothese ist gesondert zu kodieren (5-829.c).

5-828.0 Implantation eines Knochenteilersatzes
Hinw.: Mit diesem Kode ist der erste Operationsschritt im Rahmen der Implantation einer Endo-Exo-Prothese zu kodieren. Das Einbringen des Konnektors für eine Endo-Exo-Prothese (zweiter Operationsschritt) ist mit dem Kode 5-869.3 zu kodieren.

5-828.1- Implantation eines Knochentotalersatzes
.10♦ Femur
.11♦ Humerus
.1x♦ Sonstige

5-828.2 Revision eines Knochenersatzes ohne Wechsel

5-828.3 Wechsel eines Knochenteilersatzes

5-828.4- Wechsel eines Knochentotalersatzes
.40♦ Femur
.41♦ Humerus
.4x♦ Sonstige

5-828.5 Entfernung eines Knochenteilersatzes

5-828.6- Entfernung eines Knochentotalersatzes
.60♦ Femur
.61♦ Humerus
.6x♦ Sonstige

5-828.7- Implantation eines Stimulators für das Knochenwachstum
.70 Biochemischer Stimulator
.7x Sonstige

5-828.8 Implantation eines präformierten Knochenteilersatzes am Becken

5-828.x Sonstige

5-828.y N.n.bez.

5-829.– Andere gelenkplastische Eingriffe

Exkl.: Resektionsarthroplastik an Gelenken der Hand (5-847 ff.)

5-829.0- Arthroplastik am Hüftgelenk mit Osteotomie des Beckens

.00♦ Einfache Osteotomie

.01♦ Tripelosteotomie

.0x♦ Sonstige

5-829.1♦ Pfannendachplastik am Hüftgelenk

Hinw.: Eine Pfannendachplastik am Hüftgelenk liegt vor, wenn durch Anlagerung von Knochen eine Verbesserung der Überdachung des Hüftgelenkes erreicht wird. Dieser Kode ist nicht anzugeben bei Verschluss oder bei Verfüllung von iatrogen geschaffenen Knochendefekten mit ortsständigem Gewebe oder ausschließlicher Verfüllung von Geröllzysten.
Eine durchgeführte Spongiosaplastik ist gesondert zu kodieren (5-784.0 ff., 5-784.7 ff.).
Ein durchgeführter alloplastischer Knochenersatz ist gesondert zu kodieren (5-785 ff.).

5-829.2♦ Girdlestone-Resektion am Hüftgelenk, primär

5-829.3♦ Resektionsarthroplastik am Schultergelenk

Inkl.: Interposition

5-829.4♦ Resektionsarthroplastik am Ellenbogengelenk

Inkl.: Interposition

5-829.5♦ Resektionsarthroplastik am Handgelenk

Inkl.: Interposition

Hinw.: Die temporäre Fixation am Handgelenk ist gesondert zu kodieren (5-809.2 ff., 5-809.4 ff.).
Die Entnahme von Sehnengewebe zur Transplantation ist gesondert zu kodieren (5-852.f ff.).
Die (partielle) Transposition einer Sehne ist gesondert zu kodieren (5-840.c ff., 5-854.23).

5-829.6♦ Resektionsarthroplastik am Kniegelenk

Inkl.: Interposition

5-829.7♦ Resektionsarthroplastik am Sprunggelenk

Inkl.: Interposition

5-829.8♦ Resektionsarthroplastik an Gelenken des Fußes

Inkl.: Interposition

Exkl.: Resektionsarthroplastik an Metatarsale und Phalangen des Fußes (5-788 ff.)

5-829.9 Einbringen von Abstandshaltern (z.B. nach Entfernung einer Endoprothese)

5-829.a Komplexe Erstimplantation einer Gelenkendoprothese in Verbindung mit Knochenersatz und/oder dem Ersatz benachbarter Gelenke

Hinw.: Dieser Kode ist ein Zusatzkode. Die durchgeführten Eingriffe sind einzeln zu kodieren.

5-829.b Komplexe Wechseloperationen einer Gelenkendoprothese in Verbindung mit Knochenersatz und/oder dem Ersatz benachbarter Gelenke

Hinw.: Dieser Kode ist ein Zusatzkode. Die durchgeführten Eingriffe sind einzeln zu kodieren.

5-829.c Implantation oder Wechsel einer Tumorendoprothese

Inkl.: Implantation oder Wechsel eines Diaphysen-Implantates bei bösartiger Neubildung

Hinw.: Dieser Kode ist ein Zusatzkode.
Er ist ausschließlich zu verwenden für Implantation oder Wechsel von metallischem Knochen- bzw. Gelenkersatz nach Resektion von primären und sekundären malignen Knochentumoren.
Der metallische Knochen- bzw. Gelenkersatz entspricht der Länge und Dicke des entfernten Knochens.

5-829.e Verwendung von hypoallergenem Knochenersatz- und/oder Osteosynthesematerial

Inkl.: Titan

Hinw.: Dieser Kode ist ein Zusatzkode. Die durchgeführten Eingriffe sind gesondert zu kodieren.

5-829.f Wechsel von Abstandshaltern

5-829.g Entfernung von Abstandshaltern

5-829.h♦ Pfannenbodenplastik am Hüftgelenk

Hinw.: Dieser Kode ist anzugeben bei Augmentation des Pfannenlagers und dadurch erfolgter Rekonstruktion des Drehzentrums (z.B. bei Protrusionskoxarthrose) unter Verwendung von Knochen(ersatz) gewebe. Dieser Kode ist nicht anzugeben bei Verschluss oder Verfüllung von iatrogen geschaffenen Knochendefekten mit ortsständigem Gewebe, ausschließlicher Verfüllung von Geröllzysten, Verwendung von zementierten Pfannenprothesen oder ausschließlicher Vertiefungsfräsung zur Schaffung eines Prothesenbettes.
Eine durchgeführte Spongiosaplastik ist gesondert zu kodieren (5-784.0 ff., 5-784.7 ff.).
Ein durchgeführter alloplastischer Knochenersatz ist gesondert zu kodieren (5-785 ff.).

5-829.j- Verwendung von beschichteten Endoprothesen oder beschichteten Abstandhaltern

Hinw.: Diese Kodes sind Zusatzkodes. Die durchgeführten Eingriffe sind gesondert zu kodieren.

.j0 Mit Medikamentenbeschichtung

Inkl.: Antibiotikabeschichtung

.jx Mit sonstiger Beschichtung

Inkl.: Hydroxylapatitbeschichtung, Silberbeschichtung

5-829.k- Implantation einer modularen Endoprothese oder (Teil-)Wechsel in eine modulare Endoprothese bei knöcherner Defektsituation und ggf. Knochen(teil)ersatz

Inkl.: Implantation einer modularen Endoprothese oder (Teil-)Wechsel in eine modulare Endoprothese mit Arthrodesemodul oder Kopplungselement bei knöcherner Defektsituation und ggf. Knochen(teil) ersatz

Exkl.: Implantation oder Wechsel einer Tumorendoprothese bei primären oder sekundären malignen Knochentumoren, wobei das Implantat der Länge und Dicke des resezierten Knochens entspricht (5-829.c)

Hinw.: Diese Kodes sind Zusatzkodes. Die durchgeführten Eingriffe sind gesondert zu kodieren.
Bei einer modularen Endoprothese muss eine gelenkbildende oder gelenkersetzende Implantatkomponente aus mindestens 3 der nachfolgend genannten metallischen Einzel(bau)teile bestehen, die in ihrer Kombination die mechanische Bauteilsicherheit der gesamten Prothese gewährleisten: Schaft, Verlängerungshülse, Halsteil, Pfanne, (Stütz-)Schale, Rekonstruktionsring, Sicherungs- und Sicherheitselemente (Dehnschraube, (Ab-)Scherstift, Abreißschrauben, Schrauben mit Schraubenkopfantrieb, Schraubenverbindungen mit drehmomentgesteuertem (und drehwinkelgesteuertem) Anziehen), Kopplungselement, Einzel(bau)teile eines Arthrodesemoduls, Augment, Wedge, Sleeve, Liner und/oder Exzenterscheibe.
Kopplungselemente und Arthrodesemodule werden nur einer gelenkbildenden oder gelenkersetzenden Komponente zugeordnet.
Der Aufsteckkopf der Endoprothese und Schrauben, die ausschließlich der Verankerung der Endoprothese im Knochen dienen, werden nicht mitgezählt.
Eine alleinige Osteoporose ohne pathologische Fraktur (ICD-10-GM-Kode M81.–) ist keine knöcherne Defektsituation. Ebenfalls keine knöcherne Defektsituation liegt bei einer operationsbedingten Resektion eines gelenktragenden Anteils vor.
Der knöcherne Defekt muss an der knöchernen Struktur lokalisiert sein, an der der modulare Teil der Prothese implantiert wird.
Ein Teilwechsel ist der Wechsel einer kompletten gelenkbildenden Komponente.

.k0 Pfannenkomponente

.k1 Schaftkomponente ohne eine dem Knochendefekt entsprechende Länge und Dicke

Hinw.: Bei zweiseitiger Schaftverankerung ist der Kode nur einmal anzugeben.

.k2 Schaftkomponente mit einer dem Knochendefekt entsprechenden Länge und Dicke

Inkl.: Mega-Endoprothese

Hinw.: Bei zweiseitiger Schaftverankerung ist der Kode nur einmal anzugeben.

.k3 Pfannen- und Schaftkomponente, Schaft ohne eine dem Knochendefekt entsprechende Länge und Dicke

Hinw.: Dieser Kode ist nur zu verwenden, wenn beide gelenkbildende Implantatkomponenten der Endoprothese modular sind.

.k4 Pfannen- und Schaftkomponente, Schaft mit einer dem Knochendefekt entsprechenden Länge und Dicke

Inkl.: Mega-Endoprothese

Hinw.: Dieser Kode ist nur zu verwenden, wenn beide gelenkbildende Implantatkomponenten der Endoprothese modular sind.

5-829.m Implantation von oder (Teil-)Wechsel in ein patientenindividuell hergestelltes Implantat bei knöcherner Defektsituation oder angeborener oder erworbener Deformität

Inkl.: Implantation von oder (Teil-)Wechsel in eine CAD-CAM-Prothese bei knöcherner Defektsituation oder angeborener oder erworbener Deformität

Exkl.: Implantation oder Wechsel einer Tumorendoprothese bei primären oder sekundären malignen Knochentumoren, wobei das Implantat der Länge und Dicke des resezierten Knochens entspricht (5-829.c)

Hinw.: Dieser Kode ist ein Zusatzkode. Die durchgeführten Eingriffe sind gesondert zu kodieren.
Dieser Kode ist nicht anzuwenden bei der Implantation von oder dem (Teil-)Wechsel in patientenindividuell hergestellte Implantate bei Arthrosedeformitäten.
Eine alleinige Osteoporose ohne pathologische Fraktur (ICD-10-GM-Kode M81.-) ist keine knöcherne Defektsituation. Ebenfalls keine knöcherne Defektsituation liegt bei einer operationsbedingten Resektion eines gelenktragenden Anteils vor.
Ein Teilwechsel ist der Wechsel einer kompletten gelenkbildenden Komponente.

5-829.n Implantation einer Endoprothese nach vorheriger Explantation

Exkl.: Einzeitiger Wechsel einer Endoprothese (5-821 ff., 5-823 ff., 5-825 ff., 5-827 ff., 5-828 ff.)

Hinw.: Dieser Kode ist ein Zusatzkode. Die durchgeführten Eingriffe sind gesondert zu kodieren.

5-829.p Implantation von oder (Teil-)Wechsel in ein patientenindividuell hergestelltes Implantat ohne knöcherne Defektsituation oder angeborene oder erworbene Deformität

Inkl.: Implantation von oder (Teil-)Wechsel in eine CAD-CAM-Prothese ohne knöcherne Defektsituation oder angeborene oder erworbene Deformität

Hinw.: Dieser Kode ist ein Zusatzkode. Die durchgeführten Eingriffe sind gesondert zu kodieren.
Ein Teilwechsel ist der Wechsel einer kompletten gelenkbildenden Komponente.

5-829.q Verwendung einer vollkeramischen Endoprothese

Hinw.: Dieser Kode ist ein Zusatzkode. Die durchgeführten Eingriffe sind gesondert zu kodieren.

5-829.r♦ Rekonstruktion eines knöchernen Glenoiddefektes

Hinw.: Dieser Kode ist anzugeben bei Augmentation eines knöchernen glenoidalen Defektes und dadurch erfolgter Rekonstruktion des Drehzentrums bzw. Wiederherstellung des ursprünglichen Gelenkniveaus unter Verwendung von Knochen(ersatz)gewebe.
Dieser Kode ist nicht anzugeben bei Verschluss oder Verfüllung von iatrogen geschaffenen Knochendefekten mit ortsständigem Gewebe, ausschließlicher Verfüllung von Geröllzysten, Verwendung von zementierten Pfannenprothesen oder ausschließlicher Vertiefungsfräsung zur Schaffung eines Prothesenbettes.
Eine durchgeführte Spongiosaplastik ist gesondert zu kodieren (5-784.0 ff., 5-784.7 ff.).
Ein durchgeführter alloplastischer Knochenersatz ist gesondert zu kodieren (5-785 ff.).

5-829.x♦ Sonstige

5-829.y N.n.bez.

5-83 Operationen an der Wirbelsäule

Exkl.: Operationen an Rückenmark, Rückenmarkhäuten und Spinalkanal (5-03)

Hinw.: Der offen chirurgische oder der endoskopische Zugang ist gesondert zu kodieren (5-030 ff., 5-031 ff., 5-032 ff.).
Aufwendige Gipsverbände sind gesondert zu kodieren (8-310 ff.).
Die computergestützte Planung von Wirbelsäulenoperationen ist zusätzlich zu kodieren (5-83w.2 ff.).

5-830.– Inzision von erkranktem Knochen- und Gelenkgewebe der Wirbelsäule

5-830.0 Debridement

5-830.1 Sequesterotomie

5-830.2 Facettendenervation

5-830.3 Entfernung eines Fremdkörpers

5-830.4 Drainage

5-830.5 Revision einer Fistel

5-830.6 Revision einer Fistel mit Sequesterotomie

5-830.7 Einbringen eines Medikamententrägers

5-830.x Sonstige

5-830.y N.n.bez.

5-831.– Exzision von erkranktem Bandscheibengewebe

Hinw.: Ein zusätzlicher Verschluss eines Bandscheibendefektes mit Implantat ist gesondert zu kodieren (5-839.g ff.).

5-831.0 Exzision einer Bandscheibe

Inkl.: Gleichzeitige Entfernung eines freien Sequesters

5-831.2 Exzision einer Bandscheibe mit Radikulodekompression

5-831.3 Exzision von extraforaminal gelegenem Bandscheibengewebe

Inkl.: Gleichzeitige Entfernung eines freien Sequesters

5-831.4 Exzision einer Bandscheibe, perkutan ohne Endoskopie

5-831.5 Exzision einer Bandscheibe, perkutan mit Endoskopie

Inkl.: Gleichzeitige Entfernung eines freien Sequesters

5-831.6 Reoperation bei Rezidiv

Hinw.: Hierunter ist der Eingriff an einer voroperierten Bandscheibe zu verstehen, nicht jedoch die Operation eines erneuten Bandscheibenvorfalls nach konservativer Behandlung.

5-831.7 Reoperation mit Radikulolyse bei Rezidiv

Hinw.: Hierunter ist der Eingriff an einer voroperierten Bandscheibe zu verstehen, nicht jedoch die Operation eines erneuten Bandscheibenvorfalls nach konservativer Behandlung.

5-831.8 Perkutane Volumenreduktion der Bandscheibe

Inkl.: Perkutane Laser-Diskdekompression, Chemonukleolyse, Coblation

Hinw.: Der Zugang ist hier nicht gesondert zu kodieren.

5-831.9 Entfernung eines freien Sequesters ohne Endoskopie

5-831.a Entfernung eines freien Sequesters mit Endoskopie

5-831.x Sonstige

5-831.y N.n.bez.

5-832.– Exzision von (erkranktem) Knochen- und Gelenkgewebe der Wirbelsäule

Inkl.: Osteotomie nach Schwab

5-832.0 Spondylophyt

5-832.1 Wirbelkörper, partiell

Inkl.: Ausbohrung eines Wirbelkörpers
Osteotomie nach Schwab Grad 3 und 4 (Pedikelsubstraktionsosteotomie, Closing-wedge-Osteotomie)

5-832.2 Wirbelkörper, total

Inkl.: Osteotomie nach Schwab Grad 5

5-832.3 Densresektion (am 2. Halswirbel)

5-832.4 Arthrektomie, partiell

Inkl.: Osteotomie nach Schwab Grad 1 (Smith-Petersen-Osteotomie)

Hinw.: Eine zugangsbedingte partielle Arthrektomie ist nicht gesondert zu kodieren.

5-832.5 Arthrektomie, total

Inkl.: Osteotomie nach Schwab Grad 2 (Ponte-Osteotomie)

5-832.6 Unkoforaminektomie

5-832.7 Mehrere Wirbelsegmente (und angrenzende Strukturen)

Inkl.: Osteotomie nach Schwab Grad 6 (Vertebral column resection)

5-832.8 Wirbelbogen

5-832.9 Wirbelbogen (und angrenzende Strukturen)

5-832.x Sonstige

5-832.y N.n.bez.

5-835.– Knochenersatz an der Wirbelsäule

Hinw.: Diese Kodes sind zur Angabe eines zusätzlich durchgeführten Knochenersatzes zu verwenden.
Die Durchführung einer Knochenmarkpunktion ist gesondert zu kodieren (5-410.00).

5-835.9 Transplantation von Spongiosa(spänen) oder kortikospongiösen Spänen (autogen)

Hinw.: Die Entnahme des Knochentransplantates ist gesondert zu kodieren (5-783 ff.).

5-835.a- Verwendung von Knochenersatzmaterial aus Kollagenfasern
.a0 Ohne Anreicherung von Knochenwachstumszellen
.a1 Mit Anreicherung von Knochenwachstumszellen

5-835.b- Verwendung von keramischem Knochenersatzmaterial

Inkl.: Verwendung von bioaktiver Glaskeramik

.b0 Ohne Anreicherung von Knochenwachstumszellen
.b1 Mit Anreicherung von Knochenwachstumszellen

5-835.c- Verwendung von humaner demineralisierter Knochenmatrix
.c0 Ohne Anreicherung von Knochenwachstumszellen
.c1 Mit Anreicherung von Knochenwachstumszellen

5-835.d- Verwendung von allogenem Knochentransplantat
.d0 Ohne Anreicherung von Knochenwachstumszellen
.d1 Mit Anreicherung von Knochenwachstumszellen

5-835.e- Verwendung von xenogenem Knochentransplantat

Inkl.: Verwendung eines peptidverstärkten Knochentransplantates

.e0 Ohne Anreicherung von Knochenwachstumszellen
.e1 Mit Anreicherung von Knochenwachstumszellen

5-835.x Sonstige

5-835.y N.n.bez.

5-836.– Spondylodese

Inkl.: Korrekturspondylodese

Exkl.: Komplexe Rekonstruktionen der Wirbelsäule (5-838 ff.)

Hinw.: Die Entnahme eines Knochenspanes ist gesondert zu kodieren (5-783 ff.).
Eine zusätzlich durchgeführte Osteosynthese oder eine dynamische Stabilisierung sind gesondert zu kodieren (5-83b ff.).
Die Art der verwendeten Knochenersatzmaterialien oder Knochentransplantate ist gesondert zu kodieren (5-835 ff.).
Ein zusätzlich durchgeführter Wirbelkörperersatz durch Implantat oder durch sonstige Materialien ist gesondert zu kodieren (5-837.0 ff., 5-837.a ff.).
Eine zusätzlich durchgeführte Exzision von Knochen- und Gelenkgewebe (z.B. zur Osteotomie) ist gesondert zu kodieren (5-832 ff.).
Ein zusätzlich durchgeführtes ventrales Release ist gesondert zu kodieren (5-839.7).
Eine Spondylodese liegt nur bei Verwendung von Knochenersatzmaterialien oder Knochentransplantaten vor, nicht bei alleiniger Instrumentierung oder Osteosynthese (5-83b ff.).

5-836.3- Dorsal
.30 1 Segment
.31 2 Segmente
.34 3 Segmente
.35 4 Segmente
.36 5 Segmente
.37 6 Segmente
.38 7 bis 10 Segmente
.39 11 oder mehr Segmente

5-836.4- Dorsal und ventral kombiniert, interkorporal

Hinw.: Diese Kodes sind nur zu verwenden, wenn alle innerhalb einer Operation betroffenen Segmente sowohl dorsal als auch ventral versorgt wurden.
Diese Kodes sind nicht zu verwenden, wenn innerhalb einer Operation
- neben kombiniert versorgten Segmenten auch Segmente nur dorsal und/oder nur ventral versorgt wurden. Dann sind sämtliche Segmente getrennt nach dorsal und ventral zu addieren und entsprechend zu kodieren (5-836.3 ff., 5-836.5 ff.).
- Segmente an unterschiedlichen Lokalisationen jeweils nur dorsal und nur ventral versorgt wurden. Dann sind sämtliche Segmente getrennt nach dorsal und ventral zu addieren und entsprechend zu kodieren (5-836.3 ff., 5-836.5 ff.).

.40 1 Segment
.41 2 Segmente
.44 3 Segmente
.45 4 Segmente
.46 5 Segmente
.47 6 Segmente
.48 7 bis 10 Segmente
.49 11 oder mehr Segmente

5-836.5- Ventral
.50 1 Segment
.51 2 Segmente
.55 3 Segmente
.56 4 Segmente
.57 5 Segmente
.58 6 Segmente
.59 7 bis 10 Segmente
.5a 11 oder mehr Segmente

5-836.x Sonstige

5-836.y N.n.bez.

5-837.– Wirbelkörperersatz

Hinw.: Eine zusätzlich durchgeführte Osteosynthese oder eine dynamische Stabilisierung sind gesondert zu kodieren (5-83b ff.).
Die zusätzliche Verwendung von Knochenersatzmaterialien oder Knochentransplantaten ist gesondert zu kodieren (5-835 ff.).
Die Entnahme eines Knochenspanes ist gesondert zu kodieren (5-783 ff.).
Eine zusätzlich durchgeführte Spondylodese ist gesondert zu kodieren (5-836 ff.).
Eine zusätzlich durchgeführte Exzision von Knochen- und Gelenkgewebe (z.B. zur Osteotomie) ist gesondert zu kodieren (5-832 ff.).

5-837.0- Wirbelkörperersatz durch Implantat

Inkl.: (Stufenlos) (distrahierbarer) Wirbelkörperersatz mit osteosynthetischer Fixierung

Exkl.: Wirbelkörperersatz durch sonstige Materialien (5-837.a ff.)

Hinw.: Diese Kodes gelten für Implantate mit einer durchgehenden vertikalen Lastabstützung von der Endplatte zur Deckplatte über die Strecke von mindestens einem Wirbelkörper (entsprechend bei mehreren Wirbelkörpern, Anzahl siehe 6. Stelle) und den jeweils anschließenden oberen und unteren Bandscheiben.

.00 1 Wirbelkörper
.01 2 Wirbelkörper
.02 3 Wirbelkörper
.04 4 Wirbelkörper
.05 5 oder mehr Wirbelkörper

5-837.a- Wirbelkörperersatz durch sonstige Materialien

Inkl.: Knochenzement

Exkl.: Wirbelkörperersatz durch Implantat (5-837.0 ff.)

.a0 1 Wirbelkörper
.a1 2 Wirbelkörper
.a2 3 Wirbelkörper
.a3 4 Wirbelkörper
.a4 5 oder mehr Wirbelkörper

5-837.x Sonstige

5-837.y N.n.bez.

5-838.– Komplexe Rekonstruktionen der Wirbelsäule (bei Kindern und Jugendlichen)

Hinw.: Die Entnahme eines Knochenspanes ist gesondert zu kodieren (5-783 ff.).

5-838.0 Epiphyseodese, dorso-ventral

5-838.1 Epiphyseodese mit dorsaler Wirbelfusion, unilateral

5-838.2 Epiphyseodese mit dorsaler Wirbelfusion, bilateral

5-838.3 Subkutane Harrington-Instrumentation

5-838.c- Wachstumslenkende Epiphyseodese durch Klammern aus einer Form-Gedächtnis-Legierung [Shape Memory Alloy (SMA)-Staples]

.c0 1 Klammer
.c1 2 Klammern
.c2 3 Klammern
.c3 4 Klammern
.c4 5 Klammern
.c5 6 Klammern
.c6 7 Klammern
.c7 8 Klammern
.c8 9 Klammern
.c9 10 Klammern
.ca 11 Klammern
.cb 12 Klammern
.cc 13 oder mehr Klammern

5-838.d- Korrektur einer Wirbelsäulendeformität durch Implantation von vertikalen expandierbaren prothetischen Titanrippen [VEPTR]

Hinw.: Die operative Verlängerung von vertikalen expandierbaren prothetischen Titanrippen ist gesondert zu kodieren (5-838.g).

.d0 1 Implantat

.d1 2 Implantate

.d2 3 Implantate

.d3 4 oder mehr Implantate

5-838.e- Korrektur einer Wirbelsäulendeformität durch Implantation von extrakorporal expandierbaren Stangen

.e0 1 Implantat

.e1 2 Implantate

.e2 3 Implantate

.e3 4 oder mehr Implantate

5-838.f- Korrektur einer Wirbelsäulendeformität durch Implantation eines mitwachsenden oder wachstumslenkenden Systems

.f0 Instrumentierung von bis zu 7 Wirbelkörpern mit Schrauben-Stab-System

.f1 Instrumentierung von mehr als 7 Wirbelkörpern mit Schrauben-Stab-System

.f2 Instrumentierung von bis zu 9 Wirbelkörpern mit Schrauben-Band-System

.f3 Instrumentierung von mehr als 9 Wirbelkörpern mit Schrauben-Band-System

5-838.g Operative Verlängerung von vertikalen expandierbaren prothetischen Titanrippen [VEPTR]

5-838.x Sonstige

5-838.y N.n.bez.

5-839.– Andere Operationen an der Wirbelsäule

Hinw.: Die Verwendung eines Systems zur dynamischen Stabilisierung ist gesondert zu kodieren (5-83w.1).

5-839.0 Entfernung von Osteosynthesematerial

5-839.1- Implantation einer Bandscheibenendoprothese

.10 1 Segment

.11 2 Segmente

.12 3 Segmente

.13 4 oder mehr Segmente

5-839.2 Revision einer Bandscheibenendoprothese (ohne Wechsel)

5-839.3 Wechsel einer Bandscheibenendoprothese

5-839.4 Entfernung einer Bandscheibenendoprothese

5-839.5 Revision einer Wirbelsäulenoperation

5-839.6- Knöcherne Dekompression des Spinalkanals

Inkl.: Unterschneidende Dekompression

.60 1 Segment

.61 2 Segmente

.62 3 Segmente

.63 4 oder mehr Segmente

5-839.7 Ventrales Release bei einer Korrektur von Deformitäten

Inkl.: Bei Skoliose

Exkl.: Dorsales knöchernes Release (5-832 ff.)

5-839.9- Implantation von Material in einen Wirbelkörper ohne Verwendung eines Systems zur intravertebralen, instrumentellen Wirbelkörperaufrichtung

Inkl.: Vertebroplastie, Spongioplastie

Exkl.: Kyphoplastie (5-839.a ff.)

Hinw.: Der Zugang ist hier nicht gesondert zu kodieren.

.90 1 Wirbelkörper

.91 2 Wirbelkörper

.92 3 Wirbelkörper

.93 4 oder mehr Wirbelkörper

5-839.a- Implantation von Material in einen Wirbelkörper mit Verwendung eines Systems zur intravertebralen, instrumentellen Wirbelkörperaufrichtung

Inkl.: Kyphoplastie

Exkl.: Vertebroplastie, Spongioplastie (5-839.9 ff.)

Hinw.: Der Zugang ist hier nicht gesondert zu kodieren.

.a0 1 Wirbelkörper

.a1 2 Wirbelkörper

.a2 3 Wirbelkörper

.a3 4 oder mehr Wirbelkörper

5-839.b- Implantation eines interspinösen Spreizers

.b0 1 Segment

.b2 2 Segmente

.b3 3 oder mehr Segmente

5-839.c- Wechsel eines interspinösen Spreizers

.c0 1 Segment

.c2 2 Segmente

.c3 3 oder mehr Segmente

5-839.d- Entfernung eines interspinösen Spreizers

.d0 1 Segment

.d2 2 Segmente

.d3 3 oder mehr Segmente

5-839.e Entnahme von Bandscheibenzellen zur Anzüchtung als selbständiger Eingriff

Hinw.: Dieser Kode ist nur anzugeben, wenn die Operation speziell zur Entnahme von Bandscheibenzellen erfolgte. Der Kode ist nicht zu verwenden, wenn die Entnahme von Bandscheibenzellen im Rahmen einer anderen Operation erfolgte.

5-839.f- Implantation von in vitro hergestellten Gewebekulturen in die Bandscheibe

Exkl.: Autogene matrixinduzierte Chondrozytentransplantation in die Bandscheibe (5-839.m ff.)

.f0 1 Segment

.f1 2 Segmente

.f2 3 oder mehr Segmente

5-839.g- Verschluss eines Bandscheibendefektes (Anulus) mit Implantat

Exkl.: Verschluss eines Bandscheibendefektes durch Naht (5-839.n ff.)

Hinw.: Die Exzision von erkranktem Bandscheibengewebe ist gesondert zu kodieren (5-831 ff.).

.g0 1 Segment

.g1 2 Segmente

.g2 3 oder mehr Segmente

5-839.h- Destruktion von knöchernem Gewebe durch Radiofrequenzablation, perkutan

Hinw.: Die Knochenbohrung und das bildgebende Verfahren sind im Kode enthalten.

.h0 1 Wirbelkörper

.h1 2 Wirbelkörper

.h2 3 Wirbelkörper

.h3 4 oder mehr Wirbelkörper

5-839.j- Augmentation der Bandscheibe (Nukleus) mit Implantat

.j0 1 Segment

.j1 2 Segmente

.j2 3 oder mehr Segmente

5-839.k- Spinöse Fixierung mit Implantat

Inkl.: Paraspinöse Fixierung mit Implantat
Paraspinöse Flexions- oder Extensionslimitierung mit Implantat

Exkl.: Implantation eines interspinösen Spreizers (5-839.b ff.)

.k0 1 Segment

.k1 2 Segmente

.k2 3 oder mehr Segmente

5-839.m- Autogene matrixinduzierte Chondrozytentransplantation in die Bandscheibe

.m0 1 Segment

.m1 2 Segmente

.m2 3 oder mehr Segmente

5-839.n- Verschluss eines Bandscheibendefektes (Anulus) durch Naht

Inkl.: Fixationsmaterial, Knochenanker

.n0 1 Segment

.n1 2 Segmente

.n2 3 oder mehr Segmente

5-839.x Sonstige

5-839.y N.n.bez.

5-83a.– Minimalinvasive Behandlungsverfahren an der Wirbelsäule (zur Schmerztherapie)

Hinw.: Der Zugang ist hier nicht gesondert zu kodieren.

5-83a.0- Facetten-Thermokoagulation oder Facetten-Kryodenervation

.00 1 Segment

.01 2 Segmente

.02 3 oder mehr Segmente

5-83a.1- Thermomodulation der Bandscheibe

.10 1 Segment

.11 2 Segmente

.12 3 oder mehr Segmente

5-83a.2 Thermokoagulation oder Kryodenervation des Iliosakralgelenkes

5-83a.x Sonstige

5-83a.y N.n.bez.

5-83b.– Osteosynthese (dynamische Stabilisierung) an der Wirbelsäule

Exkl.: Implantation einer Bandscheibenprothese (5-839.1 ff.)
Implantation von Material in einen Wirbelkörper ohne Verwendung eines Systems zur intravertebralen, instrumentellen Wirbelkörperaufrichtung (5-839.9 ff.)
Implantation von Material in einen Wirbelkörper mit Verwendung eines Systems zur intravertebralen, instrumentellen Wirbelkörperaufrichtung (5-839.a ff.)
Implantation eines interspinösen Spreizers (5-839.b ff.)

Hinw.: Bei Kombinationen von unter 5-83b genannten verschiedenen Verfahren (Implantate) während eines Eingriffs sind alle verschiedenen Verfahren (Implantate) einzeln zu kodieren. Bei Verwendung gleicher Implantate an verschiedenen Abschnitten der Wirbelsäule während eines Eingriffs ist nur ein Kode für das jeweilige Verfahren (Implantat) mit Summierung der Anzahl aller versorgten Wirbelsäulensegmente anzugeben.
Die durch eine Osteosynthese bedingte Fixation von Wirbelsegmenten ist im Kode enthalten, nur eine zusätzlich mit Knochen oder Knochenersatzmaterialien durchgeführte Spondylodese ist gesondert zu kodieren (5-836 ff.).
Eine zusätzlich durchgeführte Wirbelkörperresektion ist gesondert zu kodieren (5-832.1, 5-832.2).
Ein zusätzlich durchgeführter Wirbelkörperersatz durch Implantat oder durch sonstige Materialien ist gesondert zu kodieren (5-837.0 ff., 5-837.a ff.).
Eine zusätzlich durchgeführte Augmentation des Schraubenlagers ist gesondert zu kodieren (5-83w.0).
Die Transplantation von Spongiosa(spänen) oder kortikospongiösen Spänen (autogen) ist gesondert zu kodieren (5-835.9).
Die zusätzliche Verwendung von Knochenersatzmaterialien oder Knochentransplantaten ist gesondert zu kodieren (5-835.a ff., 5-835.b ff., 5-835.c ff., 5-835.d ff., 5-835.e ff.).
Die Verwendung von Systemen zur dynamischen Stabilisierung ist gesondert zu kodieren (5-83w.1).

5-83b.0- Durch Drahtcerclage
.00 1 Segment
.01 2 Segmente
.02 3 Segmente
.04 4 Segmente
.05 5 Segmente
.06 6 Segmente
.07 7 bis 10 Segmente
.08 11 oder mehr Segmente

5-83b.1- Durch Klammersystem
.10 1 Segment
.11 2 Segmente
.12 3 Segmente
.14 4 Segmente
.15 5 Segmente
.16 6 Segmente
.17 7 bis 10 Segmente
.18 11 oder mehr Segmente

5-83b.2- Durch Schrauben
.20 1 Segment
.21 2 Segmente
.22 3 Segmente
.24 4 Segmente
.25 5 Segmente
.26 6 Segmente
.27 7 bis 10 Segmente
.28 11 oder mehr Segmente

5-83b.3- Durch ventrales Schrauben-Platten-System
.30 1 Segment
.31 2 Segmente
.32 3 Segmente
.34 4 Segmente
.35 5 Segmente
.36 6 Segmente
.37 7 bis 10 Segmente
.38 11 oder mehr Segmente

5-83b.4- Durch dorsales Schrauben-Platten-System
.40 1 Segment
.41 2 Segmente
.42 3 Segmente
.44 4 Segmente
.45 5 Segmente
.46 6 Segmente
.47 7 bis 10 Segmente
.48 11 oder mehr Segmente

5-83b.5- Durch Schrauben-Stab-System

Hinw.: Die Anzahl der Segmente entspricht der Anzahl der mit einem oder mehreren Stäben überbrückten Segmente. Hierbei muss nicht jeder auf dieser Strecke liegende Wirbelkörper mit Pedikelschraube(n) besetzt sein.

.50 1 Segment
.51 2 Segmente
.52 3 Segmente
.54 4 Segmente
.55 5 Segmente
.56 6 Segmente
.57 7 bis 10 Segmente
.58 11 oder mehr Segmente

5-83b.6- Durch Hakenplatten
.60 1 Segment
.61 2 Segmente
.62 3 Segmente
.64 4 Segmente
.65 5 Segmente
.66 6 Segmente
.67 7 bis 10 Segmente
.68 11 oder mehr Segmente

5-83b.7- Durch intervertebrale Cages

Inkl.: (Stufenlos) distrahierbare intervertebrale Cages, intervertebrale Cages mit osteosynthetischer Fixierung

.70 1 Segment
.71 2 Segmente
.72 3 Segmente
.74 4 Segmente
.75 5 Segmente
.76 6 Segmente

.77 7 bis 10 Segmente
.78 11 oder mehr Segmente

5-83b.8- Durch Fixateur externe

Hinw.: Der Zugang ist hier nicht gesondert zu kodieren.
Die Extension der Wirbelsäule ist gesondert zu kodieren (8-41).

.80 1 Segment
.81 2 Segmente
.82 3 Segmente
.84 4 Segmente
.85 5 Segmente
.86 6 Segmente
.87 7 bis 10 Segmente
.88 11 oder mehr Segmente

5-83b.x- Sonstige

.x0 1 Segment
.x1 2 Segmente
.x2 3 Segmente
.x4 4 Segmente
.x5 5 Segmente
.x6 6 Segmente
.x7 7 bis 10 Segmente
.x8 11 oder mehr Segmente

5-83b.y N.n.bez.

5-83w.– Zusatzinformationen zu Operationen an der Wirbelsäule

5-83w.0 Augmentation des Schraubenlagers

Inkl.: Augmentation durch Composite-Material

5-83w.1 Dynamische Stabilisierung

5-83w.2- Computergestützte Planung von Wirbelsäulenoperationen

.20 Ohne Verwendung von patientenindividuell angepassten Implantaten oder Zielinstrumentarium
.21 Mit Verwendung von patientenindividuell angepassten Implantaten
.22 Mit Verwendung von patientenindividuell angepasstem Zielinstrumentarium
.23 Mit Verwendung von patientenindividuell angepassten Implantaten und Zielinstrumentarium

5-84 Operationen an der Hand

Exkl.: Operationen an Knochen der Hand (5-78, 5-79)
Operationen an Schleimbeuteln der Hand (5-859 ff.)
Operationen am Nagelorgan (5-898 ff.)
Amputation (5-863 ff.)
Replantation (5-860 ff.)
Revision eines Amputationsstumpfes (5-866 ff.)

Hinw.: Bei bereichsüberschreitenden Strukturen ist für die Kodierung der Operationsort ausschlaggebend. Wenn es zwei Operationsorte gibt, einen im Bereich der Hand und einen im Bereich des Unterarms, so ist sowohl der jeweilige Kode aus dem Bereich 5-84 als auch der jeweilige Kode aus dem Bereich 5-85 anzugeben. Die Grenze zu den Kodes aus dem Bereich 5-85 Operationen an Muskeln, Sehnen, Faszien und Schleimbeuteln ist die proximale Grenze des Handgelenkes.
Die durchgeführten Einzelmaßnahmen zur primären Versorgung komplexer Handverletzungen sind gesondert zu kodieren:
- Versorgung des Hautmantels (5-89)
- Versorgung der Muskulatur (5-843 ff.)
- Versorgung von Knochen und Gelenken (5-79)
- Versorgung von Sehnen (5-840 ff.)
- Versorgung von Nerven (5-04, 5-05)
- Versorgung der Gefäße (5-388 ff.)
- Versorgung von Faszien (5-842 ff.)

Einzeitige Mehrfacheingriffe an Mittelhand- und/oder Fingerstrahlen sind gesondert zu kodieren (5-86a.0 ff.).
Die Art des Transplantates ist, sofern nicht als eigener Kode angegeben, zusätzlich zu kodieren (5-930 ff.).

5-840.– Operationen an Sehnen der Hand

Exkl.: Synovialektomie an Sehnen und Sehnenscheiden der Hand (5-845.0 ff., 5-845.1 ff.)

Hinw.: Die temporäre Fixation eines Gelenkes ist gesondert zu kodieren (5-849.1).
Die Entnahme von Sehnengewebe zur Transplantation ist gesondert zu kodieren (5-852.f ff.).

5-840.0- Inzision

Inkl.: Drainage, Fremdkörperentfernung

.00♦ Beugesehnen Handgelenk
.01♦ Beugesehnen Langfinger
.02♦ Beugesehnen Daumen
.03♦ Strecksehnen Handgelenk
.04♦ Strecksehnen Langfinger
.05♦ Strecksehnen Daumen
.06♦ Sehnenscheiden Handgelenk
.07♦ Sehnenscheiden Langfinger
.08♦ Sehnenscheiden Daumen
.09♦ Sehnenscheiden Hohlhand
.0x♦ Sonstige

5-840.3- Sehnenfachspaltung

.30♦ Beugesehnen Handgelenk
.31♦ Beugesehnen Langfinger
.32♦ Beugesehnen Daumen
.33♦ Strecksehnen Handgelenk
.34♦ Strecksehnen Langfinger
.35♦ Strecksehnen Daumen
.36♦ Sehnenscheiden Handgelenk
.37♦ Sehnenscheiden Langfinger
.38♦ Sehnenscheiden Daumen

.39♦ Sehnenscheiden Hohlhand
.3x♦ Sonstige
5-840.4- Debridement
.40♦ Beugesehnen Handgelenk
.41♦ Beugesehnen Langfinger
.42♦ Beugesehnen Daumen
.43♦ Strecksehnen Handgelenk
.44♦ Strecksehnen Langfinger
.45♦ Strecksehnen Daumen
.46♦ Sehnenscheiden Handgelenk
.47♦ Sehnenscheiden Langfinger
.48♦ Sehnenscheiden Daumen
.49♦ Sehnenscheiden Hohlhand
.4x♦ Sonstige
5-840.5- Exzision
Inkl.: Entfernung von Sehnenknoten
.50♦ Beugesehnen Handgelenk
.51♦ Beugesehnen Langfinger
.52♦ Beugesehnen Daumen
.53♦ Strecksehnen Handgelenk
.54♦ Strecksehnen Langfinger
.55♦ Strecksehnen Daumen
.56♦ Sehnenscheiden Handgelenk
.57♦ Sehnenscheiden Langfinger
.58♦ Sehnenscheiden Daumen
.59♦ Sehnenscheiden Hohlhand
.5x♦ Sonstige
5-840.6- Naht, primär
.60♦ Beugesehnen Handgelenk
.61♦ Beugesehnen Langfinger
.62♦ Beugesehnen Daumen
.63♦ Strecksehnen Handgelenk
.64♦ Strecksehnen Langfinger
.65♦ Strecksehnen Daumen
.66♦ Sehnenscheiden Handgelenk
.67♦ Sehnenscheiden Langfinger
.68♦ Sehnenscheiden Daumen
.69♦ Sehnenscheiden Hohlhand
.6x♦ Sonstige
5-840.7- Naht, sekundär
.70♦ Beugesehnen Handgelenk
.71♦ Beugesehnen Langfinger
.72♦ Beugesehnen Daumen
.73♦ Strecksehnen Handgelenk
.74♦ Strecksehnen Langfinger
.75♦ Strecksehnen Daumen
.76♦ Sehnenscheiden Handgelenk
.77♦ Sehnenscheiden Langfinger

.78♦ Sehnenscheiden Daumen
.79♦ Sehnenscheiden Hohlhand
.7x♦ Sonstige
5-840.8- Tenolyse
.80♦ Beugesehnen Handgelenk
.81♦ Beugesehnen Langfinger
.82♦ Beugesehnen Daumen
.83♦ Strecksehnen Handgelenk
.84♦ Strecksehnen Langfinger
.85♦ Strecksehnen Daumen
.86♦ Sehnenscheiden Handgelenk
.87♦ Sehnenscheiden Langfinger
.88♦ Sehnenscheiden Daumen
.89♦ Sehnenscheiden Hohlhand
.8x♦ Sonstige
5-840.9- Tenodese
.90♦ Beugesehnen Handgelenk
.91♦ Beugesehnen Langfinger
.92♦ Beugesehnen Daumen
.93♦ Strecksehnen Handgelenk
.94♦ Strecksehnen Langfinger
.95♦ Strecksehnen Daumen
.9x♦ Sonstige
5-840.a- Verlängerung
.a0♦ Beugesehnen Handgelenk
.a1♦ Beugesehnen Langfinger
.a2♦ Beugesehnen Daumen
.a3♦ Strecksehnen Handgelenk
.a4♦ Strecksehnen Langfinger
.a5♦ Strecksehnen Daumen
.ax♦ Sonstige
5-840.b- Verkürzung
.b0♦ Beugesehnen Handgelenk
.b1♦ Beugesehnen Langfinger
.b2♦ Beugesehnen Daumen
.b3♦ Strecksehnen Handgelenk
.b4♦ Strecksehnen Langfinger
.b5♦ Strecksehnen Daumen
.bx♦ Sonstige
5-840.c- (Partielle) Transposition
.c0♦ Beugesehnen Handgelenk
.c1♦ Beugesehnen Langfinger
.c2♦ Beugesehnen Daumen
.c3♦ Strecksehnen Handgelenk
.c4♦ Strecksehnen Langfinger
.c5♦ Strecksehnen Daumen
.cx♦ Sonstige

5-840.d- Schaffung eines Transplantatlagers

Inkl.: Implantation eines Silikonstabes
Implantation eines Silastikkabels

.d0♦ Beugesehnen Handgelenk
.d1♦ Beugesehnen Langfinger
.d2♦ Beugesehnen Daumen
.d3♦ Strecksehnen Handgelenk
.d4♦ Strecksehnen Langfinger
.d5♦ Strecksehnen Daumen
.dx♦ Sonstige

5-840.e- Transplantation

.e0♦ Beugesehnen Handgelenk
.e1♦ Beugesehnen Langfinger
.e2♦ Beugesehnen Daumen
.e3♦ Strecksehnen Handgelenk
.e4♦ Strecksehnen Langfinger
.e5♦ Strecksehnen Daumen
.ex♦ Sonstige

5-840.f- Revision eines Implantates (ohne Wechsel)

.f0♦ Beugesehnen Handgelenk
.f1♦ Beugesehnen Langfinger
.f2♦ Beugesehnen Daumen
.f3♦ Strecksehnen Handgelenk
.f4♦ Strecksehnen Langfinger
.f5♦ Strecksehnen Daumen
.fx♦ Sonstige

5-840.g- Wechsel eines Implantates

.g0♦ Beugesehnen Handgelenk
.g1♦ Beugesehnen Langfinger
.g2♦ Beugesehnen Daumen
.g3♦ Strecksehnen Handgelenk
.g4♦ Strecksehnen Langfinger
.g5♦ Strecksehnen Daumen
.gx♦ Sonstige

5-840.h- Entfernung eines Implantates

.h0♦ Beugesehnen Handgelenk
.h1♦ Beugesehnen Langfinger
.h2♦ Beugesehnen Daumen
.h3♦ Strecksehnen Handgelenk
.h4♦ Strecksehnen Langfinger
.h5♦ Strecksehnen Daumen
.hx♦ Sonstige

5-840.k- Sehnenplastik

.k0♦ Beugesehnen Handgelenk
.k1♦ Beugesehnen Langfinger
.k2♦ Beugesehnen Daumen
.k3♦ Strecksehnen Handgelenk
.k4♦ Strecksehnen Langfinger

.k5♦ Strecksehnen Daumen
.k6♦ Sehnenscheiden Handgelenk
.k7♦ Sehnenscheiden Langfinger
.k8♦ Sehnenscheiden Daumen
.k9♦ Sehnenscheiden Hohlhand
.kx♦ Sonstige

5-840.m- Sehnenkopplung
.m0♦ Beugesehnen Handgelenk
.m1♦ Beugesehnen Langfinger
.m2♦ Beugesehnen Daumen
.m3♦ Strecksehnen Handgelenk
.m4♦ Strecksehnen Langfinger
.m5♦ Strecksehnen Daumen
.mx♦ Sonstige

5-840.n- Knöcherne Refixation
Inkl.: Refixation mit Metallanker
.n0♦ Beugesehnen Handgelenk
.n1♦ Beugesehnen Langfinger
.n2♦ Beugesehnen Daumen
.n3♦ Strecksehnen Handgelenk
.n4♦ Strecksehnen Langfinger
.n5♦ Strecksehnen Daumen
.nx♦ Sonstige

5-840.p- Tenotomie, perkutan
.p0♦ Beugesehnen Handgelenk
.p1♦ Beugesehnen Langfinger
.p2♦ Beugesehnen Daumen
.p3♦ Strecksehnen Handgelenk
.p4♦ Strecksehnen Langfinger
.p5♦ Strecksehnen Daumen
.px♦ Sonstige

5-840.q- Tenotomie, offen chirurgisch
.q0♦ Beugesehnen Handgelenk
.q1♦ Beugesehnen Langfinger
.q2♦ Beugesehnen Daumen
.q3♦ Strecksehnen Handgelenk
.q4♦ Strecksehnen Langfinger
.q5♦ Strecksehnen Daumen
.qx♦ Sonstige

5-840.r- Tenotomie, n.n.bez. Zugang
.r0♦ Beugesehnen Handgelenk
.r1♦ Beugesehnen Langfinger
.r2♦ Beugesehnen Daumen
.r3♦ Strecksehnen Handgelenk
.r4♦ Strecksehnen Langfinger
.r5♦ Strecksehnen Daumen
.rx♦ Sonstige

5-840.s- Exploration
.s0♦ Beugesehnen Handgelenk
.s1♦ Beugesehnen Langfinger
.s2♦ Beugesehnen Daumen
.s3♦ Strecksehnen Handgelenk
.s4♦ Strecksehnen Langfinger
.s5♦ Strecksehnen Daumen
.s6♦ Sehnenscheiden Handgelenk
.s7♦ Sehnenscheiden Langfinger
.s8♦ Sehnenscheiden Daumen
.s9♦ Sehnenscheiden Hohlhand
.sx♦ Sonstige

5-840.x- Sonstige
.x0♦ Beugesehnen Handgelenk
.x1♦ Beugesehnen Langfinger
.x2♦ Beugesehnen Daumen
.x3♦ Strecksehnen Handgelenk
.x4♦ Strecksehnen Langfinger
.x5♦ Strecksehnen Daumen
.x6♦ Sehnenscheiden Handgelenk
.x7♦ Sehnenscheiden Langfinger
.x8♦ Sehnenscheiden Daumen
.x9♦ Sehnenscheiden Hohlhand
.xx♦ Sonstige

5-840.y N.n.bez.

5-841.– Operationen an Bändern der Hand

Hinw.: Die temporäre Fixation eines Gelenkes ist gesondert zu kodieren (5-849.1).
Die Entnahme von Sehnengewebe zur Transplantation ist gesondert zu kodieren (5-852.f ff.).

5-841.0- Inzision

Inkl.: Drainage

.00♦ Radiokarpalband
.01♦ Retinaculum flexorum
.02♦ Andere Bänder der Handwurzelgelenke
.03♦ Bänder der Mittelhand
.04♦ Bänder der Metakarpophalangealgelenke der Langfinger
.05♦ Bänder des Metakarpophalangealgelenkes am Daumen
.06♦ Bänder der Interphalangealgelenke der Langfinger
.07♦ Bänder des Interphalangealgelenkes am Daumen
.0x♦ Sonstige

5-841.1- Durchtrennung
.10♦ Radiokarpalband
.11♦ Retinaculum flexorum
.12♦ Andere Bänder der Handwurzelgelenke
.13♦ Bänder der Mittelhand
.14♦ Bänder der Metakarpophalangealgelenke der Langfinger
.15♦ Bänder des Metakarpophalangealgelenkes am Daumen
.16♦ Bänder der Interphalangealgelenke der Langfinger

.17♦ Bänder des Interphalangealgelenkes am Daumen
.1x♦ Sonstige
5-841.2- Exzision, partiell
.20♦ Radiokarpalband
.21♦ Retinaculum flexorum
.22♦ Andere Bänder der Handwurzelgelenke
.23♦ Bänder der Mittelhand
.24♦ Bänder der Metakarpophalangealgelenke der Langfinger
.25♦ Bänder des Metakarpophalangealgelenkes am Daumen
.26♦ Bänder der Interphalangealgelenke der Langfinger
.27♦ Bänder des Interphalangealgelenkes am Daumen
.2x♦ Sonstige
5-841.3- Exzision, total
.30♦ Radiokarpalband
.31♦ Retinaculum flexorum
.32♦ Andere Bänder der Handwurzelgelenke
.33♦ Bänder der Mittelhand
.34♦ Bänder der Metakarpophalangealgelenke der Langfinger
.35♦ Bänder des Metakarpophalangealgelenkes am Daumen
.36♦ Bänder der Interphalangealgelenke der Langfinger
.37♦ Bänder des Interphalangealgelenkes am Daumen
.3x♦ Sonstige
5-841.4- Naht, primär
.40♦ Radiokarpalband
.41♦ Retinaculum flexorum
.42♦ Andere Bänder der Handwurzelgelenke
.43♦ Bänder der Mittelhand
.44♦ Bänder der Metakarpophalangealgelenke der Langfinger
.45♦ Bänder des Metakarpophalangealgelenkes am Daumen
.46♦ Bänder der Interphalangealgelenke der Langfinger
.47♦ Bänder des Interphalangealgelenkes am Daumen
.4x♦ Sonstige
5-841.5- Naht, sekundär
.50♦ Radiokarpalband
.51♦ Retinaculum flexorum
.52♦ Andere Bänder der Handwurzelgelenke
.53♦ Bänder der Mittelhand
.54♦ Bänder der Metakarpophalangealgelenke der Langfinger
.55♦ Bänder des Metakarpophalangealgelenkes am Daumen
.56♦ Bänder der Interphalangealgelenke der Langfinger
.57♦ Bänder des Interphalangealgelenkes am Daumen
.5x♦ Sonstige
5-841.6- Plastische Rekonstruktion mit autogenem Material
.60♦ Radiokarpalband
.61♦ Retinaculum flexorum
.62♦ Andere Bänder der Handwurzelgelenke
.63♦ Bänder der Mittelhand
.64♦ Bänder der Metakarpophalangealgelenke der Langfinger

.65♦ Bänder des Metakarpophalangealgelenkes am Daumen
.66♦ Bänder der Interphalangealgelenke der Langfinger
.67♦ Bänder des Interphalangealgelenkes am Daumen
.6x♦ Sonstige

5-841.7- Plastische Rekonstruktion mit autogenem Material und interligamentärer Fixation
.70♦ Radiokarpalband
.71♦ Retinaculum flexorum
.72♦ Andere Bänder der Handwurzelgelenke
.73♦ Bänder der Mittelhand
.74♦ Bänder der Metakarpophalangealgelenke der Langfinger
.75♦ Bänder des Metakarpophalangealgelenkes am Daumen
.76♦ Bänder der Interphalangealgelenke der Langfinger
.77♦ Bänder des Interphalangealgelenkes am Daumen
.7x♦ Sonstige

5-841.8- Plastische Rekonstruktion mit autogenem Material und transossärer Fixation
.80♦ Radiokarpalband
.81♦ Retinaculum flexorum
.82♦ Andere Bänder der Handwurzelgelenke
.83♦ Bänder der Mittelhand
.84♦ Bänder der Metakarpophalangealgelenke der Langfinger
.85♦ Bänder des Metakarpophalangealgelenkes am Daumen
.86♦ Bänder der Interphalangealgelenke der Langfinger
.87♦ Bänder des Interphalangealgelenkes am Daumen
.8x♦ Sonstige

5-841.9- Entfernung eines Transplantates
.90♦ Radiokarpalband
.91♦ Retinaculum flexorum
.92♦ Andere Bänder der Handwurzelgelenke
.93♦ Bänder der Mittelhand
.94♦ Bänder der Metakarpophalangealgelenke der Langfinger
.95♦ Bänder des Metakarpophalangealgelenkes am Daumen
.96♦ Bänder der Interphalangealgelenke der Langfinger
.97♦ Bänder des Interphalangealgelenkes am Daumen
.9x♦ Sonstige

5-841.a- Knöcherne Refixation
.a0♦ Radiokarpalband
.a1♦ Retinaculum flexorum
.a2♦ Andere Bänder der Handwurzelgelenke
.a3♦ Bänder der Mittelhand
.a4♦ Bänder der Metakarpophalangealgelenke der Langfinger
.a5♦ Bänder des Metakarpophalangealgelenkes am Daumen
.a6♦ Bänder der Interphalangealgelenke der Langfinger
.a7♦ Bänder des Interphalangealgelenkes am Daumen
.ax♦ Sonstige

5-841.x- Sonstige
.x0♦ Radiokarpalband
.x1♦ Retinaculum flexorum
.x2♦ Andere Bänder der Handwurzelgelenke

.x3♦ Bänder der Mittelhand
.x4♦ Bänder der Metakarpophalangealgelenke der Langfinger
.x5♦ Bänder des Metakarpophalangealgelenkes am Daumen
.x6♦ Bänder der Interphalangealgelenke der Langfinger
.x7♦ Bänder des Interphalangealgelenkes am Daumen
.xx♦ Sonstige
5-841.y N.n.bez.

5-842.– Operationen an Faszien der Hohlhand und der Finger

Hinw.: Die temporäre Fixation eines Gelenkes ist gesondert zu kodieren (5-849.1).
Plastisch-chirurgische Maßnahmen wie die lokale Lappenplastik (z.B. Z-Plastik) oder die Hauttransplantation sind gesondert zu kodieren (5-902 ff., 5-903 ff.).

5-842.0♦ Fasziotomie, offen chirurgisch
5-842.1♦ Fasziotomie, perkutan
5-842.2♦ Fasziektomie partiell, Hohlhand isoliert
5-842.3♦ Fasziektomie total, Hohlhand isoliert
5-842.4- Fasziektomie mit 1 Neurolyse
.40♦ Ein Finger
.41♦ Mehrere Finger
5-842.5- Fasziektomie mit mehreren Neurolysen
.50♦ Ein Finger
.51♦ Mehrere Finger
5-842.6- Fasziektomie mit 1 Neurolyse und 1 Arteriolyse
.60♦ Ein Finger
.61♦ Mehrere Finger
5-842.7- Fasziektomie mit mehreren Neurolysen und mehreren Arteriolysen
.70♦ Ein Finger
.71♦ Mehrere Finger
5-842.8- Fasziektomie mit Arthrolyse
Inkl.: Neurolyse und Arteriolyse
.80♦ Ein Finger
.81♦ Mehrere Finger
5-842.9- Exploration
.90♦ Ein Finger
.91♦ Mehrere Finger
5-842.a- Einlegen eines Medikamententrägers
.a0♦ Ein Finger
.a1♦ Mehrere Finger
5-842.b- Entfernen eines Medikamententrägers
.b0♦ Ein Finger
.b1♦ Mehrere Finger
5-842.x♦ Sonstige
Inkl.: Resektion von Fingerknöchelpolstern [Knuckle pads]
5-842.y N.n.bez.

5-843.– Operationen an Muskeln der Hand

5-843.0♦ Inzision

Inkl.: Drainage

5-843.1♦ Durchtrennung, partiell

5-843.2♦ Durchtrennung, total

5-843.3♦ Desinsertion

5-843.4♦ Exzision, partiell

5-843.5♦ Exzision, total

5-843.6♦ Naht

5-843.7♦ Reinsertion

5-843.8♦ Transposition

5-843.9♦ Transplantation

5-843.a♦ Verlängerung

5-843.b♦ Verkürzung

5-843.c♦ Exploration

5-843.d♦ Einlegen eines Medikamententrägers

5-843.e♦ Entfernen eines Medikamententrägers

5-843.x♦ Sonstige

5-843.y N.n.bez.

5-844.– Operation an Gelenken der Hand

Exkl.: Operation am Handgelenk (5-800 ff.)
Arthroskopische Gelenkoperationen (5-81)

5-844.0- Arthrotomie

.00♦ Handwurzelgelenk, einzeln

.01♦ Handwurzelgelenk, mehrere

.02♦ Daumensattelgelenk

.03♦ Metakarpophalangealgelenk, einzeln

.04♦ Metakarpophalangealgelenk, mehrere

.05♦ Interphalangealgelenk, einzeln

.06♦ Interphalangealgelenk, mehrere, an einem Finger

.07♦ Interphalangealgelenk, mehrere, an mehreren Fingern

.0x♦ Sonstige

5-844.1- Exzision von erkranktem Gewebe

Inkl.: Kapsulektomie

.10♦ Handwurzelgelenk, einzeln

.11♦ Handwurzelgelenk, mehrere

.12♦ Daumensattelgelenk

.13♦ Metakarpophalangealgelenk, einzeln

.14♦ Metakarpophalangealgelenk, mehrere

.15♦ Interphalangealgelenk, einzeln

.16♦ Interphalangealgelenk, mehrere, an einem Finger

.17♦ Interphalangealgelenk, mehrere, an mehreren Fingern

.1x♦ Sonstige

5-844.2- Gelenkspülung mit Drainage
Inkl.: Einlage eines Medikamententrägers
.20♦ Handwurzelgelenk, einzeln
.21♦ Handwurzelgelenk, mehrere
.22♦ Daumensattelgelenk
.23♦ Metakarpophalangealgelenk, einzeln
.24♦ Metakarpophalangealgelenk, mehrere
.25♦ Interphalangealgelenk, einzeln
.26♦ Interphalangealgelenk, mehrere, an einem Finger
.27♦ Interphalangealgelenk, mehrere, an mehreren Fingern
.2x♦ Sonstige
5-844.3- Debridement
.30♦ Handwurzelgelenk, einzeln
.31♦ Handwurzelgelenk, mehrere
.32♦ Daumensattelgelenk
.33♦ Metakarpophalangealgelenk, einzeln
.34♦ Metakarpophalangealgelenk, mehrere
.35♦ Interphalangealgelenk, einzeln
.36♦ Interphalangealgelenk, mehrere, an einem Finger
.37♦ Interphalangealgelenk, mehrere, an mehreren Fingern
.3x♦ Sonstige
5-844.4- Gelenkflächenglättung
Inkl.: Knochenabtragung
.40♦ Handwurzelgelenk, einzeln
.41♦ Handwurzelgelenk, mehrere
.42♦ Daumensattelgelenk
.43♦ Metakarpophalangealgelenk, einzeln
.44♦ Metakarpophalangealgelenk, mehrere
.45♦ Interphalangealgelenk, einzeln
.46♦ Interphalangealgelenk, mehrere, an einem Finger
.47♦ Interphalangealgelenk, mehrere, an mehreren Fingern
.4x♦ Sonstige
5-844.5- Gelenkmobilisation [Arthrolyse]
.50♦ Handwurzelgelenk, einzeln
.51♦ Handwurzelgelenk, mehrere
.52♦ Daumensattelgelenk
.53♦ Metakarpophalangealgelenk, einzeln
.54♦ Metakarpophalangealgelenk, mehrere
.55♦ Interphalangealgelenk, einzeln
.56♦ Interphalangealgelenk, mehrere, an einem Finger
.57♦ Interphalangealgelenk, mehrere, an mehreren Fingern
.5x♦ Sonstige
5-844.6- Entfernung freier Gelenkkörper
.60♦ Handwurzelgelenk, einzeln
.61♦ Handwurzelgelenk, mehrere
.62♦ Daumensattelgelenk
.63♦ Metakarpophalangealgelenk, einzeln
.64♦ Metakarpophalangealgelenk, mehrere

.65♦ Interphalangealgelenk, einzeln
.66♦ Interphalangealgelenk, mehrere, an einem Finger
.67♦ Interphalangealgelenk, mehrere, an mehreren Fingern
.6x♦ Sonstige

5-844.7- Entfernung eines Fremdkörpers
.70♦ Handwurzelgelenk, einzeln
.71♦ Handwurzelgelenk, mehrere
.72♦ Daumensattelgelenk
.73♦ Metakarpophalangealgelenk, einzeln
.74♦ Metakarpophalangealgelenk, mehrere
.75♦ Interphalangealgelenk, einzeln
.76♦ Interphalangealgelenk, mehrere, an einem Finger
.77♦ Interphalangealgelenk, mehrere, an mehreren Fingern
.7x♦ Sonstige

5-844.8- Implantation von autogenem Material in ein Gelenk
Hinw.: Die Entnahme des autogenen Materials ist gesondert zu kodieren.
.80♦ Handwurzelgelenk, einzeln
.81♦ Handwurzelgelenk, mehrere
.82♦ Daumensattelgelenk
.83♦ Metakarpophalangealgelenk, einzeln
.84♦ Metakarpophalangealgelenk, mehrere
.85♦ Interphalangealgelenk, einzeln
.86♦ Interphalangealgelenk, mehrere, an einem Finger
.87♦ Interphalangealgelenk, mehrere, an mehreren Fingern
.8x♦ Sonstige

5-844.x- Sonstige
.x0♦ Handwurzelgelenk, einzeln
.x1♦ Handwurzelgelenk, mehrere
.x2♦ Daumensattelgelenk
.x3♦ Metakarpophalangealgelenk, einzeln
.x4♦ Metakarpophalangealgelenk, mehrere
.x5♦ Interphalangealgelenk, einzeln
.x6♦ Interphalangealgelenk, mehrere, an einem Finger
.x7♦ Interphalangealgelenk, mehrere, an mehreren Fingern
.xx♦ Sonstige

5-844.y N.n.bez.

5-845.– Synovialektomie an der Hand

Exkl.: Synovialektomie am Handgelenk (5-800.4 ff., 5-800.5 ff.)

5-845.0- Sehnen und Sehnenscheiden, partiell
.00♦ Beugesehnen Handgelenk
.01♦ Beugesehnen Langfinger
.02♦ Beugesehnen Daumen
.03♦ Strecksehnen Handgelenk
.04♦ Strecksehnen Langfinger
.05♦ Strecksehnen Daumen
.0x♦ Sonstige

5-845.1- Sehnen und Sehnenscheiden, total
.10♦ Beugesehnen Handgelenk
.11♦ Beugesehnen Langfinger
.12♦ Beugesehnen Daumen
.13♦ Strecksehnen Handgelenk
.14♦ Strecksehnen Langfinger
.15♦ Strecksehnen Daumen
.1x♦ Sonstige

5-845.2♦ Handwurzelgelenk, einzeln
Inkl.: Karpometakarpalgelenk

5-845.3♦ Handwurzelgelenk, mehrere

5-845.4♦ Daumensattelgelenk

5-845.5♦ Metakarpophalangealgelenk, einzeln

5-845.6♦ Metakarpophalangealgelenk, mehrere

5-845.7♦ Interphalangealgelenk, einzeln

5-845.8♦ Interphalangealgelenk, mehrere, an einem Finger

5-845.9♦ Interphalangealgelenk, mehrere, an mehreren Fingern

5-845.x♦ Sonstige

5-845.y N.n.bez.

5-846.– Arthrodese an Gelenken der Hand

Exkl.: Arthrodese am Handgelenk (5-808.6)
Temporäre Fixation von Gelenken der Hand (5-849.1)

Hinw.: Eine durchgeführte Osteosynthese ist gesondert zu kodieren (5-786 ff.).

5-846.0♦ Handwurzelgelenk, einzeln
Inkl.: Karpometakarpalgelenk

5-846.1♦ Handwurzelgelenk, einzeln, mit Spongiosaplastik
Inkl.: Karpometakarpalgelenk

5-846.2♦ Handwurzelgelenk, mehrere

5-846.3♦ Handwurzelgelenk, mehrere, mit Spongiosaplastik

5-846.4♦ Interphalangealgelenk, einzeln

5-846.5♦ Interphalangealgelenk, einzeln, mit Spongiosaplastik

5-846.6♦ Interphalangealgelenk, mehrere

5-846.7♦ Interphalangealgelenk, mehrere, mit Spongiosaplastik

5-846.x♦ Sonstige

5-846.y N.n.bez.

5-847.– Resektionsarthroplastik an Gelenken der Hand

Exkl.: Resektionsarthroplastik am Handgelenk (5-829.5)

Hinw.: Die Entnahme eines Knochentransplantates ist gesondert zu kodieren (5-783 ff.).
Die temporäre Fixation eines Gelenkes ist gesondert zu kodieren (5-849.1).

5-847.0- Rekonstruktion mit autogenem Material
.00♦ Handwurzelgelenk, einzeln
.01♦ Handwurzelgelenk, mehrere
.02♦ Daumensattelgelenk

.03♦ Metakarpophalangealgelenk, einzeln
.04♦ Metakarpophalangealgelenk, mehrere
.05♦ Interphalangealgelenk, einzeln
.06♦ Interphalangealgelenk, mehrere, an einem Finger
.07♦ Interphalangealgelenk, mehrere, an mehreren Fingern
.0x♦ Sonstige

5-847.1- Rekonstruktion mit autogenem Material und Sehneninterposition
.10♦ Handwurzelgelenk, einzeln
.11♦ Handwurzelgelenk, mehrere
.12♦ Daumensattelgelenk
.13♦ Metakarpophalangealgelenk, einzeln
.14♦ Metakarpophalangealgelenk, mehrere
.15♦ Interphalangealgelenk, einzeln
.16♦ Interphalangealgelenk, mehrere, an einem Finger
.17♦ Interphalangealgelenk, mehrere, an mehreren Fingern
.1x♦ Sonstige

5-847.2- Rekonstruktion mit autogenem Material und Sehnenaufhängung
.20♦ Handwurzelgelenk, einzeln
.21♦ Handwurzelgelenk, mehrere
.22♦ Daumensattelgelenk
.23♦ Metakarpophalangealgelenk, einzeln
.24♦ Metakarpophalangealgelenk, mehrere
.25♦ Interphalangealgelenk, einzeln
.26♦ Interphalangealgelenk, mehrere, an einem Finger
.27♦ Interphalangealgelenk, mehrere, an mehreren Fingern
.2x♦ Sonstige

5-847.3- Rekonstruktion mit autogenem Material, mit Sehneninterposition und Sehnenaufhängung
.30♦ Handwurzelgelenk, einzeln
.31♦ Handwurzelgelenk, mehrere
.32♦ Daumensattelgelenk
.33♦ Metakarpophalangealgelenk, einzeln
.34♦ Metakarpophalangealgelenk, mehrere
.35♦ Interphalangealgelenk, einzeln
.36♦ Interphalangealgelenk, mehrere, an einem Finger
.37♦ Interphalangealgelenk, mehrere, an mehreren Fingern
.3x♦ Sonstige

5-847.4- Rekonstruktion mit autogenem Material und Rekonstruktion der Gelenkfläche
.40♦ Handwurzelgelenk, einzeln
.41♦ Handwurzelgelenk, mehrere
.42♦ Daumensattelgelenk
.43♦ Metakarpophalangealgelenk, einzeln
.44♦ Metakarpophalangealgelenk, mehrere
.45♦ Interphalangealgelenk, einzeln
.46♦ Interphalangealgelenk, mehrere, an einem Finger
.47♦ Interphalangealgelenk, mehrere, an mehreren Fingern
.4x♦ Sonstige

5-847.5- Rekonstruktion mit alloplastischem Material
.50♦ Handwurzelgelenk, einzeln
.51♦ Handwurzelgelenk, mehrere
.52♦ Daumensattelgelenk
.53♦ Metakarpophalangealgelenk, einzeln
.54♦ Metakarpophalangealgelenk, mehrere
.55♦ Interphalangealgelenk, einzeln
.56♦ Interphalangealgelenk, mehrere, an einem Finger
.57♦ Interphalangealgelenk, mehrere, an mehreren Fingern
.5x♦ Sonstige

5-847.6- Rekonstruktion mit alloplastischem Material und Rekonstruktion des Kapselbandapparates
.60♦ Handwurzelgelenk, einzeln
.61♦ Handwurzelgelenk, mehrere
.62♦ Daumensattelgelenk
.63♦ Metakarpophalangealgelenk, einzeln
.64♦ Metakarpophalangealgelenk, mehrere
.65♦ Interphalangealgelenk, einzeln
.66♦ Interphalangealgelenk, mehrere, an einem Finger
.67♦ Interphalangealgelenk, mehrere, an mehreren Fingern
.6x♦ Sonstige

5-847.7- Rekonstruktion mit xenogenem Material
.70♦ Handwurzelgelenk, einzeln
.71♦ Handwurzelgelenk, mehrere
.72♦ Daumensattelgelenk
.73♦ Metakarpophalangealgelenk, einzeln
.74♦ Metakarpophalangealgelenk, mehrere
.75♦ Interphalangealgelenk, einzeln
.76♦ Interphalangealgelenk, mehrere, an einem Finger
.77♦ Interphalangealgelenk, mehrere, an mehreren Fingern
.7x♦ Sonstige

5-847.x- Sonstige
.x0♦ Handwurzelgelenk, einzeln
.x1♦ Handwurzelgelenk, mehrere
.x2♦ Daumensattelgelenk
.x3♦ Metakarpophalangealgelenk, einzeln
.x4♦ Metakarpophalangealgelenk, mehrere
.x5♦ Interphalangealgelenk, einzeln
.x6♦ Interphalangealgelenk, mehrere, an einem Finger
.x7♦ Interphalangealgelenk, mehrere, an mehreren Fingern
.xx♦ Sonstige

5-847.y N.n.bez.

5-848.– Operationen bei kongenitalen Anomalien der Hand

Exkl.: Amputationen (5-863 ff.)
Syndaktyliekorrektur (5-917 ff.)

Hinw.: Diese Kodes sind nur zu verwenden, wenn aufgrund der Komplexität der Versorgung eine Zuordnung zu einzelnen Verfahren nicht möglich ist.

5-848.0♦ Weichteildistraktion, gelenkübergreifend

5-848.1♦ Radialisation

5-848.2♦ Resektion von Schnürringen mit plastischer Rekonstruktion

Hinw.: Eine durchgeführte Knochentransplantation ist gesondert zu kodieren (5-784 ff.).

5-848.x♦ Sonstige

5-848.y N.n.bez.

5-849.– Andere Operationen an der Hand

5-849.0♦ Exzision eines Ganglions

Inkl.: Exzision eines Schleimbeutels

5-849.1♦ Temporäre Fixation eines Gelenkes

Exkl.: Temporäre Fixation des Handgelenkes (5-809.2 ff., 5-809.4 ff.)

Hinw.: Das zur temporären Fixation angewandte Osteosyntheseverfahren ist gesondert zu kodieren (5-786 ff.).

5-849.3♦ Radikale Exzision von erkranktem Gewebe

Exkl.: Eingriffe bei Morbus Dupuytren (5-842 ff.)

5-849.4♦ Radikale Exzision von erkranktem Gewebe mit spezieller Gefäß- und Nervenpräparation

Exkl.: Eingriffe bei Morbus Dupuytren (5-842 ff.)

5-849.5♦ Radikale Exzision von erkranktem Gewebe mit erweiterter Präparation

Exkl.: Eingriffe bei Morbus Dupuytren (5-842 ff.)

5-849.6♦ Arthrorise

Exkl.: Arthrorise am Handgelenk (5-809.1 ff.)

5-849.7♦ Transposition eines Fingers zum Finger

5-849.8- Transposition eines Fingers zum Daumen (Pollizisation)

.80♦ Ohne Rekonstruktion des Metakarpale I

.81♦ Mit Rekonstruktion des Metakarpale I

5-849.9♦ Freie Transplantation eines Fingers

5-849.a♦ Freie Transplantation einer Zehe als Fingerersatz

5-849.x♦ Sonstige

5-849.y N.n.bez.

5-85 Operationen an Muskeln, Sehnen, Faszien und Schleimbeuteln

Exkl.: Operationen an Muskel, Sehne, Faszie der Hand und des Handgelenkes (5-84)

Hinw.: Aufwendige Gipsverbände sind gesondert zu kodieren (8-310 ff.).

Bei bereichsüberschreitenden Strukturen ist für die Kodierung der Operationsort ausschlaggebend. Wenn es zwei Operationsorte gibt, einen im Bereich der Hand und einen im Bereich des Unterarms, so ist sowohl der jeweilige Kode aus dem Bereich 5-84 als auch der jeweilige Kode aus dem Bereich 5-85 anzugeben. Die Grenze zu den Kodes aus dem Bereich 5-84 Operationen an der Hand ist die proximale Grenze des Handgelenkes.

5-850.– Inzision an Muskel, Sehne und Faszie

Inkl.: Inzision an Sehnenscheiden
Debridement, auf Muskel, Sehne oder Faszie beschränkt
Hämatomausräumung, Abszessspaltung

Exkl.: Fesselung der Peronealsehnen (5-806.7)
Faszienspaltung (5-851 ff.)
Schichtenübergreifendes Weichteildebridement (5-869.1)

Hinw.: Die Lokalisation ist bei den mit ** gekennzeichneten Kodes in der 6. Stelle nach folgender Liste zu kodieren:

0♦ Kopf und Hals
1♦ Schulter und Axilla
2♦ Oberarm und Ellenbogen
3♦ Unterarm
5♦ Brustwand und Rücken
6♦ Bauchregion
7♦ Leisten- und Genitalregion und Gesäß
8♦ Oberschenkel und Knie
9♦ Unterschenkel
a♦ Fuß
x♦ Sonstige

** 5-850.0- Inzision eines Muskels, längs
Inkl.: Drainage

** 5-850.1- Inzision eines Muskels, quer
Inkl.: Drainage

** 5-850.2- Inzision einer Sehne, längs
Inkl.: Drainage

** 5-850.3- Inzision einer Sehne, quer
Inkl.: Drainage

5-850.4- Inzision einer Sehnenscheide isoliert, längs
Inkl.: Drainage

.40♦ Kopf und Hals
.41♦ Schulter und Axilla
.42♦ Oberarm und Ellenbogen
.43♦ Unterarm
.45♦ Brustwand und Rücken
.47♦ Leisten- und Genitalregion und Gesäß
.48♦ Oberschenkel und Knie
.49♦ Unterschenkel
.4a♦ Fuß
.4x♦ Sonstige

5-850.5- Inzision einer Sehnenscheide isoliert, quer
Inkl.: Drainage

.50♦ Kopf und Hals
.51♦ Schulter und Axilla
.52♦ Oberarm und Ellenbogen
.53♦ Unterarm
.55♦ Brustwand und Rücken
.57♦ Leisten- und Genitalregion und Gesäß
.58♦ Oberschenkel und Knie
.59♦ Unterschenkel
.5a♦ Fuß
.5x♦ Sonstige

** 5-850.6- Inzision einer Faszie, offen chirurgisch

** 5-850.7- Inzision einer Faszie, perkutan

** 5-850.8- Fremdkörperentfernung aus einem Muskel

** 5-850.9- Fremdkörperentfernung aus einer Sehne

** 5-850.a- Fremdkörperentfernung aus einer Faszie

** 5-850.b- Debridement eines Muskels

** 5-850.c- Debridement einer Sehne
Exkl.: Arthroskopisches Debridement einer Sehne (5-819.1 ff.)

** 5-850.d- Debridement einer Faszie

** 5-850.e- Exploration eines Muskels

** 5-850.f- Exploration einer Sehne

** 5-850.g- Exploration einer Faszie

** 5-850.h- Einlegen eines Medikamententrägers, subfaszial

** 5-850.j- Entfernen eines Medikamententrägers, subfaszial

** 5-850.x- Sonstige

5-850.y N.n.bez.

5-851.– Durchtrennung von Muskel, Sehne und Faszie

Inkl.: Kompartmentspaltung, auf die Faszie beschränkt

Exkl.: Kompartmentresektion (5-852 ff.)

Hinw.: Die Lokalisation ist bei den mit ** gekennzeichneten Kodes in der 6. Stelle nach folgender Liste zu kodieren:

0♦ Kopf und Hals
1♦ Schulter und Axilla
2♦ Oberarm und Ellenbogen
3♦ Unterarm
5♦ Brustwand und Rücken
6♦ Bauchregion
7♦ Leisten- und Genitalregion und Gesäß
8♦ Oberschenkel und Knie
9♦ Unterschenkel
a♦ Fuß
x♦ Sonstige

** 5-851.0- Durchtrennung eines Muskels

** 5-851.1- Tenotomie, offen chirurgisch

** 5-851.2- Tenotomie, perkutan

5-851.3- Durchtrennung einer Sehnenscheide, längs
.30♦ Kopf und Hals
.31♦ Schulter und Axilla
.32♦ Oberarm und Ellenbogen
.33♦ Unterarm
.35♦ Brustwand und Rücken
.37♦ Leisten- und Genitalregion und Gesäß
.38♦ Oberschenkel und Knie
.39♦ Unterschenkel
.3a♦ Fuß
.3x♦ Sonstige

5-851.4- Durchtrennung einer Sehnenscheide, quer
.40♦ Kopf und Hals
.41♦ Schulter und Axilla
.42♦ Oberarm und Ellenbogen
.43♦ Unterarm
.45♦ Brustwand und Rücken
.47♦ Leisten- und Genitalregion und Gesäß
.48♦ Oberschenkel und Knie
.49♦ Unterschenkel
.4a♦ Fuß
.4x♦ Sonstige

** 5-851.5- Fasziotomie quer, offen chirurgisch, partiell

** 5-851.6- Fasziotomie quer, offen chirurgisch, total

** 5-851.7- Fasziotomie quer, perkutan

** 5-851.8- Fasziotomie längs, offen chirurgisch, partiell, ein Segment oder n.n.bez.

** 5-851.9- Fasziotomie längs, offen chirurgisch, total, ein Segment oder n.n.bez.

** 5-851.a- Fasziotomie längs, perkutan

** 5-851.b- Fasziotomie längs, offen chirurgisch, partiell, mehrere Segmente

** 5-851.c- Fasziotomie längs, offen chirurgisch, total, mehrere Segmente

** 5-851.d- Desinsertion

** 5-851.x- Sonstige

5-851.y N.n.bez.

5-852.– Exzision an Muskel, Sehne und Faszie

Inkl.: Kompartmentresektion

Exkl.: Kompartmentspaltung (5-851 ff.)
Exzision von Weichteilen der Brustwand (5-343.0)

Hinw.: Die Lokalisation ist bei den mit ** gekennzeichneten Kodes in der 6. Stelle nach folgender Liste zu kodieren:

0♦ Kopf und Hals
1♦ Schulter und Axilla
2♦ Oberarm und Ellenbogen
3♦ Unterarm
5♦ Brustwand und Rücken
6♦ Bauchregion
7♦ Leisten- und Genitalregion und Gesäß
8♦ Oberschenkel und Knie
9♦ Unterschenkel
a♦ Fuß
x♦ Sonstige

** 5-852.0- Exzision einer Sehne, partiell

** 5-852.1- Exzision einer Sehne, total

5-852.2- Exzision einer Sehnenscheide, partiell
.20♦ Kopf und Hals
.21♦ Schulter und Axilla
.22♦ Oberarm und Ellenbogen
.23♦ Unterarm
.25♦ Brustwand und Rücken
.27♦ Leisten- und Genitalregion und Gesäß
.28♦ Oberschenkel und Knie
.29♦ Unterschenkel
.2a♦ Fuß
.2x♦ Sonstige

5-852.3- Exzision einer Sehnenscheide, total
.30♦ Kopf und Hals
.31♦ Schulter und Axilla
.32♦ Oberarm und Ellenbogen
.33♦ Unterarm
.35♦ Brustwand und Rücken
.37♦ Leisten- und Genitalregion und Gesäß
.38♦ Oberschenkel und Knie
.39♦ Unterschenkel
.3a♦ Fuß
.3x♦ Sonstige

** 5-852.4- Exzision eines Muskels, epifaszial, partiell

** 5-852.5- Exzision eines Muskels, epifaszial, total

** 5-852.6- Exzision eines Muskels, subfaszial, partiell

** 5-852.7- Exzision eines Muskels, subfaszial, total

** 5-852.8- Exzision an Sehnen und Muskeln, epifaszial

Inkl.: Exstirpation von Weichteiltumoren

** 5-852.9- Exzision an Sehnen und Muskeln, subfaszial

Inkl.: Exstirpation von Weichteiltumoren

** 5-852.a- Exzision einer Faszie

** 5-852.b- Kompartmentresektion ohne spezielle Gefäß- und Nervenpräparation

** 5-852.c- Kompartmentresektion mit spezieller Gefäß- und Nervenpräparation

** 5-852.d- Kompartmentresektion mit erweiterter Präparation

** 5-852.e- Entnahme von Muskelgewebe zur Transplantation

** 5-852.f- Entnahme von Sehnengewebe zur Transplantation

** 5-852.g- Entnahme von Faszie zur Transplantation

** 5-852.h- Kompartmentübergreifende Resektion ohne spezielle Gefäß- und Nervenpräparation

** 5-852.j- Kompartmentübergreifende Resektion mit spezieller Gefäß- und Nervenpräparation

** 5-852.x- Sonstige

5-852.y N.n.bez.

5-853.– Rekonstruktion von Muskeln

Hinw.: Die Lokalisation ist bei den mit ** gekennzeichneten Kodes in der 6. Stelle nach folgender Liste zu kodieren:

0♦ Kopf und Hals
1♦ Schulter und Axilla
2♦ Oberarm und Ellenbogen
3♦ Unterarm
5♦ Brustwand und Rücken
6♦ Bauchregion
7♦ Leisten- und Genitalregion und Gesäß
8♦ Oberschenkel und Knie
9♦ Unterschenkel
a♦ Fuß
x♦ Sonstige

** 5-853.0- Refixation

** 5-853.1- Naht

** 5-853.2- Verlängerung und Naht

** 5-853.3- Verkürzung und Naht

** 5-853.4- Plastik

** 5-853.5- Transposition

** 5-853.6- Transplantation

** 5-853.7- Transplantatrevision (ohne Wechsel)

** 5-853.8- Transplantatwechsel

** 5-853.9- Transplantatentfernung

** 5-853.x- Sonstige

Inkl.: Spülung von Hohlräumen im Muskel

5-853.y N.n.bez.

5-854.– Rekonstruktion von Sehnen

Exkl.: Rekonstruktion der Rotatorenmanschette (5-805.7 bis 5-805.a, 5-814.4, 5-814.6 ff.)

Hinw.: Die Entnahme von Sehnengewebe zur Transplantation ist gesondert zu kodieren (5-852.f ff.).
Die Lokalisation ist bei den mit ** gekennzeichneten Kodes in der 6. Stelle nach folgender Liste zu kodieren:

0♦ Kopf und Hals
1♦ Schulter und Axilla
2♦ Oberarm und Ellenbogen
3♦ Unterarm
5♦ Brustwand und Rücken
6♦ Bauchregion
7♦ Leisten- und Genitalregion und Gesäß
8♦ Oberschenkel und Knie
9♦ Unterschenkel
b♦ Rückfuß und Fußwurzel
c♦ Mittelfuß und Zehen
x♦ Sonstige

** 5-854.0- Verlängerung

** 5-854.1- Verkürzung

5-854.2- (Partielle) Transposition
.20♦ Kopf und Hals
.21♦ Schulter und Axilla
.22♦ Oberarm und Ellenbogen
.23♦ Unterarm
.25♦ Brustwand und Rücken
.27♦ Leisten- und Genitalregion und Gesäß
.28♦ Oberschenkel und Knie
.29♦ Unterschenkel
.2b♦ Rückfuß und Fußwurzel
.2c♦ Mittelfuß und Zehen
.2x♦ Sonstige

** 5-854.3- Augmentation

** 5-854.4- Ersatzplastik

** 5-854.5- Ersatzplastik mit Interponat

** 5-854.6- Schaffung eines Transplantatlagers

** 5-854.7- Transplantation

Hinw.: Die Art des Transplantates ist gesondert zu kodieren (5-930 ff.).

** 5-854.8- Transplantatwechsel

** 5-854.9- Transplantatentfernung

** 5-854.a- Rekonstruktion mit alloplastischem Material

Hinw.: Die Art des verwendeten Materials für Gewebeersatz oder Gewebeverstärkung ist gesondert zu kodieren (5-932 ff.).

** 5-854.x- Sonstige

5-854.y N.n.bez.

5-855.– Naht und andere Operationen an Sehnen und Sehnenscheide

Exkl.: Verlagerung des Patellarsehnenansatzes (5-804.2, 5-804.3)
Arthroskopische Tenotomie der langen Bizepssehne (5-814.7)
Arthroskopische Naht der langen Bizepssehne (5-814.8)
Arthroskopische Tenodese der langen Bizepssehne (5-814.9)
Rekonstruktion der Rotatorenmanschette (5-805.7 bis 5-805.a, 5-814.4, 5-814.6 ff.)

Hinw.: Die Lokalisation ist bei den mit ** gekennzeichneten Kodes in der 6. Stelle nach folgender Liste zu kodieren:

0♦ Kopf und Hals
1♦ Schulter und Axilla
2♦ Oberarm und Ellenbogen
3♦ Unterarm
5♦ Brustwand und Rücken
6♦ Bauchregion
7♦ Leisten- und Genitalregion und Gesäß
8♦ Oberschenkel und Knie
9♦ Unterschenkel
a♦ Fuß
x♦ Sonstige

** 5-855.0- Reinsertion einer Sehne

** 5-855.1- Naht einer Sehne, primär

** 5-855.2- Naht einer Sehne, sekundär

** 5-855.3- Naht der Sehnenscheide, primär

** 5-855.4- Naht der Sehnenscheide, sekundär

** 5-855.5- Tenolyse, eine Sehne

** 5-855.6- Tenolyse, mehrere Sehnen

5-855.7- Tenodese eine Sehne, primär
.70♦ Kopf und Hals
.71♦ Schulter und Axilla
.72♦ Oberarm und Ellenbogen
.73♦ Unterarm
.75♦ Brustwand und Rücken
.77♦ Leisten- und Genitalregion und Gesäß
.78♦ Oberschenkel und Knie
.79♦ Unterschenkel
.7a♦ Fuß
.7x♦ Sonstige

5-855.8- Tenodese eine Sehne, sekundär
.80♦ Kopf und Hals
.81♦ Schulter und Axilla
.82♦ Oberarm und Ellenbogen
.83♦ Unterarm
.85♦ Brustwand und Rücken
.87♦ Leisten- und Genitalregion und Gesäß
.88♦ Oberschenkel und Knie
.89♦ Unterschenkel
.8a♦ Fuß
.8x♦ Sonstige

5-855.9- Tenodese mehrere Sehnen, primär
.90♦ Kopf und Hals
.91♦ Schulter und Axilla
.92♦ Oberarm und Ellenbogen
.93♦ Unterarm
.95♦ Brustwand und Rücken
.97♦ Leisten- und Genitalregion und Gesäß
.98♦ Oberschenkel und Knie
.99♦ Unterschenkel
.9a♦ Fuß
.9x♦ Sonstige

5-855.a- Tenodese mehrere Sehnen, sekundär
.a0♦ Kopf und Hals
.a1♦ Schulter und Axilla
.a2♦ Oberarm und Ellenbogen
.a3♦ Unterarm
.a5♦ Brustwand und Rücken
.a7♦ Leisten- und Genitalregion und Gesäß
.a8♦ Oberschenkel und Knie
.a9♦ Unterschenkel
.aa♦ Fuß
.ax♦ Sonstige

** 5-855.b- Spülung einer Sehnenscheide

** 5-855.x- Sonstige

5-855.y N.n.bez.

5-856.– Rekonstruktion von Faszien

Hinw.: Die Entnahme von Faszie zur Transplantation ist gesondert zu kodieren (5-852.g ff.).
Die Lokalisation ist bei den mit ** gekennzeichneten Kodes in der 6. Stelle nach folgender Liste zu kodieren:

0♦ Kopf und Hals
1♦ Schulter und Axilla
2♦ Oberarm und Ellenbogen
3♦ Unterarm
5♦ Brustwand und Rücken
6♦ Bauchregion
7♦ Leisten- und Genitalregion und Gesäß
8♦ Oberschenkel und Knie
9♦ Unterschenkel
a♦ Fuß
x♦ Sonstige

** 5-856.0- Naht

** 5-856.1- Verlängerung

** 5-856.2- Verkürzung (Raffung)

** 5-856.3- Doppelung einer Faszie

** 5-856.4- Transplantation, autogen

** 5-856.5- Transplantation, allogen

** 5-856.6- Transplantatrevision

** 5-856.7- Transplantatwechsel

** 5-856.8- Transplantatentfernung

** 5-856.9- Deckung eines Defektes mit autogenem Material

** 5-856.a- Deckung eines Defektes mit allogenem Material

** 5-856.x- Sonstige

5-856.y N.n.bez.

5-857.– Plastische Rekonstruktion mit lokalen Lappen an Muskeln und Faszien

Exkl.: Plastische Rekonstruktion der Brustwand (5-346 ff.)

Hinw.: Die Lokalisation ist bei den mit ** gekennzeichneten Kodes in der 6. Stelle nach folgender Liste zu kodieren:

0♦ Kopf und Hals
1♦ Schulter und Axilla
2♦ Oberarm und Ellenbogen
3♦ Unterarm
4♦ Hand
5♦ Brustwand und Rücken

6♦ Bauchregion
7♦ Leisten- und Genitalregion und Gesäß
8♦ Oberschenkel und Knie
9♦ Unterschenkel
a♦ Fuß
x♦ Sonstige

** 5-857.0- Fasziokutaner Lappen

** 5-857.1- Fasziokutaner Lappen, gefäßgestielt

** 5-857.2- Adipofaszialer Lappen

** 5-857.3- Adipofaszialer Lappen, gefäßgestielt

** 5-857.4- Faszienlappen

** 5-857.5- Faszienlappen, gefäßgestielt

** 5-857.6- Myokutaner Lappen

** 5-857.7- Myokutaner Lappen, gefäßgestielt

** 5-857.8- Muskellappen

** 5-857.9- Muskellappen, gefäßgestielt

** 5-857.a- Lappenstieldurchtrennung

Inkl.: Einarbeitung des Lappens in die Umgebung

** 5-857.x- Sonstige

5-857.y N.n.bez.

5-858.– Entnahme und Transplantation von Muskel, Sehne und Faszie mit mikrovaskulärer Anastomosierung

Inkl.: Vorbereitung der Empfängerregion

Exkl.: Entnahme eines Knochentransplantates, mikrovaskulär anastomosiert (5-783.5 ff.)

Hinw.: Eine durchgeführte Osteosynthese ist gesondert zu kodieren (5-786 ff.).
Das Einbringen von Fixationsmaterial am Knochen bei Operationen am Weichteilgewebe ist gesondert zu kodieren (5-869.2).
Die Deckung des Entnahmedefektes ist gesondert zu kodieren (5-90).
Die Verwendung eines Gefäßkopplers zur mikrovaskulären Anastomosierung ist gesondert zu kodieren (5-98c.7 ff.).
Die Lokalisation ist bei den mit ** gekennzeichneten Kodes in der 6. Stelle nach folgender Liste zu kodieren:

0♦ Kopf und Hals
1♦ Schulter und Axilla
2♦ Oberarm und Ellenbogen
3♦ Unterarm
4♦ Hand
5♦ Brustwand und Rücken
6♦ Bauchregion
7♦ Leisten- und Genitalregion und Gesäß
8♦ Oberschenkel und Knie
9♦ Unterschenkel
a♦ Fuß
x♦ Sonstige

** 5-858.0- Entnahme eines fasziokutanen Lappens

** 5-858.1- Entnahme eines septokutanen Lappens

** 5-858.2- Entnahme eines myokutanen Lappens

** 5-858.3- Entnahme eines osteomyokutanen oder osteofasziokutanen Lappens

** 5-858.4- Entnahme eines sonstigen Transplantates

** 5-858.5- Transplantation eines fasziokutanen Lappens

** 5-858.6- Transplantation eines septokutanen Lappens

** 5-858.7- Transplantation eines myokutanen Lappens

** 5-858.8- Transplantation eines osteomyokutanen oder osteofasziokutanen Lappens

** 5-858.9- Transplantation eines sonstigen Transplantates

** 5-858.x- Sonstige

5-858.y N.n.bez.

5-859.– Andere Operationen an Muskeln, Sehnen, Faszien und Schleimbeuteln

Exkl.: Erweiterung des subakromialen Raumes (5-814.3)

Hinw.: Die Lokalisation ist bei den mit ** gekennzeichneten Kodes in der 6. Stelle nach folgender Liste zu kodieren:

0♦	Kopf und Hals	6♦	Bauchregion
1♦	Schulter und Axilla	7♦	Leisten- und Genitalregion und Gesäß
2♦	Oberarm und Ellenbogen	8♦	Oberschenkel und Knie
3♦	Unterarm	9♦	Unterschenkel
4♦	Hand	a♦	Fuß
5♦	Brustwand und Rücken	x♦	Sonstige

** 5-859.0- Inzision eines Schleimbeutels

** 5-859.1- Totale Resektion eines Schleimbeutels

** 5-859.2- Resektion eines Ganglions

Inkl.: Exstirpation einer Bakerzyste

Exkl.: Exzision eines Ganglions an der Hand (5-849.0)
Arthroskopische Resektion eines Ganglions (5-819.2 ff.)

** 5-859.3- Perkutane Destruktion von Weichteilen durch Thermoablation

5-859.4- Sondenimplantation zur externen Prästimulation (Präkonditionierung) für die Kardiomyoplastie

.45♦ Brustwand und Rücken

** 5-859.x- Sonstige

5-859.y N.n.bez.

5-86 Replantation, Exartikulation und Amputation von Extremitäten und andere Operationen an den Bewegungsorganen

Inkl.: Operationen bei kongenitalen Anomalien des Fußes
Operationen bei anderen kongenitalen Anomalien des Bewegungsapparates
Andere Operationen an den Bewegungsorganen

Hinw.: Aufwendige Gipsverbände sind gesondert zu kodieren (8-310 ff.).

5-860.– Replantation obere Extremität

Hinw.: Die Durchführung der Replantation erfolgt mit dem Ziel, die Funktion und Vitalität einer ganz oder unter Vitalitätsverlust teilweise abgetrennten Extremität wiederherzustellen.

Der Kode ist nur anzugeben, wenn mindestens die folgenden Verfahren durchgeführt wurden:

- Eine Osteosynthese/Arthrodese
- Zwei Gefäßnähte, davon mindestens eine Arteriennaht
- Eine Nervennaht oder Rekonstruktion eines Nerven mittels Nervenröhrchen
- Eine Sehnennaht

Alle durchgeführten Osteosynthesen/Arthrodesen, Gefäßnähte, Nervennähte und Sehnennähte sind im Kode enthalten.

Die Deckung eines Weichteildefektes ist gesondert zu kodieren (5-90).

Eine Transplantation von Gefäßen, Nerven oder Knochen (5-38, 5-39, 5-04, 5-05, 5-784 ff.) ist gesondert zu kodieren.

Die Verwendung eines Gefäßkopplers zur mikrovaskulären Anastomosierung ist gesondert zu kodieren (5-98c.7 ff.).

5-860.0♦ Replantation am Oberarm

5-860.1♦ Replantation am Ellenbogenbereich

5-860.2♦ Replantation am Unterarm

5-860.3♦ Replantation am Handgelenk

5-860.4♦ Replantation an der Mittelhand

5-860.5♦ Replantation des Daumens

5-860.6♦ Replantation eines Fingers

Hinw.: Die Replantation jedes Fingers ist gesondert zu kodieren.

5-860.x♦ Sonstige

5-860.y N.n.bez.

5-861.– Replantation untere Extremität

Hinw.: Die Durchführung der Replantation erfolgt mit dem Ziel, die Funktion und Vitalität einer ganz oder unter Vitalitätsverlust teilweise abgetrennten Extremität wiederherzustellen.

Der Kode ist nur anzugeben, wenn mindestens die folgenden Verfahren durchgeführt wurden:

- Eine Osteosynthese/Arthrodese
- Zwei Gefäßnähte, davon mindestens eine Arteriennaht
- Eine Nervennaht oder Rekonstruktion eines Nerven mittels Nervenröhrchen
- Eine Sehnennaht

Alle durchgeführten Osteosynthesen/Arthrodesen, Gefäßnähte, Nervennähte und Sehnennähte sind im Kode enthalten.

Die Deckung eines Weichteildefektes ist gesondert zu kodieren (5-90).

Eine Transplantation von Gefäßen, Nerven oder Knochen (5-38, 5-39, 5-04, 5-05, 5-784 ff.) ist gesondert zu kodieren.

Die Verwendung eines Gefäßkopplers zur mikrovaskulären Anastomosierung ist gesondert zu kodieren (5-98c.7 ff.).

5-861.0♦ Replantation am Oberschenkel

5-861.1♦ Replantation im Kniebereich

5-861.2♦ Replantation am Unterschenkel

5-861.3♦ Replantation an der Fußwurzel

5-861.4♦ Replantation im Mittelfußbereich

5-861.5♦ Replantation einer Zehe

Hinw.: Die Replantation jeder Zehe ist gesondert zu kodieren.

5-861.x♦ Sonstige

5-861.y N.n.bez.

5-862.– Amputation und Exartikulation obere Extremität

5-862.0♦ Amputation interthorakoskapulär

5-862.1♦ Exartikulation Schulter

5-862.2♦ Amputation Oberarm

5-862.3♦ Exartikulation Ellenbogen

5-862.4♦ Amputation Unterarm

5-862.x♦ Sonstige

5-862.y N.n.bez.

5-863.– Amputation und Exartikulation Hand

5-863.0♦ Exartikulation Handgelenk

5-863.1♦ Amputation Handwurzel

5-863.2♦ Amputation Mittelhand

5-863.3♦ Fingeramputation

Hinw.: Die Amputation jedes Fingers ist gesondert zu kodieren.

5-863.4♦ Fingeramputation mit Haut- oder Muskelplastik

Hinw.: Die Amputation jedes Fingers ist gesondert zu kodieren.

5-863.5♦ Fingerexartikulation

5-863.6♦ Fingerexartikulation mit Haut- oder Muskelplastik

5-863.7♦ Handverschmälerung durch Strahlresektion 5

5-863.8♦ Handverschmälerung durch Strahlresektion 2

5-863.9♦ Handverschmälerung durch Strahlresektion 3 oder 4

5-863.a♦ Amputation transmetakarpal

5-863.x♦ Sonstige

5-863.y N.n.bez.

5-864.– Amputation und Exartikulation untere Extremität

5-864.0♦ Hemipelvektomie

5-864.1♦ Inkomplette Hemipelvektomie

5-864.2♦ Exartikulation im Hüftgelenk

5-864.3♦ Oberschenkelamputation, n.n.bez.

5-864.4♦ Amputation proximaler Oberschenkel

5-864.5♦ Amputation mittlerer oder distaler Oberschenkel

5-864.6♦ Amputation im Kniebereich

5-864.7♦ Exartikulation im Knie

5-864.8♦ Unterschenkelamputation, n.n.bez.

5-864.9♦ Amputation proximaler Unterschenkel

5-864.a♦ Amputation mittlerer Unterschenkel

5-864.x♦ Sonstige

5-864.y N.n.bez.

5-865.– Amputation und Exartikulation Fuß

5-865.0♦ Amputation tiefer Unterschenkel nach Syme

5-865.1♦ Fußamputation, n.n.bez.

5-865.2♦ Fußamputation nach Spitzy

5-865.3♦ Fußamputation nach Pirogoff

5-865.4♦ Vorfußamputation nach Chopart

5-865.5♦ Mittelfußamputation nach Lisfranc

5-865.6♦ Amputation transmetatarsal

5-865.7♦ Zehenamputation

Hinw.: Die Amputation jeder Zehe ist gesondert zu kodieren.

5-865.8♦ Zehenstrahlresektion

Hinw.: Die Amputation jedes Zehenstrahles ist gesondert zu kodieren.

5-865.9- Innere Amputation im Bereich der Mittelfuß- und Fußwurzelknochen

Exkl.: Resektionsarthroplastik an Gelenken des Fußes (5-829.8)
Arthroplastik an Metatarsale und Phalangen des Fußes (5-788.6 ff.)
Exzision und Resektion von erkranktem Knochengewebe (5-782 ff.)

.90♦ Metatarsale (und Phalangen), bis zu zwei Strahlen

.91♦ Metatarsale (und Phalangen), mehr als zwei Strahlen

.92♦ Fußwurzel [Tarsus]

5-865.x♦ Sonstige

5-865.y N.n.bez.

5-866.– Revision eines Amputationsgebietes

5-866.0♦ Schulter- und Oberarmregion

5-866.1♦ Unterarmregion

5-866.2♦ Handregion

5-866.3♦ Oberschenkelregion

Inkl.: Hüftregion

5-866.4♦ Unterschenkelregion

5-866.5♦ Fußregion

5-866.x♦ Sonstige

5-866.y N.n.bez.

5-867.– Operationen bei kongenitalen Anomalien des Fußes

Hinw.: Diese Kodes sind nur zu verwenden, wenn aufgrund der Komplexität der Versorgung eine Zuordnung zu einzelnen Verfahren nicht möglich ist.

5-867.0♦ Resektion von Schnürringen mit plastischer Rekonstruktion

Hinw.: Eine durchgeführte Knochentransplantation ist gesondert zu kodieren (5-784 ff.).

5-867.x♦ Sonstige

5-867.y N.n.bez.

5-868.– Operationen bei anderen kongenitalen Anomalien des Bewegungsapparates

Exkl.: Operationen bei kongenitalen Anomalien der Hand (5-848 ff. und des Fußes, 5-867 ff.)

Hinw.: Diese Kodes sind nur zu verwenden, wenn aufgrund der Komplexität der Versorgung eine Zuordnung zu einzelnen Verfahren nicht möglich ist.

5-868.0 Trennung von siamesischen Zwillingen

5-868.1- Resektion von Schnürringen mit plastischer Rekonstruktion

Hinw.: Eine durchgeführte Knochentransplantation ist gesondert zu kodieren (5-784 ff.).

.10♦ Obere Extremität

.11♦ Untere Extremität

.1x♦ Sonstige

5-868.x Sonstige

5-868.y N.n.bez.

5-869.– Andere Operationen an den Bewegungsorganen

| 5-869.0♦ Borggreveplastik

5-869.1 Weichteildebridement, schichtenübergreifend

Exkl.: Schichtenübergreifendes Weichteildebridement bei Verbrennungen (5-922.3)

Hinw.: Dieser Kode ist nur zu verwenden, wenn eine präzise Gewebezuordnung nicht möglich ist, z.B. bei Narbengewebe oder septischen Prozessen.

5-869.2 Einbringen von Fixationsmaterial am Knochen bei Operationen am Weichteilgewebe

Inkl.: Stabilisierung durch Fixationsverfahren bei Syndesmosenverletzung am Sprunggelenk (z.B. Stellschraube)
Fadenanker

Exkl.: Osteosynthese von Knochen (5-786 ff.)

Hinw.: Durchgeführte Weichteileingriffe sind gesondert zu kodieren.
Die ausschließliche Verwendung von Fäden bei einer Naht ist hier nicht zu kodieren.

5-869.3♦ Einbringen eines Konnektors für eine Endo-Exo-Prothese

Hinw.: Mit diesem Kode ist der zweite Operationsschritt im Rahmen der Implantation einer Endo-Exo-Prothese zu kodieren. Der erste Operationsschritt ist mit 5-828.0 zu kodieren.

5-869.x Sonstige

5-869.y N.n.bez.

5-86a.– Zusatzinformationen zu Operationen an den Bewegungsorganen

Hinw.: Diese Kodes sind Zusatzkodes. Die durchgeführten Eingriffe sind gesondert zu kodieren.

5-86a.0- Einzeitige Mehrfacheingriffe an Mittelhand- und/oder Fingerstrahlen

Hinw.: Eingriffe an Gefäßen und Nerven sind jeweils einem Strahl zuzuordnen. Bei einzeitigen Eingriffen an beiden Händen sind die einzelnen Mittelhand- und Fingerstrahlen zu addieren und mit dem der Summe entsprechenden Kode anzugeben.
Es sind Operationen aus folgenden Bereichen zu berücksichtigen:
- Operationen an den Nerven und Nervenganglien (5-04)
- Andere Operationen an den Nerven und Nervenganglien (5-05)
- Operationen an den Blutgefäßen (5-38…5-39)
- Operationen an anderen Knochen (5-78)
- Reposition von Fraktur und Luxation (5-79)
- Offen chirurgische Gelenkoperationen (5-80)
- Arthroskopische Gelenkoperationen (5-81)
- Endoprothetischer Gelenk- und Knochenersatz (5-82)
- Operationen an der Hand (5-84)
- Replantation, Exartikulation und Amputation von Extremitäten und andere Operationen an den Bewegungsorganen (5-86)

.00 Zwei Mittelhand- und/oder Fingerstrahlen

.01 Drei Mittelhand- und/oder Fingerstrahlen

.02 Vier Mittelhand- und/oder Fingerstrahlen

.03 Fünf Mittelhand- und/oder Fingerstrahlen

.04 Sechs oder mehr Mittelhand- und/oder Fingerstrahlen

5-86a.1- Einzeitige Mehrfacheingriffe an Mittelfuß- und/oder Zehenstrahlen

Hinw.: Eingriffe an Gefäßen und Nerven sind jeweils einem Strahl zuzuordnen. Bei einzeitigen Eingriffen an beiden Füßen sind die einzelnen Mittelfuß- und Zehenstrahlen zu addieren und mit dem der Summe entsprechenden Kode anzugeben.
Es sind Operationen aus folgenden Bereichen zu berücksichtigen:
- Operationen an den Nerven und Nervenganglien (5-04)
- Andere Operationen an den Nerven und Nervenganglien (5-05)
- Operationen an den Blutgefäßen (5-38…5-39)
- Operationen an anderen Knochen (5-78)
- Reposition von Fraktur und Luxation (5-79)
- Offen chirurgische Gelenkoperationen (5-80)
- Arthroskopische Gelenkoperationen (5-81)
- Endoprothetischer Gelenk- und Knochenersatz (5-82)
- Operationen an Muskeln, Sehnen, Faszien und Schleimbeuteln (5-85)
- Replantation, Exartikulation und Amputation von Extremitäten und andere Operationen an den Bewegungsorganen (5-86)

.10 Zwei Mittelfuß- und/oder Zehenstrahlen

.11 Drei Mittelfuß- und/oder Zehenstrahlen

.12 Vier Mittelfuß- und/oder Zehenstrahlen

.13 Fünf Mittelfuß- und/oder Zehenstrahlen

.14 Sechs oder mehr Mittelfuß- und/oder Zehenstrahlen

5-86a.2- Computergestützte Planung von Operationen an den Extremitätenknochen

.20 Ohne Verwendung von patientenindividuell hergestellten Implantaten

.21 Mit Verwendung von patientenindividuell hergestellten Implantaten

Exkl.: Gelenkplastische Eingriffe mit patientenindividuell hergestellten Implantaten bei knöcherner Defektsituation oder angeborener oder erworbener Deformität (5-829.m)

Gelenkplastische Eingriffe mit patientenindividuell hergestellten Implantaten ohne knöcherne Defektsituation oder angeborene oder erworbene Deformität (5-829.p)

5-86a.3 Augmentation von Osteosynthesematerial

Exkl.: Augmentation des Schraubenlagers bei Operationen an der Wirbelsäule (5-83w.0)

5-86a.4 Computergestützte intraoperative biomechanische Ausrichtung des Implantates

Inkl.: Verwendung von patientenindividuell hergestelltem Instrumentarium zur biomechanischen Ausrichtung

Dynamische 3D-Bildgebung

5-87...5-88 Operationen an der Mamma

Hinw.: Folgende Verfahren oder Operationsumstände sind zusätzlich zu kodieren, sofern sie nicht als eigener Kode angegeben sind:
- mikrochirurgische Technik (5-984)
- Lasertechnik (5-985 ff.)
- Operation im Rahmen der Versorgung einer Mehrfachverletzung (5-981)
- Operation im Rahmen der Versorgung eines Polytraumas (5-982 ff.)
- Durchführung einer Reoperation (5-983)
- vorzeitiger Abbruch einer Operation (5-995)

5-87 Exzision und Resektion der Mamma

Exkl.: Delay-Operation vor autogener Brustrekonstruktion (5-399.f)

5-870.– Partielle (brusterhaltende) Exzision der Mamma und Destruktion von Mammagewebe

Inkl.: Nach Markierung und Farbgalaktographie

Hinw.: Eine Lymphadenektomie ist gesondert zu kodieren (5-40).
Eine Mastopexie ist ein formverändernder Eingriff an der Brust im Sinne einer Straffung mit Resektion von Haut und mit (Re-)Zentrierung des Mamillen-Areola-Komplexes.
Eine tumoradaptierte Reduktionsplastik ist ein formverändernder Eingriff an der Brust im Sinne einer Mastopexie mit Verkleinerung der Brust sowie zusätzlicher Resektion von gesundem Brustgewebe.
Die Art der Defektkorrektur ist mit Ausnahme des Kodes 5-870.7- in der 6. Stelle zu kodieren. Bei Kombination verschiedener Verfahren ist nur das jeweils aufwendigste Verfahren anzugeben.

5-870.2- Duktektomie
- .20♦ Direkte Adaptation der benachbarten Wundflächen oder Verzicht auf Adaptation
- .21♦ Defektdeckung durch Mobilisation und Adaptation von bis zu 25 % des Brustgewebes (bis zu 1 Quadranten)

5-870.6- Lokale Destruktion
- .60♦ Direkte Adaptation der benachbarten Wundflächen oder Verzicht auf Adaptation
- .61♦ Defektdeckung durch Mobilisation und Adaptation von bis zu 25 % des Brustgewebes (bis zu 1 Quadranten)

5-870.7- Exzision durch Vakuumbiopsie (Rotationsmesser)

Inkl.: Steuerung durch bildgebende Verfahren

Hinw.: Das bildgebende Verfahren ist gesondert zu kodieren (Kap. 3).
- .70♦ Ohne Clip-Markierung der Biopsieregion
- .71♦ Mit Clip-Markierung der Biopsieregion

5-870.9- Lokale Exzision

Inkl.: Exzisionsbiopsie, Konusexzision, Tumorektomie
- .90♦ Direkte Adaptation der benachbarten Wundflächen oder Verzicht auf Adaptation
- .91♦ Defektdeckung durch Mobilisation und Adaptation von bis zu 25 % des Brustgewebes (bis zu 1 Quadranten)

5-870.a- Partielle Resektion

Inkl.: Segmentresektion, Lumpektomie, Quadrantenresektion
- .a0♦ Direkte Adaptation der benachbarten Wundflächen oder Verzicht auf Adaptation
- .a1♦ Defektdeckung durch Mobilisation und Adaptation von bis zu 25 % des Brustgewebes (bis zu 1 Quadranten)
- .a2♦ Defektdeckung durch Mobilisation und Adaptation von mehr als 25 % des Brustgewebes (mehr als 1 Quadrant)
- .a3♦ Defektdeckung durch tumoradaptierte Mastopexie
- .a4♦ Defektdeckung durch lokale fasziokutane oder myokutane Lappenplastik aus dem brustumgebenden Haut- und Weichteilgewebe

.a5♦ Defektdeckung durch tumoradaptierte Mammareduktionsplastik

.a6♦ Defektdeckung durch gestielte Fernlappenplastik

.a7♦ Defektdeckung durch freie Fernlappenplastik mit mikrochirurgischem Gefäßanschluss

.ax♦ Sonstige

5-870.x♦ Sonstige

5-870.y N.n.bez.

5-872.– (Modifizierte radikale) Mastektomie

Hinw.: Eine Lymphadenektomie ist gesondert zu kodieren (5-40).
Eine Rekonstruktion ist gesondert zu kodieren (5-885 ff., 5-886 ff.).

5-872.0♦ Ohne Resektion der M. pectoralis-Faszie

5-872.1♦ Mit Resektion der M. pectoralis-Faszie

5-872.x♦ Sonstige

5-872.y N.n.bez.

5-874.– Erweiterte (radikale) Mastektomie mit Resektion an den Mm. pectorales majores et minores und Thoraxwandteilresektion

Hinw.: Eine Lymphadenektomie ist gesondert zu kodieren (5-40).
Eine Rekonstruktion ist gesondert zu kodieren (5-885 ff., 5-886 ff.).

5-874.0♦ Mit Teilresektion des M. pectoralis major

5-874.1♦ Mit Teilresektion der Mm. pectorales majores et minores

5-874.2♦ Mit kompletter Resektion der Mm. pectorales majores et minores

5-874.4♦ Mit Teilresektion des M. pectoralis minor

5-874.5♦ Mit kompletter Resektion des M. pectoralis major

5-874.6♦ Mit kompletter Resektion des M. pectoralis minor

5-874.7♦ Mit oberflächlicher Thoraxwandteilresektion (Thoraxwandmuskulatur)

5-874.8♦ Mit tiefer Thoraxwandteilresektion

5-874.x♦ Sonstige

5-874.y N.n.bez.

5-877.– Subkutane Mastektomie und hautsparende Mastektomieverfahren

Hinw.: Eine Lymphadenektomie ist gesondert zu kodieren (5-40).
Eine Rekonstruktion ist gesondert zu kodieren (5-885 ff., 5-886 ff.).
Eine Mastopexie ist ein formverändernder Eingriff an der Brust im Sinne einer Straffung mit Resektion von Haut und mit (Re-)Zentrierung des Mamillen-Areola-Komplexes.

5-877.0♦ Subkutane Mastektomie

5-877.1- Hautsparende Mastektomie [SSM] mit kompletter Resektion des Drüsengewebes

.10♦ Ohne weitere Maßnahmen

.11♦ Mit Straffung des Hautmantels

.12♦ Mit Straffung des Hautmantels und Bildung eines gestielten Corium-Cutis-Lappens

.1x♦ Sonstige

5-877.2- Mamillenerhaltende Mastektomie [NSM] mit kompletter Resektion des Drüsengewebes

.20♦ Ohne weitere Maßnahmen

.21♦ Mit Straffung des Hautmantels durch Mastopexie

.22♦ Mit Straffung des Hautmantels durch Mastopexie und Bildung eines gestielten Corium-Cutis-Lappens

.2x♦ Sonstige

5-877.x♦ Sonstige

5-877.y N.n.bez.

5-879.– Andere Exzision und Resektion der Mamma

5-879.0♦ Exzision von ektopischem Mammagewebe

5-879.1♦ Operation bei Gynäkomastie

5-879.x♦ Sonstige

5-879.y N.n.bez.

5-88 Andere Operationen an der Mamma

Exkl.: Delay-Operation vor autogener Brustrekonstruktion (5-399.f)

5-881.– Inzision der Mamma

5-881.0♦ Ohne weitere Maßnahmen

5-881.1♦ Drainage

5-881.2♦ Durchtrennung der Kapsel bei Mammaprothese

5-881.x♦ Sonstige

5-881.y N.n.bez.

5-882.– Operationen an der Brustwarze

5-882.0♦ Naht (nach Verletzung)

Inkl.: Wunddebridement

5-882.1♦ Exzision

Inkl.: Exzision einer akzessorischen Brustwarze

5-882.2♦ Exzision mit Einpflanzung in die Haut an anderer Stelle

5-882.3♦ Transposition

5-882.4♦ Replantation

5-882.5♦ Plastische Rekonstruktion durch Hauttransplantation

5-882.6♦ Plastische Rekonstruktion durch Tätowierung

5-882.7♦ Chirurgische Eversion einer invertierten Brustwarze

5-882.8♦ Plastische Rekonstruktion des Warzenhofes

5-882.x♦ Sonstige

5-882.y N.n.bez.

5-883.– Plastische Operationen zur Vergrößerung der Mamma

Inkl.: Entfernung eines Hautexpanders

Exkl.: Implantation eines Hautexpanders (5-889.5 ff.)

5-883.0- Implantation einer Alloprothese, sonstige

.00♦ Ohne gewebeverstärkendes Material

.01♦ Mit gewebeverstärkendem Material

5-883.1- Implantation einer Alloprothese, submammär

.10♦ Ohne gewebeverstärkendes Material

.11♦ Mit gewebeverstärkendem Material

5-883.2- Implantation einer Alloprothese, subpektoral

.20♦ Ohne gewebeverstärkendes Material

.21♦ Mit gewebeverstärkendem Material

5-883.x♦ Sonstige

5-883.y N.n.bez.

5-884.– Mammareduktionsplastik

Exkl.: Absaugen von Fettgewebe aus der Mamma (5-911.1 ff.)

5-884.0♦ Ohne Brustwarzentransplantation

5-884.1♦ Mit freiem Brustwarzentransplantat

5-884.2♦ Mit gestieltem Brustwarzentransplantat

5-884.x♦ Sonstige

5-884.y N.n.bez.

5-885.– Plastische Rekonstruktion der Mamma mit Haut- und Muskeltransplantation

5-885.0♦ Hauttransplantation, n.n.bez.

5-885.1♦ Spalthauttransplantation

5-885.2♦ Vollhauttransplantation

5-885.3♦ Freies Haut-Muskel-Transplantat

Inkl.: Freier TRAM-Flap [Transversaler Rectus-abdominis-Muskellappen]

5-885.4♦ Gestieltes Hauttransplantat

5-885.5♦ Gestieltes Muskeltransplantat

5-885.6♦ Gestieltes Haut-Muskel-Transplantat [myokutaner Lappen], ohne Prothesenimplantation

Inkl.: Gestielter TRAM-Flap [Transversaler Rectus-abdominis-Muskellappen], Latissimus-dorsi-Lappen

5-885.7♦ Gestieltes Haut-Muskel-Transplantat [myokutaner Lappen], mit Prothesenimplantation

Inkl.: Gestielter TRAM-Flap [Transversaler Rectus-abdominis-Muskellappen], Latissimus-dorsi-Lappen

5-885.8♦ Omentumlappen

5-885.9♦ Freies lipokutanes Transplantat mit mikrovaskulärer Anastomosierung

Inkl.: Deep inferior epigastric perforator flap [DIEP-Flap], superficial inferior epigastric perforator flap [SIEP-Flap]

5-885.x♦ Sonstige

5-885.y N.n.bez.

5-886.– Andere plastische Rekonstruktion der Mamma

Hinw.: Die Art des verwendeten Materials für Gewebeersatz oder Gewebeverstärkung ist gesondert zu kodieren (5-932 ff.).

Die primäre Rekonstruktion ist bei einzeitiger Durchführung im Rahmen eines resezierenden Eingriffs zu kodieren und die sekundäre Rekonstruktion ist bei zweizeitiger Durchführung nach einem resezierenden Eingriff zu kodieren.

5-886.0♦ Naht (nach Verletzung)

Inkl.: Wunddebridement

5-886.2- Mastopexie als selbständiger Eingriff

Inkl.: Lifting der Mamma

Hinw.: Eine Mastopexie ist ein formverändernder Eingriff an der Brust im Sinne einer Straffung mit Resektion von Haut und mit (Re-)Zentrierung des Mamillen-Areola-Komplexes.

.20♦ Mit freiem Brustwarzentransplantat

.21♦ Mit gestieltem Brustwarzentransplantat

.2x♦ Sonstige

5-886.3- Primäre Rekonstruktion mit Alloprothese, subkutan

.30♦ Ohne gewebeverstärkendes Material

.31♦ Mit gewebeverstärkendem Material

5-886.4- Primäre Rekonstruktion mit Alloprothese, subpektoral

.40♦ Ohne gewebeverstärkendes Material

.41♦ Mit gewebeverstärkendem Material

5-886.5- Primäre Rekonstruktion mit Alloprothese, sonstige

.50♦ Ohne gewebeverstärkendes Material

.51♦ Mit gewebeverstärkendem Material

5-886.6- Sekundäre Rekonstruktion mit Alloprothese, subkutan

.60♦ Ohne gewebeverstärkendes Material

.61♦ Mit gewebeverstärkendem Material

5-886.7- Sekundäre Rekonstruktion mit Alloprothese, subpektoral

.70♦ Ohne gewebeverstärkendes Material

.71♦ Mit gewebeverstärkendem Material

5-886.8- Sekundäre Rekonstruktion mit Alloprothese, sonstige

.80♦ Ohne gewebeverstärkendes Material

.81♦ Mit gewebeverstärkendem Material

5-886.x♦ Sonstige

5-886.y N.n.bez.

5-889.– Andere Operationen an der Mamma

Hinw.: Die Art des verwendeten Materials für Gewebeersatz oder Gewebeverstärkung ist gesondert zu kodieren (5-932 ff.).

5-889.0♦ Entfernung einer Mammaprothese

5-889.1♦ Entfernung einer Mammaprothese mit Exzision einer Kapselfibrose

5-889.2- Entfernung einer Mammaprothese mit Exzision einer Kapselfibrose und Prothesenwechsel

.20♦ Ohne gewebeverstärkendes Material

.21♦ Mit gewebeverstärkendem Material

5-889.3- Entfernung einer Mammaprothese mit Exzision einer Kapselfibrose, Prothesenwechsel und Formung einer neuen Tasche

.30♦ Ohne gewebeverstärkendes Material

.31♦ Mit gewebeverstärkendem Material

5-889.4- Wechsel einer Mammaprothese

.40♦ Ohne gewebeverstärkendes Material

.41♦ Mit gewebeverstärkendem Material

5-889.5- Implantation eines Hautexpanders

.50♦ Ohne gewebeverstärkendes Material

.51♦ Mit gewebeverstärkendem Material

5-889.6♦ Entfernung eines Hautexpanders

5-889.7♦ Entfernung eines Prothesenventils

5-889.x♦ Sonstige

5-889.y N.n.bez.

5-89...5-92 Operationen an Haut und Unterhaut

Hinw.: Folgende Verfahren oder Operationsumstände sind zusätzlich zu kodieren, sofern sie nicht als eigener Kode angegeben sind:
- mikrochirurgische Technik (5-984)
- Lasertechnik (5-985 ff.)
- Operation im Rahmen der Versorgung einer Mehrfachverletzung (5-981)
- Operation im Rahmen der Versorgung eines Polytraumas (5-982 ff.)
- Durchführung einer Reoperation (5-983)
- vorzeitiger Abbruch einer Operation (5-995)

5-89 Operationen an Haut und Unterhaut

Exkl.: Entnahme von Haut zur Transplantation (5-901 ff., 5-904 ff.)
Operationen an Haut und Unterhaut bei Verbrennungen (5-92)
Operationen an den Augenlidern (5-09)
Operationen an den Ohren (5-18)
Operationen an der Nase (5-21)

5-890.– Tätowieren und Einbringen von Fremdmaterial in Haut und Unterhaut

Hinw.: Die Lokalisation ist bei den mit ** gekennzeichneten Kodes in der 6. Stelle nach folgender Liste zu kodieren:

0	Lippe	b	Bauchregion
4	Sonstige Teile Kopf	c	Leisten- und Genitalregion
5	Hals	d	Gesäß
6♦	Schulter und Axilla	e♦	Oberschenkel und Knie
7♦	Oberarm und Ellenbogen	f♦	Unterschenkel
8♦	Unterarm	g♦	Fuß
9♦	Hand	x♦	Sonstige
a	Brustwand und Rücken		

** 5-890.0- Tätowieren

** 5-890.1- Einbringen von autogenem Material

** 5-890.2- Einbringen von xenogenem Material

** 5-890.x- Sonstige

5-890.y N.n.bez.

5-891 Inzision eines Sinus pilonidalis

5-892.– Andere Inzision an Haut und Unterhaut

Inkl.: Hämatomausräumung, Abszessspaltung, Abszessausräumung
Inzision an der Haut des Skrotums

Exkl.: Inzision an der Haut der Vulva (5-710)
Inzision an der Haut der Perianalregion (5-490.0)

Hinw.: Die Lokalisation ist bei den mit ** gekennzeichneten Kodes in der 6. Stelle nach folgender Liste zu kodieren:

0	Lippe	b	Bauchregion
4	Sonstige Teile Kopf	c	Leisten- und Genitalregion
5	Hals	d	Gesäß
6♦	Schulter und Axilla	e♦	Oberschenkel und Knie
7♦	Oberarm und Ellenbogen	f♦	Unterschenkel
8♦	Unterarm	g♦	Fuß
9♦	Hand	x♦	Sonstige
a	Brustwand und Rücken		

** 5-892.0- Ohne weitere Maßnahmen

Inkl.: Exploration

** 5-892.1- Drainage

** 5-892.2- Entfernung eines Fremdkörpers

** 5-892.3- Implantation eines Medikamententrägers

Exkl.: Fettgaze- oder Salbenverbände

** 5-892.4- Entfernung eines Medikamententrägers

** 5-892.x- Sonstige

5-892.y N.n.bez.

5-894.– Lokale Exzision von erkranktem Gewebe an Haut und Unterhaut

Inkl.: Narbenkorrektur
Exzision von erkrankter Haut des Skrotums
Exzision von erkrankter Haut des Penis

Exkl.: Exzision von erkrankter Haut der Vulva (5-712.0)
Destruktion von erkranktem Gewebe an Haut und Unterhaut (5-915 ff.)
Exzision von erkrankter Haut der Perianalregion (5-490.1)

Hinw.: Multiple Exzisionen von Hautläsionen sind nur einmal zu kodieren, wenn sie während einer Sitzung durchgeführt werden und die Lokalisation mit einem Kode angegeben werden kann.
Eine lokale Exzision entspricht einer Fläche von bis zu 4 cm² oder einem Raum bis zu 1 cm³.
Die Lokalisation ist bei den mit ** gekennzeichneten Kodes in der 6. Stelle nach folgender Liste zu kodieren:

0	Lippe	b	Bauchregion
4	Sonstige Teile Kopf	c	Leisten- und Genitalregion
5	Hals	d	Gesäß
6♦	Schulter und Axilla	e♦	Oberschenkel und Knie
7♦	Oberarm und Ellenbogen	f♦	Unterschenkel
8♦	Unterarm	g♦	Fuß
9♦	Hand	x♦	Sonstige
a	Brustwand und Rücken		

** 5-894.0- Ohne primären Wundverschluss

** 5-894.1- Mit primärem Wundverschluss

** 5-894.2- Exzision von Schweißdrüsen, lokal

Inkl.: Lokale Kürettage von Schweißdrüsen

** 5-894.3- Mit Transplantation oder lokaler Lappenplastik

Hinw.: Die Art der durchgeführten Transplantation oder lokalen Lappenplastik ist gesondert zu kodieren (5-902 ff., 5-903 ff.).

** 5-894.x- Sonstige

5-894.y N.n.bez.

5-895.– Radikale und ausgedehnte Exzision von erkranktem Gewebe an Haut und Unterhaut

Inkl.: Exzision von erkrankter Haut des Skrotums
Exzision von erkrankter Haut des Penis

Exkl.: Exzision von erkrankter Haut der Vulva (5-712.0)
Regionale Lymphknotendissektion nach radikaler Exzision von erkranktem Gewebe an Haut und Unterhaut (5-40)
Exzision von erkrankter Haut der Perianalregion (5-490.1)

Hinw.: Multiple Exzisionen von Hautläsionen sind nur einmal zu kodieren, wenn sie während einer Sitzung durchgeführt werden und die Lokalisation mit einem Kode angegeben werden kann.
Unter mikrographischer Chirurgie (histographisch kontrolliert) werden Eingriffe verstanden, bei denen die Exzision des Tumors mit topographischer Markierung und anschließender Aufarbeitung der gesamten Exzidataußenfläche/-grenze erfolgt.
Die Lokalisation ist bei den mit ** gekennzeichneten Kodes in der 6. Stelle nach folgender Liste zu kodieren:

0	Lippe	b	Bauchregion
4	Sonstige Teile Kopf	c	Leisten- und Genitalregion
5	Hals	d	Gesäß
6♦	Schulter und Axilla	e♦	Oberschenkel und Knie
7♦	Oberarm und Ellenbogen	f♦	Unterschenkel
8♦	Unterarm	g♦	Fuß
9♦	Hand	0x♦	Sonstige
a	Brustwand und Rücken		

** 5-895.0- Ohne primären Wundverschluss

** 5-895.1- Ohne primären Wundverschluss, histographisch kontrolliert (mikrographische Chirurgie)

** 5-895.2- Mit primärem Wundverschluss

** 5-895.3- Mit primärem Wundverschluss, histographisch kontrolliert (mikrographische Chirurgie)

** 5-895.4- Mit Transplantation oder lokaler Lappenplastik

Hinw.: Die Art der durchgeführten Transplantation oder lokalen Lappenplastik ist gesondert zu kodieren (5-902 ff., 5-903 ff.).

** 5-895.5- Mit Transplantation oder lokaler Lappenplastik, histographisch kontrolliert (mikrographische Chirurgie)

Hinw.: Die Art der durchgeführten Transplantation oder lokalen Lappenplastik ist gesondert zu kodieren (5-902 ff., 5-903 ff.).

** 5-895.6- Exzision von Schweißdrüsen, radikal

Inkl.: Radikale Kürettage von Schweißdrüsen

Exkl.: Axilläre Saugkürettage von Schweißdrüsen (5-911.3)

** 5-895.x- Sonstige

5-895.y N.n.bez.

5-896.– Chirurgische Wundtoilette [Wunddebridement] mit Entfernung von erkranktem Gewebe an Haut und Unterhaut

Inkl.: Entfernung eines Systems zur Vakuumtherapie mit gleichzeitigem Wunddebridement

Exkl.: Wunddebridement, auf Muskel, Sehne oder Faszie beschränkt (5-850 ff.)
Schichtenübergreifendes Wunddebridement (5-869.1)
Lokale Exzision oder lokale Kürettage von Schweißdrüsen (5-894.2 ff.)
Radikale Exzision oder radikale Kürettage von Schweißdrüsen (5-895.6 ff.)
Entfernung von erkranktem Gewebe an Haut und Unterhaut ohne Anästhesie (im Rahmen eines Verbandwechsels) bei Vorliegen einer Wunde (8-192 ff.)

Hinw.: Ein Wunddebridement ist ein chirurgisches oder ultraschallbasiertes Vorgehen zur Entfernung von geschädigtem, infiziertem, minderdurchblutetem oder nekrotischem Gewebe der Haut und Unterhaut bis zum Bereich des vitalen Gewebes. Die Anwendung der Kodes setzt eine Allgemein- oder Regionalanästhesie oder eine lokale Infiltrationsanästhesie voraus (Ausnahme: Es liegt eine neurologisch bedingte Analgesie vor.). Bei alleiniger Oberflächenanästhesie ist ein Kode aus dem Bereich 8-192 ff. zu verwenden.
Voraussetzung ist das Vorliegen einer Wunde [traumatisch oder nicht traumatisch bedingte Unterbrechung des Zusammenhangs von Körpergewebe mit oder ohne Substanzverlust]. Ohne Wunde ist ein Kode aus dem Bereich 5-894 ff. Lokale Exzision von erkranktem Gewebe an Haut und Unterhaut bzw. aus dem Bereich 5-895 ff. Radikale und ausgedehnte Exzision von erkranktem Gewebe an Haut und Unterhaut anzuwenden.
Ein Kode aus diesem Bereich ist nicht zu verwenden im Zusammenhang mit einer Hämatomausräumung bzw. Abszessspaltung (5-892 ff.) oder einer Primärnaht (5-900.0 ff.). Ein Wunddebridement ist bei diesen Kodes bereits eingeschlossen.
Die alleinige Entfernung eines Systems zur Vakuumtherapie ohne Anästhesie und Debridement ist als Entfernung von erkranktem Gewebe an Haut und Unterhaut ohne Anästhesie (im Rahmen eines Verbandwechsels) bei Vorliegen einer Wunde (8-192 ff.) zu kodieren.
Die Lokalisation ist bei den mit ** gekennzeichneten Kodes in der 6. Stelle nach folgender Liste zu kodieren:

0 Lippe
4 Sonstige Teile Kopf
5 Hals
6♦ Schulter und Axilla
7♦ Oberarm und Ellenbogen
8♦ Unterarm
9♦ Hand
a Brustwand und Rücken
b Bauchregion
c Leisten- und Genitalregion
d Gesäß
e♦ Oberschenkel und Knie
f♦ Unterschenkel
g♦ Fuß
x♦ Sonstige

** 5-896.0- Kleinflächig

Hinw.: Länge bis 3 cm oder Fläche bis 4 cm^2.
Bei der Behandlung mehrerer kleinflächiger Läsionen an derselben anatomischen Region (z.B. an der Hand) sind die Flächen zu addieren. Bei Überschreiten einer Fläche von 4 cm^2 ist ein Kode für die großflächige Behandlung zu verwenden.

** 5-896.1- Großflächig

** 5-896.2- Großflächig, mit Einlegen eines Medikamententrägers

Exkl.: Fettgaze- oder Salbenverbände

** 5-896.x- Sonstige

5-896.y N.n.bez.

5-897.– Exzision und Rekonstruktion eines Sinus pilonidalis

5-897.0 Exzision

5-897.1- Plastische Rekonstruktion

Hinw.: Eine in derselben Sitzung durchgeführte Exzision ist im Kode enthalten.
Die aus operationstechnischen Gründen erforderliche Verschiebung (Verschiebeplastik) ist im Kode enthalten.

.10 Mittelliniennaht

Inkl.: Dehnungsplastik

.11 Transpositionsplastik

Inkl.: VY-Plastik

.12 Rotations-Plastik

Inkl.: Operation nach Limberg, Dufourmentel oder Karydakis, Cleft-lift-Operation

.1x Sonstige

5-897.x Sonstige

5-897.y N.n.bez.

5-898.– Operationen am Nagelorgan

Inkl.: Operationen am Nagelorgan bei Verbrennungen

5-898.0♦ Inzision

5-898.1♦ Inzision und Drainage

5-898.2♦ Trepanation des Nagels

5-898.3♦ Naht am Nagelbett

5-898.4♦ Exzision des Nagels, partiell

5-898.5♦ Exzision des Nagels, total

5-898.6♦ Exzision von erkranktem Gewebe des Nagelbettes

Inkl.: Komplette Abtragung des Nagelbettes

5-898.7♦ Transplantation des Nagelbettes

5-898.8♦ Implantation eines Kunstnagels

5-898.9♦ Nagelplastik

5-898.a♦ Ausrottung der Nagelmatrix

Hinw.: Eine durchgeführte Exzision von Nagel und Nagelbett ist im Kode enthalten.

5-898.x♦ Sonstige

5-898.y N.n.bez.

5-899 Andere Exzision an Haut und Unterhaut

Exkl.: Operationen an der Haut bei Verbrennungen (5-92)

5-90 Operative Wiederherstellung und Rekonstruktion von Haut und Unterhaut

Exkl.: Plastische Rekonstruktion mit lokalen Lappen an Muskeln und Faszien (5-857 ff.)
Entnahme und Transplantation von Transplantaten mit mikrovaskulärer Anastomosierung (5-858 ff.)
Operationen an der Haut bei Verbrennungen (5-92)

5-900.– Einfache Wiederherstellung der Oberflächenkontinuität an Haut und Unterhaut

Inkl.: Wundrandexzision nach Friedrich, Wundreinigung (Spülung, Kürettage)

Exkl.: Rekonstruktion der Weichteile im Gesicht (5-778 ff.)
Wunddebridement (5-850 ff., 5-869.1, 5-896 ff.)

Hinw.: Die Lokalisation ist bei den mit ** gekennzeichneten Kodes in der 6. Stelle nach folgender Liste zu kodieren:

0 Lippe
4 Sonstige Teile Kopf
5 Hals
6♦ Schulter und Axilla
7♦ Oberarm und Ellenbogen
8♦ Unterarm
9♦ Hand
a Brustwand und Rücken
b Bauchregion
c Leisten- und Genitalregion
d Gesäß
e♦ Oberschenkel und Knie
f♦ Unterschenkel
g♦ Fuß
x♦ Sonstige

** 5-900.0- Primärnaht
Inkl.: Wiederherstellung der Oberflächenkontinuität durch Gewebekleber oder Metallklammern

** 5-900.1- Sekundärnaht
Inkl.: Wiederherstellung der Oberflächenkontinuität durch Gewebekleber oder Metallklammern

** 5-900.x- Sonstige

5-900.y N.n.bez.

5-901.– Freie Hauttransplantation, Entnahmestelle

Hinw.: Die Entnahme des Transplantates ist nur anzugeben, wenn dieser Eingriff in einer gesonderten Sitzung erfolgt.
Die Lokalisation ist bei den mit ** gekennzeichneten Kodes in der 6. Stelle nach folgender Liste zu kodieren:

0 Lippe
4 Sonstige Teile Kopf
5 Hals
6♦ Schulter und Axilla
7♦ Oberarm und Ellenbogen
8♦ Unterarm
9♦ Hand
a Brustwand und Rücken
b Bauchregion
c Leisten- und Genitalregion
d Gesäß
e♦ Oberschenkel und Knie
f♦ Unterschenkel
g♦ Fuß
x♦ Sonstige

** 5-901.0- Spalthaut
Inkl.: Meshgraft

** 5-901.1- Vollhaut

** 5-901.2- Composite graft

** 5-901.x- Sonstige

5-901.y N.n.bez.

5-902.– Freie Hauttransplantation, Empfängerstelle

Hinw.: Die Entnahme des Transplantates ist nur anzugeben, wenn dieser Eingriff in einer gesonderten Sitzung erfolgt.

Kleinflächig entspricht einer Fläche bis 4 cm². Werden mehrere Transplantationen an derselben anatomischen Region (z.B. an der Hand) durchgeführt, so sind die Flächen aller verwendeten Transplantate zu addieren. Dies gilt nicht für mehrere kleine Transplantate, die an unterschiedlichen Regionen (z.B. Hand und Unterarm) transplantiert werden.

Die Lokalisation ist bei den mit ** gekennzeichneten Kodes in der 6. Stelle nach folgender Liste zu kodieren:

0 Lippe
4 Sonstige Teile Kopf
5 Hals
6♦ Schulter und Axilla
7♦ Oberarm und Ellenbogen
8♦ Unterarm
9♦ Hand
a Brustwand und Rücken
b Bauchregion
c Leisten- und Genitalregion
d Gesäß
e♦ Oberschenkel und Knie
f♦ Unterschenkel
g♦ Fuß
x♦ Sonstige

** 5-902.0- Spalthaut, kleinflächig
Inkl.: Meshgraft

** 5-902.1- Spalthaut auf granulierendes Hautareal, kleinflächig
Inkl.: Meshgraft

** 5-902.2- Vollhaut, kleinflächig

** 5-902.3- Composite graft, kleinflächig

** 5-902.4- Spalthaut, großflächig
Inkl.: Meshgraft

** 5-902.5- Spalthaut auf granulierendes Hautareal, großflächig
Inkl.: Meshgraft

** 5-902.6- Vollhaut, großflächig

** 5-902.7- Composite graft, großflächig

** 5-902.9- Epithelzellsuspension nach Aufbereitung mit Bedside-Kit

** 5-902.a- Epithelzellsuspension nach labortechnischer Aufbereitung im Schnellverfahren

** 5-902.b- Hautersatz durch kultivierte Keratinozyten, kleinflächig

** 5-902.c- Hautersatz durch kultivierte Keratinozyten, großflächig

** 5-902.d- Permanenter Hautersatz durch Dermisersatzmaterial, kleinflächig

** 5-902.e- Permanenter Hautersatz durch Dermisersatzmaterial, großflächig

** 5-902.f- Permanenter Hautersatz durch allogenes Hauttransplantat, kleinflächig
Inkl.: Humane azelluläre dermale Matrix

** 5-902.g- Permanenter Hautersatz durch allogenes Hauttransplantat, großflächig
Inkl.: Humane azelluläre dermale Matrix

** 5-902.h- Permanenter Hautersatz durch allogenes Hautersatzmaterial, kleinflächig
Inkl.: Amnion, Amnionmembran

** 5-902.j- Permanenter Hautersatz durch allogenes Hautersatzmaterial, großflächig
Inkl.: Amnion, Amnionmembran

** 5-902.k- Permanenter Hautersatz durch autogene Fibroblasten, kleinflächig
Inkl.: Humane azelluläre dermale Matrix, Amnion, Amnionmembran

** 5-902.m- Permanenter Hautersatz durch autogene Fibroblasten, großflächig
Inkl.: Humane azelluläre dermale Matrix, Amnion, Amnionmembran

** 5-902.x- Sonstige

5-902.y N.n.bez.

5-903.– Lokale Lappenplastik an Haut und Unterhaut

Hinw.: Kleinflächig entspricht einer Fläche bis 4 cm². Werden mehrere Transplantationen an derselben anatomischen Region (z.B. an der Hand) durchgeführt, so sind die Flächen aller verwendeten Transplantate zu addieren. Dies gilt nicht für mehrere kleine Transplantate, die an unterschiedlichen Regionen (z.B. Hand und Unterarm) transplantiert werden.

Die aus operationstechnischen Gründen erforderliche Verschiebung (Verschiebeplastik) ist im Kode enthalten.

Die Lokalisation ist bei den mit ** gekennzeichneten Kodes in der 6. Stelle nach folgender Liste zu kodieren:

0 Lippe
4 Sonstige Teile Kopf
5 Hals
6♦ Schulter und Axilla
7♦ Oberarm und Ellenbogen
8♦ Unterarm
9♦ Hand
a Brustwand und Rücken
b Bauchregion
c Leisten- und Genitalregion
d Gesäß
e♦ Oberschenkel und Knie
f♦ Unterschenkel
g♦ Fuß
x♦ Sonstige

** 5-903.0- Dehnungsplastik, kleinflächig
** 5-903.1- Rotations-Plastik, kleinflächig
** 5-903.2- Transpositionsplastik, kleinflächig
Inkl.: VY-Plastik
** 5-903.3- Insellappenplastik, kleinflächig
** 5-903.4- Z-Plastik, kleinflächig
** 5-903.5- Dehnungsplastik, großflächig
** 5-903.6- Rotations-Plastik, großflächig
** 5-903.7- Transpositionsplastik, großflächig
Inkl.: VY-Plastik
** 5-903.8- Insellappenplastik, großflächig
** 5-903.9- Z-Plastik, großflächig
** 5-903.a- W-Plastik, kleinflächig
** 5-903.b- W-Plastik, großflächig
** 5-903.x- Sonstige
5-903.y N.n.bez.

5-904.– Lappenplastik an Haut und Unterhaut, Entnahmestelle

Hinw.: Die Entnahme des Transplantates ist nur anzugeben, wenn dieser Eingriff in einer gesonderten Sitzung erfolgt.

Die Lokalisation ist bei den mit ** gekennzeichneten Kodes in der 6. Stelle nach folgender Liste zu kodieren:

0 Lippe
4 Sonstige Teile Kopf
5 Hals
6♦ Schulter und Axilla
7♦ Oberarm und Ellenbogen
8♦ Unterarm
9♦ Hand
a Brustwand und Rücken
b Bauchregion
c Leisten- und Genitalregion
d Gesäß
e♦ Oberschenkel und Knie
f♦ Unterschenkel
g♦ Fuß
x♦ Sonstige

** 5-904.0- Freier Lappen mit mikrovaskulärer Anastomosierung
** 5-904.1- Gestielter regionaler Lappen
** 5-904.2- Gestielter Fernlappen

** 5-904.x- Sonstige

5-904.y N.n.bez.

5-905.– Lappenplastik an Haut und Unterhaut, Empfängerstelle

Hinw.: Die Entnahme des Transplantates ist nur anzugeben, wenn dieser Eingriff in einer gesonderten Sitzung erfolgt.
Die Lokalisation ist bei den mit ** gekennzeichneten Kodes in der 6. Stelle nach folgender Liste zu kodieren:

- 0 Lippe
- 4 Sonstige Teile Kopf
- 5 Hals
- 6♦ Schulter und Axilla
- 7♦ Oberarm und Ellenbogen
- 8♦ Unterarm
- 9♦ Hand
- a Brustwand und Rücken
- b Bauchregion
- c Leisten- und Genitalregion
- d Gesäß
- e♦ Oberschenkel und Knie
- f♦ Unterschenkel
- g♦ Fuß
- x♦ Sonstige

** 5-905.0- Freier Lappen mit mikrovaskulärer Anastomosierung

Hinw.: Die Verwendung eines Gefäßkopplers zur mikrovaskulären Anastomosierung ist gesondert zu kodieren (5-98c.7 ff.).

** 5-905.1- Gestielter regionaler Lappen

** 5-905.2- Gestielter Fernlappen

** 5-905.x- Sonstige

5-905.y N.n.bez.

5-906.– Kombinierte plastische Eingriffe an Haut und Unterhaut

Inkl.: Durchtrennung von Synechien

Exkl.: Einzelne lokale Lappenplastiken (5-903 ff.)

Hinw.: Die Entnahme des Transplantates ist nur anzugeben, wenn dieser Eingriff in einer gesonderten Sitzung erfolgt.
Die Lokalisation ist bei den mit ** gekennzeichneten Kodes in der 6. Stelle nach folgender Liste zu kodieren:

- 0 Lippe
- 4 Sonstige Teile Kopf
- 5 Hals
- 6♦ Schulter und Axilla
- 7♦ Oberarm und Ellenbogen
- 8♦ Unterarm
- 9♦ Hand
- a Brustwand und Rücken
- b Bauchregion
- c Leisten- und Genitalregion
- d Gesäß
- e♦ Oberschenkel und Knie
- f♦ Unterschenkel
- g♦ Fuß
- x♦ Sonstige

** 5-906.0- Kombinierte Lappenplastiken

Inkl.: Butterfly-Plastik
Jumping-man-Plastik

** 5-906.1- Kombination von Lappenplastiken und freiem Hauttransplantat

** 5-906.2- Gestielter regionaler Lappen mit Fernlappen

** 5-906.3- Gestielter regionaler Lappen, Fernlappen und freies Hauttransplantat

** 5-906.x- Sonstige

5-906.y N.n.bez.

5-907.– Revision einer Hautplastik

Inkl.: Ausdünnung eines Lappens

Hinw.: Die Lokalisation ist bei den mit ** gekennzeichneten Kodes in der 6. Stelle nach folgender Liste zu kodieren:

0	Lippe	b	Bauchregion
4	Sonstige Teile Kopf	c	Leisten- und Genitalregion
5	Hals	d	Gesäß
6♦	Schulter und Axilla	e♦	Oberschenkel und Knie
7♦	Oberarm und Ellenbogen	f♦	Unterschenkel
8♦	Unterarm	g♦	Fuß
9♦	Hand	x♦	Sonstige
a	Brustwand und Rücken		

** 5-907.0- Narbenkorrektur (nach Hautplastik)

** 5-907.1- Revision eines freien Hauttransplantates

** 5-907.2- Revision einer lokalen Lappenplastik

** 5-907.3- Revision eines gestielten regionalen Lappens

** 5-907.4- Revision eines gestielten Fernlappens

** 5-907.5- Revision eines freien Lappens mit mikrovaskulärer Anastomosierung

Hinw.: Die Verwendung eines Gefäßkopplers zur mikrovaskulären Anastomosierung ist gesondert zu kodieren (5-98c.7 ff.).

** 5-907.x- Sonstige

5-907.y N.n.bez.

5-908.– Plastische Operation an Lippe und Mundwinkel

Exkl.: Korrektur einer Lippenspalte (5-276 ff.)

5-908.0 Naht (nach Verletzung)

5-908.1 Plastische Rekonstruktion der Oberlippe

5-908.2 Plastische Rekonstruktion der Unterlippe

Inkl.: Vermilionektomie

5-908.3♦ Plastische Rekonstruktion des Mundwinkels

5-908.x♦ Sonstige

5-908.y N.n.bez.

5-909.– Andere Wiederherstellung und Rekonstruktion von Haut und Unterhaut

Hinw.: Die Lokalisation ist bei den mit ** gekennzeichneten Kodes in der 6. Stelle nach folgender Liste zu kodieren:

0	Lippe	b	Bauchregion
4	Sonstige Teile Kopf	c	Leisten- und Genitalregion
5	Hals	d	Gesäß
6♦	Schulter und Axilla	e♦	Oberschenkel und Knie
7♦	Oberarm und Ellenbogen	f♦	Unterschenkel
8♦	Unterarm	g♦	Fuß
9♦	Hand	x♦	Sonstige
a	Brustwand und Rücken		

** 5-909.0- Implantation eines Hautexpanders

Exkl.: Implantation eines Hautexpanders an der Mamma (5-889.5 ff.)

** 5-909.1- Explantation eines Hautexpanders

Exkl.: Entfernung eines Hautexpanders an der Mamma (5-889.6)

** 5-909.2- Lappenstieldurchtrennung

Inkl.: Einarbeitung des Lappens in die Umgebung

5-909.3 Implantation einer Dopplersonde zum Monitoring eines freien Gewebetransfers

** 5-909.x- Sonstige

5-909.y N.n.bez.

5-91 Andere Operationen an Haut und Unterhaut

5-910♦ Straffungsoperation am Gesicht

5-911.– Gewebereduktion an Haut und Unterhaut

Exkl.: Straffungsoperation am Gesicht (5-910)
Ausdünnung eines transplantierten Lappens (5-907 ff.)

Hinw.: Die Lokalisation ist bei den mit ** gekennzeichneten Kodes in der 6. Stelle nach folgender Liste zu kodieren:

0 Lippe
4 Sonstige Teile Kopf
5 Hals
6♦ Schulter und Axilla
7♦ Oberarm und Ellenbogen
8♦ Unterarm
9♦ Hand
a Brustwand und Rücken
b Bauchregion
c Leisten- und Genitalregion
d Gesäß
e♦ Oberschenkel und Knie
f♦ Unterschenkel
g♦ Fuß
x♦ Sonstige

** 5-911.0- Gewebsreduktionsplastik (Straffungsoperation)

** 5-911.1- Absaugen von Fettgewebe [Liposuktion]

** 5-911.2- Abtragen von Fettgewebe

Inkl.: Fettgewebsentnahme zur therapeutischen Transplantation

5-911.3♦ Axilläre Saugkürettage von Schweißdrüsen

Exkl.: Lokale Exzision von Schweißdrüsen (5-894.2 ff.)
Radikale Exzision von Schweißdrüsen (5-895.6 ff.)

** 5-911.x- Sonstige

5-911.y N.n.bez.

5-912.– Haartransplantation und Haartransposition

Inkl.: Augenbrauenrekonstruktion

5-912.0 Freie Transplantation von Stanzbiopsien

5-912.1 Gestielte Lappenplastik

5-912.x Sonstige

5-912.y N.n.bez.

5-913.– Entfernung oberflächlicher Hautschichten

Hinw.: Kleinflächig entspricht einer Fläche bis 4 cm².
Bei der Behandlung mehrerer kleinflächiger Läsionen an derselben anatomischen Region (z.B. an der Hand) sind die Flächen zu addieren. Bei Überschreiten einer Fläche von 4 cm² ist ein Kode für die großflächige Behandlung zu verwenden.
Die Lokalisation ist bei den mit ** gekennzeichneten Kodes in der 6. Stelle nach folgender Liste zu kodieren:

0 Lippe
4 Sonstige Teile Kopf
5 Hals
6♦ Schulter und Axilla
7♦ Oberarm und Ellenbogen
8♦ Unterarm
9♦ Hand
a Brustwand und Rücken
b Bauchregion
c Leisten- und Genitalregion
d Gesäß
e♦ Oberschenkel und Knie
f♦ Unterschenkel
g♦ Fuß
x♦ Sonstige

** 5-913.0- Hochtourige Dermabrasion, kleinflächig

** 5-913.1- Ausbürsten, kleinflächig

** 5-913.2- Exkochleation (Entfernung mit scharfem Löffel), kleinflächig

** 5-913.3- Chemochirurgie, kleinflächig
Inkl.: Chemical peeling

** 5-913.4- Laserbehandlung, kleinflächig

** 5-913.5- Shaving, kleinflächig

** 5-913.6- Hochtourige Dermabrasion, großflächig

** 5-913.7- Ausbürsten, großflächig

** 5-913.8- Exkochleation (Entfernung mit scharfem Löffel), großflächig

** 5-913.9- Chemochirurgie, großflächig
Inkl.: Chemical peeling

** 5-913.a- Laserbehandlung, großflächig

** 5-913.b- Shaving, großflächig

** 5-913.x- Sonstige

5-913.y N.n.bez.

5-914.– Chemochirurgie der Haut

Exkl.: Entfernung oberflächlicher Hautschichten durch Chemochirurgie (5-913.3 ff., 5-913.9 ff.)

Hinw.: Die Lokalisation ist bei den mit ** gekennzeichneten Kodes in der 6. Stelle nach folgender Liste zu kodieren:

0 Lippe
4 Sonstige Teile Kopf
5 Hals
6♦ Schulter und Axilla
7♦ Oberarm und Ellenbogen
8♦ Unterarm
9♦ Hand
a Brustwand und Rücken
b Bauchregion
c Leisten- und Genitalregion
d Gesäß
e♦ Oberschenkel und Knie
f♦ Unterschenkel
g♦ Fuß
x♦ Sonstige

** 5-914.0- Lokale Applikation von Ätzmitteln

** 5-914.1- Lokale Applikation von Zytostatika

** 5-914.x- Sonstige

5-914.y N.n.bez.

5-915.– Destruktion von erkranktem Gewebe an Haut und Unterhaut

Exkl.: Lichttherapie (8-560 ff.)

Hinw.: Kleinflächig entspricht einer Fläche bis 4 cm².
Bei der Behandlung mehrerer kleinflächiger Läsionen an derselben anatomischen Region (z.B. an der Hand) sind die Flächen zu addieren. Bei Überschreiten einer Fläche von 4 cm² ist ein Kode für die großflächige Behandlung zu verwenden.
Die Lokalisation ist bei den mit ** gekennzeichneten Kodes in der 6. Stelle nach folgender Liste zu kodieren:

- 0 Lippe
- 4 Sonstige Teile Kopf
- 5 Hals
- 6♦ Schulter und Axilla
- 7♦ Oberarm und Ellenbogen
- 8♦ Unterarm
- 9♦ Hand
- a Brustwand und Rücken
- b Bauchregion
- c Leisten- und Genitalregion
- d Gesäß
- e♦ Oberschenkel und Knie
- f♦ Unterschenkel
- g♦ Fuß
- x♦ Sonstige

** 5-915.0- Elektrokaustik, kleinflächig

** 5-915.1- Laserbehandlung, kleinflächig
Exkl.: Entfernung oberflächlicher Hautschichten durch Laserbehandlung (5-913.4 ff., 5-913.a ff.)

** 5-915.2- Kryochirurgie, kleinflächig

** 5-915.3- Infrarotkoagulation, kleinflächig

** 5-915.4- Elektrokaustik, großflächig

** 5-915.5- Laserbehandlung, großflächig
Exkl.: Entfernung oberflächlicher Hautschichten durch Laserbehandlung (5-913.4 ff., 5-913.a ff.)

** 5-915.6- Kryochirurgie, großflächig

** 5-915.7- Infrarotkoagulation, großflächig

** 5-915.8- Elektrochemotherapie, kleinflächig

** 5-915.9- Elektrochemotherapie, großflächig

** 5-915.x- Sonstige

5-915.y N.n.bez.

5-916.– Temporäre Weichteildeckung

Hinw.: Kleinflächig entspricht einer Fläche bis 4 cm².
Bei der Behandlung mehrerer kleinflächiger Läsionen an derselben anatomischen Region (z.B. an der Hand) sind die Flächen zu addieren. Bei Überschreiten einer Fläche von 4 cm² ist ein Kode für die großflächige Behandlung zu verwenden.
Die Lokalisation ist bei den mit ** gekennzeichneten Kodes in der 6. Stelle nach folgender Liste zu kodieren:

- 0 Lippe
- 4 Sonstige Teile Kopf
- 5 Hals
- 6♦ Schulter und Axilla
- 7♦ Oberarm und Ellenbogen
- 8♦ Unterarm
- 9♦ Hand
- a Brustwand und Rücken
- b Bauchregion
- c Leisten- und Genitalregion
- d Gesäß
- e♦ Oberschenkel und Knie
- f♦ Unterschenkel
- g♦ Fuß
- x♦ Sonstige

** 5-916.0- Durch allogene Hauttransplantation, kleinflächig

Inkl.: Humane azelluläre dermale Matrix

** 5-916.1- Durch xenogenes Hautersatzmaterial, kleinflächig

** 5-916.2- Durch alloplastisches Material, kleinflächig

** 5-916.3- Durch kultivierte Keratinozyten, kleinflächig

** 5-916.4- Durch Kombination mehrerer Verfahren, kleinflächig

** 5-916.5- Durch allogene Hauttransplantation, großflächig

Inkl.: Humane azelluläre dermale Matrix

** 5-916.6- Durch xenogenes Hautersatzmaterial, großflächig

** 5-916.7- Durch alloplastisches Material, großflächig

** 5-916.8- Durch kultivierte Keratinozyten, großflächig

** 5-916.9- Durch Kombination mehrerer Verfahren, großflächig

5-916.a- Anlage oder Wechsel eines Systems zur Vakuumtherapie

Inkl.: Bei Verbrennungen

Hinw.: Die Angabe dieses Kodes ist an die Durchführung unter Operationsbedingungen mit Anästhesie gebunden. (Ausnahmen: Es liegt eine neurologisch bedingte Analgesie vor oder es erfolgt eine endoösophageale oder endorektale Anwendung einer Vakuumtherapie).

Die alleinige Entfernung eines Systems zur Vakuumtherapie im Bereich von Haut und Unterhaut ohne Anästhesie ist mit einem Kode aus dem Bereich 8-192 ff. zu verschlüsseln. Bei einer Entfernung mit Debridement ist ein Kode aus den Bereichen 5-850 ff., 5-869.1 oder 5-896 ff. zu verwenden.

Die Dauer der Anwendung der Vakuumtherapie ist gesondert zu kodieren (8-190.2 ff., 8-190.3 ff.).

.a0 An Haut und Unterhaut

Exkl.: Anlage oder Wechsel eines Systems zur kontinuierlichen Sogbehandlung mit Pumpensystem bei einer Vakuumtherapie nach chirurgischem Wundverschluss (8-190.4 ff.)

.a1♦ Tiefreichend, subfaszial oder an Knochen und/oder Gelenken der Extremitäten

.a2 Tiefreichend, an Thorax, Mediastinum und/oder Sternum

Inkl.: Vakuumtherapie nach Herzoperation

.a3 Am offenen Abdomen

Exkl.: Anlage eines Laparostomas (5-541.4)

.a4 Endorektal

Inkl.: Endorektale Vakuumtherapie zur Behandlung von Anastomoseninsuffizienzen nach tiefer anteriorer Rektumresektion bei lokaler Peritonitis mit einspiegelbarer Wundhöhle

.a5 Tiefreichend subfaszial an der Bauchwand oder im Bereich von Nähten der Faszien bzw. des Peritoneums

.a6 Endoösophageal

.ax Sonstige

Inkl.: Retroperitoneum

** 5-916.b- Durch hydrolytisch resorbierbare Membran, kleinflächig

** 5-916.c- Durch hydrolytisch resorbierbare Membran, großflächig

** 5-916.d- Durch allogenes Hautersatzmaterial, kleinflächig

Inkl.: Amnion, Amnionmembran

** 5-916.e- Durch allogenes Hautersatzmaterial, großflächig

Inkl.: Amnion, Amnionmembran

** 5-916.x- Sonstige

5-916.y N.n.bez.

5-917.– Syndaktylie- und Polydaktyliekorrektur der Finger

5-917.0- Vertiefung einer Zwischenfingerspalte
.00♦ Mit Verschiebeplastik
.0x♦ Sonstige
5-917.1- Trennung einer partiellen Syndaktylie
.10♦ Mit Verschiebeplastik
.1x♦ Sonstige
5-917.2- Trennung einer kompletten Syndaktylie
.20♦ Mit Kuppenplastik
.21♦ Mit Seitenbandrekonstruktion
.2x♦ Sonstige
5-917.3♦ Teilresektion gedoppelter Anteile
5-917.4- Resektion gedoppelter Anteile
.40♦ Ohne Gelenkrekonstruktion
.41♦ Mit Gelenkrekonstruktion
5-917.5♦ Korrektur einer Polysyndaktylie durch Fusion gedoppelter Anteile (OP nach Bilhaut - Cloquet)
5-917.x♦ Sonstige
5-917.y N.n.bez.

5-918.– Syndaktylie- und Polydaktyliekorrektur der Zehen

5-918.0♦ Trennung einer partiellen Syndaktylie
5-918.1♦ Trennung einer kompletten Syndaktylie
5-918.2♦ Teilresektion gedoppelter Anteile
5-918.3♦ Resektion gedoppelter Anteile
5-918.x♦ Sonstige
5-918.y N.n.bez.

5-919.– Operative Versorgung von Mehrfachtumoren an einer Lokalisation der Haut in einer Sitzung

Hinw.: Diese Kodes sind Zusatzkodes. Die durchgeführten Eingriffe sind gesondert zu kodieren.

5-919.0 3-5 Tumoren
5-919.1 Mehr als 5 Tumoren

5-91a.– Andere Operationen an Haut und Unterhaut

Hinw.: Die Lokalisation ist bei den mit ** gekennzeichneten Kodes in der 6. Stelle nach folgender Liste zu kodieren:

0 Lippe
4 Sonstige Teile Kopf
5 Hals
6♦ Schulter und Axilla
7♦ Oberarm und Ellenbogen
8♦ Unterarm
9♦ Hand
a Brustwand und Rücken
b Bauchregion
c Leisten- und Genitalregion
d Gesäß
e♦ Oberschenkel und Knie
f♦ Unterschenkel
g♦ Fuß
x♦ Sonstige

** 5-91a.0- Desilikonisierung von Dermisersatzmaterial
** 5-91a.x- Sonstige

5-91a.y N.n.bez.

5-92 Operationen an Haut und Unterhaut bei Verbrennungen und Verätzungen

Exkl.: Operationen am Nagelorgan bei Verbrennungen (5-898 ff.)

5-920.– Inzision an Haut und Unterhaut bei Verbrennungen und Verätzungen

Exkl.: Entnahme von Haut zur Transplantation (5-924 ff.)

Hinw.: Das Anlegen eines Verbandes ist gesondert zu kodieren (8-191 ff.).

5-920.0- Inzision eines Verbrennungsschorfes [Escharotomie]

.05 Hals
.06♦ Schulter und Axilla
.07♦ Oberarm und Ellenbogen
.08♦ Unterarm
.09♦ Hand
.0a Brustwand
.0b Bauchregion
.0e♦ Oberschenkel und Knie
.0f♦ Unterschenkel
.0g♦ Fuß
.0j Rücken
.0x♦ Sonstige

5-920.1- Fasziotomie

.15 Hals
.16♦ Schulter und Axilla
.17♦ Oberarm und Ellenbogen
.18♦ Unterarm
.19♦ Hand
.1a Brustwand
.1b Bauchregion
.1e♦ Oberschenkel und Knie
.1f♦ Unterschenkel
.1g♦ Fuß
.1j Rücken
.1x♦ Sonstige

5-920.2- Inzision eines Verbrennungsschorfes [Escharotomie] mit Fasziotomie

.25 Hals
.26♦ Schulter und Axilla
.27♦ Oberarm und Ellenbogen
.28♦ Unterarm
.29♦ Hand
.2a Brustwand
.2b Bauchregion
.2c Leisten- und Genitalregion (ohne Skrotum)
.2e♦ Oberschenkel und Knie
.2f♦ Unterschenkel
.2g♦ Fuß
.2j Rücken
.2k Skrotum
.2m Dammregion
.2x♦ Sonstige

5-920.3- Inzision eines Verbrennungsschorfes [Escharotomie] mit Dekompression peripherer Nerven

.36♦ Schulter und Axilla
.37♦ Oberarm und Ellenbogen
.38♦ Unterarm
.39♦ Hand
.3c Leisten- und Genitalregion (ohne Skrotum)
.3e♦ Oberschenkel und Knie
.3f♦ Unterschenkel
.3g♦ Fuß
.3k Skrotum
.3m Dammregion
.3x♦ Sonstige

5-920.x- Sonstige

.x0 Lippe
.x1 Nase
.x2♦ Ohr
.x3♦ Augenlid
.x4 Sonstige Teile Kopf (ohne behaarte Kopfhaut)
.x5 Hals
.x6♦ Schulter und Axilla
.x7♦ Oberarm und Ellenbogen
.x8♦ Unterarm
.x9♦ Hand
.xa Brustwand
.xb Bauchregion
.xc Leisten- und Genitalregion (ohne Skrotum)
.xd Gesäß
.xe♦ Oberschenkel und Knie
.xf♦ Unterschenkel
.xg♦ Fuß
.xh Behaarte Kopfhaut
.xj Rücken
.xk Skrotum
.xm Dammregion
.xx♦ Sonstige

5-920.y N.n.bez.

5-921.– Chirurgische Wundtoilette [Wunddebridement] und Entfernung von erkranktem Gewebe an Haut und Unterhaut bei Verbrennungen und Verätzungen

Inkl.: Entfernung von infiziertem Gewebe
Narbenkorrektur

Exkl.: Wunddebridement bei Verbrennungen, auf Muskel, Sehne oder Faszie beschränkt (5-922.0, 5-922.1, 5-922.2)
Operationen am Nagelorgan (5-898 ff.)
Schichtenübergreifendes Wunddebridement bei Verbrennungen (5-922.3)

Hinw.: Das Anlegen eines Verbandes ist gesondert zu kodieren (8-191 ff.).
Die Lokalisation ist bei den mit ** gekennzeichneten Kodes in der 6. Stelle nach folgender Liste zu kodieren:

0 Lippe
1 Nase
2♦ Ohr
3♦ Augenlid
4 Sonstige Teile Kopf (ohne behaarte Kopfhaut)
5 Hals
6♦ Schulter und Axilla
7♦ Oberarm und Ellenbogen
8♦ Unterarm
9♦ Hand
a Brustwand
b Bauchregion
c Leisten- und Genitalregion (ohne Skrotum)
d Gesäß
e♦ Oberschenkel und Knie
f♦ Unterschenkel
g♦ Fuß
h Behaarte Kopfhaut
j Rücken
k Skrotum
m Dammregion
x♦ Sonstige

** 5-921.0- Abtragen einer Hautblase
Inkl.: Bürsten- und Hydro-Jet-Technik

** 5-921.1- Dermabrasion

** 5-921.2- Epifasziale Nekrosektomie

** 5-921.3- Tangentiale Exzision

** 5-921.4- Laserdestruktion

** 5-921.5- Destruktion durch Ultraschall

** 5-921.6- Radiochirurgie

** 5-921.7- Hochfrequenzchirurgie

** 5-921.x- Sonstige

5-921.y N.n.bez.

5-922.– Wunddebridement an Muskel, Sehne und Faszie bei Verbrennungen und Verätzungen

Hinw.: Das Anlegen eines Verbandes ist gesondert zu kodieren (8-191 ff.).

5-922.0 Debridement eines Muskels
Exkl.: Debridement eines Muskels bei anderen Ursachen (5-850.b ff.)

5-922.1 Debridement einer Sehne
Exkl.: Debridement einer Sehne bei anderen Ursachen (5-850.c ff.)

5-922.2 Debridement einer Faszie
Exkl.: Debridement einer Faszie bei anderen Ursachen (5-850.d ff.)

5-922.3 Weichteildebridement, schichtenübergreifend
Exkl.: Debridement bei anderen Ursachen (5-869.1)
Hinw.: Dieser Kode ist nur zu verwenden, wenn eine präzise Gewebezuordnung nicht möglich ist.

5-922.x Sonstige

5-922.y N.n.bez.

5-923.– Temporäre Weichteildeckung bei Verbrennungen und Verätzungen

Exkl.: Temporäre Weichteildeckung bei anderen Ursachen (5-916.0 ff. bis 5-916.9 ff., 5-916.b ff. bis 5-916.c ff.)

Hinw.: Kleinflächig entspricht einer Fläche bis 3 % der Körperoberfläche.
Das Anlegen eines Verbandes ist gesondert zu kodieren (8-191 ff.).
Die Lokalisation ist bei den mit ** gekennzeichneten Kodes in der 6. Stelle nach folgender Liste zu kodieren:

- 0 Lippe
- 1 Nase
- 2♦ Ohr
- 3♦ Augenlid
- 4 Sonstige Teile Kopf (ohne behaarte Kopfhaut)
- 5 Hals
- 6♦ Schulter und Axilla
- 7♦ Oberarm und Ellenbogen
- 8♦ Unterarm
- 9♦ Hand
- a Brustwand
- b Bauchregion
- c Leisten- und Genitalregion (ohne Skrotum)
- d Gesäß
- e♦ Oberschenkel und Knie
- f♦ Unterschenkel
- g♦ Fuß
- h Behaarte Kopfhaut
- j Rücken
- k Skrotum
- m Dammregion
- x♦ Sonstige

** 5-923.0- Durch allogene Hauttransplantation, kleinflächig
Inkl.: Humane azelluläre dermale Matrix

** 5-923.1- Durch xenogenes Hautersatzmaterial, kleinflächig

** 5-923.2- Durch alloplastisches Material, kleinflächig

** 5-923.3- Durch kultivierte Keratinozyten, kleinflächig

** 5-923.4- Durch Kombination mehrerer Verfahren, kleinflächig

** 5-923.5- Durch allogene Hauttransplantation, großflächig
Inkl.: Humane azelluläre dermale Matrix

** 5-923.6- Durch xenogenes Hautersatzmaterial, großflächig

** 5-923.7- Durch alloplastisches Material, großflächig

** 5-923.8- Durch kultivierte Keratinozyten, großflächig

** 5-923.9- Durch Kombination mehrerer Verfahren, großflächig

** 5-923.a- Durch hydrolytisch resorbierbare Membran, kleinflächig

** 5-923.b- Durch hydrolytisch resorbierbare Membran, großflächig

** 5-923.c- Durch allogenes Hautersatzmaterial, kleinflächig
Inkl.: Amnion, Amnionmembran

** 5-923.d- Durch allogenes Hautersatzmaterial, großflächig
Inkl.: Amnion, Amnionmembran

** 5-923.x- Sonstige

5-923.y N.n.bez.

5-924.– Freie Hauttransplantation und Lappenplastik an Haut und Unterhaut bei Verbrennungen und Verätzungen, Entnahmestelle

Hinw.: Die Entnahme des Transplantates ist nur anzugeben, wenn dieser Eingriff in einer gesonderten Sitzung erfolgt.
Das Anlegen eines Verbandes ist gesondert zu kodieren (8-191 ff.).

5-924.0- Spalthaut

Inkl.: Meshgraft

.06♦ Schulter und Axilla
.07♦ Oberarm und Ellenbogen
.08♦ Unterarm
.0a Brustwand
.0b Bauchregion
.0c Leisten- und Genitalregion (ohne Skrotum)
.0d Gesäß
.0e♦ Oberschenkel und Knie
.0f♦ Unterschenkel
.0h Behaarte Kopfhaut
.0j Rücken
.0k Skrotum
.0m Dammregion
.0x♦ Sonstige

5-924.1- Vollhaut

.15 Hals
.16♦ Schulter und Axilla
.17♦ Oberarm und Ellenbogen
.18♦ Unterarm
.1a Brustwand
.1b Bauchregion
.1c Leisten- und Genitalregion (ohne Skrotum)
.1d Gesäß
.1e♦ Oberschenkel und Knie
.1f♦ Unterschenkel
.1h Behaarte Kopfhaut
.1j Rücken
.1k Skrotum
.1m Dammregion
.1x♦ Sonstige

5-924.2- Composite graft

.21 Nase
.22♦ Ohr
.2h Behaarte Kopfhaut
.2x♦ Sonstige

5-924.3- Freier Lappen mit mikrovaskulärer Anastomosierung

.34 Sonstige Teile Kopf (ohne behaarte Kopfhaut)
.35 Hals
.36♦ Schulter und Axilla
.37♦ Oberarm und Ellenbogen
.38♦ Unterarm
.39♦ Hand
.3a Brustwand
.3b Bauchregion
.3c Leisten- und Genitalregion (ohne Skrotum)
.3d Gesäß
.3e♦ Oberschenkel und Knie
.3f♦ Unterschenkel
.3g♦ Fuß
.3h Behaarte Kopfhaut
.3j Rücken
.3x♦ Sonstige

5-924.4- Gestielter regionaler Lappen

.44 Sonstige Teile Kopf (ohne behaarte Kopfhaut)
.45 Hals
.46♦ Schulter und Axilla
.47♦ Oberarm und Ellenbogen
.48♦ Unterarm
.49♦ Hand
.4a Brustwand
.4b Bauchregion
.4c Leisten- und Genitalregion (ohne Skrotum)
.4d Gesäß
.4e♦ Oberschenkel und Knie
.4f♦ Unterschenkel
.4g♦ Fuß
.4h Behaarte Kopfhaut
.4j Rücken
.4k Skrotum
.4m Dammregion
.4x♦ Sonstige

5-924.5- Gestielter Fernlappen

.54 Sonstige Teile Kopf (ohne behaarte Kopfhaut)
.55 Hals
.56♦ Schulter und Axilla
.57♦ Oberarm und Ellenbogen
.58♦ Unterarm
.59♦ Hand
.5a Brustwand
.5b Bauchregion
.5c Leisten- und Genitalregion (ohne Skrotum)
.5d Gesäß
.5e♦ Oberschenkel und Knie
.5f♦ Unterschenkel
.5g♦ Fuß

.5h Behaarte Kopfhaut
.5j Rücken
.5k Skrotum
.5m Dammregion
.5x♦ Sonstige

5-924.x- Sonstige
.x0 Lippe
.x1 Nase
.x2♦ Ohr
.x3♦ Augenlid
.x4 Sonstige Teile Kopf (ohne behaarte Kopfhaut)
.x5 Hals
.x6♦ Schulter und Axilla
.x7♦ Oberarm und Ellenbogen
.x8♦ Unterarm
.x9♦ Hand
.xa Brustwand
.xb Bauchregion
.xc Leisten- und Genitalregion (ohne Skrotum)
.xd Gesäß
.xe♦ Oberschenkel und Knie
.xf♦ Unterschenkel
.xg♦ Fuß
.xh Behaarte Kopfhaut
.xj Rücken
.xk Skrotum
.xm Dammregion
.xx♦ Sonstige

5-924.y N.n.bez.

5-925.– Freie Hauttransplantation und Lappenplastik an Haut und Unterhaut bei Verbrennungen und Verätzungen, Empfängerstelle

Inkl.: Narbenkorrektur

Exkl.: Rekonstruktion des Skrotums (5-613 ff.)
Plastische Rekonstruktion des Mundwinkels (5-908.3)
Plastische Rekonstruktion der Lippen (5-908.1, 5-908.2)
Haartransplantation (5-912 ff.)

Hinw.: Die Entnahme des Transplantates ist nur anzugeben, wenn dieser Eingriff in einer gesonderten Sitzung erfolgt.
Das Anlegen eines Verbandes ist gesondert zu kodieren (8-191 ff.).
Die Lokalisation ist bei den mit ** gekennzeichneten Kodes in der 6. Stelle nach folgender Liste zu kodieren:

0 Lippe
1 Nase
2♦ Ohr
3♦ Augenlid
4 Sonstige Teile Kopf (ohne behaarte Kopfhaut)
5 Hals
6♦ Schulter und Axilla
7♦ Oberarm und Ellenbogen
8♦ Unterarm
9♦ Hand
a Brustwand
b Bauchregion
c Leisten- und Genitalregion (ohne Skrotum)
d Gesäß
e♦ Oberschenkel und Knie
f♦ Unterschenkel
g♦ Fuß
h Behaarte Kopfhaut
j Rücken
k Skrotum
m Dammregion
x♦ Sonstige

** 5-925.0- Spalthaut

Inkl.: Meshgraft

** 5-925.2- Vollhaut

** 5-925.3- Composite graft

Hinw.: Die Verwendung eines Gefäßkopplers zur mikrovaskulären Anastomosierung ist gesondert zu kodieren (5-98c.7 ff.).

** 5-925.4- Freier Lappen mit mikrovaskulärer Anastomosierung

** 5-925.5- Gestielter regionaler Lappen

** 5-925.6- Gestielter Fernlappen

** 5-925.7- Mikrograft-Spalthautdeckung (nach Meek)

Hinw.: Eine ergänzend durchgeführte Spalthautdeckung ist gesondert zu kodieren (5-925.0 ff.).

** 5-925.9- Permanenter Hautersatz durch kultivierte Keratinozyten, kleinflächig

** 5-925.a- Permanenter Hautersatz durch kultivierte Keratinozyten, großflächig

** 5-925.b- Epithelzellsuspension nach Aufbereitung mit Bedside-Kit

** 5-925.c- Epithelzellsuspension nach labortechnischer Aufbereitung im Schnellverfahren

** 5-925.d- Permanenter Hautersatz durch Dermisersatzmaterial, kleinflächig

** 5-925.e- Permanenter Hautersatz durch Dermisersatzmaterial, großflächig

** 5-925.f- Permanenter Hautersatz durch allogenes Hauttransplantat, kleinflächig
Inkl.: Humane azelluläre dermale Matrix

** 5-925.g- Permanenter Hautersatz durch allogenes Hauttransplantat, großflächig
Inkl.: Humane azelluläre dermale Matrix

** 5-925.h- Permanenter Hautersatz durch allogenes Hautersatzmaterial, kleinflächig
Inkl.: Amnion, Amnionmembran

** 5-925.j- Permanenter Hautersatz durch allogenes Hautersatzmaterial, großflächig
Inkl.: Amnion, Amnionmembran

** 5-925.k- Permanenter Hautersatz durch autogene Fibroblasten, kleinflächig
Inkl.: Humane azelluläre dermale Matrix, Amnion, Amnionmembran

** 5-925.m- Permanenter Hautersatz durch autogene Fibroblasten, großflächig
Inkl.: Humane azelluläre dermale Matrix, Amnion, Amnionmembran

** 5-925.x- Sonstige

5-925.y N.n.bez.

5-926.– Lokale Lappenplastik an Haut und Unterhaut bei Verbrennungen und Verätzungen

Inkl.: Narbenkorrektur

Exkl.: Rekonstruktion des Skrotums (5-613 ff.)
Plastische Rekonstruktion des Mundwinkels (5-908.3)
Plastische Rekonstruktion der Lippen (5-908.1, 5-908.2)
Haartransplantation (5-912 ff.)

Hinw.: Das Anlegen eines Verbandes ist gesondert zu kodieren (8-191 ff.).
Die aus operationstechnischen Gründen erforderliche Verschiebung (Verschiebeplastik) ist im Kode enthalten.
Die Lokalisation ist bei den mit ** gekennzeichneten Kodes in der 6. Stelle nach folgender Liste zu kodieren:

0 Lippe
1 Nase
2♦ Ohr
3♦ Augenlid
4 Sonstige Teile Kopf (ohne behaarte Kopfhaut)
5 Hals
6♦ Schulter und Axilla
7♦ Oberarm und Ellenbogen
8♦ Unterarm
9♦ Hand
a Brustwand
b Bauchregion
c Leisten- und Genitalregion (ohne Skrotum)
d Gesäß
e♦ Oberschenkel und Knie
f♦ Unterschenkel
g♦ Fuß
h Behaarte Kopfhaut
j Rücken
k Skrotum
m Dammregion
x♦ Sonstige

** 5-926.0- Dehnungsplastik

** 5-926.1- Rotations-Plastik

** 5-926.2- Transpositionsplastik
Inkl.: VY-Plastik

** 5-926.3- Insellappenplastik

** 5-926.4- Z-Plastik

** 5-926.5- W-Plastik

** 5-926.x- Sonstige

5-926.y N.n.bez.

5-927.– Kombinierte plastische Eingriffe an Haut und Unterhaut bei Verbrennungen und Verätzungen

Inkl.: Durchtrennung von Synechien

Exkl.: Rekonstruktion des Skrotums (5-613 ff.)
Plastische Rekonstruktion des Mundwinkels (5-908.3)
Plastische Rekonstruktion der Lippen (5-908.1, 5-908.2)
Haartransplantation (5-912 ff.)

Hinw.: Die Entnahme des Transplantates ist nur anzugeben, wenn dieser Eingriff in einer gesonderten Sitzung erfolgt.
Das Anlegen eines Verbandes ist gesondert zu kodieren (8-191 ff.).
Die Lokalisation ist bei den mit ** gekennzeichneten Kodes in der 6. Stelle nach folgender Liste zu kodieren:

0 Lippe
1 Nase
2♦ Ohr
3♦ Augenlid
4 Sonstige Teile Kopf (ohne behaarte Kopfhaut)
5 Hals
6♦ Schulter und Axilla
7♦ Oberarm und Ellenbogen
8♦ Unterarm
9♦ Hand
a Brustwand
b Bauchregion
c Leisten- und Genitalregion (ohne Skrotum)
d Gesäß
e♦ Oberschenkel und Knie
f♦ Unterschenkel
g♦ Fuß
h Behaarte Kopfhaut
j Rücken
k Skrotum
m Dammregion
x♦ Sonstige

** 5-927.0- Kombinierte Lappenplastiken

Inkl.: Butterfly-Plastik
Jumping-man-Plastik

** 5-927.1- Kombination von Lappenplastiken und freiem Hauttransplantat

** 5-927.2- Gestielter regionaler Lappen mit Fernlappen

** 5-927.3- Gestielter regionaler Lappen, Fernlappen und freies Hauttransplantat

** 5-927.x- Sonstige

5-927.y N.n.bez.

5-928.– Primärer Wundverschluss der Haut und Revision einer Hautplastik bei Verbrennungen und Verätzungen

Inkl.: Ausdünnung eines Lappens

Hinw.: Das Anlegen eines Verbandes ist gesondert zu kodieren (8-191 ff.).
Die Lokalisation ist bei den mit ** gekennzeichneten Kodes in der 6. Stelle nach folgender Liste zu kodieren:

0 Lippe
1 Nase
2♦ Ohr
3♦ Augenlid
4 Sonstige Teile Kopf (ohne behaarte Kopfhaut)
5 Hals
6♦ Schulter und Axilla

7♦	Oberarm und Ellenbogen	f♦	Unterschenkel
8♦	Unterarm	g♦	Fuß
9♦	Hand	h	Behaarte Kopfhaut
a	Brustwand	j	Rücken
b	Bauchregion	k	Skrotum
c	Leisten- und Genitalregion (ohne Skrotum)	m	Dammregion
d	Gesäß	x♦	Sonstige
e♦	Oberschenkel und Knie		

** 5-928.0- Primärer Wundverschluss durch Fadennaht

** 5-928.1- Primärer Wundverschluss durch Klammernaht

** 5-928.2- Primärer Wundverschluss durch Klebung

** 5-928.4- Revision eines freien Hauttransplantates

** 5-928.5- Revision einer lokalen Lappenplastik

** 5-928.6- Revision eines gestielten regionalen Lappens

** 5-928.7- Revision eines gestielten Fernlappens

** 5-928.8- Revision eines freien Lappens mit mikrovaskulärer Anastomosierung

** 5-928.x- Sonstige

5-928.y N.n.bez.

5-929.– Andere Operationen bei Verbrennungen und Verätzungen

Hinw.: Das Anlegen eines Verbandes ist gesondert zu kodieren (8-191 ff.).
Die Lokalisation ist bei den mit ** gekennzeichneten Kodes in der 6. Stelle nach folgender Liste zu kodieren:

0	Lippe	b	Bauchregion
1	Nase	c	Leisten- und Genitalregion (ohne Skrotum)
2♦	Ohr	d	Gesäß
3♦	Augenlid	e♦	Oberschenkel und Knie
4	Sonstige Teile Kopf (ohne behaarte Kopfhaut)	f♦	Unterschenkel
5	Hals	g♦	Fuß
6♦	Schulter und Axilla	h	Behaarte Kopfhaut
7♦	Oberarm und Ellenbogen	j	Rücken
8♦	Unterarm	k	Skrotum
9♦	Hand	m	Dammregion
a	Brustwand	x♦	Sonstige

** 5-929.0- Lappenstieldurchtrennung

Inkl.: Einarbeitung eines Lappens in die Umgebung

** 5-929.1- Desilikonisierung von Dermisersatzmaterial

** 5-929.x- Sonstige

5-929.y N.n.bez.

5-93...5-99 Zusatzinformationen zu Operationen

Hinw.: Die folgenden Positionen sind ausschließlich zur Kodierung von Zusatzinformationen zu Operationen zu benutzen, sofern sie nicht schon im Kode selbst enthalten sind.
Sie dürfen nicht als selbständige Kodes benutzt werden und sind nur im Sinne einer Zusatzkodierung zulässig.

5-93 Angaben zum Transplantat und zu verwendeten Materialien

5-930.– Art des Transplantates oder Implantates

5-930.0- Autogen
.00 Ohne externe In-vitro-Aufbereitung
.01 Mit externer In-vitro-Aufbereitung
5-930.1 Syngen
5-930.2- Allogen
.20 AB0-kompatibel
.21 AB0-nichtkompatibel
.22 Dezellularisiert
.2w Ohne weitere Spezifikation
5-930.3 Xenogen
5-930.4 Alloplastisch

5-931.– Art des verwendeten Knorpelersatz-, Knochenersatz- und Osteosynthesematerials

5-931.0 Hypoallergenes Material
Inkl.: Titan
5-931.1 (Teil-)resorbierbares Material
Inkl.: Magnesium, Composite-Material
5-931.2 Faserverbundwerkstoff
Inkl.: Carbonfaserverstärktes Material
5-931.3 Allogenes Material

5-932.– Art des verwendeten Materials für Gewebeersatz und Gewebeverstärkung

Hinw.: Die durchgeführten organspezifischen Eingriffe sind gesondert zu kodieren.
Die Fläche des verwendeten Materials ist auf der 6. Stelle nach folgender Liste zu kodieren:

0	Weniger als 10 cm²	5	300 cm² bis unter 400 cm²
1	10 cm² bis unter 50 cm²	6	400 cm² bis unter 500 cm²
2	50 cm² bis unter 100 cm²	7	500 cm² bis unter 750 cm²
3	100 cm² bis unter 200 cm²	8	750 cm² bis unter 1.000 cm²
4	200 cm² bis unter 300 cm²	9	1.000 cm² oder mehr

** 5-932.1- (Teil-)resorbierbares synthetisches Material
Inkl.: Polyglycolide, Copolymere, Polytrimethylencarbonat
** 5-932.2- Composite-Material
** 5-932.4- Nicht resorbierbares Material, ohne Beschichtung
Inkl.: Polypropylen, Polyester, ePTFE, PVDF
** 5-932.5- Nicht resorbierbares Material, mit antimikrobieller Beschichtung
Inkl.: Polypropylen, Polyester, ePTFE, PVDF
Chlorhexidindiacetat, Silbercarbonat

** 5-932.6- Nicht resorbierbares Material, mit Titanbeschichtung

Inkl.: Polypropylen, Polyester, ePTFE, PVDF

** 5-932.7- Nicht resorbierbares Material, mit sonstiger Beschichtung

Inkl.: Polypropylen, Polyester, ePTFE, PVDF

** 5-932.8- Biologisches Material, allogen

Inkl.: Kollagen

** 5-932.9- Biologisches Material, xenogen

5-933.– Verwendung von Membranen oder sonstigen Materialien zur Prophylaxe von Adhäsionen

5-933.0 Nicht resorbierbar

5-933.1 (Teil-)resorbierbar

5-934.– Verwendung von MRT-fähigem Material

5-934.0 Herzschrittmacher

5-934.1 Defibrillator

5-934.2 Ereignis-Rekorder

5-934.3 Neurostimulator, Ganzkörper-MRT-fähig

5-934.4 Eine oder mehrere permanente Elektroden zur Neurostimulation, Ganzkörper-MRT-fähig

5-934.x Sonstige

5-935.– Verwendung von beschichtetem Osteosynthesematerial

5-935.0 Mit Medikamentenbeschichtung

Inkl.: Antibiotikabeschichtung

5-935.x Mit sonstiger Beschichtung

Inkl.: Hydroxylapatitbeschichtung, Silberbeschichtung

5-936.– Verwendung von Arzneimitteln für neuartige Therapien

Inkl.: Chondrozyten-Präparate, CAR-T-Zellen

5-936.0 Nationale Genehmigung

Hinw.: Dieser Zusatzkode ist für die Verwendung von Gentherapeutika, somatischen Zelltherapeutika und biotechnologisch bearbeiteten Gewebeprodukten (Tissue-Engineering-Produkte) mit einer Genehmigung nach § 4b Arzneimittelgesetz anzugeben.

5-936.1 Internationale Zulassung

Hinw.: Dieser Zusatzkode ist für die Verwendung von Gentherapeutika, somatischen Zelltherapeutika und biotechnologisch bearbeiteten Gewebeprodukten (Tissue-Engineering-Produkte) mit einer Zulassung entsprechend der Verordnung Nr. 1394/2007 des Europäischen Parlaments und des Rates anzugeben.

5-936.2 Herstellungserlaubnis nach § 13 Abs. 4 Arzneimittelgesetz

Hinw.: Dieser Zusatzkode ist für die Verwendung von Gentherapeutika, somatischen Zelltherapeutika und biotechnologisch bearbeiteten Gewebeprodukten (Tissue-Engineering-Produkte) anzugeben, die im Krankenhaus hergestellt, aber nicht nach § 4b Abs. 3 Arzneimittelgesetz an andere abgegeben werden.

5-937 Verwendung von thermomechanischem Osteosynthesematerial

Inkl.: Nitinol, Formgedächtnis-Legierung

5-938.– Art der Beschichtung von Gefäßprothesen

5-938.0 Bioaktive Oberfläche

| 5-938.1 Antimikrobielle Oberfläche

5-938.x Sonstige

5-939.– Art der Konservierung von Organtransplantaten

Hinw.: Die jeweilige Organtransplantation ist gesondert zu kodieren.
Eine Organkonservierung kann normotherm oder hypotherm erfolgen. Eine Ex-vivo-Perfusion kann pulsatil oder nicht pulsatil angewendet werden.

5-939.0 Organkonservierung, ohne Anwendung einer Ex-vivo-Perfusion

5-939.1 Organkonservierung, mit Anwendung einer kontinuierlichen Ex-vivo-Perfusion und ohne Organfunktionsüberwachung

5-939.2 Organkonservierung, mit Anwendung einer kontinuierlichen Ex-vivo-Perfusion und mit Organfunktionsüberwachung

5-939.x Sonstige

5-93a.– Art der Konditionierung von entnommenen Gefäßen zur Transplantation

Hinw.: Die durchgeführten Eingriffe sind gesondert zu kodieren.

5-93a.0 Ohne Verwendung von Chelatoren

5-93a.1 Mit Verwendung von Chelatoren

5-98 Spezielle Operationstechniken und Operationen bei speziellen Versorgungssituationen

5-981 Versorgung bei Mehrfachverletzung

Hinw.: Dieser Zusatzkode ist nur für die Versorgung von Patienten anzuwenden, bei denen als Unfallfolge eine Mehrfachverletzung vorliegt, aber keine Lebensgefahr besteht.

5-982.– Versorgung bei Polytrauma

Hinw.: Dieser Zusatzkode ist nur für die Versorgung von Patienten anzuwenden, bei denen als Unfallfolge eine Verletzung mehrerer Organsysteme mit akuter Lebensgefahr besteht.

5-982.0 Operationen an Bewegungsorganen

5-982.1 Operationen an Bewegungsorganen, an Organen des Bauchraumes und Thoraxraumes und am Gesichtsschädel

5-982.2 Operationen an Bewegungsorganen, an Organen des Bauchraumes und Thoraxraumes und am ZNS

5-982.x Sonstige

5-982.y N.n.bez.

5-983 Reoperation

Hinw.: Dieser Zusatzkode ist anzuwenden bei der Wiedereröffnung des Operationsgebietes zur Behandlung einer Komplikation, zur Durchführung einer Rezidivoperation oder zur Durchführung einer anderen Operation in diesem Operationsgebiet. Sofern im organspezifischen Kapitel ein entsprechender spezifischer Kode vorhanden ist, ist dieser zu verwenden.

5-984 Mikrochirurgische Technik

Hinw.: Unter einem mikrochirurgischen Eingriff werden Operationen verstanden, die mit Hilfe eines Mikroinstrumentariums und einer optischen Vergrößerung in entsprechender Operationstechnik unter maximaler Gewebeschonung durchgeführt werden.

5-985.– Lasertechnik

5-985.0 Argon- oder frequenzgedoppelter YAG-Laser

5-985.1 CO_2-Laser

5-985.2 Dioden-Laser

5-985.3 Erbium-YAG-Laser

5-985.4 Excimer-Laser

5-985.5 Femtosekunden-Laser

5-985.6 Neodym-YAG-Laser

5-985.7 Laser im Grünspektrum (490 - 560 nm)

Inkl.: KTP-Laser [Kalium-Titanyl-Phosphat-Laser], LBO-Laser [Lithium-Triborat-Laser]

5-985.8 Thulium-Laser

5-985.9 Holmium-Laser

5-985.x Sonstige

5-985.y N.n.bez.

5-986.– Minimalinvasive Technik

5-986.0- Endoskopische Operationen durch natürliche Körperöffnungen [NOTES]

.00 Transoraler Zugangsweg

.01 Transgastraler Zugangsweg

.02 Transvaginaler Zugangsweg

.03 Transkolischer Zugangsweg

.04 Transvesikaler Zugangsweg

.0x Sonstige

5-986.1 Durchführung einer Laparoskopie ohne Aufbau eines Pneumoperitoneums

Inkl.: Laparoskopie mittels eines Ballonsystems

5-986.2 Einsatz eines Single-Port-Systems bei laparoskopischen Operationen

5-986.x Sonstige

5-986.y N.n.bez.

5-987.– Anwendung eines OP-Roboters

5-987.0 Komplexer OP-Roboter

Hinw.: Ein komplexer Roboter ermöglicht eine Hand- und ggf. Fußbedienung über eine Computerkonsole zur
- Steuerung winkelbarer Instrumente mit insgesamt mindestens 7 Freiheitsgraden.
- Übersetzung chirurgischer Handbewegungen in skalierte Bewegungen an gleichzeitig 3 oder mehr endoskopischen Instrumenten.
- Kameraführung mit 3D-Bildübertragung.

5-987.1 Roboterarm

Hinw.: Ein Roboterarm-gestütztes chirurgisches Assistenzsystem verfügt über mindestens 6 Freiheitsgrade und ist gekennzeichnet durch mindestens eines der folgenden Merkmale:
- Aktive Limitierung durch den Roboterarm bei Überschreitung der geplanten Interventionsgrenzen unter Navigation.
- Automatische Positionierung des Instrumentenadapters auf die geplante Interventionsebene bzw. Trajektorie.
- Automatisches Nachführen des Roboterarms zum Halten der Interventionsebene bei Patientenbewegung, z.B. Halten der Schnittebene, Endoskoptrajektorie, Pedikelschraubentrajektorie.

5-987.2 Miniaturroboter

Hinw.: Ein Miniaturroboter wird am Knochen fixiert und präpariert automatisiert den Knochen und/oder die Gelenkfläche.

Mindestmerkmale:
- Automatisiertes Schnittführungssystem,
- Möglichkeit zur ligamentären Ausrichtung in allen Flexions- und Extensionswinkeln mit Echtzeitbewertung.

5-987.x Sonstige

5-988.– Anwendung eines Navigationssystems

5-988.0 Radiologisch

5-988.1 Elektromagnetisch

5-988.2 Sonographisch

5-988.3 Optisch

5-988.4 Radarreflektor-Markierung

5-988.x Sonstige

5-989 Fluoreszenzgestützte Therapieverfahren

5-98a.– Hybridtherapie

5-98a.0 Anwendung der Hybridchirurgie

Hinw.: Dieser Kode ist anzuwenden, wenn im Rahmen gefäßchirurgischer oder herzchirurgischer Maßnahmen ein (perkutan-)transluminales Verfahren aus den Bereichen 8-836 ff., 8-837 ff., 8-838 ff., 8-83c ff., 8-83d ff. oder 8-84 mit einem offen chirurgischen Zugang (z.B. zur Aorta oder zum Herzen) in gleicher Sitzung kombiniert wird.

5-98b.– Anwendung eines flexiblen Ureterorenoskops

5-98b.0 Einmal-Ureterorenoskop

5-98b.x Sonstige

5-98c.– Anwendung eines Klammernahtgerätes und sonstiger Nahtsysteme

Exkl.: Wundverschluss an Haut und Unterhaut
Clippen von Blutgefäßen

5-98c.0 Lineares Klammernahtgerät, offen chirurgisch, für die intrathorakale oder intraabdominale Anwendung

5-98c.1 Lineares Klammernahtgerät, laparoskopisch oder thorakoskopisch, für die intrathorakale oder intraabdominale Anwendung

5-98c.2 Zirkuläres Klammernahtgerät für die Anwendung am Gastrointestinaltrakt und/oder am Respirationstrakt

5-98c.3 Zirkuläres Klammernahtgerät für die Anwendung bei Gefäßanastomosen

5-98c.4 Gerät zur Fixierung von Stent-Prothesen durch Verschraubung

5-98c.5 Endoskopisches Nahtsystem

5-98c.6 Knotenersatzverfahren mit Clip-Fixierung

5-98c.7- Gefäßkoppler zur mikrovaskulären Anastomosierung

.70 Ohne Dopplersonographie

.71 Mit Dopplersonographie

5-98c.x Sonstige

5-98c.y N.n.bez.

5-98d.– Verwendung von patientenindividuell hergestelltem Instrumentarium

5-98d.0 CAD-CAM-Schnittblöcke

5-98d.x Sonstige

5-98e Intraoperative Blutflussmessung in Gefäßen

Inkl.: Messung mittels Ultraschallsonde oder elektromagnetischer Sonde

Exkl.: Dopplersonographie

5-98f **Einsatz von Shavertechnik zur Weichteil- und Knochenabtragung bei Operationen an Nase, Nasennebenhöhlen und Gesichtsschädelknochen**

Inkl.: pESS-Technik

5-98h.– **Anzahl der Nadeln zur Destruktion**

Inkl.: Nadeln zur irreversiblen Elektroporation, Kryoablationsnadeln, Mikrowellenablationsnadeln, Radiofrequenzablationsnadeln

5-98h.2 1 Nadel

5-98h.3 2 Nadeln

5-98h.4 3 Nadeln

5-98h.5 4 Nadeln

5-98h.6 5 Nadeln

5-98h.7 6 Nadeln

5-98h.8 7 Nadeln

5-98h.9 8 Nadeln

5-98h.a 9 Nadeln

5-98h.b 10 Nadeln

5-98h.c 11 Nadeln

5-98h.d 12 Nadeln

5-98h.e 13 Nadeln

5-98h.f 14 Nadeln

5-98h.g 15 Nadeln

5-98h.h 16 Nadeln

5-98h.j 17 Nadeln

5-98h.k 18 Nadeln

5-98h.m 19 Nadeln

5-98h.n 20 oder mehr Nadeln

5-98j **Anwendung einer externen Vorrichtung zur Bauchdeckentraktion mit definierbarer Krafteinstellung**

5-98k.– **Art des Zystoskops**

5-98k.0 Starres Zystoskop

5-98k.1 Flexibles Einmal-Zystoskop

5-98k.2 Flexibles wiederverwendbares Zystoskop

5-98k.x Sonstige

5-99 Vorzeitiger Abbruch einer Operation

5-995 **Vorzeitiger Abbruch einer Operation (Eingriff nicht komplett durchgeführt)**

6 MEDIKAMENTE

6-00...6-00 Applikation von Medikamenten

6-00 Applikation von Medikamenten

Exkl.: Applikation von Medikamenten zur Schmerztherapie (8-91)
Applikation von Medikamenten und Elektrolytlösungen über das Gefäßsystem bei Neugeborenen (8-010 ff.)

Hinw.: Ein Kode aus diesem Bereich ist jeweils nur einmal pro stationären Aufenthalt anzugeben.
Die Applikation von zytostatischen Chemotherapeutika, Immuntherapie oder eine antiretrovirale Therapie sind mit einem Kode aus 8-54 zu kodieren und zusätzlich ggf. für jedes kodierbare Medikament (z.B. Zytostatika, Antikörper und Supportivmedikamente) mit einem Kode aus Kapitel 6 Medikamente.

6-001.– Applikation von Medikamenten, Liste 1

6-001.0- Alemtuzumab, parenteral

.00	30 mg bis unter 60 mg	.08	270 mg bis unter 300 mg
.01	60 mg bis unter 90 mg	.09	300 mg bis unter 330 mg
.02	90 mg bis unter 120 mg	.0a	330 mg bis unter 390 mg
.03	120 mg bis unter 150 mg	.0b	390 mg bis unter 450 mg
.04	150 mg bis unter 180 mg	.0c	450 mg bis unter 510 mg
.05	180 mg bis unter 210 mg	.0d	510 mg bis unter 570 mg
.06	210 mg bis unter 240 mg	.0e	570 mg oder mehr
.07	240 mg bis unter 270 mg		

6-001.1- Gemcitabin, parenteral

.19	19,0 g bis unter 22,0 g	.1c	28,0 g bis unter 31,0 g
.1a	22,0 g bis unter 25,0 g	.1d	31,0 g bis unter 34,0 g
.1b	25,0 g bis unter 28,0 g	.1e	34,0 g oder mehr

6-001.3- Irinotecan, parenteral

.3d	2.000 mg bis unter 2.200 mg	.3g	2.600 mg bis unter 2.800 mg
.3e	2.200 mg bis unter 2.400 mg	.3h	2.800 mg bis unter 3.000 mg
.3f	2.400 mg bis unter 2.600 mg	.3j	3.000 mg oder mehr

6-001.4- Sargramostim, parenteral

.40	2 mg bis unter 3 mg	.4c	14 mg bis unter 15 mg
.41	3 mg bis unter 4 mg	.4d	15 mg bis unter 16 mg
.42	4 mg bis unter 5 mg	.4e	16 mg bis unter 17 mg
.43	5 mg bis unter 6 mg	.4f	17 mg bis unter 18 mg
.44	6 mg bis unter 7 mg	.4g	18 mg bis unter 19 mg
.45	7 mg bis unter 8 mg	.4h	19 mg bis unter 20 mg
.46	8 mg bis unter 9 mg	.4j	20 mg bis unter 22 mg
.47	9 mg bis unter 10 mg	.4k	22 mg bis unter 24 mg
.48	10 mg bis unter 11 mg	.4m	24 mg bis unter 26 mg
.49	11 mg bis unter 12 mg	.4n	26 mg bis unter 28 mg
.4a	12 mg bis unter 13 mg	.4p	28 mg bis unter 30 mg
.4b	13 mg bis unter 14 mg	.4q	30 mg oder mehr

6-001.8- Aldesleukin, parenteral

.80 45 Mio. IE bis unter 65 Mio. IE
.81 65 Mio. IE bis unter 85 Mio. IE
.82 85 Mio. IE bis unter 105 Mio. IE
.83 105 Mio. IE bis unter 125 Mio. IE
.84 125 Mio. IE bis unter 145 Mio. IE
.85 145 Mio. IE bis unter 165 Mio. IE
.86 165 Mio. IE bis unter 185 Mio. IE
.87 185 Mio. IE bis unter 205 Mio. IE
.88 205 Mio. IE bis unter 245 Mio. IE
.89 245 Mio. IE bis unter 285 Mio. IE
.8a 285 Mio. IE bis unter 325 Mio. IE
.8b 325 Mio. IE bis unter 365 Mio. IE
.8c 365 Mio. IE bis unter 405 Mio. IE
.8d 405 Mio. IE bis unter 445 Mio. IE
.8e 445 Mio. IE bis unter 485 Mio. IE
.8f 485 Mio. IE bis unter 525 Mio. IE
.8g 525 Mio. IE bis unter 565 Mio. IE
.8h 565 Mio. IE bis unter 625 Mio. IE
.8j 625 Mio. IE bis unter 685 Mio. IE
.8k 685 Mio. IE bis unter 745 Mio. IE
.8m 745 Mio. IE bis unter 805 Mio. IE
.8n 805 Mio. IE oder mehr

6-001.9- Bortezomib, parenteral

.90 1,5 mg bis unter 2,5 mg
.91 2,5 mg bis unter 3,5 mg
.92 3,5 mg bis unter 4,5 mg
.93 4,5 mg bis unter 5,5 mg
.94 5,5 mg bis unter 6,5 mg
.95 6,5 mg bis unter 7,5 mg
.96 7,5 mg bis unter 8,5 mg
.97 8,5 mg bis unter 9,5 mg
.98 9,5 mg bis unter 10,5 mg
.99 10,5 mg bis unter 11,5 mg
.9a 11,5 mg bis unter 13,5 mg
.9b 13,5 mg bis unter 15,5 mg
.9c 15,5 mg bis unter 17,5 mg
.9d 17,5 mg bis unter 19,5 mg
.9e 19,5 mg bis unter 21,5 mg
.9f 21,5 mg bis unter 23,5 mg
.9g 23,5 mg bis unter 25,5 mg
.9h 25,5 mg bis unter 27,5 mg
.9j 27,5 mg bis unter 29,5 mg
.9m 29,5 mg bis unter 33,5 mg
.9n 33,5 mg bis unter 37,5 mg
.9p 37,5 mg bis unter 41,5 mg
.9q 41,5 mg bis unter 45,5 mg
.9r 45,5 mg bis unter 49,5 mg
.9s 49,5 mg bis unter 53,5 mg
.9t 53,5 mg bis unter 57,5 mg
.9u 57,5 mg bis unter 61,5 mg
.9v 61,5 mg bis unter 65,5 mg
.9w 65,5 mg oder mehr

6-001.a- Cetuximab, parenteral

.a0 250 mg bis unter 350 mg
.a1 350 mg bis unter 450 mg
.a2 450 mg bis unter 550 mg
.a3 550 mg bis unter 650 mg
.a4 650 mg bis unter 750 mg
.a5 750 mg bis unter 850 mg
.a6 850 mg bis unter 1.050 mg
.a7 1.050 mg bis unter 1.250 mg
.a8 1.250 mg bis unter 1.450 mg
.a9 1.450 mg bis unter 1.650 mg
.aa 1.650 mg bis unter 1.850 mg
.ab 1.850 mg bis unter 2.150 mg
.ac 2.150 mg bis unter 2.450 mg
.ad 2.450 mg bis unter 2.750 mg
.ae 2.750 mg bis unter 3.050 mg
.af 3.050 mg bis unter 3.350 mg
.ah 3.350 mg bis unter 3.950 mg
.aj 3.950 mg bis unter 4.550 mg
.ak 4.550 mg oder mehr

6-001.b- Liposomales Doxorubicin, parenteral

.b0 10 mg bis unter 20 mg

Hinw.: Dieser Kode ist für Patienten mit einem Alter bei Aufnahme von unter 15 Jahren anzugeben.

.b1 20 mg bis unter 30 mg

Hinw.: Dieser Kode ist für Patienten mit einem Alter bei Aufnahme von unter 15 Jahren anzugeben.

.b2	30 mg bis unter 40 mg	.bg	220 mg bis unter 240 mg
.b3	40 mg bis unter 50 mg	.bh	240 mg bis unter 260 mg
.b4	50 mg bis unter 60 mg	.bj	260 mg bis unter 280 mg
.b5	60 mg bis unter 70 mg	.bk	280 mg bis unter 300 mg
.b6	70 mg bis unter 80 mg	.bm	300 mg bis unter 320 mg
.b7	80 mg bis unter 90 mg	.bp	320 mg bis unter 360 mg
.b8	90 mg bis unter 100 mg	.bq	360 mg bis unter 400 mg
.b9	100 mg bis unter 110 mg	.br	400 mg bis unter 440 mg
.ba	110 mg bis unter 120 mg	.bs	440 mg bis unter 480 mg
.bb	120 mg bis unter 140 mg	.bt	480 mg bis unter 520 mg
.bc	140 mg bis unter 160 mg	.bu	520 mg bis unter 560 mg
.bd	160 mg bis unter 180 mg	.bv	560 mg bis unter 600 mg
.be	180 mg bis unter 200 mg	.bw	600 mg oder mehr
.bf	200 mg bis unter 220 mg		

6-001.c- Pemetrexed, parenteral

.c0	600 mg bis unter 700 mg	.ca	2.000 mg bis unter 2.200 mg
.c1	700 mg bis unter 800 mg	.cb	2.200 mg bis unter 2.400 mg
.c2	800 mg bis unter 900 mg	.cc	2.400 mg bis unter 2.600 mg
.c3	900 mg bis unter 1.000 mg	.cd	2.600 mg bis unter 2.800 mg
.c4	1.000 mg bis unter 1.100 mg	.ce	2.800 mg bis unter 3.000 mg
.c5	1.100 mg bis unter 1.200 mg	.cf	3.000 mg bis unter 3.300 mg
.c6	1.200 mg bis unter 1.400 mg	.cg	3.300 mg bis unter 3.600 mg
.c7	1.400 mg bis unter 1.600 mg	.ch	3.600 mg bis unter 3.900 mg
.c8	1.600 mg bis unter 1.800 mg	.cj	3.900 mg oder mehr
.c9	1.800 mg bis unter 2.000 mg		

6-001.d- Adalimumab, parenteral

.d0 10 mg bis unter 25 mg

Hinw.: Dieser Kode ist für Patienten mit einem Alter bei Aufnahme von unter 15 Jahren anzugeben.

.d1 25 mg bis unter 40 mg

Hinw.: Dieser Kode ist für Patienten mit einem Alter bei Aufnahme von unter 15 Jahren anzugeben.

.d2	40 mg bis unter 80 mg	.d8	280 mg bis unter 320 mg
.d3	80 mg bis unter 120 mg	.d9	320 mg bis unter 360 mg
.d4	120 mg bis unter 160 mg	.da	360 mg bis unter 400 mg
.d5	160 mg bis unter 200 mg	.db	400 mg bis unter 440 mg
.d6	200 mg bis unter 240 mg	.dc	440 mg oder mehr
.d7	240 mg bis unter 280 mg		

6-001.e- Infliximab, parenteral

.e0 50 mg bis unter 100 mg

Hinw.: Dieser Kode ist für Patienten mit einem Alter bei Aufnahme von unter 15 Jahren anzugeben.

.e1	100 mg bis unter 150 mg	.e9	800 mg bis unter 900 mg
.e2	150 mg bis unter 200 mg	.ea	900 mg bis unter 1.000 mg
.e3	200 mg bis unter 300 mg	.eb	1.000 mg bis unter 1.200 mg
.e4	300 mg bis unter 400 mg	.ec	1.200 mg bis unter 1.400 mg
.e5	400 mg bis unter 500 mg	.ed	1.400 mg bis unter 1.600 mg
.e6	500 mg bis unter 600 mg	.ee	1.600 mg bis unter 1.800 mg
.e7	600 mg bis unter 700 mg	.ef	1.800 mg bis unter 2.000 mg
.e8	700 mg bis unter 800 mg	.eg	2.000 mg oder mehr

6-001.f- Paclitaxel, parenteral

.f7 1.320 mg bis unter 1.500 mg
.f8 1.500 mg bis unter 1.680 mg
.f9 1.680 mg bis unter 1.860 mg
.fa 1.860 mg bis unter 2.040 mg
.fb 2.040 mg bis unter 2.220 mg
.fc 2.220 mg bis unter 2.400 mg
.fd 2.400 mg oder mehr

6-001.g- Imatinib, oral

.g0 800 mg bis unter 1.200 mg
Hinw.: Dieser Kode ist für Patienten mit einem Alter bei Aufnahme von unter 15 Jahren anzugeben.
.g1 1.200 mg bis unter 2.000 mg
Hinw.: Dieser Kode ist für Patienten mit einem Alter bei Aufnahme von unter 15 Jahren anzugeben.
.g2 2.000 mg bis unter 2.800 mg
Hinw.: Dieser Kode ist für Patienten mit einem Alter bei Aufnahme von unter 15 Jahren anzugeben.
.g3 2.800 mg bis unter 4.000 mg
.g4 4.000 mg bis unter 5.200 mg
.g5 5.200 mg bis unter 6.400 mg
.g6 6.400 mg bis unter 7.600 mg
.g7 7.600 mg bis unter 8.800 mg
.g8 8.800 mg bis unter 11.200 mg
.g9 11.200 mg bis unter 13.600 mg
.ga 13.600 mg bis unter 16.000 mg
.gb 16.000 mg bis unter 18.400 mg
.gd 18.400 mg bis unter 20.800 mg
.ge 20.800 mg bis unter 23.200 mg
.gf 23.200 mg bis unter 25.600 mg
.gg 25.600 mg bis unter 30.400 mg
.gh 30.400 mg bis unter 35.200 mg
.gj 35.200 mg oder mehr

6-001.h- Rituximab, intravenös

.h0 150 mg bis unter 250 mg
.h1 250 mg bis unter 350 mg
.h2 350 mg bis unter 450 mg
.h3 450 mg bis unter 550 mg
.h4 550 mg bis unter 650 mg
.h5 650 mg bis unter 750 mg
.h6 750 mg bis unter 850 mg
.h7 850 mg bis unter 950 mg
.h8 950 mg bis unter 1.050 mg
.h9 1.050 mg bis unter 1.250 mg
.ha 1.250 mg bis unter 1.450 mg
.hb 1.450 mg bis unter 1.650 mg
.hc 1.650 mg bis unter 1.850 mg
.hd 1.850 mg bis unter 2.050 mg
.he 2.050 mg bis unter 2.450 mg
.hf 2.450 mg bis unter 2.850 mg
.hg 2.850 mg bis unter 3.250 mg
.hh 3.250 mg bis unter 3.650 mg
.hk 3.650 mg bis unter 4.050 mg
.hm 4.050 mg bis unter 4.450 mg
.hn 4.450 mg bis unter 5.250 mg
.hp 5.250 mg bis unter 6.050 mg
.hq 6.050 mg bis unter 6.850 mg
.hr 6.850 mg bis unter 7.650 mg
.hs 7.650 mg bis unter 8.450 mg
.ht 8.450 mg bis unter 9.250 mg
.hu 9.250 mg bis unter 10.050 mg
.hv 10.050 mg oder mehr

6-001.j- Rituximab, subkutan

.j0 1.400 mg bis unter 2.800 mg
.j1 2.800 mg bis unter 4.200 mg
.j2 4.200 mg bis unter 5.600 mg
.j3 5.600 mg bis unter 7.000 mg
.j4 7.000 mg bis unter 8.400 mg
.j5 8.400 mg oder mehr

6-001.k- Trastuzumab, intravenös

.k0 100 mg bis unter 150 mg
.k1 150 mg bis unter 200 mg
.k2 200 mg bis unter 250 mg
.k3 250 mg bis unter 300 mg
.k4 300 mg bis unter 350 mg
.k5 350 mg bis unter 400 mg
.k6 400 mg bis unter 450 mg
.k7 450 mg bis unter 500 mg
.k8 500 mg bis unter 600 mg
.k9 600 mg bis unter 700 mg
.ka 700 mg bis unter 800 mg
.kb 800 mg bis unter 900 mg
.kc 900 mg bis unter 1.000 mg
.kd 1.000 mg bis unter 1.200 mg

.ke	1.200 mg bis unter 1.400 mg	.kj	2.000 mg bis unter 2.200 mg
.kf	1.400 mg bis unter 1.600 mg	.kk	2.200 mg bis unter 2.400 mg
.kg	1.600 mg bis unter 1.800 mg	.km	2.400 mg oder mehr
.kh	1.800 mg bis unter 2.000 mg		

6-001.m- Trastuzumab, subkutan

.m0	600 mg bis unter 1.200 mg	.m3	2.400 mg bis unter 3.000 mg
.m1	1.200 mg bis unter 1.800 mg	.m4	3.000 mg bis unter 3.600 mg
.m2	1.800 mg bis unter 2.400 mg	.m5	3.600 mg oder mehr

6-002.– Applikation von Medikamenten, Liste 2

6-002.1- Filgrastim, parenteral

.10 70 Mio. IE bis unter 130 Mio. IE

Hinw.: Dieser Kode ist für Patienten mit einem Alter bei Aufnahme von unter 15 Jahren anzugeben.

.11 130 Mio. IE bis unter 190 Mio. IE

Hinw.: Dieser Kode ist für Patienten mit einem Alter bei Aufnahme von unter 15 Jahren anzugeben.

.12 190 Mio. IE bis unter 250 Mio. IE

Hinw.: Dieser Kode ist für Patienten mit einem Alter bei Aufnahme von unter 15 Jahren anzugeben.

.13	250 Mio. IE bis unter 350 Mio. IE	.1b	1.050 Mio. IE bis unter 1.250 Mio. IE
.14	350 Mio. IE bis unter 450 Mio. IE	.1c	1.250 Mio. IE bis unter 1.450 Mio. IE
.15	450 Mio. IE bis unter 550 Mio. IE	.1d	1.450 Mio. IE bis unter 1.650 Mio. IE
.16	550 Mio. IE bis unter 650 Mio. IE	.1e	1.650 Mio. IE bis unter 1.850 Mio. IE
.17	650 Mio. IE bis unter 750 Mio. IE	.1f	1.850 Mio. IE bis unter 2.050 Mio. IE
.18	750 Mio. IE bis unter 850 Mio. IE	.1g	2.050 Mio. IE bis unter 2.250 Mio. IE
.19	850 Mio. IE bis unter 950 Mio. IE	.1h	2.250 Mio. IE bis unter 2.450 Mio. IE
.1a	950 Mio. IE bis unter 1.050 Mio. IE	.1j	2.450 Mio. IE oder mehr

6-002.2- Lenograstim, parenteral

.20 75 Mio. IE bis unter 150 Mio. IE

Hinw.: Dieser Kode ist für Patienten mit einem Alter bei Aufnahme von unter 15 Jahren anzugeben.

.21 150 Mio. IE bis unter 225 Mio. IE

Hinw.: Dieser Kode ist für Patienten mit einem Alter bei Aufnahme von unter 15 Jahren anzugeben.

.22 225 Mio. IE bis unter 300 Mio. IE

Hinw.: Dieser Kode ist für Patienten mit einem Alter bei Aufnahme von unter 15 Jahren anzugeben.

.23	300 Mio. IE bis unter 400 Mio. IE	.2b	1.600 Mio. IE bis unter 1.800 Mio. IE
.24	400 Mio. IE bis unter 500 Mio. IE	.2c	1.800 Mio. IE bis unter 2.000 Mio. IE
.25	500 Mio. IE bis unter 600 Mio. IE	.2d	2.000 Mio. IE bis unter 2.200 Mio. IE
.26	600 Mio. IE bis unter 800 Mio. IE	.2e	2.200 Mio. IE bis unter 2.400 Mio. IE
.27	800 Mio. IE bis unter 1.000 Mio. IE	.2f	2.400 Mio. IE bis unter 2.600 Mio. IE
.28	1.000 Mio. IE bis unter 1.200 Mio. IE	.2g	2.600 Mio. IE bis unter 2.800 Mio. IE
.29	1.200 Mio. IE bis unter 1.400 Mio. IE	.2h	2.800 Mio. IE bis unter 3.000 Mio. IE
.2a	1.400 Mio. IE bis unter 1.600 Mio. IE	.2j	3.000 Mio. IE oder mehr

6-002.4- Topotecan, parenteral

.4c	30,0 mg bis unter 40,0 mg	.4f	60,0 mg bis unter 70,0 mg
.4d	40,0 mg bis unter 50,0 mg	.4g	70,0 mg oder mehr
.4e	50,0 mg bis unter 60,0 mg		

6-002.5- Voriconazol, oral
.50 1,00 g bis unter 1,75 g
Hinw.: Dieser Kode ist für Patienten mit einem Alter bei Aufnahme von unter 15 Jahren anzugeben.
.51 1,75 g bis unter 2,50 g
Hinw.: Dieser Kode ist für Patienten mit einem Alter bei Aufnahme von unter 15 Jahren anzugeben.
.52 2,50 g bis unter 3,50 g
.53 3,50 g bis unter 4,50 g
.54 4,50 g bis unter 6,50 g
.55 6,50 g bis unter 8,50 g
.56 8,50 g bis unter 10,50 g
.57 10,50 g bis unter 15,50 g
.58 15,50 g bis unter 20,50 g
.59 20,50 g bis unter 25,50 g
.5a 25,50 g bis unter 30,50 g
.5c 30,50 g bis unter 35,50 g
.5d 35,50 g bis unter 40,50 g
.5e 40,50 g bis unter 45,50 g
.5f 45,50 g oder mehr

6-002.7- Pegfilgrastim, parenteral
.70 1 mg bis unter 3 mg
Hinw.: Dieser Kode ist für Patienten mit einem Alter bei Aufnahme von unter 15 Jahren anzugeben.
.71 3 mg bis unter 6 mg
Hinw.: Dieser Kode ist für Patienten mit einem Alter bei Aufnahme von unter 15 Jahren anzugeben.
.72 6 mg bis unter 12 mg
.73 12 mg bis unter 18 mg
.74 18 mg bis unter 24 mg
.75 24 mg bis unter 30 mg
.76 30 mg oder mehr

6-002.8- Pegyliertes liposomales Doxorubicin, parenteral
.80 10 mg bis unter 20 mg
Hinw.: Dieser Kode ist für Patienten mit einem Alter bei Aufnahme von unter 15 Jahren anzugeben.
.81 20 mg bis unter 30 mg
Hinw.: Dieser Kode ist für Patienten mit einem Alter bei Aufnahme von unter 15 Jahren anzugeben.
.82 30 mg bis unter 40 mg
.83 40 mg bis unter 50 mg
.84 50 mg bis unter 60 mg
.85 60 mg bis unter 70 mg
.86 70 mg bis unter 80 mg
.87 80 mg bis unter 90 mg
.88 90 mg bis unter 100 mg
.89 100 mg bis unter 110 mg
.8a 110 mg bis unter 120 mg
.8b 120 mg bis unter 140 mg
.8c 140 mg bis unter 160 mg
.8d 160 mg bis unter 180 mg
.8e 180 mg bis unter 200 mg
.8f 200 mg bis unter 220 mg
.8g 220 mg bis unter 240 mg
.8j 240 mg bis unter 260 mg
.8k 260 mg bis unter 280 mg
.8m 280 mg bis unter 300 mg
.8n 300 mg bis unter 320 mg
.8p 320 mg bis unter 360 mg
.8q 360 mg bis unter 400 mg
.8r 400 mg bis unter 440 mg
.8s 440 mg bis unter 480 mg
.8t 480 mg bis unter 520 mg
.8u 520 mg bis unter 560 mg
.8v 560 mg bis unter 600 mg
.8w 600 mg oder mehr

6-002.9- Bevacizumab, parenteral
.90 150 mg bis unter 250 mg
.91 250 mg bis unter 350 mg
.92 350 mg bis unter 450 mg
.93 450 mg bis unter 550 mg
.94 550 mg bis unter 650 mg
.95 650 mg bis unter 750 mg
.96 750 mg bis unter 850 mg
.97 850 mg bis unter 950 mg
.98 950 mg bis unter 1.150 mg
.99 1.150 mg bis unter 1.350 mg
.9a 1.350 mg bis unter 1.550 mg
.9b 1.550 mg bis unter 1.750 mg
.9c 1.750 mg bis unter 1.950 mg
.9d 1.950 mg bis unter 2.350 mg

.9e	2.350 mg bis unter 2.750 mg	.9j	3.950 mg bis unter 4.550 mg
.9g	2.750 mg bis unter 3.350 mg	.9k	4.550 mg oder mehr
.9h	3.350 mg bis unter 3.950 mg		

6-002.a- Liposomales Cytarabin, intrathekal

.a0 25 mg bis unter 50 mg

Hinw.: Dieser Kode ist für Patienten mit einem Alter bei Aufnahme von unter 15 Jahren anzugeben.

.a1	50 mg bis unter 100 mg	.a3	150 mg bis unter 200 mg
.a2	100 mg bis unter 150 mg	.a4	200 mg oder mehr

6-002.b- Etanercept, parenteral

.b0 25 mg bis unter 50 mg

Hinw.: Dieser Kode ist für Patienten mit einem Alter bei Aufnahme von unter 15 Jahren anzugeben.

.b1 50 mg bis unter 75 mg

Hinw.: Dieser Kode ist für Patienten mit einem Alter bei Aufnahme von unter 15 Jahren anzugeben.

.b2	75 mg bis unter 100 mg	.b6	200 mg bis unter 250 mg
.b3	100 mg bis unter 125 mg	.b7	250 mg bis unter 300 mg
.b4	125 mg bis unter 150 mg	.b8	300 mg oder mehr
.b5	150 mg bis unter 200 mg		

6-002.c- Itraconazol, parenteral

.c0 400 mg bis unter 800 mg

Hinw.: Dieser Kode ist für Patienten mit einem Alter bei Aufnahme von unter 10 Jahren anzugeben.

.c1 800 mg bis unter 1.200 mg

Hinw.: Dieser Kode ist für Patienten mit einem Alter bei Aufnahme von unter 10 Jahren anzugeben.

.c2	1.200 mg bis unter 1.600 mg	.cc	6.400 mg bis unter 7.200 mg
.c3	1.600 mg bis unter 2.000 mg	.cd	7.200 mg bis unter 8.000 mg
.c4	2.000 mg bis unter 2.400 mg	.ce	8.000 mg bis unter 8.800 mg
.c5	2.400 mg bis unter 2.800 mg	.cg	8.800 mg bis unter 10.400 mg
.c6	2.800 mg bis unter 3.200 mg	.ch	10.400 mg bis unter 12.000 mg
.c7	3.200 mg bis unter 3.600 mg	.cj	12.000 mg bis unter 13.600 mg
.c8	3.600 mg bis unter 4.000 mg	.ck	13.600 mg bis unter 16.800 mg
.c9	4.000 mg bis unter 4.800 mg	.cm	16.800 mg bis unter 20.000 mg
.ca	4.800 mg bis unter 5.600 mg	.cn	20.000 mg bis unter 23.200 mg
.cb	5.600 mg bis unter 6.400 mg	.cp	23.200 mg oder mehr

6-002.d- Busulfan, parenteral

Hinw.: Diese Kodes sind für Patienten mit einem Alter bei Aufnahme von unter 15 Jahren anzugeben.

.d0	25 mg bis unter 50 mg	.d9	400 mg bis unter 450 mg
.d1	50 mg bis unter 75 mg	.da	450 mg bis unter 500 mg
.d2	75 mg bis unter 100 mg	.db	500 mg bis unter 600 mg
.d3	100 mg bis unter 150 mg	.dc	600 mg bis unter 700 mg
.d4	150 mg bis unter 200 mg	.dd	700 mg bis unter 800 mg
.d5	200 mg bis unter 250 mg	.de	800 mg bis unter 900 mg
.d6	250 mg bis unter 300 mg	.df	900 mg bis unter 1.000 mg
.d7	300 mg bis unter 350 mg	.dg	1.000 mg oder mehr
.d8	350 mg bis unter 400 mg		

6-002.e- Temozolomid, oral

.e0 200 mg bis unter 350 mg

Hinw.: Dieser Kode ist für Patienten mit einem Alter bei Aufnahme von unter 5 Jahren anzugeben.

.e1 350 mg bis unter 500 mg

Hinw.: Dieser Kode ist für Patienten mit einem Alter bei Aufnahme von unter 5 Jahren anzugeben.

.e2 500 mg bis unter 750 mg

Hinw.: Dieser Kode ist für Patienten mit einem Alter bei Aufnahme von unter 5 Jahren anzugeben.

.e3 750 mg bis unter 1.000 mg

Hinw.: Dieser Kode ist für Patienten mit einem Alter bei Aufnahme von unter 5 Jahren anzugeben.

.e4 1.000 mg bis unter 1.250 mg
.e5 1.250 mg bis unter 1.500 mg
.e6 1.500 mg bis unter 1.750 mg
.e7 1.750 mg bis unter 2.000 mg
.e8 2.000 mg bis unter 2.250 mg
.e9 2.250 mg bis unter 2.500 mg
.ea 2.500 mg bis unter 2.750 mg
.eb 2.750 mg bis unter 3.000 mg
.ec 3.000 mg bis unter 3.500 mg
.ed 3.500 mg bis unter 4.000 mg
.ee 4.000 mg bis unter 4.500 mg
.ef 4.500 mg bis unter 5.000 mg
.eg 5.000 mg bis unter 5.500 mg
.eh 5.500 mg bis unter 6.000 mg
.ej 6.000 mg bis unter 7.000 mg
.ek 7.000 mg oder mehr

6-002.f- Bosentan, oral

.f0 250 mg bis unter 500 mg

Hinw.: Dieser Kode ist für Patienten mit einem Alter bei Aufnahme von unter 15 Jahren anzugeben.

.f1 500 mg bis unter 750 mg

Hinw.: Dieser Kode ist für Patienten mit einem Alter bei Aufnahme von unter 15 Jahren anzugeben.

.f2 750 mg bis unter 1.000 mg
.f3 1.000 mg bis unter 1.250 mg
.f4 1.250 mg bis unter 1.500 mg
.f5 1.500 mg bis unter 1.750 mg
.f6 1.750 mg bis unter 2.000 mg
.f7 2.000 mg bis unter 2.250 mg
.f8 2.250 mg bis unter 2.500 mg
.f9 2.500 mg bis unter 2.750 mg
.fa 2.750 mg bis unter 3.000 mg
.fb 3.000 mg bis unter 3.500 mg
.fc 3.500 mg bis unter 4.000 mg
.fd 4.000 mg bis unter 4.500 mg
.fe 4.500 mg bis unter 5.000 mg
.ff 5.000 mg bis unter 5.500 mg
.fg 5.500 mg bis unter 6.000 mg
.fh 6.000 mg bis unter 7.000 mg
.fj 7.000 mg bis unter 8.000 mg
.fk 8.000 mg bis unter 9.000 mg
.fm 9.000 mg bis unter 10.000 mg
.fn 10.000 mg bis unter 11.000 mg
.fp 11.000 mg oder mehr

6-002.g- Jod-131-Metajodobenzylguanidin (MIBG), parenteral

.g0 3 GBq bis unter 4 GBq
.g1 4 GBq bis unter 5 GBq
.g2 5 GBq bis unter 6 GBq
.g3 6 GBq bis unter 7 GBq
.g4 7 GBq bis unter 8 GBq
.g5 8 GBq bis unter 9 GBq
.g6 9 GBq bis unter 10 GBq
.g7 10 GBq bis unter 11 GBq
.g8 11 GBq oder mehr

6-002.h- Docetaxel, parenteral

.hc 720 mg bis unter 840 mg
.hd 840 mg bis unter 960 mg
.he 960 mg bis unter 1.080 mg
.hf 1.080 mg oder mehr

6-002.j- Tirofiban, parenteral
.j0 1,50 mg bis unter 3,00 mg
.j1 3,00 mg bis unter 6,25 mg
.j2 6,25 mg bis unter 12,50 mg
.j3 12,50 mg bis unter 18,75 mg
.j4 18,75 mg bis unter 25,00 mg
.j5 25,00 mg bis unter 31,25 mg
.j6 31,25 mg bis unter 37,50 mg
.j7 37,50 mg bis unter 50,00 mg
.j8 50,00 mg bis unter 62,50 mg
.j9 62,50 mg bis unter 75,00 mg
.ja 75,00 mg oder mehr

6-002.k- Eptifibatid, parenteral
.k0 30 mg bis unter 75 mg
.k1 75 mg bis unter 150 mg
.k2 150 mg bis unter 225 mg
.k3 225 mg bis unter 300 mg
.k4 300 mg bis unter 375 mg
.k5 375 mg bis unter 450 mg
.k6 450 mg bis unter 525 mg
.k7 525 mg bis unter 600 mg
.k8 600 mg bis unter 675 mg
.k9 675 mg bis unter 750 mg
.ka 750 mg bis unter 825 mg
.kb 825 mg bis unter 900 mg
.kc 900 mg bis unter 975 mg
.kd 975 mg bis unter 1.050 mg
.ke 1.050 mg bis unter 1.125 mg
.kf 1.125 mg bis unter 1.200 mg
.kg 1.200 mg oder mehr

6-002.m- Abciximab, parenteral
.m0 5 mg bis unter 10 mg
.m1 10 mg bis unter 15 mg
.m2 15 mg bis unter 20 mg
.m3 20 mg bis unter 25 mg
.m4 25 mg bis unter 30 mg
.m5 30 mg bis unter 35 mg
.m6 35 mg bis unter 40 mg
.m7 40 mg bis unter 45 mg
.m8 45 mg bis unter 50 mg
.m9 50 mg oder mehr

6-002.n- Bivalirudin, parenteral
.n0 125 mg bis unter 250 mg
.n1 250 mg bis unter 350 mg
.n2 350 mg bis unter 450 mg
.n3 450 mg bis unter 550 mg
.n4 550 mg bis unter 650 mg
.n5 650 mg bis unter 750 mg
.n6 750 mg bis unter 850 mg
.n7 850 mg oder mehr

6-002.p- Caspofungin, parenteral
.p0 35 mg bis unter 65 mg
Hinw.: Dieser Kode ist für Patienten mit einem Alter bei Aufnahme von unter 5 Jahren anzugeben.
.p1 65 mg bis unter 100 mg
.p2 100 mg bis unter 150 mg
.p3 150 mg bis unter 200 mg
.p4 200 mg bis unter 250 mg
.p5 250 mg bis unter 300 mg
.p6 300 mg bis unter 350 mg
.p7 350 mg bis unter 400 mg
.p8 400 mg bis unter 450 mg
.p9 450 mg bis unter 500 mg
.pa 500 mg bis unter 600 mg
.pb 600 mg bis unter 700 mg
.pc 700 mg bis unter 800 mg
.pd 800 mg bis unter 900 mg
.pe 900 mg bis unter 1.000 mg
.pf 1.000 mg bis unter 1.200 mg
.pg 1.200 mg bis unter 1.400 mg
.ph 1.400 mg bis unter 1.600 mg
.pj 1.600 mg bis unter 2.000 mg
.pk 2.000 mg bis unter 2.400 mg
.pm 2.400 mg bis unter 2.800 mg
.pn 2.800 mg bis unter 3.600 mg
.pp 3.600 mg bis unter 4.400 mg
.pq 4.400 mg bis unter 5.200 mg
.pr 5.200 mg bis unter 6.000 mg
.ps 6.000 mg bis unter 6.800 mg
.pt 6.800 mg bis unter 7.600 mg
.pu 7.600 mg bis unter 8.400 mg
.pv 8.400 mg oder mehr

6-002.q- Liposomales Amphotericin B, parenteral

.q0 100 mg bis unter 175 mg

Hinw.: Dieser Kode ist für Patienten mit einem Alter bei Aufnahme von unter 15 Jahren anzugeben.

.q1 175 mg bis unter 250 mg

Hinw.: Dieser Kode ist für Patienten mit einem Alter bei Aufnahme von unter 15 Jahren anzugeben.

.q2 250 mg bis unter 350 mg
.q3 350 mg bis unter 450 mg
.q4 450 mg bis unter 550 mg
.q5 550 mg bis unter 650 mg
.q6 650 mg bis unter 750 mg
.q7 750 mg bis unter 850 mg
.q8 850 mg bis unter 950 mg
.q9 950 mg bis unter 1.150 mg
.qa 1.150 mg bis unter 1.350 mg
.qb 1.350 mg bis unter 1.550 mg
.qc 1.550 mg bis unter 1.750 mg
.qd 1.750 mg bis unter 1.950 mg
.qe 1.950 mg bis unter 2.150 mg
.qf 2.150 mg bis unter 3.150 mg
.qg 3.150 mg bis unter 4.150 mg
.qh 4.150 mg bis unter 5.150 mg
.qj 5.150 mg bis unter 6.150 mg
.qk 6.150 mg bis unter 8.650 mg
.qm 8.650 mg bis unter 11.150 mg
.qn 11.150 mg bis unter 13.650 mg
.qp 13.650 mg bis unter 18.650 mg
.qq 18.650 mg bis unter 23.650 mg
.qr 23.650 mg bis unter 28.650 mg
.qs 28.650 mg bis unter 33.650 mg
.qt 33.650 mg bis unter 38.650 mg
.qu 38.650 mg bis unter 43.650 mg
.qv 43.650 mg oder mehr

6-002.r- Voriconazol, parenteral

.r0 0,4 g bis unter 0,6 g

Hinw.: Dieser Kode ist für Patienten mit einem Alter bei Aufnahme von unter 10 Jahren anzugeben.

.r1 0,6 g bis unter 0,8 g

Hinw.: Dieser Kode ist für Patienten mit einem Alter bei Aufnahme von unter 10 Jahren anzugeben.

.r2 0,8 g bis unter 1,2 g
.r3 1,2 g bis unter 1,6 g
.r4 1,6 g bis unter 2,0 g
.r5 2,0 g bis unter 2,4 g
.r6 2,4 g bis unter 3,2 g
.r7 3,2 g bis unter 4,0 g
.r8 4,0 g bis unter 4,8 g
.r9 4,8 g bis unter 5,6 g
.ra 5,6 g bis unter 6,4 g
.rb 6,4 g bis unter 7,2 g
.rc 7,2 g bis unter 8,8 g
.rd 8,8 g bis unter 10,4 g
.re 10,4 g bis unter 12,0 g
.rf 12,0 g bis unter 13,6 g
.rg 13,6 g bis unter 16,8 g
.rh 16,8 g bis unter 20,0 g
.rj 20,0 g bis unter 23,2 g
.rk 23,2 g bis unter 26,4 g
.rm 26,4 g bis unter 32,8 g
.rn 32,8 g bis unter 39,2 g
.rp 39,2 g bis unter 45,6 g
.rq 45,6 g bis unter 52,0 g
.rr 52,0 g bis unter 64,8 g
.rs 64,8 g bis unter 77,6 g
.rt 77,6 g bis unter 90,4 g
.ru 90,4 g oder mehr

6-003.– Applikation von Medikamenten, Liste 3

6-003.1- Amphotericin-B-Lipidkomplex, parenteral

.10 200 mg bis unter 400 mg

Hinw.: Dieser Kode ist für Patienten mit einem Alter bei Aufnahme von unter 15 Jahren anzugeben.

.11 400 mg bis unter 600 mg

Hinw.: Dieser Kode ist für Patienten mit einem Alter bei Aufnahme von unter 15 Jahren anzugeben.

.12 600 mg bis unter 800 mg
.13 800 mg bis unter 1.000 mg
.14 1.000 mg bis unter 1.400 mg
.15 1.400 mg bis unter 1.800 mg
.16 1.800 mg bis unter 2.200 mg
.17 2.200 mg bis unter 2.600 mg
.18 2.600 mg bis unter 3.400 mg
.19 3.400 mg bis unter 4.200 mg

.12 600 mg bis unter 800 mg
.13 800 mg bis unter 1.000 mg
.14 1.000 mg bis unter 1.400 mg
.15 1.400 mg bis unter 1.800 mg
.16 1.800 mg bis unter 2.200 mg
.17 2.200 mg bis unter 2.600 mg
.18 2.600 mg bis unter 3.400 mg
.19 3.400 mg bis unter 4.200 mg

6-003.2- Palifermin, parenteral
.20 1,25 mg bis unter 2,5 mg
Hinw.: Dieser Kode ist für Patienten mit einem Alter bei Aufnahme von unter 15 Jahren anzugeben.
.21 2,5 mg bis unter 3,75 mg
Hinw.: Dieser Kode ist für Patienten mit einem Alter bei Aufnahme von unter 15 Jahren anzugeben.
.22 3,75 mg bis unter 5,0 mg
Hinw.: Dieser Kode ist für Patienten mit einem Alter bei Aufnahme von unter 15 Jahren anzugeben.
.23 5,0 mg bis unter 10,0 mg
.24 10,0 mg bis unter 15,0 mg
.25 15,0 mg bis unter 20,0 mg
.26 20,0 mg bis unter 25,0 mg
.27 25,0 mg bis unter 30,0 mg
.28 30,0 mg bis unter 35,0 mg
.29 35,0 mg bis unter 40,0 mg
.2a 40,0 mg bis unter 50,0 mg
.2b 50,0 mg oder mehr

6-003.3- Carmustin, Implantat, intrathekal
.30 4 Implantate bis unter 7 Implantate
.31 7 Implantate bis unter 10 Implantate
.32 10 oder mehr Implantate

6-003.4- Dibotermin alfa, Implantation am Knochen
.40 12 mg bis unter 24 mg
.41 24 mg bis unter 36 mg
.42 36 mg oder mehr

6-003.6 Ibritumomab Tiuxetan (90Y), parenteral

6-003.7 Enzymersatztherapie bei lysosomalen Speicherkrankheiten
Inkl.: Therapie mit z.B. Imiglucerase, Laronidase, Alglucosidase alfa

6-003.8 Botulinumtoxin
Exkl.: Kosmetische Behandlung
Hinw.: Ein durchgeführtes EMG ist gesondert zu kodieren (1-205).

6-003.9 Surfactantgabe bei Neugeborenen
Inkl.: Surfactantgabe bei schweren neonatologischen Atemstörungen

6-003.a- Sunitinib, oral
.a0 150 mg bis unter 200 mg
.a1 200 mg bis unter 250 mg
.a2 250 mg bis unter 300 mg
.a3 300 mg bis unter 350 mg
.a4 350 mg bis unter 400 mg
.a5 400 mg bis unter 450 mg
.a6 450 mg bis unter 500 mg
.a7 500 mg bis unter 600 mg
.a8 600 mg bis unter 700 mg
.a9 700 mg bis unter 800 mg
.aa 800 mg bis unter 900 mg
.ab 900 mg bis unter 1.100 mg
.ac 1.100 mg bis unter 1.300 mg
.ad 1.300 mg bis unter 1.500 mg
.ae 1.500 mg oder mehr

6-003.b- Sorafenib, oral
.b0 2.400 mg bis unter 3.200 mg
.b1 3.200 mg bis unter 4.000 mg
.b2 4.000 mg bis unter 4.800 mg
.b3 4.800 mg bis unter 5.600 mg
.b4 5.600 mg bis unter 6.400 mg
.b5 6.400 mg bis unter 7.200 mg
.b6 7.200 mg bis unter 8.000 mg
.b7 8.000 mg bis unter 9.600 mg
.b8 9.600 mg bis unter 11.200 mg
.b9 11.200 mg bis unter 12.800 mg

6

.ba 12.800 mg bis unter 14.400 mg
.bb 14.400 mg bis unter 16.000 mg
.bc 16.000 mg bis unter 19.200 mg
.bd 19.200 mg bis unter 22.400 mg
.be 22.400 mg bis unter 25.600 mg
.bf 25.600 mg bis unter 28.800 mg
.bg 28.800 mg bis unter 32.000 mg
.bh 32.000 mg oder mehr

6-003.c Ranibizumab, intravitreal

6-003.d Pegaptanib, intravitreal

6-003.e- Nelarabin, parenteral

.e0 150 mg bis unter 600 mg

Hinw.: Dieser Kode ist für Patienten mit einem Alter bei Aufnahme von unter 15 Jahren anzugeben.

.e1 600 mg bis unter 1.050 mg

Hinw.: Dieser Kode ist für Patienten mit einem Alter bei Aufnahme von unter 15 Jahren anzugeben.

.e2 1.050 mg bis unter 1.500 mg

Hinw.: Dieser Kode ist für Patienten mit einem Alter bei Aufnahme von unter 15 Jahren anzugeben.

.e3 1.500 mg bis unter 2.000 mg
.e4 2.000 mg bis unter 2.500 mg
.e5 2.500 mg bis unter 3.000 mg
.e6 3.000 mg bis unter 3.500 mg
.e7 3.500 mg bis unter 4.000 mg
.e8 4.000 mg bis unter 4.500 mg
.e9 4.500 mg bis unter 5.000 mg
.ea 5.000 mg bis unter 6.000 mg
.eb 6.000 mg bis unter 7.000 mg
.ec 7.000 mg bis unter 8.000 mg
.ed 8.000 mg bis unter 9.000 mg
.ee 9.000 mg bis unter 10.000 mg
.ef 10.000 mg bis unter 12.000 mg
.eg 12.000 mg bis unter 14.000 mg
.eh 14.000 mg bis unter 16.000 mg
.ej 16.000 mg bis unter 20.000 mg
.ek 20.000 mg bis unter 24.000 mg
.em 24.000 mg bis unter 28.000 mg
.en 28.000 mg bis unter 32.000 mg
.ep 32.000 mg bis unter 36.000 mg
.eq 36.000 mg oder mehr

6-003.f- Natalizumab, parenteral

.f0 300 mg bis unter 600 mg
.f1 600 mg bis unter 900 mg
.f2 900 mg oder mehr

6-003.g- Lenalidomid, oral

.g0 25 mg bis unter 50 mg
.g1 50 mg bis unter 75 mg
.g2 75 mg bis unter 100 mg
.g3 100 mg bis unter 125 mg
.g4 125 mg bis unter 150 mg
.g5 150 mg bis unter 175 mg
.g6 175 mg bis unter 200 mg
.g7 200 mg bis unter 225 mg
.g8 225 mg bis unter 250 mg
.g9 250 mg bis unter 275 mg
.ga 275 mg bis unter 300 mg
.gb 300 mg bis unter 325 mg
.gc 325 mg bis unter 350 mg
.gd 350 mg bis unter 400 mg
.ge 400 mg bis unter 450 mg
.gf 450 mg bis unter 500 mg
.gg 500 mg bis unter 600 mg
.gh 600 mg bis unter 700 mg
.gj 700 mg bis unter 800 mg
.gk 800 mg oder mehr

6-003.h- Eculizumab, parenteral

.h0 300 mg bis unter 600 mg
.h1 600 mg bis unter 900 mg
.h2 900 mg bis unter 1.200 mg
.h3 1.200 mg bis unter 1.500 mg
.h4 1.500 mg bis unter 1.800 mg
.h5 1.800 mg bis unter 2.100 mg
.h6 2.100 mg bis unter 2.400 mg
.h7 2.400 mg bis unter 2.700 mg
.h8 2.700 mg bis unter 3.000 mg
.h9 3.000 mg bis unter 3.300 mg
.ha 3.300 mg bis unter 3.600 mg
.hb 3.600 mg bis unter 3.900 mg
.hc 3.900 mg bis unter 4.200 mg
.hd 4.200 mg bis unter 4.500 mg

.he 4.500 mg bis unter 4.800 mg
.hf 4.800 mg bis unter 5.100 mg
.hg 5.100 mg bis unter 5.400 mg
.hh 5.400 mg bis unter 5.700 mg
.hj 5.700 mg bis unter 6.000 mg
.hm 6.000 mg bis unter 6.600 mg
.hn 6.600 mg bis unter 7.200 mg
.hp 7.200 mg bis unter 7.800 mg
.hq 7.800 mg bis unter 8.400 mg
.hr 8.400 mg bis unter 9.600 mg
.hs 9.600 mg bis unter 10.800 mg
.ht 10.800 mg bis unter 13.200 mg
.hu 13.200 mg bis unter 15.600 mg
.hv 15.600 mg bis unter 20.400 mg
.hw 20.400 mg bis unter 25.200 mg
.hz 25.200 mg oder mehr

6-003.j- Clofarabin, parenteral
.j0 10 mg bis unter 20 mg
Hinw.: Dieser Kode ist für Patienten mit einem Alter bei Aufnahme von unter 5 Jahren anzugeben.
.j1 20 mg bis unter 30 mg
.j2 30 mg bis unter 40 mg
.j3 40 mg bis unter 50 mg
.j4 50 mg bis unter 60 mg
.j5 60 mg bis unter 70 mg
.j6 70 mg bis unter 80 mg
.j7 80 mg bis unter 100 mg
.j8 100 mg bis unter 120 mg
.j9 120 mg bis unter 140 mg
.ja 140 mg bis unter 160 mg
.jb 160 mg bis unter 180 mg
.jc 180 mg bis unter 200 mg
.jd 200 mg bis unter 220 mg
.je 220 mg bis unter 240 mg
.jf 240 mg bis unter 260 mg
.jg 260 mg bis unter 280 mg
.jh 280 mg bis unter 320 mg
.jj 320 mg bis unter 360 mg
.jk 360 mg bis unter 440 mg
.jm 440 mg bis unter 520 mg
.jn 520 mg bis unter 600 mg
.jp 600 mg bis unter 760 mg
.jq 760 mg bis unter 920 mg
.jr 920 mg bis unter 1.080 mg
.js 1.080 mg bis unter 1.320 mg
.jt 1.320 mg bis unter 1.560 mg
.ju 1.560 mg bis unter 1.800 mg
.jv 1.800 mg oder mehr

6-003.k- Anidulafungin, parenteral
.k0 75 mg bis unter 125 mg
Hinw.: Dieser Kode ist für Patienten mit einem Alter bei Aufnahme von unter 15 Jahren anzugeben.
.k1 125 mg bis unter 200 mg
Hinw.: Dieser Kode ist für Patienten mit einem Alter bei Aufnahme von unter 15 Jahren anzugeben.
.k2 200 mg bis unter 300 mg
.k3 300 mg bis unter 400 mg
.k4 400 mg bis unter 500 mg
.k5 500 mg bis unter 600 mg
.k6 600 mg bis unter 700 mg
.k7 700 mg bis unter 800 mg
.k8 800 mg bis unter 900 mg
.k9 900 mg bis unter 1.000 mg
.ka 1.000 mg bis unter 1.200 mg
.kb 1.200 mg bis unter 1.400 mg
.kc 1.400 mg bis unter 1.600 mg
.kd 1.600 mg bis unter 1.800 mg
.ke 1.800 mg bis unter 2.000 mg
.kf 2.000 mg bis unter 2.400 mg
.kg 2.400 mg bis unter 2.800 mg
.kh 2.800 mg bis unter 3.200 mg
.kj 3.200 mg bis unter 4.000 mg
.kk 4.000 mg bis unter 4.800 mg
.km 4.800 mg bis unter 5.600 mg
.kn 5.600 mg bis unter 6.400 mg
.kp 6.400 mg bis unter 8.000 mg
.kq 8.000 mg bis unter 9.600 mg
.kr 9.600 mg bis unter 11.200 mg
.ks 11.200 mg bis unter 12.800 mg
.kt 12.800 mg oder mehr

6-003.n- Nicht pegylierte Asparaginase, parenteral

Exkl.: Parenterale Gabe von pegylierter Asparaginase (6-003.p ff.)
Parenterale Gabe von L-Asparaginase aus Erwinia chrysanthemi (6-003.r ff.)

.n0 25.000 Einheiten bis unter 50.000 Einheiten

Hinw.: Dieser Kode ist für Patienten mit einem Alter bei Aufnahme von unter 15 Jahren anzugeben.

.n1 50.000 Einheiten bis unter 75.000 Einheiten
.n2 75.000 Einheiten bis unter 100.000 Einheiten
.n3 100.000 Einheiten bis unter 125.000 Einheiten
.n4 125.000 Einheiten bis unter 150.000 Einheiten
.n5 150.000 Einheiten bis unter 175.000 Einheiten
.n6 175.000 Einheiten bis unter 200.000 Einheiten
.n7 200.000 Einheiten bis unter 250.000 Einheiten
.n8 250.000 Einheiten bis unter 300.000 Einheiten
.n9 300.000 Einheiten bis unter 350.000 Einheiten
.na 350.000 Einheiten bis unter 400.000 Einheiten
.nb 400.000 oder mehr Einheiten

6-003.p- Pegylierte Asparaginase, parenteral

Exkl.: Parenterale Gabe von nicht pegylierter Asparaginase (6-003.n ff.)
Parenterale Gabe von L-Asparaginase aus Erwinia chrysanthemi (6-003.r ff.)

.p0 625 IE bis unter 1.250 IE

Hinw.: Dieser Kode ist für Patienten mit einem Alter bei Aufnahme von unter 15 Jahren anzugeben.

.p1 1.250 IE bis unter 2.500 IE
.p2 2.500 IE bis unter 3.750 IE
.p3 3.750 IE bis unter 5.000 IE
.p4 5.000 IE bis unter 6.250 IE
.p5 6.250 IE bis unter 7.500 IE
.p6 7.500 IE bis unter 8.750 IE
.p7 8.750 IE bis unter 10.000 IE
.p8 10.000 IE bis unter 11.250 IE
.p9 11.250 IE bis unter 12.500 IE
.pa 12.500 IE bis unter 13.750 IE
.pb 13.750 IE bis unter 15.000 IE
.pc 15.000 IE bis unter 17.500 IE
.pd 17.500 IE bis unter 20.000 IE
.pe 20.000 IE bis unter 22.500 IE
.pf 22.500 IE bis unter 25.000 IE
.pg 25.000 IE bis unter 27.500 IE
.ph 27.500 IE bis unter 30.000 IE
.pj 30.000 IE bis unter 35.000 IE
.pk 35.000 IE bis unter 40.000 IE
.pm 40.000 IE bis unter 45.000 IE
.pn 45.000 IE bis unter 50.000 IE
.pp 50.000 IE bis unter 60.000 IE
.pq 60.000 IE bis unter 70.000 IE
.pr 70.000 IE bis unter 80.000 IE
.ps 80.000 IE bis unter 90.000 IE
.pt 90.000 IE bis unter 100.000 IE
.pu 100.000 IE oder mehr

6-003.q Dexrazoxan, parenteral

6-003.r- L-Asparaginase aus Erwinia chrysanthemi [Erwinase], parenteral

Exkl.: Parenterale Gabe von pegylierter Asparaginase (6-003.p ff.)
Parenterale Gabe von nicht pegylierter Asparaginase (6-003.n ff.)

.r0 2.500 IE bis unter 5.000 IE

Hinw.: Dieser Kode ist für Patienten mit einem Alter bei Aufnahme von unter 15 Jahren anzugeben.

.r1 5.000 IE bis unter 10.000 IE
.r2 10.000 IE bis unter 15.000 IE
.r3 15.000 IE bis unter 20.000 IE
.r4 20.000 IE bis unter 25.000 IE
.r5 25.000 IE bis unter 30.000 IE
.r6 30.000 IE bis unter 35.000 IE
.r7 35.000 IE bis unter 40.000 IE
.r8 40.000 IE bis unter 45.000 IE
.r9 45.000 IE bis unter 50.000 IE
.ra 50.000 IE bis unter 60.000 IE
.rb 60.000 IE bis unter 70.000 IE
.rc 70.000 IE bis unter 80.000 IE
.rd 80.000 IE bis unter 90.000 IE
.re 90.000 IE bis unter 100.000 IE
.rf 100.000 IE bis unter 120.000 IE
.rg 120.000 IE bis unter 140.000 IE

.rh	140.000 IE bis unter 160.000 IE	.rp	280.000 IE bis unter 320.000 IE
.rj	160.000 IE bis unter 180.000 IE	.rq	320.000 IE bis unter 360.000 IE
.rk	180.000 IE bis unter 200.000 IE	.rr	360.000 IE bis unter 400.000 IE
.rm	200.000 IE bis unter 240.000 IE	.rs	400.000 IE oder mehr
.rn	240.000 IE bis unter 280.000 IE		

6-003.s- Abatacept, intravenös

.s0 125 mg bis unter 250 mg

Hinw.: Dieser Kode ist für Patienten mit einem Alter bei Aufnahme von unter 15 Jahren anzugeben.

.s1 250 mg bis unter 500 mg

Hinw.: Dieser Kode ist für Patienten mit einem Alter bei Aufnahme von unter 15 Jahren anzugeben.

.s2	500 mg bis unter 750 mg	.s8	2.000 mg bis unter 2.250 mg
.s3	750 mg bis unter 1.000 mg	.s9	2.250 mg bis unter 2.500 mg
.s4	1.000 mg bis unter 1.250 mg	.sa	2.500 mg bis unter 2.750 mg
.s5	1.250 mg bis unter 1.500 mg	.sb	2.750 mg bis unter 3.000 mg
.s6	1.500 mg bis unter 1.750 mg	.sc	3.000 mg oder mehr
.s7	1.750 mg bis unter 2.000 mg		

6-003.t- Abatacept, subkutan

.tb 50,0 mg bis unter 87,5 mg

Hinw.: Dieser Kode ist für Patienten mit einem Alter bei Aufnahme von unter 15 Jahren anzugeben.

.tc 87,5 mg bis unter 125,0 mg

Hinw.: Dieser Kode ist für Patienten mit einem Alter bei Aufnahme von unter 15 Jahren anzugeben.

.td 125,0 mg bis unter 250,0 mg

Hinw.: Dieser Kode ist für Patienten mit einem Alter bei Aufnahme von unter 15 Jahren anzugeben.

.te	250,0 mg bis unter 375,0 mg	.tm	1.000,0 mg bis unter 1.125,0 mg
.tf	375,0 mg bis unter 500,0 mg	.tn	1.125,0 mg bis unter 1.250,0 mg
.tg	500,0 mg bis unter 625,0 mg	.tp	1.250,0 mg bis unter 1.375,0 mg
.th	625,0 mg bis unter 750,0 mg	.tq	1.375,0 mg bis unter 1.500,0 mg
.tj	750,0 mg bis unter 875,0 mg	.tr	1.500,0 mg oder mehr
.tk	875,0 mg bis unter 1.000,0 mg		

6-004.– Applikation von Medikamenten, Liste 4

6-004.0- Palivizumab, parenteral

.00 15 mg bis unter 30 mg

Hinw.: Dieser Kode ist für Patienten mit einem Alter bei Aufnahme von unter 3 Jahren anzugeben.

.01 30 mg bis unter 45 mg

Hinw.: Dieser Kode ist für Patienten mit einem Alter bei Aufnahme von unter 3 Jahren anzugeben.

.02 45 mg bis unter 60 mg

Hinw.: Dieser Kode ist für Patienten mit einem Alter bei Aufnahme von unter 3 Jahren anzugeben.

.03 60 mg bis unter 75 mg

Hinw.: Dieser Kode ist für Patienten mit einem Alter bei Aufnahme von unter 3 Jahren anzugeben.

.04 75 mg bis unter 90 mg

Hinw.: Dieser Kode ist für Patienten mit einem Alter bei Aufnahme von unter 3 Jahren anzugeben.

.05 90 mg bis unter 120 mg

Hinw.: Dieser Kode ist für Patienten mit einem Alter bei Aufnahme von unter 3 Jahren anzugeben.

.06 120 mg bis unter 150 mg

Hinw.: Dieser Kode ist für Patienten mit einem Alter bei Aufnahme von unter 3 Jahren anzugeben.

.07 150 mg bis unter 180 mg

Hinw.: Dieser Kode ist für Patienten mit einem Alter bei Aufnahme von unter 3 Jahren anzugeben.

.08 180 mg bis unter 240 mg

Hinw.: Dieser Kode ist für Patienten mit einem Alter bei Aufnahme von unter 3 Jahren anzugeben.

.09 240 mg bis unter 300 mg

Hinw.: Dieser Kode ist für Patienten mit einem Alter bei Aufnahme von unter 3 Jahren anzugeben.

.0a 300 mg bis unter 360 mg

Hinw.: Dieser Kode ist für Patienten mit einem Alter bei Aufnahme von unter 3 Jahren anzugeben.

.0b 360 mg bis unter 420 mg

Hinw.: Dieser Kode ist für Patienten mit einem Alter bei Aufnahme von unter 3 Jahren anzugeben.

.0c 420 mg bis unter 480 mg

Hinw.: Dieser Kode ist für Patienten mit einem Alter bei Aufnahme von unter 3 Jahren anzugeben.

.0d 480 mg bis unter 540 mg

Hinw.: Dieser Kode ist für Patienten mit einem Alter bei Aufnahme von unter 3 Jahren anzugeben.

.0e 540 mg bis unter 600 mg

Hinw.: Dieser Kode ist für Patienten mit einem Alter bei Aufnahme von unter 3 Jahren anzugeben.

.0f 600 mg oder mehr

Hinw.: Dieser Kode ist für Patienten mit einem Alter bei Aufnahme von unter 3 Jahren anzugeben.

6-004.1- Hämin, parenteral

.10 100 mg bis unter 200 mg

Hinw.: Dieser Kode ist für Patienten mit einem Alter bei Aufnahme von unter 15 Jahren anzugeben.

.11 200 mg bis unter 400 mg
.12 400 mg bis unter 600 mg
.13 600 mg bis unter 800 mg
.14 800 mg bis unter 1.000 mg
.15 1.000 mg bis unter 1.400 mg
.16 1.400 mg bis unter 1.800 mg
.17 1.800 mg bis unter 2.200 mg
.18 2.200 mg bis unter 2.600 mg
.19 2.600 mg oder mehr

6-004.2- Ambrisentan, oral

.20 10,0 mg bis unter 17,5 mg

Hinw.: Dieser Kode ist für Patienten mit einem Alter bei Aufnahme von unter 15 Jahren anzugeben.

.21 17,5 mg bis unter 25,0 mg

Hinw.: Dieser Kode ist für Patienten mit einem Alter bei Aufnahme von unter 15 Jahren anzugeben.

.22 25,0 mg bis unter 35,0 mg
.23 35,0 mg bis unter 45,0 mg
.24 45,0 mg bis unter 55,0 mg
.25 55,0 mg bis unter 65,0 mg
.26 65,0 mg bis unter 75,0 mg
.27 75,0 mg bis unter 100,0 mg
.28 100,0 mg bis unter 125,0 mg
.29 125,0 mg bis unter 150,0 mg
.2a 150,0 mg bis unter 200,0 mg
.2b 200,0 mg bis unter 250,0 mg
.2c 250,0 mg bis unter 300,0 mg
.2d 300,0 mg bis unter 350,0 mg
.2e 350,0 mg bis unter 400,0 mg
.2f 400,0 mg bis unter 450,0 mg
.2g 450,0 mg oder mehr

6-004.3- Dasatinib, oral

.30 200 mg bis unter 300 mg

Hinw.: Dieser Kode ist für Patienten mit einem Alter bei Aufnahme von unter 15 Jahren anzugeben.

.31 300 mg bis unter 500 mg

Hinw.: Dieser Kode ist für Patienten mit einem Alter bei Aufnahme von unter 15 Jahren anzugeben.

.32 500 mg bis unter 700 mg

Hinw.: Dieser Kode ist für Patienten mit einem Alter bei Aufnahme von unter 15 Jahren anzugeben.

.33 700 mg bis unter 1.000 mg
.34 1.000 mg bis unter 1.300 mg
.35 1.300 mg bis unter 1.600 mg
.36 1.600 mg bis unter 1.900 mg
.37 1.900 mg bis unter 2.200 mg
.38 2.200 mg bis unter 2.800 mg
.39 2.800 mg bis unter 3.400 mg
.3a 3.400 mg bis unter 4.000 mg

.3b 4.000 mg bis unter 4.600 mg
.3c 4.600 mg bis unter 5.200 mg
.3d 5.200 mg bis unter 5.800 mg
.3e 5.800 mg bis unter 6.400 mg
.3f 6.400 mg bis unter 7.600 mg
.3g 7.600 mg bis unter 8.800 mg
.3h 8.800 mg oder mehr

6-004.4- Decitabin, parenteral

.40 30 mg bis unter 60 mg
.41 60 mg bis unter 90 mg
.42 90 mg bis unter 120 mg
.43 120 mg bis unter 150 mg
.44 150 mg bis unter 180 mg
.45 180 mg bis unter 210 mg
.46 210 mg bis unter 240 mg
.47 240 mg bis unter 270 mg
.48 270 mg bis unter 300 mg
.49 300 mg bis unter 330 mg
.4a 330 mg bis unter 360 mg
.4b 360 mg bis unter 390 mg
.4c 390 mg bis unter 420 mg
.4d 420 mg bis unter 450 mg
.4e 450 mg bis unter 480 mg
.4f 480 mg bis unter 510 mg
.4g 510 mg oder mehr

6-004.5- Micafungin, parenteral

.50 75 mg bis unter 150 mg

Hinw.: Dieser Kode ist für Patienten mit einem Alter bei Aufnahme von unter 15 Jahren anzugeben.

.51 150 mg bis unter 250 mg
.52 250 mg bis unter 350 mg
.53 350 mg bis unter 450 mg
.54 450 mg bis unter 550 mg
.55 550 mg bis unter 650 mg
.56 650 mg bis unter 750 mg
.57 750 mg bis unter 850 mg
.58 850 mg bis unter 950 mg
.59 950 mg bis unter 1.150 mg
.5a 1.150 mg bis unter 1.350 mg
.5b 1.350 mg bis unter 1.550 mg
.5c 1.550 mg bis unter 1.950 mg
.5d 1.950 mg bis unter 2.350 mg
.5e 2.350 mg bis unter 2.750 mg
.5f 2.750 mg bis unter 3.150 mg
.5g 3.150 mg bis unter 3.950 mg
.5h 3.950 mg bis unter 4.750 mg
.5j 4.750 mg bis unter 5.550 mg
.5k 5.550 mg bis unter 6.350 mg
.5m 6.350 mg bis unter 7.950 mg
.5n 7.950 mg bis unter 9.550 mg
.5p 9.550 mg bis unter 11.150 mg
.5q 11.150 mg bis unter 12.750 mg
.5r 12.750 mg bis unter 14.350 mg
.5s 14.350 mg bis unter 15.950 mg
.5t 15.950 mg bis unter 17.550 mg
.5u 17.550 mg oder mehr

6-004.6 Nilotinib, oral

6-004.7- Panitumumab, parenteral

.70 180 mg bis unter 300 mg
.71 300 mg bis unter 420 mg
.72 420 mg bis unter 540 mg
.73 540 mg bis unter 660 mg
.74 660 mg bis unter 780 mg
.75 780 mg bis unter 900 mg
.76 900 mg bis unter 1.020 mg
.77 1.020 mg bis unter 1.260 mg
.78 1.260 mg bis unter 1.500 mg
.79 1.500 mg bis unter 1.740 mg
.7a 1.740 mg bis unter 1.980 mg
.7b 1.980 mg bis unter 2.220 mg
.7c 2.220 mg bis unter 2.460 mg
.7e 2.460 mg bis unter 2.700 mg
.7f 2.700 mg bis unter 3.180 mg
.7g 3.180 mg bis unter 3.660 mg
.7h 3.660 mg bis unter 4.140 mg
.7j 4.140 mg bis unter 4.620 mg
.7k 4.620 mg bis unter 5.100 mg
.7m 5.100 mg bis unter 5.580 mg
.7n 5.580 mg bis unter 6.060 mg
.7p 6.060 mg bis unter 6.540 mg
.7q 6.540 mg bis unter 7.020 mg
.7r 7.020 mg bis unter 7.500 mg
.7s 7.500 mg oder mehr

6-004.a- Trabectedin, parenteral

.a0 0,25 mg bis unter 0,50 mg

Hinw.: Dieser Kode ist für Patienten mit einem Alter bei Aufnahme von unter 15 Jahren anzugeben.

.a1 0,50 mg bis unter 0,75 mg

Hinw.: Dieser Kode ist für Patienten mit einem Alter bei Aufnahme von unter 15 Jahren anzugeben.

.a2 0,75 mg bis unter 1,00 mg

Hinw.: Dieser Kode ist für Patienten mit einem Alter bei Aufnahme von unter 15 Jahren anzugeben.

.a3 1,00 mg bis unter 1,25 mg

Hinw.: Dieser Kode ist für Patienten mit einem Alter bei Aufnahme von unter 15 Jahren anzugeben.

.a4 1,25 mg bis unter 1,50 mg
.a5 1,50 mg bis unter 1,75 mg
.a6 1,75 mg bis unter 2,00 mg
.a7 2,00 mg bis unter 2,25 mg
.a8 2,25 mg bis unter 2,50 mg
.a9 2,50 mg bis unter 2,75 mg
.aa 2,75 mg bis unter 3,00 mg
.ab 3,00 mg bis unter 3,25 mg
.ac 3,25 mg bis unter 3,50 mg
.ad 3,50 mg bis unter 4,00 mg
.ae 4,00 mg bis unter 4,50 mg
.af 4,50 mg bis unter 5,00 mg
.ag 5,00 mg bis unter 5,50 mg
.ah 5,50 mg bis unter 6,00 mg
.ak 6,00 mg bis unter 7,00 mg
.am 7,00 mg bis unter 8,00 mg
.an 8,00 mg bis unter 9,00 mg
.ap 9,00 mg bis unter 10,00 mg
.aq 10,00 mg bis unter 12,00 mg
.ar 12,00 mg bis unter 14,00 mg
.as 14,00 mg bis unter 16,00 mg
.at 16,00 mg bis unter 20,00 mg
.au 20,00 mg bis unter 24,00 mg
.av 24,00 mg oder mehr

6-004.b Treprostinil, parenteral

6-004.c Rasburicase, parenteral

6-004.d Levosimendan, parenteral

6-004.e- Temsirolimus, parenteral

.e0 10,0 mg bis unter 17,5 mg

Hinw.: Dieser Kode ist für Patienten mit einem Alter bei Aufnahme von unter 15 Jahren anzugeben.

.e1 17,5 mg bis unter 25,0 mg

Hinw.: Dieser Kode ist für Patienten mit einem Alter bei Aufnahme von unter 15 Jahren anzugeben.

.e2 25,0 mg bis unter 50,0 mg
.e3 50,0 mg bis unter 75,0 mg
.e4 75,0 mg bis unter 100,0 mg
.e5 100,0 mg bis unter 150,0 mg
.e6 150,0 mg bis unter 200,0 mg
.e7 200,0 mg bis unter 250,0 mg
.e8 250,0 mg bis unter 325,0 mg
.e9 325,0 mg bis unter 400,0 mg
.ea 400,0 mg bis unter 475,0 mg
.eb 475,0 mg bis unter 550,0 mg
.ec 550,0 mg oder mehr

6-005.– Applikation von Medikamenten, Liste 5

6-005.0- Azacytidin, parenteral

.00 150 mg bis unter 225 mg
.01 225 mg bis unter 300 mg
.02 300 mg bis unter 375 mg
.03 375 mg bis unter 450 mg
.04 450 mg bis unter 600 mg
.05 600 mg bis unter 750 mg
.06 750 mg bis unter 900 mg
.07 900 mg bis unter 1.200 mg
.08 1.200 mg bis unter 1.500 mg
.09 1.500 mg bis unter 1.800 mg
.0a 1.800 mg bis unter 2.100 mg
.0b 2.100 mg bis unter 2.400 mg
.0c 2.400 mg bis unter 2.700 mg
.0d 2.700 mg bis unter 3.000 mg
.0f 3.000 mg bis unter 3.300 mg
.0g 3.300 mg bis unter 3.600 mg
.0h 3.600 mg bis unter 3.900 mg
.0j 3.900 mg bis unter 4.500 mg

.0j 3.900 mg bis unter 4.500 mg
.0k 4.500 mg bis unter 5.100 mg
.0m 5.100 mg bis unter 5.700 mg
.0n 5.700 mg bis unter 6.300 mg
.0p 6.300 mg oder mehr

6-005.2 Golimumab, parenteral

6-005.4 Icatibant, parenteral

6-005.5 Arsentrioxid, parenteral

6-005.6 Denileukin Diftitox, parenteral

6-005.7 Certolizumab, parenteral

6-005.8 Everolimus, oral

6-005.9- Romiplostim, parenteral

.90 100 µg bis unter 200 µg

Hinw.: Dieser Kode ist für Patienten mit einem Alter bei Aufnahme von unter 15 Jahren anzugeben.

.91 200 µg bis unter 300 µg
.92 300 µg bis unter 400 µg
.93 400 µg bis unter 500 µg
.94 500 µg bis unter 600 µg
.95 600 µg bis unter 700 µg
.96 700 µg bis unter 800 µg
.97 800 µg bis unter 900 µg
.98 900 µg bis unter 1.000 µg
.99 1.000 µg bis unter 1.200 µg
.9a 1.200 µg bis unter 1.400 µg
.9b 1.400 µg bis unter 1.600 µg
.9c 1.600 µg bis unter 1.800 µg
.9d 1.800 µg bis unter 2.000 µg
.9e 2.000 µg bis unter 2.400 µg
.9f 2.400 µg bis unter 2.800 µg
.9g 2.800 µg bis unter 3.200 µg
.9h 3.200 µg bis unter 3.600 µg
.9j 3.600 µg bis unter 4.000 µg
.9k 4.000 µg bis unter 4.400 µg
.9m 4.400 µg bis unter 4.800 µg
.9n 4.800 µg bis unter 5.200 µg
.9p 5.200 µg bis unter 5.600 µg
.9q 5.600 µg oder mehr

6-005.a Pazopanib, oral

6-005.b- Vinflunin, parenteral

.b0 100 mg bis unter 200 mg
.b1 200 mg bis unter 300 mg
.b2 300 mg bis unter 400 mg
.b3 400 mg bis unter 500 mg
.b4 500 mg bis unter 600 mg
.b5 600 mg bis unter 700 mg
.b6 700 mg bis unter 800 mg
.b7 800 mg bis unter 900 mg
.b8 900 mg bis unter 1.000 mg
.b9 1.000 mg bis unter 1.200 mg
.ba 1.200 mg bis unter 1.400 mg
.bb 1.400 mg bis unter 1.600 mg
.bc 1.600 mg bis unter 1.800 mg
.bd 1.800 mg bis unter 2.000 mg
.be 2.000 mg bis unter 2.200 mg
.bf 2.200 mg bis unter 2.400 mg
.bg 2.400 mg bis unter 2.600 mg
.bh 2.600 mg bis unter 2.800 mg
.bj 2.800 mg oder mehr

6-005.c Temozolomid, parenteral

6-005.d- Paclitaxel, als an Albumin gebundene Nanopartikel, parenteral

.d0 150 mg bis unter 300 mg
.d1 300 mg bis unter 450 mg
.d2 450 mg bis unter 600 mg
.d3 600 mg bis unter 750 mg
.d4 750 mg bis unter 900 mg
.d5 900 mg bis unter 1.050 mg
.d6 1.050 mg bis unter 1.200 mg
.d7 1.200 mg bis unter 1.350 mg
.d8 1.350 mg bis unter 1.500 mg
.d9 1.500 mg bis unter 1.650 mg
.da 1.650 mg bis unter 1.800 mg
.db 1.800 mg bis unter 1.950 mg
.dc 1.950 mg bis unter 2.100 mg
.dd 2.100 mg bis unter 2.250 mg
.de 2.250 mg bis unter 2.400 mg
.df 2.400 mg bis unter 2.550 mg

.dg 2.550 mg bis unter 2.700 mg
.dh 2.700 mg bis unter 2.850 mg
.dj 2.850 mg bis unter 3.000 mg
.dk 3.000 mg oder mehr

6-005.e- Plerixafor, parenteral

.e0 2,5 mg bis unter 5,0 mg
.e1 5,0 mg bis unter 10,0 mg
.e2 10,0 mg bis unter 15,0 mg
.e3 15,0 mg bis unter 20,0 mg
.e4 20,0 mg bis unter 25,0 mg
.e5 25,0 mg bis unter 30,0 mg
.e6 30,0 mg bis unter 35,0 mg
.e7 35,0 mg bis unter 40,0 mg
.e8 40,0 mg bis unter 45,0 mg
.e9 45,0 mg bis unter 50,0 mg
.ea 50,0 mg bis unter 60,0 mg
.eb 60,0 mg bis unter 70,0 mg
.ec 70,0 mg bis unter 80,0 mg
.ed 80,0 mg bis unter 100,0 mg
.ee 100,0 mg bis unter 120,0 mg
.ef 120,0 mg bis unter 140,0 mg
.eg 140,0 mg bis unter 160,0 mg
.eh 160,0 mg bis unter 180,0 mg
.ej 180,0 mg bis unter 200,0 mg
.ek 200,0 mg bis unter 220,0 mg
.em 220,0 mg bis unter 240,0 mg
.en 240,0 mg oder mehr

6-005.f Ixabepilon, parenteral

6-005.g- Mifamurtid, parenteral

.g0 1,0 mg bis unter 1,5 mg

Hinw.: Dieser Kode ist für Patienten mit einem Alter bei Aufnahme von unter 15 Jahren anzugeben.

.g1 1,5 mg bis unter 2,0 mg

Hinw.: Dieser Kode ist für Patienten mit einem Alter bei Aufnahme von unter 15 Jahren anzugeben.

.g2 2,0 mg bis unter 2,5 mg

Hinw.: Dieser Kode ist für Patienten mit einem Alter bei Aufnahme von unter 15 Jahren anzugeben.

.g3 2,5 mg bis unter 3,0 mg

Hinw.: Dieser Kode ist für Patienten mit einem Alter bei Aufnahme von unter 15 Jahren anzugeben.

.g4 3,0 mg bis unter 4,0 mg
.g5 4,0 mg bis unter 5,0 mg
.g6 5,0 mg bis unter 6,0 mg
.g7 6,0 mg bis unter 8,0 mg
.g8 8,0 mg bis unter 12,0 mg
.g9 12,0 mg bis unter 16,0 mg
.ga 16,0 mg bis unter 20,0 mg
.gb 20,0 mg bis unter 24,0 mg
.gc 24,0 mg bis unter 28,0 mg
.gd 28,0 mg bis unter 32,0 mg
.ge 32,0 mg bis unter 36,0 mg
.gf 36,0 mg bis unter 40,0 mg
.gg 40,0 mg bis unter 44,0 mg
.gh 44,0 mg bis unter 48,0 mg
.gj 48,0 mg oder mehr

6-005.h Vorinostat, oral

6-005.k- Defibrotid, parenteral

.k0 250 mg bis unter 500 mg

Hinw.: Dieser Kode ist für Patienten mit einem Alter bei Aufnahme von unter 15 Jahren anzugeben.

.k1 500 mg bis unter 1.000 mg
.k2 1.000 mg bis unter 1.500 mg
.k3 1.500 mg bis unter 2.000 mg
.k4 2.000 mg bis unter 3.000 mg
.k5 3.000 mg bis unter 4.000 mg
.k6 4.000 mg bis unter 5.000 mg
.k7 5.000 mg bis unter 6.000 mg
.k8 6.000 mg bis unter 8.000 mg
.k9 8.000 mg bis unter 10.000 mg
.ka 10.000 mg bis unter 12.000 mg
.kb 12.000 mg bis unter 14.000 mg
.kc 14.000 mg bis unter 18.000 mg
.kd 18.000 mg bis unter 22.000 mg
.ke 22.000 mg bis unter 26.000 mg
.kf 26.000 mg bis unter 30.000 mg
.kg 30.000 mg bis unter 38.000 mg
.kh 38.000 mg bis unter 46.000 mg
.kj 46.000 mg bis unter 54.000 mg
.kk 54.000 mg bis unter 70.000 mg
.km 70.000 mg bis unter 86.000 mg
.kn 86.000 mg bis unter 102.000 mg
.kp 102.000 mg bis unter 118.000 mg

.kq 118.000 mg bis unter 150.000 mg
.kr 150.000 mg bis unter 182.000 mg
.ks 182.000 mg bis unter 214.000 mg
.kt 214.000 mg oder mehr

6-005.m- Tocilizumab, intravenös
.m0 80 mg bis unter 200 mg
Hinw.: Dieser Kode ist für Patienten mit einem Alter bei Aufnahme von unter 15 Jahren anzugeben.
.m1 200 mg bis unter 320 mg
Hinw.: Dieser Kode ist für Patienten mit einem Alter bei Aufnahme von unter 15 Jahren anzugeben.
.m2 320 mg bis unter 480 mg
.m3 480 mg bis unter 640 mg
.m4 640 mg bis unter 800 mg
.m5 800 mg bis unter 960 mg
.m6 960 mg bis unter 1.120 mg
.m7 1.120 mg bis unter 1.280 mg
.m8 1.280 mg bis unter 1.440 mg
.m9 1.440 mg bis unter 1.600 mg
.ma 1.600 mg bis unter 1.760 mg
.mb 1.760 mg bis unter 1.920 mg
.mc 1.920 mg bis unter 2.080 mg
.me 2.080 mg bis unter 2.400 mg
.mf 2.400 mg bis unter 2.720 mg
.mg 2.720 mg bis unter 3.040 mg
.mh 3.040 mg bis unter 3.360 mg
.mj 3.360 mg bis unter 3.680 mg
.mk 3.680 mg bis unter 4.000 mg
.mn 4.000 mg bis unter 4.640 mg
.mp 4.640 mg bis unter 5.280 mg
.mq 5.280 mg bis unter 5.920 mg
.mr 5.920 mg bis unter 6.560 mg
.ms 6.560 mg bis unter 7.200 mg
.mt 7.200 mg bis unter 7.840 mg
.mu 7.840 mg bis unter 8.480 mg
.mv 8.480 mg oder mehr

6-005.n- Tocilizumab, subkutan
.n0 162 mg bis unter 324 mg
Hinw.: Dieser Kode ist für Patienten mit einem Alter bei Aufnahme von unter 15 Jahren anzugeben.
.n1 324 mg bis unter 486 mg
.n2 486 mg bis unter 648 mg
.n3 648 mg bis unter 810 mg
.n4 810 mg bis unter 972 mg
.n5 972 mg bis unter 1.134 mg
.n6 1.134 mg bis unter 1.296 mg
.n7 1.296 mg bis unter 1.458 mg
.n8 1.458 mg bis unter 1.620 mg
.n9 1.620 mg bis unter 1.782 mg
.na 1.782 mg bis unter 1.944 mg
.nb 1.944 mg bis unter 2.106 mg
.nc 2.106 mg bis unter 2.268 mg
.nd 2.268 mg oder mehr

6-005.p- Ustekinumab, intravenös
.p0 10 mg bis unter 50 mg
Hinw.: Dieser Kode ist für Patienten mit einem Alter bei Aufnahme von unter 15 Jahren anzugeben.
.p1 50 mg bis unter 90 mg
Hinw.: Dieser Kode ist für Patienten mit einem Alter bei Aufnahme von unter 15 Jahren anzugeben.
.p2 90 mg bis unter 130 mg
Hinw.: Dieser Kode ist für Patienten mit einem Alter bei Aufnahme von unter 15 Jahren anzugeben.
.p3 130 mg bis unter 260 mg
.p4 260 mg bis unter 390 mg
.p5 390 mg bis unter 520 mg
.p6 520 mg bis unter 650 mg
.p7 650 mg bis unter 780 mg
.p8 780 mg bis unter 910 mg
.p9 910 mg bis unter 1.040 mg
.pa 1.040 mg bis unter 1.170 mg
.pb 1.170 mg bis unter 1.300 mg
.pc 1.300 mg bis unter 1.430 mg
.pd 1.430 mg bis unter 1.560 mg
.pe 1.560 mg bis unter 1.690 mg
.pf 1.690 mg bis unter 1.820 mg
.pg 1.820 mg oder mehr

6-005.q- Ustekinumab, subkutan

.q0 10 mg bis unter 20 mg

Hinw.: Dieser Kode ist für Patienten mit einem Alter bei Aufnahme von unter 15 Jahren anzugeben.

.q1 20 mg bis unter 30 mg

Hinw.: Dieser Kode ist für Patienten mit einem Alter bei Aufnahme von unter 15 Jahren anzugeben.

.q2 30 mg bis unter 45 mg

Hinw.: Dieser Kode ist für Patienten mit einem Alter bei Aufnahme von unter 15 Jahren anzugeben.

.q3 45 mg bis unter 90 mg
.q4 90 mg bis unter 135 mg
.q5 135 mg bis unter 180 mg
.q6 180 mg bis unter 225 mg
.q7 225 mg bis unter 270 mg
.q8 270 mg bis unter 315 mg
.q9 315 mg bis unter 360 mg
.qa 360 mg bis unter 405 mg
.qb 405 mg bis unter 450 mg
.qc 450 mg bis unter 495 mg
.qd 495 mg bis unter 540 mg
.qe 540 mg bis unter 585 mg
.qf 585 mg bis unter 630 mg
.qg 630 mg bis unter 675 mg
.qh 675 mg bis unter 720 mg
.qj 720 mg oder mehr

6-006.– Applikation von Medikamenten, Liste 6

6-006.0- Eltrombopag, oral

.00 150 mg bis unter 300 mg

Hinw.: Dieser Kode ist für Patienten mit einem Alter bei Aufnahme von unter 15 Jahren anzugeben.

.01 300 mg bis unter 450 mg
.02 450 mg bis unter 600 mg
.03 600 mg bis unter 750 mg
.04 750 mg bis unter 900 mg
.05 900 mg bis unter 1.050 mg
.06 1.050 mg bis unter 1.200 mg
.07 1.200 mg bis unter 1.350 mg
.08 1.350 mg bis unter 1.500 mg
.09 1.500 mg bis unter 1.800 mg
.0a 1.800 mg bis unter 2.100 mg
.0b 2.100 mg bis unter 2.400 mg
.0c 2.400 mg bis unter 2.700 mg
.0d 2.700 mg bis unter 3.000 mg
.0e 3.000 mg bis unter 3.600 mg
.0f 3.600 mg bis unter 4.200 mg
.0g 4.200 mg bis unter 4.800 mg
.0h 4.800 mg bis unter 5.400 mg
.0j 5.400 mg bis unter 6.000 mg
.0k 6.000 mg bis unter 6.600 mg
.0m 6.600 mg bis unter 7.200 mg
.0n 7.200 mg bis unter 7.800 mg
.0p 7.800 mg bis unter 8.400 mg
.0q 8.400 mg oder mehr

6-006.1- Cabazitaxel, parenteral

.10 30 mg bis unter 35 mg
.11 35 mg bis unter 40 mg
.12 40 mg bis unter 45 mg
.13 45 mg bis unter 50 mg
.14 50 mg bis unter 55 mg
.15 55 mg bis unter 60 mg
.16 60 mg bis unter 70 mg
.17 70 mg bis unter 80 mg
.18 80 mg bis unter 90 mg
.19 90 mg bis unter 100 mg
.1a 100 mg bis unter 110 mg
.1b 110 mg bis unter 120 mg
.1c 120 mg bis unter 130 mg
.1d 130 mg bis unter 140 mg
.1e 140 mg bis unter 160 mg
.1f 160 mg bis unter 180 mg
.1g 180 mg bis unter 200 mg
.1h 200 mg bis unter 220 mg
.1j 220 mg bis unter 240 mg
.1k 240 mg oder mehr

6-006.2- Abirateron, oral

.20 3.000 mg bis unter 6.000 mg
.21 6.000 mg bis unter 9.000 mg
.22 9.000 mg bis unter 12.000 mg
.23 12.000 mg bis unter 15.000 mg
.24 15.000 mg bis unter 18.000 mg
.25 18.000 mg bis unter 21.000 mg
.26 21.000 mg bis unter 24.000 mg
.27 24.000 mg bis unter 27.000 mg
.28 27.000 mg bis unter 30.000 mg
.29 30.000 mg bis unter 33.000 mg
.2a 33.000 mg bis unter 36.000 mg
.2b 36.000 mg bis unter 39.000 mg
.2c 39.000 mg bis unter 42.000 mg
.2d 42.000 mg bis unter 45.000 mg
.2e 45.000 mg bis unter 48.000 mg
.2f 48.000 mg bis unter 51.000 mg
.2g 51.000 mg oder mehr

6-006.4- Ofatumumab, parenteral

.40 300 mg bis unter 600 mg
.41 600 mg bis unter 900 mg
.42 900 mg bis unter 1.200 mg
.43 1.200 mg bis unter 1.500 mg
.44 1.500 mg bis unter 2.000 mg
.45 2.000 mg bis unter 4.000 mg
.46 4.000 mg bis unter 6.000 mg
.47 6.000 mg bis unter 8.000 mg
.48 8.000 mg bis unter 10.000 mg
.49 10.000 mg bis unter 12.000 mg
.4a 12.000 mg bis unter 14.000 mg
.4b 14.000 mg bis unter 16.000 mg
.4c 16.000 mg bis unter 18.000 mg
.4d 18.000 mg bis unter 20.000 mg
.4e 20.000 mg bis unter 22.000 mg
.4f 22.000 mg bis unter 24.000 mg
.4g 24.000 mg oder mehr

6-006.5 Eribulin, parenteral

6-006.6- Belimumab, parenteral

.60 200 mg bis unter 400 mg
Hinw.: Dieser Kode ist für Patienten mit einem Alter bei Aufnahme von unter 15 Jahren anzugeben.
.61 400 mg bis unter 600 mg
.62 600 mg bis unter 800 mg
.63 800 mg bis unter 1.000 mg
.64 1.000 mg bis unter 1.200 mg
.65 1.200 mg bis unter 1.400 mg
.66 1.400 mg bis unter 1.600 mg
.67 1.600 mg bis unter 2.000 mg
.68 2.000 mg bis unter 2.400 mg
.69 2.400 mg bis unter 2.800 mg
.6a 2.800 mg bis unter 3.200 mg
.6b 3.200 mg bis unter 3.600 mg
.6c 3.600 mg bis unter 4.000 mg
.6d 4.000 mg bis unter 4.400 mg
.6e 4.400 mg bis unter 4.800 mg
.6f 4.800 mg bis unter 5.200 mg
.6g 5.200 mg oder mehr

6-006.7 Canakinumab, parenteral

6-006.8 Miglustat, oral

6-006.9 Tafamidis, oral

6-006.a- Paliperidon, parenteral

.a0 75 mg bis unter 125 mg
.a1 125 mg bis unter 175 mg
.a2 175 mg bis unter 250 mg
.a3 250 mg bis unter 325 mg
.a4 325 mg bis unter 400 mg
.a5 400 mg bis unter 475 mg
.a6 475 mg bis unter 550 mg
.a7 550 mg bis unter 625 mg
.a8 625 mg bis unter 700 mg
.a9 700 mg bis unter 775 mg
.aa 775 mg bis unter 850 mg
.ab 850 mg bis unter 925 mg
.ac 925 mg bis unter 1.000 mg
.ad 1.000 mg bis unter 1.075 mg
.ae 1.075 mg bis unter 1.150 mg
.af 1.150 mg bis unter 1.225 mg
.ag 1.225 mg oder mehr

6-006.b- Brentuximab Vedotin, parenteral

.b0 25 mg bis unter 50 mg

Hinw.: Dieser Kode ist für Patienten mit einem Alter bei Aufnahme von unter 15 Jahren anzugeben.

.b1 50 mg bis unter 75 mg
.b2 75 mg bis unter 100 mg
.b3 100 mg bis unter 125 mg
.b4 125 mg bis unter 150 mg
.b5 150 mg bis unter 175 mg
.b6 175 mg bis unter 200 mg
.b7 200 mg bis unter 225 mg
.b8 225 mg bis unter 250 mg
.b9 250 mg bis unter 300 mg
.ba 300 mg bis unter 350 mg
.bb 350 mg bis unter 400 mg
.bc 400 mg bis unter 450 mg
.bd 450 mg bis unter 500 mg
.be 500 mg bis unter 550 mg
.bf 550 mg bis unter 600 mg
.bg 600 mg bis unter 650 mg
.bh 650 mg bis unter 700 mg
.bj 700 mg oder mehr

6-006.c Crizotinib, oral

6-006.d Ivacaftor, oral

6-006.e- Pixantron, parenteral

.e0 50 mg bis unter 75 mg
.e1 75 mg bis unter 100 mg
.e2 100 mg bis unter 125 mg
.e3 125 mg bis unter 150 mg
.e4 150 mg bis unter 175 mg
.e5 175 mg bis unter 200 mg
.e6 200 mg bis unter 225 mg
.e7 225 mg bis unter 250 mg
.e8 250 mg bis unter 275 mg
.e9 275 mg bis unter 300 mg
.ea 300 mg bis unter 350 mg
.eb 350 mg bis unter 400 mg
.ec 400 mg bis unter 450 mg
.ed 450 mg bis unter 500 mg
.ee 500 mg bis unter 550 mg
.ef 550 mg bis unter 600 mg
.eg 600 mg bis unter 700 mg
.eh 700 mg bis unter 800 mg
.ej 800 mg bis unter 900 mg
.ek 900 mg bis unter 1.000 mg
.em 1.000 mg oder mehr

6-006.f Vemurafenib, oral

6-006.g Axitinib, oral

6-006.j- Ipilimumab, parenteral

.j0 20 mg bis unter 30 mg

Hinw.: Dieser Kode ist für Patienten mit einem Alter bei Aufnahme von unter 15 Jahren anzugeben.

.j1 30 mg bis unter 40 mg
.j2 40 mg bis unter 50 mg
.j3 50 mg bis unter 60 mg
.j4 60 mg bis unter 70 mg
.j5 70 mg bis unter 80 mg
.j6 80 mg bis unter 90 mg
.j7 90 mg bis unter 100 mg
.j8 100 mg bis unter 120 mg
.j9 120 mg bis unter 140 mg
.ja 140 mg bis unter 160 mg
.jb 160 mg bis unter 180 mg
.jc 180 mg bis unter 200 mg
.jd 200 mg bis unter 220 mg
.je 220 mg bis unter 240 mg
.jf 240 mg bis unter 260 mg
.jg 260 mg bis unter 300 mg
.jh 300 mg bis unter 340 mg
.jj 340 mg bis unter 380 mg
.jk 380 mg bis unter 420 mg
.jm 420 mg bis unter 460 mg
.jn 460 mg bis unter 540 mg
.jp 540 mg bis unter 620 mg
.jq 620 mg bis unter 700 mg
.jr 700 mg bis unter 860 mg
.js 860 mg bis unter 1.020 mg
.jt 1.020 mg bis unter 1.180 mg
.ju 1.180 mg bis unter 1.340 mg
.jv 1.340 mg bis unter 1.500 mg
.jw 1.500 mg oder mehr

6-007.– Applikation von Medikamenten, Liste 7

6-007.0- Posaconazol, oral, Suspension

.00 1.000 mg bis unter 2.000 mg

Hinw.: Dieser Kode ist für Patienten mit einem Alter bei Aufnahme von unter 10 Jahren anzugeben.

.01 2.000 mg bis unter 3.000 mg

Hinw.: Dieser Kode ist für Patienten mit einem Alter bei Aufnahme von unter 10 Jahren anzugeben.

.02 3.000 mg bis unter 4.200 mg
.03 4.200 mg bis unter 5.400 mg
.04 5.400 mg bis unter 6.600 mg
.05 6.600 mg bis unter 7.800 mg
.06 7.800 mg bis unter 9.000 mg
.07 9.000 mg bis unter 11.400 mg
.08 11.400 mg bis unter 13.800 mg
.09 13.800 mg bis unter 16.200 mg
.0a 16.200 mg bis unter 18.600 mg
.0b 18.600 mg bis unter 21.000 mg
.0c 21.000 mg bis unter 25.800 mg
.0d 25.800 mg bis unter 30.600 mg
.0e 30.600 mg bis unter 35.400 mg
.0f 35.400 mg bis unter 40.200 mg
.0g 40.200 mg bis unter 45.000 mg
.0h 45.000 mg bis unter 54.600 mg
.0j 54.600 mg bis unter 64.200 mg
.0k 64.200 mg bis unter 73.800 mg
.0m 73.800 mg bis unter 83.400 mg
.0n 83.400 mg bis unter 93.000 mg
.0p 93.000 mg oder mehr

6-007.2 Aflibercept, intravitreal

6-007.3- Aflibercept, intravenös

.30 150 mg bis unter 250 mg
.31 250 mg bis unter 350 mg
.32 350 mg bis unter 450 mg
.33 450 mg bis unter 550 mg
.34 550 mg bis unter 650 mg
.35 650 mg bis unter 750 mg
.36 750 mg bis unter 850 mg
.37 850 mg bis unter 950 mg
.38 950 mg bis unter 1.150 mg
.39 1.150 mg bis unter 1.350 mg
.3a 1.350 mg bis unter 1.550 mg
.3b 1.550 mg bis unter 1.750 mg
.3c 1.750 mg bis unter 1.950 mg
.3d 1.950 mg bis unter 2.150 mg
.3e 2.150 mg bis unter 2.550 mg
.3f 2.550 mg bis unter 2.950 mg
.3g 2.950 mg bis unter 3.350 mg
.3h 3.350 mg bis unter 3.750 mg
.3j 3.750 mg bis unter 4.150 mg
.3k 4.150 mg bis unter 4.550 mg
.3m 4.550 mg oder mehr

6-007.4 Bosutinib, oral

6-007.5 Dabrafenib, oral

6-007.6- Enzalutamid, oral

.60 480 mg bis unter 960 mg
.61 960 mg bis unter 1.440 mg
.62 1.440 mg bis unter 1.920 mg
.63 1.920 mg bis unter 2.400 mg
.64 2.400 mg bis unter 2.880 mg
.65 2.880 mg bis unter 3.360 mg
.66 3.360 mg bis unter 3.840 mg
.67 3.840 mg bis unter 4.320 mg
.68 4.320 mg bis unter 4.800 mg
.69 4.800 mg bis unter 5.280 mg
.6a 5.280 mg bis unter 5.760 mg
.6b 5.760 mg bis unter 6.240 mg
.6c 6.240 mg bis unter 6.720 mg
.6d 6.720 mg bis unter 7.200 mg
.6e 7.200 mg bis unter 7.680 mg
.6f 7.680 mg bis unter 8.160 mg
.6g 8.160 mg oder mehr

6-007.7- Lipegfilgrastim, parenteral

.70 1 mg bis unter 3 mg

Hinw.: Dieser Kode ist für Patienten mit einem Alter bei Aufnahme von unter 15 Jahren anzugeben.

.71 3 mg bis unter 6 mg

Hinw.: Dieser Kode ist für Patienten mit einem Alter bei Aufnahme von unter 15 Jahren anzugeben.

.72 6 mg bis unter 12 mg
.73 12 mg bis unter 18 mg
.74 18 mg bis unter 24 mg
.75 24 mg bis unter 30 mg
.76 30 mg oder mehr

6-007.8 Ocriplasmin, intravitreal

6-007.9- Pertuzumab, parenteral

.90 420 mg bis unter 840 mg
.91 840 mg bis unter 1.260 mg
.92 1.260 mg bis unter 1.680 mg
.93 1.680 mg bis unter 2.100 mg
.94 2.100 mg bis unter 2.520 mg
.95 2.520 mg bis unter 2.940 mg
.96 2.940 mg bis unter 3.360 mg
.97 3.360 mg bis unter 3.780 mg
.98 3.780 mg bis unter 4.200 mg
.99 4.200 mg bis unter 4.620 mg
.9a 4.620 mg bis unter 5.040 mg
.9b 5.040 mg bis unter 5.460 mg
.9c 5.460 mg bis unter 5.880 mg
.9d 5.880 mg bis unter 6.300 mg
.9e 6.300 mg oder mehr

6-007.a Pomalidomid, oral

6-007.b Ponatinib, oral

6-007.c Regorafenib, oral

6-007.d Trastuzumab Emtansin, parenteral

6-007.e- Ibrutinib, oral

.e0 1.400 mg bis unter 2.100 mg
.e1 2.100 mg bis unter 2.800 mg
.e2 2.800 mg bis unter 3.500 mg
.e3 3.500 mg bis unter 4.200 mg
.e4 4.200 mg bis unter 4.900 mg
.e5 4.900 mg bis unter 5.600 mg
.e6 5.600 mg bis unter 6.300 mg
.e7 6.300 mg bis unter 7.000 mg
.e8 7.000 mg bis unter 8.400 mg
.e9 8.400 mg bis unter 9.800 mg
.ea 9.800 mg bis unter 11.200 mg
.eb 11.200 mg bis unter 12.600 mg
.ec 12.600 mg bis unter 14.000 mg
.ed 14.000 mg bis unter 16.800 mg
.ee 16.800 mg bis unter 19.600 mg
.ef 19.600 mg bis unter 22.400 mg
.eg 22.400 mg bis unter 25.200 mg
.eh 25.200 mg oder mehr

6-007.f Idelalisib, oral

6-007.g Ledipasvir-Sofosbuvir, oral

6-007.h- Macitentan, oral

.h0 20 mg bis unter 40 mg

Hinw.: Dieser Kode ist für Patienten mit einem Alter bei Aufnahme von unter 15 Jahren anzugeben.

.h1 40 mg bis unter 60 mg

Hinw.: Dieser Kode ist für Patienten mit einem Alter bei Aufnahme von unter 15 Jahren anzugeben.

.h2 60 mg bis unter 80 mg
.h3 80 mg bis unter 100 mg
.h4 100 mg bis unter 120 mg
.h5 120 mg bis unter 140 mg
.h6 140 mg bis unter 160 mg
.h7 160 mg bis unter 200 mg
.h8 200 mg bis unter 240 mg
.h9 240 mg bis unter 280 mg
.ha 280 mg bis unter 320 mg
.hb 320 mg bis unter 360 mg
.hc 360 mg bis unter 400 mg
.hd 400 mg bis unter 480 mg
.he 480 mg bis unter 560 mg
.hf 560 mg bis unter 640 mg

.hg	640 mg bis unter 720 mg	.hj	800 mg bis unter 880 mg
.hh	720 mg bis unter 800 mg	.hk	880 mg oder mehr

6-007.j- Obinutuzumab, parenteral

.j0	1.000 mg bis unter 2.000 mg	.j5	6.000 mg bis unter 7.000 mg
.j1	2.000 mg bis unter 3.000 mg	.j6	7.000 mg bis unter 8.000 mg
.j2	3.000 mg bis unter 4.000 mg	.j7	8.000 mg bis unter 9.000 mg
.j3	4.000 mg bis unter 5.000 mg	.j8	9.000 mg bis unter 10.000 mg
.j4	5.000 mg bis unter 6.000 mg	.j9	10.000 mg oder mehr

6-007.k- Posaconazol, parenteral

.k0 300 mg bis unter 600 mg

Hinw.: Dieser Kode ist für Patienten mit einem Alter bei Aufnahme von unter 15 Jahren anzugeben.

.k1	600 mg bis unter 900 mg	.kf	5.400 mg bis unter 6.000 mg
.k2	900 mg bis unter 1.200 mg	.kg	6.000 mg bis unter 7.200 mg
.k3	1.200 mg bis unter 1.500 mg	.kh	7.200 mg bis unter 8.400 mg
.k4	1.500 mg bis unter 1.800 mg	.kj	8.400 mg bis unter 9.600 mg
.k5	1.800 mg bis unter 2.100 mg	.kk	9.600 mg bis unter 12.000 mg
.k6	2.100 mg bis unter 2.400 mg	.km	12.000 mg bis unter 14.400 mg
.k7	2.400 mg bis unter 2.700 mg	.kn	14.400 mg bis unter 16.800 mg
.k8	2.700 mg bis unter 3.000 mg	.kp	16.800 mg bis unter 21.600 mg
.k9	3.000 mg bis unter 3.300 mg	.kq	21.600 mg bis unter 26.400 mg
.ka	3.300 mg bis unter 3.600 mg	.kr	26.400 mg bis unter 31.200 mg
.kb	3.600 mg bis unter 3.900 mg	.ks	31.200 mg bis unter 40.800 mg
.kc	3.900 mg bis unter 4.200 mg	.kt	40.800 mg bis unter 50.400 mg
.kd	4.200 mg bis unter 4.800 mg	.ku	50.400 mg bis unter 60.000 mg
.ke	4.800 mg bis unter 5.400 mg	.kv	60.000 mg oder mehr

6-007.m- Ramucirumab, parenteral

.m0	300 mg bis unter 450 mg	.mb	2.700 mg bis unter 3.000 mg
.m1	450 mg bis unter 600 mg	.mc	3.000 mg bis unter 3.600 mg
.m2	600 mg bis unter 750 mg	.md	3.600 mg bis unter 4.200 mg
.m3	750 mg bis unter 900 mg	.me	4.200 mg bis unter 4.800 mg
.m4	900 mg bis unter 1.050 mg	.mf	4.800 mg bis unter 5.400 mg
.m5	1.050 mg bis unter 1.200 mg	.mg	5.400 mg bis unter 6.000 mg
.m6	1.200 mg bis unter 1.500 mg	.mh	6.000 mg bis unter 6.600 mg
.m7	1.500 mg bis unter 1.800 mg	.mj	6.600 mg bis unter 7.200 mg
.m8	1.800 mg bis unter 2.100 mg	.mk	7.200 mg bis unter 7.800 mg
.m9	2.100 mg bis unter 2.400 mg	.mm	7.800 mg bis unter 8.400 mg
.ma	2.400 mg bis unter 2.700 mg	.mn	8.400 mg oder mehr

6-007.n- Thiotepa, parenteral

.n0 50 mg bis unter 100 mg

Hinw.: Dieser Kode ist für Patienten mit einem Alter bei Aufnahme von unter 15 Jahren anzugeben.

.n1 100 mg bis unter 150 mg

Hinw.: Dieser Kode ist für Patienten mit einem Alter bei Aufnahme von unter 15 Jahren anzugeben.

.n2	150 mg bis unter 200 mg	.n7	400 mg bis unter 500 mg
.n3	200 mg bis unter 250 mg	.n8	500 mg bis unter 600 mg
.n4	250 mg bis unter 300 mg	.n9	600 mg bis unter 700 mg
.n5	300 mg bis unter 350 mg	.na	700 mg bis unter 800 mg
.n6	350 mg bis unter 400 mg	.nb	800 mg bis unter 900 mg

.nc 900 mg bis unter 1.000 mg
.nd 1.000 mg bis unter 1.200 mg
.ne 1.200 mg bis unter 1.400 mg
.nf 1.400 mg bis unter 1.600 mg
.ng 1.600 mg bis unter 1.800 mg
.nh 1.800 mg bis unter 2.000 mg
.nj 2.000 mg bis unter 2.200 mg
.nk 2.200 mg bis unter 2.400 mg
.nm 2.400 mg bis unter 2.600 mg
.nn 2.600 mg bis unter 2.800 mg
.np 2.800 mg oder mehr

6-007.p- Posaconazol, oral, Tabletten

.p0 600 mg bis unter 900 mg

Hinw.: Dieser Kode ist für Patienten mit einem Alter bei Aufnahme von unter 10 Jahren anzugeben.

.p1 900 mg bis unter 1.200 mg

Hinw.: Dieser Kode ist für Patienten mit einem Alter bei Aufnahme von unter 10 Jahren anzugeben.

.p2 1.200 mg bis unter 1.500 mg

Hinw.: Dieser Kode ist für Patienten mit einem Alter bei Aufnahme von unter 10 Jahren anzugeben.

.p3 1.500 mg bis unter 2.100 mg
.p4 2.100 mg bis unter 2.700 mg
.p5 2.700 mg bis unter 3.300 mg
.p6 3.300 mg bis unter 3.900 mg
.p7 3.900 mg bis unter 4.500 mg
.p8 4.500 mg bis unter 5.700 mg
.p9 5.700 mg bis unter 6.900 mg
.pa 6.900 mg bis unter 8.100 mg
.pb 8.100 mg bis unter 9.300 mg
.pc 9.300 mg bis unter 10.500 mg
.pd 10.500 mg bis unter 12.900 mg
.pe 12.900 mg bis unter 15.300 mg
.pf 15.300 mg bis unter 17.700 mg
.pg 17.700 mg bis unter 20.100 mg
.ph 20.100 mg bis unter 22.500 mg
.pj 22.500 mg bis unter 27.300 mg
.pk 27.300 mg bis unter 32.100 mg
.pm 32.100 mg bis unter 36.900 mg
.pn 36.900 mg bis unter 41.700 mg
.pp 41.700 mg bis unter 46.500 mg
.pq 46.500 mg oder mehr

6-008.– Applikation von Medikamenten, Liste 8

6-008.0- Riociguat, oral

.00 6 mg bis unter 12 mg

Hinw.: Dieser Kode ist für Patienten mit einem Alter bei Aufnahme von unter 15 Jahren anzugeben.

.01 12 mg bis unter 18 mg

Hinw.: Dieser Kode ist für Patienten mit einem Alter bei Aufnahme von unter 15 Jahren anzugeben.

.02 18 mg bis unter 24 mg
.03 24 mg bis unter 30 mg
.04 30 mg bis unter 36 mg
.05 36 mg bis unter 42 mg
.06 42 mg bis unter 48 mg
.07 48 mg bis unter 60 mg
.08 60 mg bis unter 72 mg
.09 72 mg bis unter 84 mg
.0a 84 mg bis unter 96 mg
.0b 96 mg bis unter 108 mg
.0c 108 mg bis unter 120 mg
.0d 120 mg bis unter 144 mg
.0e 144 mg bis unter 168 mg
.0f 168 mg bis unter 192 mg
.0g 192 mg bis unter 216 mg
.0h 216 mg bis unter 240 mg
.0j 240 mg bis unter 264 mg
.0k 264 mg oder mehr

6-008.1 Siltuximab, parenteral

6-008.2 Simeprevir, oral

6-008.3 Sofosbuvir, oral

6-008.4 Teduglutid, parenteral

6-008.5- Vedolizumab, parenteral

.50 100 mg bis unter 200 mg
.51 200 mg bis unter 300 mg
.52 300 mg bis unter 600 mg
.53 600 mg bis unter 900 mg
.54 900 mg bis unter 1.200 mg
.55 1.200 mg bis unter 1.500 mg
.56 1.500 mg bis unter 1.800 mg
.57 1.800 mg bis unter 2.100 mg
.58 2.100 mg bis unter 2.400 mg
.59 2.400 mg bis unter 2.700 mg
.5a 2.700 mg bis unter 3.000 mg
.5b 3.000 mg bis unter 3.300 mg
.5c 3.300 mg bis unter 3.900 mg
.5d 3.900 mg bis unter 4.500 mg
.5e 4.500 mg bis unter 5.100 mg
.5f 5.100 mg bis unter 5.700 mg
.5g 5.700 mg oder mehr

6-008.6 Asfotase alfa, parenteral

6-008.7- Blinatumomab, parenteral

.70 9 µg bis unter 18 µg

Hinw.: Dieser Kode ist für Patienten mit einem Alter bei Aufnahme von unter 15 Jahren anzugeben.

.71 18 µg bis unter 27 µg
.72 27 µg bis unter 36 µg
.73 36 µg bis unter 45 µg
.74 45 µg bis unter 54 µg
.75 54 µg bis unter 63 µg
.76 63 µg bis unter 72 µg
.77 72 µg bis unter 100 µg
.78 100 µg bis unter 130 µg
.79 130 µg bis unter 160 µg
.7a 160 µg bis unter 220 µg
.7b 220 µg bis unter 280 µg
.7c 280 µg bis unter 400 µg
.7d 400 µg bis unter 520 µg
.7e 520 µg bis unter 640 µg
.7f 640 µg bis unter 760 µg
.7g 760 µg bis unter 1.000 µg
.7h 1.000 µg bis unter 1.480 µg
.7j 1.480 µg bis unter 1.960 µg
.7k 1.960 µg bis unter 2.920 µg
.7m 2.920 µg bis unter 3.880 µg
.7n 3.880 µg bis unter 4.840 µg
.7p 4.840 µg bis unter 5.800 µg
.7q 5.800 µg oder mehr

6-008.8 Cabozantinib, oral

6-008.9- Carfilzomib, parenteral

.90 30 mg bis unter 60 mg
.91 60 mg bis unter 90 mg
.92 90 mg bis unter 120 mg
.93 120 mg bis unter 150 mg
.94 150 mg bis unter 180 mg
.95 180 mg bis unter 240 mg
.96 240 mg bis unter 300 mg
.97 300 mg bis unter 360 mg
.98 360 mg bis unter 420 mg
.99 420 mg bis unter 480 mg
.9a 480 mg bis unter 600 mg
.9b 600 mg bis unter 720 mg
.9c 720 mg bis unter 840 mg
.9d 840 mg bis unter 960 mg
.9e 960 mg bis unter 1.080 mg
.9f 1.080 mg bis unter 1.320 mg
.9g 1.320 mg bis unter 1.560 mg
.9h 1.560 mg bis unter 1.800 mg
.9j 1.800 mg bis unter 2.040 mg
.9k 2.040 mg bis unter 2.280 mg
.9m 2.280 mg bis unter 2.760 mg
.9n 2.760 mg bis unter 3.240 mg
.9p 3.240 mg bis unter 3.720 mg
.9q 3.720 mg bis unter 4.200 mg
.9r 4.200 mg oder mehr

6-008.a Ceritinib, oral

6-008.b Cholsäure, oral

6-008.c Cobimetinib, oral

6-008.d Daclatasvir, oral

6-008.e Dasabuvir-Ombitasvir-Paritaprevir-Ritonavir, oral

6-008.f Idarucizumab, parenteral

6-008.g- Isavuconazol, parenteral

.g0 100 mg bis unter 200 mg

Hinw.: Dieser Kode ist für Patienten mit einem Alter bei Aufnahme von unter 15 Jahren anzugeben.

.g1 200 mg bis unter 400 mg
.g2 400 mg bis unter 600 mg
.g3 600 mg bis unter 800 mg
.g4 800 mg bis unter 1.000 mg
.g5 1.000 mg bis unter 1.200 mg
.g6 1.200 mg bis unter 1.400 mg
.g7 1.400 mg bis unter 1.600 mg
.g8 1.600 mg bis unter 1.800 mg
.g9 1.800 mg bis unter 2.000 mg
.ga 2.000 mg bis unter 2.200 mg
.gb 2.200 mg bis unter 2.400 mg
.gc 2.400 mg bis unter 2.600 mg
.gd 2.600 mg bis unter 3.000 mg
.ge 3.000 mg bis unter 3.400 mg
.gf 3.400 mg bis unter 3.800 mg
.gg 3.800 mg bis unter 4.600 mg
.gh 4.600 mg bis unter 5.400 mg
.gj 5.400 mg bis unter 6.200 mg
.gk 6.200 mg bis unter 7.800 mg
.gm 7.800 mg bis unter 9.400 mg
.gn 9.400 mg bis unter 11.000 mg
.gp 11.000 mg bis unter 14.200 mg
.gq 14.200 mg bis unter 17.400 mg
.gr 17.400 mg bis unter 20.600 mg
.gs 20.600 mg bis unter 27.000 mg
.gt 27.000 mg bis unter 33.400 mg
.gu 33.400 mg bis unter 39.800 mg
.gv 39.800 mg oder mehr

6-008.h- Isavuconazol, oral

.h0 200 mg bis unter 400 mg

Hinw.: Dieser Kode ist für Patienten mit einem Alter bei Aufnahme von unter 10 Jahren anzugeben.

.h1 400 mg bis unter 600 mg

Hinw.: Dieser Kode ist für Patienten mit einem Alter bei Aufnahme von unter 10 Jahren anzugeben.

.h2 600 mg bis unter 800 mg

Hinw.: Dieser Kode ist für Patienten mit einem Alter bei Aufnahme von unter 10 Jahren anzugeben.

.h3 800 mg bis unter 1.000 mg

Hinw.: Dieser Kode ist für Patienten mit einem Alter bei Aufnahme von unter 10 Jahren anzugeben.

.h4 1.000 mg bis unter 1.400 mg
.h5 1.400 mg bis unter 1.800 mg
.h6 1.800 mg bis unter 2.200 mg
.h7 2.200 mg bis unter 2.600 mg
.h8 2.600 mg bis unter 3.000 mg
.h9 3.000 mg bis unter 3.800 mg
.ha 3.800 mg bis unter 4.600 mg
.hb 4.600 mg bis unter 5.400 mg
.hc 5.400 mg bis unter 6.200 mg
.hd 6.200 mg bis unter 7.000 mg
.he 7.000 mg bis unter 8.600 mg
.hf 8.600 mg bis unter 10.200 mg
.hg 10.200 mg bis unter 11.800 mg
.hh 11.800 mg bis unter 13.400 mg
.hj 13.400 mg bis unter 15.000 mg
.hk 15.000 mg bis unter 18.200 mg
.hm 18.200 mg bis unter 21.400 mg
.hn 21.400 mg bis unter 24.600 mg
.hp 24.600 mg bis unter 27.800 mg
.hq 27.800 mg bis unter 31.000 mg
.hr 31.000 mg oder mehr

6-008.j Lenvatinib, oral

6-008.k Lumacaftor-Ivacaftor, oral

6-008.m- Nivolumab, parenteral

.m0 20 mg bis unter 40 mg

Hinw.: Dieser Kode ist für Patienten mit einem Alter bei Aufnahme von unter 15 Jahren anzugeben.

.m1 40 mg bis unter 80 mg
.m2 80 mg bis unter 120 mg
.m3 120 mg bis unter 160 mg
.m4 160 mg bis unter 200 mg
.m5 200 mg bis unter 240 mg
.m6 240 mg bis unter 280 mg
.m7 280 mg bis unter 320 mg
.m8 320 mg bis unter 400 mg
.m9 400 mg bis unter 480 mg
.ma 480 mg bis unter 560 mg
.mb 560 mg bis unter 640 mg
.mc 640 mg bis unter 720 mg
.md 720 mg bis unter 800 mg
.me 800 mg bis unter 960 mg
.mf 960 mg bis unter 1.120 mg
.mg 1.120 mg bis unter 1.280 mg
.mh 1.280 mg bis unter 1.440 mg
.mj 1.440 mg bis unter 1.760 mg
.mk 1.760 mg bis unter 2.080 mg
.mm 2.080 mg bis unter 2.400 mg
.mn 2.400 mg bis unter 2.720 mg
.mp 2.720 mg bis unter 3.360 mg
.mq 3.360 mg bis unter 4.000 mg
.mr 4.000 mg oder mehr

6-009.– Applikation von Medikamenten, Liste 9

6-009.0 Olaparib, oral

6-009.1 Ombitasvir-Paritaprevir-Ritonavir, oral

6-009.2 Panobinostat, oral

6-009.3- Pembrolizumab, parenteral

.30 20 mg bis unter 40 mg

Hinw.: Dieser Kode ist für Patienten mit einem Alter bei Aufnahme von unter 15 Jahren anzugeben.

.31 40 mg bis unter 60 mg

Hinw.: Dieser Kode ist für Patienten mit einem Alter bei Aufnahme von unter 15 Jahren anzugeben.

.32 60 mg bis unter 80 mg

Hinw.: Dieser Kode ist für Patienten mit einem Alter bei Aufnahme von unter 15 Jahren anzugeben.

.33 80 mg bis unter 100 mg
.34 100 mg bis unter 120 mg
.35 120 mg bis unter 140 mg
.36 140 mg bis unter 160 mg
.37 160 mg bis unter 200 mg
.38 200 mg bis unter 240 mg
.39 240 mg bis unter 280 mg
.3a 280 mg bis unter 320 mg
.3b 320 mg bis unter 360 mg
.3c 360 mg bis unter 400 mg
.3d 400 mg bis unter 440 mg
.3e 440 mg bis unter 520 mg
.3f 520 mg bis unter 600 mg
.3g 600 mg bis unter 680 mg
.3h 680 mg bis unter 760 mg
.3j 760 mg bis unter 840 mg
.3k 840 mg bis unter 920 mg
.3m 920 mg bis unter 1.000 mg
.3n 1.000 mg bis unter 1.080 mg
.3p 1.080 mg bis unter 1.240 mg
.3q 1.240 mg bis unter 1.400 mg
.3r 1.400 mg bis unter 1.560 mg
.3s 1.560 mg bis unter 1.880 mg
.3t 1.880 mg bis unter 2.200 mg
.3u 2.200 mg oder mehr

6-009.4 Ruxolitinib, oral

6-009.5 Secukinumab, parenteral

6-009.6 Telaprevir, oral

6-009.7 Trametinib, oral

6-009.8 Vandetanib, oral

6-009.9 Daclizumab, parenteral

6-009.a- Daratumumab, parenteral

.a0 100 mg bis unter 200 mg

Hinw.: Dieser Kode ist für Patienten mit einem Alter bei Aufnahme von unter 15 Jahren anzugeben.

.a1 200 mg bis unter 300 mg

Hinw.: Dieser Kode ist für Patienten mit einem Alter bei Aufnahme von unter 15 Jahren anzugeben.

.a2 300 mg bis unter 400 mg
.a3 400 mg bis unter 500 mg
.a4 500 mg bis unter 600 mg
.a5 600 mg bis unter 800 mg
.a6 800 mg bis unter 1.000 mg
.a7 1.000 mg bis unter 1.200 mg
.a8 1.200 mg bis unter 1.400 mg
.a9 1.400 mg bis unter 1.800 mg
.aa 1.800 mg bis unter 2.200 mg
.ab 2.200 mg bis unter 2.600 mg
.ac 2.600 mg bis unter 3.000 mg
.ad 3.000 mg bis unter 3.400 mg
.ae 3.400 mg bis unter 4.200 mg
.af 4.200 mg bis unter 5.000 mg
.ag 5.000 mg bis unter 5.800 mg
.ah 5.800 mg bis unter 6.600 mg
.aj 6.600 mg bis unter 7.400 mg
.ak 7.400 mg bis unter 9.000 mg
.am 9.000 mg bis unter 10.600 mg
.an 10.600 mg bis unter 12.200 mg
.ap 12.200 mg bis unter 13.800 mg
.aq 13.800 mg bis unter 17.000 mg
.ar 17.000 mg bis unter 20.200 mg
.as 20.200 mg bis unter 23.400 mg
.at 23.400 mg bis unter 26.600 mg
.au 26.600 mg bis unter 29.800 mg
.av 29.800 mg oder mehr

6-009.b- Dinutuximab beta, parenteral

.b0 2 mg bis unter 4 mg
.b1 4 mg bis unter 6 mg
.b2 6 mg bis unter 8 mg
.b3 8 mg bis unter 10 mg
.b4 10 mg bis unter 14 mg
.b5 14 mg bis unter 18 mg
.b6 18 mg bis unter 22 mg
.b7 22 mg bis unter 26 mg
.b8 26 mg bis unter 34 mg
.b9 34 mg bis unter 42 mg
.ba 42 mg bis unter 50 mg
.bb 50 mg bis unter 58 mg
.bc 58 mg bis unter 74 mg
.bd 74 mg bis unter 90 mg
.be 90 mg bis unter 106 mg
.bf 106 mg bis unter 122 mg
.bg 122 mg bis unter 154 mg
.bh 154 mg bis unter 186 mg
.bj 186 mg bis unter 218 mg
.bk 218 mg bis unter 250 mg
.bm 250 mg bis unter 314 mg
.bn 314 mg bis unter 378 mg
.bp 378 mg bis unter 442 mg
.bq 442 mg bis unter 506 mg
.br 506 mg oder mehr

6-009.c Elbasvir-Grazoprevir, oral

6-009.d- Elotuzumab, parenteral

.d0 300 mg bis unter 400 mg
.d1 400 mg bis unter 500 mg
.d2 500 mg bis unter 600 mg
.d3 600 mg bis unter 700 mg
.d4 700 mg bis unter 800 mg
.d5 800 mg bis unter 1.000 mg
.d6 1.000 mg bis unter 1.200 mg
.d7 1.200 mg bis unter 1.400 mg
.d8 1.400 mg bis unter 1.600 mg
.d9 1.600 mg bis unter 1.800 mg
.da 1.800 mg bis unter 2.200 mg
.db 2.200 mg bis unter 2.600 mg
.dc 2.600 mg bis unter 3.000 mg
.dd 3.000 mg bis unter 3.400 mg
.de 3.400 mg bis unter 3.800 mg
.df 3.800 mg bis unter 4.600 mg
.dg 4.600 mg bis unter 5.400 mg
.dh 5.400 mg bis unter 6.200 mg
.dj 6.200 mg bis unter 7.000 mg
.dk 7.000 mg bis unter 7.800 mg
.dm 7.800 mg bis unter 9.400 mg
.dn 9.400 mg bis unter 11.000 mg
.dp 11.000 mg bis unter 12.600 mg
.dq 12.600 mg bis unter 14.200 mg
.dr 14.200 mg oder mehr

6-009.e-	Liposomales Irinotecan, parenteral		
.e0	50 mg bis unter 75 mg	.ec	500 mg bis unter 600 mg
.e1	75 mg bis unter 100 mg	.ed	600 mg bis unter 700 mg
.e2	100 mg bis unter 125 mg	.ee	700 mg bis unter 800 mg
.e3	125 mg bis unter 150 mg	.ef	800 mg bis unter 900 mg
.e4	150 mg bis unter 175 mg	.eg	900 mg bis unter 1.000 mg
.e5	175 mg bis unter 200 mg	.eh	1.000 mg bis unter 1.200 mg
.e6	200 mg bis unter 250 mg	.ej	1.200 mg bis unter 1.400 mg
.e7	250 mg bis unter 300 mg	.ek	1.400 mg bis unter 1.600 mg
.e8	300 mg bis unter 350 mg	.em	1.600 mg bis unter 1.800 mg
.e9	350 mg bis unter 400 mg	.en	1.800 mg bis unter 2.000 mg
.ea	400 mg bis unter 450 mg	.ep	2.000 mg oder mehr
.eb	450 mg bis unter 500 mg		

6-009.f Migalastat, oral

6-009.g Necitumumab, parenteral

6-009.h Olaratumab, parenteral

6-009.j Palbociclib, oral

6-009.k Selexipag, oral

6-009.m Sofosbuvir-Velpatasvir, oral

6-009.n Trifluridin-Tipiracil, oral

6-00a.– Applikation von Medikamenten, Liste 10

6-00a.0 Alectinib, oral

6-00a.1-	Atezolizumab, parenteral		
.10	840 mg bis unter 1.200 mg	.1a	5.880 mg bis unter 6.000 mg
.11	1.200 mg bis unter 1.680 mg	.1b	6.000 mg bis unter 6.720 mg
.12	1.680 mg bis unter 2.400 mg	.1c	6.720 mg bis unter 7.200 mg
.13	2.400 mg bis unter 2.520 mg	.1d	7.200 mg bis unter 7.560 mg
.14	2.520 mg bis unter 3.360 mg	.1e	7.560 mg bis unter 8.400 mg
.15	3.360 mg bis unter 3.600 mg	.1f	8.400 mg bis unter 9.600 mg
.16	3.600 mg bis unter 4.200 mg	.1g	9.600 mg bis unter 10.800 mg
.17	4.200 mg bis unter 4.800 mg	.1h	10.800 mg bis unter 12.000 mg
.18	4.800 mg bis unter 5.040 mg	.1j	12.000 mg bis unter 13.200 mg
.19	5.040 mg bis unter 5.880 mg	.1k	13.200 mg oder mehr

6-00a.2 Avelumab, parenteral

6-00a.3 Brodalumab, parenteral

6-00a.4 Cladribin, oral

6-00a.5 Dupilumab, parenteral

6-00a.6 Glecaprevir-Pibrentasvir, oral

6-00a.7 Guselkumab, parenteral

6-00a.8 Inotuzumab Ozogamicin, parenteral

6-00a.9 Ixazomib, oral

6-00a.a Ixekizumab, parenteral

6-00a.b- Midostaurin, oral

.b0	100 mg bis unter 200 mg	.be	2.000 mg bis unter 2.400 mg
.b1	200 mg bis unter 300 mg	.bf	2.400 mg bis unter 2.800 mg
.b2	300 mg bis unter 400 mg	.bg	2.800 mg bis unter 3.200 mg
.b3	400 mg bis unter 500 mg	.bh	3.200 mg bis unter 3.600 mg
.b4	500 mg bis unter 600 mg	.bj	3.600 mg bis unter 4.000 mg
.b5	600 mg bis unter 700 mg	.bk	4.000 mg bis unter 4.800 mg
.b6	700 mg bis unter 800 mg	.bm	4.800 mg bis unter 5.600 mg
.b7	800 mg bis unter 900 mg	.bn	5.600 mg bis unter 6.400 mg
.b8	900 mg bis unter 1.000 mg	.bp	6.400 mg bis unter 7.200 mg
.b9	1.000 mg bis unter 1.200 mg	.bq	7.200 mg bis unter 8.000 mg
.ba	1.200 mg bis unter 1.400 mg	.br	8.000 mg bis unter 9.600 mg
.bb	1.400 mg bis unter 1.600 mg	.bs	9.600 mg bis unter 11.200 mg
.bc	1.600 mg bis unter 1.800 mg	.bt	11.200 mg bis unter 12.800 mg
.bd	1.800 mg bis unter 2.000 mg	.bu	12.800 mg oder mehr

6-00a.c Niraparib, oral

6-00a.d Nusinersen, intrathekal

6-00a.e- Ocrelizumab, parenteral

.e0	300 mg bis unter 600 mg	.e3	1.200 mg bis unter 1.500 mg
.e1	600 mg bis unter 900 mg	.e4	1.500 mg bis unter 1.800 mg
.e2	900 mg bis unter 1.200 mg	.e5	1.800 mg oder mehr

6-00a.f Ribociclib, oral

6-00a.g Sarilumab, parenteral

6-00a.h Sofosbuvir-Velpatasvir-Voxilaprevir, oral

6-00a.j Tivozanib, oral

6-00a.k- Venetoclax, oral

.k0 250 mg bis unter 500 mg
Hinw.: Dieser Kode ist für Patienten mit einem Alter bei Aufnahme von unter 15 Jahren anzugeben.

.k1 500 mg bis unter 750 mg
Hinw.: Dieser Kode ist für Patienten mit einem Alter bei Aufnahme von unter 15 Jahren anzugeben.

.k2 750 mg bis unter 1.000 mg
Hinw.: Dieser Kode ist für Patienten mit einem Alter bei Aufnahme von unter 15 Jahren anzugeben.

.k3	1.000 mg bis unter 1.500 mg	.kc	9.000 mg bis unter 11.000 mg
.k4	1.500 mg bis unter 2.000 mg	.kd	11.000 mg bis unter 13.000 mg
.k5	2.000 mg bis unter 2.500 mg	.ke	13.000 mg bis unter 15.000 mg
.k6	2.500 mg bis unter 3.000 mg	.kf	15.000 mg bis unter 19.000 mg
.k7	3.000 mg bis unter 4.000 mg	.kg	19.000 mg bis unter 23.000 mg
.k8	4.000 mg bis unter 5.000 mg	.kh	23.000 mg bis unter 27.000 mg
.k9	5.000 mg bis unter 6.000 mg	.kj	27.000 mg bis unter 31.000 mg
.ka	6.000 mg bis unter 7.000 mg	.kk	31.000 mg oder mehr
.kb	7.000 mg bis unter 9.000 mg		

6-00b.– Applikation von Medikamenten, Liste 11

6-00b.0 Abemaciclib, oral

6-00b.1 Bezlotoxumab, parenteral

6-00b.2 Binimetinib, oral
6-00b.3 Brigatinib, oral
6-00b.4 Burosumab, parenteral
6-00b.5 Caplacizumab, parenteral
6-00b.6 Liposomales Cytarabin-Daunorubicin, parenteral
6-00b.7 Durvalumab, parenteral
6-00b.8 Emicizumab, parenteral
6-00b.9 Encorafenib, oral
6-00b.a Gemtuzumab Ozogamicin, parenteral
6-00b.b Inotersen, parenteral
6-00b.c Letermovir, oral
6-00b.d Letermovir, parenteral
6-00b.e Metreleptin, parenteral
6-00b.f Osimertinib, oral
6-00b.g Patisiran, parenteral
6-00b.h Streptozocin, parenteral
6-00b.j Talimogen Laherparepvec
6-00b.k Tezacaftor-Ivacaftor, oral
6-00b.m Tildrakizumab, parenteral
6-00b.n Trientin, oral
6-00b.p Voretigen Neparvovec, subretinal

6-00c.– Applikation von Medikamenten, Liste 12

6-00c.0 Andexanet alfa, parenteral
6-00c.1 Apalutamid, oral
6-00c.2 Betibeglogen Autotemcel, parenteral
6-00c.3 Cemiplimab, parenteral
6-00c.4 Cenegermin
6-00c.5 Dacomitinib, oral
6-00c.6 Esketamin, nasal
6-00c.7 Gilteritinib, oral
6-00c.8 Lanadelumab, parenteral
6-00c.9 Larotrectinib, oral
6-00c.a Lorlatinib, oral
6-00c.b Neratinib, oral
6-00c.c Polatuzumab Vedotin, parenteral
6-00c.d Ravulizumab, parenteral
6-00c.e Risankizumab, parenteral
6-00c.f Ropeginterferon alfa-2b, parenteral
6-00c.g Rucaparib, oral
6-00c.h Sonidegib, oral

6-00c.j Treosulfan, parenteral zur Konditionierung vor Stammzelltransplantation

6-00c.k Vismodegib, oral

6-00c.m Volanesorsen, parenteral

6-00c.n Zanamivir, intravenös

6-00d.– Applikation von Medikamenten, Liste 13

6-00d.0 Onasemnogen Abeparvovec, parenteral

6-00d.1 Acalabrutinib, oral

6-00d.2 Alpelisib, oral

6-00d.3 Avapritinib, oral

6-00d.4 Belantamab Mafodotin, parenteral

6-00d.5 Brolucizumab, intravitreal

6-00d.6 Bulevirtid, parenteral

6-00d.7 Crizanlizumab, parenteral

6-00d.8 Darolutamid, oral

6-00d.9 Entrectinib, oral

6-00d.a Fostamatinib, oral

6-00d.b Givosiran, parenteral

6-00d.c Glasdegib, oral

6-00d.d Ibalizumab, parenteral

6-00d.e Ivacaftor-Tezacaftor-Elexacaftor, oral

6-00d.f Luspatercept, parenteral

6-00d.g Mogamulizumab, parenteral

6-00d.h Tagraxofusp, parenteral

6-00d.j Talazoparib, oral

8 NICHT OPERATIVE THERAPEUTISCHE MASSNAHMEN

8-01...8-02 Applikation von Medikamenten und Nahrung und therapeutische Injektion

8-01 Applikation von Medikamenten und Nahrung

Exkl.: Applikation von Medikamenten zur Schmerztherapie (8-91)
Applikation von Medikamenten (Kap. 6)

Hinw.: Ein Kode aus diesem Bereich ist jeweils nur einmal pro stationären Aufenthalt anzugeben.

8-010.– Applikation von Medikamenten und Elektrolytlösungen über das Gefäßsystem bei Neugeborenen

Exkl.: Parenterale Ernährung als medizinische Hauptbehandlung (8-016)
Komplette parenterale Ernährung als medizinische Nebenbehandlung (8-018 ff.)
Infusion von Volumenersatzmitteln bei Neugeborenen (8-811 ff.)

Hinw.: Ein Kode aus diesem Bereich ist nur anzugeben, wenn Medikamente und Elektrolytlösungen kontinuierlich mehr als 24 Stunden über das Gefäßsystem verabreicht werden.
Ein Kode aus diesem Bereich ist nicht anzugeben, wenn diese Verfahren Bestandteil der Wiederbelebung bei der Geburt sind oder als Komponente in einem bereits dokumentierten Kode enthalten sind.

8-010.1 Intraarteriell, kontinuierlich

8-010.3 Intravenös, kontinuierlich

8-010.x Sonstige

8-010.y N.n.bez.

8-011.– Intrathekale und intraventrikuläre Applikation von Medikamenten durch Medikamentenpumpen

Exkl.: Intrathekale Instillation von zytotoxischen Materialien und Immunmodulatoren (8-541.0)
Intrathekale und intraventrikuläre Applikation von Medikamenten ohne Medikamentenpumpen (8-019)

8-011.1 Wiederbefüllung einer implantierten Medikamentenpumpe mit konstanter Flussrate

Inkl.: Zur Schmerztherapie

8-011.2 Wiederbefüllung und Programmierung einer implantierten, programmierbaren Medikamentenpumpe mit kontinuierlicher Abgabe bei variablem Tagesprofil

Inkl.: Zur Schmerztherapie

8-011.3- Postoperative intrathekale und intraventrikuläre Medikamentendosis-Anpassung nach Anlage der Medikamentenpumpe

Inkl.: Schmerz- oder Spastiktherapie

.30 Bei einer externen Medikamentenpumpe

.31 Bei einer implantierten Medikamentenpumpe mit konstanter Flussrate

.32 Bei einer implantierten programmierbaren Medikamentenpumpe mit kontinuierlicher Abgabe bei variablem Tagesprofil

8-011.x Sonstige

8-011.y N.n.bez.

8-015.– Enterale Ernährungstherapie als medizinische Hauptbehandlung

Hinw.: Die Erstellung des Behandlungsplanes ist im Kode enthalten.

8-015.0 Über eine Sonde

8-015.1 Über ein Stoma

8-015.2 Therapeutische Hyperalimentation

8-015.x Sonstige

8-015.y N.n.bez.

8-016 Parenterale Ernährungstherapie als medizinische Hauptbehandlung

Hinw.: Die Erstellung des Behandlungsplanes ist im Kode enthalten.

8-017.– Enterale Ernährung als medizinische Nebenbehandlung

Hinw.: Bei intensivmedizinisch behandelten Patienten ist ein Kode aus diesem Bereich nicht anzugeben.
Die Erstellung des Behandlungsplanes ist im Kode enthalten.
Die enterale Ernährung erfolgt über eine Sonde bzw. ein Stoma.

8-017.0 Mindestens 7 bis höchstens 13 Behandlungstage

8-017.1 Mindestens 14 bis höchstens 20 Behandlungstage

8-017.2 Mindestens 21 Behandlungstage

8-018.– Komplette parenterale Ernährung als medizinische Nebenbehandlung

Hinw.: Bei intensivmedizinisch behandelten Patienten ist ein Kode aus diesem Bereich nicht anzugeben.
Eine komplette parenterale Ernährung enthält die Makronährstoffe Glukose, Fette und Aminosäuren und die Mikronährstoffe fett- und wasserlösliche Vitamine und Spurenelemente.
Die Erstellung des Behandlungsplanes ist im Kode enthalten.
Die parenterale Ernährung erfolgt zentralvenös.

8-018.0 Mindestens 7 bis höchstens 13 Behandlungstage

8-018.1 Mindestens 14 bis höchstens 20 Behandlungstage

8-018.2 Mindestens 21 Behandlungstage

8-019 Intrathekale und intraventrikuläre Applikation von Medikamenten ohne Medikamentenpumpen

Exkl.: Intrathekale Instillation von zytotoxischen Materialien oder Immunmodulatoren (8-541.0)
Intrathekale und intraventrikuläre Applikation von Medikamenten durch Medikamentenpumpen (8-011 ff.)

8-01a Teilstationäre intravenöse Applikation von Medikamenten über das Gefäßsystem bei Kindern und Jugendlichen

Exkl.: Parenterale Ernährung als medizinische Hauptbehandlung (8-016)
Komplette parenterale Ernährung als medizinische Nebenbehandlung (8-018 ff.)
Infusion von Volumenersatzmitteln bei Neugeborenen (8-811 ff.)
Applikation von Medikamenten und Elektrolytlösungen über das Gefäßsystem bei Neugeborenen (8-010 ff.)
Teilstationäre pädiatrische zytostatische Chemotherapie, Immuntherapie und antiretrovirale Therapie (8-54 mit 9-985.0 und ggf. einem Kode aus 6-00)

Hinw.: Ein Kode aus diesem Bereich ist nicht anzugeben, wenn dieses Verfahren als Komponente in einem bereits dokumentierten Kode enthalten ist.
Dieser Kode ist nur für Patienten bis zur Vollendung des 18. Lebensjahres anzugeben.
Dieser Kode kann nur für die teilstationäre intravenöse Applikation von Medikamenten mit der Notwendigkeit einer Überwachung, Nachbeobachtung oder langsamen Verabreichung angegeben werden.
Spezifisch kodierbare, intravenös zu applizierende Medikamente sind gesondert zu kodieren (6-00).
Strukturmerkmal:

- Vorhandensein einer Fachabteilung für Kinder- und Jugendmedizin am Standort des Krankenhauses.

Mindestmerkmal:

- Die Applikation wird durch einen Facharzt für Kinder- und Jugendmedizin mit krankheitsspezifischer Spezialisierung (z.B. Kinder-Rheumatologie, Kinder-Gastroenterologie, Kinder-Hämatologie und -Onkologie, Neuropädiatrie, Kinder-Pneumologie) bei Vorliegen mindestens einer der folgenden Erkrankungen durchgeführt: hämatologische Erkrankung, onkologische Erkrankung, Autoimmunerkrankung, chronisch-entzündliche Darmerkrankung, Stoffwechselerkrankung, neuromuskuläre Erkrankung, Seltene Erkrankung.

8-02 Therapeutische Injektion

Hinw.: Ein Kode aus diesem Bereich ist jeweils nur einmal pro stationären Aufenthalt anzugeben.

8-020.– Therapeutische Injektion

8-020.0♦ Auge

Inkl.: Subkonjunktivale Injektion

Exkl.: Vorderkammerspülung mit Einbringen von Medikamenten (5-139.12)
Injektion von Medikamenten in den hinteren Augenabschnitt (5-156.9)

8-020.1 Harnorgane

Exkl.: Injektionsbehandlung der Harnblase (5-579.6 ff.)

8-020.2 Männliche Genitalorgane

8-020.3 Weibliche Genitalorgane

8-020.4♦ Bänder, Sehnen oder Bindegewebe

8-020.5♦ Gelenk oder Schleimbeutel

Inkl.: Therapeutische Aspiration und Entleerung durch Punktion

Exkl.: Chemische Synoviorthese (8-020.b)
Radiosynoviorthese (8-530.3)

8-020.6 Leber

8-020.7 Bandscheibe

Hinw.: Dieser Kode erfordert zwingend die Anwendung eines bildgebenden Verfahrens.
Die Anwendung des bildgebenden Verfahrens ist im Kode enthalten.

8-020.8 Systemische Thrombolyse

8-020.b♦ Chemische Synoviorthese

Inkl.: Kryotherapie und Entlastung nach erfolgter Injektion

Exkl.: Radiosynoviorthese (8-530.3)

8-020.c Thrombininjektion nach Anwendung eines Katheters in einer Arterie

Hinw.: Mit diesem Kode ist die Thrombininjektion bei Nachblutung oder Aneurysma spurium nach einer diagnostischen oder interventionellen Anwendung eines Katheters in einer Arterie zu kodieren.
Eine durchgeführte Sonographie ist im Kode enthalten.

8-020.d Intraventrikuläre oder intrazerebrale Thrombolyse über Drainagekatheter

8-020.x♦ Sonstige

8-020.y N.n.bez.

8-03...8-03 Immuntherapie

8-03 Immuntherapie

Hinw.: Ein Kode aus diesem Bereich ist jeweils nur einmal pro stationären Aufenthalt anzugeben.

8-030.– Spezifische allergologische Immuntherapie

Inkl.: Hyposensibilisierung

Hinw.: Die Anwendung eines Kodes aus diesem Bereich setzt die kontinuierliche ärztliche Überwachung in Notfallbereitschaft voraus.

8-030.0 Mit Bienengift oder Wespengift

8-10...8-11 Entfernung von Fremdmaterial und Konkrementen

8-10 Fremdkörperentfernung

8-100.– Fremdkörperentfernung durch Endoskopie

Inkl.: Entfernung eines Konkrementes

8-100.0♦ Durch Otoskopie

8-100.1 Durch Rhinoskopie

8-100.2 Durch Laryngoskopie

8-100.3- Durch Tracheoskopie

.30 Mit Zange

.31 Mit Kryosonde

.3x Sonstige

8-100.4- Durch Bronchoskopie mit flexiblem Instrument

.40 Mit Zange

.41 Mit Kryosonde

.4x Sonstige

8-100.5- Durch Bronchoskopie mit starrem Instrument

.50 Mit Zange

.51 Mit Kryosonde

.5x Sonstige

8-100.6 Durch Ösophagoskopie mit flexiblem Instrument

8-100.7 Durch Ösophagoskopie mit starrem Instrument

8-100.8 Durch Ösophagogastroduodenoskopie

8-100.9 Durch Kolo-/Rektoskopie mit flexiblem Instrument

8-100.a Durch Kolo-/Rektoskopie mit starrem Instrument

8-100.b Durch Urethrozystoskopie

8-100.c♦ Durch Ureterorenoskopie

8-100.d Durch Hysteroskopie

8-100.x♦ Sonstige

8-100.y N.n.bez.

8-101.– Fremdkörperentfernung ohne Inzision

Exkl.: Fremdkörperentfernung durch Endoskopie (8-100 ff.)
Fremdkörperentfernung aus der Haut ohne Inzision (8-102 ff.)

8-101.0♦ Oberflächlich, aus der Sklera

Exkl.: Entfernung eines Fremdkörpers aus der Sklera mit Magnet oder durch Inzision (5-138.00, 5-138.01)

8-101.1♦ Oberflächlich, aus der Kornea

Exkl.: Entfernung eines Fremdkörpers aus der Kornea mit Magnet oder durch Inzision (5-120.0, 5-120.1)

8-101.2♦ Oberflächlich, aus der Konjunktiva

Exkl.: Entfernung eines Fremdkörpers aus der Konjunktiva durch Inzision (5-110.1)

8-101.3♦ Aus dem äußeren Gehörgang

8-101.4 Aus der Nase

8-101.5 Aus dem Pharynx

8-101.6 Aus der Cervix uteri

8-101.7 Aus der Vagina

8-101.8 Aus der Vulva

8-101.9 Aus der Urethra

8-101.a Perianal

8-101.b Anal

8-101.x♦ Sonstige

8-101.y N.n.bez.

8-102.– Fremdkörperentfernung aus der Haut ohne Inzision

Exkl.: Entfernung eines Fremdkörpers aus der Haut durch Inzision (5-892.2 ff.)

8-102.0 Lippe

8-102.1 Gesicht

8-102.2 Kopf und Hals

8-102.3 Schulter, Rumpf und Gesäß

8-102.4 Leisten- und Genitalregion

8-102.5♦ Oberarm und Ellenbogen

8-102.6♦ Unterarm

8-102.7♦ Hand

8-102.8♦ Oberschenkel und Knie

8-102.9♦ Unterschenkel

8-102.a♦ Fuß

8-102.x♦ Sonstige

8-102.y N.n.bez.

8-11 Extrakorporale Stoßwellentherapie

8-110.– Extrakorporale Stoßwellenlithotripsie [ESWL] von Steinen in den Harnorganen

8-110.0 Harnblase

8-110.1♦ Ureter

8-110.2♦ Niere

8-110.x♦ Sonstige

8-110.y N.n.bez.

8-111.– Extrakorporale Stoßwellenlithotripsie [ESWL] von Steinen in Gallenblase und Gallengängen

8-111.0 Gallenblase

8-111.1 Gallengänge

8-111.x Sonstige

8-111.y N.n.bez.

8-112.– Extrakorporale Stoßwellenlithotripsie [ESWL] von Steinen in sonstigen Organen

8-112.0 Pankreas

8-112.1♦ Speicheldrüsen

8-112.x♦ Sonstige

8-112.y N.n.bez.

8-115.– Extrakorporale Stoßwellentherapie am Stütz- und Bewegungsapparat

Inkl.: Pseudarthrose

8-115.0♦ Schulterbereich

8-115.1♦ Ellenbogen

8-115.2♦ Fuß

8-115.3♦ Langer Röhrenknochen, obere Extremität

8-115.4♦ Hand

8-115.5♦ Langer Röhrenknochen, untere Extremität

8-115.x♦ Sonstige

8-115.y N.n.bez.

8-119.– Andere extrakorporale Stoßwellentherapie

8-119.0 Penis

8-119.x Sonstige

8-119.y N.n.bez.

8-12...8-13 Manipulationen an Verdauungstrakt und Harntrakt

8-12 Manipulationen am Verdauungstrakt

8-120 Magenspülung

8-121 Darmspülung

Exkl.: Darmspülung zur Vorbereitung auf einen Eingriff

8-122.– Desinvagination

8-122.0 Durch Flüssigkeiten

Inkl.: Hydrostatische Desinvagination

8-122.1 Durch Gas

8-122.x Sonstige

8-122.y N.n.bez.

8-123.– Wechsel und Entfernung eines Gastrostomiekatheters

Inkl.: Wechsel und Entfernung einer PEG

Exkl.: Anlegen einer Gastrostomie oder PEG (5-431 ff.)
Freilegung und Entfernung einer eingewachsenen PEG-Halteplatte (5-431.3 ff.)

8-123.0 Wechsel

8-123.1 Entfernung

8-123.x Sonstige

8-123.y N.n.bez.

8-124.– Wechsel und Entfernung eines Jejunostomiekatheters

Inkl.: Wechsel und Entfernung einer PEJ

Exkl.: Anlegen einer PEJ (5-450.3)

8-124.0 Wechsel

8-124.1 Entfernung

8-124.x Sonstige

8-124.y N.n.bez.

8-125.– Anlegen und Wechsel einer duodenalen oder jejunalen Ernährungssonde

Hinw.: Die Überprüfung der Sondenlage durch ein bildgebendes Verfahren ist im Kode enthalten.

8-125.0 Transnasal, n.n.bez.

8-125.1 Transnasal, endoskopisch

Inkl.: Diagnostische Ösophagogastroduodenoskopie

8-125.2 Über eine liegende PEG-Sonde, endoskopisch

Inkl.: Diagnostische Ösophagogastroduodenoskopie

8-126 Transanale Irrigation

Inkl.: Anleitung und Schulung des Patienten

Exkl.: Darmspülung (8-121)

Hinw.: Dieser Kode ist nur einmal pro stationären Aufenthalt anzugeben.

8-127.– Endoskopisches Einlegen und Entfernung eines Magenballons

Hinw.: Eine gleichzeitig durchgeführte diagnostische Ösophagogastroduodenoskopie ist im Kode enthalten.

8-127.0 Einlegen

8-127.1 Entfernung

8-128 Anwendung eines Stuhldrainagesystems

Inkl.: Spülung und endoluminale Medikamentenapplikation

Hinw.: Dieser Kode ist nur einmal pro stationären Aufenthalt anzugeben.

8-129.– Applikation einer Spenderstuhlsuspension

Inkl.: Allogene Faecotherapie, Stuhltransplantation bei schwerer Enterokolitis

8-129.0 Koloskopisch

8-129.x Sonstige

8-13 Manipulationen am Harntrakt

8-132.– Manipulationen an der Harnblase

8-132.0 Instillation

Exkl.: Instillation von zytotoxischen Medikamenten in die Harnblase (8-541.4)

8-132.1 Spülung, einmalig

8-132.2 Spülung, intermittierend

8-132.3 Spülung, kontinuierlich

8-132.x Sonstige

8-132.y N.n.bez.

8-133.– Wechsel und Entfernung eines suprapubischen Katheters

Exkl.: Anlegen eines suprapubischen Harnblasenkatheters (5-572.1)

8-133.0 Wechsel

8-133.1 Entfernung

8-133.x Sonstige

8-133.y N.n.bez.

8-137.– Einlegen, Wechsel und Entfernung einer Ureterschiene [Ureterkatheter]

| *Hinw.:* Die Zystoskopie ist im Kode enthalten. Die Art des Zystoskops ist gesondert zu kodieren (5-98k ff.).

8-137.0- Einlegen

.00♦ Transurethral

.01♦ Perkutan-transrenal

Hinw.: Eine gleichzeitig durchgeführte Nephrostomie ist gesondert zu kodieren (5-550.1).

.02♦ Über ein Stoma

.03♦ Intraoperativ

8-137.1- Wechsel

.10♦ Transurethral

.11♦ Perkutan-transrenal

.12♦ Über ein Stoma

.13♦ Intraoperativ

8-137.2- Entfernung
.20♦ Transurethral
.21♦ Perkutan-transrenal
.22♦ Über ein Stoma
.23♦ Intraoperativ

8-137.x♦ Sonstige

8-137.y N.n.bez.

8-138.– Wechsel und Entfernung eines Nephrostomiekatheters

Exkl.: Anlegen eines Nephrostomas (5-550.1, 5-551.1)
Dilatation eines rekonstruktiven Nephrostomas (5-557.a ff.)
Operative Dilatation eines Nephrostomiekanals mit Einlegen eines dicklumigen Nephrostomiekatheters (5-550.6)

8-138.0♦ Wechsel ohne operative Dilatation

8-138.1♦ Entfernung

8-138.x♦ Sonstige

8-138.y N.n.bez.

8-139.– Andere Manipulationen am Harntrakt

8-139.0- Bougierung der Urethra
.00 Ohne Durchleuchtung
.01 Unter Durchleuchtung

8-139.1- Ballondilatation der Urethra
.10 Ohne Medikamentenbeschichtung des Ballonkatheters
.11 Mit Medikamentenbeschichtung des Ballonkatheters

8-139.x Sonstige

8-139.y N.n.bez.

8

8-14...8-17 Therapeutische Katheterisierung, Aspiration, Punktion und Spülung

8-14 Andere Formen von therapeutischer Katheterisierung und Kanüleneinlage

Exkl.: Therapeutische Katheterisierung und Kanüleneinlage in Gefäße (8-83)

8-144.– Therapeutische Drainage der Pleurahöhle

Exkl.: Therapeutische perkutane Punktion der Pleurahöhle (8-152.1)
Drainage der Brustwand oder Pleurahöhle, offen chirurgisch (5-340.0)

Hinw.: Therapeutische Spülungen der Pleurahöhle sind gesondert zu kodieren (8-173.1 ff.).

8-144.0♦ Großlumig

Inkl.: Thoraxdrainage durch Mini-Thorakotomie

Exkl.: Einführung einer Drainage über Hohlnadel (8-144.2)

8-144.1♦ Kleinlumig, dauerhaftes Verweilsystem

8-144.2♦ Kleinlumig, sonstiger Katheter

Inkl.: Pleurakatheter

8-146.– Therapeutische Drainage von Organen des Bauchraumes

Exkl.: Einlegen einer Drainage an den Gallengängen (5-513.5, 5-514.5 ff.)

8-146.0 Leber

8-146.1 Gallenblase

8-146.2 Pankreas

8-146.x Sonstige

8-146.y N.n.bez.

8-147.– Therapeutische Drainage von Harnorganen

8-147.0♦ Niere

8-147.x♦ Sonstige

8-147.y N.n.bez.

8-148.– Therapeutische Drainage von anderen Organen und Geweben

8-148.0 Peritonealraum

8-148.1 Retroperitonealraum

Inkl.: Perkutane Drainage eines Psoasabszesses

8-148.2 Perirenal

8-148.3 Pelvin

8-148.x Sonstige

8-148.y N.n.bez.

8-149.– Andere therapeutische Katheterisierung und Kanüleneinlage

8-149.0♦ Therapeutische Sondierung der Tränenwege

8-149.1♦ Katheterisierung der Nasennebenhöhlen

8-149.2♦ Katheterisierung der Tuba uterina durch Hysteroskopie

8-149.3♦ Therapeutische Sondierung der Tränenwege mit Intubation

8-149.x♦ Sonstige

8-149.y N.n.bez.

8-15 Therapeutische Aspiration und Entleerung durch Punktion

8-151.– Therapeutische perkutane Punktion des Zentralnervensystems und des Auges

8-151.0 Zisterne

8-151.1 Ventrikel

8-151.2 Ventrikelshunt

8-151.3 Rückenmarkzyste

8-151.4 Lumbalpunktion

8-151.5♦ Vordere Augenkammer

8-151.6♦ Hintere Augenkammer

8-151.x♦ Sonstige

8-151.y N.n.bez.

8-152.– Therapeutische perkutane Punktion von Organen des Thorax

8-152.0 Perikard

Inkl.: Perikarddrainage

8-152.1♦ Pleurahöhle

Hinw.: Dieser Kode ist nur einmal pro stationären Aufenthalt anzugeben.

8-152.2♦ Lunge

8-152.x♦ Sonstige

8-152.y N.n.bez.

8-153 Therapeutische perkutane Punktion der Bauchhöhle

Exkl.: Spülung des Bauchraumes (8-176 ff.)
Diagnostische Aszitespunktion (1-853.2)
Therapeutische Drainage des Peritonealraumes (8-148.0)
Therapeutische pelvine Drainage (8-148.3)

Hinw.: Dieser Kode ist nur einmal pro stationären Aufenthalt anzugeben.

8-154.– Therapeutische perkutane Punktion von Organen des Bauchraumes

8-154.0 Milz

8-154.1 Leber

8-154.2 Gallenblase

8-154.3 Pankreas

8-154.x Sonstige

8-154.y N.n.bez.

8-155.– Therapeutische perkutane Punktion von Harnorganen

8-155.0♦ Niere

8-155.1♦ Nierenbecken

8-155.2 Harnblase

8-155.x♦ Sonstige

8-155.y N.n.bez.

8-156.– Therapeutische perkutane Punktion von männlichen Genitalorganen

8-156.0♦ Hydrozele

8-156.1♦ Spermatozele

8-156.2 Prostata

8-156.3♦ Vesicula seminalis

8-156.x♦ Sonstige

8-156.y N.n.bez.

8-157.– Therapeutische perkutane Punktion von weiblichen Genitalorganen

8-157.0♦ Ovar

8-157.1 Uterus

8-157.x♦ Sonstige

8-157.y N.n.bez.

8-158.– Therapeutische perkutane Punktion eines Gelenkes

8-158.0♦ Humeroglenoidalgelenk

8-158.1♦ Akromioklavikulargelenk

8-158.2♦ Thorakoskapulargelenk

8-158.3♦ Sternoklavikulargelenk

8-158.4♦ Humeroulnargelenk

8-158.5♦ Proximales Radioulnargelenk

8-158.6♦ Distales Radioulnargelenk

8-158.7♦ Handgelenk

8-158.8♦ Radiokarpalgelenk

8-158.9♦ Ulnokarpalgelenk

8-158.a♦ Handwurzelgelenk

8-158.b♦ Karpometakarpalgelenk

8-158.c♦ Metakarpophalangealgelenk

8-158.d♦ Interphalangealgelenk

8-158.e♦ Iliosakralgelenk

8-158.f Symphyse

8-158.g♦ Hüftgelenk

8-158.h♦ Kniegelenk

8-158.j♦ Proximales Tibiofibulargelenk

8-158.k♦ Oberes Sprunggelenk

8-158.m♦ Unteres Sprunggelenk

8-158.n♦ Tarsalgelenk

8-158.p♦ Tarsometatarsalgelenk

8-158.q♦ Metatarsophalangealgelenk

8-158.r♦ Zehengelenk

8-158.s♦ Kiefergelenk

8-158.t♦ Gelenke Wirbelsäule und Rippen

8-158.x♦ Sonstige

8-158.y N.n.bez.

8-159.– Andere therapeutische perkutane Punktion

8-159.0♦ Therapeutische perkutane Punktion an Schleimbeuteln

8-159.1 Therapeutische perkutane Punktion des Knochenmarkes

8-159.2 Therapeutische perkutane Punktion einer Lymphozele

8-159.3♦ Therapeutische perkutane Punktion eines Urinoms

8-159.4 Therapeutische perkutane Punktion eines Kephalhämatoms

8-159.x♦ Sonstige

8-159.y N.n.bez.

8-17 Spülung (Lavage)

Exkl.: Spülung des Magens (8-120)
Spülung des Darmes (8-121)
Spülung der Harnblase (8-132.1, 8-132.2, 8-132.3)

Hinw.: Ein Kode aus diesem Bereich ist jeweils nur einmal pro stationären Aufenthalt anzugeben.

8-170.– Therapeutische Spülung (Lavage) des Auges

Exkl.: Spülung der vorderen Augenkammer (5-139.1 ff.)

8-170.1♦ Tränenwege

8-170.x♦ Sonstige

8-170.y N.n.bez.

8-171.– Therapeutische Spülung (Lavage) des Ohres

8-171.0♦ Äußerer Gehörgang

8-171.1♦ Mittelohr

8-171.x♦ Sonstige

8-171.y N.n.bez.

8-172♦ Therapeutische Spülung (Lavage) der Nasennebenhöhlen

Exkl.: Spülung durch Kieferhöhlenpunktion (5-220.0, 5-220.1)

8-173.– Therapeutische Spülung (Lavage) der Lunge und der Pleurahöhle

Exkl.: Bronchiallavage

8-173.0 Lunge

Hinw.: Mit diesem Kode ist nur die sehr aufwendige Spülung der Lunge z.B. bei Alveolarproteinose zu kodieren.

8-173.1- Pleurahöhle

Hinw.: Bei kontinuierlichen Spülungen der Pleurahöhle ist für jeden Tag eine Spülung zu zählen.
Diskontinuierliche Spülungen sind immer dann einzeln zu zählen, wenn zwischen 2 Spülungen ein zeitlicher Abstand von mindestens 4 Stunden liegt.

.10 1 bis 7 Spülungen

.11 8 bis 14 Spülungen

.12 15 bis 21 Spülungen

.13 22 oder mehr Spülungen

8-176.– Therapeutische Spülung des Bauchraumes bei liegender Drainage und temporärem Bauchdeckenverschluss

8-176.0 Bei liegender Drainage (geschlossene Lavage)

8-176.1 Bei temporärem Bauchdeckenverschluss (programmierte Lavage)

8-176.2 Am offenen Abdomen (dorsoventrale Lavage)

8-176.x Sonstige

8-176.y N.n.bez.

8-177.– Therapeutische Spülung des Retroperitonealraumes bei liegender Drainage und temporärem Bauchdeckenverschluss

8-177.0 Bei liegender Drainage (geschlossene Lavage)

8-177.1 Bei temporärem Wundverschluss (programmierte Lavage)

8-177.2 Am offenen Retroperitoneum

8-177.x Sonstige

8-177.y N.n.bez.

8-178.– Therapeutische Spülung eines Gelenkes

8-178.0♦ Humeroglenoidalgelenk

8-178.1♦ Akromioklavikulargelenk

8-178.2♦ Thorakoskapulargelenk(raum)

8-178.3♦ Sternoklavikulargelenk

8-178.4♦ Humeroulnargelenk

8-178.5♦ Proximales Radioulnargelenk

8-178.6♦ Distales Radioulnargelenk

8-178.7♦ Handgelenk

8-178.8♦ Radiokarpalgelenk

8-178.9♦ Ulnokarpalgelenk

8-178.a♦ Handwurzelgelenk

8-178.b♦ Karpometakarpalgelenk

8-178.c♦ Metakarpophalangealgelenk

8-178.d♦ Interphalangealgelenk

8-178.e♦ Iliosakralgelenk

8-178.f Symphyse

8-178.g♦ Hüftgelenk

8-178.h♦ Kniegelenk

8-178.j♦ Proximales Tibiofibulargelenk

8-178.k♦ Oberes Sprunggelenk

8-178.m♦ Unteres Sprunggelenk

8-178.n♦ Tarsalgelenk

8-178.p♦ Tarsometatarsalgelenk

8-178.q♦ Metatarsophalangealgelenk

8-178.r♦ Zehengelenk

8-178.s♦ Kiefergelenk

8-178.t♦ Gelenke Wirbelsäule und Rippen

8-178.x♦ Sonstige

8-178.y N.n.bez.

8-179.– Andere therapeutische Spülungen

Exkl.: Peritonealdialyse (8-857 ff.)

8-179.0 Therapeutische Spülung über liegenden intraperitonealen Katheter

Inkl.: Peritonealdialysekatheter

8-179.1 Therapeutische Spülung über intrakranielle Spül-Saug-Drainage

8-179.2 Therapeutische Spülung über spinale Spül-Saug-Drainage

8-179.3 Instillationsbehandlung bei Vakuumtherapie

Inkl.: Intermittierende Instillationsbehandlung

Exkl.: Therapeutische Spülung von Pleurahöhle, Bauchraum, Retroperitoneum und Gelenken (8-173.1 ff., 8-176 ff., 8-177 ff., 8-178 ff.)

Hinw.: Dieser Kode ist ein Zusatzkode. Er ist nur in Verbindung mit einer pumpengesteuerten Sogbehandlung bei einer Vakuumtherapie zu verwenden (8-190.2 ff.).

8-179.x Sonstige

8-179.y N.n.bez.

8-19...8-19 Verbände

8-19 Verbände und Entfernung von erkranktem Gewebe an Haut und Unterhaut

8-190.– Spezielle Verbandstechniken

Hinw.: Ein Kode aus diesem Bereich ist jeweils nur einmal pro stationären Aufenthalt anzugeben.
Bei wiederholter Anwendung von Vakuumtherapien gleicher Technik an denselben oder ggf. auch an unterschiedlichen Lokalisationen sind die Zeiten zu addieren und nach der Dauer zu kodieren.
Kommen Vakuumtherapien unterschiedlicher Technik zur Anwendung, ist jede Technik gesondert nach der Dauer zu kodieren (z.B. ein Kode aus 8-190.2 ff. und ein Kode aus 8-190.3 ff.).

8-190.2- Kontinuierliche Sogbehandlung mit Pumpensystem bei einer Vakuumtherapie

Inkl.: Anlage oder Wechsel eines Systems zur Vakuumtherapie ohne Operationsbedingungen und Anästhesie
Wechsel des Sogsystems
Kontinuierliche Sogbehandlung mit Pumpensystem bei einer Vakuumtherapie bei offener Wunde

Hinw.: Die Angabe dieses Kodes ist an die Verwendung eines mechanischen Pumpensystems mit kontinuierlicher Druckkontrolle gebunden.
Die operative Anlage oder der Wechsel des Vakuumtherapie-Systems ist gesondert zu kodieren (5-916.a ff.).
Für die kontinuierliche Sogbehandlung sind nur die Zeiten zu berechnen, in denen der Patient stationär behandelt wurde.

.20 Bis 7 Tage
.21 8 bis 14 Tage
.22 15 bis 21 Tage
.23 Mehr als 21 Tage

8-190.3- Kontinuierliche Sogbehandlung mit sonstigen Systemen bei einer Vakuumtherapie

Inkl.: Anlage oder Wechsel eines Systems zur Vakuumtherapie ohne Operationsbedingungen und Anästhesie
Wechsel des Sogsystems
Sogerzeugung durch Unterdruckflasche
Kontinuierliche Sogbehandlung mit sonstigen Systemen bei einer Vakuumtherapie bei offener Wunde

Hinw.: Die operative Anlage oder der Wechsel des Vakuumtherapie-Systems ist gesondert zu kodieren (5-916.a ff.).
Für die kontinuierliche Sogbehandlung sind nur die Zeiten zu berechnen, in denen der Patient stationär behandelt wurde.

.30 Bis 7 Tage
.31 8 bis 14 Tage
.32 15 bis 21 Tage
.33 Mehr als 21 Tage

8-190.4- Kontinuierliche Sogbehandlung mit Pumpensystem bei einer Vakuumtherapie nach chirurgischem Wundverschluss (zur Prophylaxe von Komplikationen)

Inkl.: Anlage oder Wechsel des Systems

Hinw.: Für die kontinuierliche Sogbehandlung sind nur die Zeiten zu berechnen, in denen der Patient stationär behandelt wurde.

.40 Bis 7 Tage
.41 8 bis 14 Tage
.42 15 bis 21 Tage
.43 Mehr als 21 Tage

8-191.– Verband bei großflächigen und schwerwiegenden Hauterkrankungen

Inkl.: Verband bei großflächigen blasenbildenden Hauterkrankungen, toxischer epidermaler Nekrolyse, Verbrennungen und großflächigen Hautverletzungen

Hinw.: Ein Kode aus diesem Bereich ist nur einmal pro stationären Aufenthalt anzugeben.

8-191.0- Feuchtverband mit antiseptischer Lösung
.00 Ohne Debridement-Bad
.01 Mit Debridement-Bad

8-191.1- Fettgazeverband
.10 Ohne Debridement-Bad
.11 Mit Debridement-Bad

8-191.2- Fettgazeverband mit antiseptischen Salben
Inkl.: Silberhaltige Verbände
.20 Ohne Debridement-Bad
.21 Mit Debridement-Bad

8-191.3- Überknüpfpolsterverband, kleinflächig
.30 Ohne Immobilisation durch Gipsverband
.31 Mit Immobilisation durch Gipsverband

8-191.4- Überknüpfpolsterverband, großflächig
.40 Ohne Immobilisation durch Gipsverband
.41 Mit Immobilisation durch Gipsverband

8-191.5 Hydrokolloidverband

8-191.6 Okklusivverband mit Sauerstofftherapie

8-191.7- Okklusivverband mit enzymatischem Wunddebridement bei Verbrennungen
Hinw.: Wird ein enzymatisches Wunddebridement an mehreren Lokalisationen durchgeführt, sind die Flächen zu addieren und entsprechend zu kodieren.
.70 Bis unter 500 cm² der Körperoberfläche
.71 500 cm² bis unter 1.000 cm² der Körperoberfläche
.72 1.000 cm² bis unter 1.500 cm² der Körperoberfläche
.73 1.500 cm² bis unter 2.000 cm² der Körperoberfläche
.74 2.000 cm² bis unter 2.500 cm² der Körperoberfläche
.75 2.500 cm² bis unter 3.000 cm² der Körperoberfläche
.76 3.000 cm² bis unter 3.500 cm² der Körperoberfläche
.77 3.500 cm² bis unter 4.000 cm² der Körperoberfläche
.78 4.000 cm² bis unter 4.500 cm² der Körperoberfläche
.79 4.500 cm² oder mehr der Körperoberfläche

8-191.x Sonstige

8-191.y N.n.bez.

8-192.– Entfernung von erkranktem Gewebe an Haut und Unterhaut ohne Anästhesie (im Rahmen eines Verbandwechsels) bei Vorliegen einer Wunde

Inkl.: Entfernung von Fibrinbelägen
Entfernung eines Systems zur Vakuumtherapie ohne Anästhesie und Debridement

Exkl.: Chirurgisches Wunddebridement ohne Anästhesie bei neurologisch bedingter Analgesie (5-896 ff.)

Hinw.: Ein Kode aus diesem Bereich ist jeweils nur einmal pro stationären Aufenthalt anzugeben.

8-192.0- Kleinflächig

Hinw.: Länge bis 3 cm oder Fläche bis 4 cm^2.
Bei der Behandlung mehrerer kleinflächiger Läsionen an derselben anatomischen Region (z.B. an der Hand) sind die Flächen zu addieren. Bei Überschreiten einer Fläche von 4 cm^2 ist ein Kode für die großflächige Behandlung zu verwenden.

.00	Lippe	.08♦	Unterarm	.0d	Gesäß
.04	Sonstige Teile Kopf	.09♦	Hand	.0e♦	Oberschenkel und Knie
.05	Hals	.0a	Brustwand und Rücken	.0f♦	Unterschenkel
.06♦	Schulter und Axilla	.0b	Bauchregion	.0g♦	Fuß
.07♦	Oberarm und Ellenbogen	.0c	Leisten- und Genitalregion	.0x♦	Sonstige

8-192.1- Großflächig

.10	Lippe	.18♦	Unterarm	.1d	Gesäß
.14	Sonstige Teile Kopf	.19♦	Hand	.1e♦	Oberschenkel und Knie
.15	Hals	.1a	Brustwand und Rücken	.1f♦	Unterschenkel
.16♦	Schulter und Axilla	.1b	Bauchregion	.1g♦	Fuß
.17♦	Oberarm und Ellenbogen	.1c	Leisten- und Genitalregion	.1x♦	Sonstige

8-192.2- Großflächig, mit Einlegen eines Medikamententrägers

Exkl.: Fettgaze- oder Salbenverbände

.20	Lippe	.28♦	Unterarm	.2d	Gesäß
.24	Sonstige Teile Kopf	.29♦	Hand	.2e♦	Oberschenkel und Knie
.25	Hals	.2a	Brustwand und Rücken	.2f♦	Unterschenkel
.26♦	Schulter und Axilla	.2b	Bauchregion	.2g♦	Fuß
.27♦	Oberarm und Ellenbogen	.2c	Leisten- und Genitalregion	.2x♦	Sonstige

8-192.3- Großflächig, mit Anwendung biochirurgischer Verfahren

Inkl.: Anwendung von Fliegenmaden

.30	Lippe	.38♦	Unterarm	.3d	Gesäß
.34	Sonstige Teile Kopf	.39♦	Hand	.3e♦	Oberschenkel und Knie
.35	Hals	.3a	Brustwand und Rücken	.3f♦	Unterschenkel
.36♦	Schulter und Axilla	.3b	Bauchregion	.3g♦	Fuß
.37♦	Oberarm und Ellenbogen	.3c	Leisten- und Genitalregion	.3x♦	Sonstige

8-192.x- Sonstige

.x0	Lippe	.x8♦	Unterarm	.xd	Gesäß
.x4	Sonstige Teile Kopf	.x9♦	Hand	.xe♦	Oberschenkel und Knie
.x5	Hals	.xa	Brustwand und Rücken	.xf♦	Unterschenkel
.x6♦	Schulter und Axilla	.xb	Bauchregion	.xg♦	Fuß
.x7♦	Oberarm und Ellenbogen	.xc	Leisten- und Genitalregion	.xx♦	Sonstige

8-192.y N.n.bez.

8-20...8-22 Geschlossene Reposition und Korrektur von Deformitäten

8-20 Geschlossene Reposition einer Fraktur und Gelenkluxation ohne Osteosynthese

Exkl.: Geschlossene Reposition einer Fraktur oder Luxation mit Osteosynthese (5-79)

Hinw.: Bei Durchführung in Allgemeinanästhesie ist diese gesondert zu kodieren (8-90).

8-200.– Geschlossene Reposition einer Fraktur ohne Osteosynthese

Exkl.: Geschlossene Reposition an der Wirbelsäule ohne Osteosynthese (8-202 ff.)
Geschlossene Reposition an Gesichtsschädelknochen ohne Osteosynthese (5-76)
Geschlossene Reposition einer Nasenbeinfraktur (5-216.0)

Hinw.: Die durchgeführte Immobilisation (Gipsverband oder andere Stützverbände) ist im Kode enthalten.
Aufwendige Gipsverbände sind gesondert zu kodieren (8-310 ff.).

8-200.0♦ Skapula und Klavikula

8-200.1♦ Humerus proximal

8-200.2♦ Humerusschaft

8-200.3♦ Humerus distal

8-200.4♦ Radius proximal

8-200.5♦ Radiusschaft

8-200.6♦ Radius distal

8-200.7♦ Ulna proximal

8-200.8♦ Ulnaschaft

8-200.9♦ Ulna distal

8-200.a♦ Karpale

8-200.b♦ Metakarpale

8-200.c♦ Phalangen Hand

8-200.d Becken

8-200.e♦ Schenkelhals

8-200.f♦ Femur proximal

8-200.g♦ Femurschaft

8-200.h♦ Femur distal

8-200.j♦ Patella

8-200.k♦ Tibia proximal

8-200.m♦ Tibiaschaft

8-200.n♦ Tibia distal

8-200.p♦ Fibula proximal

8-200.q♦ Fibulaschaft

8-200.r♦ Fibula distal

8-200.s♦ Talus

8-200.t♦ Kalkaneus

8-200.u♦ Tarsale

8-200.v♦ Metatarsale

8-200.w♦ Phalangen Fuß

8-200.x♦ Sonstige

8-200.y N.n.bez.

8-201.– Geschlossene Reposition einer Gelenkluxation ohne Osteosynthese

Exkl.: Geschlossene Reposition an der Wirbelsäule ohne Osteosynthese (8-202 ff.)
Reposition einer temporomandibulären Luxation, geschlossen (operativ) (5-779.0)

Hinw.: Die durchgeführte Immobilisation (Gipsverband oder andere Stützverbände) ist im Kode enthalten.
Aufwendige Gipsverbände sind gesondert zu kodieren (8-310 ff.).

8-201.0♦ Humeroglenoidalgelenk

8-201.1♦ Akromioklavikulargelenk

8-201.2♦ Thorakoskapulargelenk(raum)

8-201.3♦ Sternoklavikulargelenk

8-201.4♦ Humeroulnargelenk

8-201.5♦ Proximales Radioulnargelenk

8-201.6♦ Distales Radioulnargelenk

8-201.7♦ Handgelenk n.n.bez.

8-201.8♦ Radiokarpalgelenk

8-201.9♦ Ulnokarpalgelenk

8-201.a♦ Handwurzelgelenk

8-201.b♦ Karpometakarpalgelenk

8-201.c♦ Metakarpophalangealgelenk

8-201.d♦ Interphalangealgelenk

8-201.e♦ Iliosakralgelenk

8-201.f Symphyse

8-201.g♦ Hüftgelenk

8-201.h♦ Kniegelenk

Inkl.: Isolierte Reposition des Patellofemoralgelenkes

8-201.j♦ Proximales Tibiofibulargelenk

8-201.k♦ Oberes Sprunggelenk

8-201.m♦ Unteres Sprunggelenk

8-201.n♦ Tarsalgelenk

8-201.p♦ Tarsometatarsalgelenk

8-201.q♦ Metatarsophalangealgelenk

8-201.r♦ Zehengelenk

8-201.s♦ Kiefergelenk

8-201.t♦ Humeroradialgelenk

8-201.u♦ Ellenbogengelenk n.n.bez.

8-201.x♦ Sonstige

8-201.y N.n.bez.

8-202.– Geschlossene Reposition einer Fraktur oder Gelenkluxation an der Wirbelsäule ohne Osteosynthese

8-202.0 Geschlossene Reposition

8-202.1 Geschlossene Reposition mit Immobilisation

8-202.2 Geschlossene Reposition mit Immobilisation bei Beteiligung des Rückenmarks

8-202.x Sonstige

8-202.y N.n.bez.

8-21 Forcierte Korrektur von Adhäsionen und Deformitäten

Hinw.: Bei Durchführung in Allgemeinanästhesie ist diese gesondert zu kodieren (8-90).
Ein Kode aus diesem Bereich ist jeweils nur einmal pro stationären Aufenthalt anzugeben.

8-210♦ Brisement force

8-211♦ Redressierende Verfahren

Inkl.: Redression mit Orthesenhilfe, Redression durch rasche Wechsel von Gipsverbänden

Hinw.: Die durchgeführte Immobilisation (Gipsverband, andere Stützverbände oder Schienen) sowie das Anlegen der Orthesen ist im Kode enthalten. Aufwendige Gipsverbände sind gesondert zu kodieren (8-310 ff.).

8-212♦ Quengelbehandlung

Hinw.: Die durchgeführte Immobilisation (Gipsverband, andere Stützverbände oder Schienen) ist im Kode enthalten. Aufwendige Gipsverbände sind gesondert zu kodieren (8-310 ff.).

8-213♦ Osteoklasie

Hinw.: Die durchgeführte Immobilisation (Gipsverband oder andere Stützverbände) ist im Kode enthalten. Aufwendige Gipsverbände sind gesondert zu kodieren (8-310 ff.).

8-22 Herstellung und Anpassung von Gesichtsepithesen

8-220.– Herstellung und Anpassung von Gesichtsepithesen mit Klebe- oder Brillen-Fixation

8-220.0♦ Ohr

8-220.1♦ Orbita

8-220.2 Nase

8-220.3♦ Mehrere Teilbereiche des Gesichts

8-220.x♦ Sonstige

Inkl.: Stirn, Wange, Lippe

8-220.y N.n.bez.

8-221.– Herstellung und Anpassung von Gesichtsepithesen mit Implantat-Fixation

8-221.0♦ Ohr

8-221.1♦ Orbita

8-221.2 Nase

8-221.3♦ Mehrere Teilbereiche des Gesichts

8-221.x♦ Sonstige

Inkl.: Stirn, Wange, Lippe

8-221.y N.n.bez.

8-31...8-39 Immobilisation und spezielle Lagerung

8-31 Immobilisation mit Gipsverband

Inkl.: Verwendung von Kunststoff und anderen Gipsersatzstoffen

Exkl.: Geschlossene Reposition einer Fraktur und Gelenkluxation ohne Osteosynthese (8-20)

Hinw.: Mit einem Kode aus diesem Bereich sind nur Gipsverbände mit einem deutlich erhöhten personellen, zeitlichen und materiellen Aufwand zu kodieren.
Bei Durchführung in Allgemeinanästhesie ist diese gesondert zu kodieren (8-90).

8-310.– Aufwendige Gipsverbände

8-310.0♦ Diademgips

8-310.1♦ Thorax-Arm-Abduktionsgips

8-310.2 Korrigierender Rumpfgips

8-310.3♦ Becken-Bein-Gips

8-310.4 Minervagips

8-310.5♦ Gips mit eingebautem Scharnier [Burrigips]

8-310.x♦ Sonstige

8-310.y N.n.bez.

8-39 Lagerungsbehandlung

8-390.– Lagerungsbehandlung

Exkl.: Lagerung auf einer Antidekubitusmatratze

Hinw.: Mit einem Kode aus diesem Bereich sind nur Lagerungsbehandlungen mit einem deutlich erhöhten personellen, zeitlichen oder materiellen Aufwand zu kodieren. Diese Kodes sind für die Angabe spezieller Lagerungen (z.B. bei Schienen und Extensionen, Wirbelsäuleninstabilität, Hemi- und Tetraplegie oder nach großen Schädel-Hirn-Operationen) oder Lagerungen mit speziellen Hilfsmitteln (z.B. Rotations- oder Sandwichbett) zu verwenden. Ein Kode aus diesem Bereich ist jeweils nur einmal pro stationären Aufenthalt anzugeben.

8-390.0 Lagerung im Spezialbett

Inkl.: Lagerung im Rotations- oder Sandwichbett, Lagerung im programmierbaren elektrischen Schwergewichtigenbett

8-390.1 Therapeutisch-funktionelle Lagerung auf neurophysiologischer Grundlage

Hinw.: Die Lagerung muss mehrmals täglich erfolgen.

8-390.2 Lagerung im Schlingentisch

8-390.3 Lagerung bei Schienen

8-390.4 Lagerung bei Extensionen

8-390.5 Lagerung im Weichlagerungsbett mit programmierbarer automatischer Lagerungshilfe

8-390.6 Lagerung im Spezialweichlagerungsbett für Schwerstbrandverletzte

8-390.x Sonstige

8-390.y N.n.bez.

8-40...8-41 Knochenextension und andere Extensionsverfahren

8-40 Extension am Skelett

8-400.– Extension durch Knochennagelung (Steinmann-Nagel)

8-400.0♦ Humerus

8-400.1♦ Olekranon

8-400.2♦ Femur

8-400.3♦ Tibia

8-400.4♦ Kalkaneus

8-400.x♦ Sonstige

8-400.y N.n.bez.

8-401.– Extension durch Knochendrahtung (Kirschner-Draht)

8-401.0♦ Humerus

8-401.1♦ Olekranon

8-401.2♦ Femur

8-401.3♦ Tibia

8-401.4♦ Kalkaneus

8-401.5♦ Gipsschiene mit Fingertraktion

8-401.6♦ Phalangen der Hand

8-401.x♦ Sonstige

8-401.y N.n.bez.

8-41 Extension der Wirbelsäule

8-410.– Extension an der Schädelkalotte

8-410.0 Halotraktion

8-410.1 Crutchfield-Klemme

8-410.x Sonstige

8-410.y N.n.bez.

8-411 Andere Extension der Halswirbelsäule

8-412 Extension der Lendenwirbelsäule

8-419.– Andere Extension der Wirbelsäule

8-419.0 Halopelvikdistraktion

8-419.x Sonstige

8-419.y N.n.bez.

8-50...8-51 Tamponade von Blutungen und Manipulation an Fetus oder Uterus

8-50 Kontrolle von Blutungen durch Tamponaden

8-500 Tamponade einer Nasenblutung

Exkl.: Operative Behandlung einer Nasenblutung (5-210 ff.)

8-501 Tamponade einer Ösophagusblutung

Exkl.: Operative Behandlung einer Ösophagusblutung (5-422 ff.)

8-502 Tamponade einer Rektumblutung

Exkl.: Operative Behandlung einer Rektumblutung (5-482 ff.)

8-503 Tamponade einer nicht geburtshilflichen Uterusblutung

8-504 Tamponade einer vaginalen Blutung

Exkl.: Tamponade einer geburtshilflichen Blutung (5-759.0 ff.)

8-506 Wechsel und Entfernung einer Tamponade bei Blutungen

8-51 Manipulation an Fetus oder Uterus während der Gravidität oder direkt postpartal

8-510.– Manipulation am Fetus vor der Geburt

8-510.0 Äußere Wendung

Exkl.: Innere Wendung (5-732.0)
Kombinierte Wendung (5-732.1)

8-510.1 Misslungene äußere Wendung

8-510.x Sonstige

8-510.y N.n.bez.

8-515 Partus mit Manualhilfe

Exkl.: Routinemaßnahmen bei einer Geburt (9-260, 9-261)

8-516 Manuelle postpartale Korrektur einer Inversio uteri

8-52...8-54 Strahlentherapie, nuklearmedizinische Therapie und Chemotherapie

8-52 Strahlentherapie

Hinw.: Die Strahlentherapie beinhaltet die regelmäßige Dokumentation mit geeigneten Systemen (Film, Portal-Imaging-System).
Jede Fraktion ist einzeln zu kodieren. Eine Fraktion umfasst alle Einstellungen und Bestrahlungsfelder für die Bestrahlung eines Zielvolumens. Ein Zielvolumen ist das Körpervolumen, welches ohne Patientenumlagerung oder Tischverschiebung über zweckmäßige Feldanordnungen erfasst und mit einer festgelegten Dosis nach einem bestimmten Dosiszeitmuster bestrahlt werden kann.
Eine oder mehrere simultan-integrierte Boost-Bestrahlungen sind gesondert zu kodieren (8-52e).
Die Bestrahlungssimulation (8-528 ff. und die Bestrahlungsplanung, 8-529 ff.) sind gesondert zu kodieren.

8-520.– Oberflächenstrahlentherapie

8-520.0 Bis zu 2 Bestrahlungsfelder

8-520.1 Mehr als 2 Bestrahlungsfelder

8-520.y N.n.bez.

8-521.– Orthovoltstrahlentherapie

8-521.0 Bis zu 2 Bestrahlungsfelder

8-521.1 Mehr als 2 Bestrahlungsfelder

8-521.y N.n.bez.

8-522.– Hochvoltstrahlentherapie

8-522.0 Telekobaltgerät bis zu 2 Bestrahlungsfelder

8-522.1 Telekobaltgerät 3 bis 4 Bestrahlungsfelder

8-522.2 Telekobaltgerät mehr als 4 Bestrahlungsfelder oder 3D-geplante Bestrahlung

8-522.3- Linearbeschleuniger bis zu 6 MeV Photonen oder schnelle Elektronen, bis zu 2 Bestrahlungsfelder

.30 Ohne bildgestützte Einstellung

.31 Mit bildgestützter Einstellung

Hinw.: Einstellung des Isozentrums unter Kontrolle des Zielvolumens durch CT/MRT/Cone-beam-CT oder Ultraschallverfahren (Online-IGRT)

8-522.6- Linearbeschleuniger mehr als 6 MeV Photonen oder schnelle Elektronen, bis zu 2 Bestrahlungsfelder

.60 Ohne bildgestützte Einstellung

.61 Mit bildgestützter Einstellung

Hinw.: Einstellung des Isozentrums unter Kontrolle des Zielvolumens durch CT/MRT/Cone-beam-CT oder Ultraschallverfahren (Online-IGRT)

8-522.9- Linearbeschleuniger, intensitätsmodulierte Radiotherapie

.90 Ohne bildgestützte Einstellung

.91 Mit bildgestützter Einstellung

Hinw.: Einstellung des Isozentrums unter Kontrolle des Zielvolumens durch CT/MRT/Cone-beam-CT oder Ultraschallverfahren (Online-IGRT)

8-522.a- Linearbeschleuniger bis zu 6 MeV Photonen oder schnelle Elektronen, mehr als 2 Bestrahlungsfelder

.a0 Ohne bildgestützte Einstellung

.a1 Mit bildgestützter Einstellung

Hinw.: Einstellung des Isozentrums unter Kontrolle des Zielvolumens durch CT/MRT/Cone-beam-CT oder Ultraschallverfahren (Online-IGRT)

8-522.b- Linearbeschleuniger bis zu 6 MeV Photonen oder schnelle Elektronen, 3D-geplante Bestrahlung

.b0 Ohne bildgestützte Einstellung

.b1 Mit bildgestützter Einstellung

Hinw.: Einstellung des Isozentrums unter Kontrolle des Zielvolumens durch CT/MRT/Cone-beam-CT oder Ultraschallverfahren (Online-IGRT)

8-522.c- Linearbeschleuniger mehr als 6 MeV Photonen oder schnelle Elektronen, mehr als 2 Bestrahlungsfelder

.c0 Ohne bildgestützte Einstellung

.c1 Mit bildgestützter Einstellung

Inkl.: Einstellung des Isozentrums unter Kontrolle des Zielvolumens durch CT/MRT/Cone-beam-CT oder Ultraschallverfahren (Online-IGRT)

8-522.d- Linearbeschleuniger mehr als 6 MeV Photonen oder schnelle Elektronen, 3D-geplante Bestrahlung

.d0 Ohne bildgestützte Einstellung

.d1 Mit bildgestützter Einstellung

Inkl.: Einstellung des Isozentrums unter Kontrolle des Zielvolumens durch CT/MRT/Cone-beam-CT oder Ultraschallverfahren (Online-IGRT)

8-522.x Sonstige

8-522.y N.n.bez.

8-523.– Andere Hochvoltstrahlentherapie

8-523.0- Stereotaktische Bestrahlung, einzeitig

.00 Zerebral

.01 Extrazerebral

8-523.1- Stereotaktische Bestrahlung, fraktioniert

Hinw.: Jede Fraktion ist einzeln zu kodieren.

.10 Zerebral

.11 Extrazerebral

8-523.2 Gamma-knife-Bestrahlung

8-523.3 Halbkörperbestrahlung

8-523.4- Ganzkörperbestrahlung

Hinw.: Bei Abschirmung von Lunge und/oder Leber ist für die Kodierung die Gesamtdosis außerhalb der abgeschirmten Bereiche entscheidend.

.40 Gesamtdosis unter 4 Gy

.41 Gesamtdosis 4 Gy bis unter 10 Gy

.42 Gesamtdosis 10 Gy oder mehr

8-523.5 Ganzhautbestrahlung

Hinw.: Jede Fraktion ist einzeln zu kodieren.

8-523.6 Intraoperative Strahlentherapie

8-523.7 Großfeldbestrahlung

Hinw.: Jede Fraktion ist einzeln zu kodieren.

8-523.x Sonstige

8-523.y N.n.bez.

8-524.– Brachytherapie mit umschlossenen Radionukliden

Exkl.: Interstitielle Brachytherapie (8-525 ff.)
Brachytherapie mit oberflächlichen Applikatoren (8-525 ff.)

Hinw.: Fachspezifische Maßnahmen sind gesondert zu kodieren (Kap. 5).
Im HDR-Verfahren ist jede Fraktion einzeln zu kodieren.

8-524.0 Intrauterin

8-524.1 Intravaginal

8-524.2 Intrauterin und intravaginal, kombiniert

8-524.3 Körperoberfläche

8-524.4 Intrakavitär

Exkl.: Intrauterine und intravaginale Brachytherapie (8-524.0-2)

8-524.5 Intraluminal

Inkl.: Atemwege, Verdauungssystem, Urethra, Gehörgang

8-524.6- Intravaskulär
.60 Koronargefäß
.61 Sonstiges peripheres Gefäß

8-524.x Sonstige

8-524.y N.n.bez.

8-525.– Sonstige Brachytherapie mit umschlossenen Radionukliden

Hinw.: Fachspezifische Maßnahmen sind gesondert zu kodieren (Kap. 5).
Im HDR-Verfahren ist jede Fraktion einzeln zu kodieren.

8-525.0- Interstitielle Brachytherapie mit Implantation von entfernbaren Strahlern in einer Ebene
.00 Niedrige Dosisleistung
.01 Gepulste Dosisleistung (Pulsed dose rate)
.02 Hohe Dosisleistung
.0x Sonstige

8-525.1- Interstitielle Brachytherapie mit Volumenimplantation von entfernbaren Strahlern in mehreren Ebenen
.10 Niedrige Dosisleistung
.11 Gepulste Dosisleistung (Pulsed dose rate)
.12 Hohe Dosisleistung
.1x Sonstige

8-525.2- Interstitielle Brachytherapie mit Implantation von permanenten Strahlern
.20 Bis zu 10 Quellen
.21 Mehr als 10 Quellen

8-525.3 Entfernung von umschlossenen Radionukliden oder inaktiven Applikatoren unter Anästhesie

8-525.4 Brachytherapie mit Oberflächenapplikatoren

8-525.x Sonstige

8-525.y N.n.bez.

8-526.– Radioaktive Moulagen

Hinw.: Fachspezifische Maßnahmen sind gesondert zu kodieren (Kap. 5).

8-526.0 Konstruktion und Applikation von oberflächlichen radioaktiven Moulagen

8-526.1 Konstruktion und Applikation von nicht auf der Körperoberfläche verwendeten Applikatoren

8-526.2 Konstruktion und Applikation von Augenapplikatoren

8-526.x Sonstige

8-526.y N.n.bez.

8-527.– Konstruktion und Anpassung von Fixations- und Behandlungshilfen bei Strahlentherapie

8-527.0 Fixationsvorrichtung, einfach

8-527.1 Fixationsvorrichtung, mittlerer Schwierigkeitsgrad

Inkl.: Thermoplastische Masken

8-527.2 Fixationsvorrichtung, komplex

Inkl.: Vakuumkissen

8-527.6 Behandlungshilfen

Inkl.: Zahnschienen
Abschirmungen
Bolusmaterial

8-527.7 Anbringen eines Stereotaxieringes

8-527.8 Individuelle Blöcke oder Viellamellenkollimator (MLC)

8-527.x Sonstige

8-527.y N.n.bez.

8-528.– Bestrahlungssimulation für externe Bestrahlung und Brachytherapie

8-528.6 CT-gesteuerte Simulation für die externe Bestrahlung

8-528.7 CT-gesteuerte Simulation für die Brachytherapie

8-528.8 Feldfestlegung mit Simulator, ohne 3D-Plan

8-528.9 Feldfestlegung mit Simulator, mit 3D-Plan

8-528.x Sonstige

8-528.y N.n.bez.

8-529.– Bestrahlungsplanung für perkutane Bestrahlung und Brachytherapie

Hinw.: Die Bestrahlungsplanung beinhaltet das Aufklärungsgespräch.

8-529.3 Bestrahlungsplanung für die intensitätsmodulierte Radiotherapie

8-529.4 Bestrahlungsplanung mit Fusion von CT- und MRT-Bildern

8-529.5 Bestrahlungsplanung für die Brachytherapie, mittel

Hinw.: Bestrahlungsplanung mit orthogonalen Röntgenbildern der Patientenanatomie und Applikator- bzw. Seedgeometrie.

8-529.6 Bestrahlungsplanung für die Brachytherapie, komplex

Hinw.: Bestrahlungsplanung mit Ultraschall- und/oder CT- und/oder MRT-Darstellung der Patientenanatomie und Applikator- bzw. Seedgeometrie.

8-529.7 Bestrahlungsplanung ohne individuelle Dosisplanung

Inkl.: Einfache Bestrahlungsplanung für die Brachytherapie

8-529.8 Bestrahlungsplanung für perkutane Bestrahlung, mit individueller Dosisplanung

Exkl.: Bestrahlungsplanung für die intensitätsmodulierte Radiotherapie (8-529.3)
Bestrahlungsplanung mit Fusion von CT- und MRT-Bildern (8-529.4)

8-529.x Sonstige

8-529.y N.n.bez.

8-52a.– Protonentherapie

8-52a.0- Bis zu 2 Bestrahlungsfelder

.00 Ohne bildgestützte Einstellung

.01 Mit bildgestützter Einstellung

Inkl.: Einstellung des Isozentrums unter Kontrolle des Zielvolumens durch CT/MRT/Cone-beam-CT oder Ultraschallverfahren (Online-IGRT)

8-52a.1- Mehr als 2 Bestrahlungsfelder

.10 Ohne bildgestützte Einstellung

.11 Mit bildgestützter Einstellung

Hinw.: Einstellung des Isozentrums unter Kontrolle des Zielvolumens durch CT/MRT/Cone-beam-CT oder Ultraschallverfahren (Online-IGRT)

8-52b Kohlenstoffionentherapie

8-52c Andere Schwerionentherapie

Exkl.: Kohlenstoffionentherapie (8-52b)

8-52d Intraoperative Strahlentherapie mit Röntgenstrahlung

Hinw.: Mit diesem Kode ist eine intraoperative Strahlentherapie mit weniger als 100 kV zu verschlüsseln.

8-52e Eine oder mehrere simultan-integrierte Boost-Bestrahlungen [SIB]

Hinw.: Dieser Kode ist ein Zusatzkode.

8-53 Nuklearmedizinische Therapie

8-530.– Therapie mit offenen Radionukliden

Hinw.: Eine Therapie gilt dann als abgeschlossen, wenn eine Verteilungsszintigraphie (falls physikalisch möglich) zur Dokumentation der Therapieaktivitätsverteilung und regelmäßige Dosisleistungsmessungen (falls physikalisch möglich) bis zum Erreichen des gesetzlichen Grenzwertes durchgeführt wurden (Ausnahme 8-530.c ff.). Die Verteilungsszintigraphie ist gesondert zu kodieren (3-70c.1 ff.). Eine zusätzliche Dosimetrie von Tumorherden und Referenzorganen ist gesondert zu kodieren (8-539.0 ff.). Bei mehrfacher Durchführung einer Therapie mit offenen Radionukliden während eines stationären Aufenthaltes ist für jede Durchführung der Therapie ein Kode anzugeben.

8-530.1- Therapie mit offenen Radionukliden bei Knochenmetastasen

Inkl.: Schmerztherapie

.10 Therapie mit Alphastrahlung emittierenden Radionukliden

Inkl.: Therapie mit Radium-223-Dichlorid

.11 Therapie mit Betastrahlung emittierenden Radionukliden

Inkl.: Therapie mit Samarium-153-EDTMP

.1x Sonstige

8-530.2 Therapie der blutbildenden Organe mit offenen Radionukliden

8-530.3 Instillation von offenen Radionukliden in Gelenke

Inkl.: Radiosynoviorthese

8-530.5 Sonstige systemische Therapie mit offenen Radionukliden

8-530.6- Intravenöse Therapie mit radioaktiven rezeptorgerichteten Substanzen

.61 Radiorezeptortherapie mit Chelator-konjugierten Somatostatinanaloga aus patientenindividueller Eigenherstellung

Inkl.: Rezepturarzneimittel

.62 Radiorezeptortherapie mit Chelator-konjugierten Somatostatinanaloga aus nicht patientenindividueller Herstellung

Inkl.: Fertigarzneimittel

.6x Sonstige

8-530.7 Intravenöse Therapie mit radioaktiven Antikörpern

8-530.8 Epidermale Therapie mit offenen Radionukliden

Inkl.: Epidermale Therapie mit Rhenium-188

8-530.9- Intravenöse Therapie mit radioaktiv markierten metabolischen Substanzen

.90 Therapie mit Jod-131-Metomidat

.91 Therapie mit Jod-131-markierten Aminosäuren

Inkl.: Jod-131-Phenylalanin

.9x Sonstige

8-530.a- Intraarterielle Therapie mit offenen Radionukliden

.a0 Intraarterielle Radiorezeptortherapie mit DOTA-konjugierten Somatostatinanaloga

.a1 Intraarterielle Therapie mit sonstigen radioaktiven rezeptorgerichteten Substanzen

.a2 Intraarterielle Radionuklidtherapie mit radioaktiven Antikörpern

.a3 Intraarterielle Therapie mit radioaktiv markierten metabolischen Substanzen

.a4 Intraarterielle Radionuklidtherapie mit sonstigen Substanzen

.a5 Selektive intravaskuläre Radionuklidtherapie [SIRT] mit Yttrium-90-markierten Mikrosphären

.a6 Selektive intravaskuläre Radionuklidtherapie [SIRT] mit Rhenium-188-markierten Mikrosphären

.a7 Intraarterielle Radioembolisation mit sonstigen Substanzen

.a8 Selektive intravaskuläre Radionuklidtherapie [SIRT] mit Holmium-166-markierten Mikrosphären

.ax Sonstige

8-530.b- Intrakavitäre Therapie mit offenen Radionukliden

.b0 Intrakavitäre Therapie mit radioaktiven rezeptorgerichteten Substanzen

.b1 Intrakavitäre Radionuklidtherapie mit radioaktiven Antikörpern

.b2 Intrakavitäre Therapie mit radioaktiv markierten metabolischen Substanzen

.b3 Intrakavitäre Radionuklidtherapie mit sonstigen Substanzen

.bx Sonstige

8-530.c- Endovaskuläre Brachytherapie mit offenen Radionukliden

.c0 Endovaskuläre Brachytherapie mit flüssigem Rhenium-188 über ein geschlossenes Ballonsystem, Koronargefäß

.c1 Endovaskuläre Brachytherapie mit flüssigem Rhenium-188 über ein geschlossenes Ballonsystem, sonstiges peripheres Gefäß

.c2 Intrazerebrale Brachytherapie mit Katheter-Ballon-System

.cx Sonstige

8-530.d- Intravenöse Radioliganden-Therapie

.d0 Therapie mit Lutetium-177-PSMA-Liganden

.dx Sonstige

8-530.x Sonstige

8-530.y N.n.bez.

8-531.– Radiojodtherapie

Hinw.: Bei mehrfacher Applikation während eines stationären Aufenthaltes ist die erzielte Gesamtaktivität zu kodieren.

8-531.0- Radiojodtherapie bis 1,2 GBq I-131

Inkl.: Ganzkörper-Szintigraphie
Radiojodtherapie bei benignen Schilddrüsenerkrankungen

.00 Ohne Gabe von rekombinantem Thyreotropin (rh-TSH)

.01 Mit Gabe von rekombinantem Thyreotropin (rh-TSH)

8-531.1- Radiojodtherapie über 1,2 bis unter 5 GBq I-131

Inkl.: Ganzkörper-Szintigraphie
Radiojodtherapie zur Restgewebeablation beim Schilddrüsenkarzinom
Radiojodtherapie bei Metastasen, Rezidiven und Tumoraktivität des Schilddrüsenkarzinoms
Radiojodtherapie bei benignen Schilddrüsenerkrankungen

.10 Ohne Gabe von rekombinantem Thyreotropin (rh-TSH)

.11 Mit Gabe von rekombinantem Thyreotropin (rh-TSH)

8-531.2- Radiojodtherapie mit 5 oder mehr GBq I-131

Inkl.: Ganzkörper-Szintigraphie
Radiojodtherapie bei Metastasen, Rezidiven und Tumoraktivität des Schilddrüsenkarzinoms

.20 Ohne Gabe von rekombinantem Thyreotropin (rh-TSH)

.21 Mit Gabe von rekombinantem Thyreotropin (rh-TSH)

8-531.x Sonstige

8-531.y N.n.bez.

8-539.– Andere nuklearmedizinische Therapie

8-539.0- Intratherapeutische Dosimetrie

Hinw.: Diese Kodes sind Zusatzkodes. Sie sind nur in Verbindung mit einer Therapie mit offenen Radionukliden zu verwenden (8-530 ff.).

.00 Bei Lu-177-basierter Therapie

.01 Bei Y-90-basierter Therapie

.02 Bei I-131-basierter Therapie

.03 Bei Ho-166-basierter Therapie

.0x Sonstige

8-539.x Sonstige

8-54 Zytostatische Chemotherapie, Immuntherapie und antiretrovirale Therapie

Inkl.: Therapie mit Immunmodulatoren oder modifizierten monoklonalen Antikörpern

Hinw.: Zytostatika, Inhibitoren, Antikörper und Supportivmedikamente mit einem eigenen OPS-Kode in Kapitel 6 Medikamente werden zusätzlich zu einem Kode aus 8-54 mit einem Kode aus 6-00 kodiert (Beispiele: Clofarabin, parenteral , 6-003.j ff., Filgrastim, parenteral , 6-002.1 ff., Rituximab, 6-001.h ff., 6-001.j ff.) alleine oder z.B. bei R-DHAP).

Die folgenden Hinweise sind nur für die Kodes 8-542 ff., 8-543 ff. und 8-544 anzuwenden:

- Die Chemotherapie wird entsprechend der protokollgemäßen Dauer der während des stationären Aufenthaltes zu applizierenden subkutanen oder intravenösen Chemotherapie kodiert. Maßgeblich zur Bemessung der zu kodierenden Dauer der Chemotherapie sind die im Chemotherapieprotokoll gemachten Tagesvorgaben. Individuell notwendig werdende Verzögerungen bleiben unberücksichtigt.
- Jeder stationäre Aufenthalt und jeder Block ist einzeln zu kodieren.
- Folgende Substanzen können gezählt werden:
  - Alkylierende Substanzen
  - Antimetaboliten
  - Pflanzliche Alkaloide (mit Ausnahme von homöopathischen und anthroposophischen Mitteln und anderen pflanzlichen Mitteln)
  - Zytotoxische Antibiotika und verwandte Substanzen
  - Platin-haltige Verbindungen
  - Methylhydrazine
  - Amsacrin, Asparaginase und Derivate wie Pegaspargase, Pemtostatin, Topotecan, Irinotecan, Arsentrioxid, Denileukindiftitox, Bortezomib, Vorinostat, Romidepsin, Eribulin, Aflibercept, Carfilzomib, Belinostat und Talimogen laherparepvec sowie neue antineoplastische Substanzen mit unterjähriger Zulassung, die bisher noch nicht berücksichtigt werden konnten, mit Ausnahme von zellulären Therapien und unter Berücksichtigung der Inklusiva und Exklusiva.
- Jede Substanz der o.a. Liste wird einzeln gezählt, auch wenn mehrere Substanzen in einem Medikament als Kombination enthalten sind.
- Es werden die verwendeten Substanzen und nicht die Einzelapplikationen gezählt.
- Fest an die Gabe von Substanzen gekoppelte Supportivmedikamente (z.B. Uromitexan nach Cyclophosphamid/Ifosfamid; Folinsäure nach Methotrexat), wirkungsverstärkende Substanzen (z.B. Leukovorin), Wachstumsfaktoren, Immunglobuline und Antikörper werden nicht als zusätzliche Substanzen gezählt.

8-541.– Instillation von und lokoregionale Therapie mit zytotoxischen Materialien und Immunmodulatoren

Hinw.: Ein Kode aus diesem Bereich ist jeweils nur einmal pro stationären Aufenthalt anzugeben.

8-541.0 Intrathekal

Exkl.: Intrathekale Applikation von nicht zytotoxischen und nicht immunmodulatorischen Medikamenten ohne oder mit Medikamentenpumpen (8-011 ff., 8-019)

8-541.1 Intrazerebral

Exkl.: Intraventrikuläre Applikation von nicht zytotoxischen und nicht immunmodulatorischen Medikamenten ohne oder mit Medikamentenpumpen (8-011 ff., 8-019)

8-541.2♦ In die Pleurahöhle

8-541.3 Intraperitoneal

8-541.4 In die Harnblase

8-541.5♦ In das Nierenbecken

8-541.6 Arteriell

8-541.x Sonstige

8-541.y N.n.bez.

8-542.– Nicht komplexe Chemotherapie

Exkl.: Intrathekale Zytostatikainjektion (8-541.0)
Einnahme oraler Zytostatika
Gabe von Steroiden
Gabe von Antikörpern (8-547 ff.)

Hinw.: Diese Kodes sind zu verwenden bei subkutaner oder intravenöser Chemotherapie mit 1-2 Substanzen (Zytostatika, Inhibitoren) als Eintages-Chemotherapie.

8-542.1- 1 Tag
.11 1 Substanz
.12 2 Substanzen

8-543.– Mittelgradig komplexe und intensive Blockchemotherapie

Exkl.: Intrathekale Zytostatikainjektion (8-541.0)
Einnahme oraler Zytostatika
Gabe von Steroiden
Gabe von Antikörpern (8-547 ff.)

Hinw.: Innerhalb des Chemotherapieblocks werden an mindestens 2 Tagen mindestens eine Substanz (Zytostatika, Inhibitoren) oder als Eintages-Chemotherapie mindestens 3 Substanzen subkutan oder intravenös verabfolgt oder es erfolgt eine komplexe und intensive Chemotherapie mit aufwendiger, messungsabhängiger Therapiesteuerung.
Es zählen alle Substanzen, unabhängig davon, ob sie über alle zu berechnenden Tage verabreicht wurden oder über weniger Tage.

8-543.1- 1 Tag
.13 3 Substanzen
.14 4 Substanzen
.15 5 Substanzen
.16 6 Substanzen
.17 7 oder mehr Substanzen

8-543.2- 2 Tage
.21 1 Substanz
.22 2 Substanzen
.23 3 Substanzen
.24 4 Substanzen
.25 5 Substanzen
.26 6 Substanzen
.27 7 oder mehr Substanzen

8-543.3- 3 Tage
.31 1 Substanz
.32 2 Substanzen
.33 3 Substanzen
.34 4 Substanzen
.35 5 Substanzen
.36 6 Substanzen
.37 7 oder mehr Substanzen

8-543.4- 4 Tage
.41 1 Substanz
.42 2 Substanzen
.43 3 Substanzen
.44 4 Substanzen
.45 5 Substanzen

.46	6 Substanzen
.47	7 oder mehr Substanzen
8-543.5-	5 Tage
.51	1 Substanz
8-543.6-	6 Tage
.61	1 Substanz
8-543.7-	7 Tage
.71	1 Substanz
8-543.8-	8 Tage
.81	1 Substanz
8-543.9-	9 oder mehr Tage
.91	1 Substanz

8-544 Hochgradig komplexe und intensive Blockchemotherapie

Exkl.: Intrathekale Zytostatikainjektion (8-541.0)
Einnahme oraler Zytostatika
Gabe von Steroiden
Gabe von Antikörpern (8-547 ff.)
Therapieblöcke mit 5-FU-Dauerinfusion, Decitabin, Azacitidin und niedrig dosiertem ARA-C (8-543 ff.)

Hinw.: Es werden mindestens 2 Substanzen (Zytostatika, Inhibitoren) innerhalb eines Therapieblocks von mindestens 5 Tagen Dauer subkutan oder intravenös verabfolgt oder eines der folgenden Protokolle angewendet:

Bei Kindern und Jugendlichen:
- Blöcke HR-1, HR-2, HR-3, F1, F2, R1, R2; Protokolle I, II oder III: Phase 1 oder 2 bei ALL
- Blöcke SIA (F1 oder F2) oder SIB (Phase 1); SCA1 oder SCB1 (Phase 2), SCA2 oder SCB2 (Phase 3); SCA3-SCA7; SCB3 Part 1 oder 2, SCB4 Part 1 oder 2; Blöcke F1, F2, R1, R2; Protokoll II-Ida, Phase 1 oder 2; Clo/Cyc/Eto bei ALL-Rezidiven
- Blöcke HAM, AIE, ADxE (Induktion), AI, AI/2-CDA (Konsolidierungstherapie), HD-Ara-C/ETO (HAE), FLAG, FLAG-L-DNR, Ida-FLAG, ARAC/L-DNR bei AML
- Kurs a, A4, A24, AA, AA24, AAZ1, AAZ2, AM, b, B4, B24, BB, BB24, BBZ1, BBZ2, BM, CC, Protokolle I, II oder III: Phase 1 oder 2 (a oder b) bei NHL
- A1, A2, A3, B1, B2, B3, AV2, AV3, BV1, BV2, BV3, AM1, AM2, AM3, BM1, BM2, BM3, AMV2, AMV3, BMV1, BMV2, BMV3, CC, ICM und ICI bei NHL
- Hochdosis-Methotrexat, mindestens 1,5 g/m^2 plus drei Tage Leucovorin-Rescue, auch ohne 2. Substanz

Bei Erwachsenen:
- Induktionstherapie I oder II, Konsolidationstherapie I, Konsolidationstherapie II in high-risk oder very-high-risk ALL, Reinduktionstherapie I oder II bei ALL
- Block A, B oder C bei B-ALL, aggressiven Lymphomen und ZNS-Lymphomen bei Patienten vor dem vollendeten 60. Lebensjahr ("Bonner Protokoll"), BEAM, Dexa-BEAM bei NHL
- CLAEG, Ida-FLAG oder Mito-FLAG bei AML oder ALL
- AML-Induktion (A-EC, AIE, DA, LipDA, DA+Dasatinib, DAV, DNR, EC, HAM, IA, IAA, ICE, IC mit/ohne Clofarabin, IDAC, I-MAC, IVA, IVA+ATRA, IVA+Valproinsäure, IVA+Valproinsäure+ATRA, MAV, MAMAC, Mini-ICE, MTC)
- AML-Konsolidation (HAM, H-MAC, I-MAC, MAMAC, MHD-Ara-C/AMSA, MHD-Ara-C/Daunorubicin, MICE, NOVE)
- Hochdosis-Cytarabin, mindestens 1 g/m^2 als Einzeldosis und mindestens 6 g/m^2 kumulativ, auch ohne 2. Substanz
- Hochdosis-Methotrexat, mindestens 1,5 g/m^2 plus drei Tage Leucovorin-Rescue, auch ohne 2. Substanz

8-546.– Hypertherme Chemotherapie

8-546.0 Hypertherme intraperitoneale Chemotherapie [HIPEC]

8-546.1 Hypertherme intrathorakale Chemotherapie [HITOC]

8-546.x Sonstige

8-546.y N.n.bez.

8-547.– Andere Immuntherapie

8-547.0 Mit nicht modifizierten Antikörpern

Inkl.: Therapie z.B. mit Rituximab bei Patienten mit Lymphomen, Alemtuzumab bei Patienten mit CLL, Herceptin bei Patienten mit Mammakarzinom, Bevacizumab bei Patienten mit kolorektalen Karzinomen

8-547.1 Mit modifizierten Antikörpern

Inkl.: Therapie mit Zytotoxinen

Exkl.: Therapie mit radioaktiven Antikörpern (8-530.7)

8-547.2 Mit Immunmodulatoren

Inkl.: Therapie mit Interleukin 2, Interferon oder Tumornekrosefaktor Alpha

8-547.3- Immunsuppression

.30 Intravenös

.31 Sonstige Applikationsform

8-547.x Sonstige

8-547.y N.n.bez.

8-548.– Hochaktive antiretrovirale Therapie [HAART]

Hinw.: Antiretrovirale Substanzen sind hier Medikamente zur Behandlung von HIV-Infektionen, z.B. Proteasehemmer, Fusionsinhibitoren, Nukleosidanaloga und nicht nukleosidale RT-Inhibitoren.

8-548.0 Mit 2 bis 4 Einzelsubstanzen

8-548.1 Mit 5 oder mehr Einzelsubstanzen

8-549.– Perkutane geschlossene Organperfusion mit Chemotherapeutika

8-549.0- Leber

.00 Ohne externen Blutfilter

.01 Mit externem Blutfilter

Inkl.: Perkutane Chemosaturation

8-549.x Sonstige

8

8-55...8-60 Frührehabilitative und physikalische Therapie

8-55 Frührehabilitative Komplexbehandlung

Hinw.: Ein Kode aus diesem Bereich ist jeweils nur einmal pro stationären Aufenthalt anzugeben und darf nur solange verwendet werden, wie akutstationärer Behandlungsbedarf besteht.

8-550.– Geriatrische frührehabilitative Komplexbehandlung

Exkl.: Neurologisch-neurochirurgische Frührehabilitation (8-552 ff.)
Fachübergreifende und andere Frührehabilitation (8-559 ff.)
Physikalisch-medizinische Komplexbehandlung (8-563 ff.)

Hinw.: Strukturmerkmale:

- Multiprofessionelles Team mit fachärztlicher Behandlungsleitung (Zusatzbezeichnung, Schwerpunktbezeichnung oder Facharztbezeichnung im Bereich Geriatrie erforderlich). Die Behandlungsleitung muss überwiegend in der zugehörigen geriatrischen Einheit tätig sein.
- Vorhandensein von besonders geschultem Pflegepersonal für aktivierend-therapeutische Pflege. Hierfür muss mindestens eine Pflegefachkraft des multiprofessionellen Teams eine strukturierte curriculare geriatriespezifische Zusatzqualifikation im Umfang von mindestens 180 Stunden sowie eine mindestens 6-monatige Erfahrung in einer geriatrischen Einrichtung nachweisen.
- Vorhandensein mindestens folgender Therapiebereiche: Physiotherapie/Physikalische Therapie, Ergotherapie, Logopädie/fazioorale Therapie, Psychologie/Neuropsychologie.

Mindestmerkmale:

- Standardisiertes geriatrisches Assessment zu Beginn der Behandlung in mindestens 4 Bereichen (Mobilität, Selbsthilfefähigkeit, Kognition, Emotion) und am Ende der geriatrischen frührehabilitativen Behandlung in mindestens 2 Bereichen (Selbsthilfefähigkeit, Mobilität). Lässt der Zustand des Patienten die Erhebung einzelner Assessmentbestandteile nicht zu, ist dies zu dokumentieren. Wenn der Zustand des Patienten es erlaubt, ist die Erhebung nachzuholen.
- Soziales Assessment zum bisherigen Status in mindestens 5 Bereichen (soziales Umfeld, Wohnumfeld, häusliche/außerhäusliche Aktivitäten, Pflege-/Hilfsmittelbedarf, rechtliche Verfügungen). Lässt der Zustand des Patienten die Erhebung einzelner Assessmentbestandteile nicht zu, ist dies zu dokumentieren. Sofern möglich sind die fehlenden Bestandteile fremdanamnestisch zu erheben bzw. ist die Erhebung nachzuholen, wenn der Zustand des Patienten es erlaubt.
- Die wöchentliche Teambesprechung erfolgt unter Beteiligung der fachärztlichen Behandlungsleitung und jeweils mindestens eines Vertreters der Pflege sowie der Therapiebereiche Physiotherapie/Physikalische Therapie, Ergotherapie, Logopädie/fazioorale Therapie und Psychologie/Neuropsychologie pro vollständiger Woche. Die für diesen Kode erforderliche wochenbezogene Dokumentation ist erfüllt, wenn sie die Ergebnisse der bisherigen Behandlung und die weiteren Behandlungsziele umfasst. Hierfür sind die Beiträge der patientenbezogen beteiligten Berufsgruppen ausreichend. Weitere Nachweise zur Durchführung der Teambesprechung sind nicht erforderlich.
- Teamintegrierter Einsatz von mindestens 2 der folgenden 4 Therapiebereiche: Physiotherapie/Physikalische Therapie, Ergotherapie, Logopädie/fazioorale Therapie, Psychologie/Neuropsychologie.

Eine gleichzeitige (dauernde oder intermittierende) akutmedizinische Diagnostik bzw. Behandlung ist gesondert zu kodieren.

8-550.0 Mindestens 7 Behandlungstage und 10 Therapieeinheiten

Hinw.: Der therapeutische Anteil umfasst insgesamt mindestens 10 Therapieeinheiten von durchschnittlich 30 Minuten, davon mindestens 9 Therapieeinheiten als Einzeltherapie.

8-550.1 Mindestens 14 Behandlungstage und 20 Therapieeinheiten

Hinw.: Der therapeutische Anteil umfasst insgesamt mindestens 20 Therapieeinheiten von durchschnittlich 30 Minuten, davon mindestens 18 Therapieeinheiten als Einzeltherapie.

8-550.2 Mindestens 21 Behandlungstage und 30 Therapieeinheiten

Hinw.: Der therapeutische Anteil umfasst insgesamt mindestens 30 Therapieeinheiten von durchschnittlich 30 Minuten, davon mindestens 27 Therapieeinheiten als Einzeltherapie.

8-552.– Neurologisch-neurochirurgische Frührehabilitation

Exkl.: Geriatrische frührehabilitative Komplexbehandlung (8-550 ff.)
Fachübergreifende und andere Frührehabilitation (8-559 ff.)
Physikalisch-medizinische Komplexbehandlung (8-563 ff.)

Hinw.: Strukturmerkmale:
- Frührehateam mit Behandlungsleitung durch einen Facharzt für Neurologie, Neurochirurgie, Physikalische und rehabilitative Medizin oder Kinder- und Jugendmedizin mit der Zusatzbezeichnung Neuropädiatrie, der über eine mindestens 3-jährige Erfahrung in der neurologisch-neurochirurgischen Frührehabilitation verfügt. Im Frührehateam muss der neurologische oder neurochirurgische Sachverstand kontinuierlich eingebunden sein.
- Vorhandensein von auf dem Gebiet der neurologisch-neurochirurgischen Frührehabilitation besonders geschultem Pflegepersonal für aktivierend-therapeutische Pflege.
- Vorhandensein von folgenden Therapiebereichen: Physiotherapie/Krankengymnastik, Physikalische Therapie, Ergotherapie, Neuropsychologie, Logopädie/fazioorale Therapie.

Mindestmerkmale:
- Standardisiertes Frührehabilitations-Assessment in mindestens 5 Bereichen (Bewusstseinslage, Kommunikation, Kognition, Mobilität, Selbsthilfefähigkeit, Verhalten, Emotion) zu Beginn der Behandlung. Der Patient hat einen Frührehabilitations-Barthel-Index nach Schönle bis maximal 30 Punkte zu Beginn der Behandlung. (Die Berechnung des Frührehabilitations-Barthel-Index nach Schönle ist im Anhang zur ICD-10-GM zu finden.)
- Wöchentliche Teambesprechung mit wochenbezogener Dokumentation bisheriger Behandlungsergebnisse und weiterer Behandlungsziele.
- Der vom Patienten benötigte Einsatz der Leistungen der therapeutischen Pflege (Waschtraining, Anziehtraining, Esstraining, Kontinenztraining, Orientierungstraining, Schlucktraining, Tracheostomamanagement, isolierungspflichtige Maßnahmen u.a.) und der Therapiebereiche erfolgt in unterschiedlichen Kombinationen von mindestens 300 Minuten täglich (bei simultanem Einsatz von zwei oder mehr Mitarbeitern dürfen die Mitarbeiterminuten aufsummiert werden) im Durchschnitt der Behandlungsdauer der neurologisch-neurochirurgischen Frührehabilitation. Leistungen der durch Musiktherapeuten durchgeführten Musiktherapie können auf die tägliche Therapiezeit angerechnet werden, wenn das therapeutische Konzept der Frührehabilitationseinrichtung Musiktherapie vorsieht.

Eine gleichzeitige (dauernde oder intermittierende) akutmedizinische Diagnostik bzw. Behandlung ist gesondert zu kodieren.

8-552.0 Mindestens 7 bis höchstens 13 Behandlungstage

8-552.5 Mindestens 14 bis höchstens 20 Behandlungstage

8-552.6 Mindestens 21 bis höchstens 27 Behandlungstage

8-552.7 Mindestens 28 bis höchstens 41 Behandlungstage

8-552.8 Mindestens 42 bis höchstens 55 Behandlungstage

8-552.9 Mindestens 56 Behandlungstage

8-553.– Frührehabilitative Komplexbehandlung von Patienten mit Kopf-Hals-Tumoren

Inkl.: Wiederholte Erhebung einzelner Assessmentbestandteile je nach Zustand des Patienten

Exkl.: Geriatrische frührehabilitative Komplexbehandlung (8-550 ff.)
Neurologisch-neurochirurgische Frührehabilitation (8-552 ff.)
Fachübergreifende und andere Frührehabilitation (8-559 ff.)
Physikalisch-medizinische Komplexbehandlung (8-563 ff.)
Alleinige Durchführung eines Frührehabilitationsassessments von Patienten mit Kopf-Hals-Tumoren (1-775 ff.)

Hinw.: Die Durchführung eines Frührehabilitationsassessments im Rahmen der frührehabilitativen Komplexbehandlung ist nicht gesondert zu kodieren.
Strukturmerkmal:
- Multiprofessionelles, auf die Rehabilitation von Patienten mit Sprech-, Stimm-, Kau- und Schluckstörungen bei Kopf-Hals-Tumoren (z.B. bei Tumoren der Mundhöhle, des Epipharynx, des Oropharynx, des Hypopharynx, des Larynx und bei zervikalem CUP-Syndrom) spezialisiertes Frührehabilitationsteam mit Behandlungsleitung durch einen Facharzt für Phoniatrie und Pädaudiologie/Sprach-, Stimm- und kindliche Hörstörungen oder einen Facharzt für Hals-Na-

sen-Ohren-Heilkunde oder einen Facharzt für Mund-, Kiefer- und Gesichtschirurgie. Der Facharzt für Mund-, Kiefer- und Gesichtschirurgie muss über eine mindestens 3-jährige Erfahrung in der Frührehabilitation von Kopf-Hals-Tumor-Patienten verfügen. Zum Frührehabilitationsteam gehören mindestens ein Facharzt der Fachrichtungen, die die betreffenden Patienten onkologisch betreuen können, sowie mindestens ein Logopäde oder Sprachtherapeut oder Klinischer Linguist.

Mindestmerkmale:

- Durchführung eines standardisierten Frührehabilitationsassessments entsprechend den Mindestmerkmalen des Kodes 1-775 zu Beginn der Behandlung.
- Wöchentliche Teambesprechung unter Beteiligung aller Berufsgruppen mit Dokumentation bisheriger Behandlungsergebnisse und weiterer Behandlungsziele (z.B. im Rahmen einer Tumorkonferenz).
- Einsatz von mindestens einem der folgenden 3 Therapiebereiche: Logopädie/Sprachtherapie/Klinische Linguistik, Physiotherapie/Physikalische Therapie, Ernährungstherapie.
- Eine Therapieeinheit entspricht 30 Minuten. Die standardisierten Assessments werden als Therapieeinheiten gezählt, wenn sie mindestens 30 Minuten betragen.

8-553.0 5 Therapieeinheiten

8-553.1 Mehr als 5 bis höchstens 10 Therapieeinheiten

8-553.2 Mehr als 10 bis höchstens 20 Therapieeinheiten

8-553.3 Mehr als 20 bis höchstens 30 Therapieeinheiten

8-553.4 Mehr als 30 bis höchstens 40 Therapieeinheiten

8-553.5 Mehr als 40 bis höchstens 50 Therapieeinheiten

8-553.6 Mehr als 50 Therapieeinheiten

8-559.– Fachübergreifende und andere Frührehabilitation

Exkl.: Geriatrische frührehabilitative Komplexbehandlung (8-550 ff.)
Neurologisch-neurochirurgische Frührehabilitation (8-552 ff.)
Physikalisch-medizinische Komplexbehandlung (8-563 ff.)

Hinw.: Strukturmerkmale:

- Frührehateam mit fachärztlicher Behandlungsleitung (mindestens 5 Jahre in der Rehabilitationsmedizin tätig oder 5 Jahre Tätigkeit in der physikalischen und rehabilitativen Medizin oder Facharzt für physikalische und rehabilitative Medizin).
- Vorhandensein von besonders geschultem Pflegepersonal für aktivierend-therapeutische Pflege (Therapeutische Lagerung, Mobilisierung, Körperpflege, Kleiden, Essen und Trinken; Ausscheidungstraining, Wahrnehmungsförderung, Aktivierungstherapie, Trachealkanülenmanagement u.a.).
- Vorhandensein von mindestens 4 der folgenden Therapiebereiche: Physiotherapie/Krankengymnastik, Physikalische Therapie, Ergotherapie, Neuropsychologie/Psychologie, Psychotherapie, Logopädie/fazioorale Therapie/Sprachtherapie, künstlerische Therapie (Kunst- und/oder Musiktherapie), Dysphagietherapie.

Mindestmerkmale:

- Standardisiertes Frührehabilitations-Assessment oder Einsatz von krankheitsspezifischen Scoring-Systemen in mindestens 5 Bereichen (Bewusstseinslage, Kommunikation, Kognition, Mobilität, Selbsthilfefähigkeit, Verhalten, Emotion) zu Beginn der Behandlung.
- Wöchentliche Teambesprechung mit wochenbezogener Dokumentation bisheriger Behandlungsergebnisse und weiterer Behandlungsziele.
- Einsatz von mindestens 3 der oben genannten Therapiebereiche patientenbezogen in unterschiedlichen Kombinationen und unterschiedlichem Zeitaufwand.
- Entlassungsassessment zur gezielten Entlassung oder Verlegung des Patienten.

Eine gleichzeitige (dauernde oder intermittierende) akutmedizinische Diagnostik bzw. Behandlung ist gesondert zu kodieren.

8-559.3- Mindestens 7 bis höchstens 13 Behandlungstage

.30 Durchschnittlicher Einsatz von 15 Therapieeinheiten (jeweils von mindestens 30 Minuten) pro Woche

.31	Durchschnittlicher Einsatz von 20 Therapieeinheiten (jeweils von mindestens 30 Minuten) pro Woche
.32	Durchschnittlicher Einsatz von 30 Therapieeinheiten (jeweils von mindestens 30 Minuten) pro Woche
.33	Durchschnittlicher Einsatz von 40 Therapieeinheiten (jeweils von mindestens 30 Minuten) pro Woche
8-559.4-	Mindestens 14 bis höchstens 20 Behandlungstage
.40	Durchschnittlicher Einsatz von 15 Therapieeinheiten (jeweils von mindestens 30 Minuten) pro Woche
.41	Durchschnittlicher Einsatz von 20 Therapieeinheiten (jeweils von mindestens 30 Minuten) pro Woche
.42	Durchschnittlicher Einsatz von 30 Therapieeinheiten (jeweils von mindestens 30 Minuten) pro Woche
.43	Durchschnittlicher Einsatz von 40 Therapieeinheiten (jeweils von mindestens 30 Minuten) pro Woche
8-559.5-	Mindestens 21 bis höchstens 27 Behandlungstage
.50	Durchschnittlicher Einsatz von 15 Therapieeinheiten (jeweils von mindestens 30 Minuten) pro Woche
.51	Durchschnittlicher Einsatz von 20 Therapieeinheiten (jeweils von mindestens 30 Minuten) pro Woche
.52	Durchschnittlicher Einsatz von 30 Therapieeinheiten (jeweils von mindestens 30 Minuten) pro Woche
.53	Durchschnittlicher Einsatz von 40 Therapieeinheiten (jeweils von mindestens 30 Minuten) pro Woche
8-559.6-	Mindestens 28 bis höchstens 34 Behandlungstage
.60	Durchschnittlicher Einsatz von 15 Therapieeinheiten (jeweils von mindestens 30 Minuten) pro Woche
.61	Durchschnittlicher Einsatz von 20 Therapieeinheiten (jeweils von mindestens 30 Minuten) pro Woche
.62	Durchschnittlicher Einsatz von 30 Therapieeinheiten (jeweils von mindestens 30 Minuten) pro Woche
.63	Durchschnittlicher Einsatz von 40 Therapieeinheiten (jeweils von mindestens 30 Minuten) pro Woche
8-559.7-	Mindestens 35 bis höchstens 41 Behandlungstage
.70	Durchschnittlicher Einsatz von 15 Therapieeinheiten (jeweils von mindestens 30 Minuten) pro Woche
.71	Durchschnittlicher Einsatz von 20 Therapieeinheiten (jeweils von mindestens 30 Minuten) pro Woche
.72	Durchschnittlicher Einsatz von 30 Therapieeinheiten (jeweils von mindestens 30 Minuten) pro Woche
.73	Durchschnittlicher Einsatz von 40 Therapieeinheiten (jeweils von mindestens 30 Minuten) pro Woche
8-559.8-	Mindestens 42 Behandlungstage
.80	Durchschnittlicher Einsatz von 15 Therapieeinheiten (jeweils von mindestens 30 Minuten) pro Woche
.81	Durchschnittlicher Einsatz von 20 Therapieeinheiten (jeweils von mindestens 30 Minuten) pro Woche
.82	Durchschnittlicher Einsatz von 30 Therapieeinheiten (jeweils von mindestens 30 Minuten) pro Woche
.83	Durchschnittlicher Einsatz von 40 Therapieeinheiten (jeweils von mindestens 30 Minuten) pro Woche

8-56 Physikalisch-therapeutische Einzelmaßnahmen

Hinw.: Ein Kode aus diesem Bereich ist jeweils nur einmal pro stationären Aufenthalt anzugeben.

8-560.– Lichttherapie

8-560.0 Selektive Ultraviolettphototherapie (SUP)

8-560.1 Photochemotherapie (PUVA)

8-560.2 Lichttherapie des Neugeborenen (bei Hyperbilirubinämie)

Hinw.: Dauer mindestens 12 Stunden.

8-560.3 Lichttherapie UVA 1

8-560.4 Photodynamische Therapie (PDT)

8-560.5 Solephototherapie

8-560.x Sonstige

8-560.y N.n.bez.

8-561.– Funktionsorientierte physikalische Therapie

Hinw.: Mindestmerkmal:

- Standardisierte Befunderhebung bei vorübergehender oder vorbestehender Beeinträchtigung der Körperfunktionen und -strukturen unter therapeutischer bzw. sekundärpräventiver Zielstellung.

8-561.1 Funktionsorientierte physikalische Monotherapie

Inkl.: Sensomotorische Entwicklungs- und Übungsbehandlung und weitere Therapieformen

Hinw.: Einsatz von einem der folgenden Therapiebereiche: Physiotherapie/Krankengymnastik, Physikalische Therapie, Ergotherapie mit mindestens 5 Therapieeinheiten (jeweils von mindestens 30 Minuten) pro Woche.

8-561.2 Kombinierte funktionsorientierte physikalische Therapie

Hinw.: Behandlung mit fachärztlicher Behandlungsleitung.
Einsatz von 2 Therapiebereichen: Physiotherapie/Krankengymnastik, Physikalische Therapie und Ergotherapie mit mindestens 10 Therapieeinheiten (jeweils von mindestens 30 Minuten) pro Woche über mindestens 10 Behandlungstage.

8-563.– Physikalisch-medizinische Komplexbehandlung

Exkl.: Geriatrische frührehabilitative Komplexbehandlung (8-550 ff.)
Neurologisch-neurochirurgische Frührehabilitation (8-552 ff.)
Fachübergreifende und andere Frührehabilitation (8-559 ff.)

Hinw.: Strukturmerkmal:

- Behandlungsleitung durch einen Facharzt für physikalische und rehabilitative Medizin oder einen Facharzt mit mindestens 5-jähriger Tätigkeit in der physikalischen und rehabilitativen Medizin.

Mindestmerkmale:

- Standardisierte Befunderhebung zur Beurteilung der Körperfunktionen und -strukturen und Aktivität unter therapeutischer bzw. sekundärpräventiver Zielstellung.
- Wöchentliche Teambesprechung mit wochenbezogener Dokumentation bisheriger Behandlungsergebnisse und weiterer Behandlungsziele.
- Einsatz von durchschnittlich 15 Therapieeinheiten (jeweils von mindestens 30 Minuten) pro Woche aus folgenden Therapiebereichen: Physiotherapie/Krankengymnastik, Physikalische Therapie, Ergotherapie, Dysphagietherapie, Logopädie, künstlerische Therapie (Kunst- und/oder Musiktherapie), psychologische Verfahren und Psychotherapie, Schmerztherapie patientenbezogen in unterschiedlichen Kombinationen und unterschiedlichem Zeitaufwand.

8-563.0 Bis zu 6 Behandlungstage

8-563.1 Mindestens 7 bis höchstens 13 Behandlungstage

8-563.2 Mindestens 14 Behandlungstage

8-60 Hyperthermie und Hypothermie

8-600.– Lokoregionale Hyperthermie im Rahmen einer onkologischen Therapie

Hinw.: Eine simultan durchgeführte zytostatische Chemotherapie ist gesondert zu kodieren (8-54).
Eine computergestützte Planung ist gesondert zu kodieren (8-604).

8-600.0 Lokale (oberflächliche) Hyperthermie

8-600.1 Tiefenhyperthermie

8-601 Teilkörperhyperthermie im Rahmen einer onkologischen Therapie

Hinw.: Erwärmung einer Körperregion (z.B. Bauchraum, Becken) mit adäquat großem Ringapplikator unter MR-Monitoring.
Das MR-Monitoring ist im Kode enthalten.
Eine simultan durchgeführte zytostatische Chemotherapie ist gesondert zu kodieren (8-54).
Eine computergestützte Planung ist gesondert zu kodieren (8-604).

8-602 Ganzkörperhyperthermie im Rahmen einer onkologischen Therapie

Hinw.: Die Anwendung der Herz-Lungen-Maschine ist gesondert zu kodieren (8-851 ff.).
Eine simultan durchgeführte zytostatische Chemotherapie ist gesondert zu kodieren (8-54).
Eine computergestützte Planung ist gesondert zu kodieren (8-604).

8-603 Interstitielle und intrakavitäre Hyperthermie im Rahmen einer onkologischen Therapie

Hinw.: Eine Thermoablation ist im Kapitel 5 Operationen unter dem jeweiligen Verfahren, z.B. Destruktion von erkranktem Gewebe, zu kodieren.
Eine simultan durchgeführte zytostatische Chemotherapie ist gesondert zu kodieren (8-54).
Eine computergestützte Planung ist gesondert zu kodieren (8-604).

8-604 Computergestützte Planung einer Hyperthermie

Inkl.: Erstellung eines patientenspezifischen Modells aus CT- oder MRT-Daten

8-607.– Hypothermiebehandlung

Inkl.: Hypothermiebehandlung z.B. bei zerebraler Ischämie, bei Zustand nach Herzstillstand oder Schädel-Hirn-Trauma

Hinw.: Wenn die Anwendung der Herz-Lungen-Maschine mit den Kodes 8-851.1 ff. bis 8-851.5 ff. verschlüsselt wird, ist die Hypothermiebehandlung nicht gesondert zu kodieren.

8-607.0 Invasive Kühlung durch Anwendung eines speziellen Kühlkatheters

Hinw.: Die Kühlung und Wiedererwärmung müssen kontrolliert und steuerbar erfolgen.

8-607.1 Nicht invasive Kühlung durch Anwendung eines Speziallagerungssystems

Hinw.: Die Kühlung und Wiedererwärmung müssen kontrolliert und steuerbar erfolgen.

8-607.2 Nasopharyngeale Kühlung

8-607.3 Nicht invasive Kühlung durch Anwendung eines über Biofeedback kontrollier- und steuerbaren Kühlpad- oder Kühlelementesystems

Hinw.: Es muss eine Messung der Körperkerntemperatur über eine Sonde erfolgen.
Die Kühlpads müssen adhäsiv sein.
Ein Kühlelementesystem besteht aus Matten, Decken, Westen und/oder Hauben.

8-607.4 Nicht invasive Kühlung durch Anwendung eines sonstigen Kühlpad- oder Kühlelementesystems

Hinw.: Es muss eine Messung der Körperkerntemperatur über eine Sonde erfolgen.
Die Kühlpads müssen adhäsiv sein.
Ein Kühlelementesystem besteht aus Matten, Decken, Westen und/oder Hauben.

8-607.x Sonstige

8-63...8-66 Elektrostimulation, Elektrotherapie und Dauer der Behandlung durch fokussierten Ultraschall

8-63 Elektrostimulation des Nervensystems

8-630.– Elektrokonvulsionstherapie [EKT]

8-630.2 Grundleistung

Hinw.: Zur Grundleistung gehören die fachärztliche Indikationsstellung, die Aufklärung und die Durchführung der ersten Elektrokonvulsionstherapie-Sitzung. Diese ist nicht gesondert zu kodieren.
Die Durchführung erfolgt unter Muskelrelaxation in Narkose.
Dieser Kode ist nur einmal pro stationären Aufenthalt anzugeben.

8-630.3 Therapiesitzung

Inkl.: Erhaltungs-EKT

Hinw.: Dieser Kode ist unabhängig von der Gesamtzahl der Stimulationen einmal pro Therapiesitzung anzugeben.
Die Durchführung erfolgt unter Muskelrelaxation in Narkose.

8-630.y N.n.bez.

8-631.– Neurostimulation

Hinw.: Die Ersteinstellung nach Implantation ist, sofern nicht als eigener Kode angegeben, im Kode für die Implantation enthalten.
Ein Kode aus diesem Bereich ist jeweils nur einmal pro stationären Aufenthalt anzugeben.

8-631.0 Nachprogrammierung eines implantierten Neurostimulators zur Hirnstimulation

Inkl.: Mehrtägige stationäre Stimulator- und Medikamentenanpassung

Exkl.: Bildgebung (Kap. 3)

Hinw.: Dieser Kode darf nur verwendet werden, wenn die folgenden Qualitätsstandards erfüllt werden:
- Quantitative Testung durch pharmakologische Stimulation mit klinischer Skalierung (ggf. mehrfach), neurologischer und neurophysiologischer Testung und Medikamentenanpassung.
- Spezialisierte Physiotherapie, ggf. neuropsychologische und logopädische Behandlung.

8-631.1- Nachprogrammierung eines implantierten Neurostimulators zur Rückenmarkstimulation
.10 Ohne pharmakologische Anpassung
.11 Mit pharmakologischer Anpassung

8-631.2- Nachprogrammierung eines implantierten Neurostimulators zur peripheren Nervenstimulation
.20 Ohne pharmakologische Anpassung
.21 Mit pharmakologischer Anpassung

8-631.3- Einstellung eines Systems zur Hypoglossusnerv-Stimulation
.30 Ersteinstellung
.31 Nachprogrammierung

8-631.4 Ersteinstellung eines Systems zur Phrenikusnerv-Stimulation

8-631.5 Anlegen oder Wechsel eines extrakorporalen Neurostimulators

Inkl.: Ersteinstellung
Anlegen oder Wechsel eines teilimplantierbaren Neurostimulators

Hinw.: Bei extrakorporalen (teilimplantierbaren) Systemen wird nur die Neurostimulationselektrode implantiert. Impulsgenerator und Energieversorgung sind extrakorporal.
Die Implantation oder der Wechsel der Neurostimulationselektrode zur epiduralen Stimulation mit einem extrakorporalen Neurostimulator sind gesondert zu kodieren (5-039.39).
Die Implantation oder der Wechsel der Neurostimulationselektrode zur Stimulation des peripheren Nervensystems mit einem extrakorporalen Neurostimulator sind gesondert zu kodieren (5-059.88).

8-631.x Sonstige

8-631.y N.n.bez.

8-632.– Repetitive transkranielle Magnetstimulation [rTMS]

8-632.0 Grundleistung

Hinw.: Zur Grundleistung gehören die fachärztliche Indikationsstellung, die Aufklärung, die Planung und die Durchführung der ersten Therapiesitzung mit repetitiver transkranieller Magnetstimulation. Diese ist nicht gesondert zu kodieren.
Dieser Kode ist nur einmal pro stationären Aufenthalt anzugeben.

8-632.1 Therapiesitzung

Inkl.: Erhaltungs-rTMS

Hinw.: Dieser Kode ist unabhängig von der Gesamtzahl der Stimulationen einmal pro Therapiesitzung anzugeben.

8-632.y N.n.bez.

8-633 Pharyngeale elektrische Stimulation [PES]

Hinw.: Die Anlage der Stimulationssonde ist im Kode enthalten.
Dieser Kode ist nur einmal pro stationären Aufenthalt anzugeben.

8-64 Elektrische Konversion des Herzrhythmus

Hinw.: Ein Kode aus diesem Bereich ist jeweils nur einmal pro stationären Aufenthalt anzugeben.

8-640.– Externe elektrische Defibrillation (Kardioversion) des Herzrhythmus

8-640.0 Synchronisiert (Kardioversion)

8-640.1 Desynchronisiert (Defibrillation)

8-640.x Sonstige

8-640.y N.n.bez.

8-641 Temporäre externe elektrische Stimulation des Herzrhythmus

Inkl.: Implantation, Justieren, Repositionierung, Manipulation und Entfernung von temporären Schrittmacherelektroden

8-642 Temporäre interne elektrische Stimulation des Herzrhythmus

Inkl.: Implantation, Justieren, Repositionierung, Manipulation und Entfernung von temporären Schrittmacherelektroden, Überstimulation

8-643 Elektrische Stimulation des Herzrhythmus, intraoperativ

Hinw.: Dieser Kode ist nur bei Operationen zu verwenden, bei denen die elektrische Stimulation des Herzens üblicherweise nicht durchgeführt wird.

8-644 Teilstationäre Testung oder Nachprogrammierung von internem Herzschrittmacher, Stimulationssystem zur kardialen Resynchronisationstherapie [CRT] oder implantiertem Defibrillator bei Kindern und Jugendlichen

Hinw.: Dieser Kode ist nur für Patienten bis zur Vollendung des 18. Lebensjahres anzugeben.
Strukturmerkmal:
- Vorhandensein einer Fachabteilung für Kinder- und Jugendmedizin am Standort des Krankenhauses.

8-65 Elektrotherapie

8-650 Elektrotherapie

Inkl.: Galvanisation, Impulsströme, Ultraschalltherapie, Hochfrequenztherapie, muskuläre Gegenpulsation

Hinw.: Dieser Kode ist nur einmal pro stationären Aufenthalt anzugeben.

8-651 Thermotherapie mit magnetischen Nanopartikeln

Hinw.: Dieser Kode ist für jede Anwendung einzeln anzugeben.
Die Instillation der magnetischen Nanopartikel ist gesondert zu kodieren (Kap. 5).
Eine durchgeführte Radio- oder Chemotherapie ist gesondert zu kodieren (8-52, 8-54).

8-66 Dauer der Behandlung durch fokussierten Ultraschall

Hinw.: Ein Kode aus diesem Bereich ist jeweils nur einmal pro stationären Aufenthalt anzugeben.

8-660.– Dauer der Behandlung durch Magnetresonanz-gesteuerten fokussierten Ultraschall [MRgFUS]

Hinw.: Diese Kodes sind Zusatzkodes. Die Destruktion an der jeweiligen Lokalisation ist gesondert zu kodieren (Kap. 5).

8-660.0 Bis unter 1 Stunde

8-660.1 1 bis unter 2 Stunden

8-660.2 2 bis unter 3 Stunden

8-660.3 3 bis unter 4 Stunden

8-660.4 4 bis unter 5 Stunden

8-660.5 5 oder mehr Stunden

8-70...8-72 Maßnahmen für das Atmungssystem

8-70 Zugang bei maschineller Beatmung und Maßnahmen zum Offenhalten der Atemwege

Exkl.: Temporäre Tracheostomie (5-311 ff.)

Hinw.: Die Intubation im Rahmen einer Operation ist nicht zu kodieren.

8-700.– Offenhalten der oberen Atemwege

Hinw.: Ein Kode aus diesem Bereich ist jeweils nur einmal pro stationären Aufenthalt anzugeben.

8-700.0 Durch oropharyngealen Tubus

8-700.1 Durch nasopharyngealen Tubus

8-700.x Sonstige

8-700.y N.n.bez.

8-701 Einfache endotracheale Intubation

Inkl.: Notfallintubation
Intubationswechsel

8-704 Intubation mit Doppellumentubus

8-706 Anlegen einer Maske zur maschinellen Beatmung

Inkl.: Anpassen einer Gesichtsmaske oder Nasenmaske

8-71 Maschinelle Beatmung und Atemunterstützung über Maske oder Tubus und Beatmungsentwöhnung

Hinw.: Ein Kode aus diesem Bereich ist jeweils nur einmal pro stationären Aufenthalt anzugeben.

8-711.– Maschinelle Beatmung und Atemunterstützung bei Neugeborenen und Säuglingen

8-711.0- Atemunterstützung mit kontinuierlichem positiven Atemwegsdruck [CPAP]

.00 Bei Neugeborenen (1. bis 28. Lebenstag)

Hinw.: Bei einer Atemunterstützung unmittelbar nach der Geburt ist dieser Kode nur dann anzugeben, wenn die Atemunterstützung mindestens 30 Minuten lang durchgeführt wurde.

.01 Bei Säuglingen (29. bis 365. Lebenstag)

8-711.1- Kontrollierte Beatmung

Inkl.: Intermittierende Überdruckbeatmung [IPPV]
Kontinuierliche Überdruckbeatmung [CPPV]
Hochfrequenzbeatmung [HFV]
Hochfrequenz-Oszillationsbeatmung [HFOV]
Hochfrequenz-Jetbeatmung [HFJV]

.10 Bei Neugeborenen (1. bis 28. Lebenstag)

.11 Bei Säuglingen (29. bis 365. Lebenstag)

8-711.2- Assistierte Beatmung

Inkl.: Synchronisierte intermittierende Überdruckbeatmung [S-IPPV]
Synchronisierte kontinuierliche Überdruckbeatmung [S-CPPV]
Intermittierende maschinelle Beatmung [IMV]

.20 Bei Neugeborenen (1. bis 28. Lebenstag)

.21 Bei Säuglingen (29. bis 365. Lebenstag)

8-711.3- Beatmung mit Negativdrucksystem (CNP) ("Eiserne Lunge")
.30 Bei Neugeborenen (1. bis 28. Lebenstag)
.31 Bei Säuglingen (29. bis 365. Lebenstag)
8-711.4- Atemunterstützung durch Anwendung von High-Flow-Nasenkanülen [HFNC-System]
.40 Bei Neugeborenen (1. bis 28. Lebenstag)
.41 Bei Säuglingen (29. bis 365. Lebenstag)
8-711.x Sonstige
8-711.y N.n.bez.

8-712.– Maschinelle Beatmung und Atemunterstützung bei Kindern und Jugendlichen

Hinw.: Ein Kode aus diesem Bereich ist nur für Patienten ab dem Beginn des 2. Lebensjahres bis zur Vollendung des 18. Lebensjahres anzugeben.

8-712.0 Atemunterstützung mit kontinuierlichem positiven Atemwegsdruck [CPAP]

Hinw.: Dieser Kode ist nur bei intensivmedizinisch versorgten Patienten anzugeben.

8-712.1 Atemunterstützung durch Anwendung von High-Flow-Nasenkanülen [HFNC-System]

8-713.– Maschinelle Beatmung und Atemunterstützung bei Erwachsenen

8-713.0 Atemunterstützung durch Anwendung von High-Flow-Nasenkanülen [HFNC-System]

8-714.– Spezialverfahren zur maschinellen Beatmung bei schwerem Atemversagen

8-714.0- Inhalative Stickstoffmonoxid-Therapie
.00 Dauer der Behandlung bis unter 48 Stunden
.01 Dauer der Behandlung 48 bis unter 96 Stunden
.02 Dauer der Behandlung 96 oder mehr Stunden
8-714.1 Oszillationsbeatmung
8-714.x Sonstige
8-714.y N.n.bez.

8-716.– Einstellung einer häuslichen maschinellen Beatmung

Inkl.: Beatmung über Maske oder Tracheostoma
Einleitung einer nasalen Ventilationstherapie bei Cheyne-Stokes-Atmung im Rahmen einer Herzinsuffizienz

8-716.0- Ersteinstellung
.00 Nicht invasive häusliche Beatmung
.01 Invasive häusliche Beatmung nach erfolgloser Beatmungsentwöhnung
.02 Invasive häusliche Beatmung als elektive Maßnahme oder ohne Beatmungsentwöhnungsversuch
8-716.1- Kontrolle oder Optimierung einer früher eingeleiteten häuslichen Beatmung
.10 Nicht invasive häusliche Beatmung
.11 Invasive häusliche Beatmung
8-716.2- Beendigung einer früher eingeleiteten häuslichen Beatmung
.20 Nicht invasive häusliche Beatmung
.21 Invasive häusliche Beatmung

8-717.– Einstellung einer nasalen oder oronasalen Überdrucktherapie bei schlafbezogenen Atemstörungen

Inkl.: CPAP-Therapie, Bi-Level-Therapie, Auto-CPAP-Therapie

Hinw.: Eine diagnostische Polysomnographie ist gesondert zu kodieren (1-790).

8-717.0 Ersteinstellung

8-717.1 Kontrolle oder Optimierung einer früher eingeleiteten nasalen oder oronasalen Überdrucktherapie

8-718.– Beatmungsentwöhnung [Weaning] bei maschineller Beatmung

Hinw.: Diese Kodes sind nur für Patienten, die bei stationärer Aufnahme das 14. Lebensjahr vollendet haben, anzugeben.

Unter Beatmungsentwöhnung (Weaning) ist der Prozess der strukturierten Modifikation von Beatmungsparametern ggf. in Kombination mit akutmedizinischen und weiteren spezifischen Behandlungsmaßnahmen mit dem Ziel der Beendigung einer Beatmung zur Wiedererlangung der selbstständigen Atmung ohne maschinelle Beatmung zu verstehen. Ein Kode aus diesem Bereich ist auch anzugeben, wenn die Beatmungsentwöhnung fehlgeschlagen ist und z.B. die (Wieder-) Einstellung auf eine häusliche maschinelle Beatmung erfolgt.

Mindestanforderungen pro Behandlungstag:

- Mindestens ein dokumentierter Spontanatmungsversuch (dieser kann mit oder ohne Atemunterstützungsverfahren (z.B. CPAP oder HFNC) und mit oder ohne Sauerstoffinsufflation erfolgen) oder schriftliche Begründung bei Nichtdurchführung oder Versagen des täglichen Spontanatmungsversuches.
- Erhebung folgender Kriterien zur Entwöhnungsbereitschaft:
  - Atemmechanik (z.B. Hustenstoß, Sekretion),
  - Hämodynamischer und metabolischer Status (z.B. Blutdruck, Herzfrequenz, Vorliegen einer relevanten metabolischen Azidose),
  - Sedierungsscore (z.B. Richmond Agitation-Sedation Scale).
- Festlegung eines Analgesie- und Sedierungsziels.
- Verfügbarkeit von Physiotherapie und Anwendung nach den individuellen Möglichkeiten des Patienten.
- Feststellung der Geräteeinstellungen (mindestens Beatmungsmodus, Beatmungsdrücke, Atemfrequenz, FiO_2 oder O_2-Fluss; die Feststellung der Atemfrequenz ist entbehrlich, sofern eine Beatmungsform gewählt wurde, bei der eine Einstellung der maschinellen Atemfrequenz nicht vorgesehen ist), zusätzlich bei Änderungen der Geräteeinstellungen.

Dokumentation mindestens alle 8 Stunden, zusätzlich bei Änderungen der Geräteeinstellungen:

- Gasaustauschparameter (z.B. pO_2, pH, pCO_2, sO_2) mit invasiven oder nicht invasiven Messverfahren (z.B. Blutgasanalyse, Pulsoxymetrie, transkutane Oxymetrie und CO_2-Messung).
- Gerätemesswerte (mindestens Atemfrequenz, Atemzugvolumen, Beatmungsdrücke).

Als Behandlungstage gelten alle Tage ab Beginn der Beatmung, an denen mindestens ein Spontanatmungsversuch durchgeführt wurde oder für die eine schriftliche Begründung der Nichtdurchführung oder des Versagens des täglichen Spontanatmungsversuches vorliegt.

Tage, an denen kein Spontanatmungsversuch unternommen wurde und keine schriftliche Begründung der Nichtdurchführung oder des Versagens des täglichen Spontanatmungsversuches vorliegt, sind nicht zu zählen.

Tage ohne eine (intermittierende) maschinelle Beatmung sind nicht zu zählen.

Die Einleitung einer häuslichen maschinellen Beatmung während desselben stationären Aufenthaltes ist gesondert zu kodieren (8-716 ff.).

Der Zugang bei maschineller Beatmung ist gesondert zu kodieren (8-701, 8-704, 8-706).

Die Anlage eines Tracheostomas zur Durchführung der künstlichen Beatmung ist gesondert zu kodieren (5-311 ff., 5-312 ff.).

Die maschinelle Beatmung und Atemunterstützung bei Jugendlichen ist gesondert zu kodieren (8-712 ff.).

Eine zusätzlich durchgeführte neurologisch-neurochirurgische Frührehabilitation ist gesondert zu kodieren (8-552 ff.).

8-718.7- Beatmungsentwöhnung nicht auf Beatmungsentwöhnungs-Einheit

Hinw.: Ein Kode aus diesem Bereich ist bei allen Formen einer invasiven oder nicht invasiven maschinellen Beatmung anzuwenden, wenn die Dauer der Beatmung entsprechend den Regelungen der Deutschen Kodierrichtlinien zur Berechnung der Beatmungsdauer ab Beginn der Beatmung mehr als 95 Stunden an aufeinanderfolgenden Tagen beträgt.

.70 Mindestens 1 bis höchstens 2 Behandlungstage

.71 Mindestens 3 bis höchstens 5 Behandlungstage

.72 Mindestens 6 bis höchstens 10 Behandlungstage

.73 Mindestens 11 bis höchstens 20 Behandlungstage

.74 Mindestens 21 bis höchstens 40 Behandlungstage

.75 Mindestens 41 bis höchstens 75 Behandlungstage

.76 Mindestens 76 Behandlungstage

8-718.8- Prolongierte Beatmungsentwöhnung auf spezialisierter intensivmedizinischer Beatmungsentwöhnungs-Einheit

Exkl.: Alleinige Feststellung des Beatmungsstatus und des Beatmungsentwöhnungspotenzials (1-717 ff.)

Hinw.: Die Feststellung des Beatmungsstatus und des Beatmungsentwöhnungspotenzials im Rahmen der Beatmungsentwöhnung auf der intensivmedizinischen Beatmungsentwöhnungs-Einheit ist nicht gesondert zu kodieren.

Ein Kode aus diesem Bereich ist bei allen Formen einer invasiven oder nicht invasiven maschinellen Beatmung anzuwenden, wenn die Dauer der Beatmung entsprechend den Regelungen der Deutschen Kodierrichtlinien zur Berechnung der Beatmungsdauer ab Beginn der Beatmung mehr als 168 Stunden an aufeinanderfolgenden Tagen beträgt.

Strukturmerkmale:

- Behandlungsleitung durch einen Facharzt mit der Zusatzbezeichnung Intensivmedizin.
- Intensivmedizinische Beatmungsentwöhnungs-Einheit, die auf die Beatmungsentwöhnung von langzeitbeatmeten Patienten spezialisiert ist.
- Ausstattung zur Durchführung des Sekretmanagements:
  - Möglichkeit zur Vernebelung von Medikamenten (oszillierende und nicht oszillierende PEP-Systeme),
  - Mechanischer Insufflator/Exsufflator,
  - 24-stündige Verfügbarkeit der Möglichkeit zur Bronchoskopie in der Einheit.
- Tägliche Verfügbarkeit von Physiotherapie und/oder Atmungstherapie.
- Werktägliche Verfügbarkeit von:
  - Logopädie mit Dysphagietherapie,
  - Psychotherapie und/oder (Neuro-)Psychologie.
- Möglichkeit zur Durchführung eines Ethik-Fallgesprächs.

Mindestmerkmale:

- Wöchentliche Teambesprechung mit Anwesenheit der fachärztlichen Behandlungsleitung mit wochenbezogener Dokumentation bisheriger Behandlungsergebnisse und weiterer Behandlungsziele pro vollständiger Woche.
- Einsatz von mindestens 2 der folgenden Therapiebereiche mit durchschnittlich mindestens 10 Therapieeinheiten (jeweils von mindestens 30 Minuten) pro Woche: Atmungstherapie, Physiotherapie, Physikalische Therapie, Ergotherapie, Neuropsychologie/Psychologie, Psychotherapie, Logopädie/fazioorale Therapie/Sprachtherapie, Dysphagietherapie. Davon müssen mindestens 6 Therapieeinheiten Atmungstherapie oder Physiotherapie sein.

.80 Mindestens 1 bis höchstens 2 Behandlungstage

.81 Mindestens 3 bis höchstens 5 Behandlungstage

.82 Mindestens 6 bis höchstens 10 Behandlungstage

.83 Mindestens 11 bis höchstens 20 Behandlungstage

.84 Mindestens 21 bis höchstens 40 Behandlungstage

.85 Mindestens 41 bis höchstens 75 Behandlungstage

.86 Mindestens 76 Behandlungstage

8-718.9- Prolongierte Beatmungsentwöhnung auf spezialisierter nicht intensivmedizinischer Beatmungsentwöhnungs-Einheit

Exkl.: Alleinige Feststellung des Beatmungsstatus und des Beatmungsentwöhnungspotenzials (1-717 ff.)

Hinw.: Die Feststellung des Beatmungsstatus und des Beatmungsentwöhnungspotenzials im Rahmen der Beatmungsentwöhnung auf der nicht intensivmedizinischen Beatmungsentwöhnungs-Einheit ist nicht gesondert zu kodieren.

Ein Kode aus diesem Bereich ist bei allen Formen einer invasiven oder nicht invasiven maschinellen Beatmung anzuwenden, wenn die Dauer der Beatmung entsprechend den Regelungen der Deutschen Kodierrichtlinien zur Berechnung der Beatmungsdauer ab Beginn der Beatmung mehr als 168 Stunden an aufeinanderfolgenden Tagen beträgt.

Strukturmerkmale:

- Vorhandensein einer auf die prolongierte Beatmungsentwöhnung von langzeitbeatmeten Patienten spezialisierten nicht intensivmedizinischen Beatmungsentwöhnungs-Einheit (mind. 6 Betten) mit auf die prolongierte Beatmungsentwöhnung spezialisiertem Team. Die spezialisierte Einheit kann Teil einer Station oder Abteilung sein oder als räumlich abgetrennte eigenständige Beatmungsentwöhnungs-Einheit (nicht intensivmedizinisch) betrieben werden.
- Behandlungsleitung durch einen Facharzt mit der Zusatzbezeichnung Intensivmedizin oder einen Facharzt mit mindestens 3-jähriger Erfahrung in der prolongierten Beatmungsentwöhnung auf einer auf die Beatmungsentwöhnung von langzeitbeatmeten Patienten spezialisierten Beatmungsentwöhnungs-Einheit.
- Ausstattung zur Durchführung des Sekretmanagements:
  - Möglichkeit zur Vernebelung von Medikamenten (oszillierende und nicht oszillierende PEP-Systeme),
  - Mechanischer Insufflator/Exsufflator,
  - 24-stündige Verfügbarkeit der Möglichkeit zur Bronchoskopie in der Einheit.
- Tägliche Verfügbarkeit von Physiotherapie und/oder Atmungstherapie.
- Werktägliche Verfügbarkeit von:
  - Logopädie mit Dysphagietherapie,
  - Psychotherapie und/oder (Neuro-)Psychologie.
- Möglichkeit zur Durchführung eines Ethik-Fallgesprächs.

Mindestmerkmale:

- Wöchentliche Teambesprechung mit Anwesenheit der fachärztlichen Behandlungsleitung mit wochenbezogener Dokumentation bisheriger Behandlungsergebnisse und weiterer Behandlungsziele pro vollständiger Woche.
- Einsatz von mindestens 2 der folgenden Therapiebereiche mit durchschnittlich mindestens 10 Therapieeinheiten (jeweils von mindestens 30 Minuten) pro Woche: Atmungstherapie, Physiotherapie, Physikalische Therapie, Ergotherapie, Neuropsychologie/Psychologie, Psychotherapie, Logopädie/fazioorale Therapie/Sprachtherapie, Dysphagietherapie. Davon müssen mindestens 6 Therapieeinheiten Atmungstherapie oder Physiotherapie sein.

.90 Mindestens 1 bis höchstens 2 Behandlungstage

.91 Mindestens 3 bis höchstens 5 Behandlungstage

.92 Mindestens 6 bis höchstens 10 Behandlungstage

.93 Mindestens 11 bis höchstens 20 Behandlungstage

.94 Mindestens 21 bis höchstens 40 Behandlungstage

.95 Mindestens 41 bis höchstens 75 Behandlungstage

.96 Mindestens 76 Behandlungstage

8-719.– Zusatzinformationen zur maschinellen Beatmung

8-719.0 Anwendung der neural regulierten Beatmungsunterstützung [NAVA – Neurally Adjusted Ventilatory Assist]

Inkl.: Einlage einer gastralen Spezialsonde

8-72 Sauerstoffzufuhr

8-720 Sauerstoffzufuhr bei Neugeborenen

Hinw.: Dieser Kode ist nur einmal pro stationären Aufenthalt anzugeben.
Er ist nur anzugeben, wenn die Sauerstofftherapie mehr als vier Stunden lang durchgeführt wurde.

8-721.– Hyperbare Oxygenation [HBO]

Hinw.: Der Kode ist für jede einzelne Behandlung anzugeben.

8-721.0 Behandlungsdauer bis unter 145 Minuten ohne Intensivüberwachung

8-721.1 Behandlungsdauer bis unter 145 Minuten mit Intensivüberwachung

8-721.2 Behandlungsdauer von 145-280 Minuten mit Intensivüberwachung

8-721.3 Behandlungsdauer über 280 Minuten mit Intensivüberwachung

8-721.4 Behandlungsdauer von 145-280 Minuten ohne Intensivüberwachung

8-721.x Sonstige

8-721.y N.n.bez.

8-77...8-77 Maßnahmen im Rahmen der Reanimation

8-77 Maßnahmen im Rahmen der Reanimation

8-771 Kardiale oder kardiopulmonale Reanimation

Inkl.: Maßnahmen für die Atmung

8-772 Operative Reanimation

8-779 Andere Reanimationsmaßnahmen

8-80...8-85 Maßnahmen für den Blutkreislauf

8-80 Transfusion von Blutzellen

Exkl.: Intrauterine Transfusion (5-754.0)

8-800.– Transfusion von Vollblut, Erythrozytenkonzentrat und Thrombozytenkonzentrat

Inkl.: Bedside-Test

Hinw.: Für Einzeltransfusionen gleichen Typs ist nur ein Kode pro stationären Aufenthalt anzugeben. Die Eigenblutspende ist gesondert zu kodieren (8-803.0).

8-800.0 Vollblut, 1-5 TE

8-800.1 Vollblut, mehr als 5 TE

Inkl.: Massentransfusion

8-800.6- Patientenbezogene Thrombozytenkonzentrate

Hinw.: Mit einem Kode aus diesem Bereich sind spezifisch hergestellte Thrombozytenkonzentrate für Patienten mit Verdacht auf bzw. Nachweis von thrombozytenspezifischen oder HLA-Antikörpern zu kodieren.

.60 1 patientenbezogenes Thrombozytenkonzentrat
.61 2 patientenbezogene Thrombozytenkonzentrate
.62 3 bis unter 5 patientenbezogene Thrombozytenkonzentrate
.63 5 bis unter 7 patientenbezogene Thrombozytenkonzentrate
.64 7 bis unter 9 patientenbezogene Thrombozytenkonzentrate
.65 9 bis unter 11 patientenbezogene Thrombozytenkonzentrate
.66 11 bis unter 13 patientenbezogene Thrombozytenkonzentrate
.67 13 bis unter 15 patientenbezogene Thrombozytenkonzentrate
.68 15 bis unter 17 patientenbezogene Thrombozytenkonzentrate
.69 17 bis unter 19 patientenbezogene Thrombozytenkonzentrate
.6a 19 bis unter 23 patientenbezogene Thrombozytenkonzentrate
.6b 23 bis unter 27 patientenbezogene Thrombozytenkonzentrate
.6c 27 bis unter 31 patientenbezogene Thrombozytenkonzentrate
.6d 31 bis unter 35 patientenbezogene Thrombozytenkonzentrate
.6e 35 bis unter 39 patientenbezogene Thrombozytenkonzentrate
.6g 39 bis unter 43 patientenbezogene Thrombozytenkonzentrate
.6h 43 bis unter 47 patientenbezogene Thrombozytenkonzentrate
.6j 47 bis unter 51 patientenbezogene Thrombozytenkonzentrate
.6k 51 bis unter 55 patientenbezogene Thrombozytenkonzentrate
.6m 55 bis unter 59 patientenbezogene Thrombozytenkonzentrate
.6n 59 bis unter 63 patientenbezogene Thrombozytenkonzentrate

.6p 63 bis unter 67 patientenbezogene Thrombozytenkonzentrate
.6q 67 bis unter 71 patientenbezogene Thrombozytenkonzentrate
.6s 71 bis unter 79 patientenbezogene Thrombozytenkonzentrate
.6t 79 bis unter 87 patientenbezogene Thrombozytenkonzentrate
.6u 87 bis unter 95 patientenbezogene Thrombozytenkonzentrate
.6v 95 bis unter 103 patientenbezogene Thrombozytenkonzentrate
.6w 103 bis unter 111 patientenbezogene Thrombozytenkonzentrate
.6z 111 oder mehr patientenbezogene Thrombozytenkonzentrate

8-800.c- Erythrozytenkonzentrat
.c0 1 TE bis unter 6 TE
.c1 6 TE bis unter 11 TE
.c2 11 TE bis unter 16 TE
.c3 16 TE bis unter 24 TE
.c4 24 TE bis unter 32 TE
.c5 32 TE bis unter 40 TE
.c6 40 TE bis unter 48 TE
.c7 48 TE bis unter 56 TE
.c8 56 TE bis unter 64 TE
.c9 64 TE bis unter 72 TE
.ca 72 TE bis unter 80 TE
.cb 80 TE bis unter 88 TE
.cc 88 TE bis unter 104 TE
.cd 104 TE bis unter 120 TE
.ce 120 TE bis unter 136 TE
.cf 136 TE bis unter 152 TE
.cg 152 TE bis unter 168 TE
.ch 168 TE bis unter 184 TE
.cj 184 TE bis unter 200 TE
.ck 200 TE bis unter 216 TE
.cm 216 TE bis unter 232 TE
.cn 232 TE bis unter 248 TE
.cp 248 TE bis unter 264 TE
.cq 264 TE bis unter 280 TE
.cr 280 TE oder mehr

8-800.d- Pathogeninaktiviertes Apherese-Thrombozytenkonzentrat
.d0 1 pathogeninaktiviertes Apherese-Thrombozytenkonzentrat
.d1 2 pathogeninaktivierte Apherese-Thrombozytenkonzentrate
.d2 3 pathogeninaktivierte Apherese-Thrombozytenkonzentrate
.d3 4 pathogeninaktivierte Apherese-Thrombozytenkonzentrate
.d4 5 pathogeninaktivierte Apherese-Thrombozytenkonzentrate
.d5 6 bis unter 8 pathogeninaktivierte Apherese-Thrombozytenkonzentrate
.d6 8 bis unter 10 pathogeninaktivierte Apherese-Thrombozytenkonzentrate
.d7 10 bis unter 12 pathogeninaktivierte Apherese-Thrombozytenkonzentrate
.d8 12 bis unter 14 pathogeninaktivierte Apherese-Thrombozytenkonzentrate
.d9 14 bis unter 16 pathogeninaktivierte Apherese-Thrombozytenkonzentrate
.da 16 bis unter 18 pathogeninaktivierte Apherese-Thrombozytenkonzentrate
.db 18 bis unter 20 pathogeninaktivierte Apherese-Thrombozytenkonzentrate
.dc 20 bis unter 24 pathogeninaktivierte Apherese-Thrombozytenkonzentrate
.dd 24 bis unter 28 pathogeninaktivierte Apherese-Thrombozytenkonzentrate
.de 28 bis unter 32 pathogeninaktivierte Apherese-Thrombozytenkonzentrate
.df 32 bis unter 36 pathogeninaktivierte Apherese-Thrombozytenkonzentrate
.dg 36 bis unter 40 pathogeninaktivierte Apherese-Thrombozytenkonzentrate
.dh 40 bis unter 46 pathogeninaktivierte Apherese-Thrombozytenkonzentrate
.dj 46 bis unter 52 pathogeninaktivierte Apherese-Thrombozytenkonzentrate
.dk 52 bis unter 58 pathogeninaktivierte Apherese-Thrombozytenkonzentrate
.dm 58 bis unter 64 pathogeninaktivierte Apherese-Thrombozytenkonzentrate
.dn 64 bis unter 70 pathogeninaktivierte Apherese-Thrombozytenkonzentrate
.dp 70 bis unter 78 pathogeninaktivierte Apherese-Thrombozytenkonzentrate
.dq 78 bis unter 86 pathogeninaktivierte Apherese-Thrombozytenkonzentrate
.dr 86 bis unter 94 pathogeninaktivierte Apherese-Thrombozytenkonzentrate

.ds 94 bis unter 102 pathogeninaktivierte Apherese-Thrombozytenkonzentrate
.dt 102 bis unter 110 pathogeninaktivierte Apherese-Thrombozytenkonzentrate
.du 110 bis unter 118 pathogeninaktivierte Apherese-Thrombozytenkonzentrate
.dv 118 bis unter 126 pathogeninaktivierte Apherese-Thrombozytenkonzentrate
.dz 126 bis unter 134 pathogeninaktivierte Apherese-Thrombozytenkonzentrate

Hinw.: Bei Transfusion von 134 oder mehr pathogeninaktivierten Apherese-Thrombozytenkonzentraten ist ein Kode aus dem Bereich 8-800.j ff. zu verwenden.

8-800.f- Apherese-Thrombozytenkonzentrat
.f0 1 Apherese-Thrombozytenkonzentrat
.f1 2 Apherese-Thrombozytenkonzentrate
.f2 3 Apherese-Thrombozytenkonzentrate
.f3 4 Apherese-Thrombozytenkonzentrate
.f4 5 Apherese-Thrombozytenkonzentrate
.f5 6 bis unter 8 Apherese-Thrombozytenkonzentrate
.f6 8 bis unter 10 Apherese-Thrombozytenkonzentrate
.f7 10 bis unter 12 Apherese-Thrombozytenkonzentrate
.f8 12 bis unter 14 Apherese-Thrombozytenkonzentrate
.f9 14 bis unter 16 Apherese-Thrombozytenkonzentrate
.fa 16 bis unter 18 Apherese-Thrombozytenkonzentrate
.fb 18 bis unter 20 Apherese-Thrombozytenkonzentrate
.fc 20 bis unter 24 Apherese-Thrombozytenkonzentrate
.fd 24 bis unter 28 Apherese-Thrombozytenkonzentrate
.fe 28 bis unter 32 Apherese-Thrombozytenkonzentrate
.ff 32 bis unter 36 Apherese-Thrombozytenkonzentrate
.fg 36 bis unter 40 Apherese-Thrombozytenkonzentrate
.fh 40 bis unter 46 Apherese-Thrombozytenkonzentrate
.fj 46 bis unter 52 Apherese-Thrombozytenkonzentrate
.fk 52 bis unter 58 Apherese-Thrombozytenkonzentrate
.fm 58 bis unter 64 Apherese-Thrombozytenkonzentrate
.fn 64 bis unter 70 Apherese-Thrombozytenkonzentrate
.fp 70 bis unter 78 Apherese-Thrombozytenkonzentrate
.fq 78 bis unter 86 Apherese-Thrombozytenkonzentrate
.fr 86 bis unter 94 Apherese-Thrombozytenkonzentrate
.fs 94 bis unter 102 Apherese-Thrombozytenkonzentrate
.ft 102 bis unter 110 Apherese-Thrombozytenkonzentrate
.fu 110 bis unter 118 Apherese-Thrombozytenkonzentrate
.fv 118 bis unter 126 Apherese-Thrombozytenkonzentrate
.fz 126 bis unter 134 Apherese-Thrombozytenkonzentrate

Hinw.: Bei Transfusion von 134 oder mehr Apherese-Thrombozytenkonzentraten ist ein Kode aus dem Bereich 8-800.k ff. zu verwenden.

8-800.g- Thrombozytenkonzentrat

Hinw.: Der in den "Richtlinien zur Gewinnung von Blut und Blutbestandteilen und zur Anwendung von Blutprodukten (Hämotherapie) gemäß §§ 12 und 18 des Transfusionsgesetzes (TFG) (Novelle 2005)" festgelegte Mindestgehalt von $2x10^{11}$ Thrombozyten/Einheit ist zu beachten.

.g0 1 Thrombozytenkonzentrat
.g1 2 Thrombozytenkonzentrate
.g2 3 Thrombozytenkonzentrate
.g3 4 Thrombozytenkonzentrate
.g4 5 Thrombozytenkonzentrate

.g5 6 bis unter 8 Thrombozytenkonzentrate
.g6 8 bis unter 10 Thrombozytenkonzentrate
.g7 10 bis unter 12 Thrombozytenkonzentrate
.g8 12 bis unter 14 Thrombozytenkonzentrate
.g9 14 bis unter 16 Thrombozytenkonzentrate
.ga 16 bis unter 18 Thrombozytenkonzentrate
.gb 18 bis unter 20 Thrombozytenkonzentrate
.gc 20 bis unter 24 Thrombozytenkonzentrate
.gd 24 bis unter 28 Thrombozytenkonzentrate
.ge 28 bis unter 32 Thrombozytenkonzentrate
.gf 32 bis unter 36 Thrombozytenkonzentrate
.gg 36 bis unter 40 Thrombozytenkonzentrate
.gh 40 bis unter 46 Thrombozytenkonzentrate
.gj 46 bis unter 52 Thrombozytenkonzentrate
.gk 52 bis unter 58 Thrombozytenkonzentrate
.gm 58 bis unter 64 Thrombozytenkonzentrate
.gn 64 bis unter 70 Thrombozytenkonzentrate
.gp 70 bis unter 78 Thrombozytenkonzentrate
.gq 78 bis unter 86 Thrombozytenkonzentrate
.gr 86 bis unter 94 Thrombozytenkonzentrate
.gs 94 bis unter 102 Thrombozytenkonzentrate
.gt 102 bis unter 110 Thrombozytenkonzentrate
.gu 110 bis unter 118 Thrombozytenkonzentrate
.gv 118 bis unter 126 Thrombozytenkonzentrate
.gz 126 bis unter 134 Thrombozytenkonzentrate

Hinw.: Bei Transfusion von 134 oder mehr Thrombozytenkonzentraten ist ein Kode aus dem Bereich 8-800.m ff. zu verwenden.

8-800.h- Pathogeninaktiviertes Thrombozytenkonzentrat

Hinw.: Der in den "Richtlinien zur Gewinnung von Blut und Blutbestandteilen und zur Anwendung von Blutprodukten (Hämotherapie) gemäß §§ 12 und 18 des Transfusionsgesetzes (TFG) (Novelle 2005)" festgelegte Mindestgehalt von $2x10^{11}$ Thrombozyten/Einheit ist zu beachten.

.h0 1 pathogeninaktiviertes Thrombozytenkonzentrat
.h1 2 pathogeninaktivierte Thrombozytenkonzentrate
.h2 3 pathogeninaktivierte Thrombozytenkonzentrate
.h3 4 pathogeninaktivierte Thrombozytenkonzentrate
.h4 5 pathogeninaktivierte Thrombozytenkonzentrate
.h5 6 bis unter 8 pathogeninaktivierte Thrombozytenkonzentrate
.h6 8 bis unter 10 pathogeninaktivierte Thrombozytenkonzentrate
.h7 10 bis unter 12 pathogeninaktivierte Thrombozytenkonzentrate
.h8 12 bis unter 14 pathogeninaktivierte Thrombozytenkonzentrate
.h9 14 bis unter 16 pathogeninaktivierte Thrombozytenkonzentrate
.ha 16 bis unter 18 pathogeninaktivierte Thrombozytenkonzentrate
.hb 18 bis unter 20 pathogeninaktivierte Thrombozytenkonzentrate
.hc 20 bis unter 24 pathogeninaktivierte Thrombozytenkonzentrate
.hd 24 bis unter 28 pathogeninaktivierte Thrombozytenkonzentrate
.he 28 bis unter 32 pathogeninaktivierte Thrombozytenkonzentrate
.hf 32 bis unter 36 pathogeninaktivierte Thrombozytenkonzentrate
.hg 36 bis unter 40 pathogeninaktivierte Thrombozytenkonzentrate
.hh 40 bis unter 46 pathogeninaktivierte Thrombozytenkonzentrate

.hj 46 bis unter 52 pathogeninaktivierte Thrombozytenkonzentrate
.hk 52 bis unter 58 pathogeninaktivierte Thrombozytenkonzentrate
.hm 58 bis unter 64 pathogeninaktivierte Thrombozytenkonzentrate
.hn 64 bis unter 70 pathogeninaktivierte Thrombozytenkonzentrate
.hp 70 bis unter 78 pathogeninaktivierte Thrombozytenkonzentrate
.hq 78 bis unter 86 pathogeninaktivierte Thrombozytenkonzentrate
.hr 86 bis unter 94 pathogeninaktivierte Thrombozytenkonzentrate
.hs 94 bis unter 102 pathogeninaktivierte Thrombozytenkonzentrate
.ht 102 bis unter 110 pathogeninaktivierte Thrombozytenkonzentrate
.hu 110 bis unter 118 pathogeninaktivierte Thrombozytenkonzentrate
.hv 118 bis unter 126 pathogeninaktivierte Thrombozytenkonzentrate
.hz 126 bis unter 134 pathogeninaktivierte Thrombozytenkonzentrate

Hinw.: Bei Transfusion von 134 oder mehr pathogeninaktivierten Thrombozytenkonzentraten ist ein Kode aus dem Bereich 8-800.n ff. zu verwenden.

8-800.j- Weitere pathogeninaktivierte Apherese-Thrombozytenkonzentrate
.j0 134 bis unter 146 pathogeninaktivierte Apherese-Thrombozytenkonzentrate
.j1 146 bis unter 158 pathogeninaktivierte Apherese-Thrombozytenkonzentrate
.j2 158 bis unter 170 pathogeninaktivierte Apherese-Thrombozytenkonzentrate
.j3 170 bis unter 182 pathogeninaktivierte Apherese-Thrombozytenkonzentrate
.j4 182 bis unter 194 pathogeninaktivierte Apherese-Thrombozytenkonzentrate
.j5 194 bis unter 210 pathogeninaktivierte Apherese-Thrombozytenkonzentrate
.j6 210 bis unter 226 pathogeninaktivierte Apherese-Thrombozytenkonzentrate
.j7 226 bis unter 242 pathogeninaktivierte Apherese-Thrombozytenkonzentrate
.j8 242 bis unter 258 pathogeninaktivierte Apherese-Thrombozytenkonzentrate
.j9 258 bis unter 274 pathogeninaktivierte Apherese-Thrombozytenkonzentrate
.ja 274 bis unter 294 pathogeninaktivierte Apherese-Thrombozytenkonzentrate
.jb 294 bis unter 314 pathogeninaktivierte Apherese-Thrombozytenkonzentrate
.jc 314 bis unter 334 pathogeninaktivierte Apherese-Thrombozytenkonzentrate
.jd 334 bis unter 354 pathogeninaktivierte Apherese-Thrombozytenkonzentrate
.je 354 bis unter 374 pathogeninaktivierte Apherese-Thrombozytenkonzentrate
.jf 374 oder mehr pathogeninaktivierte Apherese-Thrombozytenkonzentrate

8-800.k- Weitere Apherese-Thrombozytenkonzentrate
.k0 134 bis unter 146 Apherese-Thrombozytenkonzentrate
.k1 146 bis unter 158 Apherese-Thrombozytenkonzentrate
.k2 158 bis unter 170 Apherese-Thrombozytenkonzentrate
.k3 170 bis unter 182 Apherese-Thrombozytenkonzentrate
.k4 182 bis unter 194 Apherese-Thrombozytenkonzentrate
.k5 194 bis unter 210 Apherese-Thrombozytenkonzentrate
.k6 210 bis unter 226 Apherese-Thrombozytenkonzentrate
.k7 226 bis unter 242 Apherese-Thrombozytenkonzentrate
.k8 242 bis unter 258 Apherese-Thrombozytenkonzentrate
.k9 258 bis unter 274 Apherese-Thrombozytenkonzentrate
.ka 274 bis unter 294 Apherese-Thrombozytenkonzentrate
.kb 294 bis unter 314 Apherese-Thrombozytenkonzentrate
.kc 314 bis unter 334 Apherese-Thrombozytenkonzentrate
.kd 334 bis unter 354 Apherese-Thrombozytenkonzentrate
.ke 354 bis unter 374 Apherese-Thrombozytenkonzentrate
.kf 374 oder mehr Apherese-Thrombozytenkonzentrate

8-800.m- Weitere Thrombozytenkonzentrate

Hinw.: Der in den "Richtlinien zur Gewinnung von Blut und Blutbestandteilen und zur Anwendung von Blutprodukten (Hämotherapie) gemäß §§ 12 und 18 des Transfusionsgesetzes (TFG) (Novelle 2005)" festgelegte Mindestgehalt von $2x10^{11}$ Thrombozyten/Einheit ist zu beachten.

.m0 134 bis unter 146 Thrombozytenkonzentrate

.m1 146 bis unter 158 Thrombozytenkonzentrate

.m2 158 bis unter 170 Thrombozytenkonzentrate

.m3 170 bis unter 182 Thrombozytenkonzentrate

.m4 182 bis unter 194 Thrombozytenkonzentrate

.m5 194 bis unter 210 Thrombozytenkonzentrate

.m6 210 bis unter 226 Thrombozytenkonzentrate

.m7 226 bis unter 242 Thrombozytenkonzentrate

.m8 242 bis unter 258 Thrombozytenkonzentrate

.m9 258 bis unter 274 Thrombozytenkonzentrate

.ma 274 bis unter 294 Thrombozytenkonzentrate

.mb 294 bis unter 314 Thrombozytenkonzentrate

.mc 314 bis unter 334 Thrombozytenkonzentrate

.md 334 bis unter 354 Thrombozytenkonzentrate

.me 354 bis unter 374 Thrombozytenkonzentrate

.mf 374 oder mehr Thrombozytenkonzentrate

8-800.n- Weitere pathogeninaktivierte Thrombozytenkonzentrate

Hinw.: Der in den "Richtlinien zur Gewinnung von Blut und Blutbestandteilen und zur Anwendung von Blutprodukten (Hämotherapie) gemäß §§ 12 und 18 des Transfusionsgesetzes (TFG) (Novelle 2005)" festgelegte Mindestgehalt von $2x10^{11}$ Thrombozyten/Einheit ist zu beachten.

.n0 134 bis unter 146 pathogeninaktivierte Thrombozytenkonzentrate

.n1 146 bis unter 158 pathogeninaktivierte Thrombozytenkonzentrate

.n2 158 bis unter 170 pathogeninaktivierte Thrombozytenkonzentrate

.n3 170 bis unter 182 pathogeninaktivierte Thrombozytenkonzentrate

.n4 182 bis unter 194 pathogeninaktivierte Thrombozytenkonzentrate

.n5 194 bis unter 210 pathogeninaktivierte Thrombozytenkonzentrate

.n6 210 bis unter 226 pathogeninaktivierte Thrombozytenkonzentrate

.n7 226 bis unter 242 pathogeninaktivierte Thrombozytenkonzentrate

.n8 242 bis unter 258 pathogeninaktivierte Thrombozytenkonzentrate

.n9 258 bis unter 274 pathogeninaktivierte Thrombozytenkonzentrate

.na 274 bis unter 294 pathogeninaktivierte Thrombozytenkonzentrate

.nb 294 bis unter 314 pathogeninaktivierte Thrombozytenkonzentrate

.nc 314 bis unter 334 pathogeninaktivierte Thrombozytenkonzentrate

.nd 334 bis unter 354 pathogeninaktivierte Thrombozytenkonzentrate

.ne 354 bis unter 374 pathogeninaktivierte Thrombozytenkonzentrate

.nf 374 oder mehr pathogeninaktivierte Thrombozytenkonzentrate

8-800.x Sonstige

8-800.y N.n.bez.

8-801 Austauschtransfusion

8-802.– Transfusion von Leukozyten

Hinw.: Für Einzeltransfusionen gleichen Typs ist nur ein Kode pro stationären Aufenthalt anzugeben.
Die Verwendung von Arzneimitteln für neuartige Therapien ist gesondert zu kodieren (5-936 ff.).

8-802.2- Lymphozyten, 1-5 TE
.20 Ohne In-vitro-Aufbereitung
.21 Mit virusspezifischer In-vitro-Aufbereitung
.22 Mit pilzspezifischer In-vitro-Aufbereitung
.23 Mit tumorspezifischer In-vitro-Aufbereitung, ohne gentechnische In-vitro-Aufbereitung
.24 Mit tumorspezifischer In-vitro-Aufbereitung, mit gentechnischer In-vitro-Aufbereitung
Inkl.: CAR-T-Zellen
.2x Mit sonstiger In-vitro-Aufbereitung

8-802.3- Lymphozyten, mehr als 5 TE
.30 Ohne In-vitro-Aufbereitung
.31 Mit virusspezifischer In-vitro-Aufbereitung
.32 Mit pilzspezifischer In-vitro-Aufbereitung
.33 Mit tumorspezifischer In-vitro-Aufbereitung, ohne gentechnische In-vitro-Aufbereitung
.34 Mit tumorspezifischer In-vitro-Aufbereitung, mit gentechnischer In-vitro-Aufbereitung
Inkl.: CAR-T-Zellen
.3x Mit sonstiger In-vitro-Aufbereitung

8-802.4- Lymphozyten ohne erneute Gewinnung vom gleichen Spender, nach Transplantation von hämatopoetischen Stammzellen
.40 Ohne In-vitro-Aufbereitung
.42 Mit virusspezifischer In-vitro-Aufbereitung
.43 Mit pilzspezifischer In-vitro-Aufbereitung
.44 Mit tumorspezifischer In-vitro-Aufbereitung
.45 Mit gentechnischer In-vitro-Aufbereitung
Inkl.: Allogene, genetisch modifizierte T-Zellen mit HSV-TK Mut2
.46 Mit depletierender In-vitro-Aufbereitung
.4x Mit sonstiger In-vitro-Aufbereitung

8-802.5- Leukozyten nach Ex-vivo-Kultur
.50 T-Zellen
.51 Natural-Killer-Zellen (NK-Zellen)
.52 Dendritische Zellen
Exkl.: Lokale Applikation von dendritischen Zellen (8-861.1)
.5x Sonstige

8-802.6- Granulozyten
.60 1 Granulozytenkonzentrat
.61 2 Granulozytenkonzentrate
.62 3 bis unter 5 Granulozytenkonzentrate
.63 5 bis unter 7 Granulozytenkonzentrate
.64 7 bis unter 9 Granulozytenkonzentrate
.65 9 bis unter 11 Granulozytenkonzentrate
.66 11 bis unter 13 Granulozytenkonzentrate
.67 13 bis unter 15 Granulozytenkonzentrate
.68 15 bis unter 17 Granulozytenkonzentrate
.69 17 bis unter 19 Granulozytenkonzentrate
.6a 19 bis unter 21 Granulozytenkonzentrate
.6b 21 oder mehr Granulozytenkonzentrate

8-802.7- Lymphozyten nach erneuter Gewinnung vom gleichen Spender, nach Transplantation von hämatopoetischen Stammzellen

.70 Ohne In-vitro-Aufbereitung

.71 Mit virusspezifischer In-vitro-Aufbereitung

.72 Mit pilzspezifischer In-vitro-Aufbereitung

.73 Mit tumorspezifischer In-vitro-Aufbereitung

.74 Mit gentechnischer In-vitro-Aufbereitung

Inkl.: Allogene, genetisch modifizierte T-Zellen mit HSV-TK Mut2

.75 Mit depletierender In-vitro-Aufbereitung

.7x Mit sonstiger In-vitro-Aufbereitung

8-802.8- Lymphozyten nach erneuter Gewinnung von einem anderen Spender, nach Transplantation von hämatopoetischen Stammzellen

.80 Ohne In-vitro-Aufbereitung

.81 Mit virusspezifischer In-vitro-Aufbereitung

.82 Mit pilzspezifischer In-vitro-Aufbereitung

.83 Mit tumorspezifischer In-vitro-Aufbereitung

.84 Mit depletierender In-vitro-Aufbereitung

.8x Mit sonstiger In-vitro-Aufbereitung

8-802.x Sonstige

8-802.y N.n.bez.

8-803.– Gewinnung und Transfusion von Eigenblut

Hinw.: Ein Kode aus diesem Bereich ist jeweils nur einmal pro stationären Aufenthalt anzugeben.

8-803.0 Eigenblutspende

Inkl.: Retransfusion

8-803.1 Normovolämische Hämodilution im Rahmen einer Operation

8-803.2 Maschinelle Autotransfusion (Cell-Saver) ohne Bestrahlung

8-803.3 Maschinelle Autotransfusion (Cell-Saver) mit Bestrahlung

8-803.x Sonstige

8-803.y N.n.bez.

8-805.– Transfusion von peripher gewonnenen hämatopoetischen Stammzellen

Exkl.: Transplantation von hämatopoetischen Stammzellen aus dem Knochenmark (5-411 ff.)
Autogene Stammzelltherapie (8-860 ff.)

Hinw.: Die In-vitro-Aufbereitung bei Entnahme der Stammzellen ist von dem Krankenhaus gesondert zu kodieren, bei dem der Aufwand für die In-vitro-Aufbereitung entstanden ist (5-410.2 ff.).
Die Art der In-vitro-Aufbereitung der transplantierten oder transfundierten hämatopoetischen Stammzellen ist gesondert zu kodieren (5-411.7 ff.).

8-805.0- Autogen

.00 Ohne In-vitro-Aufbereitung

.03 Nach In-vitro-Aufbereitung

8-805.2- Allogen, nicht HLA-identisch, verwandter Spender

.24 Nach In-vitro-Aufbereitung bei Differenz in 1 Antigen

.25 Nach In-vitro-Aufbereitung bei Differenz in 2-3 Antigenen (haploident)

.26 Ohne In-vitro-Aufbereitung bei Differenz in 1 Antigen

.27 Ohne In-vitro-Aufbereitung bei Differenz in 2-3 Antigenen (haploident)

8-805.3- Allogen, nicht HLA-identisch, nicht verwandter Spender

.30 Ohne In-vitro-Aufbereitung

.32 Nach In-vitro-Aufbereitung

8-805.4- Allogen, HLA-identisch, verwandter Spender

.40 Ohne In-vitro-Aufbereitung

.42 Nach In-vitro-Aufbereitung

8-805.5- Allogen, HLA-identisch, nicht verwandter Spender

.50 Ohne In-vitro-Aufbereitung

.52 Nach In-vitro-Aufbereitung

8-805.6- Stammzellboost nach erfolgter Transplantation von hämatopoetischen Stammzellen

.60 Ohne In-vitro-Aufbereitung

.62 Nach In-vitro-Aufbereitung

8-805.7 Retransfusion während desselben stationären Aufenthaltes

Hinw.: Dieser Kode ist ein Zusatzkode.
Eine Retransfusion meint nicht die fraktionierte Gabe eines Transplantats über mehrere Tage verteilt. Mit diesem Kode ist nur eine komplett neue Transfusion hämatopoetischer Stammzellen nach Versagen der vorherigen Transplantation während desselben stationären Aufenthaltes (ungeplante Retransplantation) zu kodieren. Dabei wird nach Ausschöpfung aller Mittel zur Erhaltung des ersten Transplantats eine neue Transfusion mit erneuter Konditionierung und/oder einem Wechsel des Stammzellspenders durchgeführt.

8-805.x Sonstige

8-805.y N.n.bez.

8-81 Transfusion von Plasma, Plasmabestandteilen und Infusion von Volumenersatzmitteln

Hinw.: Ein Kode aus diesem Bereich ist jeweils nur einmal pro stationären Aufenthalt anzugeben. Einzeltransfusionen gleichen Typs sind zu addieren.

8-810.– Transfusion von Plasmabestandteilen und gentechnisch hergestellten Plasmaproteinen

Exkl.: Plasmabestandteile und genetisch hergestellte Plasmaproteine, die unter 8-812 ff. aufgeführt sind

8-810.6- Rekombinanter aktivierter Faktor VII

.63 Bis unter 25 kIE
.64 25 kIE bis unter 50 kIE
.65 50 kIE bis unter 100 kIE
.66 100 kIE bis unter 200 kIE
.67 200 kIE bis unter 300 kIE
.68 300 kIE bis unter 400 kIE
.69 400 kIE bis unter 500 kIE
.6a 500 kIE bis unter 1.000 kIE
.6b 1.000 kIE bis unter 1.500 kIE
.6c 1.500 kIE bis unter 2.000 kIE
.6d 2.000 kIE bis unter 2.500 kIE
.6e 2.500 kIE bis unter 3.000 kIE
.6f 3.000 kIE bis unter 4.000 kIE
.6g 4.000 kIE bis unter 5.000 kIE
.6h 5.000 kIE bis unter 6.000 kIE
.6j 6.000 kIE bis unter 7.000 kIE
.6k 7.000 kIE bis unter 8.000 kIE
.6m 8.000 kIE bis unter 9.000 kIE
.6n 9.000 kIE bis unter 10.000 kIE
.6p 10.000 kIE bis unter 15.000 kIE
.6q 15.000 kIE bis unter 20.000 kIE
.6r 20.000 kIE bis unter 25.000 kIE
.6s 25.000 kIE bis unter 30.000 kIE
.6u 30.000 kIE bis unter 40.000 kIE
.6v 40.000 kIE bis unter 50.000 kIE
.6w 50.000 kIE bis unter 70.000 kIE
.6z 70.000 kIE oder mehr

8-810.7- Plasmatischer Faktor VII

.73 Bis unter 500 Einheiten
.74 500 bis unter 1.000 Einheiten
.75 1.000 bis unter 1.500 Einheiten
.76 1.500 bis unter 2.000 Einheiten
.77 2.000 bis unter 2.500 Einheiten
.78 2.500 bis unter 3.000 Einheiten
.79 3.000 bis unter 4.000 Einheiten
.7a 4.000 bis unter 5.000 Einheiten

.7b 5.000 bis unter 6.000 Einheiten
.7c 6.000 bis unter 7.000 Einheiten
.7d 7.000 bis unter 8.000 Einheiten
.7e 8.000 bis unter 9.000 Einheiten
.7f 9.000 bis unter 10.000 Einheiten
.7g 10.000 bis unter 15.000 Einheiten
.7h 15.000 bis unter 20.000 Einheiten
.7j 20.000 bis unter 25.000 Einheiten
.7k 25.000 bis unter 30.000 Einheiten
.7n 30.000 bis unter 40.000 Einheiten
.7p 40.000 bis unter 50.000 Einheiten
.7q 50.000 bis unter 70.000 Einheiten
.7r 70.000 oder mehr Einheiten

8-810.8- Rekombinanter Faktor VIII
.83 Bis unter 500 Einheiten
.84 500 bis unter 1.000 Einheiten
.85 1.000 bis unter 2.000 Einheiten
.86 2.000 bis unter 3.000 Einheiten
.87 3.000 bis unter 4.000 Einheiten
.88 4.000 bis unter 5.000 Einheiten
.89 5.000 bis unter 10.000 Einheiten
.8a 10.000 bis unter 15.000 Einheiten
.8b 15.000 bis unter 20.000 Einheiten
.8c 20.000 bis unter 25.000 Einheiten
.8d 25.000 bis unter 30.000 Einheiten
.8e 30.000 bis unter 35.000 Einheiten
.8f 35.000 bis unter 40.000 Einheiten
.8g 40.000 bis unter 45.000 Einheiten
.8h 45.000 bis unter 50.000 Einheiten
.8j 50.000 bis unter 60.000 Einheiten
.8k 60.000 bis unter 70.000 Einheiten
.8m 70.000 bis unter 80.000 Einheiten
.8n 80.000 bis unter 90.000 Einheiten
.8p 90.000 bis unter 100.000 Einheiten
.8r 100.000 bis unter 120.000 Einheiten
.8s 120.000 bis unter 140.000 Einheiten
.8t 140.000 bis unter 160.000 Einheiten
.8u 160.000 bis unter 200.000 Einheiten
.8v 200.000 bis unter 240.000 Einheiten
.8w 240.000 bis unter 280.000 Einheiten
.8z 280.000 oder mehr Einheiten

8-810.9- Plasmatischer Faktor VIII
.93 Bis unter 500 Einheiten
.94 500 bis unter 1.000 Einheiten
.95 1.000 bis unter 2.000 Einheiten
.96 2.000 bis unter 3.000 Einheiten
.97 3.000 bis unter 4.000 Einheiten
.98 4.000 bis unter 5.000 Einheiten
.99 5.000 bis unter 10.000 Einheiten
.9a 10.000 bis unter 15.000 Einheiten
.9b 15.000 bis unter 20.000 Einheiten
.9c 20.000 bis unter 25.000 Einheiten
.9d 25.000 bis unter 30.000 Einheiten
.9e 30.000 bis unter 35.000 Einheiten
.9f 35.000 bis unter 40.000 Einheiten
.9g 40.000 bis unter 45.000 Einheiten
.9h 45.000 bis unter 50.000 Einheiten
.9j 50.000 bis unter 60.000 Einheiten
.9k 60.000 bis unter 70.000 Einheiten
.9m 70.000 bis unter 80.000 Einheiten
.9n 80.000 bis unter 90.000 Einheiten
.9p 90.000 bis unter 100.000 Einheiten
.9r 100.000 bis unter 120.000 Einheiten
.9s 120.000 bis unter 140.000 Einheiten
.9t 140.000 bis unter 160.000 Einheiten
.9u 160.000 bis unter 200.000 Einheiten
.9v 200.000 bis unter 240.000 Einheiten
.9w 240.000 bis unter 280.000 Einheiten
.9z 280.000 oder mehr Einheiten

8-810.a- Rekombinanter Faktor IX
.a3 Bis unter 500 Einheiten
.a4 500 bis unter 1.000 Einheiten
.a5 1.000 bis unter 2.000 Einheiten
.a6 2.000 bis unter 3.000 Einheiten
.a7 3.000 bis unter 4.000 Einheiten
.a8 4.000 bis unter 5.000 Einheiten
.a9 5.000 bis unter 10.000 Einheiten
.aa 10.000 bis unter 15.000 Einheiten
.ab 15.000 bis unter 20.000 Einheiten
.ac 20.000 bis unter 25.000 Einheiten
.ad 25.000 bis unter 30.000 Einheiten
.ae 30.000 bis unter 35.000 Einheiten
.af 35.000 bis unter 40.000 Einheiten
.ag 40.000 bis unter 45.000 Einheiten
.ah 45.000 bis unter 50.000 Einheiten
.aj 50.000 bis unter 60.000 Einheiten
.ak 60.000 bis unter 70.000 Einheiten
.am 70.000 bis unter 80.000 Einheiten

.an 80.000 bis unter 90.000 Einheiten
.ap 90.000 bis unter 100.000 Einheiten
.ar 100.000 bis unter 120.000 Einheiten
.as 120.000 bis unter 140.000 Einheiten
.at 140.000 bis unter 160.000 Einheiten
.au 160.000 bis unter 200.000 Einheiten
.av 200.000 bis unter 240.000 Einheiten
.aw 240.000 bis unter 280.000 Einheiten
.az 280.000 oder mehr Einheiten

8-810.b- Plasmatischer Faktor IX
.b3 Bis unter 500 Einheiten
.b4 500 bis unter 1.000 Einheiten
.b5 1.000 bis unter 2.000 Einheiten
.b6 2.000 bis unter 3.000 Einheiten
.b7 3.000 bis unter 4.000 Einheiten
.b8 4.000 bis unter 5.000 Einheiten
.b9 5.000 bis unter 10.000 Einheiten
.ba 10.000 bis unter 15.000 Einheiten
.bb 15.000 bis unter 20.000 Einheiten
.bc 20.000 bis unter 25.000 Einheiten
.bd 25.000 bis unter 30.000 Einheiten
.be 30.000 bis unter 35.000 Einheiten
.bf 35.000 bis unter 40.000 Einheiten
.bg 40.000 bis unter 45.000 Einheiten
.bh 45.000 bis unter 50.000 Einheiten
.bj 50.000 bis unter 60.000 Einheiten
.bk 60.000 bis unter 70.000 Einheiten
.bm 70.000 bis unter 80.000 Einheiten
.bn 80.000 bis unter 90.000 Einheiten
.bp 90.000 bis unter 100.000 Einheiten
.br 100.000 bis unter 120.000 Einheiten
.bs 120.000 bis unter 140.000 Einheiten
.bt 140.000 bis unter 160.000 Einheiten
.bu 160.000 bis unter 200.000 Einheiten
.bv 200.000 bis unter 240.000 Einheiten
.bw 240.000 bis unter 280.000 Einheiten
.bz 280.000 oder mehr Einheiten

8-810.c- FEIBA - Prothrombinkomplex mit Faktor-VIII-Inhibitor-Bypass-Aktivität
.c3 Bis unter 500 Einheiten
.c4 500 bis unter 1.000 Einheiten
.c5 1.000 bis unter 2.000 Einheiten
.c6 2.000 bis unter 3.000 Einheiten
.c7 3.000 bis unter 4.000 Einheiten
.c8 4.000 bis unter 5.000 Einheiten
.c9 5.000 bis unter 10.000 Einheiten
.ca 10.000 bis unter 15.000 Einheiten
.cb 15.000 bis unter 20.000 Einheiten
.cc 20.000 bis unter 25.000 Einheiten
.cd 25.000 bis unter 30.000 Einheiten
.ce 30.000 bis unter 35.000 Einheiten
.cf 35.000 bis unter 40.000 Einheiten
.cg 40.000 bis unter 45.000 Einheiten
.ch 45.000 bis unter 50.000 Einheiten
.cj 50.000 bis unter 60.000 Einheiten
.ck 60.000 bis unter 70.000 Einheiten
.cm 70.000 bis unter 80.000 Einheiten
.cn 80.000 bis unter 90.000 Einheiten
.cp 90.000 bis unter 100.000 Einheiten
.cr 100.000 bis unter 120.000 Einheiten
.cs 120.000 bis unter 140.000 Einheiten
.ct 140.000 bis unter 160.000 Einheiten
.cu 160.000 bis unter 200.000 Einheiten
.cv 200.000 bis unter 240.000 Einheiten
.cw 240.000 bis unter 280.000 Einheiten
.cz 280.000 oder mehr Einheiten

8-810.d- Von-Willebrand-Faktor
.d3 Bis unter 500 Einheiten
.d4 500 bis unter 1.000 Einheiten
.d5 1.000 bis unter 2.000 Einheiten
.d6 2.000 bis unter 3.000 Einheiten
.d7 3.000 bis unter 4.000 Einheiten
.d8 4.000 bis unter 5.000 Einheiten
.d9 5.000 bis unter 10.000 Einheiten
.da 10.000 bis unter 15.000 Einheiten
.db 15.000 bis unter 20.000 Einheiten
.dc 20.000 bis unter 25.000 Einheiten
.dd 25.000 bis unter 30.000 Einheiten
.de 30.000 bis unter 35.000 Einheiten
.df 35.000 bis unter 40.000 Einheiten
.dg 40.000 bis unter 45.000 Einheiten
.dh 45.000 bis unter 50.000 Einheiten
.dj 50.000 bis unter 60.000 Einheiten
.dk 60.000 bis unter 70.000 Einheiten
.dm 70.000 bis unter 80.000 Einheiten
.dn 80.000 bis unter 90.000 Einheiten
.dp 90.000 bis unter 100.000 Einheiten
.dr 100.000 bis unter 120.000 Einheiten
.ds 120.000 bis unter 140.000 Einheiten

.ds	120.000 bis unter 140.000 Einheiten	.dv	200.000 bis unter 240.000 Einheiten
.dt	140.000 bis unter 160.000 Einheiten	.dw	240.000 bis unter 280.000 Einheiten
.du	160.000 bis unter 200.000 Einheiten	.dz	280.000 oder mehr Einheiten

8-810.e- Faktor XIII

.e5	Bis unter 250 Einheiten	.ej	35.000 bis unter 40.000 Einheiten
.e6	250 bis unter 500 Einheiten	.ek	40.000 bis unter 45.000 Einheiten
.e7	500 bis unter 1.000 Einheiten	.em	45.000 bis unter 50.000 Einheiten
.e8	1.000 bis unter 2.000 Einheiten	.en	50.000 bis unter 60.000 Einheiten
.e9	2.000 bis unter 3.000 Einheiten	.ep	60.000 bis unter 70.000 Einheiten
.ea	3.000 bis unter 4.000 Einheiten	.eq	70.000 bis unter 80.000 Einheiten
.eb	4.000 bis unter 5.000 Einheiten	.er	80.000 bis unter 90.000 Einheiten
.ec	5.000 bis unter 10.000 Einheiten	.es	90.000 bis unter 100.000 Einheiten
.ed	10.000 bis unter 15.000 Einheiten	.eu	100.000 bis unter 120.000 Einheiten
.ee	15.000 bis unter 20.000 Einheiten	.ev	120.000 bis unter 140.000 Einheiten
.ef	20.000 bis unter 25.000 Einheiten	.ew	140.000 bis unter 180.000 Einheiten
.eg	25.000 bis unter 30.000 Einheiten	.ez	180.000 oder mehr Einheiten
.eh	30.000 bis unter 35.000 Einheiten		

8-810.g- Antithrombin III

.g1 2.000 IE bis unter 3.500 IE

Hinw.: Dieser Kode ist für Patienten mit einem Alter bei Aufnahme von unter 15 Jahren anzugeben.

.g2 3.500 IE bis unter 5.000 IE

Hinw.: Dieser Kode ist für Patienten mit einem Alter bei Aufnahme von unter 15 Jahren anzugeben.

.g3 5.000 IE bis unter 7.000 IE

Hinw.: Dieser Kode ist für Patienten mit einem Alter bei Aufnahme von unter 15 Jahren anzugeben.

.g4	7.000 IE bis unter 10.000 IE	.gc	50.000 IE bis unter 60.000 IE
.g5	10.000 IE bis unter 15.000 IE	.gd	60.000 IE bis unter 70.000 IE
.g6	15.000 IE bis unter 20.000 IE	.ge	70.000 IE bis unter 90.000 IE
.g7	20.000 IE bis unter 25.000 IE	.gf	90.000 IE bis unter 110.000 IE
.g8	25.000 IE bis unter 30.000 IE	.gg	110.000 IE bis unter 130.000 IE
.ga	30.000 IE bis unter 40.000 IE	.gh	130.000 IE bis unter 150.000 IE
.gb	40.000 IE bis unter 50.000 IE	.gj	150.000 IE oder mehr

8-810.h- C1-Esteraseinhibitor

.h3	500 bis unter 1.000 Einheiten	.h9	4.000 bis unter 5.000 Einheiten
.h4	1.000 bis unter 1.500 Einheiten	.ha	5.000 bis unter 6.000 Einheiten
.h5	1.500 bis unter 2.000 Einheiten	.hb	6.000 bis unter 7.000 Einheiten
.h6	2.000 bis unter 2.500 Einheiten	.hc	7.000 bis unter 9.000 Einheiten
.h7	2.500 bis unter 3.000 Einheiten	.hd	9.000 bis unter 11.000 Einheiten
.h8	3.000 bis unter 4.000 Einheiten	.he	11.000 oder mehr Einheiten

8-810.j- Fibrinogenkonzentrat

.j3 Bis unter 1,0 g
.j4 1,0 g bis unter 2,0 g
.j5 2,0 g bis unter 3,0 g
.j6 3,0 g bis unter 4,0 g
.j7 4,0 g bis unter 5,0 g
.j8 5,0 g bis unter 6,0 g
.j9 6,0 g bis unter 7,0 g
.ja 7,0 g bis unter 8,0 g
.jb 8,0 g bis unter 9,0 g
.jc 9,0 g bis unter 10,0 g
.jd 10,0 g bis unter 12,5 g
.je 12,5 g bis unter 15,0 g
.jf 15,0 g bis unter 17,5 g
.jg 17,5 g bis unter 20,0 g
.jh 20,0 g bis unter 25,0 g
.jj 25,0 g bis unter 30,0 g
.jk 30,0 g bis unter 35,0 g
.jm 35,0 g bis unter 40,0 g
.jn 40,0 g bis unter 50,0 g
.jp 50,0 g bis unter 60,0 g
.jq 60,0 g bis unter 70,0 g
.jr 70,0 g bis unter 80,0 g
.js 80,0 g bis unter 90,0 g
.jt 90,0 g bis unter 100,0 g
.jv 100,0 g bis unter 120,0 g
.jw 120,0 g bis unter 160,0 g
.jz 160,0 g oder mehr

8-810.q- Human-Immunglobulin, spezifisch gegen Hepatitis-B-surface-Antigen [HBsAg]

.q0 2.000 IE bis unter 4.000 IE
.q1 4.000 IE bis unter 6.000 IE
.q2 6.000 IE bis unter 8.000 IE
.q3 8.000 IE bis unter 10.000 IE
.q4 10.000 IE bis unter 12.000 IE
.q5 12.000 IE bis unter 14.000 IE
.q6 14.000 IE bis unter 16.000 IE
.q7 16.000 IE bis unter 18.000 IE
.q8 18.000 IE bis unter 20.000 IE
.q9 20.000 IE bis unter 22.000 IE
.qa 22.000 IE bis unter 24.000 IE
.qb 24.000 IE bis unter 28.000 IE
.qc 28.000 IE bis unter 32.000 IE
.qd 32.000 IE bis unter 36.000 IE
.qe 36.000 IE bis unter 40.000 IE
.qf 40.000 IE bis unter 46.000 IE
.qg 46.000 IE bis unter 52.000 IE
.qh 52.000 IE bis unter 58.000 IE
.qj 58.000 IE bis unter 64.000 IE
.qm 64.000 IE bis unter 76.000 IE
.qn 76.000 IE bis unter 88.000 IE
.qp 88.000 IE bis unter 100.000 IE
.qq 100.000 IE bis unter 112.000 IE
.qr 112.000 IE oder mehr

8-810.s- Human-Immunglobulin, spezifisch gegen Zytomegalie-Virus [CMV]

.s0 1,0 g bis unter 2,0 g

Hinw.: Dieser Kode ist für Patienten mit einem Alter bei Aufnahme von unter 5 Jahren anzugeben.

.s1 2,0 g bis unter 3,0 g

Hinw.: Dieser Kode ist für Patienten mit einem Alter bei Aufnahme von unter 5 Jahren anzugeben.

.s2 3,0 g bis unter 5,0 g

Hinw.: Dieser Kode ist für Patienten mit einem Alter bei Aufnahme von unter 5 Jahren anzugeben.

.s3 5,0 g bis unter 7,5 g
.s4 7,5 g bis unter 10,0 g
.s5 10,0 g bis unter 12,5 g
.s6 12,5 g bis unter 15,0 g
.s7 15,0 g bis unter 20,0 g
.s8 20,0 g bis unter 25,0 g
.s9 25,0 g bis unter 30,0 g
.sa 30,0 g bis unter 35,0 g
.sb 35,0 g bis unter 40,0 g
.sc 40,0 g bis unter 45,0 g
.sd 45,0 g bis unter 50,0 g
.sf 50,0 g bis unter 60,0 g
.sg 60,0 g bis unter 70,0 g
.sh 70,0 g bis unter 80,0 g
.sj 80,0 g bis unter 90,0 g
.sk 90,0 g bis unter 100,0 g
.sm 100,0 g bis unter 120,0 g
.sn 120,0 g bis unter 140,0 g
.sp 140,0 g bis unter 160,0 g
.sq 160,0 g oder mehr

8-810.t- Human-Immunglobulin, spezifisch gegen Varicella-Zoster-Virus [VZV]

.t0 250 IE bis unter 500 IE

Hinw.: Dieser Kode ist für Patienten mit einem Alter bei Aufnahme von unter 15 Jahren anzugeben.

.t1 500 IE bis unter 750 IE

Hinw.: Dieser Kode ist für Patienten mit einem Alter bei Aufnahme von unter 15 Jahren anzugeben.

.t2 750 IE bis unter 1.000 IE

Hinw.: Dieser Kode ist für Patienten mit einem Alter bei Aufnahme von unter 15 Jahren anzugeben.

.t3 1.000 IE bis unter 1.500 IE
.t4 1.500 IE bis unter 2.000 IE
.t5 2.000 IE bis unter 2.500 IE
.t6 2.500 IE bis unter 3.000 IE
.t7 3.000 IE bis unter 3.500 IE
.t8 3.500 IE bis unter 4.000 IE
.t9 4.000 IE bis unter 5.000 IE
.ta 5.000 IE bis unter 6.000 IE
.tb 6.000 IE bis unter 7.000 IE
.tc 7.000 IE bis unter 8.000 IE
.td 8.000 IE oder mehr

8-810.w- Human-Immunglobulin, polyvalent

.w0 2,5 g bis unter 5 g

Hinw.: Dieser Kode ist für Patienten mit einem Alter bei Aufnahme von unter 15 Jahren anzugeben.

.w1 5 g bis unter 10 g

Hinw.: Dieser Kode ist für Patienten mit einem Alter bei Aufnahme von unter 15 Jahren anzugeben.

.w2 10 g bis unter 15 g
.w3 15 g bis unter 25 g
.w4 25 g bis unter 35 g
.w5 35 g bis unter 45 g
.w6 45 g bis unter 55 g
.w7 55 g bis unter 65 g
.w8 65 g bis unter 75 g
.w9 75 g bis unter 85 g
.wa 85 g bis unter 105 g
.wb 105 g bis unter 125 g
.wc 125 g bis unter 145 g
.wd 145 g bis unter 165 g
.we 165 g bis unter 185 g
.wf 185 g bis unter 205 g
.wg 205 g bis unter 225 g
.wh 225 g bis unter 245 g
.wj 245 g bis unter 285 g
.wk 285 g bis unter 325 g
.wm 325 g bis unter 365 g
.wn 365 g bis unter 445 g
.wp 445 g bis unter 525 g
.wq 525 g bis unter 605 g
.wr 605 g bis unter 685 g
.ws 685 g bis unter 765 g
.wt 765 g bis unter 845 g
.wu 845 g oder mehr

8-810.x Sonstige

8-810.y N.n.bez.

8-811.– Infusion von Volumenersatzmitteln bei Neugeborenen

8-811.0 Einzelinfusion (1-5 Einheiten)

8-811.1 Masseninfusion (mehr als 5 Einheiten)

8-811.x Sonstige

8-811.y N.n.bez.

8-812.– Transfusion von Plasma und anderen Plasmabestandteilen und gentechnisch hergestellten Plasmaproteinen

Exkl.: Plasmabestandteile und genetisch hergestellte Plasmaproteine, die unter 8-810 ff. aufgeführt sind

8-812.0- Alpha-1-Proteinaseninhibitor human, parenteral

.00 600 mg bis unter 1.200 mg

Hinw.: Dieser Kode ist für Patienten mit einem Alter bei Aufnahme von unter 15 Jahren anzugeben.

.01 1.200 mg bis unter 1.800 mg

Hinw.: Dieser Kode ist für Patienten mit einem Alter bei Aufnahme von unter 15 Jahren anzugeben.

.02 1.800 mg bis unter 2.400 mg

Hinw.: Dieser Kode ist für Patienten mit einem Alter bei Aufnahme von unter 15 Jahren anzugeben.

.03 2.400 mg bis unter 3.000 mg
.04 3.000 mg bis unter 3.600 mg
.05 3.600 mg bis unter 4.200 mg
.06 4.200 mg bis unter 4.800 mg
.07 4.800 mg bis unter 5.400 mg
.08 5.400 mg bis unter 6.000 mg
.09 6.000 mg bis unter 7.200 mg
.0a 7.200 mg bis unter 8.400 mg
.0b 8.400 mg bis unter 9.600 mg
.0c 9.600 mg bis unter 10.800 mg
.0d 10.800 mg bis unter 13.200 mg
.0e 13.200 mg bis unter 15.600 mg
.0f 15.600 mg bis unter 18.000 mg
.0g 18.000 mg bis unter 20.400 mg
.0h 20.400 mg bis unter 22.800 mg
.0j 22.800 mg bis unter 25.200 mg
.0k 25.200 mg bis unter 27.600 mg
.0m 27.600 mg bis unter 30.000 mg
.0n 30.000 mg bis unter 34.800 mg
.0p 34.800 mg bis unter 39.600 mg
.0q 39.600 mg oder mehr

8-812.1- Interferon alfa-2a, parenteral

.10 100 Mio. IE bis unter 125 Mio. IE
.11 125 Mio. IE bis unter 150 Mio. IE
.12 150 Mio. IE bis unter 175 Mio. IE
.13 175 Mio. IE bis unter 200 Mio. IE
.14 200 Mio. IE bis unter 225 Mio. IE
.15 225 Mio. IE bis unter 250 Mio. IE
.16 250 Mio. IE bis unter 275 Mio. IE
.17 275 Mio. IE bis unter 300 Mio. IE
.18 300 Mio. IE bis unter 350 Mio. IE
.19 350 Mio. IE bis unter 400 Mio. IE
.1a 400 Mio. IE bis unter 450 Mio. IE
.1b 450 Mio. IE bis unter 500 Mio. IE
.1c 500 Mio. IE bis unter 600 Mio. IE
.1d 600 Mio. IE bis unter 700 Mio. IE
.1e 700 Mio. IE bis unter 800 Mio. IE
.1f 800 Mio. IE bis unter 900 Mio. IE
.1g 900 Mio. IE bis unter 1.000 Mio. IE
.1h 1.000 Mio. IE bis unter 1.100 Mio. IE
.1j 1.100 Mio. IE bis unter 1.200 Mio. IE
.1k 1.200 Mio. IE bis unter 1.300 Mio. IE
.1m 1.300 Mio. IE bis unter 1.400 Mio. IE
.1n 1.400 Mio. IE oder mehr

8-812.2- Interferon alfa-2b, parenteral

.20 75 Mio. IE bis unter 100 Mio. IE
.21 100 Mio. IE bis unter 125 Mio. IE
.22 125 Mio. IE bis unter 150 Mio. IE
.23 150 Mio. IE bis unter 175 Mio. IE
.24 175 Mio. IE bis unter 200 Mio. IE
.25 200 Mio. IE bis unter 225 Mio. IE
.26 225 Mio. IE bis unter 250 Mio. IE
.27 250 Mio. IE bis unter 275 Mio. IE
.28 275 Mio. IE bis unter 300 Mio. IE
.29 300 Mio. IE bis unter 350 Mio. IE
.2a 350 Mio. IE bis unter 400 Mio. IE
.2b 400 Mio. IE bis unter 450 Mio. IE
.2c 450 Mio. IE bis unter 500 Mio. IE
.2d 500 Mio. IE bis unter 600 Mio. IE
.2e 600 Mio. IE bis unter 700 Mio. IE
.2f 700 Mio. IE bis unter 800 Mio. IE
.2g 800 Mio. IE bis unter 900 Mio. IE
.2h 900 Mio. IE bis unter 1.000 Mio. IE
.2j 1.000 Mio. IE bis unter 1.100 Mio. IE
.2k 1.100 Mio. IE bis unter 1.200 Mio. IE
.2m 1.200 Mio. IE bis unter 1.300 Mio. IE
.2n 1.300 Mio. IE bis unter 1.400 Mio. IE
.2p 1.400 Mio. IE oder mehr

8-812.3 Anti-Human-T-Lymphozyten-Immunglobulin vom Kaninchen, parenteral

8-812.4 Anti-Human-T-Lymphozyten-Immunglobulin vom Pferd, parenteral

8-812.5- Prothrombinkomplex

.50	500 IE bis unter 1.500 IE	.5c	20.500 IE bis unter 25.500 IE
.51	1.500 IE bis unter 2.500 IE	.5d	25.500 IE bis unter 30.500 IE
.52	2.500 IE bis unter 3.500 IE	.5f	30.500 IE bis unter 40.500 IE
.53	3.500 IE bis unter 4.500 IE	.5g	40.500 IE bis unter 50.500 IE
.54	4.500 IE bis unter 5.500 IE	.5h	50.500 IE bis unter 60.500 IE
.55	5.500 IE bis unter 6.500 IE	.5j	60.500 IE bis unter 80.500 IE
.56	6.500 IE bis unter 7.500 IE	.5k	80.500 IE bis unter 100.500 IE
.57	7.500 IE bis unter 8.500 IE	.5m	100.500 IE bis unter 120.500 IE
.58	8.500 IE bis unter 9.500 IE	.5n	120.500 IE bis unter 140.500 IE
.59	9.500 IE bis unter 10.500 IE	.5p	140.500 IE bis unter 160.500 IE
.5a	10.500 IE bis unter 15.500 IE	.5q	160.500 IE bis unter 200.500 IE
.5b	15.500 IE bis unter 20.500 IE	.5r	200.500 IE oder mehr

8-812.6- Normales Plasma

.60	1 TE bis unter 6 TE	.63	21 TE bis unter 31 TE
.61	6 TE bis unter 11 TE	.64	31 TE oder mehr
.62	11 TE bis unter 21 TE		

8-812.7- Kryodepletiertes Plasma

.70	1 TE bis unter 6 TE	.73	21 TE bis unter 31 TE
.71	6 TE bis unter 11 TE	.74	31 TE oder mehr
.72	11 TE bis unter 21 TE		

8-812.8- Pathogeninaktiviertes Plasma

.80	1 TE bis unter 6 TE	.83	21 TE bis unter 31 TE
.81	6 TE bis unter 11 TE	.84	31 TE oder mehr
.82	11 TE bis unter 21 TE		

8-812.9- Humanes Protein C, parenteral

.90	Bis unter 1.000 IE	.97	15.000 IE bis unter 20.000 IE
.91	1.000 IE bis unter 2.000 IE	.98	20.000 IE bis unter 25.000 IE
.92	2.000 IE bis unter 3.000 IE	.9a	25.000 IE bis unter 30.000 IE
.93	3.000 IE bis unter 4.000 IE	.9b	30.000 IE bis unter 40.000 IE
.94	4.000 IE bis unter 5.000 IE	.9c	40.000 IE bis unter 50.000 IE
.95	5.000 IE bis unter 10.000 IE	.9d	50.000 IE bis unter 70.000 IE
.96	10.000 IE bis unter 15.000 IE	.9e	70.000 IE oder mehr

8-812.a- Plasmatischer Faktor X

.a0	Bis unter 500 Einheiten	.ab	30.000 Einheiten bis unter 35.000 Einheiten
.a1	500 Einheiten bis unter 1.000 Einheiten	.ac	35.000 Einheiten bis unter 40.000 Einheiten
.a2	1.000 Einheiten bis unter 2.000 Einheiten	.ad	40.000 Einheiten bis unter 45.000 Einheiten
.a3	2.000 Einheiten bis unter 3.000 Einheiten	.ae	45.000 Einheiten bis unter 50.000 Einheiten
.a4	3.000 Einheiten bis unter 4.000 Einheiten	.af	50.000 Einheiten bis unter 60.000 Einheiten
.a5	4.000 Einheiten bis unter 5.000 Einheiten	.ag	60.000 Einheiten bis unter 70.000 Einheiten
.a6	5.000 Einheiten bis unter 10.000 Einheiten	.ah	70.000 Einheiten bis unter 80.000 Einheiten
.a7	10.000 Einheiten bis unter 15.000 Einheiten	.aj	80.000 Einheiten bis unter 90.000 Einheiten
.a8	15.000 Einheiten bis unter 20.000 Einheiten	.ak	90.000 Einheiten bis unter 100.000 Einheiten
.a9	20.000 Einheiten bis unter 25.000 Einheiten	.am	100.000 oder mehr Einheiten
.aa	25.000 Einheiten bis unter 30.000 Einheiten		

8-812.b Faktor XI

8-82 Plasmapherese, Immunadsorption und verwandte Verfahren

8-820.– Therapeutische Plasmapherese

Inkl.: Therapeutische Plasmapherese mit gleichzeitiger Zellapherese

Hinw.: Die Gabe von Plasma oder Albumin ist im Kode enthalten.

8-820.0- Mit normalem Plasma

Inkl.: Therapeutische Plasmapherese mit Albumin

.00 1 Plasmapherese
.01 2 Plasmapheresen
.02 3 Plasmapheresen
.03 4 Plasmapheresen
.04 5 Plasmapheresen
.08 6 Plasmapheresen
.09 7 Plasmapheresen
.0a 8 Plasmapheresen
.0b 9 Plasmapheresen
.0c 10 Plasmapheresen
.0d 11 Plasmapheresen
.0e 12 Plasmapheresen
.0f 13 Plasmapheresen
.0g 14 Plasmapheresen
.0h 15 Plasmapheresen
.0j 16 bis 17 Plasmapheresen
.0k 18 bis 19 Plasmapheresen
.0m 20 bis 21 Plasmapheresen
.0n 22 bis 23 Plasmapheresen
.0p 24 bis 25 Plasmapheresen
.0q 26 bis 28 Plasmapheresen
.0r 29 bis 31 Plasmapheresen
.0s 32 bis 34 Plasmapheresen
.0t 35 bis 39 Plasmapheresen
.0u 40 bis 44 Plasmapheresen
.0v 45 bis 49 Plasmapheresen
.0w 50 oder mehr Plasmapheresen

8-820.1- Mit kryodepletiertem Plasma

.10 1 Plasmapherese
.11 2 Plasmapheresen
.12 3 Plasmapheresen
.13 4 Plasmapheresen
.14 5 Plasmapheresen
.18 6 Plasmapheresen
.19 7 Plasmapheresen
.1a 8 Plasmapheresen
.1b 9 Plasmapheresen
.1c 10 Plasmapheresen
.1d 11 Plasmapheresen
.1e 12 Plasmapheresen
.1f 13 Plasmapheresen
.1g 14 Plasmapheresen
.1h 15 Plasmapheresen
.1j 16 bis 17 Plasmapheresen
.1k 18 bis 19 Plasmapheresen
.1m 20 bis 21 Plasmapheresen
.1n 22 bis 23 Plasmapheresen
.1p 24 bis 25 Plasmapheresen
.1q 26 bis 28 Plasmapheresen
.1r 29 bis 31 Plasmapheresen
.1s 32 bis 34 Plasmapheresen
.1t 35 bis 39 Plasmapheresen
.1u 40 bis 44 Plasmapheresen
.1v 45 bis 49 Plasmapheresen
.1w 50 oder mehr Plasmapheresen

8-820.2- Mit gefrorenem, pathogeninaktiviertem Plasma

Inkl.: Therapeutische Plasmapherese mit pathogenreduziertem und zellfreiem Apheresefrischplasma vom Einzelspender
Therapeutische Plasmapherese mit pathogenreduziertem und zellfreiem Poolplasma

.20 1 Plasmapherese
.21 2 Plasmapheresen
.22 3 Plasmapheresen
.23 4 Plasmapheresen
.24 5 Plasmapheresen
.25 6 Plasmapheresen
.26 7 Plasmapheresen
.27 8 Plasmapheresen
.28 9 Plasmapheresen
.29 10 Plasmapheresen
.2a 11 Plasmapheresen
.2b 12 Plasmapheresen

.2c 13 Plasmapheresen
.2d 14 Plasmapheresen
.2e 15 Plasmapheresen
.2f 16 bis 17 Plasmapheresen
.2g 18 bis 19 Plasmapheresen
.2h 20 bis 21 Plasmapheresen
.2j 22 bis 23 Plasmapheresen
.2k 24 bis 25 Plasmapheresen
.2m 26 bis 28 Plasmapheresen
.2n 29 bis 31 Plasmapheresen
.2p 32 bis 34 Plasmapheresen
.2q 35 bis 39 Plasmapheresen
.2r 40 bis 44 Plasmapheresen
.2s 45 bis 49 Plasmapheresen
.2t 50 oder mehr Plasmapheresen

8-821.– Immunadsorption und verwandte Verfahren

Hinw.: Es ist jede durchgeführte (Immun-)Adsorption zu kodieren.

8-821.0 Immunadsorption mit nicht regenerierbarer Säule zur Entfernung von Immunglobulinen und/oder Immunkomplexen

8-821.1- Immunadsorption mit regenerierbarer Säule zur Entfernung von Immunglobulinen und/oder Immunkomplexen

.10 Ersteinsatz

Hinw.: Dieser Kode ist nur einmal pro therapeutisches Protokoll anzugeben. Jede weitere Anwendung der regenerierbaren Säule ist gesondert zu kodieren (8-821.11).

.11 Weitere Anwendung

8-821.2 Adsorption zur Entfernung hydrophober Substanzen (niedrig- und/oder mittelmolekular)

Inkl.: Zytokin-Adsorption

8-821.x Sonstige

8-822 LDL-Apherese

8-823 Zellapherese

Exkl.: Zellapherese zur Gewinnung von Granulozytenkonzentraten oder Stammzellen
Zellapherese mit gleichzeitiger Plasmapherese (8-820 ff.)
Spezielle Zellaphereseverfahren (8-825 ff.)

Hinw.: Mit diesem Kode ist nur die Zellapherese zu therapeutischen Zwecken zu kodieren.
Es ist jede durchgeführte Zellapherese zu kodieren.

8-824 Photopherese

Hinw.: Es ist jede durchgeführte Photopherese zu kodieren.

8-825.– Spezielle Zellaphereseverfahren

Hinw.: Es ist jede durchgeführte Zellapherese zu kodieren.

8-825.0 Zellapherese mit Adsorption von Granulozyten und Monozyten an Zellulose-Perlen

8-825.1 Zellapherese mit Adsorption von Granulozyten, Monozyten und Lymphozyten in einem Polypropylen-Adsorptionsfilter

8-825.x Sonstige

8-826.– Doppelfiltrationsplasmapherese (DFPP)

8-826.0- Ohne Kryofiltration

.00 1 Doppelfiltrationsplasmapherese
.01 2 Doppelfiltrationsplasmapheresen
.02 3 Doppelfiltrationsplasmapheresen
.03 4 Doppelfiltrationsplasmapheresen
.04 5 Doppelfiltrationsplasmapheresen
.05 6 Doppelfiltrationsplasmapheresen
.06 7 Doppelfiltrationsplasmapheresen
.07 8 Doppelfiltrationsplasmapheresen
.08 9 Doppelfiltrationsplasmapheresen
.09 10 Doppelfiltrationsplasmapheresen
.0a 11 Doppelfiltrationsplasmapheresen
.0b 12 Doppelfiltrationsplasmapheresen

.0c	13 Doppelfiltrationsplasmapheresen
.0d	14 Doppelfiltrationsplasmapheresen
.0e	15 Doppelfiltrationsplasmapheresen
.0f	16 bis 17 Doppelfiltrationsplasmapheresen
.0g	18 bis 19 Doppelfiltrationsplasmapheresen
.0h	20 bis 21 Doppelfiltrationsplasmapheresen
.0j	22 bis 23 Doppelfiltrationsplasmapheresen
.0k	24 bis 25 Doppelfiltrationsplasmapheresen
.0m	26 bis 28 Doppelfiltrationsplasmapheresen
.0n	29 bis 31 Doppelfiltrationsplasmapheresen
.0p	32 bis 34 Doppelfiltrationsplasmapheresen
.0q	35 bis 39 Doppelfiltrationsplasmapheresen
.0r	40 bis 44 Doppelfiltrationsplasmapheresen
.0s	45 bis 49 Doppelfiltrationsplasmapheresen
.0t	50 oder mehr Doppelfiltrationsplasmapheresen

8-826.1- Mit Kryofiltration

.10	1 Doppelfiltrationsplasmapherese
.11	2 Doppelfiltrationsplasmapheresen
.12	3 Doppelfiltrationsplasmapheresen
.13	4 Doppelfiltrationsplasmapheresen
.14	5 Doppelfiltrationsplasmapheresen
.15	6 Doppelfiltrationsplasmapheresen
.16	7 Doppelfiltrationsplasmapheresen
.17	8 Doppelfiltrationsplasmapheresen
.18	9 Doppelfiltrationsplasmapheresen
.19	10 Doppelfiltrationsplasmapheresen
.1a	11 Doppelfiltrationsplasmapheresen
.1b	12 Doppelfiltrationsplasmapheresen
.1c	13 Doppelfiltrationsplasmapheresen
.1d	14 Doppelfiltrationsplasmapheresen
.1e	15 Doppelfiltrationsplasmapheresen
.1f	16 bis 17 Doppelfiltrationsplasmapheresen
.1g	18 bis 19 Doppelfiltrationsplasmapheresen
.1h	20 bis 21 Doppelfiltrationsplasmapheresen
.1j	22 bis 23 Doppelfiltrationsplasmapheresen
.1k	24 bis 25 Doppelfiltrationsplasmapheresen
.1m	26 bis 28 Doppelfiltrationsplasmapheresen
.1n	29 bis 31 Doppelfiltrationsplasmapheresen
.1p	32 bis 34 Doppelfiltrationsplasmapheresen
.1q	35 bis 39 Doppelfiltrationsplasmapheresen
.1r	40 bis 44 Doppelfiltrationsplasmapheresen
.1s	45 bis 49 Doppelfiltrationsplasmapheresen
.1t	50 oder mehr Doppelfiltrationsplasmapheresen

8-827 Apherese der löslichen, FMS-ähnlichen Tyrosinkinase 1 [sFlt-1-Apherese]

8-83 Therapeutische Katheterisierung und Kanüleneinlage in Gefäße

8-831.– Legen und Wechsel eines Katheters in zentralvenöse Gefäße

Inkl.: Legen oder Wechsel eines PIC-Katheters

Exkl.: Implantation von venösen Katheterverweilsystemen (5-399.5)

8-831.0 Legen

8-831.2 Wechsel

8-831.5 Legen eines großlumigen Katheters zur extrakorporalen Blutzirkulation

8-831.x Sonstige

8-831.y N.n.bez.

8-832.– Legen und Wechsel eines Katheters in die A. pulmonalis

8-832.0 Legen

8-832.2 Wechsel

8-832.x Sonstige

8-832.y N.n.bez.

8-835.– Ablative Maßnahmen bei Herzrhythmusstörungen

Hinw.: Eine durchgeführte kathetergestützte elektrophysiologische Untersuchung des Herzens ist gesondert zu kodieren (1-265 ff.).
Eine durchgeführte transseptale Punktion des Herzens ist gesondert zu kodieren (1-274 ff.).
Die Anwendung eines Navigationssystems ist gesondert zu kodieren (8-990).
Der endovaskuläre Zugang ist im Kode enthalten. Ein perkutaner epikardialer Zugang ist gesondert zu kodieren (8-835.f).

8-835.2- Konventionelle Radiofrequenzablation

Hinw.: Die Verwendung eines Drahtgeflechtkatheters (Mesh-Radiofrequenzablation) ist gesondert zu kodieren (8-835.9).

.20 Rechter Vorhof

Inkl.: Venae cavae und Koronarsinus

Exkl.: AV-Knoten (8-835.21)

.21 AV-Knoten

.22 Rechter Ventrikel

.23 Linker Vorhof

Exkl.: Isolierte Ablation an den Pulmonalvenen (8-835.25)

Hinw.: Dieser Kode ist auch für die Ablation an den Pulmonalvenen mit weiteren punktförmigen oder linearen Ablationen im Bereich des Septums und/oder des übrigen linken Vorhofes zu verwenden.

.24 Linker Ventrikel

.25 Pulmonalvenen

Hinw.: Mit diesem Kode ist die isolierte Ablation an den Pulmonalvenen zu verschlüsseln.

8-835.3- Gekühlte Radiofrequenzablation

.30 Rechter Vorhof

Inkl.: Venae cavae und Koronarsinus

Exkl.: AV-Knoten (8-835.31)

.31 AV-Knoten

.32 Rechter Ventrikel

.33 Linker Vorhof

Exkl.: Isolierte Ablation an den Pulmonalvenen (8-835.35)

Hinw.: Dieser Kode ist auch für die Ablation an den Pulmonalvenen mit weiteren punktförmigen oder linearen Ablationen im Bereich des Septums und/oder des übrigen linken Vorhofes zu verwenden.

.34 Linker Ventrikel

.35 Pulmonalvenen

Hinw.: Mit diesem Kode ist die isolierte Ablation an den Pulmonalvenen zu verschlüsseln.

8-835.4- Ablation mit anderen Energiequellen

Inkl.: Ultraschall, Mikrowelle, Laser

Hinw.: Die Anwendung einer endovaskulären endoskopischen Steuerung bei einer Laserablation ist gesondert zu kodieren (8-835.e).

.40 Rechter Vorhof

Inkl.: Venae cavae und Koronarsinus

Exkl.: AV-Knoten (8-835.41)

.41 AV-Knoten

.42 Rechter Ventrikel

.43 Linker Vorhof

Exkl.: Isolierte Ablation an den Pulmonalvenen (8-835.45)

Hinw.: Dieser Kode ist auch für die Ablation an den Pulmonalvenen mit weiteren punktförmigen oder linearen Ablationen im Bereich des Septums und/oder des übrigen linken Vorhofes zu verwenden.

.44 Linker Ventrikel

.45 Pulmonalvenen

Hinw.: Mit diesem Kode ist die isolierte Ablation an den Pulmonalvenen zu verschlüsseln.

8-835.8 Anwendung dreidimensionaler, elektroanatomischer Mappingverfahren

Inkl.: CARTO-System, EnSite Array, EnSite NavX, EPLogix, Rhythmia

Hinw.: Dieser Kode ist ein Zusatzkode. Er ist nur anzugeben, wenn bei einem der unter 8-835.2 ff. bis 8-835.4 ff., 8-835.a ff. oder 8-835.b ff. aufgeführten Verfahren die Ablation mit Hilfe dreidimensionaler, elektroanatomischer Mappingverfahren durchgeführt wurde.

8-835.9 Verwendung eines Drahtgeflechtkatheters

Hinw.: Dieser Kode ist ein Zusatzkode. Er ist nur anzugeben, wenn die konventionelle Radiofrequenzablation (8-835.2 ff.) mit Hilfe eines Drahtgeflechtkatheters (Mesh-Radiofrequenzablation) durchgeführt wurde.

8-835.a- Kryoablation

.a0 Rechter Vorhof

Inkl.: Venae cavae und Koronarsinus

Exkl.: AV-Knoten (8-835.a1)

.a1 AV-Knoten

.a2 Rechter Ventrikel

.a3 Linker Vorhof

Exkl.: Isolierte Ablation an den Pulmonalvenen (8-835.a5)

Hinw.: Dieser Kode ist auch für die Ablation an den Pulmonalvenen mit weiteren punktförmigen oder linearen Ablationen im Bereich des Septums und/oder des übrigen linken Vorhofes zu verwenden.

.a4 Linker Ventrikel

.a5 Pulmonalvenen

Hinw.: Mit diesem Kode ist die isolierte Ablation an den Pulmonalvenen zu verschlüsseln.

8-835.b- Bipolare phasenverschobene Radiofrequenzablation

.b0 Rechter Vorhof

Inkl.: Venae cavae und Koronarsinus

Exkl.: AV-Knoten (8-835.b1)

.b1 AV-Knoten

.b2 Rechter Ventrikel

.b3 Linker Vorhof

Exkl.: Isolierte Ablation an den Pulmonalvenen (8-835.b5)

Hinw.: Dieser Kode ist auch für die Ablation an den Pulmonalvenen mit weiteren punktförmigen oder linearen Ablationen im Bereich des Septums und/oder des übrigen linken Vorhofes zu verwenden.

.b4 Linker Ventrikel

.b5 Pulmonalvenen

Hinw.: Mit diesem Kode ist die isolierte Ablation an den Pulmonalvenen zu verschlüsseln.

8-835.e Anwendung einer endovaskulären endoskopischen Steuerung

Hinw.: Dieser Kode ist ein Zusatzkode. Er ist nur anzugeben, wenn die Laserablation (8-835.4 ff.) mit Hilfe einer endovaskulären endoskopischen Steuerung durchgeführt wurde.

8-835.f Perkutaner epikardialer Zugang für eine Ablation

Hinw.: Dieser Kode ist ein Zusatzkode. Er ist nur anzugeben, wenn bei einem der unter 8-835.2 ff. bis 8-835.4 ff., 8-835.a ff. oder 8-835.b ff. aufgeführten Verfahren die Ablation über einen perkutanen epikardialen Zugang durchgeführt wurde.

8-835.g Anwendung rotordetektierender, elektroanatomischer Mappingverfahren

Inkl.: Focal Impulse and Rotor Modulation [FIRM]

Hinw.: Dieser Kode ist ein Zusatzkode. Er ist nur anzugeben, wenn bei einem der unter 8-835.2 ff. bis 8-835.4 ff., 8-835.a ff. oder 8-835.b ff. aufgeführten Verfahren die Ablation mit Hilfe rotordetektierender, elektroanatomischer Mappingverfahren durchgeführt wurde.
Die Anwendung dreidimensionaler, elektroanatomischer Mappingverfahren ist gesondert zu kodieren (8-835.8, 8-835.j).

8-835.h Messung des Anpressdruckes

Hinw.: Dieser Kode ist ein Zusatzkode. Er ist nur anzugeben, wenn bei einem der unter 8-835.2 ff. bis 8-835.4 ff., 8-835.a ff. oder 8-835.b ff. aufgeführten Verfahren die Ablation mit Messung des Anpressdruckes durchgeführt wurde.

8-835.j Anwendung hochauflösender, multipolarer, dreidimensionaler, elektroanatomischer Mappingverfahren

Inkl.: IntellaMap Orion, PentaRay, Ensite HD Grid, AcQMap

Hinw.: Dieser Kode ist ein Zusatzkode. Er ist nur anzugeben, wenn bei einem der unter 8-835.2 ff. bis 8-835.4 ff., 8-835.a ff. oder 8-835.b ff. aufgeführten Verfahren die Ablation mit Hilfe hochauflösender, multipolarer, dreidimensionaler, elektroanatomischer Mappingverfahren durchgeführt wurde.
Hochauflösende, multipolare, dreidimensionale, elektroanatomische Mappingverfahren ermöglichen die Erfassung von mindestens 1.000 Mapping-Punkten pro untersuchter Herzhöhle.

8-835.x Sonstige

8-835.y N.n.bez.

8-836.– (Perkutan-)transluminale Gefäßintervention

Exkl.: (Perkutan-)transluminale Gefäßintervention an Gefäßen des Lungenkreislaufes (8-838 ff.)
Perkutan-transluminale Gefäßintervention an Herz und Koronargefäßen (8-837 ff.)
Endovaskuläre Implantation von Stent-Prothesen (5-38a ff.)
(Perkutan-)transluminale Stentimplantation (8-84)

Hinw.: Die Anwendung eines Embolieprotektionssystems ist gesondert zu kodieren (8-83b.9).
Die Verwendung von mehr als einem Mikrokathetersystem ist gesondert zu kodieren (8-83b.7 ff.).
Die Verwendung von Rekanalisationssystemen zur perkutanen Passage organisierter Verschlüsse ist gesondert zu kodieren (8-83b.a ff.).
Weitere (perkutan-)transluminale Gefäßinterventionen sind unter 8-83c ff. zu finden.
Ein Kode aus diesem Bereich ist auch zu verwenden, wenn eine der aufgeführten Prozeduren im Rahmen einer Hybridchirurgie eingesetzt wird. Es ist dann zusätzlich zu dem jeweiligen Operationskode aus dem Bereich 5-38 bis 5-39 der Zusatzkode 5-98a.0 anzugeben.
Für die Zuordnung einzelner Gefäße zu den Gruppen siehe auch Liste der Gefäße vor 5-38.
Die A. uterina sowie die arteriellen Gefäße der Prostata sind mit dem Kode h Andere Arterien abdominal und pelvin zu verschlüsseln.
Die Lokalisation ist bei den mit ** gekennzeichneten Kodes in der 6. Stelle nach folgender Liste zu kodieren:

0 Gefäße intrakraniell
1♦ Gefäße Kopf extrakraniell und Hals
2♦ Gefäße Schulter und Oberarm
3♦ Gefäße Unterarm
4 Aorta
5 Aortenisthmus
6 Ductus arteriosus apertus
7 V. cava
8♦ Andere Gefäße thorakal
a Gefäße viszeral
c♦ Gefäße Unterschenkel
d Gefäßmalformationen
e Künstliche Gefäße
f Gefäße spinal
g V. portae
h♦ Andere Arterien abdominal und pelvin
j♦ Andere Venen abdominal und pelvin
k♦ Arterien Oberschenkel
m♦ Venen Oberschenkel
x♦ Sonstige

8-836.0- Ballon-Angioplastie

Hinw.: Die Verwendung eines Modellier- oder Doppellumenballons ist gesondert zu kodieren (8-83b.5 ff.).
Die Art und die Anzahl der verwendeten medikamentefreisetzenden Ballons sind gesondert zu kodieren (8-83b.ba bis 8-83b.bd).
Die Art der verwendeten antikörperbeschichteten Ballons ist gesondert zu kodieren (8-83b.b1).
Die Art und die Anzahl der verwendeten Ballons zur adventitiellen Mikroinjektion sind gesondert zu kodieren (8-83b.be bis 8-83b.bh).

.00 Gefäße intrakraniell
.02♦ Gefäße Schulter und Oberarm
.03♦ Gefäße Unterarm
.04 Aorta
.05 Aortenisthmus
.06 Ductus arteriosus apertus
.07 V. cava
.08♦ Andere Gefäße thorakal
.0a Gefäße viszeral
.0c♦ Gefäße Unterschenkel
.0d Gefäßmalformationen
.0e Künstliche Gefäße
.0f Gefäße spinal
.0g V. portae
.0h♦ A. carotis n.n.bez.
.0j♦ A. carotis communis
.0k♦ A. carotis interna extrakraniell
.0m♦ A. carotis interna extrakraniell mit A. carotis communis
.0n♦ A. carotis externa
.0p♦ A. vertebralis extrakraniell
.0q♦ Andere Arterien abdominal und pelvin
.0r♦ Andere Venen abdominal und pelvin
.0s♦ Arterien Oberschenkel
.0t♦ Venen Oberschenkel
.0x♦ Sonstige

** 8-836.1- Blade-Angioplastie (Scoring- oder Cutting-balloon)

Hinw.: Die Art und die Anzahl der verwendeten medikamentefreisetzenden Ballons sind gesondert zu kodieren (8-83b.ba bis 8-83b.bd).

** 8-836.2- Laser-Angioplastie

** 8-836.3- Atherektomie

Inkl.: Fräsatherektomie

Hinw.: Die Verwendung der optischen Kohärenztomographie ist gesondert zu kodieren (3-300 ff.).

** 8-836.6- Fremdkörperentfernung

Hinw.: Die Verwendung eines Instruments zur Fremdkörperentfernung ist gesondert zu kodieren (8-83b.8 ff.).
Die Verwendung eines Ballonführungskatheters zur Gefäßokklusion ist gesondert zu kodieren (8-83b.s).

** 8-836.7- Selektive Thrombolyse

Hinw.: Die Verwendung eines ultraschallgestützten Thrombolysesystems ist gesondert zu kodieren (8-83b.j).

** 8-836.8- Thrombektomie

Exkl.: Rotationsthrombektomie (8-836.p ff.)

Hinw.: Die Verwendung eines hydrodynamischen Thrombektomiesystems ist gesondert zu kodieren (8-83b.4).
Die Verwendung eines Instruments zur Thrombektomie ist gesondert zu kodieren (8-83b.8 ff.).
Die Verwendung eines Ballonführungskatheters zur Gefäßokklusion ist gesondert zu kodieren (8-83b.s).

** 8-836.9- Selektive Embolisation mit embolisierenden Flüssigkeiten

Hinw.: Die Art der verwendeten embolisierenden Flüssigkeiten ist gesondert zu kodieren (8-83b.2 ff.).
Die Menge der verwendeten embolisierenden Flüssigkeiten ist gesondert zu kodieren (8-83b.n ff.).

** 8-836.b- Selektive Embolisation mit ablösbaren Ballons

Hinw.: Die Anzahl der ablösbaren Ballons ist gesondert zu kodieren (8-83b.6 ff.).

** 8-836.c- Selektive Embolisation mit Schirmen

** 8-836.k- Selektive Embolisation mit Partikeln

Hinw.: Die Art der verwendeten Partikel ist gesondert zu kodieren (8-83b.1 ff.).
Die Verwendung eines katheterbasierten Infusionssystems mit dynamischer expandierbarer Spitze ist gesondert zu kodieren (8-83b.k).

** 8-836.m- Selektive Embolisation mit Metallspiralen

Hinw.: Die Anzahl der verwendeten Metallspiralen ist unter 8-836.n ff. zu kodieren.
Die Art der verwendeten Metall- oder Mikrospiralen ist gesondert zu kodieren (8-83b.3 ff.).
Die Verwendung eines Modellier- oder Doppellumenballons ist gesondert zu kodieren (8-83b.5 ff.).
Die Verwendung eines temporären remodellierenden Drahtgeflechts bei neurovaskulären Eingriffen ist gesondert zu kodieren (8-83b.q).

8-836.n- Anzahl der Metallspiralen

Hinw.: Diese Kodes sind Zusatzkodes. Sie dürfen nur zusätzlich zu einem Kode aus 8-836.m ff. oder 8-838.9 ff. verwendet werden.

.n1 1 Metallspirale
.n2 2 Metallspiralen
.n3 3 Metallspiralen
.n4 4 Metallspiralen
.n5 5 Metallspiralen
.n6 6 Metallspiralen
.n7 7 Metallspiralen
.n8 8 Metallspiralen
.n9 9 Metallspiralen
.na 10 Metallspiralen
.nb 11 Metallspiralen
.nc 12 Metallspiralen
.nd 13 Metallspiralen
.ne 14 Metallspiralen
.nf 15 Metallspiralen
.ng 16 Metallspiralen
.nh 17 Metallspiralen
.nj 18 Metallspiralen
.nk 19 Metallspiralen
.nm 20 Metallspiralen
.np 21 Metallspiralen
.nq 22 Metallspiralen
.nr 23 Metallspiralen
.ns 24 Metallspiralen
.nt 25 Metallspiralen
.nu 26 Metallspiralen
.nv 27 Metallspiralen
.nw 28 oder mehr Metallspiralen

** 8-836.p- Rotationsthrombektomie

Exkl.: Rotationsatherektomie (8-83c.f ff.)

Hinw.: Ein Rotationsthrombektomie-Katheter verfügt über einen Absaugmechanismus.

** 8-836.r- Kryoplastie

** 8-836.x- Sonstige

8-836.y N.n.bez.

8-837.– Perkutan-transluminale Gefäßintervention an Herz und Koronargefäßen

Hinw.: Die Anwendung eines Embolieprotektionssystems ist gesondert zu kodieren (8-83b.9).
Ein Kode aus diesem Bereich ist auch zu verwenden, wenn eine der aufgeführten Prozeduren im Rahmen einer Hybridchirurgie eingesetzt wird.
Die Anwendung der Hybridchirurgie ist gesondert zu kodieren (5-98a.0).
Die Verwendung von mehr als einem Mikrokathetersystem ist gesondert zu kodieren (8-83b.7 ff.).
Die Verwendung von Rekanalisationssystemen zur perkutanen Passage organisierter Verschlüsse ist gesondert zu kodieren (8-83b.a ff.).

8-837.0- Ballon-Angioplastie

Inkl.: Bypassgefäß

Hinw.: Die Art und die Anzahl der verwendeten medikamentefreisetzenden Ballons sind gesondert zu kodieren (8-83b.b6 bis 8-83b.b9).
Die Art der verwendeten antikörperbeschichteten Ballons ist gesondert zu kodieren (8-83b.b1).
Der Kode 8-837.00 ist auch anzuwenden, wenn bei vorzeitigem Abbruch einer Ballon-Angioplastie die Anlage eines Führungskatheters und die Sondierung des Zielgefäßes mit einem Führungsdraht erfolgt ist.

.00	Eine Koronararterie
.01	Mehrere Koronararterien
8-837.1-	Laser-Angioplastie
	Inkl.: Bypassgefäß
.10	Eine Koronararterie
.11	Mehrere Koronararterien
8-837.2-	Atherektomie
	Inkl.: Bypassgefäß
.20	Eine Koronararterie
.21	Mehrere Koronararterien
8-837.4	Fremdkörperentfernung
	Hinw.: Die Verwendung eines Instruments zur Fremdkörperentfernung ist gesondert zu kodieren (8-83b.8 ff.).
8-837.5-	Rotablation
	Inkl.: Bypassgefäß
.50	Eine Koronararterie
.51	Mehrere Koronararterien
8-837.6-	Selektive Thrombolyse
	Inkl.: Bypassgefäß
.60	Eine Koronararterie
.61	Mehrere Koronararterien
8-837.7-	Selektive Embolisation und/oder Infarzierung
.70	Mit Flüssigkeiten
.71	Mit Partikeln oder Metallspiralen
.72	Mit ablösbaren Ballons
.73	Mit Schirmen
.7x	Sonstige
8-837.8	Einlegen einer Prothese
8-837.9	Verschluss einer Koronarfistel
8-837.a-	Ballonvalvuloplastie (Ballonvalvulotomie)
.a0	Aortenklappe
.a1	Mitralklappe
.a2	Pulmonalklappe
.a3	Trikuspidalklappe
.a4	Künstliche Herzklappe
.ax	Sonstige
8-837.b-	Herstellung eines Septumdefektes
.b1	Ventrikelseptum
.b2	Vorhofseptum, ohne Einlage eines Implantates
.b3	Vorhofseptum, mit Einlage eines Implantates
8-837.c-	Vergrößerung eines Septumdefektes
.c0	Vorhofseptum
.c1	Ventrikelseptum
8-837.d-	Verschluss eines Septumdefektes
.d0	Vorhofseptum
.d1	Ventrikelseptum
8-837.e	Perkutane transmyokardiale Laservaskularisation (PMR)

8-837.f Dilatation des rechtsventrikulären Ausflusstraktes

8-837.g Dilatation des linksventrikulären Ausflusstraktes

8-837.h Einlegen eines Stents in den rechtsventrikulären Ausflusstrakt

8-837.j Eröffnung und Erweiterung einer geschlossenen Herzklappe

8-837.k- Einlegen eines nicht medikamentefreisetzenden Stents

Inkl.: Bypassgefäß

.k0 Ein Stent in eine Koronararterie
.k3 2 Stents in eine Koronararterie
.k4 2 Stents in mehrere Koronararterien
.k5 3 Stents in eine Koronararterie
.k6 3 Stents in mehrere Koronararterien
.k7 4 Stents in eine Koronararterie
.k8 4 Stents in mehrere Koronararterien
.k9 5 Stents in eine Koronararterie
.ka 5 Stents in mehrere Koronararterien
.kb Mindestens 6 Stents in eine Koronararterie
.kc Mindestens 6 Stents in mehrere Koronararterien
.kx Sonstige

8-837.m- Einlegen eines medikamentefreisetzenden Stents

Inkl.: Bypassgefäß

Hinw.: Die Art der medikamentefreisetzenden Stents ist gesondert zu kodieren (8-83b.0 ff.).

.m0 Ein Stent in eine Koronararterie
.m1 2 Stents in eine Koronararterie
.m2 2 Stents in mehrere Koronararterien
.m3 3 Stents in eine Koronararterie
.m4 3 Stents in mehrere Koronararterien
.m5 4 Stents in eine Koronararterie
.m6 4 Stents in mehrere Koronararterien
.m7 5 Stents in eine Koronararterie
.m8 5 Stents in mehrere Koronararterien
.m9 Mindestens 6 Stents in eine Koronararterie
.ma Mindestens 6 Stents in mehrere Koronararterien
.mx Sonstige

8-837.p Einlegen eines nicht medikamentefreisetzenden gecoverten Stents (Stent-Graft)

8-837.q Blade-Angioplastie (Scoring- oder Cutting-balloon)

Hinw.: Die Art und die Anzahl der verwendeten medikamentefreisetzenden Ballons sind gesondert zu kodieren (8-83b.b6 bis 8-83b.b9).

8-837.s- Maßnahmen zur Embolieprotektion am linken Herzohr

Hinw.: Das bildgebende Verfahren ist im Kode enthalten.

.s0 Implantation eines permanenten Embolieprotektionssystems
.s1 Verschluss durch perkutan epikardial eingebrachte Schlinge
.sx Sonstige

8-837.t Thrombektomie aus Koronargefäßen

Hinw.: Die Verwendung eines hydrodynamischen Thrombektomiesystems ist gesondert zu kodieren (8-83b.4).
Die Verwendung eines Instruments zur Thrombektomie ist gesondert zu kodieren (8-83b.8 ff.).

8-837.u Einlegen eines nicht medikamentefreisetzenden Bifurkationsstents

Inkl.: OPD-System [Ostium-Protection-Device-System]

Hinw.: Mit diesem Kode ist nicht der Gebrauch zweier "normaler" Stents in der Kissing-Ballon-Technik zu kodieren.

8-837.v Einlegen eines medikamentefreisetzenden Bifurkationsstents

Inkl.: OPD-System [Ostium-Protection-Device-System]

Hinw.: Die Art der medikamentefreisetzenden Stents oder OPD-Systeme ist gesondert zu kodieren (8-83b.0 ff.).
Mit diesem Kode ist nicht der Gebrauch zweier "normaler" Stents in der Kissing-Ballon-Technik zu kodieren.

8-837.w- Einlegen eines beschichteten Stents

Inkl.: Bypassgefäß

Hinw.: Die Art der Beschichtung ist gesondert zu kodieren (8-83b.e ff.).

.w0 Ein Stent in eine Koronararterie
.w1 2 Stents in eine Koronararterie
.w2 2 Stents in mehrere Koronararterien
.w3 3 Stents in eine Koronararterie
.w4 3 Stents in mehrere Koronararterien
.w5 4 Stents in eine Koronararterie
.w6 4 Stents in mehrere Koronararterien
.w7 5 Stents in eine Koronararterie
.w8 5 Stents in mehrere Koronararterien
.w9 Mindestens 6 Stents in eine Koronararterie
.wa Mindestens 6 Stents in mehrere Koronararterien
.wx Sonstige

8-837.x Sonstige

8-837.y N.n.bez.

8-838.– (Perkutan-)transluminale Gefäßintervention an Gefäßen des Lungenkreislaufes

Hinw.: Die Anwendung eines Embolieprotektionssystems ist gesondert zu kodieren (8-83b.9).
Die Verwendung von mehr als einem Mikrokatheter ist gesondert zu kodieren (8-83b.7 ff.).
Ein Kode aus diesem Bereich ist auch zu verwenden, wenn eine der aufgeführten Prozeduren im Rahmen einer Hybridchirurgie eingesetzt wird.
Die Anwendung der Hybridchirurgie ist gesondert zu kodieren (5-98a.0).

8-838.0- Ballon-Angioplastie

.00 Pulmonalarterie
.01♦ Pulmonalvene
.02 Aortopulmonale Kollateralgefäße (MAPCA)
.03 Gefäßmalformationen
.04 Künstliche aortopulmonale Shunts
.05 Künstliche Gefäße
.0x♦ Sonstige

8-838.1- Blade-Angioplastie (Cutting-balloon)

.10 Pulmonalarterie
.11♦ Pulmonalvene
.12 Aortopulmonale Kollateralgefäße (MAPCA)
.13 Gefäßmalformationen
.14 Künstliche aortopulmonale Shunts
.15 Künstliche Gefäße
.1x♦ Sonstige

8-838.2- Laser-Angioplastie

.20 Pulmonalarterie
.21♦ Pulmonalvene
.22 Aortopulmonale Kollateralgefäße (MAPCA)
.23 Gefäßmalformationen
.24 Künstliche aortopulmonale Shunts
.25 Künstliche Gefäße
.2x♦ Sonstige

8-838.3- Einlegen eines Stents

Exkl.: Einlegen eines großlumigen Stent (8-838.e ff., 8-838.g ff.)

.30 Pulmonalarterie
.31♦ Pulmonalvene
.32 Aortopulmonale Kollateralgefäße (MAPCA)
.33 Gefäßmalformationen
.34 Künstliche aortopulmonale Shunts
.35 Künstliche Gefäße
.3x♦ Sonstige

8-838.4- Einlegen mehrerer Stents

Exkl.: Einlegen von 2 oder mehr großlumigen Stents (8-838.f ff., 8-838.h ff.)

.40 Pulmonalarterie
.41♦ Pulmonalvene
.42 Aortopulmonale Kollateralgefäße (MAPCA)
.43 Gefäßmalformationen
.44 Künstliche aortopulmonale Shunts
.45 Künstliche Gefäße
.4x♦ Sonstige

8-838.5- Fremdkörperentfernung

- .50 Pulmonalarterie
- .51♦ Pulmonalvene
- .52 Aortopulmonale Kollateralgefäße (MAPCA)
- .53 Gefäßmalformationen
- .54 Künstliche aortopulmonale Shunts
- .55 Künstliche Gefäße
- .5x♦ Sonstige

8-838.6- Selektive Thrombolyse

Hinw.: Die Verwendung eines ultraschallgestützten Thrombolysesystems ist gesondert zu kodieren (8-83b.j).

- .60 Pulmonalarterie
- .61♦ Pulmonalvene
- .62 Aortopulmonale Kollateralgefäße (MAPCA)
- .63 Gefäßmalformationen
- .64 Künstliche aortopulmonale Shunts
- .65 Künstliche Gefäße
- .6x♦ Sonstige

8-838.7- Thrombusfragmentation

Hinw.: Die Verwendung eines hydrodynamischen Thrombektomiesystems ist gesondert zu kodieren (8-83b.4).
Die Verwendung eines Instruments zur Thrombektomie ist gesondert zu kodieren (8-83b.8 ff.).

- .70 Pulmonalarterie
- .71♦ Pulmonalvene
- .72 Aortopulmonale Kollateralgefäße (MAPCA)
- .73 Gefäßmalformationen
- .74 Künstliche aortopulmonale Shunts
- .75 Künstliche Gefäße
- .7x♦ Sonstige

8-838.8- Selektive Embolisation mit embolisierenden Flüssigkeiten

Hinw.: Die Art der verwendeten embolisierenden Flüssigkeiten ist gesondert zu kodieren (8-83b.2 ff.).

- .80 Pulmonalarterie
- .81♦ Pulmonalvene
- .82 Aortopulmonale Kollateralgefäße (MAPCA)
- .83 Gefäßmalformationen
- .84 Künstliche aortopulmonale Shunts
- .85 Künstliche Gefäße
- .8x♦ Sonstige

8-838.9- Selektive Embolisation mit Partikeln oder Metallspiralen

Hinw.: Die Anzahl der verwendeten Metallspiralen ist unter 8-836.n ff. zu kodieren.

- .90 Pulmonalarterie
- .91♦ Pulmonalvene
- .92 Aortopulmonale Kollateralgefäße (MAPCA)
- .93 Gefäßmalformationen
- .94 Künstliche aortopulmonale Shunts
- .95 Künstliche Gefäße
- .9x♦ Sonstige

8-838.a- Selektive Embolisation mit ablösbaren Ballons

Hinw.: Die Anzahl der ablösbaren Ballons ist gesondert zu kodieren (8-83b.6 ff.).

- .a0 Pulmonalarterie
- .a1♦ Pulmonalvene
- .a2 Aortopulmonale Kollateralgefäße (MAPCA)
- .a3 Gefäßmalformationen
- .a4 Künstliche aortopulmonale Shunts
- .a5 Künstliche Gefäße
- .ax♦ Sonstige

8-838.b- Selektive Embolisation mit Schirmen

- .b0 Pulmonalarterie
- .b1♦ Pulmonalvene
- .b2 Aortopulmonale Kollateralgefäße (MAPCA)
- .b3 Gefäßmalformationen
- .b4 Künstliche aortopulmonale Shunts
- .b5 Künstliche Gefäße
- .bx♦ Sonstige

8-838.c- Implantation eines intraluminalen druckreduzierenden Systems

.c0 Pulmonalarterie
.c1♦ Pulmonalvene
.c2 Aortopulmonale Kollateralgefäße (MAPCA)
.c3 Gefäßmalformationen
.c4 Künstliche aortopulmonale Shunts
.c5 Künstliche Gefäße
.cx♦ Sonstige

8-838.d- Rotationsthrombektomie

.d0 Pulmonalarterie
.d5 Künstliche Gefäße
.dx♦ Sonstige

8-838.e- Einlegen eines ungecoverten großlumigen Stents

Hinw.: Großlumige Stents beginnen für Erwachsene bei einem Durchmesser von mehr als 16 mm und für Kinder bei einem Durchmesser von mehr als 8 mm.

.e0 Pulmonalarterie
.e1♦ Pulmonalvene
.e2 Aortopulmonale Kollateralgefäße (MAPCA)
.e3 Gefäßmalformationen
.e4 Künstliche aortopulmonale Shunts
.e5 Künstliche Gefäße
.ex♦ Sonstige

8-838.f- Einlegen von 2 oder mehr ungecoverten großlumigen Stents

Hinw.: Großlumige Stents beginnen für Erwachsene bei einem Durchmesser von mehr als 16 mm und für Kinder bei einem Durchmesser von mehr als 8 mm.

.f0 Pulmonalarterie
.f1♦ Pulmonalvene
.f2 Aortopulmonale Kollateralgefäße (MAPCA)
.f3 Gefäßmalformationen
.f4 Künstliche aortopulmonale Shunts
.f5 Künstliche Gefäße
.fx♦ Sonstige

8-838.g- Einlegen eines gecoverten großlumigen Stents

Hinw.: Großlumige Stents beginnen für Erwachsene bei einem Durchmesser von mehr als 16 mm und für Kinder bei einem Durchmesser von mehr als 8 mm.

.g0 Pulmonalarterie
.g1♦ Pulmonalvene
.g2 Aortopulmonale Kollateralgefäße (MAPCA)
.g3 Gefäßmalformationen
.g4 Künstliche aortopulmonale Shunts
.g5 Künstliche Gefäße
.gx♦ Sonstige

8-838.h- Einlegen von 2 oder mehr gecoverten großlumigen Stents

Hinw.: Großlumige Stents beginnen für Erwachsene bei einem Durchmesser von mehr als 16 mm und für Kinder bei einem Durchmesser von mehr als 8 mm.

.h0 Pulmonalarterie
.h1♦ Pulmonalvene
.h2 Aortopulmonale Kollateralgefäße (MAPCA)
.h3 Gefäßmalformationen
.h4 Künstliche aortopulmonale Shunts
.h5 Künstliche Gefäße
.hx♦ Sonstige

8-838.j Implantation eines Drucksensors in die Pulmonalarterie

Exkl.: Legen eines Katheters in die A. pulmonalis (8-832.0)

8-838.k- Einlegen eines ungecoverten Wachstumsstents

Inkl.: Cheatham-Platinum-Stent

.k0 Pulmonalarterie
.k1♦ Pulmonalvene
.k2 Aortopulmonale Kollateralgefäße (MAPCA)
.k3 Gefäßmalformationen
.k4 Künstliche aortopulmonale Shunts
.k5 Künstliche Gefäße
.kx♦ Sonstige

8-838.m- Einlegen eines gecoverten Wachstumsstents

Inkl.: Cheatham-Platinum-Stent

.m0 Pulmonalarterie
.m1♦ Pulmonalvene
.m2 Aortopulmonale Kollateralgefäße (MAPCA)
.m3 Gefäßmalformationen
.m4 Künstliche aortopulmonale Shunts
.m5 Künstliche Gefäße
.mx♦ Sonstige

8-838.n- Thrombektomie

Hinw.: Die Verwendung eines hydrodynamischen Thrombektomiesystems ist gesondert zu kodieren (8-83b.4).

.n0 Pulmonalarterie
.n1♦ Pulmonalvene
.n2 Aortopulmonale Kollateralgefäße (MAPCA)
.n3 Gefäßmalformationen
.n4 Künstliche aortopulmonale Shunts
.n5 Künstliche Gefäße
.nx♦ Sonstige

8-838.x- Sonstige

.x0 Pulmonalarterie
.x1♦ Pulmonalvene
.x2 Aortopulmonale Kollateralgefäße (MAPCA)
.x3 Gefäßmalformationen
.x4 Künstliche aortopulmonale Shunts
.x5 Künstliche Gefäße
.xx♦ Sonstige

8-838.y N.n.bez.

8-839.– Andere therapeutische Katheterisierung und Kanüleneinlage in Herz und Blutgefäße

Hinw.: Die Anwendung eines Embolieprotektionssystems ist gesondert zu kodieren (8-83b.9).

8-839.0 Perkutane Einführung einer intraaortalen Ballonpumpe

Hinw.: Die Dauer der Behandlung mit einer intraaortalen Ballonpumpe ist gesondert zu kodieren (8-83a.0 ff.).

8-839.1- Perkutane Einführung eines Antiembolie-Schirmes

.10 Antiembolie-Schirm, nicht integriert in zentralen Venenkatheter

Hinw.: Perkutane Einführung eines Vena-cava-Filters

.11 Antiembolie-Schirm, integriert in zentralen Venenkatheter

Hinw.: Perkutane Einführung eines rückholbaren Vena-cava-inferior-Filters

8-839.3 Entfernung einer intraaortalen Ballonpumpe

8-839.4- Implantation oder Entfernung einer transvasal platzierten axialen Pumpe zur Kreislaufunterstützung

.46 Implantation einer linksventrikulären axialen Pumpe

Hinw.: Die Dauer der Behandlung mit einer transvasal platzierten axialen Pumpe zur Kreislaufunterstützung ist gesondert zu kodieren (8-83a.3 ff.).
Bei gleichzeitiger links- und rechtsventrikulärer Unterstützung ist die Implantation der rechtsventrikulären axialen Pumpe zusätzlich zu kodieren (8-839.47).
Die Dauer der gleichzeitig durchgeführten rechtsventrikulären Unterstützung ist nicht zusätzlich zu kodieren.

.47 Implantation einer rechtsventrikulären axialen Pumpe

Hinw.: Die Dauer der Behandlung mit einer transvasal platzierten axialen Pumpe zur Kreislaufunterstützung ist gesondert zu kodieren (8-83a.3 ff.).
Bei gleichzeitiger rechts- und linksventrikulärer Unterstützung ist die Implantation der linksventrikulären axialen Pumpe zusätzlich zu kodieren (8-839.46).
Die Dauer der gleichzeitig durchgeführten linksventrikulären Unterstützung ist nicht zusätzlich zu kodieren.

.48 Entfernung einer linksventrikulären axialen Pumpe

.49 Entfernung einer rechtsventrikulären axialen Pumpe

8-839.5 Perkutane Implantation oder perkutaner Wechsel eines Katheterverweilsystems in Leberarterie oder Pfortader

8-839.6 Entfernung eines Katheterverweilsystems aus Leberarterie oder Pfortader

8-839.7 Perkutane Entfernung eines Antiembolie-Schirmes

Inkl.: Perkutane Entfernung eines Vena-cava-Filters

8-839.8- Portosystemischer Shunt (TIPS)

.81 Perkutane (Ballon-)Angioplastie

.82 Perkutane Thrombolyse

.83 Perkutane Thrombektomie

.84 Perkutane Verkleinerung eines bestehenden portosystemischen Shunts

.85 Perkutaner Verschluss

.86 Revision mit Stenteinlage

.87 Perkutanes Anlegen eines ungecoverten Stents

.88 Perkutanes Anlegen eines gecoverten Stents

.89 Perkutanes Anlegen von 2 oder mehr ungecoverten Stents

.8a Perkutanes Anlegen von 2 oder mehr gecoverten Stents

.8x Sonstige

8-839.9- Rekanalisation eines Koronargefäßes unter Verwendung spezieller Techniken

Inkl.: Rekanalisation eines chronischen Koronarverschlusses

Hinw.: Ein Kode aus diesem Bereich kann zusätzlich zu einem Kode aus dem Bereich 8-837 ff. angegeben werden.
Die Anwendung eines Schraubenkatheters zur Rekanalisation eines Koronargefäßes ist gesondert zu kodieren (8-83b.g).

.90 Mit kontralateraler Koronardarstellung

Hinw.: Es sind zwei arterielle Zugänge erforderlich.

.91 Mit kontralateraler Koronardarstellung und Doppeldrahttechnik

Hinw.: Es sind zwei arterielle Zugänge erforderlich.
Es werden mindestens zwei Koronardrähte simultan eingesetzt.

.92 Mit retrograder Sondierung über die Kollateralgefäße, ohne Externalisation

.93 Mit retrograder Sondierung über die Kollateralgefäße, mit Externalisation

Hinw.: Mit diesem Kode ist die Externalisation (Herausführen auf der kontralateralen Seite) eines retrograden Drahtes bei Zugang über die Kollateralgefäße zu kodieren.

8-839.a- Endovaskuläre Implantation oder Entfernung einer extrakorporalen Zentrifugalpumpe zur Kreislaufunterstützung

.a0 Implantation einer univentrikulären Zentrifugalpumpe, linker Ventrikel

Hinw.: Die Dauer der Behandlung mit einer extrakorporalen univentrikulären Pumpe ist gesondert zu kodieren (8-83a.1 ff.).
Die endovaskuläre Implantation der Kanülen ist im Kode enthalten.

.a1 Implantation einer univentrikulären Zentrifugalpumpe, rechter Ventrikel

Hinw.: Die Dauer der Behandlung mit einer extrakorporalen univentrikulären Pumpe ist gesondert zu kodieren (8-83a.1 ff.).
Die endovaskuläre Implantation der Kanülen ist im Kode enthalten.

.a2 Implantation einer biventrikulären Zentrifugalpumpe

Hinw.: Die Anwendung dieses Kodes setzt die gleichzeitige Verwendung von zwei Zentrifugalpumpen voraus.
Die Dauer der Behandlung mit einer extrakorporalen biventrikulären Pumpe ist gesondert zu kodieren (8-83a.2 ff.).
Die endovaskuläre Implantation der Kanülen ist im Kode enthalten.

.a3 Entfernung einer univentrikulären Zentrifugalpumpe

.a4 Entfernung einer biventrikulären Zentrifugalpumpe

Hinw.: Die Anwendung dieses Kodes setzt die gleichzeitige Entfernung von beiden Zentrifugalpumpen voraus.

.a5 Anwendung eines doppellumigen Katheters als Kanüle

Hinw.: Dieser Kode ist ein Zusatzkode.

.a6 Anwendung eines transseptal fixierten, doppellumigen Katheters als Kanüle

Hinw.: Dieser Kode ist ein Zusatzkode.

8-839.b- Endovaskuläre Implantation, Wechsel oder Entfernung einer parakorporalen pulsatilen Membranpumpe mit integrierter Gegenpulsation zur Kreislaufunterstützung oder Perfusionsaugmentation

.b0 Implantation, linker Ventrikel

Hinw.: Die Dauer der Behandlung mit einer parakorporalen Pumpe zur Kreislaufunterstützung ist gesondert zu kodieren (8-83a.4 ff.).
Die endovaskuläre Implantation der Kanülen ist im Kode enthalten.

.b1 Implantation, rechter Ventrikel

Hinw.: Die Dauer der Behandlung mit einer parakorporalen Pumpe zur Kreislaufunterstützung ist gesondert zu kodieren (8-83a.4 ff.).
Die endovaskuläre Implantation der Kanülen ist im Kode enthalten.

.b2 Wechsel, linker Ventrikel

Hinw.: Die Dauer der Behandlung mit einer parakorporalen Pumpe zur Kreislaufunterstützung ist gesondert zu kodieren (8-83a.4 ff.).
Die endovaskuläre Implantation der Kanülen ist im Kode enthalten.

.b3 Wechsel, rechter Ventrikel

Hinw.: Die Dauer der Behandlung mit einer parakorporalen Pumpe zur Kreislaufunterstützung ist gesondert zu kodieren (8-83a.4 ff.).
Die endovaskuläre Implantation der Kanülen ist im Kode enthalten.

.b4 Entfernung

.b5 Implantation, Aorta

Hinw.: Die Dauer der Behandlung mit einer parakorporalen Pumpe zur Kreislaufunterstützung ist gesondert zu kodieren (8-83a.4 ff.).
Die endovaskuläre Implantation der Kanülen ist im Kode enthalten.

.b6 Wechsel, Aorta

Hinw.: Die Dauer der Behandlung mit einer parakorporalen Pumpe zur Kreislaufunterstützung ist gesondert zu kodieren (8-83a.4 ff.).
Die endovaskuläre Implantation der Kanülen ist im Kode enthalten.

8-839.x Sonstige

8-839.y N.n.bez.

8-83a.– Dauer der Behandlung mit einem herzunterstützenden System

8-83a.0- Intraaortale Ballonpumpe

Exkl.: Offen chirurgische Implantation und Entfernung einer intraaortalen Ballonpumpe (5-376.0 ff.)
Perkutane Einführung und Entfernung einer intraaortalen Ballonpumpe (8-839.0, 8-839.3)

.00 Bis unter 48 Stunden
.01 48 bis unter 96 Stunden
.02 96 oder mehr Stunden

8-83a.1- Extrakorporale Pumpe (z.B. Kreiselpumpe oder Zentrifugalpumpe), univentrikulär

Exkl.: Implantation und Entfernung einer extrakorporalen univentrikulären Pumpe (5-376.2 ff.)
Endovaskuläre Implantation oder Entfernung einer univentrikulären Zentrifugalpumpe zur Kreislaufunterstützung (8-839.a0, 8-839.a1, 8-839.a3)

.10 Bis unter 48 Stunden
.11 48 bis unter 96 Stunden
.13 96 bis unter 144 Stunden
.14 144 bis unter 192 Stunden
.15 192 bis unter 240 Stunden
.16 240 bis unter 288 Stunden
.17 288 bis unter 384 Stunden
.18 384 bis unter 480 Stunden
.19 480 bis unter 576 Stunden
.1a 576 oder mehr Stunden

8-83a.2- Extrakorporale Pumpe (z.B. Kreiselpumpe oder Zentrifugalpumpe), biventrikulär

Exkl.: Implantation und Entfernung einer extrakorporalen biventrikulären Pumpe (5-376.3 ff.)
Endovaskuläre Implantation oder Entfernung einer biventrikulären Zentrifugalpumpe zur Kreislaufunterstützung (8-839.a2, 8-839.a4)

.20 Bis unter 48 Stunden
.21 48 bis unter 96 Stunden
.23 96 bis unter 144 Stunden
.24 144 bis unter 192 Stunden
.25 192 bis unter 240 Stunden
.26 240 bis unter 288 Stunden
.27 288 bis unter 384 Stunden
.28 384 bis unter 480 Stunden
.29 480 bis unter 576 Stunden
.2a 576 oder mehr Stunden

8-83a.3- Transvasal platzierte axiale Pumpe zur Kreislaufunterstützung

Exkl.: Implantation und Entfernung einer transvasal platzierten axialen Pumpe zur Kreislaufunterstützung (8-839.4 ff.)

.30 Bis unter 48 Stunden
.31 48 bis unter 96 Stunden
.34 96 bis unter 144 Stunden
.35 144 bis unter 192 Stunden
.36 192 bis unter 240 Stunden
.37 240 bis unter 288 Stunden
.38 288 bis unter 384 Stunden
.39 384 bis unter 480 Stunden
.3a 480 bis unter 576 Stunden
.3c 576 bis unter 720 Stunden
.3d 720 oder mehr Stunden

8-83a.4- Parakorporale Pumpe zur Kreislaufunterstützung (z.B. Membranpumpe)

Exkl.: Endovaskuläre Implantation, Wechsel oder Entfernung einer parakorporalen pulsatilen Membranpumpe mit integrierter Gegenpulsation zur Kreislaufunterstützung (8-839.b0, 8-839.b1, 8-839.b2, 8-839.b3, 8-839.b4, 8-839.b5, 8-839.b6)

.40 Bis unter 48 Stunden
.41 48 bis unter 96 Stunden
.42 96 bis unter 144 Stunden
.43 144 bis unter 192 Stunden
.44 192 bis unter 240 Stunden
.45 240 bis unter 288 Stunden
.46 288 bis unter 384 Stunden
.47 384 bis unter 480 Stunden
.48 480 oder mehr Stunden

8-83b.– Zusatzinformationen zu Materialien

8-83b.0- Art der medikamentefreisetzenden Stents oder OPD-Systeme

Hinw.: Diese Zusatzinformation ist für jeden implantierten Stent oder für jedes implantierte OPD-System anzugeben.

.00 ABT-578-(Zotarolimus-)freisetzende Stents oder OPD-Systeme mit Polymer

.01 Biolimus-A9-freisetzende Stents oder OPD-Systeme mit Polymer

.03 Paclitaxel-freisetzende Stents oder OPD-Systeme ohne Polymer

.05 Paclitaxel-freisetzende Stents oder OPD-Systeme mit biologisch abbaubarer Polymerbeschichtung

.06 Paclitaxel-freisetzende Stents oder OPD-Systeme mit sonstigem Polymer

.07 Sirolimus-freisetzende Stents oder OPD-Systeme ohne Polymer

.08 Sirolimus-freisetzende Stents oder OPD-Systeme mit Polymer

.09 Tacrolimus-freisetzende Stents oder OPD-Systeme

.0a Pimecrolimus-freisetzende Stents oder OPD-Systeme mit biologisch abbaubarer Polymerbeschichtung

.0b Everolimus-freisetzende Stents oder OPD-Systeme mit biologisch abbaubarer Polymerbeschichtung

.0c Everolimus-freisetzende Stents oder OPD-Systeme mit sonstigem Polymer

.0d Novolimus-freisetzende Stents oder OPD-Systeme mit biologisch abbaubarer Polymerbeschichtung

.0e Novolimus-freisetzende Stents oder OPD-Systeme mit sonstigem Polymer

.0f Biolimus-A9-freisetzende Stents oder OPD-Systeme ohne Polymer

.0x Sonstige

8-83b.1- Art der Partikel zur selektiven Embolisation

.10 Medikamentenbeladene Partikel

.11 Radioaktive Partikel

.12 Nicht sphärische Partikel

.13 Sonstige sphärische Partikel

Exkl.: Medikamentenbeladene Partikel (8-83b.10)
Radioaktive Partikel (8-83b.11)
Röntgendichte medikamentenbeladene Partikel (8-83b.14)
(Teil-)resorbierbare medikamentenbeladene Partikel (8-83b.15)

.14 Röntgendichte medikamentenbeladene Partikel

.15 (Teil-)resorbierbare medikamentenbeladene Partikel

Hinw.: (Teil-)resorbierbare medikamentenbeladene Partikel verfügen über eine starke chemische Bindung zum Zytostatikum und geben dieses mittels eines mehrstündigen bis mehrtägigen Degradationsprozesses ab.

.1x Sonstige Partikel

8-83b.2- Art der Flüssigkeiten zur selektiven Embolisation

.20 Ethylenvinylalkohol

.21 Flüssige Alkoholkopolymere

Exkl.: Ethylenvinylalkohol-Copolymer (8-83b.22)

.22 Ethylenvinylalkohol-Copolymer

.23 Geliertes Alkoholgel

.24 Triiodophenol-(Lactid-Co-Glykolid-)Acrylat

.25 Ethiodol

.2x Sonstige Flüssigkeiten

8-83b.3- Art der Metall- oder Mikrospiralen zur selektiven Embolisation

Hinw.: Metallspiralen werden ab einer Länge von über 30 cm als überlang eingestuft.

.30 Hydrogel-beschichtete Metallspiralen, normallang

.31 Sonstige bioaktive Metallspiralen, normallang

.32 Bioaktive Metallspiralen, überlang

.33 Nicht bioaktive Metallspiralen, überlang

Exkl.: Volumencoils (8-83b.35)

.34 Nicht gecoverter großlumiger Gefäßverschlusskörper [Vascular Plug]

.35 Großvolumige Metallspiralen [Volumencoils]

Hinw.: Volumencoils haben einen Durchmesser von mindestens 0,51 mm im Einführungszustand und werden über einen Mikrokatheter eingebracht.

.36 Ablösbare Metall- oder Mikrospiralen

Hinw.: Die Art der verwendeten Metall- oder Mikrospiralen ist gesondert zu kodieren (8-83b.30 bis 8-83b.35, 8-83b.38 bis 8-83b.3a).
Der Ablösmechanismus kann z.B. elektrolytisch, mechanisch oder hydraulisch sein.

.37 Intraaneurysmaler Verschlusskörper für intrakranielle Aneurysmen

.38 Gecoverter großlumiger Gefäßverschlusskörper [Vascular Plug]

.39 Mikrospiralen aus Hydrogel

.3a Hybrid-Mikrospiralen

Hinw.: Eine Hybrid-Mikrospirale besteht aus mindestens drei unterschiedlich weichen Segmenten.

.3b Besonders kleine Metallspiralen

Hinw.: Die Art der verwendeten Metallspiralen ist gesondert zu kodieren (8-83b.30 bis 8-83b.33, 8-83b.3a).
Besonders kleine Metallspiralen können in Mikrokathetern eingesetzt werden, die weniger als 0,42 mm Innendurchmesser aufweisen.

.3x Sonstige Metall- oder Mikrospiralen

8-83b.4 Verwendung eines hydrodynamischen Thrombektomiesystems

Inkl.: Hochdruck-Wasserjet-Katheter zur Thrombektomie

8-83b.5- Verwendung eines Modellier- oder Doppellumenballons

.50 1 Modellierballon

.51 2 oder mehr Modellierballons

.52 1 Doppellumenballon

.53 2 oder mehr Doppellumenballons

8-83b.6- Verwendung eines ablösbaren Ballons

.60 1 ablösbarer Ballon

.61 2 ablösbare Ballons

.62 3 oder mehr ablösbare Ballons

8-83b.7- Verwendung von mehr als einem Mikrokathetersystem

Hinw.: Mikrokathetersysteme bestehen aus Kathetern mit einem Durchmesser von 0,5 bis 1 mm.

.70 2 Mikrokathetersysteme

.71 3 Mikrokathetersysteme

.72 4 Mikrokathetersysteme

.73 5 Mikrokathetersysteme

.74 6 Mikrokathetersysteme

.75 7 oder mehr Mikrokathetersysteme

8-83b.8- Verwendung eines Instruments zur Thrombektomie oder Fremdkörperentfernung

.84 1 Stentretriever

.85 2 Stentretriever

.86 3 oder mehr Stentretriever

.87 1 Thrombektomie-Aspirationskatheter

Inkl.: Flexibler intrakranieller Aspirationskatheter

Hinw.: Thrombektomie-Aspirationskatheter erfordern die kontinuierliche Aspiration am Thrombus.

.88 2 Thrombektomie-Aspirationskatheter

Inkl.: Flexibler intrakranieller Aspirationskatheter

Hinw.: Thrombektomie-Aspirationskatheter erfordern die kontinuierliche Aspiration am Thrombus.

.89 3 oder mehr Thrombektomie-Aspirationskatheter

Inkl.: Flexibler intrakranieller Aspirationskatheter

Hinw.: Thrombektomie-Aspirationskatheter erfordern die kontinuierliche Aspiration am Thrombus.

.8a 1 Multizonen-Stentretriever

.8b 2 Multizonen-Stentretriever

.8c 3 oder mehr Multizonen-Stentretriever

.8d 1 Coring-Katheter, peripher

.8e 2 Coring-Katheter, peripher

.8f 3 oder mehr Coring-Katheter, peripher

8-83b.9 Einsatz eines Embolieprotektionssystems

Exkl.: Perkutane Einführung eines Vena-cava-Filters (8-839.1 ff.)
Maßnahmen zur Embolieprotektion am linken Herzohr (8-837.s ff.)

8-83b.a- Verwendung von Rekanalisationssystemen zur perkutanen Passage organisierter Verschlüsse

.a0 System zur Mikro-Dissektion

.a1 Spezielles Nadelsystem zur subintimalen Rekanalisation

.a2 Mechanisches Radiofrequenz-System

.ax Sonstige

8-83b.b- Art der verwendeten Ballons

.b1 Antikörperbeschichtete Ballons

.b6 Ein medikamentefreisetzender Ballon an Koronargefäßen

.b7 Zwei medikamentefreisetzende Ballons an Koronargefäßen

.b8 Drei medikamentefreisetzende Ballons an Koronargefäßen

.b9 Vier oder mehr medikamentefreisetzende Ballons an Koronargefäßen

.ba Ein medikamentefreisetzender Ballon an anderen Gefäßen

.bb Zwei medikamentefreisetzende Ballons an anderen Gefäßen

.bc Drei medikamentefreisetzende Ballons an anderen Gefäßen

.bd Vier oder mehr medikamentefreisetzende Ballons an anderen Gefäßen

.be Ein Ballon zur adventitiellen Mikroinjektion

.bf Zwei Ballons zur adventitiellen Mikroinjektion

.bg Drei Ballons zur adventitiellen Mikroinjektion

.bh Vier oder mehr Ballons zur adventitiellen Mikroinjektion

.bx Sonstige Ballons

8-83b.c- Verwendung eines Gefäßverschlusssystems

Hinw.: Die Verwendung eines Verschlusssystems ist bei diagnostischem oder interventionellem Einsatz eines Katheters gesondert zu kodieren.

.c2 Nahtsystem

.c3 Clipsystem

.c4 Polymerdichtung mit äußerer Sperrscheibe

.c5 Resorbierbare Plugs ohne Anker

Inkl.: Kollagenplugs ohne Anker, extravaskulärer Polyglykolsäure-Pfropf

.c6 Resorbierbare Plugs mit Anker

Inkl.: Kollagenplugs mit Anker

8-83b.e- Art der Beschichtung von Stents

.e0 Antikörperbeschichtete Stents ohne antiproliferative Funktion

.e1 Bioaktive Oberfläche bei gecoverten Stents

.e2 Antikörperbeschichtete Stents mit Freisetzung von antiproliferativen Medikamenten

Hinw.: Die Art der medikamentefreisetzenden Stents ist nicht gesondert zu kodieren.

.e3 Thrombogenitätsreduzierende Beschichtung

.ex Sonstige Beschichtung

8-83b.f- Länge peripherer Stents

.f1 100 mm bis unter 150 mm

.f2 150 mm bis unter 200 mm

.f3 200 mm bis unter 250 mm

.f4 250 mm oder mehr

8-83b.g Verwendung eines Schraubkatheters zur Rekanalisation eines Koronargefäßes

8-83b.h Verwendung eines verstellbaren Doppelballonsystems

8-83b.j Verwendung eines ultraschallgestützten Thrombolysesystems

8-83b.k Verwendung eines katheterbasierten Infusionssystems mit dynamischer, expandierbarer Spitze zur selektiven Embolisation

8-83b.m- Art der verwendeten bioresorbierbaren Stents

.m0 Polymer-basiert

.m1 Metallisch

.mx Sonstige

8-83b.n- Menge der Flüssigkeiten zur selektiven Embolisation

.n0 Bis unter 3 ml

.n1 3 ml bis unter 6 ml

.n2 6 ml bis unter 9 ml

.n3 9 ml bis unter 12 ml

.n4 12 ml bis unter 15 ml

.n5 15 ml bis unter 20 ml

.n6 20 ml bis unter 25 ml

.n7 25 ml bis unter 30 ml

.n8 30 ml oder mehr

8-83b.p Verwendung einer Katheter-Einführhilfe bei neurovaskulären Eingriffen

Inkl.: Verwendung eines Delivery-Assist-Katheters

8-83b.q Verwendung eines temporären remodellierenden Drahtgeflechts bei neurovaskulären Eingriffen

8-83b.r- Verwendung eines kardialen (valvulären) Okkluders

Inkl.: Plug

.r0 1 Okkluder

.r1 2 Okkluder

.r2 3 oder mehr Okkluder

8-83b.s Verwendung eines Ballonführungskatheters zur Gefäßokklusion

Hinw.: Mit diesem Kode ist die Anwendung eines Ballonführungskatheters zu kodieren, der zur temporären Gefäßokklusion (z.B. im Rahmen einer akuten Schlaganfallbehandlung) eingesetzt wird.

8-83b.x Sonstige

8-83c.– Andere (perkutan-)transluminale Gefäßintervention

Exkl.: (Perkutan-)transluminale Gefäßintervention an Gefäßen des Lungenkreislaufes (8-838 ff.)
Perkutan-transluminale Gefäßintervention an Herz und Koronargefäßen (8-837 ff.)
Endovaskuläre Implantation von Stent-Prothesen (5-38a ff.)
(Perkutan-)transluminale Stentimplantation (8-84)

Hinw.: Die Anwendung eines Embolieprotektionssystems ist gesondert zu kodieren (8-83b.9).
Weitere (perkutan-)transluminale Gefäßinterventionen sind unter 8-836 ff. zu finden.
Ein Kode aus diesem Bereich ist auch zu verwenden, wenn eine der aufgeführten Prozeduren im Rahmen einer Hybridchirurgie eingesetzt wird. Es ist dann zusätzlich zu dem jeweiligen Operationskode aus dem Bereich 5-38 bis 5-39 der Zusatzkode 5-98a.0 anzugeben.

8-83c.5- Renale Denervation über die A. renalis

.51♦ Durch Ultraschallablation

.52♦ Durch nicht gekühlte Radiofrequenzablation

.53♦ Durch gekühlte Radiofrequenzablation

.54♦ Durch Alkoholinjektion

.5x♦ Sonstige

8-83c.6- Intraarterielle Spasmolyse bei zerebrovaskulären Vasospasmen

Hinw.: Die Verwendung eines Modellier- oder Doppellumenballons ist gesondert zu kodieren (8-83b.5 ff.).

.60 1 Gefäß

.61 2 Gefäße

.62 3 oder mehr Gefäße

8-83c.7- Intraarterielle Spasmolyse an sonstigen Gefäßen

Exkl.: Intraarterielle Spasmolyse bei zerebrovaskulären Vasospasmen (8-83c.6 ff.)
Einmalige Gabe eines Spasmolytikums zu diagnostischen Zwecken im Rahmen eines anderen Eingriffs

Hinw.: Diese Kodes sind auch zu verwenden, wenn eine intraarterielle Spasmolyse im Rahmen eines anderen Eingriffs erfolgt.

.70 1 Gefäß

.71 2 Gefäße

.72 3 oder mehr Gefäße

8-83c.8 Selektive Embolisation durch intraaneurysmales Nitinolimplantat, intrakraniell

8-83c.9- (Perkutan-)transluminale Implantation selbstexpandierender endovaskulärer Klammern

Hinw.: Die Anzahl der verwendeten Klammern ist unter 8-83c.a ff. zu kodieren.

.90 Gefäße intrakraniell

.91♦ Gefäße Kopf extrakraniell und Hals

.92♦ Gefäße Schulter und Oberarm

.93♦ Gefäße Unterarm

.94 Aorta

.95 Aortenisthmus

.96 Ductus arteriosus apertus

.97 V. cava

.98♦ Andere Gefäße thorakal

.99♦ Andere Gefäße abdominal und pelvin

.9a Gefäße viszeral

.9b♦ Gefäße Oberschenkel

.9c♦ Gefäße Unterschenkel

.9d Gefäßmalformationen

.9e Künstliche Gefäße
.9f Gefäße spinal
.9g V. portae
.9x♦ Sonstige

8-83c.a- Anzahl der selbstexpandierenden endovaskulären Klammern

Hinw.: Diese Kodes sind Zusatzkodes. Sie dürfen nur zusätzlich zu einem Kode aus 8-83c.9 ff. verwendet werden.

.a1 1 Klammer
.a2 2 Klammern
.a3 3 Klammern
.a4 4 Klammern
.a5 5 oder mehr Klammern

8-83c.b- Lithoplastie

Hinw.: Lithoplastie ist eine Kombination aus Stoßwellentherapie und Ballondilatation.

.b1♦ Gefäße Kopf extrakraniell und Hals
.b2♦ Gefäße Schulter und Oberarm
.b3♦ Gefäße Unterarm
.b4 Aorta
.b8♦ Andere Gefäße thorakal
.b9♦ Andere Gefäße abdominal und pelvin
.ba Gefäße viszeral
.bb♦ Gefäße Oberschenkel
.bc♦ Gefäße Unterschenkel
.be Künstliche Gefäße
.bx♦ Sonstige

8-83c.c- Endovaskuläre Anlage einer AV-Fistel durch magnetgeführte Hochfrequenzenergie

.c2♦ Gefäße Schulter und Oberarm
.c3♦ Gefäße Unterarm
.cb♦ Gefäße Oberschenkel
.cc♦ Gefäße Unterschenkel
.cx♦ Sonstige

8-83c.d- Endovaskuläre Anlage einer AV-Fistel durch Gleichstrom

.d2♦ Gefäße Schulter und Oberarm
.d3♦ Gefäße Unterarm
.db♦ Gefäße Oberschenkel
.dc♦ Gefäße Unterschenkel
.dx♦ Sonstige

8-83c.e- Endovaskuläre Anlage einer AV-Fistel mit nahtlosem Nitinolkoppler

.eb♦ Gefäße Oberschenkel
.ex♦ Sonstige

8-83c.f- Rotationsatherektomie

Hinw.: Die Atherektomie erfolgt durch einen rotierenden Fräskopf an der Katheterspitze.

.f0 Gefäße intrakraniell
.f1♦ Gefäße Kopf extrakraniell und Hals
.f2♦ Gefäße Schulter und Oberarm
.f3♦ Gefäße Unterarm
.f4 Aorta
.f5 Aortenisthmus
.f6 Ductus arteriosus apertus
.f7 V. cava
.f8♦ Andere Gefäße thorakal
.f9♦ Andere Gefäße abdominal und pelvin
.fa Gefäße viszeral
.fb♦ Gefäße Oberschenkel
.fc♦ Gefäße Unterschenkel
.fd Gefäßmalformationen
.fe Künstliche Gefäße
.ff Gefäße spinal
.fg V. portae
.fx♦ Sonstige

8-83c.g- Endovaskuläre Anlage einer AV-Fistel durch Einlage von Stent-Grafts zur Arterialisierung tiefer Venen

Inkl.: Steuerung durch bildgebende Verfahren
Retrograde Valvulotomie

Hinw.: Die Verwendung der (konischen und zylindrischen) Stent-Grafts ist gesondert zu kodieren (8-842 ff.).

.gb♦ Gefäße Oberschenkel
.gc♦ Gefäße Unterschenkel
.gx♦ Sonstige

8-83c.h- Temporäre Stent-Angioplastie bei zerebrovaskulären Vasospasmen

.h0 Gefäße intrakraniell

.hx♦ Sonstige

8-83d.– Andere perkutan-transluminale Gefäßintervention an Herz und Koronargefäßen

Hinw.: Die Anwendung eines Embolieprotektionssystems ist gesondert zu kodieren (8-83b.9).
Ein Kode aus diesem Bereich ist auch zu verwenden, wenn eine der aufgeführten Prozeduren im Rahmen einer Hybridchirurgie eingesetzt wird.
Die Anwendung der Hybridchirurgie ist gesondert zu kodieren (5-98a.0).

8-83d.0- Einlegen eines medikamentefreisetzenden bioresorbierbaren Stents

Inkl.: Bypassgefäß

Hinw.: Die Art der medikamentefreisetzenden Stents ist gesondert zu kodieren (8-83b.0 ff.).
Die Art der bioresorbierbaren Stents ist gesondert zu kodieren (8-83b.m ff.).
Wenn nur die Polymerbeschichtung, nicht aber der Stent selbst biologisch abbaubar ist, kann ein Kode aus diesem Bereich nicht verwendet werden.

.00 Ein bioresorbierbarer Stent in eine Koronararterie

.01 2 bioresorbierbare Stents in eine Koronararterie

.02 2 bioresorbierbare Stents in mehrere Koronararterien

.03 3 bioresorbierbare Stents in eine Koronararterie

.04 3 bioresorbierbare Stents in mehrere Koronararterien

.05 4 bioresorbierbare Stents in eine Koronararterie

.06 4 bioresorbierbare Stents in mehrere Koronararterien

.07 5 bioresorbierbare Stents in eine Koronararterie

.08 5 bioresorbierbare Stents in mehrere Koronararterien

.09 Mindestens 6 bioresorbierbare Stents in eine Koronararterie

.0a Mindestens 6 bioresorbierbare Stents in mehrere Koronararterien

.0x Sonstige

8-83d.1- Einlegen eines nicht medikamentefreisetzenden selbstexpandierenden Stents

Inkl.: Bypassgefäß

Exkl.: Einlegen eines nicht medikamentefreisetzenden Bifurkationsstents (8-837.u)

.10 Ein selbstexpandierender Stent in eine Koronararterie

.11 2 selbstexpandierende Stents in eine Koronararterie

.12 2 selbstexpandierende Stents in mehrere Koronararterien

.13 3 selbstexpandierende Stents in eine Koronararterie

.14 3 selbstexpandierende Stents in mehrere Koronararterien

.15 4 selbstexpandierende Stents in eine Koronararterie

.16 4 selbstexpandierende Stents in mehrere Koronararterien

.17 5 selbstexpandierende Stents in eine Koronararterie

.18 5 selbstexpandierende Stents in mehrere Koronararterien

.19 Mindestens 6 selbstexpandierende Stents in eine Koronararterie

.1a Mindestens 6 selbstexpandierende Stents in mehrere Koronararterien

8-83d.2- Einlegen eines medikamentefreisetzenden selbstexpandierenden Stents

Inkl.: Bypassgefäß

Exkl.: Einlegen eines medikamentefreisetzenden Bifurkationsstents (8-837.v)

Hinw.: Die Art der medikamentefreisetzenden Stents ist gesondert zu kodieren (8-83b.0 ff.).

.20 Ein selbstexpandierender Stent in eine Koronararterie

.21 2 selbstexpandierende Stents in eine Koronararterie

.22 2 selbstexpandierende Stents in mehrere Koronararterien

.23 3 selbstexpandierende Stents in eine Koronararterie

.24 3 selbstexpandierende Stents in mehrere Koronararterien

.25 4 selbstexpandierende Stents in eine Koronararterie

.26 4 selbstexpandierende Stents in mehrere Koronararterien

.27 5 selbstexpandierende Stents in eine Koronararterie

.28 5 selbstexpandierende Stents in mehrere Koronararterien

.29 Mindestens 6 selbstexpandierende Stents in eine Koronararterie

.2a Mindestens 6 selbstexpandierende Stents in mehrere Koronararterien

8-83d.5 Implantation eines strömungsreduzierenden Drahtgeflechts in den Koronarsinus

8-83d.6 Koronare Lithoplastie

Hinw.: Lithoplastie ist eine Kombination aus Stoßwellentherapie und Ballondilatation.

8-83d.7 Verschluss einer paravalvulären Leckage

Exkl.: Transapikaler Verschluss einer paravalvulären Leckage (5-35a.7)

Hinw.: Die Verwendung von Okkludern ist gesondert zu kodieren (8-83b.r ff.).

8-83d.8 Intermittierende druckkontrollierte Katheter-Okklusion des Koronarsinus

8-84 (Perkutan-)transluminale Stentimplantation

Exkl.: (Perkutan-)transluminale Stentimplantation an Gefäßen des Lungenkreislaufes (8-838 ff.)
Perkutan-transluminale Stentimplantation an Herz und Koronargefäßen (8-837 ff.)
Endovaskuläre Implantation von Stent-Prothesen (5-38a ff.)
(Perkutan-)transluminale Gefäßinterventionen (8-836 ff.)
Andere (perkutan-)transluminale Gefäßinterventionen (8-83c ff.)

Hinw.: Die Anwendung eines Embolieprotektionssystems ist gesondert zu kodieren (8-83b.9).
Ein Kode aus diesem Bereich ist auch zu verwenden, wenn eine der aufgeführten Prozeduren im Rahmen einer Hybridchirurgie eingesetzt wird. Es ist dann zusätzlich zu dem jeweiligen Operationskode aus dem Bereich 5-38 bis 5-39 der Zusatzkode 5-98a.0 anzugeben.
Für die Zuordnung einzelner Gefäße zu den Gruppen siehe auch die Sechssteller bei den Kodes 5-380.– ff.

8-840.– (Perkutan-)transluminale Implantation von nicht medikamentefreisetzenden Stents

Hinw.: Die Verwendung von Stents mit einer Länge von 100 mm oder mehr ist gesondert zu kodieren (8-83b.f ff.).

8-840.0- Ein Stent

.00 Gefäße intrakraniell
.02♦ Gefäße Schulter und Oberarm
.03♦ Gefäße Unterarm
.04 Aorta
.05 Aortenisthmus
.06 Ductus arteriosus apertus
.07 V. cava
.08♦ Andere Gefäße thorakal
.0a Gefäße viszeral
.0c♦ Gefäße Unterschenkel
.0d Gefäßmalformationen
.0e Künstliche Gefäße
.0f Gefäße spinal
.0g V. portae
.0h♦ A. carotis n.n.bez.
.0j♦ A. carotis communis
.0k♦ A. carotis interna extrakraniell
.0m♦ A. carotis interna extrakraniell mit A. carotis communis
.0n♦ A. carotis externa
.0p♦ A. vertebralis extrakraniell
.0q♦ Andere Arterien abdominal und pelvin
.0r♦ Andere Venen abdominal und pelvin
.0s♦ Arterien Oberschenkel
.0t♦ Venen Oberschenkel
.0x♦ Sonstige

8-840.1- Zwei Stents

.10 Gefäße intrakraniell
.12♦ Gefäße Schulter und Oberarm
.13♦ Gefäße Unterarm
.14 Aorta
.15 Aortenisthmus
.16 Ductus arteriosus apertus
.17 V. cava
.18♦ Andere Gefäße thorakal
.1a Gefäße viszeral
.1c♦ Gefäße Unterschenkel
.1d Gefäßmalformationen
.1e Künstliche Gefäße
.1f Gefäße spinal
.1g V. portae
.1h♦ A. carotis n.n.bez.
.1j♦ A. carotis communis
.1k♦ A. carotis interna extrakraniell
.1m♦ A. carotis interna extrakraniell mit A. carotis communis
.1n♦ A. carotis externa
.1p♦ A. vertebralis extrakraniell
.1q♦ Andere Arterien abdominal und pelvin
.1r♦ Andere Venen abdominal und pelvin
.1s♦ Arterien Oberschenkel
.1t♦ Venen Oberschenkel
.1x♦ Sonstige

8-840.2- Drei Stents

.20 Gefäße intrakraniell
.22♦ Gefäße Schulter und Oberarm
.23♦ Gefäße Unterarm
.24 Aorta
.25 Aortenisthmus
.26 Ductus arteriosus apertus
.27 V. cava
.28♦ Andere Gefäße thorakal

.2a Gefäße viszeral
.2c♦ Gefäße Unterschenkel
.2d Gefäßmalformationen
.2e Künstliche Gefäße
.2f Gefäße spinal
.2g V. portae
.2h♦ A. carotis n.n.bez.
.2j♦ A. carotis communis
.2k♦ A. carotis interna extrakraniell
.2m♦ A. carotis interna extrakraniell mit A. carotis communis
.2n♦ A. carotis externa
.2p♦ A. vertebralis extrakraniell
.2q♦ Andere Arterien abdominal und pelvin
.2r♦ Andere Venen abdominal und pelvin
.2s♦ Arterien Oberschenkel
.2t♦ Venen Oberschenkel
.2x♦ Sonstige

8-840.3- Vier Stents
.30 Gefäße intrakraniell
.32♦ Gefäße Schulter und Oberarm
.33♦ Gefäße Unterarm
.34 Aorta
.35 Aortenisthmus
.36 Ductus arteriosus apertus
.37 V. cava
.38♦ Andere Gefäße thorakal
.3a Gefäße viszeral
.3c♦ Gefäße Unterschenkel
.3d Gefäßmalformationen
.3e Künstliche Gefäße
.3f Gefäße spinal
.3g V. portae
.3h♦ A. carotis n.n.bez.
.3j♦ A. carotis communis
.3k♦ A. carotis interna extrakraniell
.3m♦ A. carotis interna extrakraniell mit A. carotis communis
.3n♦ A. carotis externa
.3p♦ A. vertebralis extrakraniell
.3q♦ Andere Arterien abdominal und pelvin
.3r♦ Andere Venen abdominal und pelvin
.3s♦ Arterien Oberschenkel
.3t♦ Venen Oberschenkel
.3x♦ Sonstige

8-840.4- Fünf Stents
.40 Gefäße intrakraniell
.42♦ Gefäße Schulter und Oberarm
.43♦ Gefäße Unterarm
.44 Aorta
.45 Aortenisthmus
.46 Ductus arteriosus apertus
.47 V. cava
.48♦ Andere Gefäße thorakal
.4a Gefäße viszeral
.4c♦ Gefäße Unterschenkel
.4d Gefäßmalformationen
.4e Künstliche Gefäße
.4f Gefäße spinal
.4g V. portae
.4h♦ A. carotis n.n.bez.
.4j♦ A. carotis communis
.4k♦ A. carotis interna extrakraniell
.4m♦ A. carotis interna extrakraniell mit A. carotis communis
.4n♦ A. carotis externa
.4p♦ A. vertebralis extrakraniell
.4q♦ Andere Arterien abdominal und pelvin
.4r♦ Andere Venen abdominal und pelvin
.4s♦ Arterien Oberschenkel
.4t♦ Venen Oberschenkel
.4x♦ Sonstige

8-840.5- Sechs oder mehr Stents
.50 Gefäße intrakraniell
.52♦ Gefäße Schulter und Oberarm
.53♦ Gefäße Unterarm
.54 Aorta
.55 Aortenisthmus
.56 Ductus arteriosus apertus
.57 V. cava
.58♦ Andere Gefäße thorakal
.5a Gefäße viszeral
.5c♦ Gefäße Unterschenkel
.5d Gefäßmalformationen
.5e Künstliche Gefäße
.5f Gefäße spinal
.5g V. portae
.5h♦ A. carotis n.n.bez.
.5j♦ A. carotis communis
.5k♦ A. carotis interna extrakraniell
.5m♦ A. carotis interna extrakraniell mit A. carotis communis
.5n♦ A. carotis externa

.5p♦ A. vertebralis extrakraniell
.5q♦ Andere Arterien abdominal und pelvin
.5r♦ Andere Venen abdominal und pelvin
.5s♦ Arterien Oberschenkel
.5t♦ Venen Oberschenkel
.5x♦ Sonstige

8-841.– (Perkutan-)transluminale Implantation von medikamentefreisetzenden Stents

Hinw.: Die Art der medikamentefreisetzenden Stents ist gesondert zu kodieren (8-83b.0 ff.).
Die Verwendung von Stents mit einer Länge von 100 mm oder mehr ist gesondert zu kodieren (8-83b.f ff.).

8-841.0- Ein Stent
.00 Gefäße intrakraniell
.02♦ Gefäße Schulter und Oberarm
.03♦ Gefäße Unterarm
.04 Aorta
.05 Aortenisthmus
.06 Ductus arteriosus apertus
.07 V. cava
.08♦ Andere Gefäße thorakal
.0a Gefäße viszeral
.0c♦ Gefäße Unterschenkel
.0d Gefäßmalformationen
.0e Künstliche Gefäße
.0f Gefäße spinal
.0g V. portae
.0h♦ A. carotis n.n.bez.
.0j♦ A. carotis communis
.0k♦ A. carotis interna extrakraniell
.0m♦ A. carotis interna extrakraniell mit A. carotis communis
.0n♦ A. carotis externa
.0p♦ A. vertebralis extrakraniell
.0q♦ Andere Arterien abdominal und pelvin
.0r♦ Andere Venen abdominal und pelvin
.0s♦ Arterien Oberschenkel
.0t♦ Venen Oberschenkel
.0x♦ Sonstige

8-841.1- Zwei Stents
.10 Gefäße intrakraniell
.12♦ Gefäße Schulter und Oberarm
.13♦ Gefäße Unterarm
.14 Aorta
.15 Aortenisthmus
.16 Ductus arteriosus apertus
.17 V. cava
.18♦ Andere Gefäße thorakal
.1a Gefäße viszeral
.1c♦ Gefäße Unterschenkel
.1d Gefäßmalformationen
.1e Künstliche Gefäße
.1f Gefäße spinal
.1g V. portae
.1h♦ A. carotis n.n.bez.
.1j♦ A. carotis communis
.1k♦ A. carotis interna extrakraniell
.1m♦ A. carotis interna extrakraniell mit A. carotis communis
.1n♦ A. carotis externa
.1p♦ A. vertebralis extrakraniell
.1q♦ Andere Arterien abdominal und pelvin
.1r♦ Andere Venen abdominal und pelvin
.1s♦ Arterien Oberschenkel
.1t♦ Venen Oberschenkel
.1x♦ Sonstige

8-841.2- Drei Stents
.20 Gefäße intrakraniell
.22♦ Gefäße Schulter und Oberarm
.23♦ Gefäße Unterarm
.24 Aorta
.25 Aortenisthmus
.26 Ductus arteriosus apertus
.27 V. cava
.28♦ Andere Gefäße thorakal
.2a Gefäße viszeral
.2c♦ Gefäße Unterschenkel
.2d Gefäßmalformationen
.2e Künstliche Gefäße
.2f Gefäße spinal
.2g V. portae
.2h♦ A. carotis n.n.bez.
.2j♦ A. carotis communis
.2k♦ A. carotis interna extrakraniell
.2m♦ A. carotis interna extrakraniell mit A. carotis communis
.2n♦ A. carotis externa
.2p♦ A. vertebralis extrakraniell
.2q♦ Andere Arterien abdominal und pelvin
.2r♦ Andere Venen abdominal und pelvin

.2s♦ Arterien Oberschenkel
.2t♦ Venen Oberschenkel
.2x♦ Sonstige

8-841.3- Vier Stents
.30 Gefäße intrakraniell
.32♦ Gefäße Schulter und Oberarm
.33♦ Gefäße Unterarm
.34 Aorta
.35 Aortenisthmus
.36 Ductus arteriosus apertus
.37 V. cava
.38♦ Andere Gefäße thorakal
.3a Gefäße viszeral
.3c♦ Gefäße Unterschenkel
.3d Gefäßmalformationen
.3e Künstliche Gefäße
.3f Gefäße spinal
.3g V. portae
.3h♦ A. carotis n.n.bez.
.3j♦ A. carotis communis
.3k♦ A. carotis interna extrakraniell
.3m♦ A. carotis interna extrakraniell mit A. carotis communis
.3n♦ A. carotis externa
.3p♦ A. vertebralis extrakraniell
.3q♦ Andere Arterien abdominal und pelvin
.3r♦ Andere Venen abdominal und pelvin
.3s♦ Arterien Oberschenkel
.3t♦ Venen Oberschenkel
.3x♦ Sonstige

8-841.4- Fünf Stents
.40 Gefäße intrakraniell
.42♦ Gefäße Schulter und Oberarm
.43♦ Gefäße Unterarm
.44 Aorta
.45 Aortenisthmus
.46 Ductus arteriosus apertus
.47 V. cava
.48♦ Andere Gefäße thorakal
.4a Gefäße viszeral
.4c♦ Gefäße Unterschenkel
.4d Gefäßmalformationen
.4e Künstliche Gefäße
.4f Gefäße spinal
.4g V. portae
.4h♦ A. carotis n.n.bez.
.4j♦ A. carotis communis
.4k♦ A. carotis interna extrakraniell
.4m♦ A. carotis interna extrakraniell mit A. carotis communis
.4n♦ A. carotis externa
.4p♦ A. vertebralis extrakraniell
.4q♦ Andere Arterien abdominal und pelvin
.4r♦ Andere Venen abdominal und pelvin
.4s♦ Arterien Oberschenkel
.4t♦ Venen Oberschenkel
.4x♦ Sonstige

8-841.5- Sechs oder mehr Stents
.50 Gefäße intrakraniell
.52♦ Gefäße Schulter und Oberarm
.53♦ Gefäße Unterarm
.54 Aorta
.55 Aortenisthmus
.56 Ductus arteriosus apertus
.57 V. cava
.58♦ Andere Gefäße thorakal
.5a Gefäße viszeral
.5c♦ Gefäße Unterschenkel
.5d Gefäßmalformationen
.5e Künstliche Gefäße
.5f Gefäße spinal
.5g V. portae
.5h♦ A. carotis n.n.bez.
.5j♦ A. carotis communis
.5k♦ A. carotis interna extrakraniell
.5m♦ A. carotis interna extrakraniell mit A. carotis communis
.5n♦ A. carotis externa
.5p♦ A. vertebralis extrakraniell
.5q♦ Andere Arterien abdominal und pelvin
.5r♦ Andere Venen abdominal und pelvin
.5s♦ Arterien Oberschenkel
.5t♦ Venen Oberschenkel
.5x♦ Sonstige

8-842.– (Perkutan-)transluminale Implantation von nicht medikamentefreisetzenden gecoverten Stents (Stent-Graft)

Exkl.: Perkutan-transluminale Einbringung von Stent-Prothesen (Stent-Graft) in die Aorta über großlumige Schleusen (5-38a ff.)

Hinw.: Die Art der Beschichtung ist gesondert zu kodieren (8-83b.c ff.).
Die Verwendung von Stents mit einer Länge von 100 mm oder mehr ist gesondert zu kodieren (8-83b.f ff.).

8-842.0- Ein Stent

.00 Gefäße intrakraniell
.02♦ Gefäße Schulter und Oberarm
.03♦ Gefäße Unterarm
.06 Ductus arteriosus apertus
.07 V. cava
.08♦ Andere Gefäße thorakal
.0a Gefäße viszeral
.0c♦ Gefäße Unterschenkel
.0d Gefäßmalformationen
.0e Künstliche Gefäße
.0f Gefäße spinal
.0g V. portae
.0h♦ A. carotis n.n.bez.
.0j♦ A. carotis communis
.0k♦ A. carotis interna extrakraniell
.0m♦ A. carotis interna extrakraniell mit A. carotis communis
.0n♦ A. carotis externa
.0p♦ A. vertebralis extrakraniell
.0q♦ Andere Arterien abdominal und pelvin
.0r♦ Andere Venen abdominal und pelvin
.0s♦ Arterien Oberschenkel
.0t♦ Venen Oberschenkel
.0x♦ Sonstige

8-842.1- Zwei Stents

.10 Gefäße intrakraniell
.12♦ Gefäße Schulter und Oberarm
.13♦ Gefäße Unterarm
.16 Ductus arteriosus apertus
.17 V. cava
.18♦ Andere Gefäße thorakal
.1a Gefäße viszeral
.1c♦ Gefäße Unterschenkel
.1d Gefäßmalformationen
.1e Künstliche Gefäße
.1f Gefäße spinal
.1g V. portae
.1h♦ A. carotis n.n.bez.
.1j♦ A. carotis communis
.1k♦ A. carotis interna extrakraniell
.1m♦ A. carotis interna extrakraniell mit A. carotis communis
.1n♦ A. carotis externa
.1p♦ A. vertebralis extrakraniell
.1q♦ Andere Arterien abdominal und pelvin
.1r♦ Andere Venen abdominal und pelvin
.1s♦ Arterien Oberschenkel
.1t♦ Venen Oberschenkel
.1x♦ Sonstige

48-842.2- Drei Stents

.20 Gefäße intrakraniell
.22♦ Gefäße Schulter und Oberarm
.23♦ Gefäße Unterarm
.26 Ductus arteriosus apertus
.27 V. cava
.28♦ Andere Gefäße thorakal
.2a Gefäße viszeral
.2c♦ Gefäße Unterschenkel
.2d Gefäßmalformationen
.2e Künstliche Gefäße
.2f Gefäße spinal
.2g V. portae
.2h♦ A. carotis n.n.bez.
.2j♦ A. carotis communis
.2k♦ A. carotis interna extrakraniell
.2m♦ A. carotis interna extrakraniell mit A. carotis communis
.2n♦ A. carotis externa
.2p♦ A. vertebralis extrakraniell
.2q♦ Andere Arterien abdominal und pelvin
.2r♦ Andere Venen abdominal und pelvin
.2s♦ Arterien Oberschenkel
.2t♦ Venen Oberschenkel
.2x♦ Sonstige

8-842.3- Vier Stents
- .30 Gefäße intrakraniell
- .32♦ Gefäße Schulter und Oberarm
- .33♦ Gefäße Unterarm
- .36 Ductus arteriosus apertus
- .37 V. cava
- .38♦ Andere Gefäße thorakal
- .3a Gefäße viszeral
- .3c♦ Gefäße Unterschenkel
- .3d Gefäßmalformationen
- .3e Künstliche Gefäße
- .3f Gefäße spinal
- .3g V. portae
- .3h♦ A. carotis n.n.bez.
- .3j♦ A. carotis communis
- .3k♦ A. carotis interna extrakraniell
- .3m♦ A. carotis interna extrakraniell mit A. carotis communis
- .3n♦ A. carotis externa
- .3p♦ A. vertebralis extrakraniell
- .3q♦ Andere Arterien abdominal und pelvin
- .3r♦ Andere Venen abdominal und pelvin
- .3s♦ Arterien Oberschenkel
- .3t♦ Venen Oberschenkel
- .3x♦ Sonstige

8-842.4- Fünf Stents
- .40 Gefäße intrakraniell
- .42♦ Gefäße Schulter und Oberarm
- .43♦ Gefäße Unterarm
- .46 Ductus arteriosus apertus
- .47 V. cava
- .48♦ Andere Gefäße thorakal
- .4a Gefäße viszeral
- .4c♦ Gefäße Unterschenkel
- .4d Gefäßmalformationen
- .4e Künstliche Gefäße
- .4f Gefäße spinal
- .4g V. portae
- .4h♦ A. carotis n.n.bez.
- .4j♦ A. carotis communis
- .4k♦ A. carotis interna extrakraniell
- .4m♦ A. carotis interna extrakraniell mit A. carotis communis
- .4n♦ A. carotis externa
- .4p♦ A. vertebralis extrakraniell
- .4q♦ Andere Arterien abdominal und pelvin
- .4r♦ Andere Venen abdominal und pelvin
- .4s♦ Arterien Oberschenkel
- .4t♦ Venen Oberschenkel
- .4x♦ Sonstige

8-842.5- Sechs oder mehr Stents
- .50 Gefäße intrakraniell
- .52♦ Gefäße Schulter und Oberarm
- .53♦ Gefäße Unterarm
- .56 Ductus arteriosus apertus
- .57 V. cava
- .58♦ Andere Gefäße thorakal
- .5a Gefäße viszeral
- .5c♦ Gefäße Unterschenkel
- .5d Gefäßmalformationen
- .5e Künstliche Gefäße
- .5f Gefäße spinal
- .5g V. portae
- .5h♦ A. carotis n.n.bez.
- .5j♦ A. carotis communis
- .5k♦ A. carotis interna extrakraniell
- .5m♦ A. carotis interna extrakraniell mit A. carotis communis
- .5n♦ A. carotis externa
- .5p♦ A. vertebralis extrakraniell
- .5q♦ Andere Arterien abdominal und pelvin
- .5r♦ Andere Venen abdominal und pelvin
- .5s♦ Arterien Oberschenkel
- .5t♦ Venen Oberschenkel
- .5x♦ Sonstige

8-843.– (Perkutan-)transluminale Implantation von bioresorbierbaren Stents

Hinw.: Die Verwendung von Stents mit einer Länge von 100 mm oder mehr ist gesondert zu kodieren (8-83b.f ff.).
Die Art der bioresorbierbaren Stents ist gesondert zu kodieren (8-83b.m ff.).

8-843.0- Ein Stent
- .00 Gefäße intrakraniell
- .02♦ Gefäße Schulter und Oberarm
- .03♦ Gefäße Unterarm
- .04 Aorta
- .05 Aortenisthmus
- .06 Ductus arteriosus apertus

8

.07 V. cava
.08♦ Andere Gefäße thorakal
.0a Gefäße viszeral
.0c♦ Gefäße Unterschenkel
.0d Gefäßmalformationen
.0e Künstliche Gefäße
.0f Gefäße spinal
.0g V. portae
.0h♦ A. carotis n.n.bez.
.0j♦ A. carotis communis
.0k♦ A. carotis interna extrakraniell
.0m♦ A. carotis interna extrakraniell mit A. carotis communis
.0n♦ A. carotis externa
.0p♦ A. vertebralis extrakraniell
.0q♦ Andere Arterien abdominal und pelvin
.0r♦ Andere Venen abdominal und pelvin
.0s♦ Arterien Oberschenkel
.0t♦ Venen Oberschenkel
.0x♦ Sonstige

8-843.1- Zwei Stents
.10 Gefäße intrakraniell
.12♦ Gefäße Schulter und Oberarm
.13♦ Gefäße Unterarm
.14 Aorta
.15 Aortenisthmus
.16 Ductus arteriosus apertus
.17 V. cava
.18♦ Andere Gefäße thorakal
.1a Gefäße viszeral
.1c♦ Gefäße Unterschenkel
.1d Gefäßmalformationen
.1e Künstliche Gefäße
.1f Gefäße spinal
.1g V. portae
.1h♦ A. carotis n.n.bez.
.1j♦ A. carotis communis
.1k♦ A. carotis interna extrakraniell
.1m♦ A. carotis interna extrakraniell mit A. carotis communis
.1n♦ A. carotis externa
.1p♦ A. vertebralis extrakraniell
.1q♦ Andere Arterien abdominal und pelvin
.1r♦ Andere Venen abdominal und pelvin
.1s♦ Arterien Oberschenkel
.1t♦ Venen Oberschenkel
.1x♦ Sonstige

8-843.2- Drei Stents
.20 Gefäße intrakraniell
.22♦ Gefäße Schulter und Oberarm
.23♦ Gefäße Unterarm
.24 Aorta
.25 Aortenisthmus
.26 Ductus arteriosus apertus
.27 V. cava
.28♦ Andere Gefäße thorakal
.2a Gefäße viszeral
.2c♦ Gefäße Unterschenkel
.2d Gefäßmalformationen
.2e Künstliche Gefäße
.2f Gefäße spinal
.2g V. portae
.2h♦ A. carotis n.n.bez.
.2j♦ A. carotis communis
.2k♦ A. carotis interna extrakraniell
.2m♦ A. carotis interna extrakraniell mit A. carotis communis
.2n♦ A. carotis externa
.2p♦ A. vertebralis extrakraniell
.2q♦ Andere Arterien abdominal und pelvin
.2r♦ Andere Venen abdominal und pelvin
.2s♦ Arterien Oberschenkel
.2t♦ Venen Oberschenkel
.2x♦ Sonstige

8-843.3- Vier Stents
.30 Gefäße intrakraniell
.32♦ Gefäße Schulter und Oberarm
.33♦ Gefäße Unterarm
.34 Aorta
.35 Aortenisthmus
.36 Ductus arteriosus apertus
.37 V. cava
.38♦ Andere Gefäße thorakal
.3a Gefäße viszeral
.3c♦ Gefäße Unterschenkel
.3d Gefäßmalformationen
.3e Künstliche Gefäße
.3f Gefäße spinal
.3g V. portae
.3h♦ A. carotis n.n.bez.
.3j♦ A. carotis communis
.3k♦ A. carotis interna extrakraniell

.3m♦ A. carotis interna extrakraniell mit A. carotis communis
.3n♦ A. carotis externa
.3p♦ A. vertebralis extrakraniell
.3q♦ Andere Arterien abdominal und pelvin
.3r♦ Andere Venen abdominal und pelvin
.3s♦ Arterien Oberschenkel
.3t♦ Venen Oberschenkel
.3x♦ Sonstige

8-843.4- Fünf Stents
.40 Gefäße intrakraniell
.42♦ Gefäße Schulter und Oberarm
.43♦ Gefäße Unterarm
.44 Aorta
.45 Aortenisthmus
.46 Ductus arteriosus apertus
.47 V. cava
.48♦ Andere Gefäße thorakal
.4a Gefäße viszeral
.4c♦ Gefäße Unterschenkel
.4d Gefäßmalformationen
.4e Künstliche Gefäße
.4f Gefäße spinal
.4g V. portae
.4h♦ A. carotis n.n.bez.
.4j♦ A. carotis communis
.4k♦ A. carotis interna extrakraniell
.4m♦ A. carotis interna extrakraniell mit A. carotis communis
.4n♦ A. carotis externa
.4p♦ A. vertebralis extrakraniell
.4q♦ Andere Arterien abdominal und pelvin
.4r♦ Andere Venen abdominal und pelvin
.4s♦ Arterien Oberschenkel
.4t♦ Venen Oberschenkel
.4x♦ Sonstige

8-843.5- Sechs oder mehr Stents
.50 Gefäße intrakraniell
.52♦ Gefäße Schulter und Oberarm
.53♦ Gefäße Unterarm
.54 Aorta
.55 Aortenisthmus
.56 Ductus arteriosus apertus
.57 V. cava
.58♦ Andere Gefäße thorakal
.5a Gefäße viszeral
.5c♦ Gefäße Unterschenkel
.5d Gefäßmalformationen
.5e Künstliche Gefäße
.5f Gefäße spinal
.5g V. portae
.5h♦ A. carotis n.n.bez.
.5j♦ A. carotis communis
.5k♦ A. carotis interna extrakraniell
.5m♦ A. carotis interna extrakraniell mit A. carotis communis
.5n♦ A. carotis externa
.5p♦ A. vertebralis extrakraniell
.5q♦ Andere Arterien abdominal und pelvin
.5r♦ Andere Venen abdominal und pelvin
.5s♦ Arterien Oberschenkel
.5t♦ Venen Oberschenkel
.5x♦ Sonstige

8-844.– (Perkutan-)transluminale Implantation von selbstexpandierenden Mikrostents

Hinw.: Die Art der Beschichtung ist gesondert zu kodieren (8-83b.e ff.).

8-844.0- Ein Stent
.00 Gefäße intrakraniell
.03♦ Gefäße Unterarm
.0c♦ Gefäße Unterschenkel
.0x♦ Sonstige

8-844.1- Zwei Stents
.10 Gefäße intrakraniell
.13♦ Gefäße Unterarm
.1c♦ Gefäße Unterschenkel
.1x♦ Sonstige

8-844.2- Drei Stents
.20 Gefäße intrakraniell
.23♦ Gefäße Unterarm
.2c♦ Gefäße Unterschenkel
.2x♦ Sonstige
8-844.3- Vier Stents
.30 Gefäße intrakraniell
.33♦ Gefäße Unterarm
.3c♦ Gefäße Unterschenkel
.3x♦ Sonstige
8-844.4- Fünf Stents
.40 Gefäße intrakraniell
.43♦ Gefäße Unterarm
.4c♦ Gefäße Unterschenkel
.4x♦ Sonstige
8-844.5- Sechs oder mehr Stents
.50 Gefäße intrakraniell
.53♦ Gefäße Unterarm
.5c♦ Gefäße Unterschenkel
.5x♦ Sonstige

8-845.– (Perkutan-)transluminale Implantation von ungecoverten Cheatham-Platinum-Stents [CP-Stent]

8-845.0- Ein Stent
.00 Gefäße intrakraniell
.02♦ Gefäße Schulter und Oberarm
.03♦ Gefäße Unterarm
.04 Aorta
.05 Aortenisthmus
.06 Ductus arteriosus apertus
.07 V. cava
.08♦ Andere Gefäße thorakal
.0a Gefäße viszeral
.0c♦ Gefäße Unterschenkel
.0d Gefäßmalformationen
.0e Künstliche Gefäße
.0f Gefäße spinal
.0g V. portae
.0h♦ A. carotis n.n.bez.
.0j♦ A. carotis communis
.0k♦ A. carotis interna extrakraniell
.0m♦ A. carotis interna extrakraniell mit A. carotis communis
.0n♦ A. carotis externa
.0q♦ Andere Arterien abdominal und pelvin
.0r♦ Andere Venen abdominal und pelvin
.0s♦ Arterien Oberschenkel
.0t♦ Venen Oberschenkel
.0x♦ Sonstige

8-845.1- Zwei oder mehr Stents
.10 Gefäße intrakraniell
.12♦ Gefäße Schulter und Oberarm
.13♦ Gefäße Unterarm
.14 Aorta
.15 Aortenisthmus
.16 Ductus arteriosus apertus
.17 V. cava
.18♦ Andere Gefäße thorakal
.1a Gefäße viszeral
.1c♦ Gefäße Unterschenkel
.1d Gefäßmalformationen
.1e Künstliche Gefäße
.1f Gefäße spinal
.1g V. portae
.1h♦ A. carotis n.n.bez.
.1j♦ A. carotis communis
.1k♦ A. carotis interna extrakraniell
.1m♦ A. carotis interna extrakraniell mit A. carotis communis
.1n♦ A. carotis externa

.1q♦ Andere Arterien abdominal und pelvin
.1r♦ Andere Venen abdominal und pelvin
.1s♦ Arterien Oberschenkel
.1t♦ Venen Oberschenkel
.1x♦ Sonstige

8-846.– (Perkutan-)transluminale Implantation von gecoverten Cheatham-Platinum-Stents [CP-Stent]

8-846.0- Ein Stent
.00 Gefäße intrakraniell
.02♦ Gefäße Schulter und Oberarm
.03♦ Gefäße Unterarm
.04 Aorta
.05 Aortenisthmus
.06 Ductus arteriosus apertus
.07 V. cava
.08♦ Andere Gefäße thorakal
.0a Gefäße viszeral
.0c♦ Gefäße Unterschenkel
.0d Gefäßmalformationen
.0e Künstliche Gefäße
.0f Gefäße spinal
.0g V. portae
.0h♦ A. carotis n.n.bez.
.0j♦ A. carotis communis
.0k♦ A. carotis interna extrakraniell
.0m♦ A. carotis interna extrakraniell mit A. carotis communis
.0n♦ A. carotis externa
.0q♦ Andere Arterien abdominal und pelvin
.0r♦ Andere Venen abdominal und pelvin
.0s♦ Arterien Oberschenkel
.0t♦ Venen Oberschenkel
.0x♦ Sonstige

8-846.1- Zwei oder mehr Stents
.10 Gefäße intrakraniell
.12♦ Gefäße Schulter und Oberarm
.13♦ Gefäße Unterarm
.14 Aorta
.15 Aortenisthmus
.16 Ductus arteriosus apertus
.17 V. cava
.18♦ Andere Gefäße thorakal
.1a Gefäße viszeral
.1c♦ Gefäße Unterschenkel
.1d Gefäßmalformationen
.1e Künstliche Gefäße
.1f Gefäße spinal
.1g V. portae
.1h♦ A. carotis n.n.bez.
.1j♦ A. carotis communis
.1k♦ A. carotis interna extrakraniell
.1m♦ A. carotis interna extrakraniell mit A. carotis communis
.1n♦ A. carotis externa
.1q♦ Andere Arterien abdominal und pelvin
.1r♦ Andere Venen abdominal und pelvin
.1s♦ Arterien Oberschenkel
.1t♦ Venen Oberschenkel
.1x♦ Sonstige

8-847 (Perkutan-)transluminale Implantation eines Wachstumsstents

8-848.– (Perkutan-)transluminale Implantation von medikamentefreisetzenden gecoverten Stents (Stent-Graft)

Exkl.: Perkutan-transluminale Einbringung von Stent-Prothesen (Stent-Graft) in die Aorta über großlumige Schleusen (5-38a ff.)

Hinw.: Die Art der medikamentefreisetzenden Stents ist gesondert zu kodieren (8-83b.0 ff.).

8-848.0- Ein Stent
.00 Gefäße intrakraniell
.02♦ Gefäße Schulter und Oberarm
.03♦ Gefäße Unterarm
.06 Ductus arteriosus apertus
.07 V. cava
.08♦ Andere Gefäße thorakal
.0a Gefäße viszeral
.0c♦ Gefäße Unterschenkel
.0d Gefäßmalformationen
.0e Künstliche Gefäße
.0f Gefäße spinal
.0g V. portae
.0h♦ A. carotis n.n.bez.
.0j♦ A. carotis communis

8

.0k♦ A. carotis interna extrakraniell
.0m♦ A. carotis interna extrakraniell mit A. carotis communis
.0n♦ A. carotis externa
.0p♦ A. vertebralis extrakraniell
.0q♦ Andere Arterien abdominal und pelvin
.0r♦ Andere Venen abdominal und pelvin
.0s♦ Arterien Oberschenkel
.0t♦ Venen Oberschenkel
.0x♦ Sonstige

8-848.1- Zwei Stents
.10 Gefäße intrakraniell
.12♦ Gefäße Schulter und Oberarm
.13♦ Gefäße Unterarm
.16 Ductus arteriosus apertus
.17 V. cava
.18♦ Andere Gefäße thorakal
.1a Gefäße viszeral
.1c♦ Gefäße Unterschenkel
.1d Gefäßmalformationen
.1e Künstliche Gefäße
.1f Gefäße spinal
.1g V. portae
.1h♦ A. carotis n.n.bez.
.1j♦ A. carotis communis
.1k♦ A. carotis interna extrakraniell
.1m♦ A. carotis interna extrakraniell mit A. carotis communis
.1n♦ A. carotis externa
.1p♦ A. vertebralis extrakraniell
.1q♦ Andere Arterien abdominal und pelvin
.1r♦ Andere Venen abdominal und pelvin
.1s♦ Arterien Oberschenkel
.1t♦ Venen Oberschenkel
.1x♦ Sonstige

8-848.2- Drei Stents
.20 Gefäße intrakraniell
.22♦ Gefäße Schulter und Oberarm
.23♦ Gefäße Unterarm
.26 Ductus arteriosus apertus
.27 V. cava
.28♦ Andere Gefäße thorakal
.2a Gefäße viszeral
.2c♦ Gefäße Unterschenkel
.2d Gefäßmalformationen
.2e Künstliche Gefäße
.2f Gefäße spinal
.2g V. portae
.2h♦ A. carotis n.n.bez.
.2j♦ A. carotis communis
.2k♦ A. carotis interna extrakraniell
.2m♦ A. carotis interna extrakraniell mit A. carotis communis
.2n♦ A. carotis externa
.2p♦ A. vertebralis extrakraniell
.2q♦ Andere Arterien abdominal und pelvin
.2r♦ Andere Venen abdominal und pelvin
.2s♦ Arterien Oberschenkel
.2t♦ Venen Oberschenkel
.2x♦ Sonstige

8-848.3- Vier Stents
.30 Gefäße intrakraniell
.32♦ Gefäße Schulter und Oberarm
.33♦ Gefäße Unterarm
.36 Ductus arteriosus apertus
.37 V. cava
.38♦ Andere Gefäße thorakal
.3a Gefäße viszeral
.3c♦ Gefäße Unterschenkel
.3d Gefäßmalformationen
.3e Künstliche Gefäße
.3f Gefäße spinal
.3g V. portae
.3h♦ A. carotis n.n.bez.
.3j♦ A. carotis communis
.3k♦ A. carotis interna extrakraniell
.3m♦ A. carotis interna extrakraniell mit A. carotis communis
.3n♦ A. carotis externa
.3p♦ A. vertebralis extrakraniell
.3q♦ Andere Arterien abdominal und pelvin
.3r♦ Andere Venen abdominal und pelvin
.3s♦ Arterien Oberschenkel
.3t♦ Venen Oberschenkel
.3x♦ Sonstige

8-848.4- Fünf Stents
.40 Gefäße intrakraniell
.42♦ Gefäße Schulter und Oberarm
.43♦ Gefäße Unterarm
.46 Ductus arteriosus apertus

.47 V. cava
.48♦ Andere Gefäße thorakal
.4a Gefäße viszeral
.4c♦ Gefäße Unterschenkel
.4d Gefäßmalformationen
.4e Künstliche Gefäße
.4f Gefäße spinal
.4g V. portae
.4h♦ A. carotis n.n.bez.
.4j♦ A. carotis communis
.4k♦ A. carotis interna extrakraniell
.4m♦ A. carotis interna extrakraniell mit A. carotis communis
.4n♦ A. carotis externa
.4p♦ A. vertebralis extrakraniell
.4q♦ Andere Arterien abdominal und pelvin
.4r♦ Andere Venen abdominal und pelvin
.4s♦ Arterien Oberschenkel
.4t♦ Venen Oberschenkel
.4x♦ Sonstige

8-848.5- Sechs oder mehr Stents
.50 Gefäße intrakraniell
.52♦ Gefäße Schulter und Oberarm
.53♦ Gefäße Unterarm
.56 Ductus arteriosus apertus
.57 V. cava
.58♦ Andere Gefäße thorakal
.5a Gefäße viszeral
.5c♦ Gefäße Unterschenkel
.5d Gefäßmalformationen
.5e Künstliche Gefäße
.5f Gefäße spinal
.5g V. portae
.5h♦ A. carotis n.n.bez.
.5j♦ A. carotis communis
.5k♦ A. carotis interna extrakraniell
.5m♦ A. carotis interna extrakraniell mit A. carotis communis
.5n♦ A. carotis externa
.5p♦ A. vertebralis extrakraniell
.5q♦ Andere Arterien abdominal und pelvin
.5r♦ Andere Venen abdominal und pelvin
.5s♦ Arterien Oberschenkel
.5t♦ Venen Oberschenkel
.5x♦ Sonstige

8-849.– (Perkutan-)transluminale Implantation von anderen ungecoverten großlumigen Stents

Exkl.: Ungecoverte Cheatham-Platinum-Stents (8-845 ff.)

Hinw.: Großlumige Stents beginnen für Erwachsene bei einem Durchmesser von mehr als 16 mm und für Kinder bei einem Durchmesser von mehr als 8 mm.

8-849.0- Ein Stent
.00 Gefäße intrakraniell
.02♦ Gefäße Schulter und Oberarm
.03♦ Gefäße Unterarm
.04 Aorta
.05 Aortenisthmus
.06 Ductus arteriosus apertus
.07 V. cava
.08♦ Andere Gefäße thorakal
.0a Gefäße viszeral
.0c♦ Gefäße Unterschenkel
.0d Gefäßmalformationen
.0e Künstliche Gefäße
.0f Gefäße spinal
.0g V. portae
.0h♦ A. carotis n.n.bez.
.0j♦ A. carotis communis
.0k♦ A. carotis interna extrakraniell
.0m♦ A. carotis interna extrakraniell mit A. carotis communis
.0n♦ A. carotis externa
.0p♦ A. vertebralis extrakraniell
.0q♦ Andere Arterien abdominal und pelvin
.0r♦ Andere Venen abdominal und pelvin
.0s♦ Arterien Oberschenkel
.0t♦ Venen Oberschenkel
.0x♦ Sonstige

8-849.1- Zwei oder mehr Stents
.10 Gefäße intrakraniell
.12♦ Gefäße Schulter und Oberarm
.13♦ Gefäße Unterarm
.14 Aorta
.15 Aortenisthmus
.16 Ductus arteriosus apertus
.17 V. cava
.18♦ Andere Gefäße thorakal

8

.1a Gefäße viszeral
.1c♦ Gefäße Unterschenkel
.1d Gefäßmalformationen
.1e Künstliche Gefäße
.1f Gefäße spinal
.1g V. portae
.1h♦ A. carotis n.n.bez.
.1j♦ A. carotis communis
.1k♦ A. carotis interna extrakraniell
.1m♦ A. carotis interna extrakraniell mit A. carotis communis
.1n♦ A. carotis externa
.1p♦ A. vertebralis extrakraniell
.1q♦ Andere Arterien abdominal und pelvin
.1r♦ Andere Venen abdominal und pelvin
.1s♦ Arterien Oberschenkel
.1t♦ Venen Oberschenkel
.1x♦ Sonstige

8-84a.– (Perkutan-)transluminale Implantation von anderen gecoverten großlumigen Stents

Exkl.: Gecoverte Cheatham-Platinum-Stents (8-846 ff.)

Hinw.: Großlumige Stents beginnen für Erwachsene bei einem Durchmesser von mehr als 16 mm und für Kinder bei einem Durchmesser von mehr als 8 mm.

8-84a.0- Ein Stent
.00 Gefäße intrakraniell
.02♦ Gefäße Schulter und Oberarm
.03♦ Gefäße Unterarm
.04 Aorta
.05 Aortenisthmus
.06 Ductus arteriosus apertus
.07 V. cava
.08♦ Andere Gefäße thorakal
.0a Gefäße viszeral
.0c♦ Gefäße Unterschenkel
.0d Gefäßmalformationen
.0e Künstliche Gefäße
.0f Gefäße spinal
.0g V. portae
.0h♦ A. carotis n.n.bez.
.0j♦ A. carotis communis
.0k♦ A. carotis interna extrakraniell
.0m♦ A. carotis interna extrakraniell mit A. carotis communis
.0n♦ A. carotis externa
.0p♦ A. vertebralis extrakraniell
.0q♦ Andere Arterien abdominal und pelvin
.0r♦ Andere Venen abdominal und pelvin
.0s♦ Arterien Oberschenkel
.0t♦ Venen Oberschenkel
.0x♦ Sonstige

8-84a.1- Zwei oder mehr Stents
.10 Gefäße intrakraniell
.12♦ Gefäße Schulter und Oberarm
.13♦ Gefäße Unterarm
.14 Aorta
.15 Aortenisthmus
.16 Ductus arteriosus apertus
.17 V. cava
.18♦ Andere Gefäße thorakal
.1a Gefäße viszeral
.1c♦ Gefäße Unterschenkel
.1d Gefäßmalformationen
.1e Künstliche Gefäße
.1f Gefäße spinal
.1g V. portae
.1h♦ A. carotis n.n.bez.
.1j♦ A. carotis communis
.1k♦ A. carotis interna extrakraniell
.1m♦ A. carotis interna extrakraniell mit A. carotis communis
.1n♦ A. carotis externa
.1p♦ A. vertebralis extrakraniell
.1q♦ Andere Arterien abdominal und pelvin
.1r♦ Andere Venen abdominal und pelvin
.1s♦ Arterien Oberschenkel
.1t♦ Venen Oberschenkel
.1x♦ Sonstige

8-84b.– (Perkutan-)transluminale Implantation von Stents zur Strömungslaminierung bei Aneurysmen

Inkl.: Mehrschicht-Flechtstents wie Flow-Diverter oder Multilayer-Stents

Exkl.: (Perkutan-)transluminale Implantation von Stents mit Embolieprotektion bei Stenosen (8-84e ff.)

Hinw.: Die Art der Beschichtung ist gesondert zu kodieren (8-83b.e ff.).

8-84b.0- Ein Stent

.00 Gefäße intrakraniell
.02♦ Gefäße Schulter und Oberarm
.03♦ Gefäße Unterarm
.04 Aorta
.05 Aortenisthmus
.06 Ductus arteriosus apertus
.07 V. cava
.08♦ Andere Gefäße thorakal
.0a Gefäße viszeral
.0c♦ Gefäße Unterschenkel
.0d Gefäßmalformationen
.0e Künstliche Gefäße
.0f Gefäße spinal
.0g V. portae
.0h♦ A. carotis n.n.bez.
.0j♦ A. carotis communis
.0k♦ A. carotis interna extrakraniell
.0m♦ A. carotis interna extrakraniell mit A. carotis communis
.0n♦ A. carotis externa
.0p♦ A. vertebralis extrakraniell
.0q♦ Andere Arterien abdominal und pelvin
.0r♦ Andere Venen abdominal und pelvin
.0s♦ Arterien Oberschenkel
.0t♦ Venen Oberschenkel
.0x♦ Sonstige

8-84b.2- Zwei Stents

.20 Gefäße intrakraniell
.22♦ Gefäße Schulter und Oberarm
.23♦ Gefäße Unterarm
.24 Aorta
.25 Aortenisthmus
.26 Ductus arteriosus apertus
.27 V. cava
.28♦ Andere Gefäße thorakal
.2a Gefäße viszeral
.2c♦ Gefäße Unterschenkel
.2d Gefäßmalformationen
.2e Künstliche Gefäße
.2f Gefäße spinal
.2g V. portae
.2h♦ A. carotis n.n.bez.
.2j♦ A. carotis communis
.2k♦ A. carotis interna extrakraniell
.2m♦ A. carotis interna extrakraniell mit A. carotis communis
.2n♦ A. carotis externa
.2p♦ A. vertebralis extrakraniell
.2q♦ Andere Arterien abdominal und pelvin
.2r♦ Andere Venen abdominal und pelvin
.2s♦ Arterien Oberschenkel
.2t♦ Venen Oberschenkel
.2x♦ Sonstige

8-84b.3- Drei Stents

.30 Gefäße intrakraniell
.32♦ Gefäße Schulter und Oberarm
.33♦ Gefäße Unterarm
.34 Aorta
.35 Aortenisthmus
.36 Ductus arteriosus apertus
.37 V. cava
.38♦ Andere Gefäße thorakal
.3a Gefäße viszeral
.3c♦ Gefäße Unterschenkel
.3d Gefäßmalformationen
.3e Künstliche Gefäße
.3f Gefäße spinal
.3g V. portae
.3h♦ A. carotis n.n.bez.
.3j♦ A. carotis communis
.3k♦ A. carotis interna extrakraniell
.3m♦ A. carotis interna extrakraniell mit A. carotis communis
.3n♦ A. carotis externa
.3p♦ A. vertebralis extrakraniell
.3q♦ Andere Arterien abdominal und pelvin
.3r♦ Andere Venen abdominal und pelvin
.3s♦ Arterien Oberschenkel
.3t♦ Venen Oberschenkel
.3x♦ Sonstige

8-84b.4- Vier Stents

.40 Gefäße intrakraniell
.42♦ Gefäße Schulter und Oberarm
.43♦ Gefäße Unterarm
.44 Aorta
.45 Aortenisthmus
.46 Ductus arteriosus apertus
.47 V. cava
.48♦ Andere Gefäße thorakal
.4a Gefäße viszeral
.4c♦ Gefäße Unterschenkel
.4d Gefäßmalformationen
.4e Künstliche Gefäße
.4f Gefäße spinal
.4g V. portae
.4h♦ A. carotis n.n.bez.
.4j♦ A. carotis communis
.4k♦ A. carotis interna extrakraniell
.4m♦ A. carotis interna extrakraniell mit A. carotis communis
.4n♦ A. carotis externa
.4p♦ A. vertebralis extrakraniell
.4q♦ Andere Arterien abdominal und pelvin
.4r♦ Andere Venen abdominal und pelvin
.4s♦ Arterien Oberschenkel
.4t♦ Venen Oberschenkel
.4x♦ Sonstige

8-84b.5- Fünf Stents

.50 Gefäße intrakraniell
.52♦ Gefäße Schulter und Oberarm
.53♦ Gefäße Unterarm
.54 Aorta
.55 Aortenisthmus
.56 Ductus arteriosus apertus
.57 V. cava
.58♦ Andere Gefäße thorakal
.5a Gefäße viszeral
.5c♦ Gefäße Unterschenkel
.5d Gefäßmalformationen
.5e Künstliche Gefäße
.5f Gefäße spinal
.5g V. portae
.5h♦ A. carotis n.n.bez.
.5j♦ A. carotis communis
.5k♦ A. carotis interna extrakraniell
.5m♦ A. carotis interna extrakraniell mit A. carotis communis
.5n♦ A. carotis externa
.5p♦ A. vertebralis extrakraniell
.5q♦ Andere Arterien abdominal und pelvin
.5r♦ Andere Venen abdominal und pelvin
.5s♦ Arterien Oberschenkel
.5t♦ Venen Oberschenkel
.5x♦ Sonstige

8-84b.6- Sechs oder mehr Stents

.60 Gefäße intrakraniell
.62♦ Gefäße Schulter und Oberarm
.63♦ Gefäße Unterarm
.64 Aorta
.65 Aortenisthmus
.66 Ductus arteriosus apertus
.67 V. cava
.68♦ Andere Gefäße thorakal
.6a Gefäße viszeral
.6c♦ Gefäße Unterschenkel
.6d Gefäßmalformationen
.6e Künstliche Gefäße
.6f Gefäße spinal
.6g V. portae
.6h♦ A. carotis n.n.bez.
.6j♦ A. carotis communis
.6k♦ A. carotis interna extrakraniell
.6m♦ A. carotis interna extrakraniell mit A. carotis communis
.6n♦ A. carotis externa
.6p♦ A. vertebralis extrakraniell
.6q♦ Andere Arterien abdominal und pelvin
.6r♦ Andere Venen abdominal und pelvin
.6s♦ Arterien Oberschenkel
.6t♦ Venen Oberschenkel
.6x♦ Sonstige

8-84c (Perkutan-)transluminale Implantation eines selbstexpandierenden Bifurkationsstents, intrakraniell

Hinw.: Mit diesem Kode ist nicht der Gebrauch zweier "normaler" Stents in der Kissing-Ballon-Technik zu kodieren.
Die Art der Beschichtung ist gesondert zu kodieren (8-83b.e ff.).

8-84d.– (Perkutan-)transluminale Implantation von aus Einzeldrähten verwobenen Nitinolstents

8-84d.0- Ein Stent
- .02♦ Gefäße Schulter und Oberarm
- .08♦ Andere Gefäße thorakal
- .0c♦ Gefäße Unterschenkel
- .0e Künstliche Gefäße
- .0q♦ Andere Arterien abdominal und pelvin
- .0s♦ Arterien Oberschenkel
- .0x♦ Sonstige

8-84d.1- Zwei Stents
- .12♦ Gefäße Schulter und Oberarm
- .18♦ Andere Gefäße thorakal
- .1c♦ Gefäße Unterschenkel
- .1e Künstliche Gefäße
- .1q♦ Andere Arterien abdominal und pelvin
- .1s♦ Arterien Oberschenkel
- .1x♦ Sonstige

8-84d.2- Drei Stents
- .22♦ Gefäße Schulter und Oberarm
- .28♦ Andere Gefäße thorakal
- .2c♦ Gefäße Unterschenkel
- .2e Künstliche Gefäße
- .2q♦ Andere Arterien abdominal und pelvin
- .2s♦ Arterien Oberschenkel
- .2x♦ Sonstige

8-84d.3- Vier Stents
- .32♦ Gefäße Schulter und Oberarm
- .38♦ Andere Gefäße thorakal
- .3c♦ Gefäße Unterschenkel
- .3e Künstliche Gefäße
- .3q♦ Andere Arterien abdominal und pelvin
- .3s♦ Arterien Oberschenkel
- .3x♦ Sonstige

8-84d.4- Fünf Stents
- .42♦ Gefäße Schulter und Oberarm
- .48♦ Andere Gefäße thorakal
- .4c♦ Gefäße Unterschenkel
- .4e Künstliche Gefäße
- .4q♦ Andere Arterien abdominal und pelvin
- .4s♦ Arterien Oberschenkel
- .4x♦ Sonstige

8-84d.5- Sechs oder mehr Stents
- .52♦ Gefäße Schulter und Oberarm
- .58♦ Andere Gefäße thorakal
- .5c♦ Gefäße Unterschenkel
- .5e Künstliche Gefäße
- .5q♦ Andere Arterien abdominal und pelvin
- .5s♦ Arterien Oberschenkel
- .5x♦ Sonstige

8-84e.– (Perkutan-)transluminale Implantation von Stents mit Embolieprotektion bei Stenosen

Inkl.: Doppelschicht-Stents, Mikronetz-Stents

Exkl.: (Perkutan-)transluminale Implantation von Stents zur Strömungslaminierung bei Aneurysmen (8-84b ff.)

Hinw.: Die Verwendung von Stents mit einer Länge von 100 mm oder mehr ist gesondert zu kodieren (8-83b.f ff.).

8-84e.0- Ein Stent
- .03♦ Gefäße Unterarm
- .0c♦ Gefäße Unterschenkel
- .0e Künstliche Gefäße
- .0h♦ A. carotis n.n.bez.
- .0j♦ A. carotis communis
- .0k♦ A. carotis interna extrakraniell
- .0m♦ A. carotis interna extrakraniell mit A. carotis communis
- .0n♦ A. carotis externa
- .0q♦ Andere Arterien abdominal und pelvin
- .0s♦ Arterien Oberschenkel
- .0x♦ Sonstige

8

8-84e.1- Zwei Stents

.13♦ Gefäße Unterarm
.1c♦ Gefäße Unterschenkel
.1e Künstliche Gefäße
.1h♦ A. carotis n.n.bez.
.1j♦ A. carotis communis
.1k♦ A. carotis interna extrakraniell
.1m♦ A. carotis interna extrakraniell mit A. carotis communis
.1n♦ A. carotis externa
.1q♦ Andere Arterien abdominal und pelvin
.1s♦ Arterien Oberschenkel
.1x♦ Sonstige

8-84e.2- Drei Stents

.23♦ Gefäße Unterarm
.2c♦ Gefäße Unterschenkel
.2e Künstliche Gefäße
.2h♦ A. carotis n.n.bez.
.2j♦ A. carotis communis
.2k♦ A. carotis interna extrakraniell
.2m♦ A. carotis interna extrakraniell mit A. carotis communis
.2n♦ A. carotis externa
.2q♦ Andere Arterien abdominal und pelvin
.2s♦ Arterien Oberschenkel
.2x♦ Sonstige

8-84e.3- Vier Stents

.33♦ Gefäße Unterarm
.3c♦ Gefäße Unterschenkel
.3e Künstliche Gefäße
.3h♦ A. carotis n.n.bez.
.3j♦ A. carotis communis
.3k♦ A. carotis interna extrakraniell
.3m♦ A. carotis interna extrakraniell mit A. carotis communis
.3n♦ A. carotis externa
.3q♦ Andere Arterien abdominal und pelvin
.3s♦ Arterien Oberschenkel
.3x♦ Sonstige

8-84e.4- Fünf Stents

.43♦ Gefäße Unterarm
.4c♦ Gefäße Unterschenkel
.4e Künstliche Gefäße
.4h♦ A. carotis n.n.bez.
.4j♦ A. carotis communis
.4k♦ A. carotis interna extrakraniell
.4m♦ A. carotis interna extrakraniell mit A. carotis communis
.4n♦ A. carotis externa
.4q♦ Andere Arterien abdominal und pelvin
.4s♦ Arterien Oberschenkel
.4x♦ Sonstige

8-84e.5- Sechs oder mehr Stents

.53♦ Gefäße Unterarm
.5c♦ Gefäße Unterschenkel
.5e Künstliche Gefäße
.5h♦ A. carotis n.n.bez.
.5j♦ A. carotis communis
.5k♦ A. carotis interna extrakraniell
.5m♦ A. carotis interna extrakraniell mit A. carotis communis
.5n♦ A. carotis externa
.5q♦ Andere Arterien abdominal und pelvin
.5s♦ Arterien Oberschenkel
.5x♦ Sonstige

8-85 Extrakorporale Zirkulation und Behandlung von Blut

8-851.– Operativer äußerer Kreislauf (bei Anwendung der Herz-Lungen-Maschine)

Hinw.: Es gilt die niedrigste Körpertemperatur während des Eingriffs.
Eine Volumenreduktion im Rahmen der Anwendung der Herz-Lungen-Maschine ist nicht gesondert zu kodieren.

8-851.0- Mit Normothermie (mehr als 35 °C)

.00 Ohne intraaortale Ballonokklusion
.01 Mit intraaortaler Ballonokklusion

8-851.1- Mit milder Hypothermie (32 bis 35 °C)

.10 Ohne intraaortale Ballonokklusion

.11 Mit intraaortaler Ballonokklusion

8-851.3- Mit moderater Hypothermie (26 bis unter 32 °C)

.30 Ohne intraaortale Ballonokklusion

.31 Mit intraaortaler Ballonokklusion

8-851.4- Mit tiefer Hypothermie (20 bis unter 26 °C)

.40 Ohne intraaortale Ballonokklusion

.41 Mit intraaortaler Ballonokklusion

8-851.5- Mit profunder Hypothermie (unter 20 °C)

.50 Ohne intraaortale Ballonokklusion

.51 Mit intraaortaler Ballonokklusion

8-851.x Sonstige

8-851.y N.n.bez.

8-852.– Extrakorporaler Gasaustausch ohne und mit Herzunterstützung und Prä-ECMO-Therapie

8-852.0- Veno-venöse extrakorporale Membranoxygenation (ECMO) ohne Herzunterstützung

Hinw.: Die perkutane Implantation der Kanülen ist im Kode enthalten.
Die offen chirurgische Implantation der Kanülen ist gesondert zu kodieren (5-37b ff.).

.00 Dauer der Behandlung bis unter 48 Stunden

.01 Dauer der Behandlung 48 bis unter 96 Stunden

.03 Dauer der Behandlung 96 bis unter 144 Stunden

.04 Dauer der Behandlung 144 bis unter 192 Stunden

.05 Dauer der Behandlung 192 bis unter 240 Stunden

.06 Dauer der Behandlung 240 bis unter 288 Stunden

.07 Dauer der Behandlung 288 bis unter 384 Stunden

.08 Dauer der Behandlung 384 bis unter 480 Stunden

.09 Dauer der Behandlung 480 bis unter 576 Stunden

.0b Dauer der Behandlung 576 bis unter 768 Stunden

.0c Dauer der Behandlung 768 bis unter 960 Stunden

.0d Dauer der Behandlung 960 bis unter 1.152 Stunden

.0e Dauer der Behandlung 1.152 oder mehr Stunden

8-852.1 Prä-ECMO-Therapie

Hinw.: Bereitstellung einer einsatzfähigen ECMO oder minimalisierten Herz-Lungen-Maschine ohne anschließende Durchführung einer Therapie mit einer ECMO oder minimalisierten Herz-Lungen-Maschine.

8-852.2- Extrakorporale Lungenunterstützung, pumpenlos (PECLA)

.20 Dauer der Behandlung bis unter 144 Stunden

.21 Dauer der Behandlung 144 bis unter 288 Stunden

.22 Dauer der Behandlung 288 bis unter 432 Stunden

.23 Dauer der Behandlung 432 bis unter 720 Stunden

.24 Dauer der Behandlung 720 bis unter 1.008 Stunden

.25 Dauer der Behandlung 1.008 oder mehr Stunden

8-852.3- Anwendung einer minimalisierten Herz-Lungen-Maschine

Inkl.: ECLS, veno-arterielle extrakorporale Membranoxygenation (ECMO) mit Herzunterstützung, veno-venös-arterielle extrakorporale Membranoxygenation (ECMO) mit Herzunterstützung

Hinw.: Die perkutane Implantation der Kanülen ist im Kode enthalten.
Die offen chirurgische Implantation der Kanülen ist gesondert zu kodieren (5-37b ff.).
Diese Kodes sind anzugeben für die postoperative Kreislaufunterstützung oder die Kreislaufunterstützung kreislaufinstabiler Patienten mit der minimalisierten Herz-Lungen-Maschine. Bei Anwendung der minimalisierten Herz-Lungen-Maschine zur intraoperativen Herz-Lungen-Unterstützung und geforderter zusätzlicher Kodierung der Herz-Lungen-Maschine ist ein Kode aus 8-851 ff. anzugeben.

.30 Dauer der Behandlung bis unter 48 Stunden
.31 Dauer der Behandlung 48 bis unter 96 Stunden
.33 Dauer der Behandlung 96 bis unter 144 Stunden
.34 Dauer der Behandlung 144 bis unter 192 Stunden
.35 Dauer der Behandlung 192 bis unter 240 Stunden
.36 Dauer der Behandlung 240 bis unter 288 Stunden
.37 Dauer der Behandlung 288 bis unter 384 Stunden
.38 Dauer der Behandlung 384 bis unter 480 Stunden
.39 Dauer der Behandlung 480 bis unter 576 Stunden
.3b Dauer der Behandlung 576 bis unter 768 Stunden
.3c Dauer der Behandlung 768 bis unter 960 Stunden
.3d Dauer der Behandlung 960 bis unter 1.152 Stunden
.3e Dauer der Behandlung 1.152 oder mehr Stunden

8-852.4 Anwendung eines doppellumigen Katheters als Kanüle

Hinw.: Dieser Kode ist ein Zusatzkode.
Die offen chirurgische Implantation der Kanülen ist gesondert zu kodieren (5-37b ff.).
Bei offen chirurgischer Implantation ist der doppellumige Katheter als 1 Kanüle zu zählen.

8-852.5 Veno-venöse extrakorporale CO_2-Elimination

Hinw.: Die perkutane Implantation der Kanülen ist im Kode enthalten.
Die offen chirurgische Implantation der Kanülen ist gesondert zu kodieren (5-37b ff.).

8-852.6- Anwendung eines ECMO-Moduls mit Kanülen im rechten Vorhof und in der Pulmonalarterie (RA-PA-ECMO-Modul) bei Rechtsherz-Unterstützung

Exkl.: Anwendung eines Oxygenators (ECMO-Modul) im Rahmen einer (veno-)venös-arteriellen Kreislaufunterstützung bzw. einer minimalisierten Herz-Lungen-Maschine (8-852.3 ff.)

Hinw.: Die perkutane Implantation der Kanülen ist im Kode enthalten.
Die offen chirurgische Implantation der Kanülen ist gesondert zu kodieren (5-37b ff.).
Die offen chirurgische Implantation eines herzunterstützenden Systems ist gesondert zu kodieren (5-376 ff.).
Die endovaskuläre oder transvasale Implantation der Kreislaufunterstützung ist gesondert zu kodieren (8-839 ff.).

.60 Dauer der Behandlung bis unter 48 Stunden
.61 Dauer der Behandlung 48 bis unter 96 Stunden
.63 Dauer der Behandlung 96 bis unter 144 Stunden
.64 Dauer der Behandlung 144 bis unter 192 Stunden
.65 Dauer der Behandlung 192 bis unter 240 Stunden
.66 Dauer der Behandlung 240 bis unter 288 Stunden
.67 Dauer der Behandlung 288 bis unter 384 Stunden
.68 Dauer der Behandlung 384 bis unter 480 Stunden
.69 Dauer der Behandlung 480 bis unter 576 Stunden
.6b Dauer der Behandlung 576 bis unter 768 Stunden
.6c Dauer der Behandlung 768 bis unter 960 Stunden

.6d Dauer der Behandlung 960 bis unter 1.152 Stunden

.6e Dauer der Behandlung 1.152 oder mehr Stunden

8-853.– Hämofiltration

Hinw.: Es ist jede durchgeführte Hämofiltration zu kodieren.
Die kontinuierliche Hämofiltration ist bei Beginn der Behandlung für einen Zeitraum von mehr als 24 Stunden geplant. Bei der kontinuierlichen Hämofiltration beginnt ein Behandlungszyklus mit Anschluss an die Dialysemaschine und endet mit Entlassung des Patienten oder der Unterbrechung des Verfahrens für mehr als 24 Stunden. Bei Filter-, Beutel-, System- oder Datumswechsel sowie bei einer Unterbrechung von bis zu 24 Stunden ist keine neue Verschlüsselung der Prozedur erforderlich.
Bei Anwendung unterschiedlicher Substanzen zur Antikoagulation ist die Art der Antikoagulation zu verschlüsseln, welche bei der Behandlung überwiegend verwendet wurde.

8-853.1- Kontinuierlich, arteriovenös (CAVH)

.13 Bis 24 Stunden
Hinw.: Mit diesem Kode ist eine kontinuierliche Hämofiltration zu kodieren, die für mehr als 24 Stunden geplant war, aber vorher abgebrochen wurde.

.14 Mehr als 24 bis 72 Stunden

.15 Mehr als 72 bis 144 Stunden

.16 Mehr als 144 bis 264 Stunden

.17 Mehr als 264 bis 432 Stunden

.19 Mehr als 432 bis 600 Stunden

.1a Mehr als 600 bis 960 Stunden

.1b Mehr als 960 bis 1.320 Stunden

.1c Mehr als 1.320 bis 1.680 Stunden

.1d Mehr als 1.680 bis 2.040 Stunden

.1e Mehr als 2.040 bis 2.400 Stunden

.1f Mehr als 2.400 Stunden

8-853.3 Intermittierend, Antikoagulation mit Heparin oder ohne Antikoagulation

8-853.4 Intermittierend, Antikoagulation mit sonstigen Substanzen
Inkl.: Antikoagulation mit Citrat

8-853.5 Verlängert intermittierend, Antikoagulation mit Heparin oder ohne Antikoagulation
Hinw.: Eine verlängerte intermittierende Hämofiltration dauert mehr als 6 Stunden.

8-853.6 Verlängert intermittierend, Antikoagulation mit sonstigen Substanzen
Inkl.: Antikoagulation mit Citrat
Hinw.: Eine verlängerte intermittierende Hämofiltration dauert mehr als 6 Stunden.

8-853.7- Kontinuierlich, venovenös, pumpengetrieben (CVVH), Antikoagulation mit Heparin oder ohne Antikoagulation

.70 Bis 24 Stunden
Hinw.: Mit diesem Kode ist eine kontinuierliche Hämofiltration zu kodieren, die für mehr als 24 Stunden geplant war, aber vorher abgebrochen wurde.

.71 Mehr als 24 bis 72 Stunden

.72 Mehr als 72 bis 144 Stunden

.73 Mehr als 144 bis 264 Stunden

.74 Mehr als 264 bis 432 Stunden

.76 Mehr als 432 bis 600 Stunden

.77 Mehr als 600 bis 960 Stunden

.78 Mehr als 960 bis 1.320 Stunden

.79 Mehr als 1.320 bis 1.680 Stunden

.7a Mehr als 1.680 bis 2.040 Stunden

.7b Mehr als 2.040 bis 2.400 Stunden

.7c Mehr als 2.400 Stunden

8-853.8- Kontinuierlich, venovenös, pumpengetrieben (CVVH), Antikoagulation mit sonstigen Substanzen

Inkl.: Antikoagulation mit Citrat

.80 Bis 24 Stunden

Hinw.: Mit diesem Kode ist eine kontinuierliche Hämofiltration zu kodieren, die für mehr als 24 Stunden geplant war, aber vorher abgebrochen wurde.

.81 Mehr als 24 bis 72 Stunden
.82 Mehr als 72 bis 144 Stunden
.83 Mehr als 144 bis 264 Stunden
.84 Mehr als 264 bis 432 Stunden
.86 Mehr als 432 bis 600 Stunden
.87 Mehr als 600 bis 960 Stunden
.88 Mehr als 960 bis 1.320 Stunden
.89 Mehr als 1.320 bis 1.680 Stunden
.8a Mehr als 1.680 bis 2.040 Stunden
.8b Mehr als 2.040 bis 2.400 Stunden
.8c Mehr als 2.400 Stunden

8-853.x Sonstige

8-853.y N.n.bez.

8-854.– Hämodialyse

Hinw.: Es ist jede durchgeführte Hämodialyse zu kodieren.
Die kontinuierliche Hämodialyse ist bei Beginn der Behandlung für einen Zeitraum von mehr als 24 Stunden geplant. Bei der kontinuierlichen Hämodialyse beginnt ein Behandlungszyklus mit Anschluss an die Dialysemaschine und endet mit Entlassung des Patienten oder der Unterbrechung des Verfahrens für mehr als 24 Stunden. Bei Filter-, Beutel-, System- oder Datumswechsel sowie bei einer Unterbrechung von bis zu 24 Stunden ist keine neue Verschlüsselung der Prozedur erforderlich.
Bei Anwendung unterschiedlicher Substanzen zur Antikoagulation ist die Art der Antikoagulation zu verschlüsseln, welche bei der Behandlung überwiegend verwendet wurde.

8-854.2 Intermittierend, Antikoagulation mit Heparin oder ohne Antikoagulation

8-854.3 Intermittierend, Antikoagulation mit sonstigen Substanzen

Inkl.: Antikoagulation mit Citrat

8-854.4 Verlängert intermittierend, Antikoagulation mit Heparin oder ohne Antikoagulation

Hinw.: Eine verlängerte intermittierende Hämodialyse dauert mehr als 6 Stunden.

8-854.5 Verlängert intermittierend, Antikoagulation mit sonstigen Substanzen

Inkl.: Antikoagulation mit Citrat

Hinw.: Eine verlängerte intermittierende Hämodialyse dauert mehr als 6 Stunden.

8-854.6- Kontinuierlich, venovenös, pumpengetrieben (CVVHD), Antikoagulation mit Heparin oder ohne Antikoagulation

.60 Bis 24 Stunden

Hinw.: Mit diesem Kode ist eine kontinuierliche Hämodialyse zu kodieren, die für mehr als 24 Stunden geplant war, aber vorher abgebrochen wurde.

.61 Mehr als 24 bis 72 Stunden
.62 Mehr als 72 bis 144 Stunden
.63 Mehr als 144 bis 264 Stunden
.64 Mehr als 264 bis 432 Stunden
.66 Mehr als 432 bis 600 Stunden
.67 Mehr als 600 bis 960 Stunden
.68 Mehr als 960 bis 1.320 Stunden
.69 Mehr als 1.320 bis 1.680 Stunden
.6a Mehr als 1.680 bis 2.040 Stunden
.6b Mehr als 2.040 bis 2.400 Stunden
.6c Mehr als 2.400 Stunden

8-854.7- Kontinuierlich, venovenös, pumpengetrieben (CVVHD), Antikoagulation mit sonstigen Substanzen

Inkl.: Antikoagulation mit Citrat

.70 Bis 24 Stunden

Hinw.: Mit diesem Kode ist eine kontinuierliche Hämodialyse zu kodieren, die für mehr als 24 Stunden geplant war, aber vorher abgebrochen wurde.

.71 Mehr als 24 bis 72 Stunden
.72 Mehr als 72 bis 144 Stunden
.73 Mehr als 144 bis 264 Stunden
.74 Mehr als 264 bis 432 Stunden
.76 Mehr als 432 bis 600 Stunden
.77 Mehr als 600 bis 960 Stunden
.78 Mehr als 960 bis 1.320 Stunden
.79 Mehr als 1.320 bis 1.680 Stunden
.7a Mehr als 1.680 bis 2.040 Stunden
.7b Mehr als 2.040 bis 2.400 Stunden
.7c Mehr als 2.400 Stunden

8-854.8 Verlängert intermittierend, zur Elimination von Proteinen mit einer Molekularmasse bis 60.000

Inkl.: Elimination von Leichtketten

Hinw.: Eine verlängerte intermittierende Hämodialyse dauert mehr als 6 Stunden.

8-854.x Sonstige

8-854.y N.n.bez.

8-855.– Hämodiafiltration

Hinw.: Es ist jede durchgeführte Hämodiafiltration zu kodieren.

Die kontinuierliche Hämodiafiltration ist bei Beginn der Behandlung für einen Zeitraum von mehr als 24 Stunden geplant. Bei der kontinuierlichen Hämodiafiltration beginnt ein Behandlungszyklus mit Anschluss an die Dialysemaschine und endet mit Entlassung des Patienten oder der Unterbrechung des Verfahrens für mehr als 24 Stunden. Bei Filter-, Beutel-, System- oder Datumswechsel sowie bei einer Unterbrechung von bis zu 24 Stunden ist keine neue Verschlüsselung der Prozedur erforderlich.

Bei Anwendung unterschiedlicher Substanzen zur Antikoagulation ist die Art der Antikoagulation zu verschlüsseln, welche bei der Behandlung überwiegend verwendet wurde.

8-855.1- Kontinuierlich, arteriovenös (CAVHDF)

.13 Bis 24 Stunden

Hinw.: Mit diesem Kode ist eine kontinuierliche Hämodiafiltration zu kodieren, die für mehr als 24 Stunden geplant war, aber vorher abgebrochen wurde.

.14 Mehr als 24 bis 72 Stunden
.15 Mehr als 72 bis 144 Stunden
.16 Mehr als 144 bis 264 Stunden
.17 Mehr als 264 bis 432 Stunden
.19 Mehr als 432 bis 600 Stunden
.1a Mehr als 600 bis 960 Stunden
.1b Mehr als 960 bis 1.320 Stunden
.1c Mehr als 1.320 bis 1.680 Stunden
.1d Mehr als 1.680 bis 2.040 Stunden
.1e Mehr als 2.040 bis 2.400 Stunden
.1f Mehr als 2.400 Stunden

8-855.3 Intermittierend, Antikoagulation mit Heparin oder ohne Antikoagulation

8-855.4 Intermittierend, Antikoagulation mit sonstigen Substanzen

Inkl.: Antikoagulation mit Citrat

8-855.5 Verlängert intermittierend, Antikoagulation mit Heparin oder ohne Antikoagulation

Hinw.: Eine verlängerte intermittierende Hämodiafiltration dauert mehr als 6 Stunden.

8-855.6 Verlängert intermittierend, Antikoagulation mit sonstigen Substanzen

Inkl.: Antikoagulation mit Citrat

Hinw.: Eine verlängerte intermittierende Hämodiafiltration dauert mehr als 6 Stunden.

8-855.7- Kontinuierlich, venovenös, pumpengetrieben (CVVHDF), Antikoagulation mit Heparin oder ohne Antikoagulation

.70 Bis 24 Stunden

Hinw.: Mit diesem Kode ist eine kontinuierliche Hämodiafiltration zu kodieren, die für mehr als 24 Stunden geplant war, aber vorher abgebrochen wurde.

.71 Mehr als 24 bis 72 Stunden
.72 Mehr als 72 bis 144 Stunden
.73 Mehr als 144 bis 264 Stunden
.74 Mehr als 264 bis 432 Stunden
.76 Mehr als 432 bis 600 Stunden
.77 Mehr als 600 bis 960 Stunden
.78 Mehr als 960 bis 1.320 Stunden
.79 Mehr als 1.320 bis 1.680 Stunden

.7a Mehr als 1.680 bis 2.040 Stunden
.7b Mehr als 2.040 bis 2.400 Stunden
.7c Mehr als 2.400 Stunden

8-855.8- Kontinuierlich, venovenös, pumpengetrieben (CVVHDF), Antikoagulation mit sonstigen Substanzen

Inkl.: Antikoagulation mit Citrat

.80 Bis 24 Stunden

Hinw.: Mit diesem Kode ist eine kontinuierliche Hämodiafiltration zu kodieren, die für mehr als 24 Stunden geplant war, aber vorher abgebrochen wurde.

.81 Mehr als 24 bis 72 Stunden
.82 Mehr als 72 bis 144 Stunden
.83 Mehr als 144 bis 264 Stunden
.84 Mehr als 264 bis 432 Stunden
.86 Mehr als 432 bis 600 Stunden
.87 Mehr als 600 bis 960 Stunden
.88 Mehr als 960 bis 1.320 Stunden
.89 Mehr als 1.320 bis 1.680 Stunden
.8a Mehr als 1.680 bis 2.040 Stunden
.8b Mehr als 2.040 bis 2.400 Stunden
.8c Mehr als 2.400 Stunden

8-855.x Sonstige

8-855.y N.n.bez.

8-856 Hämoperfusion

8-857.– Peritonealdialyse

Exkl.: Therapeutische Spülung über liegenden intraperitonealen Katheter (8-179.0)

Hinw.: Es ist jede durchgeführte Peritonealdialyse zu kodieren.
Bei der kontinuierlichen Peritonealdialyse beginnt ein Behandlungszyklus mit der stationären Aufnahme des Patienten und endet mit Entlassung des Patienten oder der Unterbrechung des Verfahrens für mehr als 24 Stunden. Bei Filter-, Beutel-, System- oder Datumswechsel ist keine neue Verschlüsselung der Prozedur erforderlich.

8-857.0 Intermittierend, maschinell unterstützt (IPD)

8-857.1- Kontinuierlich, nicht maschinell unterstützt (CAPD)

.10 Bis 24 Stunden
.11 Mehr als 24 bis 72 Stunden
.12 Mehr als 72 bis 144 Stunden
.13 Mehr als 144 bis 264 Stunden
.14 Mehr als 264 bis 432 Stunden
.16 Mehr als 432 bis 600 Stunden
.17 Mehr als 600 bis 960 Stunden
.18 Mehr als 960 bis 1.320 Stunden
.19 Mehr als 1.320 bis 1.680 Stunden
.1a Mehr als 1.680 bis 2.040 Stunden
.1b Mehr als 2.040 bis 2.400 Stunden
.1c Mehr als 2.400 Stunden

8-857.2- Kontinuierlich, maschinell unterstützt (APD), mit Zusatzgeräten

.20 Bis 24 Stunden
.21 Mehr als 24 bis 72 Stunden
.22 Mehr als 72 bis 144 Stunden
.23 Mehr als 144 bis 264 Stunden
.24 Mehr als 264 bis 432 Stunden
.26 Mehr als 432 bis 600 Stunden
.27 Mehr als 600 bis 960 Stunden
.28 Mehr als 960 bis 1.320 Stunden
.29 Mehr als 1.320 bis 1.680 Stunden
.2a Mehr als 1.680 bis 2.040 Stunden
.2b Mehr als 2.040 bis 2.400 Stunden
.2c Mehr als 2.400 Stunden

8-857.x Sonstige

8-857.y N.n.bez.

8-858 **Extrakorporale Leberersatztherapie [Leberdialyse]**

8-859♦ **Isolierte Extremitätenperfusion**

8-85a.– **Dialyseverfahren wegen mangelnder Funktionsaufnahme und Versagen eines Nierentransplantates**

Hinw.: Diese Kodes sind Zusatzkodes zu den möglichen Dialyseverfahren. Sie sind nur zu verwenden, wenn ein Dialyseverfahren wegen mangelnder Funktionsaufnahme oder Versagen des Transplantates während desselben stationären Aufenthaltes durchgeführt wurde, bei dem auch die Nierentransplantation erfolgte.

8-85a.0- Intermittierend
.00 1 bis 3 Behandlungen
.01 4 bis 5 Behandlungen
.02 6 bis 10 Behandlungen
.03 11 oder mehr Behandlungen

8-85a.1- Kontinuierlich
.13 Bis 24 Stunden
.14 Mehr als 24 bis 72 Stunden
.15 Mehr als 72 bis 144 Stunden
.16 Mehr als 144 bis 264 Stunden
.17 Mehr als 264 bis 432 Stunden
.19 Mehr als 432 bis 600 Stunden
.1a Mehr als 600 bis 960 Stunden
.1b Mehr als 960 bis 1.320 Stunden
.1c Mehr als 1.320 bis 1.680 Stunden
.1d Mehr als 1.680 bis 2.040 Stunden
.1e Mehr als 2.040 bis 2.400 Stunden
.1f Mehr als 2.400 Stunden

8-85b **Anwendung von Blutegeln zur Sicherung des venösen Blutabstroms bei Lappenplastiken oder replantierten Gliedmaßenabschnitten**

8-86...8-86 Therapie mit besonderen Zellen und Blutbestandteilen

8-86 Autogene und allogene Stammzelltherapie und lokale Therapie mit Blutbestandteilen und Hepatozyten

Hinw.: Die Verwendung von Arzneimitteln für neuartige Therapien ist gesondert zu kodieren (5-936 ff.).

8-860.– Autogene Stammzelltherapie

Exkl.: Transfusion von peripher gewonnenen hämatopoetischen Stammzellen (8-805 ff.)
Transplantation von hämatopoetischen Stammzellen aus dem Knochenmark (5-411 ff.)

Hinw.: Die Gewinnung der mesenchymalen oder hämatopoetischen Stammzellen ist im Kode enthalten.

8-860.0- Intramyokardiale Stammzelltherapie
.00 Ohne Anreicherung von Stammzellfraktionen oder kulturelle Vermehrung
.01 Mit Anreicherung von Stammzellfraktionen und/oder kultureller Vermehrung
8-860.1- Intrakoronare Stammzelltherapie
.10 Ohne Anreicherung von Stammzellfraktionen oder kulturelle Vermehrung
.11 Mit Anreicherung von Stammzellfraktionen und/oder kultureller Vermehrung
8-860.2- Paraurethrale Stammzelltherapie
.20 Ohne Anreicherung von Stammzellfraktionen oder kulturelle Vermehrung
.21 Mit Anreicherung von Stammzellfraktionen und/oder kultureller Vermehrung
8-860.3- Ossäre Stammzelltherapie
.30 Ohne Anreicherung von Stammzellfraktionen oder kulturelle Vermehrung
.31 Mit Anreicherung von Stammzellfraktionen und/oder kultureller Vermehrung
8-860.4 Periphere (intraarterielle und/oder intramuskuläre) Stammzelltherapie
8-860.x Sonstige
8-860.y N.n.bez.

8-861.– Entnahme, Aufbereitung und Applikation von Blutbestandteilen zur lokalen Anwendung

8-861.0- Lokale Applikation von autogenem Thrombozytenkonzentrat
Exkl.: Transfusion von Thrombozytenkonzentraten (8-800 ff.)
.00 Durch Zentrifugation gewonnenes Thrombozytenkonzentrat
.01 Durch Filtration gewonnenes Thrombozytenkonzentrat
.0x Sonstige
8-861.1 Lokale Applikation von dendritischen Zellen
Exkl.: Transfusion von dendritischen Zellen (8-802.52)

8-862.– Hepatozytentransplantation

8-862.0 Allogen
8-862.1 Autogen, matrixinduziert

8-863.– Allogene Stammzelltherapie

Hinw.: Die Gewinnung der mesenchymalen oder hämatopoetischen Stammzellen ist im Kode enthalten.

8-863.0- Periphere mesenchymale Stammzelltherapie
.00 Mit Stammzellen aus Knochenmark oder Blut
.01 Mit Stammzellen aus Fettgewebe
| .02 Mit Stammzellen aus Hautgewebe
.0x Sonstige

8-90...8-91 Anästhesie und Schmerztherapie

8-90 Anästhesie

Exkl.: Schmerztherapie (8-91)

Hinw.: Diese Kodes sind Zusatzkodes. Sie sind nur zu verwenden, wenn das Anästhesieverfahren bei Behandlungen angewendet wurde, die normalerweise ohne Anästhesie durchgeführt werden (z.B. bei Kindern).
Eine Analgosedierung beim Erwachsenen ist nicht zu kodieren.

8-900 Intravenöse Anästhesie

Exkl.: (Analgo-)Sedierung (8-903)

8-901 Inhalationsanästhesie

8-902 Balancierte Anästhesie

8-903 (Analgo-)Sedierung

Hinw.: Dieser Kode ist nur für Patienten bis zur Vollendung des 18. Lebensjahres anzugeben.

8-91 Schmerztherapie

Hinw.: Ein Kode aus diesem Bereich ist jeweils nur einmal pro stationären Aufenthalt anzugeben.

8-910 Epidurale Injektion und Infusion zur Schmerztherapie

Inkl.: Injektion oder Infusion von Lokalanästhetika oder Opioiden unter der Geburt

8-911 Subarachnoidale Injektion und Infusion zur Schmerztherapie

8-913 Injektion eines Medikamentes an extrakranielle Hirnnerven zur Schmerztherapie

8-914.– Injektion eines Medikamentes an Nervenwurzeln und wirbelsäulennahe Nerven zur Schmerztherapie

8-914.0- Ohne bildgebende Verfahren
.00 An der Halswirbelsäule
.01 An der Brustwirbelsäule
.02 An der Lendenwirbelsäule
.0x Sonstige
8-914.1- Mit bildgebenden Verfahren
Inkl.: Computertomographie oder Fluoroskopie
.10 An der Halswirbelsäule
.11 An der Brustwirbelsäule
.12 An der Lendenwirbelsäule
.1x Sonstige

8-915 Injektion und Infusion eines Medikamentes an andere periphere Nerven zur Schmerztherapie

8-916.– Injektion eines Medikamentes an das sympathische Nervensystem zur Schmerztherapie

8-916.0- Ohne bildgebende Verfahren
.00 Am zervikalen Grenzstrang
.01 Am thorakalen Grenzstrang

.02 Am lumbalen Grenzstrang

.03 An den prävertebralen Ganglien (Plexus coeliacus, Plexus hypogastricus)

.0x Sonstige

8-916.1- Mit bildgebenden Verfahren

Inkl.: Computertomographie oder Fluoroskopie

.10 Am zervikalen Grenzstrang

.11 Am thorakalen Grenzstrang

.12 Am lumbalen Grenzstrang

.13 An den prävertebralen Ganglien (Plexus coeliacus, Plexus hypogastricus)

.1x Sonstige

8-917.– Injektion eines Medikamentes in Gelenke der Wirbelsäule zur Schmerztherapie

8-917.0- Ohne bildgebende Verfahren

.00 An den Kopfgelenken

.01 An den Gelenken der Halswirbelsäule

.02 An den Gelenken der Brustwirbelsäule

.03 An den Gelenken der Lendenwirbelsäule

.0x Sonstige

8-917.1- Mit bildgebenden Verfahren

Inkl.: Computertomographie oder Fluoroskopie

.10 An den Kopfgelenken

.11 An den Gelenken der Halswirbelsäule

.12 An den Gelenken der Brustwirbelsäule

.13 An den Gelenken der Lendenwirbelsäule

.1x Sonstige

8-918.– Interdisziplinäre multimodale Schmerztherapie

Exkl.: Interdisziplinäre multimodale schmerztherapeutische Kurzzeitbehandlung (8-91b)

Hinw.: Mit einem Kode aus diesem Bereich ist eine mindestens 7-tägige interdisziplinäre Behandlung von Patienten mit chronischen Schmerzzuständen (einschließlich Tumorschmerzen) unter Einbeziehung von mindestens zwei Fachdisziplinen, davon eine psychiatrische, psychosomatische oder psychologisch-psychotherapeutische Disziplin, nach festgelegtem Behandlungsplan zu kodieren. Die Patienten müssen mindestens drei der nachfolgenden Merkmale aufweisen:

- Manifeste oder drohende Beeinträchtigung der Lebensqualität, der Arbeitsfähigkeit und/oder des regelmäßigen Schulbesuchs.
- Fehlschlag einer vorherigen unimodalen Schmerztherapie, eines schmerzbedingten operativen Eingriffs oder einer Entzugsbehandlung.
- Bestehende(r) Medikamentenabhängigkeit oder -fehlgebrauch.
- Schmerzunterhaltende psychische Begleiterkrankung.
- Gravierende somatische Begleiterkrankung.

Strukturmerkmal:

- Behandlungsleitung durch einen Facharzt mit der Zusatzbezeichnung Spezielle Schmerztherapie.

Mindestmerkmale:

- Interdisziplinäre Diagnostik durch mindestens zwei Fachdisziplinen (obligatorisch eine psychiatrische, psychosomatische oder psychologisch-psychotherapeutische Disziplin).
- Anwendung von mindestens drei der folgenden aktiven Therapieverfahren: Psychotherapie, Physiotherapie, Entspannungsverfahren, Ergotherapie, medizinische Trainingstherapie, sensomotorisches Training, Arbeitsplatz- oder Schulbesuchstraining, künstlerische Therapie (Kunst- und/oder Musiktherapie) oder sonstige übende Therapien. Die Therapieeinheiten umfassen durchschnittlich 30 Minuten. Bei Gruppentherapie ist die Gruppengröße auf maximal 8 Personen begrenzt.
- Überprüfung des Behandlungsverlaufs durch ein standardisiertes therapeutisches Assessment.
- Tägliche ärztliche Visite oder Teambesprechung.

- Wöchentliche interdisziplinäre Teambesprechung.

8-918.0- Mindestens 7 bis höchstens 13 Behandlungstage

.00 Bis zu 20 Therapieeinheiten

.01 Mindestens 21 Therapieeinheiten, davon weniger als 5 Therapieeinheiten psychotherapeutische Verfahren

Hinw.: Es erfolgt regelmäßig, zumindest wöchentlich, je ein ärztliches und ein psychotherapeutisches Einzelgespräch von mindestens 30 Minuten. Eine zweite medizinische Fachdisziplin oder bei Kindern und Jugendlichen ein zweiter Facharzt für Kinder- und Jugendmedizin mit einer anderen Schwerpunkt- bzw. Zusatzbezeichnung (z.B. Neuropädiatrie, Kinderrheumatologie, Palliativmedizin) ist zusätzlich, zumindest im Rahmen wöchentlicher Teambesprechungen, in die Therapieentscheidungen eingebunden.

.02 Mindestens 21 Therapieeinheiten, davon mindestens 5 Therapieeinheiten psychotherapeutische Verfahren

Hinw.: Es erfolgt regelmäßig, zumindest wöchentlich, je ein ärztliches und ein psychotherapeutisches Einzelgespräch von mindestens 30 Minuten. Eine zweite medizinische Fachdisziplin oder bei Kindern und Jugendlichen ein zweiter Facharzt für Kinder- und Jugendmedizin mit einer anderen Schwerpunkt- bzw. Zusatzbezeichnung (z.B. Neuropädiatrie, Kinderrheumatologie, Palliativmedizin) ist zusätzlich, zumindest im Rahmen wöchentlicher Teambesprechungen, in die Therapieentscheidungen eingebunden.

8-918.1- Mindestens 14 bis höchstens 20 Behandlungstage

.10 Bis zu 41 Therapieeinheiten

.11 Mindestens 42 bis höchstens 55 Therapieeinheiten, davon weniger als 10 Therapieeinheiten psychotherapeutische Verfahren

Hinw.: Es erfolgt regelmäßig, zumindest wöchentlich, je ein ärztliches und ein psychotherapeutisches Einzelgespräch von mindestens 30 Minuten. Eine zweite medizinische Fachdisziplin oder bei Kindern und Jugendlichen ein zweiter Facharzt für Kinder- und Jugendmedizin mit einer anderen Schwerpunkt- bzw. Zusatzbezeichnung (z.B. Neuropädiatrie, Kinderrheumatologie, Palliativmedizin) ist zusätzlich, zumindest im Rahmen wöchentlicher Teambesprechungen, in die Therapieentscheidungen eingebunden.

.12 Mindestens 42 bis höchstens 55 Therapieeinheiten, davon mindestens 10 Therapieeinheiten psychotherapeutische Verfahren

Hinw.: Es erfolgt regelmäßig, zumindest wöchentlich, je ein ärztliches und ein psychotherapeutisches Einzelgespräch von mindestens 30 Minuten. Eine zweite medizinische Fachdisziplin oder bei Kindern und Jugendlichen ein zweiter Facharzt für Kinder- und Jugendmedizin mit einer anderen Schwerpunkt- bzw. Zusatzbezeichnung (z.B. Neuropädiatrie, Kinderrheumatologie, Palliativmedizin) ist zusätzlich, zumindest im Rahmen wöchentlicher Teambesprechungen, in die Therapieentscheidungen eingebunden.

.13 Mindestens 56 Therapieeinheiten, davon weniger als 14 Therapieeinheiten psychotherapeutische Verfahren

Hinw.: Es erfolgt regelmäßig, zumindest wöchentlich, je ein ärztliches und ein psychotherapeutisches Einzelgespräch von mindestens 30 Minuten. Eine zweite medizinische Fachdisziplin oder bei Kindern und Jugendlichen ein zweiter Facharzt für Kinder- und Jugendmedizin mit einer anderen Schwerpunkt- bzw. Zusatzbezeichnung (z.B. Neuropädiatrie, Kinderrheumatologie, Palliativmedizin) ist zusätzlich, zumindest im Rahmen wöchentlicher Teambesprechungen, in die Therapieentscheidungen eingebunden.

.14 Mindestens 56 Therapieeinheiten, davon mindestens 14 Therapieeinheiten psychotherapeutische Verfahren

Hinw.: Es erfolgt regelmäßig, zumindest wöchentlich, je ein ärztliches und ein psychotherapeutisches Einzelgespräch von mindestens 30 Minuten. Eine zweite medizinische Fachdisziplin oder bei Kindern und Jugendlichen ein zweiter Facharzt für Kinder- und Jugendmedizin mit einer anderen Schwerpunkt- bzw. Zusatzbezeichnung (z.B. Neuropädiatrie, Kinderrheumatologie, Palliativmedizin) ist zusätzlich, zumindest im Rahmen wöchentlicher Teambesprechungen, in die Therapieentscheidungen eingebunden.

8-918.2- Mindestens 21 Behandlungstage

.20 Bis zu 83 Therapieeinheiten

.21 Mindestens 84 Therapieeinheiten, davon weniger als 21 Therapieeinheiten psychotherapeutische Verfahren

Hinw.: Es erfolgt regelmäßig, zumindest wöchentlich, je ein ärztliches und ein psychotherapeutisches Einzelgespräch von mindestens 30 Minuten. Eine zweite medizinische Fachdisziplin oder bei Kindern und Jugendlichen ein zweiter Facharzt für Kinder- und Jugendmedizin mit einer anderen Schwerpunkt- bzw. Zusatzbezeichnung (z.B. Neuropädiatrie, Kinderrheumatologie, Palliativmedizin) ist zusätzlich, zumindest im Rahmen wöchentlicher Teambesprechungen, in die Therapieentscheidungen eingebunden.

.22 Mindestens 84 Therapieeinheiten, davon mindestens 21 Therapieeinheiten psychotherapeutische Verfahren

Hinw.: Es erfolgt regelmäßig, zumindest wöchentlich, je ein ärztliches und ein psychotherapeutisches Einzelgespräch von mindestens 30 Minuten. Eine zweite medizinische Fachdisziplin oder bei Kindern und Jugendlichen ein zweiter Facharzt für Kinder- und Jugendmedizin mit einer anderen Schwerpunkt- bzw. Zusatzbezeichnung (z.B. Neuropädiatrie, Kinderrheumatologie, Palliativmedizin) ist zusätzlich, zumindest im Rahmen wöchentlicher Teambesprechungen, in die Therapieentscheidungen eingebunden.

8-919 Komplexe Akutschmerzbehandlung

Hinw.: Dieser Kode umfasst die Einleitung, Durchführung und Überwachung einer speziellen Schmerztherapie oder Symptomkontrolle bei Patienten mit schweren akuten Schmerzzuständen (z.B. nach Operationen, Unfällen oder schweren, exazerbierten Tumorschmerzen) mit einem der unter 8-910 bis 8-911 genannten Verfahren, mit kontinuierlichen Regionalanästhesieverfahren (z.B. Plexuskatheter) oder parenteraler oder sublingualer patientenkontrollierter Analgesie (PCA) durch spezielle Einrichtungen (z.B. Akutschmerzdienst) mit mindestens zweimaliger Visite pro Tag.

Der Kode ist auch bei Tumorschmerzen anzuwenden, bei denen akute Schmerzexazerbationen oder Therapieresistenz von tumorbedingten oder tumorassoziierten Schmerzzuständen im Vordergrund des Krankheitsbildes stehen und den Einsatz spezieller schmerztherapeutischer Verfahren und Techniken erfordern.

Die Anwendung dieses Kodes erfordert die Dokumentation von mindestens drei Aspekten der Effektivität der Therapie (Analgesie, Symptomintensität, Symptomkontrolle, Ermöglichung aktiver Therapie).

Der Kode ist nicht anwendbar bei Schmerztherapie nur am Operationstag.

8-91b Interdisziplinäre multimodale schmerztherapeutische Kurzzeitbehandlung

Hinw.: Diese Prozedur wird als Therapieerprobung nach einer interdisziplinären algesiologischen Diagnostik (1-910) oder als Therapiestabilisierung nach einer interdisziplinären multimodalen Schmerztherapie (8-918 ff.) durchgeführt.

Strukturmerkmal:

- Behandlungsleitung durch einen Facharzt mit der Zusatzbezeichnung Spezielle Schmerztherapie.

Mindestmerkmale:

- Die Behandlungsdauer beträgt maximal 6 Tage.
- Interdisziplinäre Teambesprechung zum Therapieverlauf.
- Einbeziehung von mindestens 3 Fachdisziplinen, davon eine psychiatrische, psychosomatische oder psychologisch-psychotherapeutische Fachdisziplin.
- Anwendung von mindestens drei der folgenden aktiven Therapieverfahren: Psychotherapie (Verhaltenstherapie), Physiotherapie, Entspannungsverfahren, Ergotherapie, medizinische Trainingstherapie, sensomotorisches Training, Arbeitsplatztraining, künstlerische Therapie (Kunst- und/ oder Musiktherapie) oder sonstige übende Therapien patientenbezogen in unterschiedlichen Kombinationen.

8-91c.– Teilstationäre interdisziplinäre multimodale Schmerztherapie

Exkl.: Interdisziplinäre multimodale Schmerztherapie (8-918 ff.)
Interdisziplinäre multimodale schmerztherapeutische Kurzzeitbehandlung (8-91b)

Hinw.: Jeder teilstationäre schmerztherapeutische Behandlungstag, an dem die nachfolgenden Bedingungen erfüllt werden, ist einzeln zu kodieren.

Die interdisziplinäre algesiologische Diagnostik kann mit dem Kode 1-910 verschlüsselt werden, wenn die dort angegebenen Bedingungen erfüllt sind.

Strukturmerkmale:

- Behandlungsleitung durch einen Facharzt mit der Zusatzbezeichnung Spezielle Schmerztherapie.

- Zum Team gehört ein ärztlicher oder psychologischer Psychotherapeut.
- Vorhandensein von Physiotherapie oder Sporttherapie oder anderen körperlich übenden Verfahren.

Mindestmerkmale:

- Vor Beginn der teilstationären interdisziplinären multimodalen Schmerztherapie wurde eine interdisziplinäre algesiologische Diagnostik unter Mitarbeit von mindestens 2 Fachdisziplinen (davon eine psychiatrische, psychosomatische oder psychologisch-psychotherapeutische Disziplin) mit psychometrischer und physischer Funktionstestung und abschließender Teambesprechung abgeschlossen.
- Teamintegrierte Behandlung chronischer Schmerzpatienten nach festgelegtem Behandlungsplan.
- Ärztliche Visite oder Teambesprechung mit Behandlungsplanung.
- Gesamtaufenthaltsdauer pro Tag in der teilstationären Einrichtung (inkl. Erholungszeiten) von mindestens 240 Minuten.
- Die Größe der Behandlungsgruppen ist auf maximal 8 Patienten begrenzt.

Als teamintegriert angewandte Verfahrensarten gelten:

- Körperlich übende Verfahren wie z.B. aktivierende Physiotherapie, Trainingstherapie, Ausdauertraining, Dehnungsübungen, sensomotorisches Training, Ergotherapie, Arbeitsplatztraining.
- Psychotherapeutisch übende, auch durch Kotherapeuten erbrachte Verfahren wie z.B. Muskelrelaxation, Autogenes Training.
- Ärztlich oder psychologisch psychotherapeutische Verfahren wie z.B. psychologische Schmerztherapie, Gruppenpsychotherapie, Edukation, Alltagsplanung, störungsorientierte Einzeltherapie.
- Sonstige Verfahren wie z.B. soziale Interventionen, Kreativtherapie, künstlerische Therapie (Kunst- und/oder Musiktherapie).

Eine gleichzeitige akutmedizinische Diagnostik bzw. Behandlung ist gesondert zu kodieren.

8-91c.0- Basisbehandlung

Hinw.: Mindestmerkmale:

- Teamintegrierter Einsatz von mindestens zwei der genannten Verfahren.
- Mindestens 120 Minuten Therapiezeit pro Tag in Einzel- und/oder Gruppentherapie.

.00 Zwei übende oder sonstige Verfahren

.01 Zwei Verfahren, davon ein ärztlich oder psychologisch psychotherapeutisches Verfahren von mindestens 60 Minuten

.02 Zwei Verfahren, zusätzlich ein ärztliches oder psychotherapeutisches Einzelgespräch von mindestens 30 Minuten

8-91c.1- Umfassende Behandlung

Hinw.: Mindestmerkmale:

- Teamintegrierter Einsatz von mindestens drei der genannten Verfahren.
- Mindestens 180 Minuten Therapiezeit pro Tag in Einzel- und/oder Gruppentherapie.

.10 Drei übende oder sonstige Verfahren

.11 Drei Verfahren, davon ein ärztlich oder psychologisch psychotherapeutisches Verfahren von mindestens 60 Minuten

.12 Drei Verfahren, zusätzlich ein ärztliches oder psychotherapeutisches Einzelgespräch von mindestens 30 Minuten

8-91c.2- Intensivbehandlung

Hinw.: Mindestmerkmale:

- Teamintegrierter Einsatz von mindestens vier der genannten Verfahren.
- Mindestens 240 Minuten Therapiezeit pro Tag in Einzel- und/oder Gruppentherapie.

.20 Vier oder mehr übende oder sonstige Verfahren

.21 Vier oder mehr Verfahren, davon ein ärztlich oder psychologisch psychotherapeutisches Verfahren von mindestens 60 Minuten

.22 Vier oder mehr Verfahren, zusätzlich ein ärztliches oder psychotherapeutisches Einzelgespräch von mindestens 30 Minuten

.23 Vier oder mehr Verfahren, davon ein ärztlich oder psychologisch psychotherapeutisches Verfahren von mindestens 60 Minuten und zusätzlich ein ärztliches oder psychotherapeutisches Einzelgespräch von mindestens 30 Minuten

8-92...8-93 Patientenmonitoring

8-92 Neurologisches Monitoring

Inkl.: Auswertung und klinische Beurteilung

Hinw.: Ein Kode aus diesem Bereich ist jeweils nur einmal pro stationären Aufenthalt anzugeben.

8-920 EEG-Monitoring (mindestens 2 Kanäle) für mehr als 24 h

Inkl.: Bispektral-Index-Monitoring [BIS-Monitoring]

Hinw.: Dieser Kode ist nur für intensivmedizinische Patienten anzugeben.

8-921 Monitoring mittels evozierter Potenziale

Hinw.: Dieser Kode ist nur für intensivmedizinische Patienten anzugeben.

8-923.– Monitoring der hirnvenösen Sauerstoffsättigung

Hinw.: Diese Kodes sind nur für intensivmedizinische Patienten anzugeben.

8-923.0 Invasiv

8-923.1 Nicht invasiv

Inkl.: Nicht invasive Messung der regionalen hirnkapillären Sauerstoffsättigung, z.B. durch Nahinfrarot-Spektroskopie

8-924 Invasives neurologisches Monitoring

Inkl.: Monitoring des intrakraniellen Druckes
Monitoring der Sauerstoffsättigung im Hirngewebe

Hinw.: Dieser Kode ist nur für intensivmedizinische Patienten anzugeben.

8-925.– Intraoperatives neurophysiologisches Monitoring

Inkl.: Elektrophysiologisches Monitoring
Sprachmonitoring bei Wacheingriffen

Exkl.: Intraoperatives neurophysiologisches Monitoring des N. recurrens im Rahmen einer anderen Operation (5-069.4 ff.)
Intraoperatives neurophysiologisches Monitoring des N. facialis bei der Resektion einer Speicheldrüse (5-262 ff.)
Intraoperatives neurophysiologisches Monitoring bei Operationen am Glomus caroticum und anderen Paraganglien (5-398.2)

8-925.0- Bis 4 Stunden

Hinw.: Die Dauer berechnet sich vom Anlegen bis zur Abnahme der Elektroden.

.00 Mit Stimulationselektroden

.01 Mit evozierten Potenzialen (AEP, SEP, MEP, VEP)

Hinw.: Eine ggf. durchgeführte Anwendung von Stimulationselektroden ist im Kode enthalten.

.02 Mit weniger als 8 kortikalen Elektroden (Elektrokortikographie, Phasenumkehr und/oder Kartierung)

.03 Mit weniger als 8 kortikalen Elektroden (Elektrokortikographie, Phasenumkehr und/oder Kartierung) und mit evozierten Potenzialen (AEP, SEP, MEP, VEP)

.04 Mit 8 oder mehr kortikalen Elektroden (Elektrokortikographie, Phasenumkehr und/oder Kartierung)

Hinw.: Ein ggf. durchgeführtes Monitoring mit evozierten Potenzialen ist im Kode enthalten.

.0x Sonstige

8-925.2- Mehr als 4 Stunden bis 8 Stunden

Hinw.: Die Dauer berechnet sich vom Anlegen bis zur Abnahme der Elektroden.

.20 Mit Stimulationselektroden

.21 Mit evozierten Potenzialen (AEP, SEP, MEP, VEP)

Hinw.: Eine ggf. durchgeführte Anwendung von Stimulationselektroden ist im Kode enthalten.

.22 Mit weniger als 8 kortikalen Elektroden (Elektrokortikographie, Phasenumkehr und/oder Kartierung)

.23 Mit weniger als 8 kortikalen Elektroden (Elektrokortikographie, Phasenumkehr und/oder Kartierung) und mit evozierten Potenzialen (AEP, SEP, MEP, VEP)

.24 Mit 8 oder mehr kortikalen Elektroden (Elektrokortikographie, Phasenumkehr und/oder Kartierung)

Hinw.: Ein ggf. durchgeführtes Monitoring mit evozierten Potenzialen ist im Kode enthalten.

.2x Sonstige

8-925.3- Mehr als 8 Stunden bis 12 Stunden

Hinw.: Die Dauer berechnet sich vom Anlegen bis zur Abnahme der Elektroden.

.30 Mit Stimulationselektroden

.31 Mit evozierten Potenzialen (AEP, SEP, MEP, VEP)

Hinw.: Eine ggf. durchgeführte Anwendung von Stimulationselektroden ist im Kode enthalten.

.32 Mit weniger als 8 kortikalen Elektroden (Elektrokortikographie, Phasenumkehr und/oder Kartierung)

.33 Mit weniger als 8 kortikalen Elektroden (Elektrokortikographie, Phasenumkehr und/oder Kartierung) und mit evozierten Potenzialen (AEP, SEP, MEP, VEP)

.34 Mit 8 oder mehr kortikalen Elektroden (Elektrokortikographie, Phasenumkehr und/oder Kartierung)

Hinw.: Ein ggf. durchgeführtes Monitoring mit evozierten Potenzialen ist im Kode enthalten.

.3x Sonstige

8-925.4- Mehr als 12 Stunden

Hinw.: Die Dauer berechnet sich vom Anlegen bis zur Abnahme der Elektroden.

.40 Mit Stimulationselektroden

.41 Mit evozierten Potenzialen (AEP, SEP, MEP, VEP)

Hinw.: Eine ggf. durchgeführte Anwendung von Stimulationselektroden ist im Kode enthalten.

.42 Mit weniger als 8 kortikalen Elektroden (Elektrokortikographie, Phasenumkehr und/oder Kartierung)

.43 Mit weniger als 8 kortikalen Elektroden (Elektrokortikographie, Phasenumkehr und/oder Kartierung) und mit evozierten Potenzialen (AEP, SEP, MEP, VEP)

.44 Mit 8 oder mehr kortikalen Elektroden (Elektrokortikographie, Phasenumkehr und/oder Kartierung)

Hinw.: Ein ggf. durchgeführtes Monitoring mit evozierten Potenzialen ist im Kode enthalten.

.4x Sonstige

8-93 Monitoring von Atmung, Herz und Kreislauf

Inkl.: Auswertung und klinische Beurteilung

Hinw.: Ein Kode aus diesem Bereich ist jeweils nur einmal pro stationären Aufenthalt anzugeben.

8-930 Monitoring von Atmung, Herz und Kreislauf ohne Messung des Pulmonalarteriendruckes und des zentralen Venendruckes

Hinw.: Dieser Kode ist nur für intensivmedizinisch versorgte Patienten anzugeben. Dieser Kode umfasst das kontinuierliche EKG-Monitoring, das Monitoring des Blutdruckes, die Messung von Atemfrequenz, Sauerstoffsättigung und sonstigen Vitalparametern sowie die Bilanzierung.

8-931.– Monitoring von Atmung, Herz und Kreislauf mit Messung des zentralen Venendruckes

Hinw.: Diese Kodes sind nur für intensivmedizinisch versorgte Patienten anzugeben. Diese Kodes umfassen das kontinuierliche EKG-Monitoring, das Monitoring des Blutdruckes, die Messung von Atemfrequenz, Sauerstoffsättigung und sonstigen Vitalparametern sowie die Bilanzierung.

8-931.0 Ohne kontinuierliche reflektionsspektrometrische Messung der zentralvenösen Sauerstoffsättigung

8-931.1 Mit kontinuierlicher reflektionsspektrometrischer Messung der zentralvenösen Sauerstoffsättigung

8-932 Monitoring von Atmung, Herz und Kreislauf mit Messung des Pulmonalarteriendruckes

Inkl.: Messung des zentralen Venendruckes
Einsatz der Pulswellenkonturanalyse und der Pulsdruckanalyse zur Bestimmung des Herzzeitvolumens

Hinw.: Dieser Kode ist nur für intensivmedizinisch versorgte Patienten anzugeben. Dieser Kode umfasst das kontinuierliche EKG-Monitoring, das Monitoring des Blutdruckes, die Messung von Atemfrequenz, Sauerstoffsättigung und sonstigen Vitalparametern sowie die Bilanzierung.

8-933 Funkgesteuerte kardiologische Telemetrie

Hinw.: Dieser Kode ist nur für stationär behandelte Patienten anzugeben.

8-934 Teilstationäre Beobachtung bei Vergiftungen unbekannten Ausmaßes bei Kindern

Hinw.: Dieser Kode ist nur für Patienten bis zur Vollendung des 10. Lebensjahres anzugeben.
Strukturmerkmal:
- Vorhandensein einer Fachabteilung für Kinder- und Jugendmedizin am Standort des Krankenhauses.

8-97...8-98 Komplexbehandlung

8-97 Multimodale Komplexbehandlung

8-971.– Multimodale dermatologische Komplexbehandlung

Hinw.: Mindestmerkmale:
- 7 Behandlungstage mit fachärztlicher Behandlungsleitung und durch Fachpflegepersonal.

8-971.0 Ganzkörper-Dermatotherapie (mindestens 2 x tägl.)

8-971.1 Ganzkörper-Dermatotherapie (mindestens 2 x tägl.), Balneotherapie und/oder Lichttherapie

8-971.2 Ganzkörper-Dermatotherapie (mindestens 2 x tägl.), Balneotherapie und/oder Lichttherapie, allergologische, diätetische (Karenzdiäten) und/oder psychosomatische Maßnahmen

8-971.3 Ganzkörper-Dermatotherapie (mindestens 2 x tägl.), Balneotherapie und/oder Lichttherapie, allergologische, diätetische (Karenzdiäten) und/oder psychosomatische Maßnahmen, spezifische parenterale Infusionstherapie

8-971.4 Ganzkörper-Dermatotherapie (mindestens 2 x tägl.), Balneotherapie und/oder Lichttherapie, allergologische, diätetische (Karenzdiäten) und/oder psychosomatische Maßnahmen, spezifische parenterale Infusionstherapie, Patientenschulung (ggf. Eltern-Kind)

8-971.x Sonstige

8-971.y N.n.bez.

8-972.– Komplexbehandlung bei schwerbehandelbarer Epilepsie

Inkl.: Medikamentöse Umstellung oder Absetzen von Medikamenten, Lebenstraining oder Compliancetraining, Patientenschulung, Therapiekontrolle, Psychotherapie, Anfallsselbstkontrolle und Biofeedbacktraining

Exkl.: EEG-Diagnostik (1-207 ff.)

Hinw.: Bei Kindern und Jugendlichen kann die Therapie auch unter Einbeziehung von Eltern und/oder anderen Bezugspersonen erfolgen.
Mindestmerkmale:
- Wöchentliche Teambesprechung mit wochenbezogener Dokumentation bisheriger Behandlungsergebnisse und weiterer Behandlungsziele.
- Einsatz von mindestens 3 Therapiebereichen: Ergotherapie, Physiotherapie, Neuropsychologie, Psychotherapie, Sozialarbeit, Logopädie, bei Kindern und Jugendlichen Heil- und Sozialpädagogik patientenbezogen in unterschiedlichen Kombinationen und unterschiedlichem Zeitaufwand.

8-972.0 Mindestens 7 bis höchstens 13 Behandlungstage

8-972.1 Mindestens 14 bis höchstens 20 Behandlungstage

8-972.2 Mindestens 21 Behandlungstage

8-973 Komplexbehandlung bei Spina bifida

Inkl.: Komplexe Diagnostik

Exkl.: Bildgebende Diagnostik (Kap. 3), invasive funktionelle Diagnostik (Kap. 1)
EEG-Diagnostik (1-207 ff.)

Hinw.: Mit diesem Kode ist die multidisziplinäre somatische (Kinder- und Jugendmedizin, Neurochirurgie, Orthopädie, Ophthalmologie, Urologie), psychologische und psychosoziale Behandlung von Patienten mit Spina bifida zu kodieren.
Durchgeführte Operationen sind gesondert zu kodieren.

8-974.– Multimodale Komplexbehandlung bei sonstiger chronischer Erkrankung

Inkl.: Komplexbehandlung z.B. bei Adipositas, Asthma bronchiale, Diabetes mellitus, Neurodermitis, Mukoviszidose, rheumatologischen, hämatologisch-onkologischen, kardiologischen und sozialpädiatrischen Krankheiten

Hinw.: Strukturmerkmal:
- Team mit fachärztlicher Behandlungsleitung.

Mindestmerkmal:
- Einsatz von mindestens 3 Therapiebereichen: Physiotherapie/Physikalische Therapie, Ergotherapie, Sporttherapie, Logopädie, künstlerische Therapie (Kunst- und/oder Musiktherapie), Schmerztherapie, Psychotherapie patientenbezogen in unterschiedlichen Kombinationen und unterschiedlichem Zeitaufwand.

8-974.0 Mindestens 7 bis höchstens 13 Behandlungstage

8-974.1 Mindestens 14 bis höchstens 20 Behandlungstage

8-974.2 Mindestens 21 Behandlungstage

8-975.– Naturheilkundliche und anthroposophisch-medizinische Komplexbehandlung

8-975.2- Naturheilkundliche Komplexbehandlung

Hinw.: Strukturmerkmale:
- Klinisch-naturheilkundliches Team mit Behandlungsleitung durch einen Facharzt mit der Zusatzbezeichnung Naturheilverfahren und mit mindestens 3-jähriger Erfahrung im Bereich der klassischen Naturheilverfahren.
- Dem Team müssen neben Ärzten und fachkundigem Pflegepersonal mit mindestens halbjähriger naturheilkundlicher Erfahrung mindestens drei der folgenden Berufsgruppen angehören: Physiotherapeuten/Krankengymnasten/Masseure/Medizinische Bademeister/Sportlehrer, Ergotherapeuten, Psychologen, Ökotrophologen/Diätassistenten, Kunsttherapeuten/Musiktherapeuten.

Mindestmerkmale:
- Behandlung von mindestens 120 Therapieminuten pro Tag durch das klinisch-naturheilkundliche Team.
- Erstellung eines spezifisch-naturheilkundlichen diagnostischen und therapeutischen Konzeptes zu Beginn der Behandlung.
- Mindestens zweimal wöchentlich Teambesprechung unter Einbeziehung somatischer, ordnungstherapeutischer und sozialer Aspekte mit patientenbezogener Dokumentation der bisherigen Behandlungsergebnisse und der weiteren Behandlungsziele.
- Naturheilkundliche erweiterte Pflege durch fachkundiges Pflegepersonal.
- Einsatz von mindestens 5 der folgenden 8 Therapiebereiche: Ernährungstherapie, Hydrotherapie/Thermotherapie, andere physikalische Verfahren, Phytotherapie, Ordnungstherapie, Bewegungstherapie, ausleitende Verfahren oder ein zusätzliches Verfahren (manuelle Therapie, Akupunktur/Chinesische Medizin, Homöopathie, Neuraltherapie, künstlerische Therapie [Kunst- und/oder Musiktherapie]).
- Gleichzeitige weitergehende akutmedizinische Diagnostik und Therapie sind gesondert zu kodieren.

.22 Mindestens 7 bis höchstens 13 Behandlungstage und weniger als 1.680 Behandlungsminuten

.23 Mindestens 14 bis höchstens 20 Behandlungstage und weniger als 2.520 Behandlungsminuten oder mindestens 10 bis höchstens 13 Behandlungstage und mindestens 1.680 Behandlungsminuten

.24 Mindestens 21 Behandlungstage oder mindestens 14 Behandlungstage und mindestens 2.520 Behandlungsminuten

8-975.3 Anthroposophisch-medizinische Komplexbehandlung

Hinw.: Die Behandlung erfolgt unter Anwendung mehrerer spezifischer Therapieverfahren mit insgesamt mindestens 30 Therapieeinheiten (jeweils von mindestens 30 Minuten) aus den Bereichen:
- Anwendungen und Bäder.
- Massagen, Einreibungen und Wickel.
- Bewegungstherapien (Heileurythmie und Krankengymnastik).
- Künstlerische Therapie (Kunst- und/oder Musiktherapie).
- Supportive Therapie und Patientenschulung.

8-976.– Komplexbehandlung bei Querschnittlähmung

8-976.0- Umfassende Erstbehandlung

Hinw.: Interdisziplinäre und interprofessionelle stationäre Behandlung unmittelbar nach Eintritt einer kompletten oder inkompletten Querschnittlähmung mit dem Behandlungsergebnis der medizinischen und sozialen Reintegration im Sinne des selbstbestimmten Lebens.

.00 Bis 99 Behandlungstage

.01 Mindestens 100 bis höchstens 199 Behandlungstage

.02 Mindestens 200 bis höchstens 299 Behandlungstage

.03 Mindestens 300 Behandlungstage

8-976.1- Behandlung aufgrund direkter oder assoziierter Folgen

Hinw.: Gleichzeitige und gleichrangige stationäre Behandlung aller direkten und assoziierten Folgen einer Querschnittlähmung neben der zur stationären Aufnahme führenden Ursache, um das selbstbestimmte Leben der Querschnittgelähmten kurzfristig wieder zu ermöglichen, aufrecht zu erhalten oder es durch Abwendung von Verschlimmerungen langfristig zu sichern.

.10 Bis 17 Behandlungstage

.11 Mindestens 18 bis höchstens 49 Behandlungstage

.12 Mindestens 50 bis höchstens 99 Behandlungstage

.13 Mindestens 100 Behandlungstage

8-976.2 Behandlung aufgrund lebenslanger Nachsorge (Check)

Hinw.: Stationäre Behandlung, um die dynamische Entwicklung einer Querschnittlähmung durch klinische, apparative und bildgebende Verfahren zu erfassen und notwendige ambulante, teilstationäre oder stationäre Maßnahmen zu veranlassen, die geeignet sind, das selbstbestimmte Leben von Querschnittgelähmten aufrechtzuerhalten oder dies wieder zu ermöglichen oder Verschlimmerungen von Querschnittlähmungsfolgen langfristig abzuwenden.

8-977 Multimodal-nichtoperative Komplexbehandlung des Bewegungssystems

Hinw.: Strukturmerkmal:
- Fachärztliche Behandlungsleitung.

Mindestmerkmale:
- Interdisziplinäre Diagnostik und Behandlung von komplexen (multifaktoriellen) Erkrankungen des Bewegungssystems von mindestens 12 Tagen.
- Anwendung von 5 diagnostischen Verfahren:
  - Neuroorthopädische Strukturdiagnostik.
  - Manualmedizinische Funktionsdiagnostik.
  - Schmerzdiagnostik.
  - Apparative Diagnostik unter funktionspathologischen Aspekten (z.B. Röntgen, MRT, CT, videogestützte Bewegungsanalyse, Posturographie, computergestützte Bewegungs- oder Kraftmessung, EMG, Optimetrie).
  - Psychodiagnostik.
- Anwendung von Verfahren mit einer Therapiedichte von mindestens 30 aktiven und passiven Einzelleistungen aus den beiden folgenden Leistungsgruppen:
  - Mindestens 3 der folgenden Verfahren:
    - Manuelle Medizin,
    - Reflextherapie,
    - Infiltrationstherapie/interventionelle Schmerztherapie,
    - Psychotherapie
  - und mindestens 3 der folgenden Verfahren:
    - Manuelle Therapie und Krankengymnastik auf neurophysiologischer Basis,
    - Medizinische Trainingstherapie,
    - Physikalische Therapie,
    - Entspannungsverfahren.
- Therapeutisches Assessment.
- Interdisziplinäre Teambesprechung.

8

8-978 Aufrechterhaltung der Homöostase für die postmortale Organspende

Inkl.: Maschinelle Beatmung und Intensivpflege

Hinw.: Dieser Kode wird nicht im Rahmen des Datensatzes nach § 301 SGB V bzw. § 21 KHEntgG übermittelt und darf nur im Anschluss an die Feststellung des irreversiblen Hirnfunktionsausfalls bei einem potenziellen Organspender entsprechend 1-202.01 und nicht erfolgter Organentnahme kodiert werden.

Nicht erbracht werden darf diese Leistung, wenn der potenzielle Organspender zu Lebzeiten einer möglichen Organspende widersprochen hat oder medizinische Kontraindikationen für eine Organspende vorliegen.

Die im Rahmen dieser Leistung ab dem Zeitpunkt der Einleitung der zur Feststellung des irreversiblen Hirnfunktionsausfalls (1-202.01) führenden Diagnostik anfallende Dauer der maschinellen Beatmung darf bei der im Rahmen der Datenübermittlung nach § 301 SGB V / § 21 KHEntgG zu übermittelnden Beatmungsstundenzahl nicht berücksichtigt werden.

Als Datum der Leistungserbringung ist dasselbe Datum wie bei der Leistung 1-202.01 anzugeben.

8-979.– Stationäre Behandlung vor Transplantation

Hinw.: Mit einem Kode aus diesem Bereich ist die präoperative Behandlungsdauer während des Transplantationsaufenthaltes zu kodieren.

8-979.0- Mindestens 10 bis höchstens 29 Behandlungstage

.00 Vor einer Nierentransplantation
.01 Vor einer Herztransplantation
.02 Vor einer Lungentransplantation
.03 Vor einer Herz-Lungen-Transplantation
.04 Vor einer Lebertransplantation
.05 Vor einer Pankreastransplantation
.06 Vor einer Dünndarmtransplantation
.0x Sonstige

8-979.1- Mindestens 30 bis höchstens 49 Behandlungstage

.10 Vor einer Nierentransplantation
.11 Vor einer Herztransplantation
.12 Vor einer Lungentransplantation
.13 Vor einer Herz-Lungen-Transplantation
.14 Vor einer Lebertransplantation
.15 Vor einer Pankreastransplantation
.16 Vor einer Dünndarmtransplantation
.1x Sonstige

8-979.2- Mindestens 50 Behandlungstage

.20 Vor einer Nierentransplantation
.21 Vor einer Herztransplantation
.22 Vor einer Lungentransplantation
.23 Vor einer Herz-Lungen-Transplantation
.24 Vor einer Lebertransplantation
.25 Vor einer Pankreastransplantation
.26 Vor einer Dünndarmtransplantation
.2x Sonstige

8-97a.– Multimodale intensivmedizinische Überwachung und Behandlung bei zerebrovaskulären Vasospasmen

Hinw.: Diese Kodes sind nur anzugeben für nicht beatmete Patienten.

Die intraarterielle Spasmolyse ist gesondert zu kodieren (8-83c.6 ff.).

Mindestmerkmale:

- Hypertensive hypervolämische Hämodilution (Triple-H-Therapie) mit systemischer Katecholamingabe.
- Intensivmedizinisches Monitoring mit stündlicher Kontrolle aller neurologischen Funktionen.
- Mindestens einmal täglich transkranielle Doppleruntersuchung aller intrazerebralen Gefäßabschnitte.

8-97a.0 Bis zu 6 Behandlungstage

8-97a.1 Mindestens 7 bis höchstens 13 Behandlungstage

8-97a.2 Mindestens 14 Behandlungstage

8-97b.– Multimodale intensivmedizinische Überwachung und Behandlung bei neuromuskulären Erkrankungen

Hinw.: Mindestmerkmale:
- Intensivmedizinische Überwachung bei Patienten mit einer neuromuskulären Erkrankung (ICD-10-GM G12.–, G13.–*, G61.–, G70.–, G71.–, G72.–, G73.–*, M33.–, M36.0*, M60.– [außer M60.2], M63.–*).
- Die Patienten haben eine Vitalkapazität von weniger als 1,6 Liter.
- Die Patienten werden nicht maschinell beatmet.
- Basismonitoring zur intensivmedizinischen Überwachung.
- Messung der Vitalkapazität mindestens zweimal täglich.
- Blutgasanalysen mindestens zweimal täglich.

8-97b.0 Bis zu 6 Behandlungstage

8-97b.1 Mindestens 7 bis höchstens 13 Behandlungstage

8-97b.2 Mindestens 14 Behandlungstage

8-97c.– Stationäre Behandlung bei erfolgter Aufnahme auf die Warteliste zur Organtransplantation

Exkl.: Präoperative Behandlungsdauer während des Transplantationsaufenthaltes (8-979 ff.)

Hinw.: Mit einem Kode aus diesem Bereich ist die stationäre Behandlungsdauer bei Patienten zu kodieren, die bereits auf der Warteliste zur Organtransplantation stehen bzw. in demselben Aufenthalt auf die Warteliste aufgenommen werden und bei denen die Transplantation nicht während desselben Aufenthaltes durchgeführt wird.
Diese Kodes sind anzugeben von Transplantationszentren bzw. von Krankenhäusern, die Kooperationspartner eines Transplantationszentrums sind.
Die Kodes für 1 bis 15 Behandlungstage finden sich am Ende der Liste.

8-97c.0- Mindestens 16 bis höchstens 22 Behandlungstage

.00	Vor einer Nierentransplantation	.04	Vor einer Lebertransplantation
.01	Vor einer Herztransplantation	.05	Vor einer Pankreastransplantation
.02	Vor einer Lungentransplantation	.06	Vor einer Dünndarmtransplantation
.03	Vor einer Herz-Lungen-Transplantation	.0x	Sonstige

8-97c.1- Mindestens 23 bis höchstens 29 Behandlungstage

.10	Vor einer Nierentransplantation	.14	Vor einer Lebertransplantation
.11	Vor einer Herztransplantation	.15	Vor einer Pankreastransplantation
.12	Vor einer Lungentransplantation	.16	Vor einer Dünndarmtransplantation
.13	Vor einer Herz-Lungen-Transplantation	.1x	Sonstige

8-97c.2- Mindestens 30 bis höchstens 43 Behandlungstage

.20	Vor einer Nierentransplantation	.24	Vor einer Lebertransplantation
.21	Vor einer Herztransplantation	.25	Vor einer Pankreastransplantation
.22	Vor einer Lungentransplantation	.26	Vor einer Dünndarmtransplantation
.23	Vor einer Herz-Lungen-Transplantation	.2x	Sonstige

8-97c.3- Mindestens 44 bis höchstens 57 Behandlungstage

.30	Vor einer Nierentransplantation	.34	Vor einer Lebertransplantation
.31	Vor einer Herztransplantation	.35	Vor einer Pankreastransplantation
.32	Vor einer Lungentransplantation	.36	Vor einer Dünndarmtransplantation
.33	Vor einer Herz-Lungen-Transplantation	.3x	Sonstige

8-97c.4- Mindestens 58 Behandlungstage

.40	Vor einer Nierentransplantation	.44	Vor einer Lebertransplantation
.41	Vor einer Herztransplantation	.45	Vor einer Pankreastransplantation
.42	Vor einer Lungentransplantation	.46	Vor einer Dünndarmtransplantation
.43	Vor einer Herz-Lungen-Transplantation	.4x	Sonstige

8-97c.5- Bis 15 Behandlungstage

.50 Vor einer Nierentransplantation
.51 Vor einer Herztransplantation
.52 Vor einer Lungentransplantation
.53 Vor einer Herz-Lungen-Transplantation
.54 Vor einer Lebertransplantation
.55 Vor einer Pankreastransplantation
.56 Vor einer Dünndarmtransplantation
.5x Sonstige

8-97d.– Multimodale Komplexbehandlung bei Morbus Parkinson und atypischem Parkinson-Syndrom

Hinw.: Strukturmerkmale:

- Team mit Behandlungsleitung durch einen Facharzt für Neurologie.
- Vorhandensein mindestens folgender Therapiebereiche: Physiotherapie/Physikalische Therapie, Ergotherapie.

Mindestmerkmale:

- Wöchentliche Teambesprechung mit wochenbezogener Dokumentation bisheriger Behandlungsergebnisse und weiterer Behandlungsziele.
- Einsatz von mindestens 3 Therapiebereichen (Physiotherapie/Physikalische Therapie, Ergotherapie, Sporttherapie, Logopädie, Künstlerische Therapie (Kunst- und/oder Musiktherapie), Psychotherapie) patientenbezogen in unterschiedlichen Kombinationen von mindestens 7,5 Stunden pro Woche, davon müssen 5 Stunden in Einzeltherapie stattfinden. Einer der eingesetzten Therapiebereiche muss Physiotherapie/Physikalische Therapie oder Ergotherapie sein.

8-97d.0 Mindestens 7 bis höchstens 13 Behandlungstage

8-97d.1 Mindestens 14 bis höchstens 20 Behandlungstage

8-97d.2 Mindestens 21 Behandlungstage

8-97e.– Behandlung des Morbus Parkinson in der Spätphase mit Arzneimittelpumpen

8-97e.0 Ersteinstellung mit Apomorphin

Hinw.: Mindestmerkmale:

- Durchführung eines Apomorphintests mit Findung der Schwellendosis.
- Anlegen der Apomorphinpumpe.
- Einstellung der kontinuierlichen, subkutanen Apomorphintherapie mit täglicher Anpassung der Startdosis bis zur optimalen Wirkung und Reduzierung der bisherigen Medikation.
- Anwenderschulung.

8-97e.1 Dosis- und Therapiekontrolle und Optimierung einer Behandlung mit Apomorphin

8-97e.2 Ersteinstellung mit L-Dopa-Gel

Hinw.: Mindestmerkmale:

- Neuropsychiatrische und kognitive Untersuchung mit standardisierten Skalen vor Beginn der Behandlung.
- Dosisermittlung für das Levodopa/Carbidopa-Gel durch einschleichende Titrierung. Während der Titrationsphase erfolgt täglich mindestens eine Untersuchung der Beweglichkeit mit Hilfe standardisierter Skalen.
- Absetzen oder Reduzieren der oralen/transdermalen Medikation.
- Dokumentation der ON- und OFF-Zeiten mindestens 8-mal täglich während der Wachphasen für die Dauer der Titrationsphase und mindestens drei Tage unter stabiler Dosis.
- Anwenderschulung.

Die Anlage einer PEG/PEJ ist gesondert zu kodieren (5-431.2 ff., 5-450.3).

8-97e.3 Dosis- und Therapiekontrolle und Optimierung einer Behandlung mit L-Dopa-Gel

8-98 Sonstige multimodale Komplexbehandlung

8-980.– Intensivmedizinische Komplexbehandlung (Basisprozedur)

Exkl.: Intensivüberwachung ohne akute Behandlung lebenswichtiger Organsysteme oder kurzfristige (unter 24 Stunden) Intensivbehandlung
Kurzfristige (unter 24 Stunden) Stabilisierung von Patienten nach operativen Eingriffen

Hinw.: Strukturmerkmale:
- Behandlungsleitung durch einen Facharzt mit der Zusatzbezeichnung Intensivmedizin.
- Team von Pflegepersonal und Ärzten in akuter Behandlungsbereitschaft.
- Eine ständige ärztliche Anwesenheit auf der Intensivstation muss gewährleistet sein. Der Arzt der Intensivstation kann zu einem kurzfristigen Notfalleinsatz innerhalb des Krankenhauses (z.B. Reanimation) hinzugezogen werden.

Mindestmerkmale:
- Kontinuierliche, 24-stündige Überwachung.
- Die Anzahl der Aufwandspunkte errechnet sich aus der Summe des täglichen SAPS II (ohne Glasgow Coma Scale) über die Verweildauer auf der Intensivstation (total SAPS II) plus der Summe von 10 täglich ermittelten aufwendigen Leistungen aus dem TISS-Katalog über die Verweildauer auf der Intensivstation.
- Die zu verwendenden Parameter des SAPS II und des TISS sind im Anhang zum OPS zu finden.
- Spezielle intensivmedizinische Prozeduren, wie Transfusion von Plasma und Plasmabestandteilen, Plasmapherese und Immunadsorption, Anlage und Betrieb einer ECMO/ECLS, Maßnahmen im Rahmen der Reanimation u.a. sind gesondert zu kodieren.
- Diese Kodes sind für Patienten, die bei stationärer Aufnahme das 14. Lebensjahr vollendet haben, anzugeben.

8-980.0	1 bis 184 Aufwandspunkte
8-980.1-	185 bis 552 Aufwandspunkte
.10	185 bis 368 Aufwandspunkte
.11	369 bis 552 Aufwandspunkte
8-980.2-	553 bis 1.104 Aufwandspunkte
.20	553 bis 828 Aufwandspunkte
.21	829 bis 1.104 Aufwandspunkte
8-980.3-	1.105 bis 1.656 Aufwandspunkte
.30	1.105 bis 1.380 Aufwandspunkte
.31	1.381 bis 1.656 Aufwandspunkte
8-980.4-	1.657 bis 2.208 Aufwandspunkte
.40	1.657 bis 1.932 Aufwandspunkte
.41	1.933 bis 2.208 Aufwandspunkte
8-980.5-	2.209 bis 2.760 Aufwandspunkte
.50	2.209 bis 2.484 Aufwandspunkte
.51	2.485 bis 2.760 Aufwandspunkte
8-980.6-	2.761 bis 3.680 Aufwandspunkte
.60	2.761 bis 3.220 Aufwandspunkte
.61	3.221 bis 3.680 Aufwandspunkte
8-980.7	3.681 bis 4.600 Aufwandspunkte
8-980.8	4.601 bis 5.520 Aufwandspunkte
8-980.9	5.521 bis 7.360 Aufwandspunkte
8-980.a	7.361 bis 9.200 Aufwandspunkte
8-980.b	9.201 bis 11.040 Aufwandspunkte
8-980.c	11.041 bis 13.800 Aufwandspunkte
8-980.d	13.801 bis 16.560 Aufwandspunkte

8-980.e 16.561 bis 19.320 Aufwandspunkte

8-980.f 19.321 oder mehr Aufwandspunkte

8-981.– Neurologische Komplexbehandlung des akuten Schlaganfalls

Exkl.: Andere neurologische Komplexbehandlung des akuten Schlaganfalls (8-98b ff.)

Hinw.: Diese Kodes können auch beim Vorliegen einer TIA angegeben werden.

Besteht über die Therapiemöglichkeiten der vorhandenen Schlaganfalleinheit hinaus die Indikation zu einer Behandlung auf der Intensivstation, kann, wenn die Mindestmerkmale dieses OPS-Kodes erfüllt sind, die dortige Behandlungszeit auch für die Kodierung der neurologischen Komplexbehandlung des akuten Schlaganfalls berücksichtigt werden, auch wenn auf der Intensivstation nicht ausschließlich Patienten mit einem akuten Schlaganfall behandelt werden.

Strukturmerkmale:

- Spezialisierte Einheit mit einem multidisziplinären, auf die Schlaganfallbehandlung spezialisierten Team mit Behandlungsleitung durch einen Facharzt für Neurologie.
- 24-stündige ärztliche Anwesenheit. Von Montag bis Freitag wird tagsüber eine mindestens 12-stündige ärztliche Anwesenheit (Dies kann ein Facharzt für Neurologie oder ein Assistenzarzt in neurologischer Weiterbildung sein.) gefordert, bei der sich der jeweilige Arzt auf der Spezialeinheit für Schlaganfallpatienten ausschließlich um diese Patienten kümmert und keine zusätzlichen Aufgaben zu erfüllen hat. Er kann sich in dieser Zeit nur von der Spezialeinheit entfernen, um Patienten mit Schlaganfall oder Verdacht auf Schlaganfall zum Beispiel zu untersuchen, zu übernehmen und/oder weiter zu versorgen. Während der 12-stündigen ärztlichen Anwesenheit in der Nacht sowie während der 24-stündigen ärztlichen Anwesenheit an Wochenenden und an Feiertagen ist es zulässig, dass der Arzt der Spezialeinheit noch weitere Patienten mit neurologischer Symptomatik versorgt, sofern sich diese in räumlicher Nähe befinden, so dass er jederzeit für die Schlaganfallpatienten der Spezialeinheit zur Verfügung steht.
- 24-stündige Verfügbarkeit der zerebralen Angiographie (digitale intraarterielle Subtraktionsangiographie, CT-Angiographie oder MR-Angiographie).
- 24-stündige Verfügbarkeit der Möglichkeit zur Rekanalisation durch intravenöse Thrombolyse am Standort des Krankenhauses.
- 24-stündige Verfügbarkeit der Möglichkeit zur neurosonologischen Untersuchung der extra- und intrakraniellen hirnversorgenden Gefäße.
- Vorhandensein einer zentralen, kontinuierlichen Erfassungsmöglichkeit folgender Parameter an allen Bettplätzen: Blutdruck, Herzfrequenz, 3-Kanal-EKG, Atmung, Sauerstoffsättigung.
- Verfügbarkeit (auch an Wochenenden und an Feiertagen) von Leistungen der Physiotherapie, Ergotherapie und Logopädie.

Mindestmerkmale:

Behandlung auf der spezialisierten Einheit mit:

- 6-stündlicher (maximaler Abstand nachts 8 Stunden) Überwachung und Dokumentation des neurologischen Befundes durch den Arzt zur Früherkennung von Schlaganfallprogression, -rezidiv und anderen Komplikationen.
- Durchführung einer Computertomographie oder Magnetresonanztomographie, bei Indikation zur Thrombolyse oder Thrombektomie innerhalb von 60 Minuten, ansonsten innerhalb von 6 Stunden nach der Aufnahme, sofern diese Untersuchung nicht bereits extern zur Abklärung des akuten Schlaganfalls durchgeführt wurde.

8-981.2- Auf einer Schlaganfalleinheit ohne (kontinuierliche) Möglichkeit zur Durchführung von Thrombektomien und intrakraniellen Eingriffen

Hinw.: Strukturmerkmale:

- Fachabteilung für Neurologie am Standort der Schlaganfalleinheit.
- Kooperationsvereinbarung mit einer Schlaganfalleinheit mit der Möglichkeit zur Durchführung von Thrombektomien und intrakraniellen Eingriffen.
- Konzept zur Weiterverlegung von Patienten mit Indikation zur Thrombektomie.

.20 Mindestens 24 bis höchstens 48 Stunden

.21 Mehr als 48 bis höchstens 72 Stunden

.22 Mehr als 72 bis höchstens 96 Stunden

.23 Mehr als 96 Stunden

8-981.3- Auf einer Schlaganfalleinheit mit Möglichkeit zur Durchführung von Thrombektomien und intrakraniellen Eingriffen

Hinw.: Strukturmerkmale:

- Fachabteilungen für Neurologie und Innere Medizin am Standort der Schlaganfalleinheit.
- Rufbereitschaft eines Facharztes für Neurochirurgie und eines Facharztes mit Erfahrung in der interventionellen Neuroradiologie.
- 24-stündige Verfügbarkeit der Möglichkeit zur Durchführung intrakranieller Eingriffe zur Dekompression oder zur Hämatomentlastung am Standort der Schlaganfalleinheit.
- 24-stündige Verfügbarkeit der Möglichkeit zur Rekanalisation durch Thrombolyse und interventioneller Thrombektomien am Standort der Schlaganfalleinheit (mindestens zwei Fachärzte für Radiologie mit der Schwerpunktbezeichnung Neuroradiologie oder mit Kenntnissen der interventionellen Neuroradiologie).

.30 Mindestens 24 bis höchstens 48 Stunden

.31 Mehr als 48 bis höchstens 72 Stunden

.32 Mehr als 72 bis höchstens 96 Stunden

.33 Mehr als 96 Stunden

8-982.– Palliativmedizinische Komplexbehandlung

Exkl.: Spezialisierte stationäre palliativmedizinische Komplexbehandlung (8-98e ff.)
Spezialisierte palliativmedizinische Komplexbehandlung durch einen Palliativdienst (8-98h ff.)

Hinw.: Strukturmerkmale:

- Behandlungsleitung durch einen Facharzt mit der Zusatzbezeichnung Palliativmedizin.

Mindestmerkmale:

- Durchführung eines standardisierten palliativmedizinischen Basisassessments (PBA) zu Beginn der Behandlung.
- Ganzheitliche Behandlung zur Symptomkontrolle und psychosozialen Stabilisierung von Patienten mit einer progredienten, fortgeschrittenen Erkrankung und begrenzter Lebenserwartung, ggf. unter Einbeziehung ihrer Angehörigen.
- Erstellung und Dokumentation eines individuellen Behandlungsplans bei Aufnahme.
- Patientenindividuelle Verlaufsdokumentation palliativmedizinischer Behandlungsziele und Behandlungsergebnisse.
- Wöchentliche multiprofessionelle Teambesprechung mit Anwesenheit der ärztlichen Behandlungsleitung und mindestens eines Mitglieds der Pflege des Behandlungsteams sowie mindestens eines weiteren Vertreters der an der Patientenversorgung beteiligten Berufsgruppen pro vollständiger Woche.
- Einsatz von mindestens 2 der folgenden Therapiebereiche: Sozialarbeit/Sozialpädagogik, Psychologie, Heilpädagogik, Physiotherapie/Ergotherapie, künstlerische Therapie (Kunst- und/oder Musiktherapie), Entspannungstherapie und Durchführung von Patienten-, Angehörigen- und/oder Familiengesprächen mit insgesamt mindestens 6 Stunden pro Patient und vollständige Woche patientenbezogen in unterschiedlichen Kombinationen (Die Patienten-, Angehörigen- und/oder Familiengespräche können von allen Berufsgruppen des Behandlungsteams durchgeführt werden.). Bei simultanem Einsatz von zwei oder mehr Vertretern unterschiedlicher Berufsgruppen des Behandlungsteams werden die jeweiligen Mitarbeiterminuten aufsummiert.

8-982.0 Bis zu 6 Behandlungstage

8-982.1 Mindestens 7 bis höchstens 13 Behandlungstage

8-982.2 Mindestens 14 bis höchstens 20 Behandlungstage

8-982.3 Mindestens 21 Behandlungstage

8-983.– Multimodale rheumatologische Komplexbehandlung

Hinw.: Strukturmerkmal:

- Team mit fachärztlicher Behandlungsleitung (Facharzt für Innere Medizin mit dem Schwerpunkt Rheumatologie, Facharzt für Orthopädie und Unfallchirurgie mit der Zusatzbezeichnung Orthopädische Rheumatologie oder Facharzt für Orthopädie mit dem Schwerpunkt Rheumatologie).

Mindestmerkmale:

- Einsatz von mindestens 3 Therapiebereichen: Physiotherapie/Physikalische Therapie, Ergotherapie, Schmerztherapie, kognitive Verhaltenstherapie, Gesprächspsychotherapie patientenbezogen in unterschiedlichen Kombinationen mit einer Therapiedichte von mindestens 11 Stunden pro Woche.
- Prozessorientiertes Behandlungsmanagement mit standardisierter Befunderhebung, Bestimmung der Krankheitsaktivität, der Funktionseinschränkung und des Schmerzausmaßes zu Beginn und am Ende des stationären Aufenthaltes.
- Zur Beurteilung der Krankheitsintensität sind diagnosebezogen folgende Instrumente einzusetzen: Disease activity score 28 (DAS 28), Funktionsfragebogen Hannover, Bath Ankylosing Spondylitis Disease Activity Index (BASDAI) oder Bath Ankylosing Spondylitis Functional Index (BASFI). Ist der Einsatz bei einer Diagnose oder zu einem bestimmten Zeitpunkt medizinisch nicht sinnvoll (z.B. BASDAI bei chronischer Polyarthritis oder erneute Messung mit dem FFbH bei Entlassung), so braucht das Instrument nicht verwendet zu werden.
- Zur Beurteilung der Schmerzintensität sind die Numerische Rating-Skala/Visuelle Analog-Skala (NRS/VAS) als Schmerzscore zu verwenden.
- Der unmittelbare Beginn der Schmerztherapie, Physiotherapie oder physikalischen Therapie muss gewährleistet sein.

8-983.0 Mindestens 7 bis höchstens 13 Behandlungstage

8-983.1 Mindestens 14 bis höchstens 20 Behandlungstage

8-983.2 Mindestens 21 Behandlungstage

8-984.– Multimodale Komplexbehandlung bei Diabetes mellitus

Hinw.: Strukturmerkmale:

- Multimodales Team mit fachärztlicher Behandlungsleitung (Facharzt für Innere Medizin oder Kinder- und Jugendmedizin mit dem Schwerpunkt Endokrinologie und Diabetologie oder der Zusatzbezeichnung Diabetologie oder Facharzt für Innere Medizin oder Kinder- und Jugendmedizin und "Diabetologe DDG").
- Vorhaltung von differenzierten Behandlungsprogrammen, ausgerichtet auf Patienten mit Diabetes mellitus Typ 1 und Typ 2, Insulinpumpentherapie, Bluthochdruck, Adipositas, Dyslipidämie, Nephropathie und schweren Hypoglykämien. Bei der alleinigen Behandlung von Kindern und Jugendlichen (z.B. in Kinderkliniken) ist die Vorhaltung differenzierter Behandlungsprogramme, ausgerichtet auf Patienten mit Diabetes mellitus Typ 1, ausreichend.

Mindestmerkmale:

- Einsatz von mindestens 3 der folgenden Therapiebereiche: Physiotherapie, Psychologie, Diabetesberatung, Medizinische Fußpflege/Podologie, soziale Interventionen patientenbezogen in unterschiedlichen Kombinationen mit einer Therapiedichte von mindestens 11 Stunden pro Woche.
- Wöchentliche Teambesprechung mit wochenbezogener Dokumentation bisheriger Behandlungsergebnisse und weiterer Behandlungsziele.
- Bei Kindern und Jugendlichen erfolgt die Therapie auch unter Einbeziehung von Eltern und/ oder anderen Bezugspersonen.

8-984.0 Mindestens 7 bis höchstens 13 Behandlungstage

8-984.1 Mindestens 14 bis höchstens 20 Behandlungstage

8-984.2 Mindestens 21 Behandlungstage

8-985.– Motivationsbehandlung Abhängigkeitskranker [Qualifizierter Entzug]

Hinw.: Ein Kode aus diesem Bereich ist nur für Leistungen anzugeben, die in Einrichtungen im Geltungsbereich des § 17b KHG erbracht wurden.

Strukturmerkmal:

- Multidisziplinär zusammengesetztes, systematisch supervisiertes Behandlungsteam (Ärzte, Psychologische Psychotherapeuten oder Suchttherapeuten, Sozialpädagogen, Physiotherapeuten, Ergotherapeuten, Krankenpflege mit suchtmedizinischer Zusatzqualifikation wie z.B. Fortbildung in motivierender Gesprächsführung) mit Behandlungsleitung durch einen Facharzt für Psychiatrie und Psychotherapie, einen Facharzt mit der Zusatzbezeichnung Spezielle Schmerztherapie oder einen Facharzt für Innere Medizin mit belegter Fachkunde bzw. Zusatzbezeichnung Suchtmedizinische Grundversorgung. Im letztgenannten Fall muss das für den qualifizierten Entzug zuständige Team über kontinuierlichen psychiatrisch-psychotherapeutischen Sachverstand verfügen (z.B. mehrmals wöchentliche Konsiliartätigkeit eines Facharztes für Psychiatrie und Psychotherapie).

Mindestmerkmale:

- Somatische Entgiftung, differenzierte somatische und psychiatrische Befunderhebung mit Behandlung der Folge- und Begleiterkrankungen, Aufklärung über Abhängigkeitserkrankungen, soziale Stabilisierung, Motivierung zur problemspezifischen Weiterbehandlung und Einleitung suchtspezifischer Anschlussbehandlungen.
- Standardisiertes suchtmedizinisches und soziales Assessment.
- Ressourcen- und lösungsorientiertes Therapiemanagement unter Einsatz differenzierter Therapieelemente patientenbezogen in Kombination von Gruppen- und Einzelarbeit mit mindestens drei Stunden pro Tag: Psychoedukative Informationsgruppen, medizinische Informationsgruppen, Ergotherapie, Krankengymnastik/Bewegungstherapie, Entspannungsverfahren, Angehörigeninformation und -beratung, externe Selbsthilfegruppen, Informationsveranstaltungen von Einrichtungen des Suchthilfesystems.
- Eingliederung des Patienten in das bestehende regionale ambulante und stationäre Suchthilfesystem.

8-985.0 Bis zu 6 Behandlungstage

8-985.1 Mindestens 7 bis höchstens 13 Behandlungstage

8-985.2 Mindestens 14 bis höchstens 20 Behandlungstage

8-985.3 Mindestens 21 Behandlungstage

8-986.– Multimodale kinder- und jugendrheumatologische Komplexbehandlung

Hinw.: Strukturmerkmal:

- Team mit fachärztlicher Behandlungsleitung (Facharzt für Kinder- und Jugendmedizin mit der Zusatzbezeichnung Kinderrheumatologie).

Mindestmerkmale:

- Einsatz von mindestens 3 Therapiebereichen: Physiotherapie/ Krankengymnastik, Physikalische Therapie, Ergotherapie, Schmerztherapie, altersbezogene kognitive Verhaltenstherapie, sozialpädiatrische Betreuung und Krankheitsbewältigungsmaßnahmen unter Anleitung eines spezialisierten Therapeuten patientenbezogen in unterschiedlichen Kombinationen mit einer Therapiedichte von mindestens 11 Stunden pro Woche.
- Prozessorientiertes Behandlungsmanagement mit standardisierter Befunderhebung.
- Bestimmung der Krankheitsaktivität und des Schmerzausmaßes zu Beginn und am Ende des stationären Aufenthaltes (Bestimmung der Krankheitsaktivität, Bestimmung der Beeinträchtigung der Aktivitäten des täglichen Lebens durch den Childhood Health Assessment Questionaire (CHAQ), Beurteilung der Schmerzintensität durch Numerische Rating-Skala/Visuelle Analog-Skala (NRS/VAS) als Schmerzscore).
- Wöchentliche Teambesprechungen in multidisziplinären Behandlungsteams unter kinderrheumatologischer Leitung mit wochenbezogener Dokumentation bisheriger Behandlungsergebnisse und weiterer Behandlungsziele.
- Alters- und krankheitsspezifische Krankheitsbewältigungsmaßnahmen unter fachkundiger Anleitung patientenbezogen in unterschiedlichen Kombinationen unter Berücksichtigung der Sozialpädiatrie, Selbsthilfe und Elternanleitung sowie der Besonderheiten von Wachstum, Entwicklung und Adoleszenz.

8-986.0 Mindestens 7 bis höchstens 13 Behandlungstage

8-986.1 Mindestens 14 bis höchstens 20 Behandlungstage

8-986.2 Mindestens 21 Behandlungstage

8-987.– Komplexbehandlung bei Besiedelung oder Infektion mit multiresistenten Erregern [MRE]

Exkl.: Isolation bei Verdacht auf Besiedelung oder Infektion mit multiresistenten Erregern mit anschließendem negativen Befund

Hinw.: Strukturmerkmale:

- Vorhandensein von speziell eingewiesenem medizinischem Personal und mindestens einem Krankenhaushygieniker und/oder einer/einem Krankenschwester/-pfleger für Krankenhaushygiene (Hygienefachkraft) unter Aufsicht eines Krankenhaushygienikers (auch in Kooperation möglich).
- Vorhandensein eines Hygieneplans.

Mindestmerkmale:

- Durchführung von speziellen Untersuchungen zur Feststellung der Trägerschaft von multiresistenten Erregern (ICD-10-GM-Kodes U80! - U82!) bzw. der erfolgreichen Sanierung der Kolonisierung bzw. Infektion sowie zur Prävention einer Weiterverbreitung.
- Durchführung von strikter Isolierung (Einzel- oder Kohortenisolierung) mit eigenem Sanitärbereich oder Bettstuhl bei entsprechender hygienischer Indikation (Vermeidung von Kreuzinfektionen). Die Isolierung wird aufrechterhalten, bis in drei negativen Abstrichen/Proben von Prädilektionsstellen der MRE nicht mehr nachweisbar ist. Die Abstriche/Proben dürfen nicht am gleichen Tag entnommen sein. Die jeweils aktuellen Richtlinien des Robert-Koch-Instituts sind zu berücksichtigen.

Es muss ein dokumentierter durchschnittlicher Mehraufwand von mindestens 2 Stunden täglich während der Behandlungstage mit strikter Isolierung entstehen. Dazu gehören neben den oben beschriebenen Maßnahmen z.B.:

- Einsatz von erregerspezifischen Chemotherapeutika/Antibiotika.
- Mindestens tägliche lokale antiseptische Behandlung der betroffenen Areale (z.B. Rachen- oder Wundsanierung; antiseptische Sanierung anderer betroffener Körperteile/Organe).
- Antiseptische Ganzkörperwäsche, bei intakter Haut mindestens täglich.
- Täglicher Wechsel von Bettwäsche, Bekleidung und Utensilien der Körperpflege (Waschlappen u.Ä.).
- Schutzmaßnahmen bei Betreten und Verlassen des Zimmers (zimmerbezogener Schutzkittel, Handschuhe, ggf. Mund-Nasen-Schutz, Einschleusen, Ausschleusen etc.).
- Ggf. mehrmals tägliche Desinfektion patientennaher Flächen.
- Mindestens tägliche Fußbodendesinfektion und einmalige Schlussdesinfektion.
- Patienten- und Angehörigengespräche zum Umgang mit MRE.
- Durchführung der diagnostischen und therapeutischen Maßnahmen unter besonderen räumlich-organisatorischen Bedingungen (z.B. im Patientenzimmer anstelle im Funktionsbereich; wenn in Funktionsbereichen, dann mit unmittelbar anschließender Schlussdesinfektion).

8-987.0- Komplexbehandlung auf spezieller Isoliereinheit

Hinw.: Strukturmerkmal:

- Eine spezielle Isoliereinheit (eigenständige Infekt-Isolierstation) ist räumlich und organisatorisch von den restlichen Pflegeeinheiten des Krankenhauses getrennt. Jedes Zimmer ist über eine eigene Schleuse zu betreten.

.00 Bis zu 6 Behandlungstage

.01 Mindestens 7 bis höchstens 13 Behandlungstage

.02 Mindestens 14 bis höchstens 20 Behandlungstage

.03 Mindestens 21 Behandlungstage

8-987.1- Komplexbehandlung nicht auf spezieller Isoliereinheit

.10 Bis zu 6 Behandlungstage

.11 Mindestens 7 bis höchstens 13 Behandlungstage

.12 Mindestens 14 bis höchstens 20 Behandlungstage

.13 Mindestens 21 Behandlungstage

8-988.– Spezielle Komplexbehandlung der Hand

Exkl.: Multimodal-nichtoperative Komplexbehandlung des Bewegungssystems (8-977)
Multimodale rheumatologische Komplexbehandlung (8-983 ff.)
Multimodale kinder- und jugendrheumatologische Komplexbehandlung (8-986 ff.)

Hinw.: Strukturmerkmale:
- Behandlungsleitung durch einen Facharzt mit der Zusatzbezeichnung Handchirurgie oder durch einen Facharzt für Physikalische und Rehabilitative Medizin mit mindestens 3-jähriger Erfahrung in der Behandlung handchirurgischer Problemstellungen in Kooperation mit einem Facharzt mit der Zusatzbezeichnung Handchirurgie.
- 24-stündige Verfügbarkeit (mindestens durch Rufbereitschaft) eines Facharztes mit der Zusatzbezeichnung Handchirurgie.
- Leitung der physiotherapeutischen und/oder ergotherapeutischen Behandlung durch mindestens einen Physiotherapeuten und/oder Ergotherapeuten mit mindestens 3-jähriger Erfahrung in der Behandlung handchirurgischer Patienten.

Mindestmerkmale:
- Mindestens an 5 Tagen pro Woche durchgeführte Teambesprechung unter Einbeziehung des ärztlichen sowie physiotherapeutischen und/oder ergotherapeutischen Personals.
- Ergebniskontrolle und Anpassung des Therapieregimes durch regelmäßige, mehrfach wöchentlich durchzuführende Therapiekonferenzen.
- Einsatz von einem der Therapiebereiche Krankengymnastik, Physikalische Therapie und/oder Ergotherapie, ggf. patientenbezogen in unterschiedlichen Kombinationen; insgesamt müssen mindestens 10 Behandlungen pro Woche erfolgen.

Zu den Mindestmerkmalen gehört auch der Einsatz von mindestens 2 der folgenden Therapiebereiche patientenbezogen in unterschiedlichen Kombinationen:
- Individuelle Schienenanpassung für statische, dynamische oder kombinierte Schienen.
- Gezieltes funktionelles Sensibilitätstraining.
- Schmerztherapie oder antiphlogistische Therapie.
- Regelmäßige, mindestens einmal täglich durchzuführende Kontrolle der Wundverhältnisse bei operierten Patienten bzw. der klinischen Befunde an der Hand bei rein konservativer Therapie.
- Durchführung von einer der folgenden Behandlungsmethoden: maschinelle Entstauungstherapie (z.B. Hydrovenbehandlung) oder Motorschienenbehandlung (CPM) oder Worksimulator.

8-988.0 Bis zu 6 Behandlungstage

8-988.1 Mindestens 7 bis höchstens 13 Behandlungstage

8-988.2 Mindestens 14 bis höchstens 20 Behandlungstage

8-988.3 Mindestens 21 Behandlungstage

8-989.– Chirurgische Komplexbehandlung bei schweren Infektionen

Inkl.: Septische Komplikationen

Hinw.: Eine eventuell zusätzlich durchgeführte intensivmedizinische Komplexbehandlung ist gesondert zu kodieren (8-980 ff.).
Eine eventuell zusätzlich durchgeführte Komplexbehandlung bei Besiedlung oder Infektion durch multiresistente Erreger ist gesondert zu kodieren (8-987 ff.).
Durchgeführte Operationen sind gesondert zu kodieren (Kap. 5).
Die mit dem OPS kodierbaren Maßnahmen, wie z.B. die Gabe von Blutprodukten und Medikamenten, die Vakuumtherapie oder Lagerungsbehandlungen, sind gesondert zu kodieren.

Strukturmerkmale:
- Behandlungsleitung durch einen Facharzt einer operativen Disziplin.
- Möglichkeit zum Hygiene- bzw. Infektionsmonitoring mit 24-stündigem Zugriff (auch extern) auf Leistungen und Befunde.

Mindestmerkmale:
- Mehrzeitiges operatives Vorgehen in Narkose oder Regionalanästhesie zur Therapie der Infektion und/oder Sicherung der Behandlungsergebnisse (inkl. Revisions- und Folgeeingriffe).
- Einsatz aufwendiger Versorgungsformen an jedem Behandlungstag (durchschnittlich 30 Minuten/Tag) wie z.B. durchgeführte Operationen, aufwendige Verbandwechsel, offene Wundbehandlung oder Debridement-Bad, Spül-(Saug-)Drainage oder Vakuumtherapie.

8-989.0 Mindestens 7 bis höchstens 13 Behandlungstage

8-989.1 Mindestens 14 bis höchstens 20 Behandlungstage

8-989.2 Mindestens 21 bis höchstens 27 Behandlungstage

8-989.3 Mindestens 28 bis höchstens 34 Behandlungstage

8-989.4 Mindestens 35 bis höchstens 41 Behandlungstage

8-989.5 Mindestens 42 bis höchstens 48 Behandlungstage

8-989.6 Mindestens 49 Behandlungstage

8-98a.– Teilstationäre geriatrische Komplexbehandlung

Exkl.: Geriatrische frührehabilitative Komplexbehandlung (8-550 ff.)

Hinw.: Jeder Tag mit teilstationärer geriatrischer Behandlung, an dem die nachfolgenden Bedingungen erfüllt werden, ist einzeln zu kodieren.

Strukturmerkmale:

- Multiprofessionelles Team mit fachärztlicher Behandlungsleitung (Zusatzbezeichnung, Schwerpunktbezeichnung oder Facharztbezeichnung im Bereich Geriatrie erforderlich).
- Vorhandensein von besonders geschultem Pflegepersonal für aktivierend-therapeutische Pflege. Hierfür muss mindestens eine Pflegefachkraft des multiprofessionellen Teams eine strukturierte curriculare geriatriespezifische Zusatzqualifikation im Umfang von mindestens 180 Stunden sowie eine mindestens 6-monatige Erfahrung in einer geriatrischen Einrichtung nachweisen.
- Vorhandensein folgender Bereiche: Physiotherapie, Physikalische Therapie, Ergotherapie, Psychologie/Neuropsychologie, Logopädie/fazioorale Therapie, Sozialdienst.

Mindestmerkmale:

- Aktuelle Durchführung zu Beginn der Behandlung bzw. Vorliegen (maximal 4 Wochen) eines standardisierten geriatrischen Assessments in mindestens 4 Bereichen (Mobilität, Selbsthilfefähigkeit, Kognition, Emotion).
- Aktuelle Durchführung zu Beginn der Behandlung bzw. Vorliegen (maximal 4 Wochen) eines sozialen Assessments in mindestens 5 Bereichen (soziales Umfeld, Wohnumfeld, häusliche/außerhäusliche Aktivitäten, Pflege-/Hilfsmittelbedarf, rechtliche Verfügungen).
- Ärztliche Visite.
- Gesamtaufenthaltsdauer pro Tag in der teilstationären Einrichtung (inkl. Lagerungs- und Erholungszeiten) von mindestens 330 Minuten (ohne Transportzeiten).

Eine gleichzeitige akutmedizinische Diagnostik bzw. Behandlung ist gesondert zu kodieren.

8-98a.0 Basisbehandlung

8-98a.1- Umfassende Behandlung

Hinw.: Mindestmerkmal:

- Teamintegrierter Einsatz von mindestens 2 der folgenden 5 Therapiebereiche: Physiotherapie, Physikalische Therapie, Ergotherapie, Logopädie/fazioorale Therapie, Psychologie/Neuropsychologie.

.10 60 bis 90 Minuten Therapiezeit pro Tag in Einzel- und/oder Gruppentherapie

Hinw.: Die Einzeltherapie muss mindestens 30 Minuten betragen.

.11 Mehr als 90 Minuten Therapiezeit pro Tag in Einzel- und/oder Gruppentherapie

Hinw.: Die Einzeltherapie muss mindestens 45 Minuten betragen.

8-98b.– Andere neurologische Komplexbehandlung des akuten Schlaganfalls

Exkl.: Neurologische Komplexbehandlung des akuten Schlaganfalls (8-981 ff.)

Hinw.: Diese Kodes können auch beim Vorliegen einer TIA angegeben werden.

Besteht über die Therapiemöglichkeiten der vorhandenen Schlaganfalleinheit hinaus die Indikation zu einer Behandlung auf der Intensivstation, kann, wenn die Mindestmerkmale dieses OPS-Kodes erfüllt sind, die dortige Behandlungszeit auch für die Kodierung der neurologischen Komplexbehandlung des akuten Schlaganfalls berücksichtigt werden, auch wenn auf der Intensivstation nicht ausschließlich Patienten mit einem akuten Schlaganfall behandelt werden.

Strukturmerkmale:

- Spezialisierte Einheit mit einem multidisziplinären, auf die Schlaganfallbehandlung spezialisierten Team unter fachlicher Behandlungsleitung durch einen Facharzt für Neurologie

oder einen Facharzt für Innere Medizin (in diesem Fall muss im Team der neurologische Sachverstand kontinuierlich eingebunden sein).
- 24-stündige ärztliche Anwesenheit (auch als Bereitschaftsdienst).
- 24-stündige Verfügbarkeit der CT-Angiographie oder MR-Angiographie.
- 24-stündige Verfügbarkeit der Möglichkeit zur Rekanalisation durch intravenöse Thrombolyse am Standort des Krankenhauses.
- Verfügbarkeit (auch an Wochenenden und an Feiertagen) der Möglichkeit zur neurosonologischen Untersuchung der extra- und intrakraniellen hirnversorgenden Gefäße.
- Vorhandensein einer zentralen, kontinuierlichen Erfassungsmöglichkeit folgender Parameter an allen Bettplätzen: Blutdruck, Herzfrequenz, 3-Kanal-EKG, Atmung, Sauerstoffsättigung.
- Verfügbarkeit (auch an Wochenenden und an Feiertagen) von Leistungen der Physiotherapie, Ergotherapie und Logopädie.

Mindestmerkmale:

Behandlung auf der spezialisierten Einheit mit:
- 6-stündlicher (maximaler Abstand nachts 8 Stunden) Überwachung und Dokumentation des neurologischen Befundes durch einen Arzt zur Früherkennung von Schlaganfallprogression, -rezidiv und anderen Komplikationen.
- Durchführung einer Computertomographie oder Magnetresonanztomographie, bei Indikation zur Thrombolyse oder Thrombektomie innerhalb von 60 Minuten, ansonsten innerhalb von 6 Stunden nach der Aufnahme, sofern diese Untersuchung nicht bereits extern zur Abklärung des akuten Schlaganfalls durchgeführt worden war.

8-98b.2- Ohne Anwendung eines Telekonsildienstes

Hinw.: Strukturmerkmal:
- Die kontinuierliche Einbindung des neurologischen Sachverstands erfolgt dadurch, dass in der spezialisierten Schlaganfalleinheit ein Facharzt für Neurologie im Team fest eingebunden ist und umgehend am Krankenbett zur Verfügung steht.

Mindestmerkmale:
- Der akute Schlaganfallpatient wird umgehend von einem Facharzt für Neurologie untersucht.
- Ein Facharzt für Neurologie nimmt an den täglichen Visiten teil.

.20 Mindestens 24 bis höchstens 48 Stunden

.21 Mehr als 48 bis höchstens 72 Stunden

.22 Mehr als 72 bis höchstens 96 Stunden

.23 Mehr als 96 Stunden

8-98b.3- Mit Anwendung eines Telekonsildienstes

Hinw.: Strukturmerkmale:
- Die kontinuierliche Einbindung des neurologischen Sachverstands erfolgt dadurch, dass in der spezialisierten Schlaganfalleinheit ein Facharzt für Neurologie im Team fest eingebunden ist.
- Zugang zu einem Telekonsildienst einer neurologischen Stroke-Unit im Rahmen eines regionalen Netzwerkes.
- Der Telekonsildienst muss zu sämtlichen Zeiten zur Verfügung stehen, zu denen ein Facharzt für Neurologie nicht umgehend am Krankenbett zur Verfügung steht.
- Telekonsilärzte sind Ärzte mit Facharztstandard (mindestens 4-jährige neurologische Weiterbildung mit mindestens 1-jähriger Tätigkeit auf einer neurologischen Stroke-Unit).
- Zwei Fortbildungsveranstaltungen pro Jahr zum Thema Schlaganfall für Ärzte, Pfleger und Therapeuten.
- Zwei Qualitätsbesprechungen vor Ort pro Jahr unter der Leitung des Netzwerkkoordinators.
- Ein vom Netzwerk organisiertes Bedside-Training des Pflegepersonals vor Ort über mindestens fünf Tage pro Jahr.
- Kontinuierliche, strukturierte Dokumentation der Behandlungsqualität.

Mindestmerkmale:
- Ein Facharzt für Neurologie nimmt an den täglichen Visiten teil.
- Der akute Schlaganfallpatient wird umgehend von einem Facharzt für Neurologie, der fest im Team eingebunden ist, oder telemedizinisch von einem Telekonsilarzt untersucht.

.30 Mindestens 24 bis höchstens 48 Stunden

.31 Mehr als 48 bis höchstens 72 Stunden

.32 Mehr als 72 bis höchstens 96 Stunden

.33 Mehr als 96 Stunden

8-98d.– Intensivmedizinische Komplexbehandlung im Kindesalter (Basisprozedur)

Hinw.: Diese Kodes gelten für Patienten, die bei stationärer Aufnahme älter als 27 Tage und mindestens 2.500 Gramm schwer sind und das 18. Lebensjahr noch nicht vollendet haben. Sie können in Ausnahmefällen auch für Erwachsene angegeben werden, wenn deren Behandlung in einer Abteilung oder einem Krankenhaus für Kinder- und Jugendmedizin erforderlich ist.

Die Anzahl der Aufwandspunkte errechnet sich aus der Summe der Punktzahlen pro Tag für die einzelnen Kriterien in der Tabelle "Berechnung der Aufwandspunkte für die intensivmedizinische Komplexbehandlung im Kindesalter" im Anhang zum OPS.

Strukturmerkmale:

- Fachärztliche Behandlungsleitung durch einen Facharzt für Kinder- und Jugendmedizin/ Kinderchirurgie mit der Zusatzbezeichnung Pädiatrische/Kinderchirurgische Intensivmedizin. Dieser kann durch einen Facharzt für Anästhesie mit der Zusatzbezeichnung Intensivmedizin und mindestens 2 Jahren Erfahrung in der intensivmedizinischen Versorgung von Kindern und Jugendlichen vertreten werden.
- Team von Pflegepersonal und Ärzten in akuter Behandlungsbereitschaft.
- Gesundheits- und Kinderkrankenpfleger/-innen mit einer Fachweiterbildungsquote im Bereich Pädiatrische Intensivpflege von 40 %. Sofern die Fachweiterbildung für die Pflege noch nicht vorliegt, ist zur Aufrechterhaltung bereits bestehender Versorgungsangebote übergangsweise für das laufende Jahr eine vergleichbare 5-jährige Erfahrung in der pädiatrischen Intensivpflege ausreichend.
- Spezialisierte Einheit für die Behandlung von intensivpflichtigen Kindern und Jugendlichen.
- Eine ständige ärztliche Anwesenheit auf der Intensivstation muss gewährleistet sein.
- Kinderchirurgie, Kinderkardiologie, Radiologie mit Computertomographie und/oder Magnetresonanztomographie und Erfahrung in der Beurteilung von kinderradiologischen Fragestellungen, Neuropädiatrie, Labor und Mikrobiologie stehen als Dienstleistungen/Konsiliardienste in eigener Abteilung oder als fester Kooperationspartner mit kurzfristiger (max. 30-minütiger) Einsatzbereitschaft zur Verfügung.
- 24-stündige Verfügbarkeit von röntgenologischer und sonographischer Diagnostik und bettseitiger Routinelabordiagnostik (z.B. Blutgasanalysen, Bestimmung von Elektrolyten, Laktat).
- 24-stündige Verfügbarkeit folgender Verfahren am Standort des Krankenhauses:
  - Apparative Beatmung.
  - Nicht invasives und invasives Monitoring.

Mindestmerkmale:

- Kontinuierliche, 24-stündige Überwachung.
- Spezielle intensivmedizinische Prozeduren wie Transfusion von Plasma und Plasmabestandteilen, Plasmapherese und Immunadsorption, Anlage und Betrieb einer ECMO/ECLS, Maßnahmen im Rahmen der Reanimation u.a. sind gesondert zu kodieren.

8-98d.0 1 bis 196 Aufwandspunkte

8-98d.1 197 bis 392 Aufwandspunkte

8-98d.2 393 bis 588 Aufwandspunkte

8-98d.3 589 bis 784 Aufwandspunkte

8-98d.4 785 bis 980 Aufwandspunkte

8-98d.5 981 bis 1.176 Aufwandspunkte

8-98d.6 1.177 bis 1.470 Aufwandspunkte

8-98d.7 1.471 bis 1.764 Aufwandspunkte

8-98d.8 1.765 bis 2.058 Aufwandspunkte

8-98d.9 2.059 bis 2.352 Aufwandspunkte

8-98d.a 2.353 bis 2.646 Aufwandspunkte

8-98d.b 2.647 bis 2.940 Aufwandspunkte

8-98d.c 2.941 bis 3.430 Aufwandspunkte

8-98d.d 3.431 bis 3.920 Aufwandspunkte

8-98d.e 3.921 bis 4.410 Aufwandspunkte

8-98d.f 4.411 bis 4.900 Aufwandspunkte

8-98d.g 4.901 bis 5.880 Aufwandspunkte

8-98d.h 5.881 bis 6.860 Aufwandspunkte

8-98d.j 6.861 bis 7.840 Aufwandspunkte

8-98d.k 7.841 bis 9.800 Aufwandspunkte

8-98d.m 9.801 bis 11.760 Aufwandspunkte

8-98d.n 11.761 bis 13.720 Aufwandspunkte

8-98d.p 13.721 bis 16.660 Aufwandspunkte

8-98d.q 16.661 bis 19.600 Aufwandspunkte

8-98d.r 19.601 oder mehr Aufwandspunkte

8-98e.– Spezialisierte stationäre palliativmedizinische Komplexbehandlung

Exkl.: Palliativmedizinische Komplexbehandlung (8-982 ff.)
Spezialisierte palliativmedizinische Komplexbehandlung durch einen Palliativdienst (8-98h ff.)

Hinw.: Strukturmerkmale:

- Vorhandensein einer eigenständigen Palliativeinheit (mindestens 5 Betten) mit einem multiprofessionellen, auf die besonders aufwendige und komplexe Palliativbehandlung spezialisierten Team.
- Fachliche Behandlungsleitung durch einen Facharzt mit der Zusatzbezeichnung Palliativmedizin und mindestens 6-monatiger Erfahrung in der Behandlung von Palliativpatienten auf einer Palliativstation oder in einer anderen Einrichtung der spezialisierten Palliativversorgung. Die 24-stündige fachliche Behandlungsleitung kann durch Rufbereitschaft gewährleistet werden.
- Werktags eine mindestens 7-stündige ärztliche Anwesenheit auf der Palliativeinheit.
- Pflegerische Leitung mit Nachweis einer anerkannten curricularen palliativpflegerischen Zusatzqualifikation von mindestens 160 Stunden und mit mindestens 6-monatiger Erfahrung in einer Einrichtung der spezialisierten Palliativversorgung.
- Verfügbarkeit von spezialisierten apparativen palliativmedizinischen Behandlungsverfahren mit der Möglichkeit der kontinuierlichen Überwachung, z.B. Schmerzpumpen und weitere kontinuierliche parenterale Therapien zur Symptomkontrolle.

Mindestmerkmale:

- Durchführung eines standardisierten palliativmedizinischen Basisassessments (PBA) zu Beginn der Behandlung.
- Tägliche multiprofessionelle Fallbesprechung mit Anwesenheitsdokumentation.
- Erstellung und Dokumentation eines individuellen Behandlungsplans bei Aufnahme.
- Patientenindividuelle Verlaufsdokumentation palliativmedizinischer Behandlungsziele und Behandlungsergebnisse.
- Ganzheitliche Behandlung zur Symptomkontrolle und psychosozialen Stabilisierung von Patienten mit einer progredienten, fortgeschrittenen Erkrankung und begrenzter Lebenserwartung, ggf. unter Einbeziehung ihrer Angehörigen.
- Wöchentliche multiprofessionelle Teambesprechung mit Anwesenheit der ärztlichen Behandlungsleitung und mindestens eines Mitglieds der Pflege des Behandlungsteams sowie mindestens eines weiteren Vertreters der an der Patientenversorgung beteiligten Berufsgruppen pro vollständiger Woche.
- Einsatz von mindestens 2 der folgenden Therapiebereiche: Sozialarbeit/Sozialpädagogik, Heilpädagogik, Psychologie, Physiotherapie/Ergotherapie, künstlerische Therapie (Kunst- und/oder Musiktherapie), Entspannungstherapie und Durchführung von Patienten-, Angehörigen- und/oder Familiengesprächen mit insgesamt mindestens 6 Stunden pro Patient und vollständige Woche patientenbezogen in unterschiedlichen Kombinationen (Die Patienten-, Angehörigen- und/oder Familiengespräche können von allen Berufsgruppen des Behandlungsteams durchgeführt werden.). Bei simultanem Einsatz von zwei oder mehr Vertretern unterschiedlicher Berufsgruppen des Behandlungsteams werden die jeweiligen Mitarbeiterminuten aufsummiert.
- Ggf. Vermittlung zu qualifizierten und kontinuierlichen Unterstützungsangeboten für Angehörige (auch über den Tod des Patienten hinaus).
- Vermittlung und Überleitung zu nachfolgenden Betreuungsformen der allgemeinen und spezialisierten Palliativversorgung unter besonderer Berücksichtigung von Notfallvorausplanung, strukturierter Anleitung von Angehörigen, sozialrechtlicher Beratung und Zuweisung, sofern erforderlich.

8-98e.0 Bis zu 6 Behandlungstage

8-98e.1 Mindestens 7 bis höchstens 13 Behandlungstage

8-98e.2 Mindestens 14 bis höchstens 20 Behandlungstage

8-98e.3 Mindestens 21 Behandlungstage

8-98f.– Aufwendige intensivmedizinische Komplexbehandlung (Basisprozedur)

Exkl.: Intensivüberwachung ohne akute Behandlung lebenswichtiger Organsysteme oder kurzfristige (unter 24 Stunden) Intensivbehandlung
Kurzfristige (unter 24 Stunden) Stabilisierung von Patienten nach operativen Eingriffen

Hinw.: Strukturmerkmale:

- Behandlungsleitung durch einen Facharzt mit der Zusatzbezeichnung Intensivmedizin, der den überwiegenden Teil seiner ärztlichen Tätigkeit auf der Intensivstation ausübt.
- Team von Pflegepersonal und Ärzten in akuter Behandlungsbereitschaft.
- Ein Facharzt mit der Zusatzbezeichnung Intensivmedizin (die Behandlungsleitung oder ein anderer Facharzt mit der Zusatzbezeichnung Intensivmedizin) muss werktags zwischen 6 und 22 Uhr mindestens 7 Stunden auf der Intensivstation anwesend sein. Außerhalb dieser Anwesenheitszeit muss ein Facharzt mit der Zusatzbezeichnung Intensivmedizin innerhalb von 30 Minuten am Patienten verfügbar sein.
- Eine ständige ärztliche Anwesenheit auf der Intensivstation muss gewährleistet sein. Der Arzt der Intensivstation kann zu einem kurzfristigen Notfalleinsatz innerhalb des Krankenhauses (z.B. Reanimation) hinzugezogen werden.
- 24-stündige Verfügbarkeit folgender Verfahren am Standort des Krankenhauses:
  - Apparative Beatmung.
  - Nicht invasives und invasives Monitoring.
  - Kontinuierliche und intermittierende Nierenersatzverfahren.
  - Endoskopie des Gastrointestinaltraktes und des Tracheobronchialsystems.
  - Intrakranielle Druckmessung oder Hybrid-Operationssaal für kardiovaskuläre Eingriffe.
  - Transösophageale Echokardiographie.
- 24-stündige Verfügbarkeit von 3 der folgenden 4 Verfahren am Standort des Krankenhauses:
  - Radiologische Diagnostik mittels CT und MRT.
  - Interventionelle Kardiologie mit Akut-PTCA.
  - Interventionelle (Neuro)Radiologie mit akuter endovaskulärer Therapie von Gefäß- und Organverletzungen und/oder zerebralen Gefäßverschlüssen.
  - Laborleistungen (z.B. Blutgasanalysen, Bestimmung von Elektrolyten, Laktat, Differenzialblutbild, Gerinnung, Retentionswerte, Enzyme, Entzündungsparameter auch Procalcitonin, Tox-Screen). Spezialisierte Labordiagnostik darf auch in Fremdlabors erfolgen.
- Mindestens 6 von den 8 folgenden Fachgebieten sind innerhalb von maximal 30 Minuten am Standort des Krankenhauses als klinische Konsiliardienste (krankenhauszugehörig oder aus benachbarten Krankenhäusern) verfügbar: Kardiologie, Gastroenterologie, Neurologie, Anästhesiologie, Viszeralchirurgie, Unfallchirurgie, Gefäßchirurgie, Neurochirurgie.
- Tägliche Verfügbarkeit (auch am Wochenende) von Leistungen der Physiotherapie.

Mindestmerkmale:

- Kontinuierliche, 24-stündige Überwachung.
- Ein Facharzt mit der Zusatzbezeichnung Intensivmedizin (die Behandlungsleitung oder ein anderer Facharzt mit der Zusatzbezeichnung Intensivmedizin) muss täglich mindestens eine Visite durchführen.
- Die Anzahl der Aufwandspunkte errechnet sich aus der Summe des täglichen SAPS II (ohne Glasgow Coma Scale) über die Verweildauer auf der Intensivstation (total SAPS II) plus der Summe von 10 täglich ermittelten aufwendigen Leistungen aus dem TISS-Katalog über die Verweildauer auf der Intensivstation. Die zu verwendenden Parameter des SAPS II und des TISS sind im Anhang zum OPS zu finden.
- Spezielle intensivmedizinische Prozeduren, wie Transfusion von Plasma und Plasmabestandteilen, Plasmapherese und Immunadsorption, Anlage und Betrieb einer ECMO/ECLS, Maßnahmen im Rahmen der Reanimation u.a. sind gesondert zu kodieren.
- Diese Kodes sind für Patienten, die bei stationärer Aufnahme das 14. Lebensjahr vollendet haben, anzugeben.

8-98f.0 1 bis 184 Aufwandspunkte

8-98f.1-	185 bis 552 Aufwandspunkte
.10	185 bis 368 Aufwandspunkte
.11	369 bis 552 Aufwandspunkte
8-98f.2-	553 bis 1.104 Aufwandspunkte
.20	553 bis 828 Aufwandspunkte
.21	829 bis 1.104 Aufwandspunkte
8-98f.3-	1.105 bis 1.656 Aufwandspunkte
.30	1.105 bis 1.380 Aufwandspunkte
.31	1.381 bis 1.656 Aufwandspunkte
8-98f.4-	1.657 bis 2.208 Aufwandspunkte
.40	1.657 bis 1.932 Aufwandspunkte
.41	1.933 bis 2.208 Aufwandspunkte
8-98f.5-	2.209 bis 2.760 Aufwandspunkte
.50	2.209 bis 2.484 Aufwandspunkte
.51	2.485 bis 2.760 Aufwandspunkte
8-98f.6-	2.761 bis 3.680 Aufwandspunkte
.60	2.761 bis 3.220 Aufwandspunkte
.61	3.221 bis 3.680 Aufwandspunkte
8-98f.7	3.681 bis 4.600 Aufwandspunkte
8-98f.8	4.601 bis 5.520 Aufwandspunkte
8-98f.9	5.521 bis 7.360 Aufwandspunkte
8-98f.a	7.361 bis 9.200 Aufwandspunkte
8-98f.b	9.201 bis 11.040 Aufwandspunkte
8-98f.c	11.041 bis 13.800 Aufwandspunkte
8-98f.d	13.801 bis 16.560 Aufwandspunkte
8-98f.e	16.561 bis 19.320 Aufwandspunkte
8-98f.f	19.321 oder mehr Aufwandspunkte

8-98g.– Komplexbehandlung bei Besiedelung oder Infektion mit nicht multiresistenten isolationspflichtigen Erregern

Inkl.: Isolation bei Infektionen durch Adeno-, Corona-, Noro- und Rotaviren
Isolation bei Kolitis durch Clostridium difficile
Isolation bei respiratorischen Infektionen durch Influenzaviren, RSV (Respiratory syncytial virus) oder Parainfluenzaviren
Isolation bei Tuberkulose
Isolation bei weiteren nicht multiresistenten isolationspflichtigen Erregern entsprechend den aktuellen Empfehlungen der Kommission für Krankenhaushygiene und Infektionsprävention (KRINKO) beim Robert-Koch-Institut (RKI)

Exkl.: Isolation bei Verdacht auf Besiedelung oder Infektion mit nicht multiresistenten isolationspflichtigen Erregern mit anschließendem negativen Befund

Hinw.: Strukturmerkmale:
- Vorhandensein von speziell eingewiesenem medizinischem Personal, mindestens einem Krankenhaushygieniker und/oder einer/einem Krankenschwester/-pfleger für Krankenhaushygiene (Hygienefachkraft) unter Aufsicht eines Krankenhaushygienikers (auch in Kooperation möglich).
- Vorhandensein eines Hygieneplans.

Mindestmerkmale:
- Durchführung von speziellen Untersuchungen zur Feststellung der Besiedelung oder Infektion mit einem nicht multiresistenten isolationspflichtigen Erreger.
- Durchführung von strikter Isolierung (Einzel- oder Kohortenisolierung) mit eigenem Sanitärbereich oder Bettstuhl (Vermeidung von Kreuzinfektionen). Die Isolation wird gemäß den jeweils aktuellen Richtlinien des Robert-Koch-Instituts (RKI) aufrechterhalten.
- Wechsel von Bettwäsche, Bekleidung und Utensilien der Körperpflege (Waschlappen u.Ä.) gemäß den jeweils aktuellen Richtlinien des Robert-Koch-Instituts (RKI), ggf. täglich.
- Schutzmaßnahmen bei Betreten und Verlassen des Zimmers (zimmerbezogener Schutzkittel, Handschuhe, ggf. Mund-Nasen-Schutz, Einschleusen, Ausschleusen etc.).
- Besondere Maßnahmen der Händedesinfektion vor und nach Patientenkontakt beim Umgang mit sporenbildenden Bakterien (alkoholische Desinfektion und Waschen der Hände).
- Tägliche Desinfektion patientennaher Flächen gemäß den jeweils aktuellen Richtlinien des Robert-Koch-Instituts (RKI), ggf. mehrmals und/oder unter Einsatz besonderer Flächendesinfektionsmittel.
- Mindestens tägliche Fußbodendesinfektion und einmalige Schlussdesinfektion ggf. unter Einsatz besonderer Flächendesinfektionsmittel.
- Patienten- und Angehörigengespräche (ggf. auch Gespräche mit betreuenden Personen) zum Umgang mit nicht multiresistenten isolationspflichtigen Erregern.
- Spezifische Maßnahmen zur Behandlung oder Eradikation des Erregers nach den jeweils aktuellen Empfehlungen des Robert-Koch-Instituts (RKI).
- Durchführung der folgenden Maßnahmen, wenn erforderlich:
  - Einsatz von erregerspezifischen Chemotherapeutika/Antibiotika.
  - Durchführung der diagnostischen und therapeutischen Maßnahmen unter besonderen räumlich-organisatorischen Bedingungen (z.B. im Patientenzimmer statt im Funktionsbereich; wenn in Funktionsbereichen, dann mit unmittelbar anschließender Schlussdesinfektion).

8-98g.0- Komplexbehandlung auf spezieller Isoliereinheit

Hinw.: Strukturmerkmal:
- Eine spezielle Isoliereinheit (eigenständige Infekt-Isolierstation) ist räumlich und organisatorisch von den restlichen Pflegeeinheiten des Krankenhauses getrennt. Jedes Zimmer ist über eine eigene Schleuse zu betreten.

.00 Bis zu 4 Behandlungstage

.01 Mindestens 5 bis höchstens 9 Behandlungstage

.02 Mindestens 10 bis höchstens 14 Behandlungstage

.03 Mindestens 15 bis höchstens 19 Behandlungstage

.04 Mindestens 20 Behandlungstage

8-98g.1- Komplexbehandlung nicht auf spezieller Isoliereinheit

.10 Bis zu 4 Behandlungstage

.11 Mindestens 5 bis höchstens 9 Behandlungstage

.12 Mindestens 10 bis höchstens 14 Behandlungstage

.13 Mindestens 15 bis höchstens 19 Behandlungstage

.14 Mindestens 20 Behandlungstage

8-98h.– Spezialisierte palliativmedizinische Komplexbehandlung durch einen Palliativdienst

Exkl.: Palliativmedizinische Komplexbehandlung (8-982 ff.)
Spezialisierte stationäre palliativmedizinische Komplexbehandlung (8-98e ff.)

Hinw.: Ein Kode aus diesem Bereich ist jeweils nur einmal pro stationären Aufenthalt anzugeben.
Strukturmerkmale:

- Abteilungsübergreifend tätiges, organisatorisch eigenständiges, multiprofessionelles und auf die komplexe Palliativbehandlung spezialisiertes Team (Palliativdienst), bestehend aus ärztlichem Dienst, pflegerischem Dienst und mindestens einem Vertreter eines weiteren Bereiches: Sozialarbeit/Sozialpädagogik, Psychologie/Psychotherapie, Physiotherapie, Ergotherapie. Es bietet seine Leistungen zur Mitbehandlung von Patienten in einer fallführenden Abteilung an und stimmt diese mit der fallführenden Abteilung ab.
- Ärztliche Behandlungsleitung durch einen Facharzt mit Zusatzbezeichnung Palliativmedizin und pflegerische Leitung durch eine Pflegefachkraft mit Nachweis einer anerkannten curricularen palliativpflegerischen Zusatzqualifikation von mindestens 160 Stunden (jeweils mit mindestens 6-monatiger Erfahrung in der spezialisierten Palliativversorgung).
- 24-stündige Erreichbarkeit und bei fachlicher Notwendigkeit Anwesenheit eines Facharztes mit mindestens 6-monatiger Erfahrung in der spezialisierten Palliativversorgung, der die aktuellen Probleme der Patienten kennt. Außerhalb der werktäglichen Regelarbeitszeit muss dieser Facharzt nicht dem organisatorisch eigenständigen Team des Palliativdienstes angehören, aber mit den aktuellen Problemen der Patienten vertraut sein.

Mindestmerkmale:

- Durchführung eines standardisierten palliativmedizinischen Basisassessments (PBA) zu Beginn der Behandlung durch den Palliativdienst.
- Erstellung eines mit der fallführenden Abteilung abgestimmten, individuellen Behandlungsplans zu Beginn der Behandlung durch den Palliativdienst.
- Patientenindividuelle Verlaufsdokumentation palliativmedizinischer Behandlungsziele und Behandlungsergebnisse durch den Palliativdienst.
- Aktive, ganzheitliche Behandlung zur Symptomkontrolle und psychosozialen Stabilisierung von Patienten mit einer progredienten, fortgeschrittenen Erkrankung und begrenzter Lebenserwartung, ggf. unter Einbeziehung ihrer Angehörigen, ergänzend zu der Behandlung der fallführenden Abteilung.
- Wöchentliche Teambesprechung des Palliativdienstes mit Anwesenheit der ärztlichen Behandlungsleitung und mindestens eines Mitglieds der Pflege des Palliativdienstes sowie mindestens eines weiteren Vertreters der an der Patientenversorgung beteiligten Berufsgruppen des Palliativdienstes pro vollständiger Woche.
- Vorausschauende Versorgungsplanung und Koordination der Palliativversorgung z.B. durch Indikationsstellung zur Vermittlung und Überleitung zu nachfolgenden Betreuungsformen der allgemeinen und spezialisierten Palliativversorgung unter besonderer Berücksichtigung der Notfallvorausplanung, sofern erforderlich.
- Ggf. Vermittlung zu qualifizierten und kontinuierlichen Unterstützungsangeboten für Angehörige.
- Der Zeitaufwand, der von Ärzten des Palliativdienstes, von Pflegefachkräften des Palliativdienstes und von Vertretern der oben genannten Bereiche des Palliativdienstes am Patienten sowie patientenbezogen an seinen Angehörigen/Bezugspersonen erbracht wurde, wird über den gesamten stationären Aufenthalt addiert und entsprechend kodiert. Bei simultanem Einsatz von zwei oder mehr Vertretern unterschiedlicher Berufsgruppen des Behandlungsteams werden die jeweiligen Mitarbeiterminuten aufsummiert.

8-98h.0- Durch einen internen Palliativdienst

Hinw.: Ein Kode aus diesem Bereich ist nur zu verwenden, wenn der Palliativdienst des Krankenhauses, in dem der Patient stationär behandelt wird, die palliativmedizinische Behandlung durchführt.

.00 Bis unter 2 Stunden

.01 2 bis unter 4 Stunden

.02 4 bis unter 6 Stunden

.03 6 bis unter 9 Stunden

.04	9 bis unter 12 Stunden	.08	25 bis unter 35 Stunden
.05	12 bis unter 15 Stunden	.09	35 bis unter 45 Stunden
.06	15 bis unter 20 Stunden	.0a	45 bis unter 55 Stunden
.07	20 bis unter 25 Stunden	.0b	55 oder mehr Stunden

8-98h.1- Durch einen externen Palliativdienst

Hinw.: Ein Kode aus diesem Bereich ist nur zu verwenden, wenn der Palliativdienst eines externen Leistungserbringers die palliativmedizinische Behandlung durchführt.

.10	Bis unter 2 Stunden	.16	15 bis unter 20 Stunden
.11	2 bis unter 4 Stunden	.17	20 bis unter 25 Stunden
.12	4 bis unter 6 Stunden	.18	25 bis unter 35 Stunden
.13	6 bis unter 9 Stunden	.19	35 bis unter 45 Stunden
.14	9 bis unter 12 Stunden	.1a	45 bis unter 55 Stunden
.15	12 bis unter 15 Stunden	.1b	55 oder mehr Stunden

8-98j.– Ernährungsmedizinische Komplexbehandlung

Hinw.: Diese Kodes sind auch bei intensivmedizinisch versorgten Patienten anzugeben.

Die Art der Ernährungstherapie als medizinische Hauptbehandlung ist gesondert zu kodieren (8-015 ff., 8-016).

Die Art der Ernährungstherapie als medizinische Nebenbehandlung ist bei nicht intensivmedizinisch behandelten Patienten gesondert zu kodieren (8-017 ff., 8-018 ff.).

Strukturmerkmale:

- Ernährungsteam mit Behandlungsleitung durch einen Facharzt mit der strukturierten curricularen Fortbildung oder Zusatzbezeichnung Ernährungsmedizin und mit einem Diätassistenten oder Ökotrophologen.
- Werktags mindestens 7-stündige Verfügbarkeit des Ernährungsteams.

Mindestmerkmale:

- Standardisiertes Screening des Ernährungsstatus innerhalb der ersten 48 Stunden nach stationärer Aufnahme (z.B. NRS 2002, MNA oder NUTRIC Score).
- Standardisiertes ernährungsmedizinisches Basisassessment zu Beginn der Behandlung durch ein Mitglied des Ernährungsteams, bestehend aus:
  - Ernährungsanamnese inkl. aktueller Nahrungsaufnahme.
  - Handkraftmessung.
  - Bestimmung der Körperzusammensetzung mittels Bio-Impedanz-Analyse oder Bestimmung des Energieumsatzes mittels indirekter Kalorimetrie.
  - Energie- und Nährstoff-Bedarfsermittlung unter Berücksichtigung von Verträglichkeit und Gesamtbilanz.
- Erstellung eines individuellen Behandlungsplanes (oral, Trinknahrung, enteral und/oder parenteral nach einem Stufenschema der Ernährung) zu Beginn der Behandlung.
- Mindestens zweimal pro vollständiger Woche Verlaufs- und Zielkontrolle der dokumentierten Nahrungsaufnahme (oral, Trinknahrung, enteral und/oder parenteral), davon einmal mit Durchführung folgender Verfahren:
  - Handkraftmessung oder Bio-Impedanz-Analyse oder indirekte Kalorimetrie.
  - Erfassung von Gewicht/Body-Mass-Index.
- Wöchentliche Teambesprechung.
- Untersuchungen wie z.B. Body-Mass-Index oder Handkraftmessungen sind entbehrlich, wenn sie aus medizinischen Gründen (Amputationen, Lähmungen, Sedierung o.Ä.) nicht durchführbar sind.
- Indikationsabhängige Empfehlungen für den weiterversorgenden Arzt und/oder Homecare-Dienstleister.

8-98j.0 Bis zu 6 Behandlungstage

8-98j.1 Mindestens 7 bis höchstens 13 Behandlungstage

8-98j.2 Mindestens 14 bis höchstens 20 Behandlungstage

8-98j.3 Mindestens 21 Behandlungstage

8-99...8-99 Zusatzinformationen zu nicht operativen therapeutischen Maßnahmen

Hinw.: Die folgenden Positionen sind ausschließlich zur Kodierung von Zusatzinformationen zu nicht operativen therapeutischen Maßnahmen zu benutzen, sofern diese nicht schon im Kode selbst enthalten sind. Sie dürfen nicht als selbständige Kodes benutzt werden und sind nur im Sinne einer Zusatzkodierung zulässig.

8-99 Zusatzinformationen zu nicht operativen therapeutischen Maßnahmen

8-990 Anwendung eines Navigationssystems

Inkl.: Remote Navigation

9 ERGÄNZENDE MASSNAHMEN

9-26...9-28 Geburtsbegleitende Maßnahmen und Behandlung wegen Infertilität

9-26 Geburtsbegleitende Maßnahmen

Hinw.: Eine operative Beendigung einer Geburt ist gesondert zu kodieren (5-72).

9-260 Überwachung und Leitung einer normalen Geburt

Hinw.: Mit diesem Kode ist die Überwachung und Leitung einer Geburt ohne operative Eingriffe zu kodieren.

Dieser Kode ist auch anzugeben, wenn eines der folgenden Verfahren durchgeführt wurde (5-730, 5-732.0, 5-732.1, 5-732.5, 5-732.y, 5-733 ff., 5-738 ff., 5-754 ff., 5-755 ff., 5-756 ff., 5-757, 5-758 ff., 5-759 ff.) und eine Geburt während desselben Aufenthaltes stattgefunden hat.

9-261 Überwachung und Leitung einer Risikogeburt

Hinw.: Mit diesem Kode ist die Überwachung und Leitung einer Risikogeburt ohne operative Eingriffe zu kodieren.

Dieser Kode ist auch anzugeben, wenn eines der folgenden Verfahren durchgeführt wurde (5-730, 5-732.0, 5-732.1, 5-732.5, 5-732.y, 5-733 ff., 5-738 ff., 5-754 ff., 5-755 ff., 5-756 ff., 5-757, 5-758 ff., 5-759 ff.) und eine Geburt während desselben Aufenthaltes stattgefunden hat.

9-262.– Postnatale Versorgung des Neugeborenen

9-262.0 Routineversorgung

9-262.1 Spezielle Versorgung (Risiko-Neugeborenes)

9-262.x Sonstige

9-262.y N.n.bez.

9-263 Überwachung und Leitung der isolierten Geburt der Plazenta

Hinw.: Mit diesem Kode ist die Überwachung und Leitung der isolierten Geburt der Plazenta zu kodieren, wenn das Kind außerhalb des Krankenhauses spontan geboren wird und lediglich die Plazenta nach Aufnahme in das Krankenhaus geboren wird.

9-268 Überwachung und Leitung einer Geburt, n.n.bez.

9-27 Behandlung wegen Infertilität

9-270.– Künstliche Insemination

9-270.0 Intrauterine Insemination

9-270.1 Direkte intraperitoneale Insemination (DIPI)

9-270.x Sonstige

9-270.y N.n.bez.

9-271.– Follikelpunktion und Ovumaspiration, intratubarer Gametentransfer (GIFT)

9-271.0♦ Perkutane Follikelpunktion unter sonographischer Kontrolle

9-271.1♦ Laparoskopische Ovumaspiration

9-271.2♦ Transvaginale Ovumaspiration

9-271.3♦ Laparoskopische Ovumaspiration mit intratubarem Gametentransfer (GIFT)

9-271.x♦ Sonstige

9-271.y N.n.bez.

9-272.– In-vitro-Fertilisation (IVF) und Embryotransfer

9-272.0 Embryotransfer (ET)

9-272.1♦ Intratubarer Zygotentransfer (ZIFT)

9-272.x♦ Sonstige

9-272.y N.n.bez.

9-278.– Andere Behandlung der weiblichen Infertilität

9-278.0 Planung und Management einer Fertilitätsbehandlung

9-278.1 Monitoring des Ovulationszyklus

9-278.2 Begleitende Untersuchungen einer Fertilitätsbehandlung

Inkl.: Quantitative Hormonbestimmungen
Konsultationen
Ultraschalluntersuchungen

9-278.x Sonstige

9-278.y N.n.bez.

9-28 Behandlung während der Schwangerschaft

9-280.– Stationäre Behandlung vor Entbindung während desselben Aufenthaltes

Hinw.: Präpartale Behandlungsdauer vor Entbindung während desselben stationären Aufenthaltes.

9-280.0 Mindestens 3 bis höchstens 6 Tage

9-280.1 Mindestens 7 bis höchstens 13 Tage

9-280.2 Mindestens 14 bis höchstens 27 Tage

9-280.3 Mindestens 28 Tage bis höchstens 55 Tage

9-280.4 Mindestens 56 Tage

9-31...9-32 Phoniatrische und pädaudiologische Therapie

9-31 Phoniatrische und pädaudiologische Komplexbehandlung

Hinw.: Ein Kode aus diesem Bereich ist jeweils nur einmal pro stationären Aufenthalt anzugeben.
Strukturmerkmal:
- Multidisziplinäres Team mit Behandlungsleitung durch einen Facharzt für Phoniatrie und Pädaudiologie/Sprach-, Stimm- und kindliche Hörstörungen.

Mindestmerkmale:
- Operationalisierte, stationäre Therapie durch das multidisziplinäre Team.
- Einsatz von mindestens drei Therapeutengruppen patientenbezogen in unterschiedlichen Kombinationen mit unterschiedlichem Zeitaufwand.

9-310 Phoniatrische Komplexbehandlung organischer und funktioneller Störungen der Sprache, des Sprechens, der Stimme und des Schluckens

9-311 Integrierte phoniatrisch-psychosomatische Komplexbehandlung von Störungen der Sprache, des Sprechens, der Stimme, des Schluckens und des Hörens

Hinw.: Somatische und psychosomatische Behandlung bei akuten und chronischen somatischen Störungen der Sprache, des Sprechens, der Stimme, des Schluckens und des Hörens mit psychischer Komorbidität.

9-312 Integrierte pädaudiologische Komplexbehandlung

Inkl.: Behandlung hörgestörter Kinder, ggf. mit konventionellen Hörhilfen
Behandlung von Kindern und Erwachsenen mit Cochlea-Implantaten
Behandlung von Kindern mit auditiven Verarbeitungs- und Wahrnehmungsstörungen

Hinw.: Mit diesem Kode sind die Hör- und Sprachtherapie sowie die Anpassung von Hörhilfen und Cochlea-Implantaten mit Gebrauchsschulung, Erfolgskontrolle und funktionstechnischer Überprüfung unter Berücksichtigung entwicklungspsychologischer Bedingungen und der Koordination medizinisch-rehabilitativer bzw. pädagogisch-fördernder Maßnahmen zu kodieren.

9-32 Therapie von Stimm-, Sprach-, Sprech-, Schluckstörungen und Hörstörungen

Hinw.: Ein Kode aus diesem Bereich ist jeweils nur einmal pro stationären Aufenthalt anzugeben.

9-320 Therapie organischer und funktioneller Störungen der Sprache, des Sprechens, der Stimme und des Schluckens

Inkl.: Logopädische Therapie

9-40...9-41 Psychosoziale, psychosomatische, neuropsychologische und psychotherapeutische Therapie

9-40 Psychosoziale, psychosomatische und neuropsychologische Therapie

Hinw.: Ein Kode aus diesem Bereich ist jeweils nur einmal pro stationären Aufenthalt anzugeben, es sei denn, beim jeweiligen Kode ist dies anders geregelt.
Ein Kode aus diesem Bereich ist nur für Leistungen anzugeben, die in Einrichtungen im Geltungsbereich des § 17b KHG erbracht wurden.

9-401.– Psychosoziale Interventionen

Hinw.: Bei Durchführung mehrerer Beratungen, organisatorischer oder therapeutischer Maßnahmen sind die Zeiten jeweils zu addieren.

9-401.0- Sozialrechtliche Beratung

Hinw.: Information und Beratung zu Möglichkeiten sozialrechtlicher Unterstützungen, einschließlich organisatorischer Maßnahmen.

.00 Mindestens 50 Minuten bis 2 Stunden
.01 Mehr als 2 Stunden bis 4 Stunden
.02 Mehr als 4 Stunden

9-401.1- Familien-, Paar- und Erziehungsberatung

Exkl.: Schwerpunktmäßig gezielte therapeutische Maßnahmen zur Veränderung von Erleben und Verhalten (9-402 ff.)

Hinw.: Zielorientierte Beratung zu definierten Problemstellungen seitens der Familie oder einzelner Familienmitglieder.

.10 Mindestens 50 Minuten bis 2 Stunden
.11 Mehr als 2 Stunden bis 4 Stunden
.12 Mehr als 4 Stunden

9-401.2- Nachsorgeorganisation

Hinw.: Beratung und organisatorische Maßnahmen hinsichtlich ambulanter und stationärer Nachsorge.

.22 Mindestens 50 Minuten bis 2 Stunden
.23 Mehr als 2 Stunden bis 4 Stunden
.25 Mehr als 4 Stunden bis 6 Stunden
.26 Mehr als 6 Stunden

9-401.3- Supportive Therapie

Hinw.: Interventionen zur psychischen Verarbeitung somatischer Erkrankungen, ihrer Begleit- bzw. Folgeerscheinungen sowie resultierender interaktioneller Probleme.

.30 Mindestens 50 Minuten bis 2 Stunden
.31 Mehr als 2 Stunden bis 4 Stunden
.32 Mehr als 4 Stunden

9-401.4- Künstlerische Therapie

Inkl.: Kunst- und Musiktherapie u.a.

Hinw.: Therapeutische Maßnahmen, die Wahrnehmungs- und Gestaltungsprozesse umfassen sowie therapeutische Anwendung künstlerischer Medien.

.40 Mindestens 50 Minuten bis 2 Stunden
.41 Mehr als 2 Stunden bis 4 Stunden
.42 Mehr als 4 Stunden

9-401.5- Integrierte psychosoziale Komplexbehandlung

Hinw.: Strukturmerkmal:

- Behandlungsleitung durch einen Facharzt, einen psychologischen Psychotherapeuten oder einen Kinder- und Jugendlichen-Psychotherapeuten auf einer somatischen Station.

Mindestmerkmale:

- Einsatz von mindestens 2 psychosozialen Berufsgruppen (Ärzte, psychologische Psychotherapeuten, Kinder- und Jugendlichen-Psychotherapeuten oder Psychologen, Pädagogen, Sozialarbeiter oder Künstlerische Therapeuten), davon mindestens die Hälfte der Behandlungszeit durch einen Arzt, psychologischen Psychotherapeuten, Kinder- und Jugendlichen-Psychotherapeuten oder Psychologen.
- Die psychosozialen Maßnahmen können je nach Bedarf im Einzelfall umfassen:
  - Psychotherapeutische, psychologische oder neuropsychologische Diagnostik, Psychotherapie, supportive Therapie, Krisenintervention, künstlerische Therapie (Kunst- und Musiktherapie u.a.).
  - Beratende Interventionen (Einzel-, Familien-, Paar-, Erziehungs- und sozialrechtliche Beratung).
  - Nachsorgeorganisation und präventive Maßnahmen.

.50 Mindestens 3 Stunden

.51 Mehr als 3 bis 5 Stunden

.52 Mehr als 5 bis 8 Stunden

.53 Mehr als 8 Stunden

9-402.– Psychosomatische Therapie

Hinw.: Operationalisierte, therapieziel-orientierte stationäre Therapie durch multidisziplinäre Teams. Hier sind diejenigen pädiatrisch-psychosomatischen Therapien zu verschlüsseln, die die unter 9-403 ff. genannten Mindestanforderungen nicht erfüllen.

9-402.0 Psychosomatische und psychotherapeutische Komplexbehandlung

Hinw.: Psychodynamisches oder kognitiv-behaviorales Grundverfahren als reflektierter Mehrpersonen-Interaktionsprozess mit schriftlicher Behandlungsplanung (einmal pro Woche), ärztlicher/psychologischer Einzeltherapie (100 Minuten/Woche; ggf. davon 50 Minuten/Woche ressourcenäquivalent als Gruppentherapie), Gruppenpsychotherapie (max. 10 Patienten 120 Minuten/Woche) und Einsatz spezifischer psychotherapeutischer Techniken (360 Minuten/Woche) im standardisierten Setting nach den Regeln der psychosomatischen und psychotherapeutischen Medizin.

9-402.1 Integrierte klinisch-psychosomatische Komplexbehandlung

Hinw.: Stationäre somatische und psychosomatische Behandlung bei akuten und chronischen somatischen Erkrankungen mit psychischer Komorbidität und Copingstörungen, neben der somatischen Therapie durch ärztliche/psychologische Einzeltherapie (100 Minuten/Woche) und Einsatz spezifischer psychotherapeutischer Techniken auch unter Supervision (360 Minuten/Woche) im standardisierten Setting nach den Regeln der psychosomatischen und psychotherapeutischen Medizin oder der Pädiatrie.

9-402.2 Psychosomatische und psychotherapeutische Krisenintervention als Komplexbehandlung

Hinw.: Stationäre Kurztherapie mit umgrenztem Therapieziel zur Stabilisierung bei akuter Dekompensation (Verschiebung der Therapie-Dosis zu höherem Anteil an Einzelpsychotherapie im Vergleich zu 9-402.0) nach den Regeln der psychosomatischen und psychotherapeutischen Medizin.

9-403.– Sozialpädiatrische, neuropädiatrische und pädiatrisch-psychosomatische Therapie

Hinw.: Strukturmerkmal:

- Multidisziplinäres Team mit Behandlungsleitung durch einen Facharzt für Kinder- und Jugendmedizin.

Mindestmerkmal:

- Operationalisierte individuelle Diagnostik und Therapie und Anleitung von Bezugspersonen durch das multidisziplinäre Team bei drohender oder manifester Behinderung, Entwicklungs- und Verhaltensstörung sowie seelischen Störungen.

Die Therapie erfolgt nach Diagnoseerstellung entsprechend der Mehrdimensionalen Bereichsdiagnostik der Sozialpädiatrie (MBS)/pädiatrischen Psychosomatik.

Die Therapiedurchführung ist an den jeweiligen Standards der neuropädiatrischen oder sozialpädiatrischen Gesellschaft oder der pädiatrischen Psychosomatik orientiert. Folgende Therapeutengruppen sind dabei u.a. je nach Behandlungsplan einzubeziehen: Ärzte, Psychologen (Diplom/Master), Ergotherapeuten, (Heil)erzieher, (Heil)pädagogen, Kunsttherapeuten, Logopäden, Musiktherapeuten, Ökotrophologen/Ernährungsberater, Physiotherapeuten (inkl. physikalischer Therapie), Kinder- und Jugendlichen-Psychotherapeuten, Schmerztherapeuten, Sozialpädagogen.

Bei den Therapieformen 9-403.2, 9-403.4, 9-403.5, 9-403.6 und 9-403.7 sind die Mindestleistungen innerhalb des angegebenen Zeitraumes zu erbringen.

Die jeweilige Therapieform ist so oft zu kodieren, wie sie erbracht wurde. Die Therapieformen dürfen nur nacheinander erbracht werden.

Wochenendbeurlaubungen zur Unterstützung des Therapieerfolges sind möglich, wenn die Mindestleistungen im Restzeitraum erbracht werden.

9-403.0 Begleitende Therapie

Hinw.: An 3 Tagen werden täglich mindestens zwei Therapieeinheiten von 45 Minuten durchgeführt. Davon müssen mindestens 3 Einheiten durch einen Arzt, Psychologen und/oder Kinder- und Jugendlichen-Psychotherapeuten geleistet werden.

9-403.1 Therapie als Blockbehandlung

Hinw.: Über 5 Tage werden täglich mindestens zwei Therapieeinheiten von 45 Minuten durchgeführt. Davon müssen mindestens 5 Einheiten durch einen Arzt, Psychologen und/oder Kinder- und Jugendlichen-Psychotherapeuten geleistet werden. Es erfolgt eine zielorientierte Beratung zu definierten Problemstellungen seitens der Familie oder einzelner Familienmitglieder.

9-403.2 Therapie als erweiterte Blockbehandlung

Hinw.: Über 12 Tage werden mindestens 20 Therapieeinheiten von 45 Minuten durchgeführt. Davon müssen mindestens 5 Therapieeinheiten durch einen Arzt, Psychologen und/oder Kinder- und Jugendlichen-Psychotherapeuten geleistet werden. Es müssen mindestens 3 Therapeutengruppen zum Einsatz kommen.

9-403.3 Intensivtherapie

Hinw.: Über 5 Tage werden mindestens 15 Therapieeinheiten von 45 Minuten durchgeführt. Davon müssen mindestens 5 Therapieeinheiten durch einen Arzt, Psychologen und/oder Kinder- und Jugendlichen-Psychotherapeuten geleistet werden. Es müssen mindestens 3 Therapeutengruppen zum Einsatz kommen.

9-403.4 Erweiterte Intensivtherapie

Hinw.: Über 12 Tage werden mindestens 30 Therapieeinheiten von 45 Minuten durchgeführt. Davon müssen mindestens 6 Therapieeinheiten durch einen Arzt, Psychologen und/oder Kinder- und Jugendlichen-Psychotherapeuten geleistet werden. Es müssen mindestens 3 Therapeutengruppen zum Einsatz kommen.

9-403.5 Langzeit-Intensivtherapie

Hinw.: Über 7 Tage werden 15 Therapieeinheiten von 45 Minuten durchgeführt. Davon müssen mindestens 5 Therapieeinheiten durch einen Arzt, Psychologen und/oder Kinder- und Jugendlichen-Psychotherapeuten geleistet werden. Es müssen mindestens 3 Therapeutengruppen zum Einsatz kommen.

Dieser Kode kann jeweils für eine Therapie über 7 Tage für die maximale Dauer von 8 Wochen pro Jahr angegeben werden.

9-403.6 Langzeit-Intensivtherapie zum verhaltenstherapeutischen Training

Hinw.: Über 7 Tage werden 20 Therapieeinheiten von 45 Minuten durchgeführt. Davon müssen mindestens 5 Therapieeinheiten durch einen Arzt, 5 Therapieeinheiten durch einen Psychologen und 10 Therapieeinheiten durch unterstützende Physiotherapie und begleitende andere Therapieverfahren durch die oben angeführten Therapeutengruppen geleistet werden. Über den normalen Pflegebedarf hinaus werden mindestens 2 Stunden pro Tag für Trainingsmaßnahmen durch Pflegepersonal oder heilpädagogisches Personal eingesetzt.

Dieser Kode kann jeweils für eine Therapie über 7 Tage für die maximale Dauer von 12 Wochen pro Jahr angegeben werden.

9-403.7 Therapie im Gruppen-Setting

Hinw.: Mehrpersonen-Interaktionsprozess, reflektiert und für jeweils 7 Tage geplant im heilpädagogisch orientierten Gruppen-Setting (max. 6 Kinder pro Gruppe), unter ärztlich-psychologischer Anleitung (mindestens 35 Stunden pro Woche), Einzel- oder Gruppentherapie (max. 5 Personen pro Gruppe), Psychotherapie einzeln oder in Gruppen unter Einsatz spezifischer psychotherapeutischer Technik, Beratung und Anleitung von Bezugspersonen (mindestens 180 Minuten pro Woche). Mindestens 1/3 der Therapieeinheiten sind im Gruppensetting zu erbringen. Ziel ist es, möglichst alltagsbezogen und wirklichkeitsnah Verhaltensbeobachtung, Verhaltensmodifikation, Selbständigkeitstraining, soziales Kompetenztraining und Training der Handlungsplanung durchzuführen. Die Maßnahmen erfolgen unabhängig von pädagogischen Fördermaßnahmen in Schule oder Kindergarten. In Abhängigkeit der zugrunde liegenden Erkrankung müssen ergänzend funktionelle Therapien eingesetzt werden, wie durch die Therapeutengruppen repräsentiert.

Dieser Kode kann jeweils für eine Therapie über 7 Tage für die maximale Dauer von 8 Wochen pro Jahr angegeben werden.

9-403.8 Integrierte Blockbehandlung

Hinw.: Über 7 Tage werden mindestens 10 Therapieeinheiten von 45 Minuten durchgeführt. Davon müssen mindestens 3 Therapieeinheiten durch einen Arzt, Psychologen und/oder Kinder- und Jugendlichen-Psychotherapeuten geleistet werden. Es müssen mindestens 3 Berufsgruppen zum Einsatz kommen.

Dieser Kode kann jeweils für eine Therapie über 7 Tage angegeben werden.

9-403.x Sonstige

9-403.y N.n.bez.

9-404.– Neuropsychologische Therapie

Hinw.: Therapie beeinträchtigter kognitiver, affektiver und verhaltensbezogener Funktionen (Orientierung, Aufmerksamkeit, Wahrnehmung, Lernen und Gedächtnis, Planen und Problemlösen, Affekt- und Verhaltenskontrolle, soziale Kompetenz) bei Patienten mit angeborenen oder erworbenen Hirnschädigungen, basierend auf kognitions-psychologischen, lerntheoretischen und funktional-neuroanatomischen Erkenntnissen.

9-404.0 Mindestens 50 Minuten bis 2 Stunden

9-404.1 Mehr als 2 Stunden bis 4 Stunden

9-404.2 Mehr als 4 Stunden

9-41 Psychotherapie

Hinw.: Diese Kodes sind für die psychotherapeutischen Maßnahmen anzuwenden, die nicht in 9-402 ff. bis 9-404 ff. definiert sind.

Ein Kode aus diesem Bereich ist nur für Leistungen anzugeben, die in Einrichtungen im Geltungsbereich des § 17b KHG erbracht wurden.

9-410.– Einzeltherapie

Hinw.: Dauer der Therapie mindestens 1 Stunde pro Tag.

9-410.0- Kognitive Verhaltenstherapie

.04 An einem Tag

.05 An 2 bis 5 Tagen

.06 An 6 bis 10 Tagen
.07 An 11 oder mehr Tagen

9-410.1- Tiefenpsychologisch fundierte Psychotherapie
.14 An einem Tag
.15 An 2 bis 5 Tagen
.16 An 6 bis 10 Tagen
.17 An 11 oder mehr Tagen

9-410.2- Gesprächspsychotherapie
.24 An einem Tag
.25 An 2 bis 5 Tagen
.26 An 6 bis 10 Tagen
.27 An 11 oder mehr Tagen

9-410.x Sonstige

9-410.y N.n.bez.

9-411.– Gruppentherapie

Hinw.: Dauer der Therapie mindestens 1 Stunde pro Tag.

9-411.0- Kognitive Verhaltenstherapie
.04 An einem Tag
.05 An 2 bis 5 Tagen
.06 An 6 bis 10 Tagen
.07 An 11 oder mehr Tagen

9-411.1- Tiefenpsychologisch fundierte Psychotherapie
.14 An einem Tag
.15 An 2 bis 5 Tagen
.16 An 6 bis 10 Tagen
.17 An 11 oder mehr Tagen

9-411.2- Gesprächspsychotherapie
.24 An einem Tag
.25 An 2 bis 5 Tagen
.26 An 6 bis 10 Tagen
.27 An 11 oder mehr Tagen

9-411.x Sonstige

9-411.y N.n.bez.

9-412.– Multimodale psychotherapeutische Komplexbehandlung im Liaisondienst

Hinw.: Mindestmerkmale:

- Behandlung im Liaisondienst durch einen Arzt mit der Gebietsbezeichnung Psychiatrie und Psychotherapie oder der Gebietsbezeichnung Psychosomatische Medizin und Psychotherapie oder der Gebiets- und Bereichsbezeichnung Innere Medizin (bzw. andere klinische Fachärzte wie Dermatologen, Gynäkologen, Orthopäden u.a.) und Psychotherapie oder durch einen psychologischen Psychotherapeuten.
- Anamnese (biographisch bzw. verhaltensanalytisch fundiert).
- Anwendung bzw. Einleitung folgender Verfahren patientenbezogen in unterschiedlichen Kombinationen: Einzel- oder Gruppenpsychotherapie, psychoeduktive Verfahren, Entspannungs- oder imaginative Verfahren, psychologische Testdiagnostik, sozialpädagogische Beratung, Ergotherapie, künstlerische Therapie (Kunst- und Musiktherapie), supportive teambezogene Interventionen, Balintgruppen/Supervision.

9-412.2 2 bis unter 5 Stunden

9-412.3 5 bis 10 Stunden

9-412.4 Mehr als 10 Stunden

9-50...9-51 Präventive und ergänzende kommunikative Maßnahmen

9-50 Präventive Maßnahmen

Hinw.: Ein Kode aus diesem Bereich ist jeweils nur einmal pro stationären Aufenthalt anzugeben.

9-500.– Patientenschulung

9-500.0 Basisschulung

Hinw.: Dauer mindestens 2 Stunden.
Sie beinhaltet themenorientierte Schulungen, z.B. für Antikoagulanzientherapie, Eigeninjektion, häusliche Pflege eines venösen Verweilkatheters, Monitoring oder Reanimation, Apparat- und Prothesenbenutzung, intermittierenden sterilen Einmalkatheterismus, Anleitung zum Stillen.

9-500.1 Grundlegende Patientenschulung

Hinw.: Dauer bis 5 Tage mit insgesamt mindestens 20 Stunden.
Durchführung durch dafür ausgebildete Trainer und ihre Teams nach einem von den jeweiligen Fachgesellschaften bzw. Arbeitsgruppen vorgegebenen, definierten und standardisierten Schema.
Durchführung z.B. bei Diabetes mellitus, Asthma bronchiale, Neurodermitis, rheumatologischen Erkrankungen, Mukoviszidose, Adipositas, Epilepsie.
Bei Patienten, die ihre Behandlung nicht eigenverantwortlich übernehmen können, werden Angehörige regelmäßig mitgeschult.

9-500.2 Umfassende Patientenschulung

Hinw.: Dauer 6 Tage oder mehr mit durchschnittlich 4 Stunden pro Tag.
Durchführung durch dafür ausgebildete Trainer und ihre Teams nach einem von den jeweiligen Fachgesellschaften bzw. Arbeitsgruppen vorgegebenen, definierten und standardisierten Schema.
Durchführung z.B. bei Diabetes mellitus, Asthma bronchiale, Neurodermitis, rheumatologischen Erkrankungen, Mukoviszidose, Adipositas, Epilepsie.
Bei Patienten, die ihre Behandlung nicht eigenverantwortlich übernehmen können, werden Angehörige regelmäßig mitgeschult.

9-501 Multimodale stationäre Behandlung zur Tabakentwöhnung

Hinw.: Ein Kode aus diesem Bereich ist nur für Leistungen anzugeben, die in Einrichtungen im Geltungsbereich des § 17b KHG erbracht wurden.
Mindestmerkmale:
- Standardisierte Erfassung der Raucheranamnese mit einem ausführlichen Fragebogen und standardisierte Erfassung der Zigarettenabhängigkeit unter Verwendung des Fagerström-Tests.
- Durchführung und Dokumentation von Motivationsgesprächen zur Beendigung des Tabakkonsums von insgesamt mindestens 60 Minuten durch einen Arzt mit der Qualifikation zur Tabakentwöhnung (Voraussetzung ist eine zertifizierte Befähigung zur Tabakentwöhnung, z.B. über das Curriculum der Bundesärztekammer, der Deutschen Gesellschaft für Pneumologie und Beatmungsmedizin oder des Bundesverbandes der Pneumologen).
- Durchführung und Dokumentation von Motivationsgesprächen individuell oder in Gruppen von insgesamt mindestens 120 Minuten durch Personal mit der Qualifikation zur Tabakentwöhnung (z.B. Psychologen, Pädagogen, Sozialpädagogen, Sozialwissenschaftler, Gesundheitswissenschaftler).
- Aufklärung über Einsatz und Wirkungsweise von nikotinhaltigen Präparaten und anderen medikamentösen Hilfen zur Tabakentwöhnung.
- Mindestens zwei Kohlenmonoxid-Bestimmungen in der Ausatemluft oder im Blut (CO-Hb-Wert in der Blutgasanalyse) zur Verlaufsdokumentation.
- Dokumentierte Anmeldung zu einem ambulanten, von den Krankenkassen anerkannten Tabakentwöhnungsprogramm, bei einer Rehabilitationseinrichtung oder zu einem Internet- oder Telefonangebot.

9-502.– Präventive familienzentrierte multimodale Komplexbehandlung bei Frühgeborenen, Neugeborenen und Säuglingen

Hinw.: Ein Kode aus diesem Bereich ist für die psychosoziale und bindungsunterstützende familienzentrierte Versorgung während des stationären Aufenthaltes zu verwenden bei Frühgeborenen, Neugeborenen und Säuglingen, die aufgrund von Unreife, Störungen der Vitalfunktionen z.B. nach Infektionen, Störungen der Wahrnehmung, neuromuskulären Erkrankungen oder neurologischen Einschränkungen z.B. nach intrazerebralen Blutungen sich ihren Bezugspersonen nicht adäquat mitteilen oder die nicht sensomotorisch auf diese reagieren können. Das Risiko einer Bindungsstörung soll minimiert werden.

Ein Kode aus diesem Bereich ist nur für Leistungen anzugeben, die in Einrichtungen im Geltungsbereich des § 17b KHG erbracht wurden.

Strukturmerkmale:

- Multiprofessionelles Team mit Behandlungsleitung durch einen Facharzt für Kinder- und Jugendmedizin oder einen Facharzt für Kinderchirurgie.
- Das multiprofessionelle Team besteht mindestens aus den folgenden 3 Berufsgruppen:
  - Ärzte,
  - Psychologen oder Pädagogen,
  - Gesundheits- und Kinderkrankenpflegekräfte.

Mindestmerkmale:

- Bedarfsgerechter Einsatz (mindestens in Kooperation) von weiteren Therapeuten wie Ökotrophologen/Ernährungsberater, Physio-/Ergotherapeuten, Sozialarbeiter/-therapeuten.
- Assessment durch ein Mitglied des multiprofessionellen Teams zu individuellen Schwerpunkten der Belastungsbewältigung durch eine spezielle psychisch-sozialmedizinische Anamnese mit Dokumentation folgender Bereiche (Das Assessment ist nicht auf die Anzahl der Stunden anrechenbar.):
  - Individuelle Ressourcen,
  - Familiäre Ressourcen,
  - Soziale Ressourcen,
  - Lokale/kommunale Ressourcen.
- Einsatz von mindestens 2 der folgenden Leistungen (von jeweils mindestens 30 Minuten Dauer, Leistungserbringung durch mindestens 1 Mitglied des multiprofessionellen Teams):
  - Beratung der Eltern/Sorgeberechtigten zu sozialen Aspekten und Entwicklungsaspekten bei drohender Bindungsstörung sowie zur Mobilisierung von Unterstützungsressourcen.
  - Anleitung der Eltern/Sorgeberechtigten in bindungsförderndem Verhalten durch:
    - Theoretische Unterweisung im Einzel- oder Gruppensetting und/oder
    - Praktische Unterweisung im Einzelsetting und/oder
    - Übung wiederkehrender allgemeiner und spezifischer Pflege- und Versorgungshandlungen am eigenen Kind.
  - Krisenintervention bei kurzfristiger Zustandsverschlechterung des Kindes.
- Fallbesprechung von mindestens 10 Minuten Dauer (bei einer Aufenthaltsdauer von mehr als einer Woche erfolgt die Fallbesprechung mindestens wöchentlich) unter Beteiligung aller 3 Berufsgruppen des multiprofessionellen Teams mit Dokumentation der Anwesenheit der beteiligten Berufsgruppen sowie der bisherigen Behandlungsergebnisse und weiterer Behandlungsziele. Diese Fallbesprechung ist auf die Anzahl der Stunden anzurechnen, z.B. 30 Minuten Gesamtzeit bei 3 teilnehmenden Teammitgliedern mit jeweils 10 Minuten.
- Mindestens eine Fallkonferenz unter Beteiligung von mindestens 2 Berufsgruppen des multiprofessionellen Teams sowie der Eltern/Sorgeberechtigten von mindestens 15 Minuten Dauer. Sie dient der Planung von geeigneten Leistungen gemeinsam mit den Eltern/Sorgeberechtigten, der Evaluation in Anspruch genommener Versorgung und Betreuung, der Zusammenarbeit mit weiteren medizinischen Versorgungseinrichtungen zur psychiatrischen oder psychologischen Versorgung der Eltern/Sorgeberechtigten sowie der Vorbereitung von im Einzelfall erforderlichen amtlichen Entscheidungen beispielsweise durch das Sozial- oder Jugendamt. Die Anwesenheit der beteiligten Berufsgruppen und die Inhalte der Konferenz sind zu dokumentieren. Diese Fallkonferenz ist auf die Anzahl der Stunden anzurechnen, z.B. 30 Minuten Gesamtzeit bei 2 teilnehmenden Teammitgliedern mit jeweils 15 Minuten.

9-502.0 Mindestens 2 bis unter 5 Stunden

9-502.1 Mindestens 5 bis unter 15 Stunden

9-502.2 Mindestens 15 bis unter 25 Stunden

9-502.3 Mindestens 25 bis unter 35 Stunden

9-502.4 Mindestens 35 oder mehr Stunden

9-51 Ergänzende kommunikative Maßnahmen

9-510.– Einsatz von Gebärdensprachdolmetschern

Hinw.: Ein Kode aus diesem Bereich ist jeweils nur einmal pro stationären Aufenthalt anzugeben. Die Anzahl der Stunden ist über den gesamten stationären Aufenthalt zu addieren.

9-510.0 Mindestens 2 bis 4 Stunden

9-510.1 Mehr als 4 bis 8 Stunden

9-510.2 Mehr als 8 bis 12 Stunden

9-510.3 Mehr als 12 bis 16 Stunden

9-510.4 Mehr als 16 bis 20 Stunden

9-510.5 Mehr als 20 bis 24 Stunden

9-510.6 Mehr als 24 Stunden

9-60...9-64 Behandlung bei psychischen und psychosomatischen Störungen und Verhaltensstörungen bei Erwachsenen

Hinw.: Ein Kode aus diesem Bereich ist nur für Leistungen anzugeben, die in Einrichtungen im Geltungsbereich des § 17d KHG erbracht wurden.
Die Behandlung erfolgt als ärztlich indizierte Diagnostik und Therapie ggf. auch im Lebensumfeld des Patienten.
Die gleichzeitige somatische Diagnostik und Behandlung sind gesondert zu kodieren.

9-60 Regelbehandlung bei psychischen und psychosomatischen Störungen und Verhaltensstörungen bei Erwachsenen

Exkl.: Intensivbehandlung bei psychischen und psychosomatischen Störungen und Verhaltensstörungen bei Erwachsenen (9-61)
Psychotherapeutische Komplexbehandlung bei psychischen und psychosomatischen Störungen und Verhaltensstörungen bei Erwachsenen (9-626)
Psychosomatisch-psychotherapeutische Komplexbehandlung bei psychischen und psychosomatischen Störungen und Verhaltensstörungen bei Erwachsenen (9-634)

Hinw.: Eine kriseninterventionelle Behandlung (9-641 ff.), die integrierte klinisch-psychosomatisch-psychotherapeutische Komplexbehandlung bei psychischen und psychosomatischen Störungen und Verhaltensstörungen bei Erwachsenen (9-642), die psychiatrisch-psychotherapeutische Behandlung im besonderen Setting (Mutter/Vater-Kind-Setting) (9-643 ff.), die Erbringung von Behandlungsmaßnahmen im stationsersetzenden Umfeld und als halbtägige tagesklinische Behandlung (9-644 ff.), der indizierte komplexe Entlassungsaufwand (9-645 ff.), die spezifische qualifizierte Entzugsbehandlung Abhängigkeitskranker (9-647 ff.) und der Einsatz von Gebärdensprachdolmetschern (9-510 ff.) sind gesondert zu kodieren.
Dieser Kode ist zu Beginn der Behandlung und bei jedem Wechsel der Behandlungsart anzugeben.
Die Anzahl der Therapieeinheiten pro Woche ist gesondert zu kodieren (9-649 ff.).
Dieser Kode ist sowohl für die voll- als auch die teilstationäre Behandlung zu verwenden.
Die psychiatrisch-psychosomatische Regelbehandlung umfasst ärztliche und/oder psychologische Gespräche (z.B. Visiten) und die Basisversorgung durch weitere Berufsgruppen. Ein weiterer Schwerpunkt liegt in der Anwendung der unten genannten Verfahren der ärztlichen, psychologischen und spezialtherapeutischen Berufsgruppen.
Strukturmerkmale:
- Multiprofessionelles Team mit Behandlungsleitung durch einen Facharzt für Psychiatrie und Psychotherapie, Facharzt für Psychiatrie, Facharzt für Nervenheilkunde oder Facharzt für Psychosomatische Medizin und Psychotherapie.
- Vorhandensein von Vertretern der folgenden Berufsgruppen:
  - Ärzte (Facharzt für Psychiatrie und Psychotherapie, Facharzt für Psychiatrie, Facharzt für Nervenheilkunde oder Facharzt für Psychosomatische Medizin und Psychotherapie),
  - Psychologen (Psychologischer Psychotherapeut, Diplom-Psychologe oder Master of Science in Psychologie),
  - Spezialtherapeuten (z.B. Ergotherapeuten, Physiotherapeuten, Sozialarbeiter, Logopäden, Kreativtherapeuten),
  - Pflegefachpersonen (z.B. Gesundheits- und Krankenpfleger, Gesundheits- und Kinderkrankenpfleger, Altenpfleger, Heilerziehungspfleger).

Mindestmerkmale:
- Als angewandte Verfahren der ärztlichen und psychologischen Berufsgruppen gelten folgende Verfahren oder im Aufwand vergleichbare Verfahren:
  - Supportive Einzelgespräche
  - Einzelpsychotherapie
  - Gruppenpsychotherapie
  - Psychoedukation
  - Angehörigengespräche (z.B. Psychoedukation, Angehörigengruppen, Gespräche mit Betreuern)
  - Gespräche mit Richtern oder Behördenvertretern
  - Somato-psychosomatisches ärztliches Gespräch
  - Aufklärung, Complianceförderung und Monitoring im Rahmen der ärztlich indizierten Psychopharmakotherapie.
- Als angewandte Verfahren der Spezialtherapeuten gelten folgende Verfahren oder im Aufwand vergleichbare Verfahren:

- Beratung, Adhärenz-Förderung und Monitoring im Rahmen der ärztlich indizierten Psychopharmakotherapie
- Psychoedukation
- Bezugstherapeutengespräche, supportive Einzelgespräche,
- Ergotherapeutische Behandlungsverfahren
- Spezielle psychosoziale Interventionen (z.B. Selbstsicherheitstraining, soziales Kompetenztraining)
- Kreativtherapien (z.B. Tanztherapie, Kunsttherapie, Musiktherapie)
- Gespräche mit Behördenvertretern
- Angehörigengespräche, Gespräche mit Betreuern
- Physio- oder Bewegungstherapie (z.B. Sporttherapie)
- Sensorisch fokussierte Therapien (z.B. Genussgruppe, Snoezelen)
- Entspannungsverfahren (z.B. progressive Muskelrelaxation nach Jacobson, autogenes Training oder psychophysiologische Techniken wie Biofeedback)
- Logopädie (z.B. bei Schluckstörungen)
- Übende Verfahren und Hilfekoordination zur Reintegration in den individuellen psychosozialen Lebensraum.

9-607 Regelbehandlung bei psychischen und psychosomatischen Störungen und Verhaltensstörungen bei Erwachsenen

9-61 Intensivbehandlung bei psychischen und psychosomatischen Störungen und Verhaltensstörungen bei Erwachsenen

Exkl.: Regelbehandlung bei psychischen und psychosomatischen Störungen und Verhaltensstörungen bei Erwachsenen (9-607)

Psychotherapeutische Komplexbehandlung bei psychischen und psychosomatischen Störungen und Verhaltensstörungen bei Erwachsenen (9-626)

Psychosomatisch-psychotherapeutische Komplexbehandlung bei psychischen und psychosomatischen Störungen und Verhaltensstörungen bei Erwachsenen (9-634)

Hinw.: Ein Kode aus diesem Bereich ist so lange anzugeben, wie mindestens eines der unten genannten Patientenmerkmale vorliegt.

Ein erhöhter Betreuungsaufwand bei psychischen und psychosomatischen Störungen und Verhaltensstörungen bei Erwachsenen (9-640 ff., eine kriseninterventionelle Behandlung , 9-641 ff., die integrierte klinisch-psychosomatisch-psychotherapeutische Komplexbehandlung bei psychischen und psychosomatischen Störungen und Verhaltensstörungen bei Erwachsenen , 9-642, die psychiatrisch-psychotherapeutische Behandlung im besonderen Setting (Mutter/Vater-Kind-Setting) , 9-643 ff., die Erbringung von Behandlungsmaßnahmen im stationsersetzenden Umfeld und als halbtägige tagesklinische Behandlung , 9-644 ff., der indizierte komplexe Entlassungsaufwand , 9-645 ff., die spezifische qualifizierte Entzugsbehandlung Abhängigkeitskranker , 9-647 ff. und der Einsatz von Gebärdensprachdolmetschern , 9-510 ff.) sind gesondert zu kodieren.

Ein Kode aus diesem Bereich ist zu Beginn der Behandlung, bei jedem Wechsel der Behandlungsart und bei jeder Änderung der Anzahl der Patientenmerkmale anzugeben.

Die Anzahl der Therapieeinheiten pro Woche ist gesondert zu kodieren (9-649 ff.).

Die psychiatrisch-psychosomatische Intensivbehandlung umfasst ärztliche und/oder psychologische Gespräche (z.B. Visiten) und/oder sozialarbeiterische Interventionen und die Basisversorgung durch weitere Berufsgruppen. Der Schwerpunkt der Behandlung liegt zumeist bei häufigen, nicht planbaren und zeitlich begrenzten Einzelkontakten, da die Patienten meistens nicht gruppenfähig sind.

Strukturmerkmale:

- Multiprofessionelles Team mit Behandlungsleitung durch einen Facharzt für Psychiatrie und Psychotherapie, Facharzt für Psychiatrie, Facharzt für Nervenheilkunde oder Facharzt für Psychosomatische Medizin und Psychotherapie.
- Vorhandensein von Vertretern der folgenden Berufsgruppen:
  - Ärzte (Facharzt für Psychiatrie und Psychotherapie, Facharzt für Psychiatrie, Facharzt für Nervenheilkunde oder Facharzt für Psychosomatische Medizin und Psychotherapie)
  - Psychologen (Psychologischer Psychotherapeut, Diplom-Psychologe oder Master of Science in Psychologie)
  - Spezialtherapeuten (z.B. Ergotherapeuten, Physiotherapeuten, Sozialarbeiter, Logopäden, Kreativtherapeuten)

- Pflegefachpersonen (z.B. Gesundheits- und Krankenpfleger, Gesundheits- und Kinderkrankenpfleger, Altenpfleger, Heilerziehungspfleger).

Mindestmerkmale:

- Als angewandte Verfahren der ärztlichen und psychologischen Berufsgruppen gelten folgende Verfahren oder im Aufwand vergleichbare Verfahren:
  - Supportive Einzelgespräche
  - Angehörigengespräche (z.B. Psychoedukation, Angehörigengruppen, Gespräche mit Betreuern)
  - Gespräche mit Richtern oder Behördenvertretern
  - Somato-psychosomatisches ärztliches Gespräch
  - Aufklärung, Complianceförderung und Monitoring im Rahmen der ärztlich indizierten Psychopharmakotherapie.
- Als angewandte Verfahren der Spezialtherapeuten gelten folgende Verfahren oder im Aufwand vergleichbare Verfahren:
  - Beratung, Adhärenz-Förderung und Monitoring im Rahmen der ärztlich indizierten Psychopharmakotherapie
  - Psychoedukation
  - Ergotherapeutische Behandlungsverfahren
  - Gespräche mit Behördenvertretern
  - Angehörigengespräche, Gespräche mit Betreuern
  - Spezielle psychosoziale Interventionen (z.B. Selbstsicherheitstraining, soziales Kompetenztraining)
  - Physio- oder Bewegungstherapie (z.B. Sporttherapie)
  - Logopädie (z.B. bei Schluckstörungen)
  - Bezugstherapeutengespräche, supportive Einzelgespräche.

Die Patienten weisen mindestens eines der nachfolgenden Merkmale auf:

- Anwendung von Sicherungsmaßnahmen.
  - Dieses Merkmal ist erfüllt, wenn die Notwendigkeit des Einsatzes von individuellen präventiven (nur personellen) Sicherungsmaßnahmen und/oder individuellen reaktiven (personellen, räumlichen, mechanischen und/oder medikamentösen) Sicherungsmaßnahmen besteht und diese ärztlich angeordnet sind.
- Akute Selbstgefährdung durch Suizidalität oder schwer selbstschädigendes Verhalten.
  - Unter selbstschädigendem Verhalten versteht man z.B. häufige Selbstverletzungen von Borderline-Patienten oder durchgängige Nahrungsverweigerung bei Essstörungen oder Verweigerung vital notwendiger medizinischer Maßnahmen (z.B. Insulintherapie bei Diabetes mellitus).
- Akute Fremdgefährdung.
  - Dieses Merkmal ist erfüllt, wenn der Patient gewaltbereit oder gewalttätig ist (hierzu zählt auch die verbale Bedrohung).
- Schwere Antriebsstörung (gesteigert oder reduziert).
  - Das Merkmal "schwere gesteigerte Antriebsstörung" ist erfüllt, wenn der Patient sich in seiner Aktivität durch Gegenargumente nicht beeindrucken lässt und selbst persönliche Konsequenzen nicht zur Kenntnis nimmt oder sie ihm nichts ausmachen. Das Merkmal "schwere reduzierte Antriebsstörung" ist erfüllt, wenn Anregungen von außen den Patienten kaum oder gar nicht mehr erreichen. Die Alltagsverrichtungen sind beeinträchtigt.
- Keine eigenständige Flüssigkeits-/Nahrungsaufnahme.
  - Dieses Merkmal ist erfüllt, wenn Flüssigkeit und/oder Nahrung vollständig von Dritten verabreicht oder die Flüssigkeits-/Nahrungsaufnahme vollständig von Dritten begleitet werden muss (nicht bei alleiniger Sondenernährung oder alleiniger parenteraler Ernährung).
- Akute Selbstgefährdung durch fehlende Orientierung oder Realitätsverkennung (z.B. Stürze/ Verletzungsgefahr ohne Fremdeinfluss oder durchgängige Nahrungsverweigerung bei Demenz).
- Vitalgefährdung durch somatische Komplikationen.
- Die für den jeweiligen Patienten zutreffenden unterschiedlichen Merkmale sind für die einzelnen Tage, an denen sie zutreffen, jeweils zu addieren. Ändert sich die Anzahl der Patientenmerkmale pro Tag, ist der entsprechende neue Kode anzugeben. Für den Nachweis der Merkmale ist die Regeldokumentation in der Patientenakte ausreichend.

9-617 Intensivbehandlung bei psychischen und psychosomatischen Störungen und Verhaltensstörungen bei erwachsenen Patienten mit 1 Merkmal

9-618 Intensivbehandlung bei psychischen und psychosomatischen Störungen und Verhaltensstörungen bei erwachsenen Patienten mit 2 Merkmalen

9-619 Intensivbehandlung bei psychischen und psychosomatischen Störungen und Verhaltensstörungen bei erwachsenen Patienten mit 3 Merkmalen

9-61a Intensivbehandlung bei psychischen und psychosomatischen Störungen und Verhaltensstörungen bei erwachsenen Patienten mit 4 Merkmalen

9-61b Intensivbehandlung bei psychischen und psychosomatischen Störungen und Verhaltensstörungen bei erwachsenen Patienten mit 5 oder mehr Merkmalen

9-62 Psychotherapeutische Komplexbehandlung bei psychischen und psychosomatischen Störungen und Verhaltensstörungen bei Erwachsenen

Exkl.: Regelbehandlung bei psychischen und psychosomatischen Störungen und Verhaltensstörungen bei Erwachsenen (9-607)
Intensivbehandlung bei psychischen und psychosomatischen Störungen und Verhaltensstörungen bei Erwachsenen (9-61)
Psychosomatisch-psychotherapeutische Komplexbehandlung bei psychischen und psychosomatischen Störungen und Verhaltensstörungen bei Erwachsenen (9-634)

Hinw.: Ein erhöhter Betreuungsaufwand bei psychischen und psychosomatischen Störungen und Verhaltensstörungen bei Erwachsenen (9-640 ff.), eine kriseninterventionelle Behandlung (9-641 ff.), die integrierte klinisch-psychosomatisch-psychotherapeutische Komplexbehandlung bei psychischen und psychosomatischen Störungen und Verhaltensstörungen bei Erwachsenen (9-642), die psychiatrisch-psychotherapeutische Behandlung im besonderen Setting (Mutter/Vater-Kind-Setting) (9-643 ff.), die Erbringung von Behandlungsmaßnahmen im stationsersetzenden Umfeld und als halbtägige tagesklinische Behandlung (9-644 ff.), der indizierte komplexe Entlassungsaufwand (9-645 ff.), die spezifische qualifizierte Entzugsbehandlung Abhängigkeitskranker (9-647 ff.) und der Einsatz von Gebärdensprachdolmetschern (9-510 ff.) sind gesondert zu kodieren.
Dieser Kode ist zu Beginn der Behandlung und bei jedem Wechsel der Behandlungsart anzugeben.
Die Anzahl der Therapieeinheiten pro Woche ist gesondert zu kodieren (9-649 ff.).
Dieser Kode ist sowohl für die voll- als auch die teilstationäre Behandlung zu verwenden.
Strukturmerkmale:

- Multiprofessionelles Team mit Behandlungsleitung durch einen Facharzt für Psychiatrie und Psychotherapie, Facharzt für Psychiatrie, Facharzt für Nervenheilkunde oder Facharzt für Psychosomatische Medizin und Psychotherapie.
- Vorhandensein von Vertretern der folgenden Berufsgruppen:
  - Ärzte (Facharzt für Psychiatrie und Psychotherapie, Facharzt für Psychiatrie, Facharzt für Nervenheilkunde oder Facharzt für Psychosomatische Medizin und Psychotherapie)
  - Psychologen (Psychologischer Psychotherapeut, Diplom-Psychologe oder Master of Science in Psychologie)
  - Spezialtherapeuten (z.B. Ergotherapeuten, Physiotherapeuten, Sozialarbeiter, Logopäden, Kreativtherapeuten)
  - Pflegefachpersonen (z.B. Gesundheits- und Krankenpfleger, Gesundheits- und Kinderkrankenpfleger, Altenpfleger, Heilerziehungspfleger).

Mindestmerkmale:

- Der Kode ist für Patienten anzuwenden, bei denen die Art und/oder Schwere der Erkrankung eine intensive psychotherapeutische Behandlung notwendig machen. Der Patient muss hierfür ausreichend motiviert und introspektionsfähig sein. Die Indikation für die psychotherapeutische Komplexbehandlung muss durch den Facharzt oder den psychologischen Psychotherapeuten gestellt werden.
- Die durchgeführten ärztlichen und/oder psychologischen Verfahren (ärztliche und psychologische Einzel- und Gruppentherapie) müssen mindestens 3 Therapieeinheiten pro Woche umfassen. Bei weniger als 3 Therapieeinheiten pro Woche ist der Kode 9-607 (Regelbehandlung) zu verwenden, sofern keine Intensivbehandlung , 9-61) vorliegt. Bei Erfassungszeiträumen von weniger als 1 Woche (z.B. wegen Entlassung) können die 3 Therapieeinheiten auch anteilig

erbracht werden, sofern die Behandlung in diesem Zeitraum dem dominierenden Behandlungskonzept des stationären Aufenthaltes im Sinne der Komplexkodes entspricht.

- Als angewandte Verfahren der ärztlichen und psychologischen Berufsgruppen gelten folgende Verfahren oder im Aufwand vergleichbare Verfahren:
  - Supportive Einzelgespräche
  - Einzelpsychotherapie
  - Gruppenpsychotherapie
  - Psychoedukation
  - Angehörigengespräche (z.B. Psychoedukation, Angehörigengruppen, Gespräche mit Betreuern)
  - Gespräche mit Richtern oder Behördenvertretern
  - Somato-psychosomatisches ärztliches Gespräch
  - Aufklärung, Complianceförderung und Monitoring im Rahmen der ärztlich indizierten Psychopharmakotherapie.
- Als angewandte Verfahren der Spezialtherapeuten gelten folgende Verfahren oder im Aufwand vergleichbare Verfahren:
  - Beratung, Adhärenz-Förderung und Monitoring im Rahmen der ärztlich indizierten Psychopharmakotherapie
  - Psychoedukation
  - Bezugstherapeutengespräche, supportive Einzelgespräche
  - Ergotherapeutische Behandlungsverfahren
  - Übende Verfahren und Hilfekoordination zur Reintegration in den individuellen psychosozialen Lebensraum
  - Gespräche mit Behördenvertretern
  - Angehörigengespräche, Gespräche mit Betreuern
  - Spezielle psychosoziale Interventionen (z.B. Selbstsicherheitstraining, soziales Kompetenztraining)
  - Kreativtherapien (z.B. Tanztherapie, Kunsttherapie, Musiktherapie)
  - Physio- oder Bewegungstherapie (z.B. Sporttherapie)
  - Entspannungsverfahren (z.B. progressive Muskelrelaxation nach Jacobson).

9-626 Psychotherapeutische Komplexbehandlung bei psychischen und psychosomatischen Störungen und Verhaltensstörungen bei Erwachsenen

9-63 Psychosomatisch-psychotherapeutische Komplexbehandlung bei psychischen und psychosomatischen Störungen und Verhaltensstörungen bei Erwachsenen

Exkl.: Regelbehandlung bei psychischen und psychosomatischen Störungen und Verhaltensstörungen bei Erwachsenen (9-607)
Intensivbehandlung bei psychischen und psychosomatischen Störungen und Verhaltensstörungen bei Erwachsenen (9-61)
Psychotherapeutische Komplexbehandlung bei psychischen und psychosomatischen Störungen und Verhaltensstörungen bei Erwachsenen (9-626)

Hinw.: Ein erhöhter Betreuungsaufwand bei psychischen und psychosomatischen Störungen und Verhaltensstörungen bei Erwachsenen (9-640 ff.), eine kriseninterventionelle Behandlung (9-641 ff.), die integrierte klinisch-psychosomatisch-psychotherapeutische Komplexbehandlung bei psychischen und psychosomatischen Störungen und Verhaltensstörungen bei Erwachsenen (9-642), die psychiatrisch-psychotherapeutische Behandlung im besonderen Setting (Mutter/Vater-Kind-Setting) (9-643 ff.), die Erbringung von Behandlungsmaßnahmen im stationsersetzenden Umfeld und als halbtägige tagesklinische Behandlung (9-644 ff.), der indizierte komplexe Entlassungsaufwand (9-645 ff.), die spezifische qualifizierte Entzugsbehandlung Abhängigkeitskranker (9-647 ff.) und der Einsatz von Gebärdensprachdolmetschern (9-510 ff.) sind gesondert zu kodieren.
Dieser Kode ist zu Beginn der Behandlung und bei jedem Wechsel der Behandlungsart anzugeben.
Die Anzahl der Therapieeinheiten pro Woche ist gesondert zu kodieren (9-649 ff.).
Dieser Kode ist sowohl für die voll- als auch die teilstationäre Behandlung zu verwenden.

Strukturmerkmale:
- Multiprofessionelles Team mit Behandlungsleitung durch einen Facharzt für Psychosomatische Medizin und Psychotherapie.
- Vorhandensein von Vertretern der folgenden Berufsgruppen:
  - Ärzte (Facharzt für Psychosomatische Medizin und Psychotherapie)
  - Psychologen (Psychologischer Psychotherapeut, Diplom-Psychologe oder Master of Science in Psychologie)
  - Spezialtherapeuten (z.B. Ergotherapeuten, Sozialarbeiter, Kreativtherapeuten, Physiotherapeuten, Ökotrophologen, Sportlehrer)
  - Pflegefachpersonen (z.B. Gesundheits- und Krankenpfleger, Gesundheits- und Kinderkrankenpfleger, Altenpfleger, Heilerziehungspfleger).

Mindestmerkmale:
- Die durchgeführten ärztlichen und/oder psychologischen Verfahren (ärztliche und psychologische Einzel- und Gruppentherapie) müssen mindestens 3 Therapieeinheiten pro Woche umfassen. Bei weniger als 3 Therapieeinheiten pro Woche ist der Kode 9-607 (Regelbehandlung) zu verwenden, sofern keine Intensivbehandlung , 9-61) vorliegt. Bei Erfassungszeiträumen von weniger als 1 Woche (z.B. wegen Entlassung) können die 3 Therapieeinheiten auch anteilig erbracht werden, sofern die Behandlung in diesem Zeitraum dem dominierenden Behandlungskonzept des stationären Aufenthaltes im Sinne der Komplexkodes entspricht.
- Standardisierte psychosomatisch-psychotherapeutische Diagnostik zu Beginn der Behandlung:
  - Soziodemographische Daten entsprechend der Basisdokumentation zur Psychotherapie (PsyBaDo).
  - Festlegung von Hauptdiagnose und Komorbiditäten.
  - Standardisierte Erhebung des psychopathologischen Befundes mittels der Kriterien der Arbeitsgemeinschaft für Methodik und Dokumentation in der Psychiatrie (AMDP).
  - Schweregradeinschätzung entsprechend dem Beeinträchtigungsschwere-Score (BSS) und dem Global Assessment of Functioning Scale (GAF).
  - Alternativ in psychodynamisch arbeitenden Abteilungen oder Krankenhäusern: Achse II – IV der operationalisierten psychodynamischen Diagnostik (OPD-2).
  - Alternativ in verhaltenstherapeutisch arbeitenden Abteilungen oder Krankenhäusern: Verhaltensanalyse.
- Einsatz eines psychodynamischen oder kognitiv-behavioralen Grundverfahrens als reflektiertem Mehrpersonen-Interaktionsprozess mit wöchentlicher Teambesprechung je stationärer Einheit von mindestens 60 Minuten mit wochenbezogener schriftlicher Dokumentation bisheriger Behandlungsergebnisse und weiterer Behandlungsziele.
- Somatisch-medizinische Aufnahmeuntersuchung.
- Eine fachärztliche Visite pro Woche pro Patient.
- Als angewandte Verfahren der ärztlichen und psychologischen Berufsgruppen gelten folgende Verfahren oder im Aufwand vergleichbare Verfahren:
  - Supportive Einzelgespräche
  - Einzelpsychotherapie
  - Gruppenpsychotherapie
  - Psychoedukation
  - Angehörigengespräche (z.B. Psychoedukation, Angehörigengruppen, Gespräche mit Betreuern)
  - Gespräche mit Richtern oder Behördenvertretern
  - Somato-psychosomatisches ärztliches Gespräch
  - Aufklärung, Complianceförderung und Monitoring im Rahmen der ärztlich indizierten Psychopharmakotherapie.
- Als angewandte Verfahren der Spezialtherapeuten gelten folgende Verfahren oder im Aufwand vergleichbare Verfahren:
  - Beratung, Adhärenz-Förderung und Monitoring im Rahmen der ärztlich indizierten Psychopharmakotherapie.
  - Psychoedukation
  - Bezugstherapeutengespräche, supportive Einzelgespräche
  - Ergotherapeutische Behandlungsverfahren
  - Spezielle psychosoziale Interventionen (z.B. Selbstsicherheitstraining, soziales Kompetenztraining)
  - Kreativtherapien (z.B. Tanztherapie, Kunsttherapie, Musiktherapie)
  - Gespräche mit Behördenvertretern
  - Angehörigengespräche, Gespräche mit Betreuern
  - Gestaltungs-, Körper- und Bewegungstherapie

- Sensorisch fokussierte Therapien (z.B. Genussgruppe, Snoezelen)
- Physio- oder Bewegungstherapie (z.B. Sporttherapie)
- Entspannungsverfahren (z.B. progressive Muskelrelaxation nach Jacobson, autogenes Training oder psychophysiologische Techniken wie Biofeedback)
- Somatopsychisch-psychosomatische Kompentenztrainings (Diätberatung, Sozialberatung, Sport).

• Prä-Post-Evaluation des Behandlungsverlaufs.

9-634 Psychosomatisch-psychotherapeutische Komplexbehandlung bei psychischen und psychosomatischen Störungen und Verhaltensstörungen bei Erwachsenen

9-64 Zusatzinformationen zur Behandlung bei psychischen und psychosomatischen Störungen und Verhaltensstörungen bei Erwachsenen

9-640.– Erhöhter Betreuungsaufwand bei psychischen und psychosomatischen Störungen und Verhaltensstörungen bei Erwachsenen

Hinw.: Diese Kodes sind Zusatzkodes. Sie können nur in Kombination mit der Intensivbehandlung bei psychischen und psychosomatischen Störungen und Verhaltensstörungen bei Erwachsenen (9-61), der psychotherapeutischen Komplexbehandlung bei psychischen und psychosomatischen Störungen und Verhaltensstörungen bei Erwachsenen (9-626) und der psychosomatisch-psychotherapeutischen Komplexbehandlung bei psychischen und psychosomatischen Störungen und Verhaltensstörungen bei Erwachsenen (9-634) angegeben werden.

Diese Kodes sind für jeden Behandlungstag mit erhöhtem Betreuungsaufwand einzeln anzugeben.

1:1-Betreuung bedeutet, dass eine Person einen einzelnen Patienten individuell zusammenhängend ggf. zusätzlich zu angewandten Verfahren betreut. 1:1-Betreuung bedeutet, dass ein Patient über einen Zeitraum von mindestens 2 Stunden ohne Unterbrechung fortlaufend von einer oder mehreren Personen betreut wird. Mehrere Zeiträume von mindestens 2 Stunden können über den Tag addiert werden. Bei Einzelbetreuung durch mehr als eine Person (2 oder mehr) sind die zusammenhängenden Zeiten aller betreuenden Personen zu einer Gesamtsumme zu addieren und entsprechend mit einem Kode unter 9-640.0 ff. zu kodieren.

Anerkannt werden alle Leistungen, die durch Mitarbeiter erbracht werden, die eine Ausbildung in der jeweiligen, in den Primärkodes (9-60 bis 9-63) spezifizierten Berufsgruppe abgeschlossen haben und in einem dieser Berufsgruppe entsprechend vergüteten Beschäftigungsverhältnis stehen.

Die für diese Betreuung aufgewendete Zeit kann nicht für die Berechnung der Therapieeinheiten (9-649 ff. oder für andere Zusatzkodes , 9-641 ff.) angerechnet werden.

Mindestmerkmale:

- Multiprofessionelle Behandlung von Patienten, deren wesentliche Merkmale die akute Fremd- oder Selbstgefährdung infolge einer psychischen oder psychosomatischen Erkrankung sind.
- Tägliche ärztliche/psychologische Befunderhebung und ggf. ärztliche Anordnung zur Einleitung oder Fortführung der Betreuungsmaßnahmen.

9-640.0- 1:1-Betreuung

.04 Mindestens 2 bis zu 4 Stunden pro Tag
.05 Mehr als 4 bis zu 6 Stunden pro Tag
.06 Mehr als 6 bis zu 12 Stunden pro Tag
.07 Mehr als 12 bis zu 18 Stunden pro Tag
.08 Mehr als 18 Stunden pro Tag

9

9-641.– Kriseninterventionelle Behandlung bei psychischen und psychosomatischen Störungen und Verhaltensstörungen bei Erwachsenen

Hinw.: Diese Kodes sind Zusatzkodes. Sie können nur in Kombination mit der Regelbehandlung bei psychischen und psychosomatischen Störungen und Verhaltensstörungen bei Erwachsenen (9-607) der Intensivbehandlung bei psychischen und psychosomatischen Störungen und Verhaltensstörungen bei Erwachsenen (9-61), der psychotherapeutischen Komplexbehandlung bei psychischen und psychosomatischen Störungen und Verhaltensstörungen bei Erwachsenen (9-626), der psychosomatisch-psychotherapeutischen Komplexbehandlung bei psychischen und psychosomatischen Störungen und Verhaltensstörungen bei Erwachsenen (9-634) und der stationsäquivalenten psychiatrischen Behandlung bei Erwachsenen (9-701 ff.) angegeben werden.

Diese Kodes sind für jeden Behandlungstag mit erhöhtem Behandlungsaufwand gesondert anzugeben.

Mindestmerkmale:

- Behandlungen von psychosozialen oder psychischen Krisen, die tagesbezogen einen hohen Personaleinsatz erfordern. Die psychische Krise beschreibt eine akute vorübergehende psychische Störung als Reaktion auf außergewöhnliche Ereignisse und Lebensumstände, so dass dringliches therapeutisches Handeln erforderlich wird.
- Für den Nachweis des Vorliegens einer psychosozialen oder psychischen Krise ist die Regeldokumentation in der Patientenakte ausreichend.
- Es erfolgen vordringliche, ungeplante (außerhalb des vorgegebenen Therapieplans), Orientierung gebende, einzeltherapeutische Kontakte (ggf. auch durch 2 Therapeuten oder Pflegefachpersonen) mit dem Patienten und/oder den Kontaktpersonen des Patienten. Diese Zeit kann nicht für die Berechnung der Therapieeinheiten (9-649 ff. oder für andere Zusatzkodes, 9-640 ff.) angerechnet werden.
- Tägliche ärztliche/psychologische Befunderhebung und ggf. ärztliche Anordnung zur Einleitung oder Fortführung der Behandlungsmaßnahme. Dies ist Teil der therapeutischen Kontakte.

9-641.0- Kriseninterventionelle Behandlung durch Ärzte und/oder Psychologen

.00 Mehr als 1 bis 1,5 Stunden pro Tag
.01 Mehr als 1,5 bis 3 Stunden pro Tag
.02 Mehr als 3 bis 4,5 Stunden pro Tag
.03 Mehr als 4,5 bis 6 Stunden pro Tag
.04 Mehr als 6 Stunden pro Tag

9-641.1- Kriseninterventionelle Behandlung durch Spezialtherapeuten und/oder Pflegefachpersonen

.10 Mehr als 1 bis 1,5 Stunden pro Tag
.11 Mehr als 1,5 bis 3 Stunden pro Tag
.12 Mehr als 3 bis 4,5 Stunden pro Tag
.13 Mehr als 4,5 bis 6 Stunden pro Tag
.14 Mehr als 6 Stunden pro Tag

9-642 Integrierte klinisch-psychosomatisch-psychotherapeutische Komplexbehandlung bei psychischen und psychosomatischen Störungen und Verhaltensstörungen bei Erwachsenen

Hinw.: Dieser Kode ist ein Zusatzkode. Er kann nur jeweils in Kombination angegeben werden mit der Regelbehandlung bei psychischen und psychosomatischen Störungen und Verhaltensstörungen bei Erwachsenen (9-607) der Intensivbehandlung bei psychischen und psychosomatischen Störungen und Verhaltensstörungen bei Erwachsenen (9-61), der psychotherapeutischen Komplexbehandlung bei psychischen und psychosomatischen Störungen und Verhaltensstörungen bei Erwachsenen (9-626) und der psychosomatisch-psychotherapeutischen Komplexbehandlung bei psychischen und psychosomatischen Störungen und Verhaltensstörungen bei Erwachsenen (9-634). Solange die Mindestmerkmale dieses Kodes erfüllt sind, ist er einmal pro Woche anzugeben.

Strukturmerkmale:

- Vorhandensein einer somatischen Intensivstation und/oder Intermediate Care am Standort des Krankenhauses.
- Psychosomatisch-psychotherapeutisches Team mit Behandlungsleitung durch einen Facharzt für Psychosomatische Medizin und Psychotherapie (Psychotherapeutische Medizin), einen Facharzt für Psychiatrie und Psychotherapie, einen Facharzt für Psychiatrie oder einen Facharzt für Nervenheilkunde jeweils mit einer weiteren somatischen Facharztqualifikation (Innere Medizin/Allgemeinmedizin, Neurologie, Orthopädie, Anästhesiologie/Schmerztherapie) oder mit Behandlungsleitung durch einen Facharzt für Psychosomatische Medizin und Psychotherapie (Psychotherapeutische Medizin), einen Facharzt für Psychiatrie und Psychotherapie, einen Facharzt für Psychiatrie oder einen Facharzt für Nervenheilkunde und einen weiteren Arzt mit einer somatischen Facharztqualifikation im Team.
- Arbeitstägliche Anwesenheit eines Arztes, um ggf. auch kurzfristig psychische Problemlagen behandeln zu können.
- Mindestens in einem somatischen Fach qualifizierte ärztliche Rufbereitschaft am Standort des Krankenhauses über 24 Stunden täglich.
- Pflegerische Behandlung auch bettlägeriger Patienten ist grundsätzlich über 24 Stunden täglich gewährleistet.

Mindestmerkmale:

- Vorliegen von unmittelbar medizinisch behandlungsbedürftigen akuten und chronischen somatischen Erkrankungen, dokumentiert durch Veränderung(en) des initialen medizinischen Behandlungsregimes im Verlauf der Krankenhausbehandlung, mit psychischer Komorbidität und/oder Copingstörungen im Rahmen einer begleitenden körperlichen Erkrankung oder von sich vorwiegend somatisch präsentierenden Erkrankungen (z.B. somatoforme [Schmerz-]Störung, schwerstes Untergewicht bei Anorexia nervosa), die der gleichzeitigen intensiven somatischen Diagnostik und Therapie im Sinne einer auf die Erfordernisse somatisch Kranker adaptierten integrierten klinisch-psychosomatisch-psychotherapeutischen Komplexbehandlung bedürfen.
- Arbeitstägliche ärztliche Visiten, wenn keine "höherwertige" ärztliche Therapieeinheit erfolgt.
- Kontinuierliche Anwesenheit mindestens einer Pflegekraft über 24 Stunden auf einer Station mit persönlicher Kontaktaufnahme pro Schicht.
- Über die Struktur der wöchentlichen Teambesprechungen psychosomatisch-psychotherapeutischer Komplexbehandlungen hinaus erfolgt die regelmäßige multidisziplinäre Abstimmung mit allen an der Behandlung beteiligten somatischen Fachgebieten zur weiteren Differenzialdiagnostik oder/und integrierten somatischen und psychosomatischen Behandlung, mindestens 3-mal wöchentlich.

9-643.– Psychiatrisch-psychotherapeutische Behandlung im besonderen Setting (Mutter/Vater-Kind-Setting)

Exkl.: Psychiatrisch-psychotherapeutische Behandlung im besonderen kombinierten Eltern-Kind-Setting bei therapiebedürftigem Elternteil und therapiebedürftigem Kind (9-64a ff.)

Hinw.: Diese Kodes sind Zusatzkodes. Sie können nur in Kombination mit der Regelbehandlung bei psychischen und psychosomatischen Störungen und Verhaltensstörungen bei Erwachsenen (9-607), der Intensivbehandlung bei psychischen und psychosomatischen Störungen und Verhaltensstörungen bei Erwachsenen (9-61), der psychotherapeutischen Komplexbehandlung bei psychischen und psychosomatischen Störungen und Verhaltensstörungen bei Erwachsenen (9-626) und der psychosomatisch-psychotherapeutischen Komplexbehandlung bei psychischen und psychosomatischen Störungen und Verhaltensstörungen bei Erwachsenen (9-634) angegeben werden.

Ein Kode aus diesem Bereich ist für die Behandlung psychisch kranker Mütter oder Väter anzuwenden, wenn aufgrund der elterlichen Erkrankung eine Beziehungsstörung zum 0-4 Jahre alten Kind besteht und die Aufnahme der Mutter oder des Vaters gemeinsam mit dem Kind indiziert ist, um die Eltern-Kind-Interaktion zu verbessern. Es erfolgt eine Behandlung der Mutter/des Vaters gemeinsam mit dem Kind bzw. den Geschwistern.

Strukturmerkmale:

- Vorhaltung eines Eltern-Kind-Rooming-In. Rooming-In meint hierbei die Unterbringung des Elternteils mit seinem Kind gemeinsam in einem eigenen familiengerechten Zimmer.
- Familiengerechtes milieutherapeutisches Setting mit einem kindgerechten Aufenthalts- und Spielraum und einem Rückzugsraum für Eltern.
- Pädagogisch-pflegerische Fachkräfte (z.B. Kinderkrankenpfleger, Erzieher, Heilerzieher, Heilpädagogen) sind Teil des Behandlungsteams.
- Möglichkeit zu einer fachübergreifenden konsiliarischen Betreuung der Mutter durch eine Hebamme, einen Stillberater im Hause oder durch eine Kooperation mit ambulant tätigen Hebammen/Stillberatern.
- Mindestens konsiliarische Verfügbarkeit eines Pädiaters und/oder Kinder- und Jugendpsychiaters.

Mindestmerkmale:

- Qualifizierte Diagnostik der Mutter/Vater-Kind-Beziehung.
- Im Rahmen des Zusatzkodes können folgende Verfahren zusätzlich und ggf. im Rahmen einer Videointervention zur Anwendung kommen:
  - Einzeltherapie der Mutter/Vater-Kind-Dyade,
  - Familiengespräche und/oder Gespräche mit Bezugspersonen aus dem Herkunftsmilieu (z.B. Pflegefamilie, Jugendhilfe),
  - Elterngruppentherapie,
  - Unterstützung der Eltern bei den alltäglichen Verrichtungen (Förderung der elterlichen Erziehungskompetenz),
  - Kinderbetreuung während der therapeutischen Aktivitäten der Eltern,
  - Anleitung zum gemeinsamen Spiel.
- Es kommt mindestens ein spezialisiertes Therapieverfahren zur Anwendung, welches die Verbesserung der Eltern-Kind-Interaktion bzw. -Beziehung zum Ziel hat (z.B. systemische Therapie).

Die im Rahmen dieses Zusatzkodes erbrachten Therapieeinheiten können pro Woche bei den Zusatzkodes 9-649 ff. mitgerechnet werden.

9-643.0 Mindestens 1 bis höchstens 7 Tage

9-643.1 Mindestens 8 bis höchstens 14 Tage

9-643.2 Mindestens 15 bis höchstens 21 Tage

9-643.3 Mindestens 22 bis höchstens 28 Tage

9-643.4 Mindestens 29 bis höchstens 35 Tage

9-643.5 Mindestens 36 bis höchstens 42 Tage

9-643.6 Mindestens 43 bis höchstens 49 Tage

9-643.7 Mindestens 50 Tage

9-644.– Erbringung von Behandlungsmaßnahmen im stationsersetzenden Umfeld und als halbtägige tagesklinische Behandlung bei Erwachsenen

Hinw.: Diese Kodes sind Zusatzkodes. Sie können nur in Kombination mit der Regelbehandlung bei psychischen und psychosomatischen Störungen und Verhaltensstörungen bei Erwachsenen (9-607), der psychotherapeutischen Komplexbehandlung bei psychischen und psychosomatischen Störungen und Verhaltensstörungen bei Erwachsenen (9-626) und der psychosomatisch-psychotherapeutischen Komplexbehandlung bei psychischen und psychosomatischen Störungen und Verhaltensstörungen bei Erwachsenen (9-634) angegeben werden.

Ein Kode aus diesem Bereich ist für jeden Tag, an dem die Leistung erbracht wird, gesondert anzugeben. Die Struktur- und Mindestmerkmale der Kodes 9-607, 9-626 oder 9-634 (u.a. Leistungserbringung durch ein multiprofessionelles, fachärztlich geleitetes Behandlungsteam) müssen erfüllt sein.

9-644.0 Ganztägiges Hometreatment

Hinw.: Dieser Kode ist nur anzugeben für die Behandlung im Rahmen von Modellvorhaben nach § 64b SGB V.

Die Behandlung des Patienten erfolgt im häuslichen Umfeld über mindestens 210 Minuten. Fahrzeiten werden dabei nicht angerechnet.

9-644.1 Halbtägiges Hometreatment

Hinw.: Dieser Kode ist nur anzugeben für die Behandlung im Rahmen von Modellvorhaben nach § 64b SGB V.

Die Behandlung des Patienten erfolgt im häuslichen Umfeld über mindestens 105 Minuten bis maximal 209 Minuten. Fahrzeiten werden dabei nicht angerechnet.

9-644.2 Halbtägige tagesklinische Behandlung

Hinw.: Intermittierende Behandlung des Patienten in der Tagesklinik.

Es werden mindestens eine Gruppentherapie über 90 Minuten und eine Einzeltherapie über 25 Minuten oder mindestens eine Einzeltherapie über 60 Minuten durchgeführt.

9-645.– Indizierter komplexer Entlassungsaufwand bei psychischen und psychosomatischen Störungen und Verhaltensstörungen bei Erwachsenen

Hinw.: Diese Kodes sind Zusatzkodes. Sie können nur in Kombination mit der Regelbehandlung bei psychischen und psychosomatischen Störungen und Verhaltensstörungen bei Erwachsenen (9-607), der Intensivbehandlung bei psychischen und psychosomatischen Störungen und Verhaltensstörungen bei Erwachsenen (9-61), der psychotherapeutischen Komplexbehandlung bei psychischen und psychosomatischen Störungen und Verhaltensstörungen bei Erwachsenen (9-626), der psychosomatisch-psychotherapeutischen Komplexbehandlung bei psychischen und psychosomatischen Störungen und Verhaltensstörungen bei Erwachsenen (9-634) und der stationsäquivalenten psychiatrischen Behandlung bei Erwachsenen (9-701 ff.) angegeben werden.

Kodes aus den Bereichen 9-645.0 ff. und 9-645.1 ff. sind für jeden Tag, an dem Leistungen im Sinne dieser Kodes erbracht wurden, gesondert anzugeben.

Die im Kontext der Entlassung im Sinne dieses Kodes erbrachten Leistungen können nicht gleichzeitig bei der Berechnung der Therapieeinheiten (9-649 ff.) oder für andere Zusatzkodes (9-640 ff., 9-641 ff.) angerechnet werden.

Mindestmerkmale für den gesamten Entlassungsprozess:

- Differenzierte Diagnostik des Funktionsniveaus und des poststationären Versorgungsbedarfs, Erstellung eines bedarfsgerechten Entlassungsplanes.
- Anerkannt werden alle Leistungen, die durch Mitarbeiter erbracht werden, die eine Ausbildung in der jeweiligen spezifizierten Berufsgruppe abgeschlossen haben und in einem dieser Berufsgruppe entsprechend vergüteten Beschäftigungsverhältnis stehen.
- Es zählen z.B. folgende Leistungen:
  - Leistungen zur Unterstützung des Wohnsitzwechsels (z.B. bei Obdachlosigkeit, bei Heimeintritt, begleitete Besuche, Beschaffung von Einrichtungsgegenständen).
  - Ein oder mehrere Hausbesuche vor Entlassung, die im unmittelbaren inhaltlichen Zusammenhang mit der Entlassung stehen.
  - Leistungen zur Organisation nachbetreuender Dienste und/oder Überleitungsmanagement (z.B. Hilfeplankonferenzen, Überleitungsgespräche).
  - Leistungen zur Unterstützung bei schwieriger Wohnsituation (z.B. Vermietergespräche, Besuche in der Nachbarschaft, Besuch eines Rechtsbeistandes).
  - Leistungen zur Unterstützung der beruflichen Wiedereingliederung (z.B. stundenweise begleitete Belastungserprobungen im Arbeitsumfeld, Durchführung von oder Begleitung zu Gesprächen mit dem Arbeitgeber).
  - Leistungen zur Unterstützung von Angehörigen (gezielte Anleitung und/oder Edukation für die Entlassung, z.B. Erarbeitung eines konkreten Tagesplanes, Begleitung von stundenweisen Belastungserprobungen, Familiengespräche).
- Fahrzeiten werden nicht angerechnet.

9-645.0- Indizierter komplexer Entlassungsaufwand, durch Spezialtherapeuten und/oder pflegerische Fachpersonen erbracht

.03 Mehr als 1 bis zu 2 Stunden (erhöhter Aufwand)

.04 Mehr als 2 bis zu 4 Stunden (deutlich erhöhter Aufwand)

.05 Mehr als 4 Stunden (stark erhöhter Aufwand)

9-645.1- Indizierter komplexer Entlassungsaufwand, durch Ärzte und/oder Psychologen erbracht

.13 Mehr als 1 bis zu 2 Stunden (erhöhter Aufwand)

.14 Mehr als 2 bis zu 4 Stunden (deutlich erhöhter Aufwand)

.15 Mehr als 4 Stunden (stark erhöhter Aufwand)

9-647.– Spezifische qualifizierte Entzugsbehandlung Abhängigkeitskranker bei Erwachsenen

Hinw.: Diese Kodes sind Zusatzkodes. Sie können nur in Kombination mit der Regelbehandlung bei psychischen und psychosomatischen Störungen und Verhaltensstörungen bei Erwachsenen (9-607), der Intensivbehandlung bei psychischen und psychosomatischen Störungen und Verhaltensstörungen bei Erwachsenen (9-61), der psychotherapeutischen Komplexbehandlung bei psychischen und psychosomatischen Störungen und Verhaltensstörungen bei Erwachsenen (9-626) und der psychosomatisch-psychotherapeutischen Komplexbehandlung bei psychischen und psychosomatischen Störungen und Verhaltensstörungen bei Erwachsenen (9-634) angegeben werden.

Wird die spezifische qualifizierte Entzugsbehandlung unterbrochen, so wird für jede Behandlungsepisode ein Kode aus diesem Bereich angegeben.

Bei einer Behandlung an mehr als 28 Behandlungstagen ist die Zählung von Neuem zu beginnen und es wird ein weiterer Kode aus diesem Bereich angegeben.

Ein Kode aus diesem Bereich kann bei einfachem oder multiplem Substanzmissbrauch angegeben werden und ist nicht bei isolierter Nikotinabhängigkeit (Tabak), Koffeinabhängigkeit oder nicht stoffgebundenen Abhängigkeiten anzuwenden.

Die im Rahmen der spezifischen qualifizierten Entzugsbehandlung Abhängigkeitskranker anfallenden Therapieeinheiten werden bei den Zusatzkodes 9-649 ff. angegeben.

Das Therapiekonzept ist auf mindestens 7 Behandlungstage ausgelegt (Ausnahme: vorzeitiger Therapieabbruch).

Strukturmerkmale:

- Multidisziplinär zusammengesetztes Behandlungsteam mit mindestens 3 Berufsgruppen (z.B. Ärzte, Psychologische Psychotherapeuten oder Suchttherapeuten, Sozialpädagogen, Physiotherapeuten, Ergotherapeuten, Pflegefachpersonen), davon mindestens 1 Arzt oder Psychologischer Psychotherapeut.

Mindestmerkmale (für den stationären Gesamtaufenthalt zu erbringende Maßnahmen):

- Ggf. somatischer Entzug.
- Differenzierte somatische und psychiatrische Befunderhebung mit Diagnostik und ggf. Behandlung von Folge- und Begleiterkrankungen.
- Information und Aufklärung über Abhängigkeitserkrankungen, Förderung von Veränderungsbereitschaft, soziale Stabilisierung, Motivierung zur problemspezifischen Weiterbehandlung.
- Ressourcen- und lösungsorientiertes Therapiemanagement unter Einsatz differenzierter Therapieelemente patientenbezogen in Kombination von Gruppen- und Einzeltherapie: z.B. psychoedukative Informationsgruppen, medizinische Informationsgruppen, themenzentrierte Einzel- und Gruppentherapie, Ergotherapie, Krankengymnastik/Bewegungstherapie, Entspannungsverfahren.
- Ggf. Angehörigeninformation und -beratung.
- Information über externe Selbsthilfegruppen, ggf. Informationsveranstaltungen von Einrichtungen des Suchthilfesystems.
- Ggf. Eingliederung des Patienten in das bestehende regionale Suchthilfesystem.

9-647.0	1 Behandlungstag	9-647.a	11 Behandlungstage	9-647.m	21 Behandlungstage
9-647.1	2 Behandlungstage	9-647.b	12 Behandlungstage	9-647.n	22 Behandlungstage
9-647.2	3 Behandlungstage	9-647.c	13 Behandlungstage	9-647.p	23 Behandlungstage
9-647.3	4 Behandlungstage	9-647.d	14 Behandlungstage	9-647.q	24 Behandlungstage
9-647.4	5 Behandlungstage	9-647.e	15 Behandlungstage	9-647.r	25 Behandlungstage
9-647.5	6 Behandlungstage	9-647.f	16 Behandlungstage	9-647.s	26 Behandlungstage
9-647.6	7 Behandlungstage	9-647.g	17 Behandlungstage	9-647.t	27 Behandlungstage
9-647.7	8 Behandlungstage	9-647.h	18 Behandlungstage	9-647.u	28 Behandlungstage
9-647.8	9 Behandlungstage	9-647.j	19 Behandlungstage		
9-647.9	10 Behandlungstage	9-647.k	20 Behandlungstage		

9-649.– Anzahl der Therapieeinheiten pro Woche bei Erwachsenen

Hinw.: Diese Kodes sind Zusatzkodes. Sie können nur in Kombination mit der Regelbehandlung bei psychischen und psychosomatischen Störungen und Verhaltensstörungen bei Erwachsenen (9-607), der Intensivbehandlung bei psychischen und psychosomatischen Störungen und Verhaltensstörungen bei Erwachsenen (9-61), der psychotherapeutischen Komplexbehandlung bei psychischen und psychosomatischen Störungen und Verhaltensstörungen bei Erwachsenen (9-626) und der psychosomatisch-psychotherapeutischen Komplexbehandlung bei psychischen und psychosomatischen Störungen und Verhaltensstörungen bei Erwachsenen (9-634) angegeben werden.

Ein Kode aus diesem Bereich ist unabhängig von der Art der Behandlung einmal pro Woche anzugeben. Als erste Woche gilt die Zeitspanne vom Tag der Aufnahme bis zum Ablauf der ersten 7 Tage, usw. Erfolgt innerhalb der Woche ein Wechsel der Behandlungsart z.B. von Regelbehandlung auf Intensivbehandlung, werden die Therapieeinheiten aus den verschiedenen Behandlungsarten für die jeweilige Berufsgruppe zusammengezählt. Erfolgt eine Versorgung an weniger als 7 Tagen (z.B. aufgrund einer Entlassung), werden auch dann die Therapieeinheiten der jeweiligen Berufsgruppen berechnet und entsprechend der Anzahl der erreichten Therapieeinheiten kodiert.

Sofern Therapieeinheiten an Wochenenden, Feiertagen, Aufnahme- oder Entlassungstagen erbracht werden, sind diese ebenfalls zu berücksichtigen.

Als Einzeltherapie gilt eine zusammenhängende Therapie von mindestens 25 Minuten. Dies entspricht einer Therapieeinheit.

Gruppentherapien dauern ebenfalls mindestens 25 Minuten. Bei Gruppentherapien ist die Gruppengröße auf maximal 18 Patienten begrenzt. Bei einer Gruppenpsychotherapie mit 13 bis 18 Patienten sind mindestens 2 Mitarbeiter, von denen mindestens einer ein Arzt oder ein Psychologe ist, erforderlich.

Pro Einzel- oder Gruppentherapie dürfen Therapieeinheiten für maximal 2 Therapeuten pro Patient angerechnet werden.

Die für die Diagnostik aufgewendete Zeit ist für die Berechnung der Therapieeinheiten entsprechend zu berücksichtigen.

Die Tabelle der pro Patient anrechenbaren Therapieeinheiten befindet sich im Anhang zum OPS.

Anerkannt werden alle Leistungen, die durch Mitarbeiter erbracht werden, die eine Ausbildung in der jeweiligen, beim Primärkode spezifizierten Berufsgruppe abgeschlossen haben und in einem dieser Berufsgruppe entsprechend vergüteten Beschäftigungsverhältnis stehen. Bei Psychotherapeuten in Ausbildung ist für eine Anerkennung der Leistungen Voraussetzung, dass diese Mitarbeiter eine Vergütung entsprechend ihrem Grundberuf z.B. als Diplom-Psychologe oder Diplom-Pädagoge erhalten.

Für die Kodierung sind die durch die ärztliche und psychologische Berufsgruppe erbrachten Therapieeinheiten getrennt nach Einzel- und Gruppentherapie zu addieren. Für die Spezialtherapeuten sind die in Einzeltherapie erbrachten Therapieeinheiten zu addieren. Es sind für jede Berufsgruppe gesondert die entsprechenden Kodes anzugeben.

9-649.0 Keine Therapieeinheit pro Woche

Hinw.: Dieser Kode ist nur anzuwenden, wenn im Rahmen der Behandlung eines Patienten von keiner der 3 Berufsgruppen zusammenhängende Therapien von mindestens 25 Minuten pro Woche durchgeführt wurden.

9-649.1- Einzeltherapie durch Ärzte

.10 1 Therapieeinheit pro Woche
.11 2 Therapieeinheiten pro Woche
.12 3 Therapieeinheiten pro Woche
.13 4 Therapieeinheiten pro Woche
.14 5 Therapieeinheiten pro Woche
.15 6 Therapieeinheiten pro Woche
.16 7 Therapieeinheiten pro Woche
.17 8 Therapieeinheiten pro Woche
.18 9 Therapieeinheiten pro Woche
.19 10 Therapieeinheiten pro Woche
.1a 11 Therapieeinheiten pro Woche
.1b 12 Therapieeinheiten pro Woche
.1c 13 Therapieeinheiten pro Woche
.1d 14 Therapieeinheiten pro Woche
.1e 15 Therapieeinheiten pro Woche
.1f 16 Therapieeinheiten pro Woche
.1g Mehr als 16 Therapieeinheiten pro Woche

9-649.2- Gruppentherapie durch Ärzte

.20 Mehr als 0,05 bis 1 Therapieeinheit pro Woche
.21 Mehr als 1 bis 2 Therapieeinheiten pro Woche
.22 Mehr als 2 bis 3 Therapieeinheiten pro Woche
.23 Mehr als 3 bis 4 Therapieeinheiten pro Woche
.24 Mehr als 4 bis 5 Therapieeinheiten pro Woche
.25 Mehr als 5 bis 6 Therapieeinheiten pro Woche
.26 Mehr als 6 bis 7 Therapieeinheiten pro Woche
.27 Mehr als 7 bis 8 Therapieeinheiten pro Woche
.28 Mehr als 8 bis 9 Therapieeinheiten pro Woche
.29 Mehr als 9 bis 10 Therapieeinheiten pro Woche
.2a Mehr als 10 bis 11 Therapieeinheiten pro Woche
.2b Mehr als 11 bis 12 Therapieeinheiten pro Woche
.2c Mehr als 12 bis 13 Therapieeinheiten pro Woche
.2d Mehr als 13 bis 14 Therapieeinheiten pro Woche
.2e Mehr als 14 bis 15 Therapieeinheiten pro Woche
.2f Mehr als 15 bis 16 Therapieeinheiten pro Woche
.2g Mehr als 16 Therapieeinheiten pro Woche

9-649.3- Einzeltherapie durch Psychologen

.30 1 Therapieeinheit pro Woche
.31 2 Therapieeinheiten pro Woche
.32 3 Therapieeinheiten pro Woche
.33 4 Therapieeinheiten pro Woche
.34 5 Therapieeinheiten pro Woche
.35 6 Therapieeinheiten pro Woche
.36 7 Therapieeinheiten pro Woche
.37 8 Therapieeinheiten pro Woche
.38 9 Therapieeinheiten pro Woche
.39 10 Therapieeinheiten pro Woche
.3a 11 Therapieeinheiten pro Woche
.3b 12 Therapieeinheiten pro Woche
.3c 13 Therapieeinheiten pro Woche
.3d 14 Therapieeinheiten pro Woche
.3e 15 Therapieeinheiten pro Woche
.3f 16 Therapieeinheiten pro Woche
.3g Mehr als 16 Therapieeinheiten pro Woche

9-649.4- Gruppentherapie durch Psychologen

.40 Mehr als 0,05 bis 1 Therapieeinheit pro Woche
.41 Mehr als 1 bis 2 Therapieeinheiten pro Woche
.42 Mehr als 2 bis 3 Therapieeinheiten pro Woche
.43 Mehr als 3 bis 4 Therapieeinheiten pro Woche
.44 Mehr als 4 bis 5 Therapieeinheiten pro Woche
.45 Mehr als 5 bis 6 Therapieeinheiten pro Woche
.46 Mehr als 6 bis 7 Therapieeinheiten pro Woche
.47 Mehr als 7 bis 8 Therapieeinheiten pro Woche
.48 Mehr als 8 bis 9 Therapieeinheiten pro Woche
.49 Mehr als 9 bis 10 Therapieeinheiten pro Woche
.4a Mehr als 10 bis 11 Therapieeinheiten pro Woche
.4b Mehr als 11 bis 12 Therapieeinheiten pro Woche
.4c Mehr als 12 bis 13 Therapieeinheiten pro Woche
.4d Mehr als 13 bis 14 Therapieeinheiten pro Woche
.4e Mehr als 14 bis 15 Therapieeinheiten pro Woche
.4f Mehr als 15 bis 16 Therapieeinheiten pro Woche
.4g Mehr als 16 Therapieeinheiten pro Woche

9-649.5- Einzeltherapie durch Spezialtherapeuten

.50	1 Therapieeinheit pro Woche
.51	2 Therapieeinheiten pro Woche
.52	3 Therapieeinheiten pro Woche
.53	4 Therapieeinheiten pro Woche
.54	5 Therapieeinheiten pro Woche
.55	6 Therapieeinheiten pro Woche
.56	7 Therapieeinheiten pro Woche
.57	8 Therapieeinheiten pro Woche
.58	9 Therapieeinheiten pro Woche
.59	10 Therapieeinheiten pro Woche
.5a	11 Therapieeinheiten pro Woche
.5b	12 Therapieeinheiten pro Woche
.5c	13 Therapieeinheiten pro Woche
.5d	14 Therapieeinheiten pro Woche
.5e	15 Therapieeinheiten pro Woche
.5f	16 Therapieeinheiten pro Woche
.5g	17 Therapieeinheiten pro Woche
.5h	18 Therapieeinheiten pro Woche
.5j	19 Therapieeinheiten pro Woche
.5k	20 Therapieeinheiten pro Woche
.5m	21 Therapieeinheiten pro Woche
.5n	22 Therapieeinheiten pro Woche
.5p	23 Therapieeinheiten pro Woche
.5q	24 Therapieeinheiten pro Woche
.5r	Mehr als 24 Therapieeinheiten pro Woche

9-64a.– Psychiatrisch-psychotherapeutische Behandlung im besonderen kombinierten Eltern-Kind-Setting bei therapiebedürftigem Elternteil und therapiebedürftigem Kind

Exkl.: Psychiatrisch-psychotherapeutische Behandlung im besonderen Setting (Mutter/Vater-Kind-Setting) (9-643 ff.)

Psychiatrisch-psychosomatische Behandlung im besonderen Setting (Eltern-Kind-Setting) bei psychischen und psychosomatischen Störungen und Verhaltensstörungen bei Kindern und Jugendlichen (9-686)

Hinw.: Diese Kodes sind Zusatzkodes. Sie können sowohl in Kombination mit der Regelbehandlung bei psychischen und psychosomatischen Störungen und Verhaltensstörungen bei Erwachsenen (9-607), der Intensivbehandlung bei psychischen und psychosomatischen Störungen und Verhaltensstörungen bei Erwachsenen (9-61), der psychotherapeutischen Komplexbehandlung bei psychischen und psychosomatischen Störungen und Verhaltensstörungen bei Erwachsenen (9-626) und der psychosomatisch-psychotherapeutischen Komplexbehandlung bei psychischen und psychosomatischen Störungen und Verhaltensstörungen bei Erwachsenen (9-634) als auch mit der Regelbehandlung bei psychischen und psychosomatischen Störungen und Verhaltensstörungen bei Kindern und Jugendlichen (9-656) und der psychiatrisch-psychosomatischen Intensivbehandlung bei psychischen und psychosomatischen Störungen und Verhaltensstörungen bei Kindern und Jugendlichen (9-67) angegeben werden.

Eine durchgeführte Diagnostik bei Verdacht auf Gefährdung von Kindeswohl und Kindergesundheit ist gesondert zu kodieren (1-945 ff.).

Diese Kodes sind sowohl für die voll- als auch für die teilstationäre Behandlung zu verwenden.

Diese Kodes sind bei allen behandelten Elternteilen und Kindern anzugeben.

Es findet eine gemeinsame Behandlung sowohl des psychisch erkrankten Elternteils als auch des psychisch erkrankten Kindes bis zur Vollendung des 14. Lebensjahres (bei Kindern mit Intelligenzminderung auch bis zur Vollendung des 18. Lebensjahres) in einem gesonderten, familiengerechten Setting statt.

Die im Rahmen dieses Zusatzkodes erbrachten patientenindividuellen Therapieeinheiten in Einzel- und in Gruppentherapie werden pro Woche bei den Zusatzkodes 9-649 ff. (Elternteil) oder 9-696 ff. (Kind) angegeben.

Eine Gruppentherapie im Sinne einer Familientherapie dauert mindestens 25 Minuten. Diese wird über den Kode des Elternteils (Zusatzkodes 9-649 ff.) abgebildet.

Spezialtherapeutische Interventionen werden als Einzeltherapie dieser Berufsgruppen für den jeweiligen Patienten (Elternteil oder Kind) gezählt, dem die Leistung gilt, auch wenn jeweils ein Kind oder ein Elternteil in diese Leistung einbezogen ist.

Strukturmerkmale:

- Fachabteilung für Kinder- und Jugendpsychiatrie/-psychotherapie am Standort des Krankenhauses.
- Fachabteilung für Psychiatrie oder Psychosomatik am Standort des Krankenhauses.
- Spezialisierte, räumlich oder organisatorisch abgegrenzte Einheit mit dualem kinder- und erwachsenenpsychiatrischen/-psyochosomatischen/-psychotherapeutischen Setting.

- Duale Behandlungsleitung durch einen Facharzt für Kinder- und Jugendpsychiatrie/-psychotherapie und einen Facharzt für Psychiatrie und Psychotherapie/Facharzt für Psychosomatische Medizin und Psychotherapie.
- Familiengerechtes milieutherapeutisches Setting mit einem kindgerechten Aufenthalts- und Spielraum und einem Rückzugsraum für Eltern.
- Vorhaltung eines Eltern-Kind-Rooming-In. Rooming-In meint hierbei die Unterbringung des Elternteils mit seinem Kind gemeinsam in einem eigenen familiengerechten Zimmer.

Mindestmerkmale:

- Wöchentliche Teambesprechung unter Einbeziehung von mindestens jeweils 2 Berufsgruppen aus dem Behandlungsteam des Kindes und des Elternteils.
- Neben der jeweils individuellen Behandlung nehmen das Elternteil und das Kind gemeinsam an Behandlungsangeboten teil.
- Qualifizierte Diagnostik der Eltern-Kind-Beziehung sowohl aus der Perspektive des Elternteils als auch des Kindes.
- Einsatz mindestens eines spezialisierten Therapieverfahrens zur Verbesserung der Eltern-Kind-Interaktion bzw. -Beziehung.
- Einsatz mindestens eines Elterngruppentherapieverfahrens (z.B. Multifamilientherapie, Vermittlung entwicklungsspezifischen Wissens, Training elterlicher Feinfühligkeit).
- Bei Bedarf Unterstützung des Elternteils bei alltäglichen Verrichtungen, Kinderpflege und gemeinsamem Spiel.
- Prüfung einer ggf. vorliegenden Kindeswohlgefährdung.

9-64a.0 Mindestens 1 bis höchstens 7 Tage

9-64a.1 Mindestens 8 bis höchstens 14 Tage

9-64a.2 Mindestens 15 bis höchstens 21 Tage

9-64a.3 Mindestens 22 bis höchstens 28 Tage

9-64a.4 Mindestens 29 bis höchstens 35 Tage

9-64a.5 Mindestens 36 bis höchstens 42 Tage

9-64a.6 Mindestens 43 bis höchstens 49 Tage

9-64a.7 Mindestens 50 Tage

9-65...9-69 Behandlung bei psychischen und psychosomatischen Störungen und Verhaltensstörungen bei Kindern und Jugendlichen

Hinw.: Ein Kode aus diesem Bereich ist nur für Leistungen anzugeben, die in Einrichtungen im Geltungsbereich des § 17d KHG erbracht wurden.
Die gleichzeitige somatische Diagnostik und Behandlung sind gesondert zu kodieren.

9-65 Psychiatrisch-psychosomatische Regelbehandlung bei psychischen und psychosomatischen Störungen und Verhaltensstörungen bei Kindern und Jugendlichen

Exkl.: Psychiatrisch-psychosomatische Intensivbehandlung bei psychischen und psychosomatischen Störungen und Verhaltensstörungen bei Kindern und Jugendlichen (9-672)
Psychiatrisch-psychosomatische Behandlung im besonderen Setting (Eltern-Kind-Setting) bei psychischen und psychosomatischen Störungen und Verhaltensstörungen bei Kindern und Jugendlichen (9-686)

Hinw.: Die Erbringung von Behandlungsmaßnahmen im stationsersetzenden Umfeld und als halbtägige tagesklinische Behandlung (9-691 ff.), der erhöhte Betreuungsaufwand (9-693 ff.), die spezifische Behandlung im besonderen Setting bei substanzbedingten Störungen (9-694 ff.) und der Einsatz von Gebärdensprachdolmetschern (9-510 ff.) sind gesondert zu kodieren.
Dieser Kode ist für die Behandlung von Patienten anzuwenden, die bei stationärer Aufnahme das 18. Lebensjahr noch nicht vollendet haben (bei deutlichen Entwicklungsdefiziten auch für Heranwachsende bis zum vollendeten 21. Lebensjahr).
Dieser Kode ist sowohl für die voll- als auch die teilstationäre Behandlung zu verwenden.
Dieser Kode ist zu Beginn der Behandlung und bei jedem Wechsel der Behandlungsart anzugeben.
Die Anzahl der Therapieeinheiten pro Woche ist gesondert zu kodieren (9-696 ff.).
Strukturmerkmale:
- Multiprofessionelles Team mit Behandlungsleitung durch einen Facharzt für Kinder- und Jugendpsychiatrie und -psychotherapie.
- Vorhandensein von Vertretern der folgenden Berufsgruppen:
  - Ärzte (Facharzt für Kinder- und Jugendpsychiatrie und -psychotherapie).
  - Psychologen (Kinder- und Jugendlichenpsychotherapeut, Psychologischer Psychotherapeut, Diplom-Psychologe oder Master of Science in Psychologie).
  - Mindestens 2 Spezialtherapeutengruppen (z.B. Ergotherapeuten, Sozialarbeiter, Heilpädagogen, Bewegungs-, Erlebnis-, Kreativtherapeuten, Logopäden).
  - Pädagogisch-pflegerische Fachpersonen (z.B. (Kinder-)Gesundheits- und Krankenpflegepersonal, Erzieher, Heilerziehungspfleger, Jugend- und Heimerzieher).

Mindestmerkmale:
- Wöchentliche Teambesprechung mit Vertretern aus mindestens 2 unterschiedlichen Berufsgruppen zur Beratung des weiteren Behandlungsverlaufs (bei Aufenthalten von mehr als 6 Tagen) oder eine ausführliche Behandlungsplanung mit Vertretern aus mindestens 2 unterschiedlichen Berufsgruppen mindestens alle 4 Wochen.
- Die Anwendung der unterschiedlichen Therapieverfahren erfolgt nach ärztlicher Indikation patientenbezogen in unterschiedlichen Kombinationen in einem kind- und/oder jugendgerechten, milieutherapeutischen Setting mit entwicklungsspezifischem Umgang und Anleitung und mit Bezug auf das oder im Lebensumfeld des Patienten.
- Als angewandte Verfahren der ärztlichen und psychologischen Berufsgruppen gelten folgende Verfahren oder im Aufwand vergleichbare Verfahren:
  - Ärztliches oder psychologisches Einzelgespräch.
  - Einzelpsychotherapie mit kind- und jugendgerechten Verfahren.
  - Gruppenpsychotherapie und Entspannungsverfahren.
  - Elterngespräche, Familiengespräche und Familientherapie und/oder Gespräche mit Bezugspersonen aus dem Herkunftsmilieu (z.B. Jugendhilfe, Pflegefamilie).
  - Gespräche und Beratungen mit Richtern oder Behördenvertretern.
  - Somato-psychosomatisches ärztliches Gespräch.
  - Aufklärung (Kind/Jugendlicher und Bezugspersonen), Complianceförderung und Monitoring im Rahmen der ärztlich indizierten Psychopharmakotherapie.
- Als angewandte Verfahren der Spezialtherapeuten gelten folgende Verfahren oder im Aufwand vergleichbare Verfahren:

- Begleitung in die Patientengruppe.
- Anleitung bei sozialer Interaktion.
- Gelenkte Freizeitaktivitäten, Medienpädagogik, Erlebnispädagogik/-therapie mit therapeutischem Auftrag gemäß Gesamtbehandlungsplan.
- Angehörigengespräche und gezielte Anleitung der Bezugspersonen aus dem Herkunftsmilieu.
- Heilpädagogische oder ergotherapeutische Förder- und Behandlungsverfahren.
- Spezielle psychosoziale Techniken (z.B. Sozialkompetenztraining, Anleitung zu gemeinsamen Aktivitäten mit Mitpatienten wie Spiel, Sport, Freizeit).
- Kreativtherapien (z.B. Tanztherapie, Kunsttherapie, Musiktherapie).
- Bewegungstherapie, Mototherapie, Logopädie.
- Erlebnispädagogik oder -therapie.
- Übende Verfahren und prospektive Hilfekoordination hinsichtlich der geplanten Reintegration in Schule und soziales Umfeld, inklusive Behandlung als Hometreatment.
- Entspannungsverfahren.
- Gespräche mit Behördenvertretern.

9-656 Regelbehandlung bei psychischen und psychosomatischen Störungen und Verhaltensstörungen bei Kindern und Jugendlichen

9-67 Psychiatrisch-psychosomatische Intensivbehandlung bei psychischen und psychosomatischen Störungen und Verhaltensstörungen bei Kindern und Jugendlichen

Exkl.: Psychiatrisch-psychosomatische Regelbehandlung bei psychischen und psychosomatischen Störungen und Verhaltensstörungen bei Kindern und Jugendlichen (9-656)
Psychiatrisch-psychosomatische Behandlung im besonderen Setting (Eltern-Kind-Setting) bei psychischen und psychosomatischen Störungen und Verhaltensstörungen bei Kindern und Jugendlichen (9-686)

Hinw.: Der erhöhte Betreuungsaufwand (9-693 ff.), die spezifische Behandlung im besonderen Setting bei substanzbedingten Störungen (9-694 ff.) und der Einsatz von Gebärdensprachdolmetschern (9-510 ff.) sind gesondert zu kodieren.
Dieser Kode ist für die Behandlung von Patienten anzuwenden, die bei stationärer Aufnahme das 18. Lebensjahr noch nicht vollendet haben (bei deutlichen Entwicklungsdefiziten auch für Heranwachsende bis zum vollendeten 21. Lebensjahr).
Dieser Kode ist sowohl für die voll- als auch die teilstationäre Behandlung zu verwenden.
Dieser Kode ist zu Beginn der Behandlung und bei jedem Wechsel der Behandlungsart anzugeben.
Die Anzahl der Therapieeinheiten pro Woche ist gesondert zu kodieren (9-696 ff.).
Strukturmerkmale:
- Multiprofessionelles Team mit Behandlungsleitung durch einen Facharzt für Kinder- und Jugendpsychiatrie und -psychotherapie.
- Vorhandensein von Vertretern der folgenden Berufsgruppen:
  - Ärzte (Facharzt für Kinder- und Jugendpsychiatrie und -psychotherapie).
  - Psychologen (Kinder- und Jugendlichenpsychotherapeut, Psychologischer Psychotherapeut, Diplom-Psychologe oder Master of Science in Psychologie).
  - Spezialtherapeuten (z.B. Ergotherapeuten, Sozialarbeiter, Heilpädagogen, Bewegungs-, Erlebnis-, Kreativtherapeuten).
  - Pädagogisch-pflegerische Fachpersonen (z.B. (Kinder-)Gesundheits- und Krankenpflegepersonal, Erzieher, Heilerziehungspfleger, Jugend- und Heimerzieher).

Mindestmerkmale:
- Teambesprechung mit Vertretern aus mindestens 2 unterschiedlichen Berufsgruppen einmal pro Woche zur Beratung des weiteren Behandlungsverlaufs.
- Als angewandte Verfahren der ärztlichen und psychologischen Berufsgruppen gelten folgende Verfahren oder im Aufwand vergleichbare Verfahren:
  - Ärztliches oder psychologisches Einzelgespräch/einzeltherapeutische Intervention.
  - Ärztliche oder psychologische therapeutische Familienkontakte bzw. Kontakt mit Bezugspersonen aus dem Herkunftsmilieu (z.B. Jugendhilfe, Pflegefamilie), Familientherapie.
  - Anleitung von anderen Teammitgliedern im Umgang mit dem Patienten, z.B. Begleitung von Deeskalationen (desaktualisierendes "Talking down" bis hin zu Freiheitseinschränkung oder Freiheitsentzug).
  - (Störungsspezifische) Psychoedukation.

  - Aufklärung (Kinder/Jugendliche und Bezugspersonen), Compliance-Förderung und enges Monitoring im Rahmen der ärztlich indizierten Psychopharmakotherapie.
  - Monitoring und ärztliche Behandlung von Entzugssymptomatik.
  - Begleitung bei richterlichen Anhörungen oder (fach)ärztliche Stellungnahmen zur Unterbringung.
- Als angewandte Verfahren der Spezialtherapeuten gelten folgende Verfahren oder im Aufwand vergleichbare Verfahren:
  - Einzelbegleitung bei sozialen Aktivitäten (z.B. Mahlzeiten, Freizeit) zur Vermeidung von Überforderung oder Konflikten.
  - Sofern ärztlich vertretbar, Begleitung bei Ausgang.
  - Angehörigengespräche und gezielte Anleitung der Bezugspersonen aus dem familiären oder sozialen Raum, Begleitung von Besuchskontakten auf der Station.
  - Gespräche mit Behördenvertretern.
  - Ergotherapeutische Behandlungsverfahren, Bewegungstherapie, Krankengymnastik, Kunst- und Musiktherapie, Entspannungsverfahren in Einzelkontakt oder Kleinstgruppe.
  - Interventionen hinsichtlich der geplanten Überleitung in Regelbehandlung oder rehabilitative Anschlussmaßnahmen (z.B. Jugendhilfe).
- Die Patienten weisen mindestens eines der nachfolgenden Merkmale auf:
  - Deutlich erhöhter Pflegeaufwand
    Die Patienten benötigen deutlich über das altersübliche Maß hinaus Unterstützung bei Aktivitäten des täglichen Lebens im Sinne intensiver pflegerischer Maßnahmen (z.B. Unterstützung bei der Nahrungsaufnahme, bei Hygienemaßnahmen, bei Bettlägerigkeit oder bei anderen schweren körperlichen Einschränkungen/Erkrankungen und Behinderungen (auch Behinderungen der Sinnesorgane); und/oder sie benötigen Aktivierung zum Aufstehen und zur Teilnahme am Gruppenleben); oder sie benötigen kontinuierliche Überwachung wegen drohender somatischer Dekompensation bei vitaler Gefährdung (z.B. Herzrhythmusstörungen oder Elektrolytentgleisungen durch unzureichende Nahrungsaufnahme bei Anorexia nervosa) oder bei Stoffwechselstörung oder Intoxikation.
  - Erhöhter Einzelbetreuungsaufwand wegen mangelnder Gruppenfähigkeit.
    Die Patienten sind störungsbedingt nicht gruppenfähig (z.B. wegen hoher Impulsivität, hohem Erregungsniveau, Manipulationen und Bedrohungen von Mitpatienten, Manipulation mit Nahrung, Schutz vor Reizüberflutung), so dass sie von der Gruppe separiert werden müssen, enge Führung oder ständige Ansprache brauchen.
  - Selbstgefährdung.
    Die Patienten sind nicht absprachefähig oder ihr Verhalten ist nicht vorhersehbar; sie sind störungsbedingt nicht in der Lage, auch nur für kurze Zeit für sich Verantwortung zu übernehmen.
  - Fremdaggressives Verhalten mit deutlicher Beeinträchtigung des Gruppenmilieus.
    Die Patienten zeigen fremdaggressives Verhalten wie Zerstören von Gegenständen, Bespucken von Mitpatienten und Mitarbeitern, massive Bedrohungen von Mitpatienten und/ oder Mitarbeitern oder Tätlichkeiten, sofern nicht mit Einzelbetreuung oder Freiheitseinschränkung separiert oder deeskaliert wird.
  - Störungsbedingt nicht einschätzbarer, nicht kooperationsfähiger Patient.
    Die Patienten zeigen stark wechselhafte Zustände oder Desorientierung oder z.B. psychosebedingte Nicht-Erreichbarkeit; oder sie sind nicht erreichbar für Kooperation, verweigern sich allem, zeigen in keinem Therapiebereich eine Regelakzeptanz.
  - Erforderliche Maßnahmen zur Gefahrabwendung.
    Die Patienten benötigen Maßnahmen wie z.B. Isolierung, Fixierung, Festhalten, Zwangsmedikation, Zwangssondierung, Beschränken des Aktionsradius auf die Station bei geschlossener Tür oder es muss stete Bereitschaft dazu und Verfügbarkeit dieser Maßnahmen bestehen, sofern nicht durch hohen Einsatz deeskaliert werden kann.
  - Substanzbedingt erhöhter Betreuungsbedarf.
    Kontinuierliches Alkohol- oder Drogencraving mit starker Unruhe oder akuter, auch protrahierter Alkohol- oder Drogenentzug.

Für den Nachweis der Merkmale ist die Regeldokumentation in der Patientenakte ausreichend.

9-672 Psychiatrisch-psychosomatische Intensivbehandlung bei psychischen und psychosomatischen Störungen und Verhaltensstörungen bei Kindern und Jugendlichen

9-68 Psychiatrisch-psychosomatische Behandlung im besonderen Setting (Eltern-Kind-Setting) bei psychischen und psychosomatischen Störungen und Verhaltensstörungen bei Kindern und Jugendlichen

Exkl.: Psychiatrisch-psychosomatische Regelbehandlung bei psychischen und psychosomatischen Störungen und Verhaltensstörungen bei Kindern und Jugendlichen (9-656)
Psychiatrisch-psychosomatische Intensivbehandlung bei psychischen und psychosomatischen Störungen und Verhaltensstörungen bei Kindern und Jugendlichen (9-672)
Psychiatrisch-psychotherapeutische Behandlung im besonderen kombinierten Eltern-Kind-Setting bei therapiebedürftigem Elternteil und therapiebedürftigem Kind (9-64a ff.)

Hinw.: Die Erbringung von Behandlungsmaßnahmen im stationsersetzenden Umfeld und als halbtägige tagesklinische Behandlung (9-691 ff.) und der Einsatz von Gebärdensprachdolmetschern (9-510 ff.) sind gesondert zu kodieren.
Dieser Kode ist für die Behandlung von Patienten anzuwenden, die bei stationärer Aufnahme das 18. Lebensjahr noch nicht vollendet haben (bei deutlichen Entwicklungsdefiziten auch für Heranwachsende bis zum vollendeten 21. Lebensjahr).
Es findet eine Behandlung von psychisch kranken Kindern oder retardierten Jugendlichen oder von Kindern/Jugendlichen mit psychischer Symptomatik gemeinsam mit Eltern und ggf. Geschwistern statt, wenn die Eltern-Kind-Dynamik einen wesentlichen Faktor zur Entstehung oder Aufrechterhaltung der Störung darstellt. Die Behandlung in diesem Setting dient der Erlangung einer entwicklungsfördernden Mutter/Vater-Kind-Interaktion unter störungsspezifischen Aspekten.
Dieser Kode ist nicht anzuwenden bei Jugendlichen mit der Fähigkeit zur Ablösung.
Dieser Kode ist sowohl für die voll- als auch die teilstationäre Behandlung zu verwenden.
Dieser Kode ist zu Beginn der Behandlung und bei jedem Wechsel der Behandlungsart anzugeben.
Die Anzahl der Therapieeinheiten pro Woche ist gesondert zu kodieren (9-696 ff.).
Strukturmerkmale:

- Spezialisierte, räumlich oder organisatorisch abgegrenzte Einheit.
- Familiengerechtes milieutherapeutisches Setting mit einem kindgerechten Aufenthalts- und Spielraum und einem Rückzugsraum für Eltern.
- Vorhaltung eines Eltern-Kind-Rooming-In. Rooming-In meint hierbei die Unterbringung des Elternteils mit seinem Kind gemeinsam in einem eigenen familiengerechten Zimmer.
- Multiprofessionelles Team mit Behandlungsleitung durch einen Facharzt für Kinder- und Jugendpsychiatrie und -psychotherapie
- Vorhandensein von Vertretern der folgenden Berufsgruppen:
  - Ärzte (Facharzt für Kinder- und Jugendpsychiatrie und -psychotherapie).
  - Psychologen (Kinder- und Jugendlichenpsychotherapeut, Psychologischer Psychotherapeut, Diplom-Psychologe oder Master of Science in Psychologie).
  - Mindestens 2 Spezialtherapeutengruppen (z.B. Ergotherapeuten, Sozialarbeiter, Heilpädagogen, Bewegungs-, Erlebnis-, Kreativtherapeuten).
  - Pädagogisch-pflegerische Fachpersonen (z.B. (Kinder-)Gesundheits- und Krankenpflegepersonal, Erzieher, Heilerziehungspfleger, Jugend- und Heimerzieher).

Mindestmerkmale:

- Wöchentliche Teambesprechung mit Vertretern aus mindestens 2 unterschiedlichen Berufsgruppen zur Beratung des weiteren Behandlungsverlaufs (bei Aufenthalten von mehr als 6 Tagen).
- Die Anwendung der unterschiedlichen Therapieverfahren erfolgt nach ärztlicher Indikation patientenbezogen in unterschiedlichen Kombinationen in einem kind- und familiengerechten, milieutherapeutischen Setting mit entwicklungsspezifischem Umgang und Anleitung.
- Zum Konzept der Behandlung im besonderen Setting gehören: Familiendiagnostik mit evaluierten Verfahren, Interaktionsbeobachtung und -förderung der Eltern-Kind-Beziehung (z.B. unter bindungstheoretischen Gesichtspunkten); Einzelgespräche mit den Eltern (bzw. Elternteilen), Paargespräche, Eltern-Gruppentherapie bzw. Multifamilientherapie, Eltern-Kind-Spieltherapie; Alltagsgestaltung unter Supervision; sozial- bzw. lebensraumorientierte Arbeit sowie prospektive Hilfekoordination.
- Als angewandte Verfahren der ärztlichen und psychologischen Berufsgruppen gelten folgende Verfahren oder im Aufwand vergleichbare Verfahren:
  - Ärztliches oder psychologisches Einzelgespräch.
  - Einzeltherapie von Kind oder Eltern(teil).

- Paargespräche, Eltern-Gruppentherapie, Multifamilientherapie.
- Helferkonferenzen (z.B. Jugendhilfe), Gespräche und Beratungen mit Richtern oder Behördenvertretern.
- Somato-psychosomatisches ärztliches Gespräch.
- Aufklärung (Kind und Bezugspersonen), Complianceförderung und Monitoring im Rahmen der ärztlich indizierten Psychopharmakotherapie.

• Als angewandte Verfahren der Spezialtherapeuten gelten folgende Verfahren oder im Aufwand vergleichbare Verfahren:
- Gezielte Anleitung der Bezugspersonen aus dem Herkunftsmilieu/Eltern.
- Unterstützung (der Eltern) bei alltäglichen Verrichtungen und Förderung der selbständigen Konfliktklärung mit dem Kind, ggf. mit Video-Feedback, ggf. mit spezifischen Deeskalationstechniken.
- Begleitung in die Eltern-Kindergruppe.
- Gelenkte Freizeitaktivitäten, Medienpädagogik, Erlebnispädagogik/-therapie.
- Heilpädagogische/ergotherapeutische Förder- und Behandlungsverfahren einzeln und als Eltern-Kind-Interaktionsförderung.
- Spezielle psychosoziale Techniken (z.B. Sozialkompetenztraining in der Eltern-Kind-Gruppe, Anleitung zu gemeinsamem Spiel).
- Kreativtherapien (z.B. Kunsttherapie).
- Bewegungstherapie, ggf. in der Eltern-Kind-Gruppe.
- Einübung spezialisierter Therapiemodule gemeinsam mit den Eltern.
- Gespräche mit Behördenvertretern.
- Prospektive Hilfekoordination hinsichtlich der geplanten Reintegration in Schule und soziales Umfeld.

9-686 Psychiatrisch-psychosomatische Behandlung im besonderen Setting (Eltern-Kind-Setting) bei psychischen und psychosomatischen Störungen und Verhaltensstörungen bei Kindern und Jugendlichen

9-69 Zusatzinformationen zur Behandlung bei psychischen und psychosomatischen Störungen und Verhaltensstörungen bei Kindern und Jugendlichen

9-691.– Erbringung von Behandlungsmaßnahmen im stationsersetzenden Umfeld und als halbtägige tagesklinische Behandlung bei Kindern und Jugendlichen

Hinw.: Diese Kodes sind Zusatzkodes. Sie können nur in Kombination mit der psychiatrisch-psychosomatischen Regelbehandlung bei psychischen und psychosomatischen Störungen und Verhaltensstörungen bei Kindern und Jugendlichen (9-656) und der psychiatrisch-psychosomatischen Behandlung im besonderen Setting (Eltern-Kind-Setting) bei psychischen und psychosomatischen Störungen und Verhaltensstörungen bei Kindern und Jugendlichen (9-686) angegeben werden.

Ein Kode aus diesem Bereich ist für jeden Tag, an dem die Leistung erbracht wird, gesondert anzugeben. Die Struktur- und Mindestmerkmale des Kodes 9-656 (u.a. Leistungserbringung durch ein multiprofessionelles, fachärztlich geleitetes Behandlungsteam) müssen erfüllt sein.

9-691.0 Ganztägiges Hometreatment

Hinw.: Dieser Kode ist nur anzugeben für die Behandlung im Rahmen von Modellvorhaben nach § 64b SGB V.

Die Behandlung des Patienten erfolgt im häuslichen Umfeld über mindestens 210 Minuten. Fahrzeiten werden dabei nicht angerechnet.

9-691.1 Halbtägiges Hometreatment

Hinw.: Dieser Kode ist nur anzugeben für die Behandlung im Rahmen von Modellvorhaben nach § 64b SGB V.

Die Behandlung des Patienten erfolgt im häuslichen Umfeld über mindestens 105 Minuten bis maximal 209 Minuten. Fahrzeiten werden dabei nicht angerechnet.

9-691.2 Halbtägige tagesklinische Behandlung

Hinw.: Intermittierende Behandlung des Patienten in der Tagesklinik.

Es werden mindestens eine Gruppentherapie über 60 Minuten und eine oder zwei Einzeltherapien über insgesamt mindestens 30 Minuten oder mindestens eine oder zwei Einzeltherapien über insgesamt mindestens 60 Minuten durchgeführt.

9-693.– Erhöhter Betreuungsaufwand bei psychischen und psychosomatischen Störungen und Verhaltensstörungen bei Kindern und Jugendlichen

Hinw.: Diese Kodes sind Zusatzkodes. Sie können nur in Kombination mit der psychiatrisch-psychosomatischen Regelbehandlung bei psychischen und psychosomatischen Störungen und Verhaltensstörungen bei Kindern und Jugendlichen (9-656) und der psychiatrisch-psychosomatischen Intensivbehandlung bei psychischen und psychosomatischen Störungen und Verhaltensstörungen bei Kindern und Jugendlichen (9-672) angegeben werden, wenn die intensive Betreuung in einer Kleinstgruppe oder die Einzelbetreuung indikationsspezifisch erforderlich sind.

Ein Kode aus diesem Bereich ist für die Behandlung von Patienten anzuwenden, die bei stationärer Aufnahme das 18. Lebensjahr noch nicht vollendet haben (bei deutlichen Entwicklungsdefiziten auch für Heranwachsende bis zum vollendeten 21. Lebensjahr).

Diese Kodes sind für jeden Behandlungstag einzeln anzugeben.

Es können für einen Tag sowohl Kodes aus dem Bereich 9-693.0 ff. als auch aus dem Bereich 9-693.1 ff. angegeben werden.

Sofern die intensive Betreuung in einer Kleinstgruppe oder Einzelbetreuung an Wochenenden, Feiertagen, Aufnahme- oder Entlassungstagen stattfindet, ist diese ebenfalls zu berücksichtigen.

Ein Kode aus diesem Bereich ist nicht für Patienten anzuwenden, bei denen autonome soziale Integration, wie der Besuch einer externen Regelschule oder ein externes Praktikum, vorliegt.

Bei der Berechnung der Stunden für die Einzelbetreuung werden Einzelkontakte durch alle Berufsgruppen berücksichtigt. Bei Einzelbetreuung und intensiver Betreuung in einer Kleinstgruppe durch mehr als eine Person sind die jeweiligen Zeiten für jede betreuende Person anzurechnen.

Anerkannt werden alle Leistungen, die durch Mitarbeiter erbracht werden, die eine Ausbildung in der jeweiligen, in den Primärkodes (9-656, 9-672) spezifizierten Berufsgruppe abgeschlossen haben und in einem dieser Berufsgruppe entsprechend vergüteten Beschäftigungsverhältnis stehen.

Die für die intensive Betreuung in einer Kleinstgruppe oder Einzelbetreuung aufgewendete Zeit kann nicht für die Berechnung der Therapieeinheiten (9-696 ff.) angerechnet werden.

Mindestmerkmale:

- Persönliche Einzelbetreuung oder intensive persönliche Betreuung in der Kleinstgruppe durch pädagogisch-pflegerisches Personal unter Vorhaltung eines Beziehungsangebots.
- Einzelbegleitung bei sozialen Aktivitäten in einer Patientengruppe (z.B. Mahlzeiten, Freizeit), soweit ärztlich vertretbar, zur Vermeidung von Überforderung oder Konflikten.
- Mindestens wöchentliche ärztliche Anordnung und Überprüfung der Betreuungsmaßnahmen.
- Ggf. gezielte, indizierte störungsspezifische Interventionen.
- Begleitung bei Ausgang, sofern ärztlich vertretbar.
- Wenn notwendig Begleitung von Besucherkontakten auf der Station.

9-693.0- Intensive Betreuung in einer Kleinstgruppe bei psychischen und/oder psychosomatischen Störungen und/oder Verhaltensstörungen bei Kindern oder Jugendlichen

Hinw.: Zu einer Kleinstgruppe gehören bis zu 3 Kinder und/oder Jugendliche.

.00 Mindestens 1 bis zu 2 Stunden pro Tag

.01 Mehr als 2 bis zu 4 Stunden pro Tag

.02 Mehr als 4 bis zu 8 Stunden pro Tag

.03 Mehr als 8 bis zu 12 Stunden pro Tag

.04 Mehr als 12 bis zu 18 Stunden pro Tag

.05 Mehr als 18 Stunden pro Tag

9-693.1- Einzelbetreuung bei psychischen und/oder psychosomatischen Störungen und/oder Verhaltensstörungen bei Kindern oder Jugendlichen

.10 Mindestens 1 bis zu 2 Stunden pro Tag

.11 Mehr als 2 bis zu 4 Stunden pro Tag

.12 Mehr als 4 bis zu 8 Stunden pro Tag

.13 Mehr als 8 bis zu 12 Stunden pro Tag

.14 Mehr als 12 bis zu 18 Stunden pro Tag

.15 Mehr als 18 Stunden pro Tag

9-694.– Spezifische Behandlung im besonderen Setting bei substanzbedingten Störungen bei Kindern und Jugendlichen

Hinw.: Diese Kodes sind Zusatzkodes. Sie können nur in Kombination mit der psychiatrisch-psychosomatischen Regelbehandlung bei psychischen und psychosomatischen Störungen und Verhaltensstörungen bei Kindern und Jugendlichen (9-656) und der psychiatrisch-psychosomatischen Intensivbehandlung bei psychischen und psychosomatischen Störungen und Verhaltensstörungen bei Kindern und Jugendlichen (9-672) angegeben werden.

Wird die spezifische Behandlung im besonderen Setting bei substanzbedingten Störungen unterbrochen, so wird für jede Behandlungsepisode ein Kode aus diesem Bereich angegeben.

Bei einer Behandlung an mehr als 28 Behandlungstagen ist die Zählung von Neuem zu beginnen und es wird ein weiterer Kode aus diesem Bereich angegeben.

Ein Kode aus diesem Bereich kann bei einfachem oder multiplem Substanzmissbrauch kodiert werden und gilt für alle Formen des Konsums.

Die im Rahmen der spezifischen Behandlung im besonderen Setting bei substanzbedingten Störungen bei Kindern und Jugendlichen anfallenden Therapieeinheiten werden bei den Zusatzkodes 9-696 ff. angegeben.

Ein Kode aus diesem Bereich ist für die Behandlung von Patienten anzuwenden, die bei stationärer Aufnahme das 18. Lebensjahr noch nicht vollendet haben (bei deutlichen Entwicklungsdefiziten auch für Heranwachsende bis zum vollendeten 21. Lebensjahr).

Strukturmerkmal:

- Spezialstation für Suchtpatienten bis zum vollendeten 18. Lebensjahr (bei deutlichen Entwicklungsdefiziten auch für Heranwachsende bis zum vollendeten 21. Lebensjahr).

Mindestmerkmale (für den stationären Gesamtaufenthalt zu erbringende Maßnahmen):

- Versorgung von Kindern und Jugendlichen auf der Spezialstation mit individuellem, ärztlich indiziertem Einsatz von Fachtherapien wie z.B. Ergotherapie oder körperbezogene Therapieverfahren, mit schulischem Angebot (sofern schulpflichtig oder berufsschulpflichtig), mit entwicklungsspezifischem Umgang und Anleitung, mit Bezug auf das oder im Lebensumfeld des Patienten im besonderen suchtspezifischen Setting. Diese Stationen haben ein hochstrukturiertes therapeutisches Milieu und arbeiten nach einem integrierten, auf das Störungsbild zugeschnittenen Konzept. Die folgenden Merkmale sind mindestens Teil des Konzeptes:
  - Somatische Entgiftung, ggf. über Substitutionsmittel oder andere pharmakologische Unterstützung sowie suchtspezifische roborierende Maßnahmen, differenzierte somatische Befunderhebung mit Behandlung von Folge- und Begleiterkrankungen.
  - Aufklärung über Abhängigkeitserkrankungen, Gesundheits- und Selbstfürsorgetrainings, soziales Kompetenztraining, Stabilisierung der familiären und/oder psychosozialen Situation, Klärung und Anbahnung der schulischen/beruflichen Wiedereingliederung, ggf. juristische und sozialrechtliche Anspruchsklärung sowie Behandlung nach Traumatisierung, Motivierung zur problemspezifischen Weiterbehandlung und Vermittlung, ggf. Einleitung suchtspezifischer Anschlussbehandlungen oder erforderlicher Jugendhilfemaßnahmen.
  - Suchtmedizinisches Assessment sowie Erhebung eines nicht substanzgebundenen Suchtverhaltens.
  - Sofern erforderlich Begleitung bei Klärungen mit juristischen Instanzen.
  - Diagnostik und Behandlung von kinder- und jugendpsychiatrischer Komorbidität bzw. einer kinder- und jugendpsychiatrischen Grundstörung.
  - Familienarbeit, sofern die Herkunftsfamilie kooperationsfähig ist, alternativ Arbeit mit Bezugspersonen aus Ersatzfamilien oder der Jugendhilfe.

9-694.0 1 Behandlungstag

9-694.1 2 Behandlungstage

9-694.2 3 Behandlungstage

9-694.3 4 Behandlungstage

9-694.4 5 Behandlungstage

9-694.5 6 Behandlungstage

9-694.6 7 Behandlungstage

9-694.7 8 Behandlungstage

9-694.8 9 Behandlungstage

9-694.9 10 Behandlungstage

9-694.a	11 Behandlungstage
9-694.b	12 Behandlungstage
9-694.c	13 Behandlungstage
9-694.d	14 Behandlungstage
9-694.e	15 Behandlungstage
9-694.f	16 Behandlungstage
9-694.g	17 Behandlungstage
9-694.h	18 Behandlungstage
9-694.j	19 Behandlungstage
9-694.k	20 Behandlungstage
9-694.m	21 Behandlungstage
9-694.n	22 Behandlungstage
9-694.p	23 Behandlungstage
9-694.q	24 Behandlungstage
9-694.r	25 Behandlungstage
9-694.s	26 Behandlungstage
9-694.t	27 Behandlungstage
9-694.u	28 Behandlungstage

9-696.– Anzahl der Therapieeinheiten pro Woche bei Kindern und Jugendlichen

Hinw.: Diese Kodes sind Zusatzkodes. Sie können nur in Kombination mit der psychiatrisch-psychosomatischen Regelbehandlung bei psychischen und psychosomatischen Störungen und Verhaltensstörungen bei Kindern und Jugendlichen (9-656), der psychiatrisch-psychosomatischen Intensivbehandlung bei psychischen und psychosomatischen Störungen und Verhaltensstörungen bei Kindern und Jugendlichen (9-672) und der psychiatrisch-psychosomatischen Behandlung im besonderen Setting (Eltern-Kind-Setting) bei psychischen und psychosomatischen Störungen und Verhaltensstörungen bei Kindern und Jugendlichen (9-686) angegeben werden.

Ein Kode aus diesem Bereich ist unabhängig von der Art der Behandlung einmal pro Woche anzugeben. Als erste Woche gilt die Zeitspanne vom Tag der Aufnahme bis zum Ablauf der ersten 7 Tage, usw. Erfolgt innerhalb der Woche ein Wechsel der Behandlungsart z.B. von Regelbehandlung auf Intensivbehandlung, werden die Therapieeinheiten aus den verschiedenen Behandlungsarten für die jeweilige Berufsgruppe zusammengezählt. Erfolgt eine Versorgung an weniger als 7 Tagen (z.B. aufgrund einer Entlassung), werden auch dann die Therapieeinheiten der jeweiligen Berufsgruppen berechnet und entsprechend der Anzahl der erreichten Therapieeinheiten kodiert.

Sofern Therapieeinheiten an Wochenenden, Feiertagen, Aufnahme- oder Entlassungstagen erbracht werden, sind diese ebenfalls zu berücksichtigen.

Als Einzeltherapie gilt eine zusammenhängende Therapie von mindestens 15 Minuten. Dies entspricht einer Therapieeinheit. Hierzu zählen auch Familientherapie oder Elterngespräche.

Gruppentherapien dauern ebenfalls mindestens 15 Minuten. Bei Eltern-Gruppentherapien oder Eltern-Kind-Gruppentherapien ist die Gruppengröße auf maximal 8 Familien oder 15 Teilnehmer begrenzt. Gruppen mit 4 bis 10 Teilnehmern werden in aller Regel nach dem 2-Therapeuten-Prinzip geführt. Gruppen mit 11 bis 15 Teilnehmern müssen nach dem 2-Therapeuten-Prinzip geführt werden.

Pro Einzel- oder Gruppentherapie dürfen Therapieeinheiten für maximal 2 Therapeuten pro Patient angerechnet werden.

Die für die Diagnostik aufgewendete Zeit ist für die Berechnung der Therapieeinheiten entsprechend zu berücksichtigen.

Die Tabelle der pro Patient anrechenbaren Therapieeinheiten befindet sich im Anhang zum OPS.

Anerkannt werden alle Leistungen, die durch Mitarbeiter erbracht werden, die eine Ausbildung in der jeweiligen, beim Primärkode spezifizierten Berufsgruppe abgeschlossen haben und in einem dieser Berufsgruppe entsprechend vergüteten Beschäftigungsverhältnis stehen. Bei Psychotherapeuten in Ausbildung ist für eine Anerkennung der Leistungen Voraussetzung, dass diese

Mitarbeiter eine Vergütung entsprechend ihrem Grundberuf z.B. als Diplom-Psychologe oder Diplom-(Sozial-)Pädagoge erhalten.

Für die Kodierung sind die durch die ärztliche und psychologische Berufsgruppe erbrachten Therapieeinheiten getrennt nach Einzel- und Gruppentherapie zu addieren. Für die Spezialtherapeuten sind die in Einzeltherapie erbrachten Therapieeinheiten zu addieren. Es sind für jede Berufsgruppe gesondert die entsprechenden Kodes anzugeben.

9-696.0 Keine Therapieeinheit pro Woche

Hinw.: Dieser Kode ist nur anzuwenden, wenn im Rahmen der Behandlung eines Patienten von keiner der 3 Berufsgruppen zusammenhängende Therapien von mindestens 15 Minuten pro Woche durchgeführt wurden.

9-696.1- Einzeltherapie durch Ärzte

.10 1 Therapieeinheit pro Woche
.11 2 Therapieeinheiten pro Woche
.12 3 Therapieeinheiten pro Woche
.13 4 Therapieeinheiten pro Woche
.14 5 Therapieeinheiten pro Woche
.15 6 Therapieeinheiten pro Woche
.16 7 Therapieeinheiten pro Woche
.17 8 Therapieeinheiten pro Woche
.18 9 Therapieeinheiten pro Woche
.19 10 Therapieeinheiten pro Woche
.1a 11 Therapieeinheiten pro Woche
.1b 12 Therapieeinheiten pro Woche
.1c 13 Therapieeinheiten pro Woche
.1d 14 Therapieeinheiten pro Woche
.1e 15 Therapieeinheiten pro Woche
.1f 16 Therapieeinheiten pro Woche
.1g Mehr als 16 Therapieeinheiten pro Woche

9-696.2- Gruppentherapie durch Ärzte

.20 Mehr als 0,06 bis 1 Therapieeinheit pro Woche
.21 Mehr als 1 bis 2 Therapieeinheiten pro Woche
.22 Mehr als 2 bis 3 Therapieeinheiten pro Woche
.23 Mehr als 3 bis 4 Therapieeinheiten pro Woche
.24 Mehr als 4 bis 5 Therapieeinheiten pro Woche
.25 Mehr als 5 bis 6 Therapieeinheiten pro Woche
.26 Mehr als 6 bis 7 Therapieeinheiten pro Woche
.27 Mehr als 7 bis 8 Therapieeinheiten pro Woche
.28 Mehr als 8 bis 9 Therapieeinheiten pro Woche
.29 Mehr als 9 bis 10 Therapieeinheiten pro Woche
.2a Mehr als 10 bis 11 Therapieeinheiten pro Woche
.2b Mehr als 11 bis 12 Therapieeinheiten pro Woche
.2c Mehr als 12 bis 13 Therapieeinheiten pro Woche
.2d Mehr als 13 bis 14 Therapieeinheiten pro Woche
.2e Mehr als 14 bis 15 Therapieeinheiten pro Woche
.2f Mehr als 15 bis 16 Therapieeinheiten pro Woche
.2g Mehr als 16 Therapieeinheiten pro Woche

9-696.3- Einzeltherapie durch Psychologen

.30 1 Therapieeinheit pro Woche
.31 2 Therapieeinheiten pro Woche
.32 3 Therapieeinheiten pro Woche
.33 4 Therapieeinheiten pro Woche
.34 5 Therapieeinheiten pro Woche
.35 6 Therapieeinheiten pro Woche
.36 7 Therapieeinheiten pro Woche
.37 8 Therapieeinheiten pro Woche
.38 9 Therapieeinheiten pro Woche
.39 10 Therapieeinheiten pro Woche
.3a 11 Therapieeinheiten pro Woche
.3b 12 Therapieeinheiten pro Woche
.3c 13 Therapieeinheiten pro Woche
.3d 14 Therapieeinheiten pro Woche
.3e 15 Therapieeinheiten pro Woche
.3f 16 Therapieeinheiten pro Woche
.3g Mehr als 16 Therapieeinheiten pro Woche

9-696.4- Gruppentherapie durch Psychologen
.40 Mehr als 0,06 bis 1 Therapieeinheit pro Woche
.41 Mehr als 1 bis 2 Therapieeinheiten pro Woche
.42 Mehr als 2 bis 3 Therapieeinheiten pro Woche
.43 Mehr als 3 bis 4 Therapieeinheiten pro Woche
.44 Mehr als 4 bis 5 Therapieeinheiten pro Woche
.45 Mehr als 5 bis 6 Therapieeinheiten pro Woche
.46 Mehr als 6 bis 7 Therapieeinheiten pro Woche
.47 Mehr als 7 bis 8 Therapieeinheiten pro Woche
.48 Mehr als 8 bis 9 Therapieeinheiten pro Woche
.49 Mehr als 9 bis 10 Therapieeinheiten pro Woche
.4a Mehr als 10 bis 11 Therapieeinheiten pro Woche
.4b Mehr als 11 bis 12 Therapieeinheiten pro Woche
.4c Mehr als 12 bis 13 Therapieeinheiten pro Woche
.4d Mehr als 13 bis 14 Therapieeinheiten pro Woche
.4e Mehr als 14 bis 15 Therapieeinheiten pro Woche
.4f Mehr als 15 bis 16 Therapieeinheiten pro Woche
.4g Mehr als 16 Therapieeinheiten pro Woche

9-696.5- Einzeltherapie durch Spezialtherapeuten
.50 1 Therapieeinheit pro Woche
.51 2 Therapieeinheiten pro Woche
.52 3 Therapieeinheiten pro Woche
.53 4 Therapieeinheiten pro Woche
.54 5 Therapieeinheiten pro Woche
.55 6 Therapieeinheiten pro Woche
.56 7 Therapieeinheiten pro Woche
.57 8 Therapieeinheiten pro Woche
.58 9 Therapieeinheiten pro Woche
.59 10 Therapieeinheiten pro Woche
.5a 11 Therapieeinheiten pro Woche
.5b 12 Therapieeinheiten pro Woche
.5c 13 Therapieeinheiten pro Woche
.5d 14 Therapieeinheiten pro Woche
.5e 15 Therapieeinheiten pro Woche
.5f 16 Therapieeinheiten pro Woche
.5g 17 Therapieeinheiten pro Woche
.5h 18 Therapieeinheiten pro Woche
.5j 19 Therapieeinheiten pro Woche
.5k 20 Therapieeinheiten pro Woche
.5m 21 Therapieeinheiten pro Woche
.5n 22 Therapieeinheiten pro Woche
.5p 23 Therapieeinheiten pro Woche
.5q 24 Therapieeinheiten pro Woche
.5r 25 Therapieeinheiten pro Woche
.5s 26 Therapieeinheiten pro Woche
.5t 27 Therapieeinheiten pro Woche
.5u 28 Therapieeinheiten pro Woche
.5v 29 Therapieeinheiten pro Woche
.5w Mehr als 29 Therapieeinheiten pro Woche

9-70...9-70 Andere Behandlung bei psychischen und psychosomatischen Störungen und Verhaltensstörungen bei Erwachsenen

Hinw.: Ein Kode aus diesem Bereich ist nur für Leistungen anzugeben, die in Einrichtungen im Geltungsbereich des § 17d KHG erbracht wurden.
Die gleichzeitige somatische Diagnostik und Behandlung sind gesondert zu kodieren.

9-70 Spezifische Behandlung bei psychischen und psychosomatischen Störungen und Verhaltensstörungen bei Erwachsenen

9-701.– Stationsäquivalente psychiatrische Behandlung bei Erwachsenen

Exkl.: Regelbehandlung bei psychischen und psychosomatischen Störungen und Verhaltensstörungen bei Erwachsenen (9-607)
Intensivbehandlung bei psychischen und psychosomatischen Störungen und Verhaltensstörungen bei Erwachsenen (9-61)
Psychotherapeutische Komplexbehandlung bei psychischen und psychosomatischen Störungen und Verhaltensstörungen bei Erwachsenen (9-626)
Psychosomatisch-psychotherapeutische Komplexbehandlung bei psychischen und psychosomatischen Störungen und Verhaltensstörungen bei Erwachsenen (9-634)
Erhöhter Betreuungsaufwand bei psychischen und psychosomatischen Störungen und Verhaltensstörungen bei Erwachsenen (9-640 ff.)
Integrierte klinisch-psychosomatisch-psychotherapeutische Komplexbehandlung bei psychischen und psychosomatischen Störungen und Verhaltensstörungen bei Erwachsenen (9-642)
Psychiatrisch-psychotherapeutische Behandlung im besonderen Setting (Mutter/Vater-Kind-Setting) (9-643 ff.)
Erbringung von Behandlungsmaßnahmen im stationsersetzenden Umfeld und als halbtägige tagesklinische Behandlung bei Erwachsenen (9-644 ff.)
Spezifische qualifizierte Entzugsbehandlung Abhängigkeitskranker bei Erwachsenen (9-647 ff.)

Hinw.: Eine kriseninterventionelle Behandlung (9-641 ff.), der indizierte komplexe Entlassungsaufwand (9-645 ff.) und der Einsatz von Gebärdensprachdolmetschern (9-510 ff.) sind gesondert zu kodieren.
Voraussetzung für die stationsäquivalente Behandlung ist das Vorliegen einer psychischen Erkrankung und einer Indikation für eine stationäre Behandlung. Die stationsäquivalente Behandlung umfasst eine psychiatrische Behandlung im häuslichen Umfeld des Patienten.
Sie stellt bei Bedarf neben der aufsuchenden Behandlung auch die Nutzung weiterer Ressourcen der psychiatrischen Abteilung oder des psychiatrischen Krankenhauses für ergänzende Diagnostik und Therapie sicher.
Diese Kodes sind für jeden Tag mit stationsäquivalenter Behandlung berufsgruppenspezifisch anzugeben. Therapiezeiten eines Tages einer Berufsgruppe sind zu addieren. Fahrzeiten werden nicht angerechnet.
Bei Gruppentherapien ist die Gruppengröße auf maximal 18 Patienten begrenzt. Bei einer Gruppenpsychotherapie mit 13 bis 18 Patienten sind mindestens 2 Mitarbeiter, von denen mindestens einer ein Arzt oder ein Psychologe ist, erforderlich. Pro Gruppentherapie dürfen Therapiezeiten für maximal 2 Therapeuten angerechnet werden. Die Dauer der Gruppentherapie ist mit der Anzahl der Therapeuten zu multiplizieren und dann durch die Anzahl der teilnehmenden Patienten zu teilen. Diese Zeit wird jedem teilnehmenden Patienten angerechnet.
Die Kodes sind ebenfalls für Leistungen anzugeben, die von an der ambulanten psychiatrischen Behandlung teilnehmenden Leistungserbringern oder von anderen zur Erbringung der stationsäquivalenten Behandlung berechtigten Krankenhäusern (§ 115d Abs. 1 Satz 3 SGB V) erbracht werden.
Strukturmerkmale:
- Mobiles multiprofessionelles Team mit Behandlungsleitung durch einen Facharzt für Psychiatrie und Psychotherapie, Facharzt für Psychiatrie, Facharzt für Nervenheilkunde oder Facharzt für Psychosomatische Medizin und Psychotherapie, bestehend aus ärztlichem Dienst, pflegerischem Dienst und mindestens einem Vertreter einer weiteren Berufsgruppe (z.B. Psychologen (Psychologischer Psychotherapeut, Diplom-Psychologe oder Master of Science in Psychologie) oder Spezialtherapeuten (z.B. Ergotherapeut, Physiotherapeut, Sozialarbeiter, Sozialpädagoge, Logopäde, Kreativtherapeut)).

- Vorhandensein von Vertretern der folgenden Berufsgruppen:
  - Ärzte (Facharzt für Psychiatrie und Psychotherapie, Facharzt für Psychiatrie, Facharzt für Nervenheilkunde oder Facharzt für Psychosomatische Medizin und Psychotherapie).
  - Psychologen (Psychologischer Psychotherapeut, Diplom-Psychologe oder Master of Science in Psychologie).
  - Spezialtherapeuten (z.B. Ergotherapeuten, Physiotherapeuten, Sozialarbeiter, Logopäden, Kreativtherapeuten).
  - Pflegefachpersonen (z.B. Gesundheits- und Krankenpfleger, Gesundheits- und Kinderkrankenpfleger, Altenpfleger, Heilerziehungspfleger).
- Erreichbarkeit mindestens eines Mitglieds des Behandlungsteams werktags im Rahmen des üblichen Tagesdienstes (Rufbereitschaft). Darüber hinaus jederzeitige, 24 Stunden an 7 Tagen in der Woche, ärztliche Eingriffsmöglichkeit.
- Möglichkeit zur umgehenden vollstationären Aufnahme bei kurzfristiger Zustandsverschlechterung.

Mindestmerkmale:

- Durchführung einer wöchentlichen ärztlichen Visite (bei stationsäquivalenter Behandlung an mehr als 6 Tagen in Folge) im direkten Patientenkontakt, in der Regel im häuslichen Umfeld. Der Facharztstandard ist zu gewährleisten.
- Durchführung einer wöchentlichen multiprofessionellen Fallbesprechung zur Beratung des weiteren Behandlungsverlaufs (bei stationsäquivalenter Behandlung an mehr als 6 Tagen in Folge), in die mindestens 3 der an der Behandlung beteiligten Berufsgruppen ggf. unter Einbeziehung kooperierender Leistungserbringer nach § 115d Abs. 1 Satz 3 SGB V einbezogen werden. Die Fallbesprechung kann unter Zuhilfenahme von Telekommunikation geschehen.
- Behandlung auf der Grundlage eines individuellen Therapieplans, orientiert an den Möglichkeiten und dem Bedarf des Patienten.
- Es erfolgt mindestens ein direkter Patientenkontakt durch mindestens ein Mitglied des multiprofessionellen Teams pro Tag. Kommt ein direkter Kontakt nicht zustande aus Gründen, die der Patient zu verantworten hat, zählt der unternommene Kontaktversuch dennoch als direkter Patientenkontakt.
- Genesungsbegleiter können hinzugezogen werden.
- Als angewandte Verfahren der ärztlichen und psychologischen Berufsgruppen gelten folgende Verfahren oder im Aufwand vergleichbare Verfahren:
  - Supportive Einzelgespräche.
  - Einzelpsychotherapie.
  - Psychoedukation.
  - Internetbasierte Interventionen.
  - Angehörigengespräche (z.B. Psychoedukation, Gespräche mit Betreuern).
  - Gespräche mit Richtern oder Behördenvertretern.
  - Somato-psychosomatisches ärztliches Gespräch.
  - Aufklärung, Complianceförderung und Monitoring im Rahmen der ärztlich indizierten Psychopharmakotherapie, Einnahmetraining.
  - Leistungen im und unter Einbeziehung des sozialen Netzwerkes/Umfeldes des Patienten (z.B. Familie, Arbeitgeber, Betreuer, komplementäre Dienste).
  - Gruppenpsychotherapie.
- Als angewandte Verfahren der Spezialtherapeuten und Pflegefachpersonen gelten folgende Verfahren oder im Aufwand vergleichbare Verfahren:
  - Beratung, Adhärenz-Förderung und Monitoring im Rahmen der ärztlich indizierten Psychopharmakotherapie, Einnahmetraining.
  - Psychoedukation.
  - Bezugstherapeutengespräche, supportive Einzelgespräche.
  - Behandlung und spezielle Interventionen durch Pflegefachpersonen (z.B. alltagsbezogenes Training, Aktivierungsbehandlung).
  - Ergotherapeutische Behandlungsverfahren.
  - Spezielle psychosoziale Interventionen (z.B. Selbstsicherheitstraining, soziales Kompetenztraining).
  - Kreativtherapien (z.B. Tanztherapie, Kunsttherapie, Musiktherapie).
  - Internetbasierte Interventionen.
  - Gespräche mit Behördenvertretern.
  - Angehörigengespräche, Gespräche mit Betreuern.
  - Physio- oder Bewegungstherapie (z.B. Sporttherapie).
  - Sensorisch fokussierte Therapien (z.B. Genussgruppe, Snoezelen).

- Entspannungsverfahren (z.B. progressive Muskelrelaxation nach Jacobson, autogenes Training oder psychophysiologische Techniken wie Biofeedback).
- Logopädie (z.B. bei Schluckstörungen).
- Übende Verfahren und Hilfekoordination zur Reintegration in den individuellen psychosozialen Lebensraum.
- Gestaltungs-, Körper- und Bewegungstherapie.
- Somatopsychisch-psychosomatische Kompetenztrainings (Diätberatung, Sozialberatung, Sport).

9-701.0- Therapiezeiten am Patienten durch Ärzte
.00 Bis 30 Minuten pro Tag
.01 Mehr als 30 bis 60 Minuten pro Tag
.02 Mehr als 60 bis 90 Minuten pro Tag
.03 Mehr als 90 bis 120 Minuten pro Tag
.04 Mehr als 120 bis 180 Minuten pro Tag
.05 Mehr als 180 bis 240 Minuten pro Tag
.06 Mehr als 240 Minuten pro Tag
9-701.1- Therapiezeiten am Patienten durch Psychologen
.10 Bis 30 Minuten pro Tag
.11 Mehr als 30 bis 60 Minuten pro Tag
.12 Mehr als 60 bis 90 Minuten pro Tag
.13 Mehr als 90 bis 120 Minuten pro Tag
.14 Mehr als 120 bis 180 Minuten pro Tag
.15 Mehr als 180 bis 240 Minuten pro Tag
.16 Mehr als 240 Minuten pro Tag
9-701.2- Therapiezeiten am Patienten durch Spezialtherapeuten
.20 Bis 30 Minuten pro Tag
.21 Mehr als 30 bis 60 Minuten pro Tag
.22 Mehr als 60 bis 90 Minuten pro Tag
.23 Mehr als 90 bis 120 Minuten pro Tag
.24 Mehr als 120 bis 180 Minuten pro Tag
.25 Mehr als 180 bis 240 Minuten pro Tag
.26 Mehr als 240 Minuten pro Tag
9-701.3- Therapiezeiten am Patienten durch Pflegefachpersonen
.30 Bis 30 Minuten pro Tag
.31 Mehr als 30 bis 60 Minuten pro Tag
.32 Mehr als 60 bis 90 Minuten pro Tag
.33 Mehr als 90 bis 120 Minuten pro Tag
.34 Mehr als 120 bis 180 Minuten pro Tag
.35 Mehr als 180 bis 240 Minuten pro Tag
.36 Mehr als 240 Minuten pro Tag

9-80...9-80 Andere Behandlung bei psychischen und psychosomatischen Störungen und Verhaltensstörungen bei Kindern und Jugendlichen

Hinw.: Ein Kode aus diesem Bereich ist nur für Leistungen anzugeben, die in Einrichtungen im Geltungsbereich des § 17d KHG erbracht wurden.
Die gleichzeitige somatische Diagnostik und Behandlung sind gesondert zu kodieren.

9-80 Spezifische Behandlung bei psychischen und psychosomatischen Störungen und Verhaltensstörungen bei Kindern und Jugendlichen

9-801.– Stationsäquivalente psychiatrische Behandlung bei Kindern und Jugendlichen

Exkl.: Regelbehandlung bei psychischen und psychosomatischen Störungen und Verhaltensstörungen bei Kindern und Jugendlichen (9-656)
Psychiatrisch-psychosomatische Intensivbehandlung bei psychischen und psychosomatischen Störungen und Verhaltensstörungen bei Kindern und Jugendlichen (9-672)
Psychiatrisch-psychosomatische Behandlung im besonderen Setting (Eltern-Kind-Setting) bei psychischen und psychosomatischen Störungen und Verhaltensstörungen bei Kindern und Jugendlichen (9-686)
Erbringung von Behandlungsmaßnahmen im stationsersetzenden Umfeld und als halbtägige tagesklinische Behandlung bei Kindern und Jugendlichen (9-691 ff.)
Erhöhter Betreuungsaufwand bei psychischen und psychosomatischen Störungen und Verhaltensstörungen bei Kindern und Jugendlichen (9-693 ff.)
Spezifische Behandlung im besonderen Setting bei substanzbedingten Störungen bei Kindern und Jugendlichen (9-694 ff.)

Hinw.: Der Einsatz von Gebärdensprachdolmetschern (9-510 ff.) ist gesondert zu kodieren.
Diese Kodes sind für die Behandlung von Patienten anzuwenden, die zu Beginn der stationsäquivalenten Behandlung das 18. Lebensjahr noch nicht vollendet haben (bei deutlichen Entwicklungsdefiziten auch für Heranwachsende bis zum vollendeten 21. Lebensjahr).
Voraussetzung für die stationsäquivalente Behandlung ist das Vorliegen einer psychischen Erkrankung und einer Indikation für eine stationäre Behandlung. Die stationsäquivalente Behandlung umfasst eine kinder- und jugendpsychiatrische Behandlung im häuslichen Umfeld des Patienten.
Sie stellt bei Bedarf neben der aufsuchenden Behandlung auch die Nutzung weiterer Ressourcen der kinder- und jugendpsychiatrischen Abteilung oder des kinder- und jugendpsychiatrischen Krankenhauses (je nach Bundesland und Träger im Bedarfsfall auch der Schule für Kranke) für ergänzende Diagnostik und Therapie sicher.
Diese Kodes sind für jeden Tag mit stationsäquivalenter Behandlung berufsgruppenspezifisch anzugeben. Therapiezeiten eines Tages einer Berufsgruppe sind zu addieren. Fahrzeiten werden nicht angerechnet.
Bei Eltern-Gruppentherapien oder Eltern-Kind-Gruppentherapien ist die Gruppengröße auf maximal 8 Familien oder 15 Teilnehmer begrenzt. Gruppen mit 4 bis 10 Teilnehmern werden in aller Regel nach dem 2-Therapeuten-Prinzip geführt. Gruppen mit 11 bis 15 Teilnehmern müssen nach dem 2-Therapeuten-Prinzip geführt werden. Pro Gruppentherapie dürfen Therapiezeiten für maximal 2 Therapeuten angerechnet werden. Die Dauer der Gruppentherapie ist mit der Anzahl der Therapeuten zu multiplizieren und dann durch die Anzahl der teilnehmenden Patienten zu teilen. Diese Zeit wird jedem teilnehmenden Patienten angerechnet.
Die Kodes sind ebenfalls für Leistungen anzugeben, die von an der ambulanten psychiatrischen Behandlung teilnehmenden Leistungserbringern oder von anderen zur Erbringung der stationsäquivalenten Behandlung berechtigten Krankenhäusern (§ 115d Abs. 1 Satz 3 SGB V) erbracht werden.
Strukturmerkmale:

- Mobiles multiprofessionelles Team mit Behandlungsleitung durch einen Facharzt für Kinder- und Jugendpsychiatrie und -psychotherapie, bestehend aus ärztlichem Dienst, pädagogisch-pflegerischem Dienst (z.B. (Kinder-)Gesundheits- und Krankenpflegepersonal, Erzieher, Heilerziehungspfleger, Jugend- und Heimerzieher) und mindestens einem Vertreter einer weiteren Berufsgruppe (z.B. Psychologen (Kinder- und Jugendlichenpsychotherapeut, Psychologischer Psychotherapeut, Diplom-Psychologe oder Master of Science in Psychologie) oder Spezialtherapeuten (z.B. Ergo-

9

therapeut, Physiotherapeut, Sozialarbeiter, Sozialpädagoge, Heilpädagoge, Bewegungs-, Erlebnis-, Kreativtherapeut, Logopäde)).

- Vorhandensein von Vertretern der folgenden Berufsgruppen:
  - Ärzte (Facharzt für Kinder- und Jugendpsychiatrie und -psychotherapie).
  - Psychologen (Kinder- und Jugendlichenpsychotherapeut, Psychologischer Psychotherapeut, Diplom-Psychologe oder Master of Science in Psychologie).
  - Spezialtherapeuten (z.B. Ergotherapeuten, Sozialarbeiter, Heilpädagogen, Bewegungs-, Erlebnis-, Kreativtherapeuten, Logopäden).
  - Pädagogisch-pflegerische Fachpersonen (z.B. (Kinder-)Gesundheits- und Krankenpflegepersonal, Erzieher, Heilerziehungspfleger, Jugend- und Heimerzieher).
- Erreichbarkeit mindestens eines Mitglieds des Behandlungsteams werktags im Rahmen des üblichen Tagesdienstes (Rufbereitschaft). Darüber hinaus jederzeitige, 24 Stunden an 7 Tagen in der Woche, ärztliche Eingriffsmöglichkeit.
- Möglichkeit zur umgehenden vollstationären Aufnahme bei kurzfristiger Zustandsverschlechterung.

Mindestmerkmale:

- Durchführung einer wöchentlichen ärztlichen Visite (bei stationsäquivalenter Behandlung an mehr als 6 Tagen in Folge) im direkten Patientenkontakt, in der Regel im häuslichen Umfeld. Der Facharztstandard ist zu gewährleisten.
- Durchführung einer wöchentlichen multiprofessionellen Fallbesprechung zur Beratung des weiteren Behandlungsverlaufs (bei stationsäquivalenter Behandlung an mehr als 6 Tagen in Folge), in die mindestens 3 der an der Behandlung beteiligten Berufsgruppen ggf. unter Einbeziehung kooperierender Leistungserbringer nach § 115d Abs. 1 Satz 3 SGB V einbezogen werden. Die Fallbesprechung kann unter Zuhilfenahme von Telekommunikation geschehen.
- Behandlung auf der Grundlage eines individuellen Therapieplans, orientiert an den Möglichkeiten und dem Bedarf des Patienten.
- Es erfolgt mindestens ein direkter Patientenkontakt durch mindestens ein Mitglied des multiprofessionellen Teams pro Tag, ggf. auch im Rahmen eines Familiengesprächs/einer Familientherapie oder eines Elterngesprächs mit kurzem Kontakt zum Kind. Kommt ein direkter Kontakt nicht zustande aus Gründen, die der Patient zu verantworten hat, zählt der unternommene Kontaktversuch dennoch als direkter Patientenkontakt.
- Als angewandte Verfahren der ärztlichen und psychologischen Berufsgruppen gelten folgende Verfahren oder im Aufwand vergleichbare Verfahren:
  - Ärztliches oder psychologisches Einzelgespräch/einzeltherapeutische Intervention.
  - Einzelpsychotherapie mit kind- und jugendgerechten Verfahren.
  - Entspannungsverfahren.
  - Ärztliche oder psychologische therapeutische Familienkontakte, Elterngespräche, Familiengespräche und Familientherapie und/oder Gespräche/Kontakte mit Bezugspersonen aus dem Herkunftsmilieu (z.B. Jugendhilfe, Pflegefamilie).
  - Somato-psychosomatisches ärztliches Gespräch.
  - Aufklärung (Kind/Jugendlicher und Bezugspersonen), Complianceförderung und Monitoring im Rahmen der ärztlich indizierten Psychopharmakotherapie.
  - (Störungsspezifische) Psychoedukation.
  - Helferkonferenzen (z.B. Jugendhilfe).
  - Anleitung von Bezugspersonen im Umgang mit dem Patienten, z.B. Begleitung von Deeskalationen.
  - Gruppenpsychotherapie.
- Als angewandte Verfahren der Spezialtherapeuten und pädagogisch-pflegerischen Fachpersonen gelten folgende Verfahren oder im Aufwand vergleichbare Verfahren:
  - Behandlungseinheiten durch die kinder- und jugendpsychiatrische Pflege/Bezugspflege des Pflege- und Erziehungsdienstes (z.B. alltagsbezogenes Training, Anleitung und Förderung der Selbständigkeit, Stuhltraining, Esstraining, Verstärkerplan, Feedbackrunden).
  - Anleitung bei sozialer Interaktion.
  - Gelenkte Freizeitaktivitäten, Medienpädagogik, Erlebnispädagogik/-therapie mit therapeutischem Auftrag gemäß Gesamtbehandlungsplan.
  - Heilpädagogische oder ergotherapeutische Förder- und Behandlungsverfahren (auch als Eltern-Kind-Interaktionsförderung).
  - Kreativtherapien (z.B. Tanztherapie, Kunsttherapie, Musiktherapie)..
  - Bewegungstherapie, Mototherapie, Logopädie.
  - Übende Verfahren und prospektive Hilfekoordination hinsichtlich der geplanten Reintegration in Schule und soziales Umfeld.

- Gespräche mit Behördenvertretern.
- Ergotherapeutische Behandlungsverfahren, Krankengymnastik, Entspannungsverfahren.
- Unterstützung (der Eltern) bei alltäglichen Verrichtungen und Förderung der selbständigen Konfliktklärung mit dem Kind, ggf. mit Video-Feedback, ggf. mit spezifischen Deeskalationstechniken.
- Einübung spezialisierter Therapiemodule gemeinsam mit den Eltern.
- Spezielle psychosoziale Techniken (z.B. Sozialkompetenztraining, Anleitung zu gemeinsamen Aktivitäten mit Familienmitgliedern wie Spiel, Sport, Freizeit).
- Angehörigengespräche und gezielte Anleitung von Bezugspersonen aus dem Herkunftsmilieu, dem familiären oder sozialen Raum.
- Interventionen hinsichtlich der geplanten Überleitung in andere Behandlungssettings oder rehabilitative Anschlussmaßnahmen (z.B. Jugendhilfe).

9-801.0- Therapiezeiten am Patienten durch Ärzte
.00 Bis 30 Minuten pro Tag
.01 Mehr als 30 bis 60 Minuten pro Tag
.02 Mehr als 60 bis 90 Minuten pro Tag
.03 Mehr als 90 bis 120 Minuten pro Tag
.04 Mehr als 120 bis 180 Minuten pro Tag
.05 Mehr als 180 bis 240 Minuten pro Tag
.06 Mehr als 240 Minuten pro Tag

9-801.1- Therapiezeiten am Patienten durch Psychologen
.10 Bis 30 Minuten pro Tag
.11 Mehr als 30 bis 60 Minuten pro Tag
.12 Mehr als 60 bis 90 Minuten pro Tag
.13 Mehr als 90 bis 120 Minuten pro Tag
.14 Mehr als 120 bis 180 Minuten pro Tag
.15 Mehr als 180 bis 240 Minuten pro Tag
.16 Mehr als 240 Minuten pro Tag

9-801.2- Therapiezeiten am Patienten durch Spezialtherapeuten
.20 Bis 30 Minuten pro Tag
.21 Mehr als 30 bis 60 Minuten pro Tag
.22 Mehr als 60 bis 90 Minuten pro Tag
.23 Mehr als 90 bis 120 Minuten pro Tag
.24 Mehr als 120 bis 180 Minuten pro Tag
.25 Mehr als 180 bis 240 Minuten pro Tag
.26 Mehr als 240 Minuten pro Tag

9-801.3- Therapiezeiten am Patienten durch pädagogisch-pflegerische Fachpersonen
.30 Bis 30 Minuten pro Tag
.31 Mehr als 30 bis 60 Minuten pro Tag
.32 Mehr als 60 bis 90 Minuten pro Tag
.33 Mehr als 90 bis 120 Minuten pro Tag
.34 Mehr als 120 bis 180 Minuten pro Tag
.35 Mehr als 180 bis 240 Minuten pro Tag
.36 Mehr als 240 Minuten pro Tag

9-98...9-99 Andere ergänzende Maßnahmen und Informationen

9-98 Pflegebedürftigkeit und teilstationäre pädiatrische Behandlung

9-984.– Pflegebedürftigkeit

Hinw.: Diese Kodes sind für Patienten anzugeben, die im Sinne des § 14 SGB XI pflegebedürftig und gemäß § 15 SGB XI einem Pflegegrad zugeordnet sind. Wechselt während des stationären Aufenthaltes der Pflegegrad, ist der Kode für die höhere Pflegebedürftigkeit anzugeben. Liegt noch keine Einstufung in einen Pflegegrad vor, ist diese aber bereits beantragt, ist der Kode 9-984.b anzugeben. Wurde eine Höherstufung bei vorliegendem Pflegegrad beantragt, ist neben dem zutreffenden Kode aus 9-984.6 bis 9-984.9 zusätzlich der Kode 9-984.b anzugeben.

9-984.6 Pflegebedürftig nach Pflegegrad 1

9-984.7 Pflegebedürftig nach Pflegegrad 2

9-984.8 Pflegebedürftig nach Pflegegrad 3

9-984.9 Pflegebedürftig nach Pflegegrad 4

9-984.a Pflegebedürftig nach Pflegegrad 5

9-984.b Erfolgter Antrag auf Einstufung in einen Pflegegrad

9-985.– Teilstationäre pädiatrische Behandlung

Hinw.: Diese Kodes sind Zusatzkodes. Sie sind nur für Patienten bis zur Vollendung des 18. Lebensjahres anzugeben.
Diese Kodes sind für jeden Tag mit teilstationärer pädiatrischer Behandlung gesondert zu kodieren.
Strukturmerkmal:
- Vorhandensein einer Fachabteilung für Kinder- und Jugendmedizin am Standort des Krankenhauses.

9-985.0 Ohne Notwendigkeit der Bewegungslosigkeit

Exkl.: Teilstationäre intravenöse Applikation von Medikamenten über das Gefäßsystem bei Kindern und Jugendlichen (8-01a)

Hinw.: Dieser Kode kann nur für folgende Behandlungen als Zusatzkode angegeben werden:
- Therapeutische Injektion, Zytostatische Chemotherapie, Immuntherapie und antiretrovirale Therapie oder Transfusion mit der Notwendigkeit einer Überwachung, Nachbeobachtung oder langsamen Verabreichung (8-020 ff., 8-54, 8-800 ff., 8-802 ff., 8-81). Diese wird durch einen Facharzt für Kinder- und Jugendmedizin mit krankheitsspezifischer Spezialisierung (z.B. Kinder-Rheumatologie, Kinder-Gastroenterologie, Kinder-Hämatologie und -Onkologie, Neuropädiatrie, Kinder-Pneumologie) bei Vorliegen mindestens einer der folgenden Erkrankungen durchgeführt: hämatologische Erkrankung, onkologische Erkrankung, Autoimmunerkrankung, chronisch-entzündliche Darmerkrankung, Stoffwechselerkrankung, neuromuskuläre Erkrankung, Seltene Erkrankung.

9-985.1 Mit Notwendigkeit der Bewegungslosigkeit

Hinw.: Dieser Kode kann nur für folgende Behandlungen als Zusatzkode angegeben werden:
- Dilatation des Anus (5-499.0)
- Bougierung des Ösophagus (5-429.8), Ballondilatation des Ösophagus (5-429.7)

Mindestmerkmale:
- Behandlung durch einen Facharzt für Kinderchirurgie.
- Analgosedierung oder Anästhesie durch einen Facharzt für Anästhesie und eine Pflegekraft.

Die Analgosedierung oder Anästhesie ist nicht gesondert zu kodieren.

9-99 Obduktion, belegte und nicht belegte Schlüsselnummern

9-990 Klinische Obduktion bzw. Obduktion zur Qualitätssicherung

Hinw.: Mit diesem Kode sind nur Obduktionen zu dokumentieren, die nicht von einem Gericht, einem Gesundheitsamt oder einer Versicherung angefordert wurden.

9-999.– Belegte und nicht belegte Schlüsselnummern

Hinw.: Die Verwendung der Schlüsselnummern dieser Kategorie ist dem Bundesinstitut für Arzneimittel und Medizinprodukte (BfArM) vorbehalten, um eine provisorische Zuordnung von neuartigen Prozeduren in Ausnahmesituationen zu ermöglichen. Die Schlüsselnummern dieser Kategorie dürfen nur über das BfArM mit Inhalten belegt werden; eine Anwendung für andere Zwecke ist nicht erlaubt. Das BfArM wird den Anwendungszeitraum solcher Schlüsselnummern bei Bedarf bekannt geben.

9-999.0- Applikation von Remdesivir, parenteral, Liste 1
.00 Bis 100 mg
.01 Mehr als 100 mg bis 200 mg
.02 Mehr als 200 mg bis 300 mg
.03 Mehr als 300 mg bis 400 mg
.04 Mehr als 400 mg bis 500 mg
.05 Mehr als 500 mg bis 600 mg
.06 Mehr als 600 mg bis 700 mg
.07 Mehr als 700 mg bis 800 mg
.08 Mehr als 800 mg bis 900 mg
.09 Mehr als 900 mg bis 1.000 mg

9-999.1- Applikation von Remdesivir, parenteral, Liste 2
.10 Mehr als 1.000 mg bis 1.100 mg
.11 Nicht belegte Schlüsselnummer 9-999.11
.12 Nicht belegte Schlüsselnummer 9-999.12
.13 Nicht belegte Schlüsselnummer 9-999.13
.14 Nicht belegte Schlüsselnummer 9-999.14
.15 Nicht belegte Schlüsselnummer 9-999.15
.16 Nicht belegte Schlüsselnummer 9-999.16
.17 Nicht belegte Schlüsselnummer 9-999.17
.18 Nicht belegte Schlüsselnummer 9-999.18
.19 Nicht belegte Schlüsselnummer 9-999.19

9-999.2- Nicht belegte Schlüsselnummern, Liste 3
.20 Nicht belegte Schlüsselnummer 9-999.20
.21 Nicht belegte Schlüsselnummer 9-999.21
.22 Nicht belegte Schlüsselnummer 9-999.22
.23 Nicht belegte Schlüsselnummer 9-999.23
.24 Nicht belegte Schlüsselnummer 9-999.24
.25 Nicht belegte Schlüsselnummer 9-999.25
.26 Nicht belegte Schlüsselnummer 9-999.26
.27 Nicht belegte Schlüsselnummer 9-999.27
.28 Nicht belegte Schlüsselnummer 9-999.28
.29 Nicht belegte Schlüsselnummer 9-999.29

9-999.3- Nicht belegte Schlüsselnummern, Liste 4
.30 Nicht belegte Schlüsselnummer 9-999.30
.31 Nicht belegte Schlüsselnummer 9-999.31
.32 Nicht belegte Schlüsselnummer 9-999.32
.33 Nicht belegte Schlüsselnummer 9-999.33
.34 Nicht belegte Schlüsselnummer 9-999.34
.35 Nicht belegte Schlüsselnummer 9-999.35
.36 Nicht belegte Schlüsselnummer 9-999.36
.37 Nicht belegte Schlüsselnummer 9-999.37
.38 Nicht belegte Schlüsselnummer 9-999.38
.39 Nicht belegte Schlüsselnummer 9-999.39
9-999.4- Nicht belegte Schlüsselnummern, Liste 5
.40 Nicht belegte Schlüsselnummer 9-999.40
.41 Nicht belegte Schlüsselnummer 9-999.41
.42 Nicht belegte Schlüsselnummer 9-999.42
.43 Nicht belegte Schlüsselnummer 9-999.43
.44 Nicht belegte Schlüsselnummer 9-999.44
.45 Nicht belegte Schlüsselnummer 9-999.45
.46 Nicht belegte Schlüsselnummer 9-999.46
.47 Nicht belegte Schlüsselnummer 9-999.47
.48 Nicht belegte Schlüsselnummer 9-999.48
.49 Nicht belegte Schlüsselnummer 9-999.49
9-999.5- Nicht belegte Schlüsselnummern, Liste 6
.50 Nicht belegte Schlüsselnummer 9-999.50
.51 Nicht belegte Schlüsselnummer 9-999.51
.52 Nicht belegte Schlüsselnummer 9-999.52
.53 Nicht belegte Schlüsselnummer 9-999.53
.54 Nicht belegte Schlüsselnummer 9-999.54
.55 Nicht belegte Schlüsselnummer 9-999.55
.56 Nicht belegte Schlüsselnummer 9-999.56
.57 Nicht belegte Schlüsselnummer 9-999.57
.58 Nicht belegte Schlüsselnummer 9-999.58
.59 Nicht belegte Schlüsselnummer 9-999.59
9-999.6- Nicht belegte Schlüsselnummern, Liste 7
.60 Nicht belegte Schlüsselnummer 9-999.60
.61 Nicht belegte Schlüsselnummer 9-999.61
.62 Nicht belegte Schlüsselnummer 9-999.62
.63 Nicht belegte Schlüsselnummer 9-999.63
.64 Nicht belegte Schlüsselnummer 9-999.64
.65 Nicht belegte Schlüsselnummer 9-999.65
.66 Nicht belegte Schlüsselnummer 9-999.66
.67 Nicht belegte Schlüsselnummer 9-999.67
.68 Nicht belegte Schlüsselnummer 9-999.68
.69 Nicht belegte Schlüsselnummer 9-999.69

9-999.7-	Nicht belegte Schlüsselnummern, Liste 8
.70	Nicht belegte Schlüsselnummer 9-999.70
.71	Nicht belegte Schlüsselnummer 9-999.71
.72	Nicht belegte Schlüsselnummer 9-999.72
.73	Nicht belegte Schlüsselnummer 9-999.73
.74	Nicht belegte Schlüsselnummer 9-999.74
.75	Nicht belegte Schlüsselnummer 9-999.75
.76	Nicht belegte Schlüsselnummer 9-999.76
.77	Nicht belegte Schlüsselnummer 9-999.77
.78	Nicht belegte Schlüsselnummer 9-999.78
.79	Nicht belegte Schlüsselnummer 9-999.79
9-999.8-	Nicht belegte Schlüsselnummern, Liste 9
.80	Nicht belegte Schlüsselnummer 9-999.80
.81	Nicht belegte Schlüsselnummer 9-999.81
.82	Nicht belegte Schlüsselnummer 9-999.82
.83	Nicht belegte Schlüsselnummer 9-999.83
.84	Nicht belegte Schlüsselnummer 9-999.84
.85	Nicht belegte Schlüsselnummer 9-999.85
.86	Nicht belegte Schlüsselnummer 9-999.86
.87	Nicht belegte Schlüsselnummer 9-999.87
.88	Nicht belegte Schlüsselnummer 9-999.88
.89	Nicht belegte Schlüsselnummer 9-999.89
9-999.9-	Nicht belegte Schlüsselnummern, Liste 10
.90	Nicht belegte Schlüsselnummer 9-999.90
.91	Nicht belegte Schlüsselnummer 9-999.91
.92	Nicht belegte Schlüsselnummer 9-999.92
.93	Nicht belegte Schlüsselnummer 9-999.93
.94	Nicht belegte Schlüsselnummer 9-999.94
.95	Nicht belegte Schlüsselnummer 9-999.95
.96	Nicht belegte Schlüsselnummer 9-999.96
.97	Nicht belegte Schlüsselnummer 9-999.97
.98	Nicht belegte Schlüsselnummer 9-999.98
.99	Nicht belegte Schlüsselnummer 9-999.99

Anhang zum OPS

Tabellen zur Berechnung der Aufwandspunkte für die Kodes 8-980.–, 8-98d.– und 8-98f.– und der anrechenbaren Therapieeinheiten für die Kodes 9-60 bis 9-63, 9-65, 9-66 und 9-68

Hinweise der Bearbeiter dieser Buchausgabe

Dieser Anhang enthält Tabellen, die für die Zuordnung der jeweiligen terminalen Kodes der genannten Schlüsselnummern notwendig sind.

*Die Tabellen zur **„Berechnung der Aufwandspunkte für die intensivmedizinische Komplexbehandlung bei Erwachsenen“** sind Bestandteil des OPS seit seiner Version 2005 (die Bezeichnung wurde in der Version 2010 zur Unterscheidung von der neu eingeführten Tabelle für das Kindesalter ergänzt). Sie sind erforderlich für die Zuordnung der Kodes unter der im OPS 2005 neu eingeführten Schlüsselnummer 8-980.– und der im OPS 2013 neu eingeführten Schlüsselnummer 8-98f.–.*

*Die Tabelle **„Berechnung der Aufwandspunkte für die intensivmedizinische Komplexbehandlung im Kindesalter“** wurde erstmals im OPS 2010 veröffentlicht und betrifft die im OPS 2010 neu eingeführte Schlüsselnummer 8-98d.–.*

*Die **Tabellen der anrechenbaren Therapieeinheiten für Psychiatrie und Psychosomatik (Therapieeinheiten Psych)** wurden mit dem OPS 2014 eingeführt. Sie enthalten für die Behandlung bei psychischen und psychosomatischen Störungen und Verhaltensstörungen bei Erwachsenen (9-60 bis 9-63) sowie bei Kindern und Jugendlichen (9-65, 9-66 und 9-68) die anrechenbaren Therapieeinheiten pro Patient in Abhängigkeit von der Dauer der Therapie und von der Anzahl der Patienten, die an der Gruppentherapie teilgenommen haben. Bis zum OPS 2013 waren diese Angaben direkt in den genannten Kodes enthalten.*

A

Klarstellungen und Änderungen gemäß § 295 Absatz 1 Satz 8 und § 301 Absatz 2 Satz 6 SGB V

Gemäß § 295 Absatz 1 Satz 8 und § 301 Absatz 2 Satz 6 SGB V ist das Bundesinstitut für Arzneimittel und Medizinprodukte (BfArM) berechtigt, bei Auslegungsfragen zu ICD-10-GM und OPS Klarstellungen und Änderungen mit Wirkung auch für die Vergangenheit vorzunehmen, soweit diese nicht zu erweiterten Anforderungen an die Verschlüsselung erbrachter Leistungen führen.

In diesem Anhang zum OPS werden die Klarstellungen und Änderungen aufgeführt, die gemäß obiger gesetzlicher Grundlage festgelegt wurden.

Gemäß den oben genannten Rechtsgrundlagen stellt das BfArM fest:

1. Für den OPS 2021 wurde folgende Verwendung des Begriffs der ärztlichen „Behandlungsleitung" in den Hinweisen für die Benutzung festgelegt:

„Die Behandlungsleitung erfolgt durch einen Facharzt mit der jeweils kodespezifisch geforderten Qualifikation. Sie kann durch unterschiedliche Personen mit der jeweils kodespezifisch geforderten Qualifikation sichergestellt werden. Die Behandlungsleitung trägt die fachlich-inhaltliche Verantwortung für die Versorgung des Patienten. Sie plant, koordiniert und überwacht die Leistungen und ärztlichen Tätigkeiten am Patienten. Für die Behandlungsleitung kann kodespezifisch der Umfang für die Anwesenheit und die Teilnahme an den Teambesprechungen festgelegt werden." Die Festlegung bedeutet, dass eine Person als Behandlungsleitung ausreicht, um das Strukturmerkmal zu erfüllen, sofern nicht bei dem einzelnen OPS-Kode ausdrücklich vorgegeben ist, dass die Behandlungsleitung durch mehrere Personen zu erfüllen ist.

Für den Fall, dass die Behandlungsleitung die Planung, Koordination und Überwachung der Leistungen und ärztlichen Tätigkeiten am Patienten nicht erfüllen kann, ist eine entsprechende Vertretung mit der jeweils kodespezifisch geforderten Qualifikation sicherzustellen. Dies kann auch durch Kooperation erfolgen.

Mit der Behandlungsleitung sind keine Vorgaben zu Anwesenheit, Patientenkontakten und Teilnahme an den Teambesprechungen oder Visiten verbunden, sofern keine kodespezifischen Vorgaben hierzu bestehen.

Diese Klarstellung ist rückwirkend gültig ab dem 1. Januar 2021 und ist auch für die jeweils aktuelle Version des OPS gültig.

2. Für mehrere Kodes wurden für den OPS 2021 Strukturmerkmale für das Vorhandensein oder die Verfügbarkeit von Therapiebereichen oder Verfahren festgelegt.

Der OPS legt nicht fest, dass für einen Therapiebereich oder ein Verfahren mehrere qualifizierte Personen vorzuhalten sind, um die Strukturmerkmale für das Vorhandensein oder die Verfügbarkeit von Therapiebereichen oder Verfahren zu erfüllen, sofern bei dem einzelnen Kode keine kodespezifischen Vorgaben zu berücksichtigen sind (z.B. 24-stündige Verfügbarkeit von Verfahren). Das bedeutet, dass sowohl das Vorhalten eines Therapiebereiches als auch die Gewährleistung eines Verfahrens auch durch eine Person, die entsprechend dem im jeweiligen OPS-Kode geforderten Therapiebereich oder Verfahren qualifiziert ist, sichergestellt werden kann. Für den Fall, dass diese Person für den Therapiebereich oder das Verfahren nicht zur Verfügung steht, ist eine entsprechende Vertretung mit der jeweils kodespezifisch geforderten Qualifikation sicherzustellen. Dies kann auch durch Kooperation erfolgen.

Diese Klarstellung ist rückwirkend gültig ab dem 1. Januar 2021 und ist auch für die jeweils aktuelle Version des OPS gültig.

3. Für den Kode 8-550 wurde für den OPS 2021 folgendes Strukturmerkmal festgelegt:

- Vorhandensein von besonders geschultem Pflegepersonal für aktivierend-therapeutische Pflege. Hierfür muss mindestens eine Pflegefachkraft des multiprofessionellen Teams eine strukturierte curriculare geriatriespezifische Zusatzqualifikation im Umfang von mindestens 180 Stunden sowie eine mindestens 6-monatige Erfahrung in einer geriatrischen Einrichtung nachweisen.

Die Festlegung bedeutet, dass eine Pflegefachkraft des multiprofessionellen Teams über die geforderte Qualifikation verfügen muss, um die Anforderungen an die Qualifikation für das Strukturmerkmal „Vorhandensein von besonders geschultem Pflegepersonal für aktivierend-therapeutische Pflege" zu erfüllen. Wegen der Verknüpfung mit dem Wort „hierfür" erklärt der zweite Satz des Strukturmerkmals den ersten Satz und definiert so das besonders geschulte Pflegepersonal für aktivierend-therapeutische Pflege. Weitere Anforderungen an die Qualifikation des übrigen Pflegepersonals legt der OPS nicht fest.

Diese Klarstellung ist rückwirkend gültig ab dem 1. Januar 2021 und ist auch für die jeweils aktuelle Version des OPS gültig.

4. Für die Kodes 8-718.8 und 8-718.9 wurde für den OPS 2021 folgendes Strukturmerkmal festgelegt:

- Möglichkeit zur Durchführung eines Ethik-Fallgesprächs.

Der OPS legt nicht fest, dass für die Möglichkeit zur Durchführung eines Ethik-Fallgesprächs bestimmte Strukturen (z.B. ein Ethik-Komitee) vorhanden sein müssen.

Für die Möglichkeit zur Durchführung eines Ethik-Fallgesprächs muss mindestens eine Person mit der Qualifikation zur Moderation von Ethik-Fallgesprächen hinzugezogen werden können. Dies kann ein Mitglied eines Ethik-Komitees oder ein zertifizierter Ethik-Berater im Gesundheitswesen sein. Dies kann auch durch Kooperation erfüllt werden.

Diese Klarstellung ist rückwirkend gültig ab dem 1. Januar 2021 und ist auch für die jeweils aktuelle Version des OPS gültig.

5. In den Kodes 8-980, 8-98d und 8-98f entfällt für den OPS 2021 jeweils folgendes Strukturmerkmal:

- Die Ärzte des Teams sind in der Intensivmedizin erfahren und kennen die aktuellen Probleme ihrer Patienten.

Diese Änderung ist rückwirkend gültig ab dem 1. Januar 2021. Das Strukturmerkmal wird im OPS 2022 nicht weitergeführt.

6. Für den Kode 8-98d wurde für den OPS 2021 folgendes Strukturmerkmal festgelegt:

- Kinderchirurgie, Kinderkardiologie, Radiologie mit Computertomographie und/oder Magnetresonanztomographie und Erfahrung in der Beurteilung von kinderradiologischen Fragestellungen, Neuropädiatrie, Labor und Mikrobiologie stehen als Dienstleistungen/Konsiliardienste in eigener Abteilung oder als fester Kooperationspartner mit kurzfristiger (max. 30-minütiger) Einsatzbereitschaft zur Verfügung.

Der OPS legt nicht fest, dass die geforderten Konsiliardienste in eigener Abteilung oder als fester Kooperationspartner mit kurzfristiger (max. 30-minütiger) Einsatzbereitschaft ausschließlich durch Fachärztinnen und Fachärzte erbracht werden müssen. Das bedeutet, dass auch Ärztinnen und Ärzte in der fachärztlichen Weiterbildung die geforderten Konsiliardienste in eigener Abteilung oder als fester Kooperationspartner mit kurzfristiger (max. 30-minütiger) Einsatzbereitschaft erbringen können, um das Strukturmerkmal zu erfüllen. Durch organisatorische Maßnahmen ist sicherzustellen, dass der Facharzt-Standard eingehalten wird und bei Bedarf eine Fachärztin oder ein Facharzt innerhalb der geforderten kurzfristigen (max. 30-minütigen) Einsatzbereitschaft hinzugezogen werden kann.

Diese Klarstellung ist rückwirkend gültig ab dem 1. Januar 2021 und ist auch für die jeweils aktuelle Version des OPS gültig.

7. Für den Kode 8-98f wurden für den OPS 2021 folgende Strukturmerkmale festgelegt:

24-stündige Verfügbarkeit folgender Verfahren am Standort des Krankenhauses:

- Apparative Beatmung
- Nicht invasives und invasives Monitoring
- Kontinuierliche und intermittierende Nierenersatzverfahren
- Endoskopie des Gastrointestinaltraktes und des Tracheobronchialsystems
- Intrakranielle Druckmessung oder Hybrid-Operationssaal für kardiovaskuläre Eingriffe
- Transösophageale Echokardiographie

Der OPS legt nicht fest, dass die 24-stündige Verfügbarkeit der Verfahren ausschließlich durch Fachärztinnen und Fachärzte bestimmter Fachgebiete zu erbringen ist. Das bedeutet zum einen, dass unter Beachtung der Fachgebietsgrenzen alle Fachärztinnen und Fachärzte die geforderten Verfahren erbringen können, um das Strukturmerkmal zu erfüllen. Zum anderen bedeutet das, dass auch Ärztinnen und Ärzte in der fachärztlichen Weiterbildung die geforderten Verfahren erbringen können, um das Strukturmerkmal zu erfüllen. Durch organisatorische Maßnahmen ist sicherzustellen, dass der Facharzt-Standard eingehalten wird und bei Bedarf eine Fachärztin oder ein Facharzt hinzugezogen werden kann.

Diese Klarstellung ist rückwirkend gültig ab dem 1. Januar 2021 und ist auch für die jeweils aktuelle Version des OPS gültig.

8. Für den Kode 8-98f wurde für den OPS 2021 folgendes Strukturmerkmal festgelegt:

- Mindestens 6 von den 8 folgenden Fachgebieten sind innerhalb von maximal 30 Minuten am Standort des Krankenhauses als klinische Konsiliardienste (krankenhauszugehörig oder aus benachbarten Krankenhäusern) verfügbar: Kardiologie, Gastroenterologie, Neurologie, Anästhesiologie, Viszeralchirurgie, Unfallchirurgie, Gefäßchirurgie, Neurochirurgie.

Der OPS legt nicht fest, dass die geforderten Konsiliardienste ausschließlich durch Fachärztinnen und Fachärzte erbracht werden dürfen. Das bedeutet, dass auch Ärztinnen und Ärzte in der fachärztlichen Weiterbildung die geforderten klinischen Konsiliardienste (krankenhauszugehörig oder aus benachbarten Krankenhäusern) erbringen können, um das Strukturmerkmal zu erfüllen. Durch organisatorische Maßnahmen ist sicherzustellen, dass der Facharzt-Standard eingehalten wird und bei Bedarf eine Fachärztin oder ein Facharzt innerhalb der geforderten maximal 30 Minuten am Standort des Krankenhauses hinzugezogen werden kann.

Diese Klarstellung ist rückwirkend gültig ab dem 1. Januar 2021 und ist auch für die jeweils aktuelle Version des OPS gültig.

9. Für den Kode 9-64a wurde für den OPS 2021 folgendes Strukturmerkmal festgelegt:

- Spezialisierte Einheit mit dualem kinder- und erwachsenenpsychiatrischen/-psyochosomatischen/-psychotherapeutischen Setting.

Die Festlegung bedeutet, dass es sich um eine räumlich oder organisatorisch abgegrenzte Einheit handeln muss. Der OPS legt nicht fest, dass die spezialisierte Einheit über fest zugeordnetes ärztliches, psychologisches und pflegerisches Personal verfügen muss.

Diese Klarstellung ist rückwirkend gültig ab dem 1. Januar 2021 und ist auch für die jeweils aktuelle Version des OPS gültig.

Berechnung der Aufwandspunkte für die Intensivmedizinische Komplexbehandlung bei Erwachsenen (Kodes 8-980.– und 8-98f.–)

(BfArM, redaktionell bearbeitet)

Die Anzahl der Aufwandspunkte für die Intensivmedizinische Komplexbehandlung errechnet sich aus der Summe der täglichen SAPS II [Simplified Acute Physiology Score] (ohne Glasgow-Coma-Scale) über die Verweildauer auf der Intensivstation (total SAPS II) und der Summe von 10 täglich ermittelten aufwendigen Leistungen aus dem TISS-Katalog [Therapeutic Intervention Scoring System] über die Verweildauer auf der Intensivstation.

Der tägliche SAPS II errechnet sich nach folgenden vier Tabellen. Erfasst werden die jeweils schlechtesten Werte innerhalb der vergangenen 24 Stunden.

	Punkte												
Variablen	**0**	**1**	**2**	**3**	**4**	**5**	**6**	**7**	**9**	**10**	**11**	**12**	**13**
Herzfrequenz [1/min]	70-119		40-69		120-159			≥160			<40		
Systolischer Blutdruck [mmHg]	100-199		≥200			70-99							<70
Körpertemperatur [°C]	<39			≥39									
PaO_2/FiO_2* [mmHg]							≥200		100-<200		<100		
Ausfuhr Urin [l/d]	≥1,0				0,5-<1,0						<0,5		
Harnstoff im Serum [g/l]	<0,6						0,6-<1,8			≥1,8			
Leukozyten [10^3/mm^3]	1,0-<20			≥20								<1,0	
Kalium im Serum [mmol/l]	3,0-<5,0			≥5,0 <3,0									
Natrium im Serum [mmol/l]	125-<145	≥145				<125							
Bicarbonat im Serum [mmol/l]	≥20			15-<20			<15						
Bilirubin im Serum [µmol/l]	<68,4				68,4-<102,6				≥102,6				

*Erhebung nur im Falle maschinellen Beatmung

	Punkte					
Variablen	**0**	**6**	**8**	**9**	**10**	**17**
Chronische Leiden				Neoplasie mit Metastase	Hämato-logische Neoplasie	AIDS*
Aufnahmesta-tus**	geplant chirurgisch	medizinisch	nicht geplant chirurgisch			

* Wertung bei positivem HIV-Test und entsprechenden klinischen Komplikationen
** **geplant chirurgisch**: Operationstermin mindestens 24 Stunden vorher geplant
nicht geplant chirurgisch: Operationstermin erst in den letzten 24 Stunden geplant
medizinisch: mindestens eine Woche lang nicht operiert

Achtung: Bei chronischen Leiden darf nur das mit der höchsten Punktzahl berechnet werden.

	Punkte								
Variablen	**0**	**5**	**7**	**12**	**13**	**15**	**16**	**18**	**26**
Alter des Patienten [Jahre]	<40		40-59	60-69		70-74	75-79	≥80	

Aus dem TISS-28 werden täglich lediglich die 10 aufwendigsten Merkmale erfasst:

Leistung:	**Punkte pro Tag:**
Apparative Beatmung	5
Infusion multipler Katecholamine (>1)	4
Flüssigkeitsersatz in hohen Mengen (>5 l/24 Std.)	4
Peripherer arterieller Katheter	5
Linksvorhof-Katheter / Pulmonalis-Katheter	8
Hämofiltration / Dialyse	3
Intrakranielle Druckmessung	4
Behandlung einer metabolischen Azidose / Alkalose	4
Spezielle Interventionen auf der ITS (z.B. Tracheotomie, Kardioversion)	5
Aktionen außerhalb der Station (Diagnostik / Operation)	5

Berechnung der Aufwandspunkte für die intensivmedizinische Komplexbehandlung im Kindesalter (Kode 8-98d.–)

(BfArM, redaktionell bearbeitet)

Kriterien			Punkte
1. Alter			
• mehr als 27 Tage, aber unter 1 Jahr (365 Tage)			15
• 1 Jahr bis unter 8 Jahre			7
• mehr als 27 Tage, aber unter 1 Jahr (365 Tage)			0
2. Vorerkrankungen			
Low-Risk-Diagnose • Asthma bronchiale • Bronchiolitis • Croup • diabetische Ketoazidose ohne Koma als Aufnahmegrund			10
High-Risk-Diagnose • aplastische Phase nach KMT/SZT • Herzstillstand oder Reanimation vor Aufnahme auf die ICU • HIV-Infektion • Immundefekt • Kardiomyopathie • Leberversagen als Aufnahmegrund • Leukämie oder Lymphom nach Induktionstherapie • Myokarditis • spontane Hirnblutung • symptomatisches komplexes Herzvitium • symptomatische neurodegenerative Erkrankung			17
3. Aufnahmestatus			
• geplant chirurgisch oder nach anderer Prozedur			0
• medizinisch			6
• nicht geplant chirurgisch			8
4. Systolischer Blutdruck [mmHg] (invasiv oder nicht invasiv gemessen)			
> 27 Tage bis < 1 Jahr	1 Jahr bis < 8 Jahre	8 Jahre bis < 18* Jahre	
≥ 65 bis < 130	≥ 75 bis < 140	≥ 90 bis < 150	0
≥ 55 bis < 65	≥ 65 bis < 75	≥ 65 bis < 90	2
≥ 130 bis < 160	≥ 140 bis < 180	≥ 150 bis < 200	2
≥ 40 bis < 55	≥ 50 bis < 65	≥ 50 bis < 65	6
≥ 160	≥ 180	≥ 200	6
0 bis < 40	0 bis < 50	0 bis < 50	13
5. Herzfrequenz [1/min]			
> 27 Tage bis < 1 Jahr	1 Jahr bis < 8 Jahre	8 Jahre bis < 18* Jahre	
≥ 90 bis < 160	≥ 70 bis < 150	≥ 55 bis < 140	0
≥ 160	≥ 150	≥ 140	4
< 90	< 70	< 55	6

Kriterien	Punkte
6. PaO2/FiO2 (nur, wenn beatmet – inkl. Masken-, Helm-, mono-/binasales CPAP – oder unter Head-Box; PaO2 in mmHg, FiO2 als Fraktion)	
≥ 300	0
≥ 200 bis < 300	2
≥ 100 bis < 200	8
< 100	13
7. PaCO2 [mmHg]	
< 80	0
≥ 80	6
8. Leukozyten [103/mm3]	
≥ 4 bis < 20	0
≥ 20	3
≥ 1 bis < 4	3
< 1	12
9. Thrombozyten [103/mm3]	
≥ 100	0
≥ 50 bis 100	2
< 50	6
10. Standard Base Excess [SBE]	
≥ -3,0 bis ≤ +3,0	0
≥ -8,0 bis < -3,0	2
> +3,0 bis ≤+8,0	2
≥ -13,0 bis < -8,0	6
> +8,0	6
< -13,0	10
11. Kreatinin [µmol/l]	
< 53	0
≥ 53 bis < 159 **(Alter ≥ 1 Jahr)**	4
≥ 53 bis < 159 **(Alter < 1 Jahr)**	6
≥ 159	10
12. Prothrombinzeit nach Quick	
≥ 60 %	0
≥ 40 bis < 60 %	2
< 40 %	6
13. Glutamat-Oxalacetat-Transaminase (GOT) [U/l]	
< 1.000	0
≥ 1.000	4
14. Pupillenreaktion	
beidseitig reagierend oder Größe < 3 mm Durchmesser	0
nur 1 Seite reagierend und Größe ≥ 3 mm Durchmesser	3
beidseitig lichtstarr und Größe ≥ 3 mm Durchmesser	8
15. Glasgow Coma Scale	
≥ 8	0
≥ 4 bis < 8	6
< 4	13
16. Apparative Beatmung inklusive jeglicher Form von CPAP	5

Kriterien	Punkte
17. Infusion von > 1 Katecholamin oder PDE-III-Hemmer oder Vasopressor (Dopamin, Dobutamin, Adrenalin, Noradrenalin, Milrinon, Amrinon, Enoximon, Vasopressin, Terlipressin ...)	4
18. Flüssigkeitsersatz > 3.000 ml/m2KOF/24h	4
19. Liegende Katheter Hierzu gehören z.B. arterieller Gefäßzugang, ZVK, Thorax-, Pricard-, Ascitesdrainage, Ureter-Splint, Katheter zur Messung des intraabdominalen Druckes. Hierzu gehören nicht transurethraler oder suprapubischer Blasenkatheter. Diese Punkte können nur einmal pro Tag angerechnet werden, auch wenn mehrere Katheter liegen!	4
20. Invasives Kreislaufmonitoring HZV-Messungen mittels PiCCO oder PA-Katheter oder FATD (femoral artery thermodilution)	5
21. Dialyse-Verfahren Hier sind alle Nierenersatzverfahren gemeint. Ein entsprechender OPS-Kode muss gesondert angegeben werden.	6
22. Intrakranielle Druckmessung (invasives Verfahren)	4
23. Therapie einer Alkalose oder Azidose	4
24. Spezielle Interventionen auf der Intensivstation z.B. Tracheotomie, Kardioversion Diese Punkte können nur einmal pro Tag angerechnet werden.	8
25. Aktionen außerhalb der Intensivstation, für die ein Transport erforderlich ist Diese Punkte können nur einmal pro Tag angerechnet werden.	5
Maximal erreichbare Punktzahl	**196**

* Kann in Ausnahmefällen auch für Erwachsene angewendet werden, wenn deren Behandlung in einer Abteilung oder Klinik für Kinder- und Jugendliche erforderlich ist, z.B. bei angeborenen Fehlbildungen, angeborenen Stoffwechselstörungen, pädiatrische hämatologisch-onkologischen Erkrankungen, EMAH-Patienten (Erwachsene mit angeborenen Herzfehlern), Patienten mit CF (Zystische Fibrose).

A

Tabellen der anrechenbaren Therapieeinheiten für Psychiatrie und Psychosomatik (Therapieeinheiten Psych) (Kodes 9-60 bis 9-63, 9-65, 9-66 und 9-68)

(BfArM, redaktionell bearbeitet)

Tabellen der anrechenbaren Therapieeinheiten [TE] pro Patient in Abhängigkeit von der Dauer der Therapie und von der Anzahl der Patienten, die an der Gruppentherapie teilgenommen haben.

Die anrechenbaren Therapieeinheiten werden wie folgt berechnet:

- Die Gesamtanzahl der in einer Gruppentherapiesitzung erbrachten Therapieeinheiten (abhängig von der Dauer und der Anzahl der Therapeuten) wird durch die Anzahl der teilnehmenden Patienten geteilt.
- Dieser Anteil wird jedem teilnehmenden Patienten angerechnet.
- Zur besseren Übersichtlichkeit dieser Tabellen und zur einfacheren Benutzung für die Kodierung wurden die Werte kaufmännisch gerundet und auf zwei Nachkommastellen begrenzt. Bei software-technischer Bearbeitung müssen die kaufmännische Rundung und die Begrenzung auf zwei Nachkommastellen berücksichtigt werden.

Anrechenbare Therapieeinheiten pro Patient für Erwachsene				
Anzahl der Patienten pro Gruppe	Therapiedauer (Mindestdauer in Minuten)			
	25 Min.	50 Min.	75 Min.	usw.
Einzeltherapie	1,00 TE	2,00 TE	3,00 TE	
2	0,50 TE	1,00 TE	1,50 TE	
3	0,33 TE	0,67 TE	1,00 TE	
4	0,25 TE	0,50 TE	0,75 TE	
5	0,20 TE	0,40 TE	0,60 TE	
6	0,17 TE	0,33 TE	0,50 TE	
7	0,14 TE	0,29 TE	0,43 TE	
8	0,13 TE	0,25 TE	0,38 TE	
9	0,11 TE	0,22 TE	0,33 TE	
10	0,10 TE	0,20 TE	0,30 TE	
11	0,09 TE	0,18 TE	0,27 TE	
12	0,08 TE	0,17 TE	0,25 TE	
13	0,08 TE	0,15 TE	0,23 TE	
14	0,07 TE	0,14 TE	0,21 TE	
15	0,07 TE	0,13 TE	0,20 TE	
16	0,06 TE	0,13 TE	0,19 TE	
17	0,06 TE	0,12 TE	0,18 TE	
18	0,06 TE	0,11 TE	0,17 TE	

Anrechenbare Therapieeinheiten pro Patient für Kinder und Jugendliche				
Anzahl der Patienten pro Gruppe	**Therapiedauer (Mindestdauer in Minuten)**			
	15 Min.	**30 Min.**	**45 Min.**	**usw.**
Einzeltherapie	**1,00 TE**	**2,00 TE**	**3,00 TE**	
2	**0,50 TE**	**1,00 TE**	**1,50 TE**	
3	**0,33 TE**	**0,67 TE**	**1,00 TE**	
4	**0,25 TE**	**0,50 TE**	**0,75 TE**	
5	**0,20 TE**	**0,40 TE**	**0,60 TE**	
6	**0,17 TE**	**0,33 TE**	**0,50 TE**	
7	**0,14 TE**	**0,29 TE**	**0,43 TE**	
8	**0,13 TE**	**0,25 TE**	**0,38 TE**	
9	**0,11 TE**	**0,22 TE**	**0,33 TE**	
10	**0,10 TE**	**0,20 TE**	**0,30 TE**	
11	**0,09 TE**	**0,18 TE**	**0,27 TE**	
12	**0,08 TE**	**0,17 TE**	**0,25 TE**	
13	**0,08 TE**	**0,15 TE**	**0,23 TE**	
14	**0,07 TE**	**0,14 TE**	**0,21 TE**	
15	**0,07 TE**	**0,13 TE**	**0,20 TE**	

A

Notizen

Notizen

Notizen

Notizen